妇产科疾病
鉴别诊断与治疗规范

主编 刘 丹 徐艳梅 吕 敏 王相娟
　　张华爱 刘 青 王 欢 钟 萍

中国海洋大学出版社
·青岛·

图书在版编目（CIP）数据

妇产科疾病鉴别诊断与治疗规范 / 刘丹等主编.

青岛：中国海洋大学出版社，2024.6. -- ISBN 978-7
-5670-3894-3

Ⅰ. R71

中国国家版本馆CIP数据核字第2024TM5286号

Standards for Differential Diagnosis and Treatment of Gynecological and Obstetric Diseases

出版发行	中国海洋大学出版社		
社　　址	青岛市香港东路23号	邮政编码	266071
出 版 人	刘文菁		
网　　址	http://pub.ouc.edu.cn		
电子信箱	369839221@qq.com		
订购电话	0532-82032573（传真）		
责任编辑	韩玉堂	电　　话	0532-85902349
印　　制	日照报业印刷有限公司		
版　　次	2024年6月第1版		
印　　次	2024年6月第1次印刷		
成品尺寸	185 mm×260 mm		
印　　张	32.25		
字　　数	819千		
印　　数	1～1000		
定　　价	208.00元		

发现印装质量问题，请致电0633-8221365，由印刷厂负责调换。

编 委 会

主　编　刘　丹　徐艳梅　吕　敏　王相娟
　　　　　张华爱　刘　青　王　欢　钟　萍

副主编　钱　美　黄　磊　吴娟丽　李晓云
　　　　　赵　静　杨艳春　宋林娜

编　委（按姓氏笔画排序）
　　　　王　欢（山东省济南市第一人民医院）
　　　　王相娟（山东省诸城市人民医院）
　　　　吕　敏（山东省临朐县中医院）
　　　　刘　丹（潍坊医学院附属医院）
　　　　刘　青（山东省庆云县人民医院）
　　　　李晓云（山东省乐陵市妇幼保健院）
　　　　杨艳春（山东省无棣县佘家镇中心卫生院）
　　　　吴娟丽（山西省长治市妇幼保健院）
　　　　宋林娜（山东中医药大学附属医院）
　　　　张华爱（山东省无棣县妇幼保健服务中心）
　　　　赵　静（山东省烟台凤凰台医院）
　　　　钟　萍（山东省诸城龙城中医院）
　　　　钱　美（山东省泰安市中心医院）
　　　　徐艳梅（山东省滕州市妇幼保健院）
　　　　黄　磊（山东省聊城市传染病医院）

FOREWORD · · · · · · · · · · · · · · · · · 前 言

　　妇产科作为医学领域的一个重要分支，承载着维护女性生殖健康、保障母婴安全的重要使命。妇产科疾病不仅影响着女性的身体健康，也直接关系到家庭幸福和社会稳定。因此，及早诊断和科学治疗妇产科疾病对于保障女性健康至关重要。随着医学科技的飞速发展，妇产科疾病的诊断与治疗手段不断更新，对医务工作者的专业知识和技能提出了更高的要求。然而，在临床实践中，由于疾病种类繁多、症状复杂多变，以及患者个体差异大等因素，妇产科疾病的鉴别诊断与治疗变得尤为复杂和困难。因此，我们邀请多位妇产科专家编写了这本《妇产科疾病鉴别诊断与治疗规范》，旨在为广大临床医师提供一本符合现行妇产科疾病诊疗规范的参考书。

　　本书在编写过程中，注重实用性和可操作性，力求贴近临床实际。本书结合国内外最新的研究成果和临床实践经验，对妇产科疾病的诊断与治疗进行了深入剖析和探讨，具体包括女性生殖系统内分泌疾病、女性生殖系统炎症、女性盆底功能障碍及生殖器损伤性疾病、女性生殖系统肿瘤、病理妊娠和妊娠合并症等。本书结构严谨、层次分明、重点突出、逻辑性强，将循证医学的思想、人文素质教育贯穿其中，注重整体的实用性，可供各级医院妇产科医务人员、社区医疗保健人员及医学院校在校学生学习与参考。

　　在本书编写过程中，编者借鉴了诸多相关书籍与文献资料，在此表示衷心的感谢。由于本书编写人员均在临床工作，加之编写水平和经验有限，书中难免有不足之处，恳请广大读者鉴谅，并给予批评指正。

《妇产科疾病鉴别诊断与治疗规范》编委会

2024 年 2 月

CONTENTS　　　•••••••••••••••••••••••••　　目　录

第一章　妇产科疾病常见症状 ·· （1）

　　第一节　腹痛 ··· （1）

　　第二节　白带异常 ··· （10）

　　第三节　外阴瘙痒 ··· （11）

　　第四节　耻区肿块 ··· （13）

　　第五节　其他常见症状 ·· （14）

第二章　妇产科常用检查技术 ·· （18）

　　第一节　妇科体格检查 ·· （18）

　　第二节　产科体格检查 ·· （20）

　　第三节　宫腔镜检查 ·· （22）

　　第四节　阴道镜检查 ·· （25）

第三章　女性生殖系统内分泌疾病 ·· （30）

　　第一节　性早熟 ··· （30）

　　第二节　痛经 ··· （36）

　　第三节　闭经 ··· （39）

　　第四节　高催乳素血症 ·· （43）

　　第五节　经前期综合征 ·· （49）

　　第六节　围绝经期综合征 ·· （54）

　　第七节　卵巢过度刺激综合征 ·· （56）

第四章　女性生殖系统炎症 ·· （66）

　　第一节　外阴炎 ··· （66）

　　第二节　阴道炎 ··· （71）

1

第三节　子宫颈炎 ……………………………………………………（76）

第四节　盆腔炎性疾病 ………………………………………………（80）

第五章　女性盆底功能障碍及生殖器损伤性疾病 ……………………（98）

第一节　阴道脱垂 ……………………………………………………（98）

第二节　子宫脱垂 ……………………………………………………（100）

第三节　压力性尿失禁 ………………………………………………（102）

第四节　生殖道瘘 ……………………………………………………（113）

第五节　外阴及阴道损伤 ……………………………………………（125）

第六节　输尿管损伤 …………………………………………………（128）

第七节　子宫损伤 ……………………………………………………（131）

第六章　女性生殖系统肿瘤 ……………………………………………（135）

第一节　子宫颈癌前病变和早期浸润癌 ……………………………（135）

第二节　子宫颈癌 ……………………………………………………（143）

第三节　子宫肌瘤 ……………………………………………………（168）

第四节　子宫肉瘤 ……………………………………………………（178）

第五节　子宫内膜癌 …………………………………………………（181）

第七章　病理妊娠 ………………………………………………………（188）

第一节　流产 …………………………………………………………（188）

第二节　早产 …………………………………………………………（192）

第三节　妊娠剧吐 ……………………………………………………（195）

第四节　异位妊娠 ……………………………………………………（196）

第五节　多胎妊娠 ……………………………………………………（209）

第六节　过期妊娠 ……………………………………………………（217）

第七节　胎儿窘迫 ……………………………………………………（221）

第八节　胎儿畸形 ……………………………………………………（225）

第九节　巨大胎儿 ……………………………………………………（230）

第十节　胎儿生长受限 ………………………………………………（238）

第十一节　前置胎盘 …………………………………………………（244）

第十二节　胎盘早剥 …………………………………………………（247）

第十三节　羊水量异常···（250）

第十四节　胎膜病变···（256）

第十五节　前置血管···（263）

第十六节　绒毛膜血管瘤···（266）

第十七节　妊娠期高血压疾病···（268）

第八章　妊娠合并症···（276）

第一节　妊娠合并心脏病···（276）

第二节　妊娠合并哮喘···（279）

第三节　妊娠合并肺炎···（282）

第四节　妊娠合并病毒性肝炎···（285）

第五节　妊娠合并肠梗阻···（293）

第六节　妊娠合并尿路感染···（296）

第七节　妊娠合并肾衰竭···（299）

第八节　妊娠合并系统性红斑狼疮·····································（305）

第九节　妊娠合并糖尿病···（310）

第九章　正常分娩···（315）

第一节　决定分娩的因素···（315）

第二节　先兆临产及临产的诊断·······································（325）

第三节　正常产程和分娩的处理·······································（327）

第十章　异常分娩···（340）

第一节　胎位异常···（340）

第二节　产力异常···（349）

第三节　产道异常···（353）

第十一章　分娩并发症···（360）

第一节　子宫破裂···（360）

第二节　子宫内翻···（363）

第三节　羊水栓塞···（366）

第四节　产后出血···（373）

第十二章 妇科疾病的中医治疗……………………………………………（386）

　　第一节 痛经………………………………………………………（386）

　　第二节 月经过少…………………………………………………（391）

　　第三节 带下病……………………………………………………（394）

第十三章 产科疾病的护理…………………………………………………（400）

　　第一节 妊娠剧吐…………………………………………………（400）

　　第二节 自然流产…………………………………………………（403）

　　第三节 早产………………………………………………………（414）

　　第四节 异位妊娠…………………………………………………（417）

　　第五节 过期妊娠…………………………………………………（422）

　　第六节 胎儿窘迫…………………………………………………（425）

　　第七节 前置胎盘…………………………………………………（429）

　　第八节 胎盘早剥…………………………………………………（433）

　　第九节 胎膜早破…………………………………………………（437）

　　第十节 脐带异常…………………………………………………（439）

　　第十一节 产力异常………………………………………………（442）

　　第十二节 产道异常………………………………………………（445）

　　第十三节 胎位异常………………………………………………（449）

　　第十四节 妊娠合并心脏病………………………………………（455）

　　第十五节 妊娠期高血压疾病……………………………………（458）

　　第十六节 妊娠合并糖尿病………………………………………（465）

第十四章 妇女保健…………………………………………………………（469）

　　第一节 婚前卫生咨询……………………………………………（469）

　　第二节 孕前保健…………………………………………………（473）

　　第三节 妊娠早期保健……………………………………………（478）

　　第四节 妊娠中期保健……………………………………………（486）

　　第五节 妊娠晚期保健……………………………………………（496）

参考文献………………………………………………………………………（504）

第一章

妇产科疾病常见症状

第一节 腹 痛

下腹疼痛是女性疾病常见的临床症状之一,是盆腔脏器器质性病变或功能紊乱的信号,也是促使患者就医的警钟和临床诊断的重要线索。临床上按起病急缓与病程长短可分为急性腹痛和慢性腹痛两大类型。

一、病史采集要点

(一)起病的急缓或诱因

生育年龄女性出现停经、阴道出血、反复下腹隐痛后突然出现撕裂样剧痛,应想到输卵管妊娠破裂或流产可能。若同时伴有腹腔内出血表现者,更应考虑宫外孕。停经后伴阵发性下腹痛,与流产、早产或分娩关系较大。体位改变后出现下腹痛,卵巢肿瘤或浆膜下子宫肌瘤蒂扭转可能性大。对卵巢肿瘤做妇科检查时,突然下腹剧痛,复查肿瘤缩小或消失,注意有肿瘤破裂。在行人工流产等宫内操作时,突然出现下腹痛,应考虑子宫穿孔。在分娩过程中,先露下降受阻,产程延长,出现下腹痛,考虑子宫破裂。起病缓慢而逐渐加剧者,多为内生殖器炎症或恶性肿瘤所引起。子宫肌瘤合并妊娠,在妊娠期或产褥期出现剧烈下腹痛及发热时多为子宫肌瘤红色变性。

(二)腹痛的部位

下腹正中疼痛多为子宫引起;一侧下腹痛多为该侧卵巢囊肿蒂扭转、破裂或输卵管卵巢炎症及异位妊娠流产或破裂;右侧下腹痛应排除急性阑尾炎;双侧下腹痛常见于子宫附件炎性病变;整个下腹痛甚至全腹痛见于卵巢囊肿破裂、输卵管破裂或盆腔腹膜炎时。

(三)腹痛性质

炎症或腹腔内积液多为持续性钝痛;晚期癌肿产生顽固性疼痛;阵发性绞痛多为子宫或输卵管等空腔器官收缩所致;输卵管或卵巢肿瘤破裂可引起撕裂性锐痛。

(四)下腹痛的时间

痛经或子宫内膜异位症多在经期出现下腹痛;无月经来潮伴下腹周期性疼痛,多为经血潴留或人工流产术后宫颈、宫腔粘连所致;排卵所致下腹痛多发生在两次月经中间。

(五)腹痛放射部位

一侧子宫附件病变,其疼痛可放射至同侧腹股沟及大腿内侧;放射至肩部考虑为腹腔内出血,为出血刺激膈肌的膈神经所致;放射至腰骶部多为宫颈、子宫病变所致。

二、体格检查重点

(一)全身检查

血压、脉搏、呼吸、体温、面色、心肺及姿势等。

(二)腹部检查

视诊时腹部肿胀形似蛙腹,多为腹水,下腹正中隆起主要是子宫或巨大卵巢肿瘤;触诊时注意肿瘤的大小、质地、压痛、活动度及边界,急性盆腔炎时腹肌紧张,下腹明显压痛及反跳痛;叩诊了解有无移动性浊音及肠管鼓音所在处;听诊用于肠鸣音、胎盘杂音、脐血流音及胎心音的鉴别。

(三)妇科检查

利用双合诊、三合诊或肛腹诊,了解阴道分泌物颜色,有无异味;阴道后穹隆是否饱满;宫颈是否充血及举痛;宫颈口是否扩张或组织嵌顿;子宫位置、大小、质地及有无压痛;附件有无肿块及压痛。

三、实验室与辅助检查

(1)血常规:血红细胞计数或血红蛋白含量是否下降,了解贫血程度及内出血情况,有炎症者血白细胞计数升高或核左移。

(2)尿妊娠试验或血 β-HCG 检查,排除与妊娠有关的疾病。

(3)腹腔穿刺或阴道后穹隆穿刺确定有无腹腔内出血,疑恶性肿瘤时,穿刺液送检找癌细胞,穿刺液为脓性液体时应考虑为炎症引起,送病原体培养加药敏。

(4)B 超显示盆腔实性、囊实性或囊性包块,子宫腔或宫外的胎心搏动可确诊为宫内妊娠或宫外孕。

(5)部分下腹痛的病因,在腹腔镜下才能明确,必要时在腹腔镜下行手术治疗。

(6)放射线检查、诊断性刮宫等在下腹痛病因诊断中起一定作用。

四、常见疾病诊断

(一)急性下腹疼痛伴休克

1.异位妊娠

异位妊娠是指受精卵在子宫腔以外着床,又称为宫外孕。

(1)症状体征特点:①停经、腹痛、阴道出血;②早孕反应,少数患者可能出现;③面色苍白、血压下降、脉搏细速、下腹膨隆、腹部压痛及反跳痛,以病变侧为甚,移动性浊音阳性;④妇科检查见后穹隆饱满、触痛明显,宫颈有举痛,子宫增大但较停经时间为小,子宫有漂浮感,病变侧附件可触及肿块,有压痛。

(2)辅助检查:①妊娠试验阳性;②腹腔穿刺或后穹隆穿刺抽出不凝固血;③超声检查、腹腔镜检查、诊断性刮宫。

(3)诊断鉴别要点:①停经、腹痛、不规则阴道出血是异位妊娠常见三联征;②结合妊娠试验和超声检查即可确诊。

2.卵巢滤泡或黄体破裂

卵巢滤泡或黄体由于某种原因引起包壁破损、出血时,可引起腹痛,严重者可发生剧烈腹痛或休克。

（1）症状体征特点：①腹痛一般在月经中、后期突然出现一侧下腹剧痛，无停经、阴道出血史。②症状轻者腹部压痛不明显；重者腹痛明显，伴有恶心、呕吐、头晕、出冷汗、晕厥、休克、腹部压痛、反跳痛，以病侧明显，移动性浊音阳性。③妇科检查见后穹隆饱满，触痛明显，宫颈有举痛，子宫正常大小，病变侧附件可触及肿块，有压痛。

（2）辅助检查：①妊娠试验阴性；②腹腔穿刺或后穹隆穿刺抽出不凝固血；③超声检查、腹腔镜检查。

（3）诊断鉴别要点：根据有无停经史、有无不规则阴道出血、妊娠试验结果可与异位妊娠进行鉴别。

3.侵蚀性葡萄胎或绒毛膜癌子宫自发性穿孔

侵蚀性葡萄胎或绒毛膜癌子宫自发性穿孔是由侵蚀性葡萄胎或绒毛膜癌侵犯子宫肌层所致。

（1）症状体征特点：①常突然出现下腹剧痛，伴肛门坠胀感、恶心、呕吐；②停经史，早孕反应较重，不规则阴道出血，贫血貌，腹部膨隆，压痛、反跳痛明显，移动性浊音阳性；③妇科检查见宫颈举痛明显，子宫明显大于停经月份，质软，轮廓不清，子宫压痛明显，可能在附件区扪及囊性肿块。

（2）辅助检查：①血、尿人绒毛膜促性腺激素（HCG）值异常升高；②超声、CT、MRI、X线检查。

（3）诊断鉴别要点：①本病患者有先行病史，有葡萄胎、流产、足月产史；②有其他转移灶的症状和体征，妇科检查子宫异常增大，人绒毛膜促性腺激素（HCG）值异常升高，借此与异位妊娠鉴别。

4.出血性输卵管炎

急性输卵管炎时，如发生输卵管间质层出血，突破黏膜上皮进入管腔，由伞端流入腹腔，引起腹腔内出血，称为出血性输卵管炎。

（1）症状体征特点：①突然出现下腹疼痛、阴道出血、肛门坠胀，伴发热、白带增多；②多数患者有分娩、流产、宫腔操作史，体温升高，下腹压痛、反跳痛明显，移动性浊音阳性；③妇科检查见白带较多，宫颈举痛明显，附件区扪及条索状肿块。

（2）辅助检查：①妊娠试验阴性，血红蛋白含量下降，白细胞和中性粒细胞计数升高；②后穹隆穿刺，腹腔镜检查。

（3）诊断鉴别要点：①本病可发生于月经周期的任何时期，无停经史，有附件炎史，有发热、腹痛、白带增多等炎症表现，为其特点；②腹腔镜检查或剖腹探查可确诊。

5.急性盆腔炎伴感染性休克

急性盆腔炎的感染多数为混合性感染，其中厌氧菌感染所产生的内毒素是引起感染性休克的主要原因。

（1）症状体征特点：①下腹痛加剧，压痛、反跳痛及肌紧张明显，肠鸣音减弱或消失。②有急性盆腔炎的症状和体征，寒战、高热，或体温不升，伴面色苍白、四肢厥冷等休克症状；有少尿、无尿等肾衰竭症状。③妇科检查见宫颈举痛明显，子宫及双侧附件区触痛明显，可在附件区触及囊性肿块。

（2）辅助检查：①血白细胞、中性粒细胞计数升高，并可出现中毒颗粒；②血或病灶分泌物细菌培养可找到致病菌。

(3)诊断鉴别要点：①本病盆腔炎病史明确，随病情发展腹痛加剧，继而出现休克的症状和体征；②辅助检查有感染迹象为本病的特点。

6.肠系膜血液循环障碍

肠系膜血液循环障碍可导致肠管缺血坏死，多发生于肠系膜动脉。

(1)症状体征特点：①突然发生剧烈腹部绞痛，持续性，止痛剂不能缓解，恶心、呕吐频繁；②起病早期腹软、腹部平坦，可有轻度压痛，肠鸣音活跃或正常。随着肠坏死和腹膜炎的发展，腹胀明显，肠鸣音消失，腹部压痛、反跳痛及肌紧张明显，并出现呕血和血便；③严重者症状和体征不相称为本病的特点，但血管闭塞范围广泛者可较早出现休克。

(2)辅助检查：①腹腔穿刺可抽出血性液体。表现为血液浓缩，白细胞计数升高；②腹部放射线检查见大量肠胀气，腹腔有大量渗出液；放射线平片显示肠管扩张、肠腔内有液平面；③选择性动脉造影显示闭塞的血管。

(3)诊断鉴别要点：①早期主要表现为突发脐周剧烈腹痛，恶心、呕吐频繁而腹部体征轻微。②盆腔检查无异常发现，较少阳性体征与剧烈的持续性绞痛症状不符合，为本病特征性表现。

(二)急性下腹疼痛伴发热

1.急性化脓性子宫内膜炎

急性化脓性子宫内膜炎多为由链球菌、葡萄球菌及大肠埃希菌等化脓性细菌感染所致的子宫内膜急性化脓性炎症。

(1)症状体征特点：①多见于分娩、流产及其他宫腔手术后；②术后即感下腹痛，继而出现畏寒、寒战、发热、全身乏力、出汗，下腹持续性疼痛，逐渐加重；③阴道分泌物增多，呈脓性或血性，有臭味；④妇科检查见阴道内及宫颈口大量脓性或血性带臭味的分泌物，宫颈有举痛，宫体增大且压痛明显。

(2)辅助检查：①血白细胞及中性粒细胞计数增多；②宫腔分泌物培养找到致病菌。

(3)诊断鉴别要点：①起病前有宫腔手术、经期性交或分娩史；②下腹痛、发热、白带增多呈脓性或脓血性、有臭味、妇科检查子宫压痛明显为本病特点。

2.急性淋菌性子宫内膜炎

急性淋菌性子宫内膜炎多由阴道淋病向上扩散感染子宫内膜引起的急性炎症。患者多有不洁性生活史。

(1)症状体征特点：①不洁性生活史，起病前有急性尿路炎、宫颈炎、前庭大腺炎等症状；②阴道分泌物为脓性、有臭味，有持续性阴道出血；③下腹绞痛，伴畏寒、发热；④妇科检查见阴道内有大量脓性白带，宫颈中有脓栓堵塞，宫颈举痛明显，宫体增大且有压痛。

(2)辅助检查：①外周血白细胞及中性粒细胞计数增高；②宫腔脓性分泌物涂片或培养可找到革兰阴性双球菌。

(3)诊断鉴别要点：患者有不洁性生活史或有已确诊的淋病史为本病特点。

3.急性输卵管炎

急性输卵管炎指输卵管发生的急性炎症。为化脓性病理过程，其病原菌多来自于外阴、阴道、子宫，常发生于流产、足月产、月经期或宫内手术后。

(1)症状体征特点：①下腹部两侧剧烈疼痛、压痛、反跳痛，肌紧张；②常发生于流产、足月产、月经期及宫腔手术后，白带增多，阴道不规则出血；③轻者低热，重者寒战、高热，甚至发生败血症;④妇科检查见阴道内脓性白带,宫颈举痛,子宫一侧或两侧触痛,可及增粗的输卵管。

(2)辅助检查:①外周血白细胞总数和中性粒细胞计数增高;②后穹隆穿刺抽出脓液或脓性渗出物,分泌物培养找到致病菌。

(3)诊断鉴别要点:①本病常发生于流产、足月产、月经期及宫腔手术后;②下腹痛为一侧或双侧,妇科检查一侧或双侧附件压痛,输卵管增粗、触痛明显为其典型特征。

4.急性盆腔结缔组织炎

急性盆腔结缔组织炎是指盆腔结缔组织初发的炎症,不是继发于输卵管、卵巢的炎症,是初发于子宫旁的结缔组织,然后再扩展到其他部位。

(1)症状体征特点:①寒战、发热,呈持续高热,转为弛张热,形成脓肿时,反复出现寒战,并出现全身中毒症状,伴恶心、呕吐、腹胀、腹泻、尿频、尿急、尿痛、里急后重及肛门坠胀感;②下腹部弥漫性压痛、反跳痛及肌紧张。持续疼痛,向臀部及两下肢放射;③妇科检查见宫颈举痛,子宫及宫旁组织压痛明显,有增厚感,子宫增大,压痛,活动度受限。

(2)辅助检查:①外周血白细胞总数及中性粒细胞计数升高;②高热时血培养偶可培养出致病菌;③后穹隆穿刺抽出脓液。

(3)诊断鉴别要点:①本病有明确的病史,患者有明显的感染性全身症状;②检查示下腹部弥漫性压痛、反跳痛及肌紧张,子宫及宫旁压痛明显,为本病特征性表现。

5.急性阑尾炎

急性阑尾炎指阑尾发生的急性炎症,是引起下腹痛比较常见的疾病,当急性阑尾炎的腹痛转移到右下腹时,易与相关的妇产科疾病混淆。

(1)症状体征特点。①转移性右下腹痛:开始为上腹部或全腹、脐周痛,后局限于右下腹部;②发热,伴恶心、呕吐;③体检:右下腹麦氏点压痛、反跳痛及肌紧张,肠鸣音减弱或消失;④妇科检查:生殖器无异常发现。

(2)辅助检查。①外周血白细胞总数及中性粒细胞数升高;②超声检查子宫、附件无异常。

(3)诊断鉴别要点。①本病起病急,腹痛在先,发热在后,有典型的转移性右下腹痛发病经过;②妇科检查无阳性体征为本病特征。

6.子宫肌瘤红色变性

子宫肌瘤红色变性多见于妊娠期或产褥期,是一种特殊类型的坏死,子宫肌瘤发生红色变性时,肌瘤体积迅速改变,发生血管破裂,出血弥散于组织内。

(1)症状体征特点:①有月经过多史或已确诊有子宫肌瘤史;②剧烈腹痛,多于妊娠期或产褥期突然出现;③伴发热、恶心、呕吐;④下腹压痛,肌瘤较大时可及肿块,并有压痛。

(2)辅助检查:①外周血白细胞总数及中性粒细胞数升高;②超声检查、CT、MRI检查。

(3)诊断鉴别要点:①有子宫肌瘤史,于妊娠期或产褥期突然出现剧烈腹痛、发热;②检查子宫肌瘤迅速增大,局部压痛明显,为本病的特征。

7.急性肠系膜淋巴结炎

急性肠系膜淋巴结炎好发于7岁以下小儿,以冬春季节多见,常在上呼吸道感染或肠道感染中并发。小儿肠系膜淋巴结在回肠末端和回盲部分布丰富,且小肠内容物常因回盲瓣的作用在回肠末端停留,肠内细菌和病毒产物易在该处吸收进入回盲部淋巴结,致肠系膜淋巴结炎。

(1)症状体征特点:①多见于儿童及青少年,有上呼吸道感染史。②高热、腹痛、呕吐三联征。有时腹泻并高热。右下腹压痛、反跳痛及肌紧张。③妇科检查无阳性体征。

（2）辅助检查：①外周血白细胞总数及中性粒细胞数升高；②B超检查子宫附件无异常。

（3）诊断鉴别要点：①多见于儿童及青少年，常有上呼吸道感染史；②下腹痛、发热，检查下腹压痛点广泛且与肠系膜根部方向一致；③妇科检查无阳性体征为本病的特征。

（三）急性下腹疼痛伴盆腔肿块

1.卵巢肿瘤蒂扭转

卵巢肿瘤蒂扭转好发于瘤蒂较长、瘤体中等大小、活动度大的卵巢肿瘤，因子宫的上下移动、肠蠕动、体位骤变可使肿瘤转动，其蒂（骨盆漏斗韧带、卵巢固有韧带和输卵管）随之扭转，当扭转超过某一角度且不能恢复时，可使走行于其间的肿瘤静脉回流受阻，致使瘤内高度充血或血管破裂，进而使瘤体急剧增大，瘤内发生出血，最后动脉血流因蒂扭转而受阻，肿瘤发生坏死、破裂、感染。

（1）症状体征特点：①活动或体位改变后突然出现一侧下腹剧烈持续性疼痛，伴恶心、呕吐；②体检：患侧腹部压痛，早期无明显的反跳痛及肌紧张，随病程延长，肿瘤坏死，继发感染，腹痛加剧，检查有反跳痛及肌紧张；③妇科检查：在子宫一侧可扪及肿块，张力较大，有压痛，其蒂部最明显。

（2）辅助检查：超声检查。

（3）诊断鉴别要点：①患者原有盆腔肿块病史；②突然出现一侧下腹剧烈持续绞痛，其发生与体位改变有关，为本病的特征。

2.卵巢肿瘤破裂

卵巢肿瘤发生破裂的原因有外伤和自发两种，外伤性破裂常因腹部遭受重击、分娩、性交、妇科检查或穿刺等引起；自发性破裂常因肿瘤生长过速所致，多数为恶性肿瘤浸润性生长所致。

（1）症状体征特点。①腹痛：卵巢小囊肿或单纯性囊腺瘤破裂时，腹痛轻微；卵巢大囊肿或成熟性畸胎瘤破裂时，腹痛剧烈，伴恶心、呕吐、腹膜炎症状；卵巢恶性肿瘤破裂时，腹痛剧烈，伴腹腔内出血，甚至休克。②下腹压痛、反跳痛及肌紧张。③妇科检查：宫颈举痛，原有的肿瘤缩小或消失。

（2）辅助检查：①后穹隆穿刺抽出相应的囊液或血液；②超声检查。

（3）诊断鉴别要点：①患者原有卵巢肿块史，有腹部外伤、性交、分娩、妇科检查或肿块穿刺等诱因；②腹痛后原有的卵巢肿块缩小或消失，为本病特征。

3.盆腔炎性肿块

盆腔炎性肿块起自急性输卵管炎。因输卵管腔内的炎性分泌物流到盆腔，继发盆腔腹膜炎、卵巢周围炎，使输卵管、卵巢、韧带、大网膜及肠管等粘连成一团，形成盆腔炎性肿块。

（1）症状体征特点：①下腹疼痛、发热；②妇科检查：在子宫旁有肿块，形态不规则，呈实性或囊实性，活动度差，压痛。

（2）辅助检查：①外周血白细胞总数及中性粒细胞数升高；②超声检查、CT、MRI等检查。

（3）诊断鉴别要点：①患者先出现下腹痛、发热，继而出现盆腔肿块；②肿块形态不规则，呈实性或囊实性，活动度差，压痛，常与子宫粘连，为本病的特征。

4.子宫肌瘤

子宫肌瘤是女性生殖器最常见的良性肿瘤，也是人体最常见的肿瘤，主要由平滑肌细胞增生而成，其间有少量纤维结缔组织。

（1）症状体征特点：①既往有月经紊乱、子宫肌瘤病史。②多为轻微坠痛，如浆膜下肌瘤蒂扭转,则出现剧烈疼痛;在妊娠期或产褥期突然出现腹痛、发热、肌瘤迅速增大,多为子宫肌瘤红色变性。

(2)辅助检查:超声检查。

(3)诊断鉴别要点:本病患者有明确子宫肌瘤病史,妇科检查及盆腔B超可明确诊断。

5.盆腔脓肿

盆腔脓肿包括输卵管积脓、卵巢脓肿、输卵管卵巢脓肿、子宫直肠陷凹脓肿及阴道直肠隔脓肿。

(1)症状体征特点:①腹痛剧烈,下腹部耻骨区域触痛明显,有反跳痛及肌紧张;②伴有寒战、高热;③妇科检查:阴道内及宫口有脓性分泌物,宫颈举痛明显,子宫压痛,在宫旁可触及肿块,张力大呈囊性,触痛明显。

(2)辅助检查:①外周血白细胞总数及中性粒细胞数升高;②超声、CT、MRI检查。

(3)诊断鉴别要点:①本病先有急性盆腔炎的症状和体征,后出现盆腔肿块、持续高热、下腹痛;②肿块张力大有波动感,触痛明显,为本病特征。

(四)周期性下腹疼痛

1.子宫腺肌病

子宫腺肌病指当子宫内膜侵入子宫肌层的疾病。

(1)症状体征特点:①继发性痛经,并进行性加重;②伴月经增多,经期延长,继发性不孕;③妇科检查:子宫均匀性增大,局部有局限性结节突起,质地较硬,经前、经期更增大、变软,有压痛,经后子宫稍缩小。

(2)辅助检查:超声检查。

(3)诊断鉴别要点:超声对本病与子宫肌瘤的鉴别帮助较大。

2.子宫内膜异位症

子宫内膜异位症是指当具有生长功能的子宫内膜组织出现在子宫腔被覆黏膜以外的身体其他部位时导致的疾病。

(1)症状体征特点:①痛经大多数表现为继发性、进行性加重;②性交痛、月经失调、不孕;③妇科检查:子宫正常大小,后倾固定,直肠子宫陷凹或宫骶韧带或子宫后壁下段触痛性结节,在附件可及肿块,呈囊性或囊实性,活动差,有压痛。

(2)辅助检查:超声检查、CA125检测、腹腔镜检查。

(3)诊断鉴别要点:①育龄女性有进行性痛经、不孕和月经紊乱;②妇科检查有触痛性结节或宫旁有不活动的囊性包块,为本病特征性表现。

3.先天性处女膜闭锁

处女膜闭锁又称无孔处女膜,由于处女膜闭锁,经血无法排出,最初积在阴道内,反复多次月经来潮后,逐渐发展成宫腔积血、输卵管积血,甚至腹腔内积血。

(1)症状体征特点:①月经来潮前无任何症状,来潮后出现周期性下腹痛。②妇科检查:处女膜向外膨隆,表面呈紫蓝色,无阴道开口;肛门检查可扪及阴道膨隆呈球状向直肠突起,阴道包块上方的子宫压痛明显,下压包块,处女膜膨隆更明显。

(2)辅助检查:超声检查。

(3)诊断鉴别要点:①本病仅见于青春期少女,患者无月经来潮,但第二性征发育良好,进行性加重的周期性腹痛。②妇科检查:处女膜向外膨隆,表面呈紫蓝色,无阴道开口;肛门检查可扪及阴道膨隆呈球状向直肠突起,阴道包块上方的子宫压痛明显,下压包块,处女膜膨隆更明显,为本病特征。

4.Asherman 综合征

Asherman 综合征即宫腔粘连综合征,是由患者在人工流产、中期妊娠引产或足月分娩后造成宫腔广泛粘连而引起的闭经、子宫内膜异位症、继发不孕和再次妊娠引起流产等一系列症候群。

(1)症状体征特点:①人工流产或刮宫后,出现闭经或月经减少;②进行性加重的下腹周期性疼痛,呈痉挛性,伴肛门坠胀感;③闭经用人工周期治疗无撤退性出血;④继发性不孕、流产、早产、胎位不正、胎儿死亡或胎盘植入;⑤妇科检查:子宫正常大小或稍大,较软,压痛明显,宫颈闭塞,宫腔探针不能通过,宫颈举痛,附件压痛明显,宫旁组织、宫骶韧带处压痛。

(2)辅助检查:超声检查、宫腔碘油造影、宫腔镜检查。

(3)诊断鉴别要点:①本病继发于宫腔操作后,患者有周期性下腹痛,呈进行性加重,无月经来潮;②妇科检查见宫颈闭塞,为本病特征。

(五)慢性下腹疼痛伴白带增多

1.慢性盆腔炎

慢性盆腔炎常为急性盆腔炎未能彻底治疗,或患者体质较差,病程迁延所致。

(1)症状体征特点:①下腹坠胀、疼痛、腰骶部酸痛,在劳累、性交后及月经前后加剧;②月经过多、经期延长、白带增多、不孕;③妇科检查:盆腔(子宫、附件)有压痛等炎症表现。

(2)辅助检查:超声检查。

(3)诊断鉴别要点:①既往有急性盆腔炎病史,继而出现慢性下腹痛;②妇科检查发现子宫一侧或两侧片状增厚,子宫骶韧带增厚变硬,发病时压痛明显,为本病特征。

2.盆腔淤血综合征

盆腔淤血综合征是由于盆腔静脉充盈、扩张及血流明显缓慢所致的一系列综合征。

(1)症状体征特点:①多见于早婚、早育、多产、子宫后位、习惯性便秘及长时间从事站立工作的女性;②下腹部坠痛、酸胀及骶臀部疼痛;③伴有月经过多、经期延长、乳房胀痛、性交痛、白带增多;④妇科检查示外阴、阴道呈蓝色,伴有静脉曲张,子宫体增大而软,附件区可及柔软增厚感。

(2)辅助检查:体位试验阳性、盆腔静脉造影、盆腔血流图、腹腔镜检查。

(3)诊断鉴别要点:①疼痛在久立、劳累或性交后加重;②妇科检查见外阴、阴道呈蓝色,静脉曲张,宫颈肥大而质软,略呈蓝色;③体位试验、盆腔静脉造影、盆腔血流图及腹腔镜检查等有助于诊断。

3.慢性宫颈炎

慢性宫颈炎是妇科疾病中最常见的一种。因性生活、分娩、流产后,细菌侵入宫颈管而引起炎症。多由急性宫颈炎未治疗或治疗不彻底转变而来。

(1)症状体征特点:①外阴轻度瘙痒;②白带增多,通常呈乳白色黏液状,有时呈淡黄色脓性,有息肉形成时伴有血丝或接触性出血;③月经期、排便或性生活后下腹或腰骶部有疼痛;或者有部分患者出现膀胱刺激症状,有尿频或排尿困难,但尿液常规检查正常;④妇科检查见宫颈有红色细颗粒糜烂区及颈管分泌脓性黏液样白带,子宫颈有不同程度的糜烂、肥大,有时质硬,有时可见息肉、外翻、腺体囊肿等病理变化。

(2)辅助检查:①须常规做宫颈刮片检查,必要时做活组织检查;②慢性宫颈炎须排除宫颈癌,可行阴道镜检查、宫颈刮片、宫颈活组织检查或宫颈锥切。

(3)诊断鉴别要点:须常规做宫颈刮片检查,必要时做活组织病理检查以排除宫颈癌。

4.后位子宫

后位子宫包括子宫后倾及后屈。

(1)症状体征特点:①痛经、腰背痛;②不孕、白带增多、月经异常、性生活不适;③妇科检查示子宫后倾,质软,轻压痛,附件下垂至直肠窝。

(2)辅助检查:B超检查见子宫极度后位,余无异常。

(3)诊断鉴别要点:经手法复位后症状好转是本病的特征。

(六)慢性下腹疼痛伴阴道出血

1.陈旧性宫外孕

陈旧性宫外孕指输卵管妊娠流产或破裂,若长期反复内出血所形成的盆腔血肿不消散,血肿机化变硬并与周围组织粘连导致的疾病。

(1)症状体征特点:①停经史、不规则阴道出血、下腹痛。②妇科检查示子宫无增大,子宫旁可扪及形态不规则的肿块,有压痛。

(2)辅助检查:后穹隆穿刺、妊娠试验、超声检查、腹腔镜检查。

(3)诊断鉴别要点:①停经史、不规则阴道出血、下腹痛。妊娠试验阳性。后穹隆穿刺抽出暗红色不凝固血液,为本病特征。②腹腔镜检查可确诊。

2.子宫内膜异位症

(1)症状体征特点:①慢性下腹胀痛或肛门胀痛、性交痛;②月经增多、经期延长;③妇科检查示子宫后倾固定,可在子宫直肠陷凹、宫骶韧带、子宫后壁触及痛性结节,在子宫一侧或两侧可及囊性或囊实性肿块。

(2)辅助检查:超声检查、CA125检测、腹腔镜检查。

(3)诊断鉴别要点:①育龄女性有进行性痛经、不孕和月经紊乱;②妇科检查有触痛性结节或宫旁有不活动的囊性包块,为本病特征性表现。

3.宫腔内放置节育器后

宫腔内放置节育器后最常见的并发症为慢性下腹痛及不规则阴道出血,这是由于节育器在宫腔内可随宫缩而移位引起的,如节育器过大或放置节育器时未移送至宫底部而居宫腔下段时,更易发生。

(1)症状体征特点:①宫腔内放置节育器后出现慢性下腹胀痛或腰骶部酸痛;②阴道出血、经期延长、淋漓不尽、白带中带血;③妇科检查无其他病变体征。

(2)辅助检查:超声检查宫内节育器是否下移或异常情况。

(3)诊断鉴别要点:①放置节育器后出现上述症状,一般药物治疗无效;②妇科检查无其他异常发现,取出节育器后症状消失,为本病的特征。

(七)慢性下腹疼痛伴发热、消瘦

1.结核性盆腔炎

结核性盆腔炎指由结核杆菌感染女性盆腔引起的盆腔炎症。

(1)症状体征特点:①下腹疼痛,经期加剧;②经期或午后发热、盗汗、乏力、食欲缺乏、体质量减轻;③月经过多、减少、闭经、不孕;④妇科检查可扪及不规则的囊性肿块,质硬,子宫轮廓不清,严重时呈冰冻骨盆。

（2）辅助检查：①子宫内膜病理检查；②胸部、消化道及泌尿道 X 线检查；③子宫输卵管碘油造影、超声检查、腹腔镜检查；④结核菌素试验、结核菌培养。

（3）诊断鉴别要点：①患者有原发不孕、月经稀少或闭经；②有低热、盗汗时，既往有结核病接触史或本人有结核病史可为本病诊断提供参考。

2.卵巢恶性肿瘤

卵巢恶性肿瘤是女性生殖器三大恶性肿瘤之一。由于卵巢位于盆腔深部，卵巢恶性肿瘤不易早期发现。

（1）症状体征特点：①有卵巢癌早期症状，如食欲缺乏、消化不良、体质量下降、下腹胀痛、腹痛、下腹包块、腹水；②邻近脏器受累出现压迫直肠、膀胱、输尿管的症状；③妇科检查示盆腔内触及散在、质硬结节，肿块多为双侧性，实性或囊实性，表面高低不平，固定不动。

（2）辅助检查：①腹水细胞学检查；②后穹隆肿块穿刺活检；③超声、CT、MRI 检查，肿瘤标志物检查，腹腔镜检查。

（3）诊断鉴别要点：超声、CT、MRI 检查，肿瘤标志物检查，肿块活组织检查可助本病诊断。

3.艾滋病

艾滋病又称为获得性免疫缺陷综合征，是由人类免疫缺陷病毒感染引起的性传播疾病。可引起 T 淋巴细胞损害，导致持续性免疫缺陷、多器官机会性感染及罕见恶性肿瘤，最终导致死亡。

（1）症状体征特点：①高热、多汗、乏力、周身痛、消瘦、腹泻、呕吐等；②常合并阴道真菌感染等，以白色念珠菌感染较多见，白带增多；③体格检查示全身淋巴结肿大。

（2）辅助检查：①血白细胞计数低下，淋巴细胞比例降低；②血 HIV 抗体检测常用 ELISA 法、荧光免疫法和 Western Blot 法。

（3）诊断鉴别要点：①本病有全身淋巴结肿大、高热、乏力、周身痛等以免疫缺陷为基础而发生的一系列艾滋病症状和体征；②检查血 HIV 抗体可确诊。

（刘　丹）

第二节　白带异常

白带是由阴道黏膜渗出液、宫颈管、子宫内膜及输卵管黏膜腺体分泌物混合而成，正常白带呈白色稀糊状或蛋清样，高度黏稠，无腥臭味，量少。白带量多少与雌激素相关：月经前后 2～3 d 量少，排卵期增多，青春期前、绝经后少，妊娠期量多。生殖道炎症或肿瘤时，白带量明显增多且特点有改变。

一、原因

白带异常主要见于两类疾病：生殖器炎症和生殖器肿瘤。

（一）生殖器炎症

阴道炎（较常见的有滴虫性阴道炎、假丝酵母菌性阴道炎、细菌性阴道病、萎缩性阴道炎）、宫颈炎和盆腔炎等。

（二）生殖器肿瘤

子宫黏膜下肌瘤、阴道癌、宫颈癌、子宫内膜癌、输卵管癌等。

（三）其他

阴道腺病、卵巢功能失调、阴道内异物、放置宫内节育器等。

二、鉴别要点

（一）灰黄色或黄白色泡沫状稀薄白带

此为滴虫性阴道炎的特征,多伴外阴瘙痒。

（二）凝乳或豆渣样白带

此为假丝酵母菌性阴道炎的特征,多伴外阴奇痒或灼痛。

（三）灰白色匀质白带

此常见于细菌性阴道病,有鱼腥味,可伴外阴瘙痒。

（四）透明黏性白带

外观正常,量明显增多,应考虑卵巢功能失调、阴道腺病或宫颈高分化腺癌。

（五）脓性白带

此为细菌感染所致,色黄或黄绿,黏稠,有臭味,可见于阴道炎、急性宫颈炎及宫颈管炎、宫腔积脓、阴道内异物、阴道癌或宫颈癌并发感染。

（六）血性白带

血性白带是指白带中混有血液,血量多少不定,可考虑宫颈癌、子宫内膜癌、宫颈息肉、子宫黏膜下肌瘤、放置宫内节育器等。

（七）水样白带

水样白带是指持续流出淘米水样白带,具奇臭者,一般为晚期宫颈癌。间断性排出清澈黄红色水样白带,应考虑为输卵管癌。

（钟　萍）

第三节　外阴瘙痒

外阴瘙痒是多种不同病变引起的一种症状,但也可能发生在正常妇女。严重时影响生活、工作和休息。

一、病因

（一）局部原因

1.阴道分泌物刺激

患有慢性宫颈炎及各种阴道炎时,由于其分泌物增多刺激外阴部皮肤而常引起外阴瘙痒,滴虫性阴道炎和假丝酵母菌性阴道炎是引起外阴瘙痒的最常见原因。

2.外阴营养不良

外阴发育营养不良者,其外阴瘙痒难忍。

3.不良卫生习惯

不注意外阴清洁,经血、大小便等长期刺激,月经垫不洁及穿不透气的化纤内裤等,均能诱发外阴瘙痒。

4.化学物品、药品刺激及过敏

肥皂、避孕套、某些药物等的直接刺激或过敏,均能引起外阴瘙痒。

5.其他

阴虱、疥疮、疱疹、尖锐湿疣、外阴湿疹、蛲虫感染等亦能引起外阴瘙痒。

(二)全身原因

糖尿病及黄疸患者尿液对外阴皮肤的刺激,维生素缺乏,尤其是维生素 A、B 族维生素的缺乏,妊娠期肝内胆汁淤积症,妊娠期或经前期外阴部充血等均可引起外阴不同程度的瘙痒。另有部分患者虽外阴瘙痒十分严重,但原因不明,可能与精神或心理方面因素有关。

二、临床表现及诊断

主要症状是外阴瘙痒,瘙痒多位于阴蒂、大小阴唇、会阴、肛周。一般是在夜间或食用刺激性食物或经期加重。瘙痒程度因个体及病因不同而有差异。局部检查可见局部潮红或有抓痕,或皮肤粗糙及色素减退等。有时继发感染。诊断时应详细询问病史,进行局部检查及必要的化验,尽可能查出病因。

三、治疗

(一)一般治疗

保持外阴皮肤清洁、干燥,切忌搔抓。不用热水烫洗,忌用肥皂,有感染时可用高锰酸钾液坐浴。内裤应宽松透气。

(二)病因治疗

积极治疗引起外阴瘙痒的疾病,如各种阴道炎、糖尿病等。若有阴虱应剔净阴毛,内裤和被褥要煮洗、消毒,局部应用氯化氨基汞软膏,配偶也应同时治疗。

(三)对症治疗

1.外用药

急性炎症期可用 3% 硼酸液湿敷,洗后局部涂搽 40% 氧化锌软膏、炉甘石洗剂等。慢性瘙痒可使用皮质激素或 2% 苯海拉明软膏涂擦,有止痒作用。

2.内服药

症状严重者,服用镇静、脱敏药物,如氯苯那敏、苯海拉明等。

3.乙醇注射法

对外阴皮肤正常、瘙痒严重、其他疗法无效的难治性患者,可采用纯乙醇皮下注射。

4.中药熏洗

(1)蛇床子散:蛇床子、花椒、明矾、百部、苦参各 9～15 g,煎水先熏后坐浴,每天 2 次,连用 10 d。

(2)茵苦洗剂:茵陈、苦参各 9 g,煎水熏洗。

（3）皮炎洗剂：透骨草 9 g，蒲公英、马齿苋、紫花地丁、黄芩、防风、独活、羌活各 5 g，艾叶 6 g，甘草 3 g，煎水熏洗。

（钟 萍）

第四节 耻 区 肿 块

一、原因

（一）子宫增大

妊娠子宫、子宫肌瘤、子宫腺肌病、子宫恶性肿瘤、子宫畸形、宫腔阴道积血或积脓等。

（二）子宫附件肿块

卵巢非赘生性囊肿、卵巢赘生性囊肿、附件炎性肿块、输卵管妊娠等。

（三）肠道肿块

粪块嵌顿，阑尾周围脓肿，腹部手术或感染后继发肠管、大网膜的粘连，肠系膜肿块，结肠癌等。

（四）泌尿系统肿块

充盈膀胱、异位肾。

（五）腹壁或腹腔肿块

腹壁血肿或脓肿、腹膜后肿瘤或脓肿、腹水、盆腔结核包裹性积液、直肠子宫陷凹脓肿等。

二、鉴别要点

女性耻区肿块可能是患者本人或家属偶然发现，也可能是做妇科检查或行 B 型超声检查时发现。耻区肿块的鉴别除根据肿块的特点进行鉴别外，应注意结合年龄因素。

（一）囊性肿块

耻区囊性肿块一般为良性或炎性肿块，若肿块在短时期内增大显著时，应考虑恶性可能。

1.活动性囊性肿块

（1）若位于子宫旁，边界清楚，囊壁薄、光滑，无触痛，一般考虑卵巢肿块。

（2）如肿块有明显触痛，且患者有停经后阴道少量流血及腹痛史，应考虑输卵管妊娠。

（3）若肿块从右上到左下移动度大、部位较高，考虑为肠系膜囊肿。

2.固定性囊性肿块

固定性囊性肿块是指边界不清，囊壁厚或囊内见分隔组织，并固定于直肠子宫陷凹、子宫后壁的囊性肿块。

（1）如囊肿内压力高、伴压痛，且患者有继发性痛经者，常见于子宫内膜异位症。

（2）如肿块压痛明显伴发热，则多为附件炎性包块，若肿块位于右下腹，兼有转移耻区疼痛史，应考虑阑尾周围脓肿的可能。

（二）实性肿块

活动性实性肿块一般边界清楚，表面光滑或呈分叶状，与宫体相连且无症状，应考虑为子宫浆膜下肌瘤或卵巢肿瘤。实性肿块固定于子宫侧旁、表面不规则,当盆腔内可扪及结节、伴有腹水或胃肠道症状者多考虑为卵巢恶性肿瘤。若肿块位于耻区一侧,呈条块状,有轻压痛且便中带血者,应考虑结肠癌的可能。其他子宫一侧扪及与子宫对称或不对称的肿块,两者相连,质地相同多考虑为双子宫或残角子宫。

(三)半实半囊性肿块

肿块若为活动性,位于子宫侧旁,边界清楚,表面光滑或呈分叶状,无压痛,一般无症状者多见于卵巢肿瘤,伴腹水者,则多为卵巢恶性肿瘤。肿块若为固定性,位于子宫侧旁或直肠子宫陷凹,边界不清楚,表面不规则,伴腹水、肿块表面可扪及结节者多为卵巢恶性肿瘤。若肿块压痛明显,伴发热,亦应考虑输卵管卵巢脓肿或积脓。

(黄 磊)

第五节 其他常见症状

一、妊娠呕吐

妊娠早期,孕妇常出现恶心、呕吐,以清晨空腹时为甚,这是一种早孕反应,与体内 HCG 增多、胃酸分泌减少以及胃排空时间延长有关,一般不需特殊治疗,多在妊娠 12 周左右消失。少数孕妇早孕反应严重,恶心、呕吐频繁,不能进食,引起脱水、酸中毒及电解质紊乱,称妊娠剧吐,应积极处理。葡萄胎也可以引起剧烈呕吐,应加以鉴别。

二、妊娠期出血

(一)妊娠早期出血

1.早期妊娠流产

患者有停经、早孕反应,然后出现阴道流血。出血是因绒毛与蜕膜分离,血管破裂所致。根据疾病发展过程,分为先兆流产、难免流产、不全流产及完全流产等类型。先兆流产阴道流血量少,淡红或淡褐色,往往不伴腹痛。难免流产阴道流血量增多,同时伴有阵发性腹痛。病情进一步发展,部分组织物排出,为不全流产。如宫腔内容物完全排出,阴道流血明显减少直至停止,为完全流产。

2.异位妊娠

异位妊娠中 95% 为输卵管妊娠。当输卵管妊娠流产或破裂时,患者可出现腹痛及不规则阴道流血,暗红或深褐色,量少呈点滴状,一般不超过月经量。少数患者阴道流血量较多,类似月经,有时可从阴道排出蜕膜管型。患者阴道流血与失血症状往往不成正比,重者可因严重内出血迅速陷入休克,危及生命。阴道流血常在病灶去除、血 HCG 降至正常后停止。

3.葡萄胎

患者在短期停经后出现不规则阴道流血,有时可从阴道排出水泡状组织,同时伴有子宫异常增大,双卵巢黄素囊肿,严重妊娠反应,典型的超声图像及血、尿 HCG 异常增高等,可与流产鉴别。葡萄胎具有恶变倾向,应注意随访。

(二)妊娠中晚期出血

1.前置胎盘

由前置胎盘引起的阴道流血往往发生突然,具有无诱因、无痛性及反复发作的特点。出血是因妊娠后期子宫下段逐渐伸展,附着于子宫下段及宫颈内口的胎盘不能相应地伸展,使其与宫壁发生错位、剥离、血窦破裂而引起。患者贫血程度与出血量成正比。出血发生的早迟、反复出血次数及出血量的多少与前置胎盘的类型有关。中央型前置胎盘出血发生早,反复出血次数多且出血量大。边缘型前置胎盘出血多发生在妊娠晚期或临产后,出血量较少。部分型前置胎盘出血情况介于两者之间。其处理应根据出血的多少、有无休克、孕周、产次、胎儿情况及前置胎盘的类型等综合考虑决定。

2.胎盘早剥

胎盘早剥是妊娠晚期的一种严重并发症,常因血管病变或外伤引起底蜕膜出血、血肿形成,导致在胎儿娩出前发生胎盘剥离。根据胎盘剥离后阴道有无血液流出,有显性出血、隐性出血和混合性出血之分。隐性出血症状最重,患者常有突然发生的持续性腹痛、休克表现。检查子宫硬如板状,压痛明显,胎位、胎心不清,宫底随胎盘后血肿增大而增高,严重者还可以引起子宫胎盘卒中,甚至发生凝血功能障碍。一旦确诊,应及时终止妊娠。

3.其他

妊娠晚期出血可见于胎盘边缘血窦破裂、脐带帆状附着的前置血管破裂以及宫颈息肉、宫颈糜烂、宫颈癌等,可以结合病史、阴道检查、B超及产后胎盘检查等确诊。

三、分娩期出血

分娩期出血多因子宫收缩乏力、软产道裂伤、胎盘滞留引起,也可因凝血功能障碍引起。

(一)宫缩乏力性出血

本出血常发生在产程延长的产妇。在胎盘娩出后即出现间歇性阴道流血,色暗红,有凝块。检查发现子宫软、轮廓不清,宫腔积血时宫底抬高,按压宫底,有大量血液或血块自阴道涌出。按摩子宫及用宫缩剂有效。

(二)软产道裂伤出血

本出血发生在胎儿娩出后,持续不断,色鲜红,有凝块。阴道检查可以明确裂伤及出血部位。

(三)胎盘滞留出血

往往发生在胎盘娩出前,多因胎盘部分剥离、部分粘连、部分植入或胎盘剥离后滞留于宫腔,影响子宫收缩所致。在胎盘完整取出、宫缩改善后出血停止。胎盘植入可根据情况行子宫切除、病灶切除或化学药物治疗。

(四)凝血功能障碍性出血

凝血功能障碍性出血表现为全身广泛性出血,血液不凝,难以止血,实验室检查凝血功能异常,应在积极止血、抗休克同时针对病因治疗。

四、产褥期出血

产后阴道排出暗红或鲜红色的血液,内含坏死的蜕膜、黏液、上皮细胞等,称血性恶露,持续大约一周,此属正常生理现象。如血性恶露持续不净,或有臭味,或突然出现阴道大流血,要考虑胎盘胎膜残留、子宫内膜炎、剖宫产后子宫切口裂开、阴道炎性肉芽肿、产后滋养细胞肿瘤等疾病的可能性。

五、妊娠期贫血

妊娠期由于胎儿生长发育的需要,对铁的需要量明显增加,如果孕妇对铁摄入不足或吸收不良,容易发生缺铁性贫血。但应注意妊娠期血容量增加,且血浆的增加往往多于红细胞的增加,致使血液稀释,因此孕妇血液检查红细胞和血红蛋白往往较非孕时为低,只有当红细胞计数低于 $3.5 \times 10^{12}/L$,血红蛋白低于 $100 \, g/L$,血细胞比容低于 0.30 时,才诊断为贫血。

六、妊娠期水肿

孕妇于妊娠后期常有踝部、小腿下半部轻度水肿,休息后消退,属正常现象。如果休息后水肿不退,应考虑到妊娠期高血压疾病,妊娠合并心脏、肝脏、肾脏疾病或全身营养不良等情况,应针对病因进行治疗。

七、妊娠期皮肤瘙痒

在妊娠 28 周左右及以后,有些孕妇出现全身皮肤瘙痒,随后发生黄疸,无肝炎前驱症状,产后瘙痒和黄疸迅速消退,再次妊娠常复发。因肝小叶中央区毛细胆管内胆汁淤积,胆盐刺激皮肤感觉神经末梢引起,称妊娠期肝内胆汁淤积症。实验室检查可发现血清胆汁酸增高,转氨酶轻至中度升高。患者常有家族史或口服避孕药史。因胎盘组织也有胆汁淤积,使胎盘血流灌注不足,可以引起流产、早产、胎儿宫内发育迟缓、胎儿窘迫及胎死宫内等。妊娠合并假丝酵母菌性阴道炎时,孕妇出现外阴奇痒、红肿、灼痛,豆渣样白带增多,抗真菌药物治疗有效,同时应考虑药物对胎儿的不良影响。

八、牙龈出血

怀孕时,由于雌激素的影响,牙龈充血、增生、水肿,刷牙时易引起牙龈出血。妊娠期由于唾液分泌的增加,孕妇有时有流涎现象。指导孕妇进食后立刻漱口或刷牙,选择软毛、刷柄角度适当弯曲(以深入内面和后面的牙齿)的牙刷,并教导孕妇正确的刷牙方法。若出现牙龈发炎应就医,但应告知牙医目前为妊娠状态,避免接受 X 线照射。

九、痔疮

妊娠末期时由于增大的子宫压迫和腹压增加,加上胎头压迫,直肠血液回流也受到阻碍造成直肠静脉下端黏膜下层肛管皮下静脉丛发生扩大、曲张,使骨盆腔静脉回流受影响,一般称为痔疮。孕妇可能无自觉症状,也可能感觉排便时肛周疼痛或出血等不同表现。因妊娠而引起的痔疮在产后渐渐会自愈,但若是孕前即有痔疮,则妊娠时症状会较严重,若经常出血则应求医。应指导孕妇禁食辛辣食物,多饮水,多吃水果蔬菜和高纤维素食物,养成定时排便的习惯,增加运动以减少便秘的形成。孕妇卧位时可将臀部稍抬高以利骨盆腔及直肠肛门血液回流;若已有痔疮,应保持软便,防止便秘,避免加重症状。

十、产科疼痛

妊娠早期,由于子宫增大、变软,盆腔血循环丰富,静脉淤血,有少数孕妇感觉小腹隐痛及腰骶部不适,一般无需特殊处理。随着妊娠继续,增大的子宫向前突使躯体重心后移,腰椎前突使背部伸肌处于持续紧张状态,加之激素的变化使关节韧带松弛,孕妇常出现轻微腰背痛。若疼痛明显,应查找原因,及时处理。当孕妇缺钙时,可出现下肢肌肉痉挛性疼痛,局部按摩及补钙有效。妊娠晚期分娩发动前,孕妇常出现不规律宫缩而引起下腹轻微胀痛,这种收缩不能使宫口扩张、胎先露下降,能用镇静剂抑制,称假临产或假阵缩。临产后,子宫收缩变得有规律且逐渐增强,产妇感到阵发性腹痛逐渐加剧,这虽然是一种生理现象,但给产妇带来的是一种痛苦,为了减轻疼痛,医务工作者们目前正在开展分娩镇痛的尝试。产后初期,由于子宫复旧,产妇感到阵发性下腹疼痛,称产后宫缩痛,多见于经产妇。哺乳时反射性缩宫素分泌增多使疼痛加重,持续2～3 d自然消失。

早期妊娠流产,可在阴道流血基础上出现阵发性腹痛,这是由于分离的胚胎及血块刺激子宫收缩所致。晚期妊娠流产,由于胎盘已形成,流产过程与早产相似,患者往往先有阵发性腹痛,然后排出胎儿、胎盘及出现阴道流血。当宫腔内容物排空后,腹痛及阴道流血方能停止。

腹痛也是输卵管妊娠患者就诊的主要症状。当未发生流产及破裂时,疼痛往往因长大的胚胎使狭窄的输卵管膨胀引起,表现为一侧下腹隐痛或酸胀痛。当流产特别是破裂发生时,患者可感到一侧下腹撕裂样疼痛。血液流入腹腔,刺激腹膜,可引起下腹压痛、反跳痛;血液积聚于直肠子宫陷凹,可出现肛门坠胀痛;血液刺激膈肌,可放射性引起肩胛部疼痛。

葡萄胎流产时也可出现腹痛,一般不剧烈。当卵巢黄素囊肿蒂扭转时,可出现急腹痛。

胎盘早剥时可出现突然发生的持续性腹痛,因胎盘后血肿形成,刺激子宫引起痉挛性收缩所致。产程开始后,因子宫处于高张状态,在宫缩间歇期亦不能放松,患者感持续性腹痛伴阵发性加剧,查子宫硬如板,有压痛,以胎盘附着处最明显。

（徐艳梅）

第二章

妇产科常用检查技术

第一节 妇科体格检查

妇科体格检查是妇产科的一种基本检查方法,是正确诊断妇科疾病的重要手段,包括腹部检查、外阴阴道检查、双合诊、三合诊及肛腹诊。通过视诊和触诊了解女性内生殖器、外生殖器的情况。

一、检查前注意事项

(1)详细了解病情,对初次受检或精神过度紧张者应耐心解释,解除其思想顾虑和紧张情绪,取得患者的合作。

(2)检查前必须排空膀胱,必要时排空大便,以免误诊。

(3)月经期一般不做阴道检查,以免带进细菌而导致感染或引起子宫内膜异位症。如有不正常阴道出血须做阴道检查时,应先消毒外阴,用消毒的润滑剂、窥器和手套检查。

(4)对未婚者禁做窥器检查及双合诊,限做肛腹诊。若确有必要,应先征得患者本人及家属同意后,方可进行。

二、检查内容和步骤

(一)腹部检查

观察腹部外形,有无蛙腹或隆起。触诊如有肿块,注意其部位、外形、大小、软硬度、活动度、压痛等。然后叩诊注意有无移动性浊音。

(二)外阴检查

观察外阴发育,阴毛多少和分布情况。有无畸形、水肿、皮炎、溃疡、赘生物或肿块。注意皮肤颜色、软硬度,有无增厚、变薄或萎缩。注意阴蒂长短,有无肥大、水肿、赘生物。未婚者处女膜多完整未破,经产妇的处女膜仅留处女膜痕。检查时注意尿道旁腺和前庭大腺有无肿胀,若有脓性分泌物应做涂片检菌和培养。

(三)阴道检查

1.窥器检查

观察阴道及宫颈情况,常用的为两叶窥阴器。若有条件应采用一次性窥阴器,避免交叉感染。

放置窥器时应将窥器两叶合拢,蘸润滑剂,避开敏感的尿道口周围,沿阴道侧后壁缓慢斜插入阴道内,待窥器进入一半后,逐渐将两叶转平并张开,暴露宫颈及阴道壁和穹隆部。若取阴道分泌物或做宫颈刮片,宜用生理盐水作为润滑剂,以免影响检查结果。

检查阴道时应观察阴道壁黏膜的色泽、弹性及是否光滑,有无阴道隔或双阴道等先天畸形,有无溃疡、肿物、膨出、异物、瘘管,注意穹隆部有无裂伤,注意阴道分泌物的多少、性质、颜色、有无臭味等。

检查子宫颈时应观察子宫颈大小、颜色、外口形状,有无糜烂、撕裂、外翻、腺囊肿、息肉、肿块,有无子宫颈延长、脱垂。

2.徒手检查

主要检查阴道及子宫颈。检查者戴消毒手套,示指、中指蘸润滑剂后轻轻进入阴道,在通过阴道口时,用示指和拇指扪触阴道口两侧有无肿块或触痛(如前庭大腺炎或囊肿存在)。然后进一步检查阴道的松紧度、长度,有无狭窄、瘢痕、结节、肿块、畸形(阴道横隔、阴道纵隔),以及穹隆部有无触痛、饱满、硬结。扪触子宫颈时注意其大小、硬度,有无接触性出血。若拨动子宫颈时患者感疼痛,称宫颈举痛。若怀疑宫颈管有肿瘤,则应伸一指入松弛的宫颈管内触摸。

（四）双合诊

阴道内手指触诊的同时用另一手在腹部配合检查称为双合诊,主要检查子宫及附件。

1.子宫

将阴道内手指放在前穹隆,另一手压下腹部,如两手间摸到子宫体,则为前位子宫。如在前穹隆未触及子宫体则将阴道内手指放在后穹隆,两手配合,如能摸到子宫体,则为后位子宫。检查时注意子宫的位置、大小、形状、软硬度、活动度及有无压痛,表面是否光滑等。

2.附件

将阴道内手指置于一侧穹隆,另一手移向同侧下腹部,向下深压使两手能对合,以了解附件区情况。正常时输卵管不能扪及,而卵巢偶可扪及,应注意其位置、大小、软硬度、活动度及有无触痛。若扪及肿块,应注意其位置、大小、形状、表面情况、活动度、囊性或实性、与子宫的关系。

（五）三合诊

腹部、阴道、肛门联合检查称为三合诊。一手示指放入阴道、中指放入直肠,另一手放置下腹部联合检查。三合诊的目的在于弥补双合诊的不足,主要借以更清楚地了解位于盆腔较后部及直肠子宫陷窝、子宫后壁、子宫骶骨韧带、直肠阴道隔、主韧带、子宫颈旁、盆腔内侧壁及直肠本身的情况。

（六）肛腹诊

一手示指伸入直肠,另一手在腹部配合检查,称为肛腹诊。一般适用于未婚、阴道狭窄或闭锁者。

（钟　萍）

第二节　产科体格检查

一、全身检查

应注意全身发育、营养状况，身高和体质量、步态、精神状况，有无全身水肿，各器官有无病灶，特别注意血压测量、心肺检查（心脏有无扩大、杂音、心力衰竭现象、肺部有无呼吸音变化或啰音）、乳房检查（乳房发育、乳头大小及是否凹陷，能否矫正），腹壁有无妊娠纹、静脉怒张，有无腹水，肝、脾是否肿大，四肢有无畸形、活动度有无限制，下肢有无静脉曲张或水肿，外阴部有无瘢痕、畸形、水肿或静脉曲张。全身检查对于发现有关疾病，判断妊娠能否继续，或孕期中需要特别注意的事项，及时矫治并发症，甚至对分娩处理方法的决定都有重要关系，不容忽视。值得特别提出的是体质量测量与血压测定。

二、胎儿检查

探测胎儿在宫内的情况及其大小、产式、先露部与胎位，有以下几种检查方法。

（一）视诊

观察腹部（实为子宫）大小及形状，借以估计胎儿大小。

（二）触诊

除查知胎儿的产式与胎位外，并可测知先露部是否入盆，鉴别异常情况，进一步了解胎儿大小。一般在妊娠 3 个月以后做腹部检查，6 个月以后做四步诊查。

1.第一步

检查子宫底在腹壁的高度及子宫底部为胎儿的哪一部分。

2.第二步

主要鉴别胎背与胎肢的部位。检查者用两手掌分别向下移动至子宫两侧，左右手交替按触子宫，胎背平整，胎肢为不规则的隆凸且有移动性。

3.第三步

检查者将右手拇指及其他四指展开，深探耻骨联合上方，触摸先露部，注意其大小及性状，以鉴别是胎头还是胎臀；并从其深陷程度判断衔接情况。

4.第四步

检查者两手放在先露部两侧，沿骨盆入口方向向下缓缓探入，可查知先露部下降程度。

（三）听诊

自腹壁相当于胎儿背部听取胎心音最清晰，其心率为 120～160 次/分钟，一般须至妊娠 5 个月才能听到胎心音，借以了解胎儿在子宫内的生活状况，并能作为判断胎位的参考。

（四）腹围与子宫底的测量

测量腹围与子宫底以估计胎儿的大小。腹围可用软尺环绕脐周围测量，子宫底高度为子宫底部距耻骨联合上缘的距离，可用骨盆测量计测量，也可用横指粗测子宫底距耻骨联合上缘（耻骨上）或脐（脐上或脐下）或剑突（剑突下）的距离（横指数）。

三、肛诊

孕期一般不做肛诊,仅在妊娠后期经腹部检查胎位不能明确时行之。

四、阴道检查

阴道检查常在妊娠早期进行。除了解子宫变化外,还要注意阴道、附件、盆腔及骨盆有无异常。妊娠 28 周后,腹部检查与肛诊不能明确胎位时,可于外阴消毒下进行阴道检查。

五、骨盆测量

骨盆测量可以大致估计骨产道是否能容许足月胎儿娩出。骨盆测量一般有内测量、外测量及 X 线测量 3 种。

(一)外测量

1.髂棘间径

髂棘间径为两髂前上棘外缘间的距离,平均为 23 cm。

2.髂嵴间径

髂嵴间径为两髂嵴外缘间最宽距离,平均为 26 cm。

3.大转子间径(粗隆间径)

大转子间径为左右股骨大转子间的距离,平均为 30 cm。

4.骶耻外径

自第五腰椎棘突至耻骨联合上缘中点的距离,平均为 19 cm。

5.出口横径

两坐骨结节前端内缘的距离,平均为 9 cm,为唯一可直接测量到的真骨盆主要径线。

(二)内测量

内测量仅在外测量发现骨盆径线小于正常及先露部受阻时应用。内测量时,孕妇取仰卧位,双腿弯曲,孕妇的外阴部须先消毒。检查者戴无菌手套,涂滑润剂,伸示指与中指入阴道检查。

1.骨盆入口前后径

骶岬中心至耻骨联合上缘稍下处,平均值为 11 cm。

2.骶尾关节

触诊骶尾关节是否可动。如固定,即为病态。

3.骨盆中段前后径

检查行以示指、中指自耻骨联合下缘触抵第 4～5 骶椎关节前,一般距离为 10.0～11.5 cm。

4.坐骨棘间径

阴道诊时用手指向左右探测坐骨棘是否突出,估计其间之距离,此径线一般为 10.0～10.5 cm。

5.骨盆壁

通过阴道诊(也可肛诊),体会骨盆壁是否对称,有无向内倾突的情况(所谓内聚感)。

(三)X 线测量

当骨盆外测量及内测量疑有异常,或需进一步了解胎儿与骨盆的关系时,可转有条件医院行 X 线骨盆测量。

六、实验室检查

(一)尿

主要检查尿蛋白、糖及其沉淀物的显微镜像,以便及时发现肾炎、妊娠中毒症或糖尿病,应在擦洗外阴后,接中段尿检查,必要时可行导尿术收集尿液。

(二)血常规

对于合并贫血者应做血常规检查,以便根据情况及早治疗。

(三)其他

如阴道分泌物异常,应结合临床检查,或取阴道分泌物做微生物检查(如滴虫、真菌),或做阴道细胞学检查,或在必要时做病理组织学检查等。

(徐艳梅)

第三节　宫腔镜检查

宫腔镜检查直接检视宫腔内病变,并可以定位取材,较传统的诊刮、子宫输卵管碘油造影及B超检查更为直观、准确,明显提高了诊断的准确率,被誉为宫腔内病变诊断的金标准。

一、术前评估与准备

宫腔镜检查前应先对患者进行全面评估并完善各项术前检查。

(1)确认检查指征。

(2)询问病史:尤其是有无糖尿病、高血压及重要脏器疾病,有无出血倾向,能否耐受较长时间的膀胱截石位,能否耐受检查术造成的不适,宫颈松弛程度,有无发生并发症的高危因素等,决定是否采取麻醉及麻醉方式,选择适合的手术器械及是否预防性应用抗生素。

(3)查体:常规测量体温、血压、脉搏,妇科检查有无生殖道急性炎症。

(4)化验检查:血、尿常规,凝血功能,肝、肾功能,乙肝表面抗原,HIV等多项指标检查,阴道分泌物检查。

(5)充分沟通:向患者讲解宫腔镜检查的必要性及操作过程,以取得患者的理解及配合。签署检查术协议书。

(6)检查时间选择:除特殊情况外,一般以月经干净5 d内为宜。此时子宫内膜薄,黏液少,不易出血,观察效果满意。对于不规则流血患者可在血止后任何时间进行检查。在子宫出血时如有必要检查,可酌情给予抗生素后进行。

二、适应证与禁忌证

(一)适应证

对任何疑有宫腔内病变或要对宫腔内病变做出诊断及治疗的患者,均为宫腔镜检查的适应证。

(1)异常子宫出血(abnormal uterine bleeding,AUB)是宫腔镜检查的主要适应证,包括生育期、围绝经期及绝经后的异常子宫出血。对于怀疑子宫内膜癌的患者,因宫腔镜检查可能造成癌细胞向腹腔内扩散,实施检查时膨宫压力不宜过高。

(2)怀疑宫腔内占位性病变,如息肉、肌瘤等。

(3)怀疑子宫畸形,如单角子宫、中隔子宫等。

(4)宫腔粘连的诊断及分型。

(5)检查不孕症的宫内因素。

(6)检查复发性流产及妊娠失败的子宫颈管及子宫内原因。

(7)宫内异物。

(8)诊断及纠正节育器位置异常,节育器嵌顿、断裂等。

(9)检查与妊娠有关的疾病,如多次清宫后仍考虑不全流产者、胎盘或胎骨残留、葡萄胎、绒癌等。

(10)检查幼女阴道异物及恶性肿瘤。

(11)判定子宫颈癌的范围及放疗的效果。

(12)宫腔镜手术后的疗效观察。

(13)经宫腔镜放置输卵管镜检查输卵管异常。

(14)评估药物对子宫内膜的影响。

(二)禁忌证

(1)体温达到或超过 37.5 ℃时,应暂缓手术。

(2)严重心、肺、肝、肾疾病,难以耐受宫腔镜检查者。

(3)血液系统疾病无后续治疗措施。

(4)急性、亚急性生殖道炎症。

(5)近期子宫穿孔史。

(6)子宫大量出血。

(7)宫颈过硬,难以扩张,宫腔过度狭小难以膨宫影响观察。

(8)浸润性宫颈癌。

(9)早孕欲继续妊娠者。

三、宫腔镜检查操作

(一)麻醉及镇痛

麻醉及镇痛对于保障手术安全至关重要,可减少迷走神经功能亢进的发生,避免心脑综合征等并发症的发生。

常用的镇痛、麻醉方法如下。

1.吲哚美辛栓

检查前 20 min 将吲哚美辛栓 50～100 mg 塞入肛门深处。

2.扶他林

检查前 30 min 口服扶他林 25～50 mg。

3.宫颈管黏膜表面麻醉

用长棉签浸 2%利多卡因插入宫颈管内,上达内口水平,保留 1 min。

4.子宫内膜喷淋麻醉

将利多卡因凝胶经宫颈管喷注于子宫内膜表面,5 min后检查。

5.宫颈旁神经阻滞麻醉

于两侧宫颈旁各注入1%普鲁卡因5～10 mL或0.5%利多卡因5～10 mL。

6.静脉麻醉

静脉注入异丙酚等药物。

(二)检查方法

(1)体位:截石位;双合诊或B超检查确定子宫位置、大小。

(2)常规消毒外阴、阴道,铺无菌巾,外阴部覆盖带袋的粘贴手术巾;暴露宫颈,宫颈管内置入无痛碘长棉签消毒。

(3)接通宫腔镜:确认宫腔镜检查设备连接正确,置镜前必须排空注水管及鞘套、光学视管间的空气;膨宫压力设定为9.3～13.3 kPa(70～100 mmHg),液体流速为200～300 mL/min。

(4)宫颈局部麻醉:将宫颈扩张至大于检查镜镜鞘直径0.5～1.0 mm为宜。

(5)检查顺序:①镜体自宫颈沿宫颈管、宫腔自然腔道方向缓慢、轻柔推入,避免推起子宫内膜或形成假道,观察宫颈管。②镜体缓慢进入宫腔,观察整个宫腔形态。边观察边转动镜轴柄,顺序观察宫腔前壁、左侧宫壁、后壁、右侧宫壁。观察内膜有无发育异常、宫内占位、宫腔粘连等异常情况。③镜体到达宫底,转动镜轴柄将检查镜分别对向宫腔两侧,观察双侧宫角及输卵管子宫开口。对于有生育要求的患者,可调节膨宫压力,观察输卵管开口蠕动情况。④检查完毕,在退出镜体时再次观察宫颈管。

(6)对无性生活女性进行宫腔镜检查,可不放置阴道窥器及宫颈钳,保留处女膜的完整性,满足患者需要。

(三)宫腔镜检查中的常见问题及处理

1.宫腔镜进入困难

宫颈狭窄、宫颈管粘连及子宫曲度过大均可导致宫腔镜进入困难。如宫颈管粘连、子宫曲度过大,可使用探针探寻宫腔方向;如宫颈狭窄,可使用Hegar扩张器扩张宫颈。必要时可使用麻醉。

2.宫腔内有血凝块或出血

可加大膨宫压力及液体流速将血块及血液冲出。

3.膨宫不良导致视野不清

多因宫颈过松,膨宫液外漏造成。可调整宫颈钳,钳闭宫颈外口,加大膨宫压力及液体流速。

四、宫腔镜检查的并发症及预防

(一)损伤

1.原因

在扩宫及插入宫腔镜时,由于子宫曲度过大、动作粗暴可能发生宫颈撕裂、子宫穿孔。子宫穿孔的发生率约为0.1%,镜体进入宫颈内口,发生子宫穿孔的机会明显减少。因膨宫压力过高导致已闭塞的输卵管破裂,极为罕见。

2.预防措施

(1)警惕发生子宫穿孔、宫颈裂伤的高危因素,如哺乳期、绝经后妇女及子宫曲度过大、疑有恶性肿瘤的患者。高危患者可于检查前放置宫颈扩张棒,或阴道放置米索前列醇 200 μg,促使宫颈软化,防止损伤。

(2)注意膨宫压力设置,一般在 13.3 kPa(100 mmHg)以下。

(3)B超监护引导下置镜可减少因置镜方向错误导致的损伤。

(4)如有出血增多或患者有剧烈腹痛时,应用B超全面扫查盆腔,注意子宫周围有无游离液体,结合镜下图像,判断有无子宫穿孔及假道形成。

(二)心脑综合征

扩张宫颈及膨胀宫腔可导致迷走神经张力增加,表现出与人工流产时相同的心脑综合征,临床出现眩晕、胸闷、流汗、恶心、呕吐,脉搏、心率减慢等症状,一般给予阿托品 0.5～1.0 mg 肌内注射或静脉推注后症状均可缓解。术前对患者的心理护理、术中轻柔操作、避免过度牵拉宫颈及快速膨宫可减少心脑综合征的发生。

(三)气体栓塞

膨宫时注水管内空气未排净,可能引起空气栓塞,表现为胸闷、气急、呛咳等,应立即停止操作,对症处理。

(四)出血

一般宫腔镜检查后均可有少量出血,多在术后 1 周内干净。出血较多可对症处理。

(五)感染

若严格按照正规程序操作,感染发生率很低。据报道发生率约为 0.2%。偶发病例均有慢性盆腔炎史。因此,术前应详细询问病史、盆腔检查,必要时术中及术后酌情给予抗生素。

(赵　静)

第四节　阴道镜检查

阴道镜是一种体外双目立体放大镜式的光学窥镜,可将局部放大 10～40 倍。其用于外阴、阴道和宫颈上皮结构及血管形态的观察,可以发现与癌有关的异型上皮、异型血管,指导可疑病变部位的定位活组织检查,辅助诊断宫颈上皮内瘤变(CIN)及早期宫颈癌,也用于外阴皮肤和阴道黏膜的相应病变和相关疾病的观察,以提高宫颈疾病及外阴阴道疾病的确诊率。阴道镜分为3 种:光学阴道镜、电子阴道镜和光-电一体的阴道镜,均可与计算机和监视器相连。现代电子阴道镜由摄像机、监视屏、冷光源、支架及一些辅助配件构成,可将被检查的部位显示在监视屏上进行观察。阴道镜观察不到宫颈管,对鳞-柱状上皮交界处位于宫颈管内者(多发生在绝经后)的应用受到限制。

一、适应证

(1)宫颈刮片细胞学检查巴氏 Ⅱ 级以上、宫颈液基细胞检查示低度鳞状上皮内病变(LSIL)及以上、非典型鳞状细胞(ASCUS)伴 HPV DNA 阳性或非典型腺细胞(AGC)者。

(2)HPV DNA 检测 16 或 18 阳性者。

(3)临床可疑病史或体征:如接触性出血、异常排液;宫颈外观异常,如慢性宫颈炎(宫颈假性糜烂或不对称糜烂、息肉)、白斑、红区或可疑癌等。

(4)宫颈锥切术前确定病变范围。

(5)可疑病变处指导性活检。

(6)宫颈糜烂、尖锐湿疣等。

(7)慢性宫颈炎长期治疗无效。

(8)阴道和外阴病变:阴道和外阴上皮内瘤样变、早期阴道癌、阴道腺病、梅毒、结核、尖锐湿疣等。

(9)宫颈、阴道及外阴疾病治疗后的复查和评估。

(10)其他,如 CIN 及早期宫颈癌术前了解阴道壁受累情况等。

二、操作步骤

阴道镜检查前应排除阴道毛滴虫、假丝酵母菌、淋病奈瑟菌等感染。检查部位出血或阴道、子宫颈急性炎症,不宜进行检查,应先治疗。检查前 24 h 内应避免阴道、宫颈操作及治疗(冲洗、上药、妇科检查、活检、性交等),以减少对检查部位的刺激和干扰。遇有检查部位出血或阴道、宫颈急性炎症,不宜进行检查。

(1)患者取膀胱截石位,用生理盐水湿润阴道窥器(不使用润滑剂),暴露宫颈穹隆部及阴道穹隆部。首先肉眼检查宫颈形态、大小、色泽,有无糜烂、白斑、赘生物及分泌物性质等。棉球轻轻擦除宫颈分泌物。

(2)调整阴道镜和检查台高度以适合检查,将镜头放置距外阴 10 cm 的位置(镜头距宫颈 15～20 cm 处),镜头对准宫颈或病变部位,打开光源(使用电子阴道镜,连接好监视器),调节阴道镜物镜焦距使物像清晰。先用低倍镜观察宫颈外形、颜色、血管及有无白斑。必要时用绿色滤光镜片并放大 20 倍观察,使血管图像更清晰;进行更精确的血管检查时,可加红色滤光镜片。

(3)为区分正常与异常、鳞状上皮和柱状上皮,可借助于以下溶液。①3%醋酸溶液(蒸馏水 97 mL＋纯冰醋酸 3 mL):即醋酸白试验,用 3%醋酸棉球浸湿宫颈表面,使柱状上皮迅速肿胀、发白,呈葡萄状改变,数秒钟后,鳞-柱状上皮交界处非常清晰。有上皮内瘤变时,细胞含蛋白质较多,涂醋酸后蛋白质凝固,上皮变白。②碘溶液(蒸馏水 100 mL＋碘 30 g＋碘化钾 0.6 g):即碘试验,用复方碘溶液棉球浸湿宫颈,使富含糖原的成熟鳞状上皮被碘染成棕褐色,称为碘试验阳性;未成熟化生上皮、角化上皮及非典型增生上皮、癌变上皮内不含糖原而均不被碘着色,柱状上皮因雌激素水平低也不着色,称为碘试验阴性。观察不着色区域的分布,在异常图像部位或可疑病变部位取多点活检送病理检查。③40%三氯醋酸(蒸馏水 60 mL＋纯三氯醋酸 40 mL):使尖锐湿疣呈刺状突起,与正常黏膜界限清楚。

(4)观察内容:宫颈大小、糜烂样组织范围、宫颈黏膜有无外翻;上皮有无异常、病变范围;血管形态、毛细血管间距离等。

三、检查注意事项

(1)签署知情同意书。

(2)阴道镜检查前应有细胞学检查结果,至少 48 h 内不宜做阴道冲洗、细胞学刮片、妇检、用药及性生活,以免影响阴道镜观察。

(3)宫颈阴道有严重炎症时,应先行抗感染治疗。

（4）宜在月经干净 3～4 d 后进行，月经期前不宜做。

（5）检查时应全面观察宫颈、颈管下段、阴道甚至外阴和肛周，以防遗漏病变。

（6）注重时间量化，包括醋酸反应和观察的时间，行动态观察；应用 5‰ 醋酸 30～60 s 后，观察宫颈上皮和血管变化，至少观察 3 min。若观察时间太短，则会影响阴道镜的评价；必要时3～4 min 后重复用醋酸。

（7）细胞学持续可疑或阳性，或高危 HPV（16/18）持续阳性，阴道镜检查未发现异常或未见鳞-柱状上皮交界（或未见整个转化区时），除宫颈四象限随机活检外，应常规做颈管内膜刮术（ECC），必要时做诊断性锥切，协助诊断。

（8）根据阴道镜所见图像中多方面特征，结合临床有关信息加以综合评估。若难以诊断时，将病变区上皮和血管与周围正常黏膜进行对比观察，力求获得与组织学较为一致的阴道镜诊断。最后确诊需根据病理检查。

（9）妊娠期妇女除怀疑浸润癌时需取宫颈活检外，一般延期至产后 6～8 周，复查细胞学后决定是否阴道镜检查。妊娠期禁止宫颈管刮术（ECC）。

（10）充分认识阴道镜检查的局限性。

四、诊断标准

（一）正常图像

1.正常上皮

（1）鳞状上皮：粉红色，光滑。醋酸白试验上皮不变色，碘试验阳性。

（2）柱状上皮：原始鳞-柱状上皮交界处位于宫颈管外口（柱状上皮外移），镜下明显呈微小乳头状。醋酸白试验后，乳头肿胀呈葡萄状，涂碘不着色。乳头合并炎症时，可见表面血管增多、水肿，临床上将这种柱状上皮称为假性糜烂（pseudo erosion）。绝经后，女性激素减少，原始鳞-柱状上皮交界处回缩至宫颈管内，一般在镜下无法见到。

（3）正常转化区：又称移行带区，是原始鳞-柱状上皮交界处与生理鳞-柱状上皮交界处之间的化生区。阴道镜下见毛细血管丰富，形态规则，呈树枝状；由化生上皮环绕柱状上皮形成葡萄状小岛，厚度不等的新生鳞状上皮，呈粉红色；在化生上皮区内可见针眼状的凹陷为腺体开口，常被新生上皮覆盖致黏液潴留而形成潴留囊肿（宫颈腺囊肿），呈环形灰色斑。醋酸白试验后化生上皮与圈内的柱状上皮界限明显。涂碘后，碘着色深浅不一。病理学检查为鳞状上皮化生。

2.正常血管

血管图像为均匀分布的微小血管点。

（二）异常图像

包括上皮及血管的异形改变，几乎均出现在转化区内，碘试验均为阴性。

1.上皮变化

（1）白斑：又称单纯性白斑、真性白斑、角化病。呈白色斑片，边界清楚，略隆起，表面无血管，不涂醋酸也可见；病理学检查为角化不全或角化过度，故又称角化病，有时为人乳头瘤病毒感染。在白斑深层或周围可能有恶性病变，应常规取活组织检查。

（2）白色上皮：涂醋酸后呈白色斑块，边界清楚，无血管区多为化生上皮或棘上皮。白色上皮越厚，细胞不典型性越明显。有时，HPV 亚临床感染亦呈白色上皮改变。病理学检查可能为化生上皮或上皮内瘤变。

（3）角化腺开口分5型：Ⅰ型为腺口凹凸无白环；Ⅱ型为腺口周围呈细白环；Ⅲ型为腺口边界模糊不隆起的白环；Ⅳ型为腺口周围粗大明显隆起的白环；Ⅴ型为腺口呈明显实性白点（白色腺体）。白色腺体及其开口处白环主要见于炎症及不典型增生，大而成堆的白色腺体结合其他异常图像应考虑原位癌及早期浸润癌。

2.血管改变

（1）点状血管：血管异常增生的早期变化，是位于乳头中的毛细血管，表现为醋酸白背景下有极细的红色小点（点状毛细血管），常与上皮性质有关。细点状血管与低级别上皮内瘤变或炎症有关；粗点状血管常与高级别上皮内瘤变和原位癌有关。

（2）镶嵌（mosaic）：又称白斑镶嵌。由与表面平行的血管构成，血管之间为病变上皮，形成不规则镶嵌。醋酸白试验呈白色，边界清。若表面呈不规则突出，将血管推向四周，提示细胞增生过速，应注意癌变。病理学检查常为上皮内瘤变。

（3）异型血管：血管管径、大小、形态、分支、走向及排列等极不规则，血管间距离明显增大，分布紊乱，形态各异，可呈螺旋形、逗点形、发夹形、树叶形、线球形、杨梅形等改变。病理学检查可以为各种级别的宫颈上皮内瘤变及浸润癌。

（三）早期宫颈浸润癌

常见醋白上皮、点状血管、镶嵌的三联征。醋白上皮浓厚，呈灰白色或牡蛎白，表面结构不清，呈云雾、脑回、猪油状，表面稍高或稍凹陷。醋白上皮出现快，持续时间长，常＞3 min，病变广泛。点状血管和（或）镶嵌粗大而不规则。局部血管异常增生，血管扩张，失去正常血管分支形态，间距增加，走向紊乱，形态特殊，血管突破镶嵌结构是早期的先兆征象，可见异型血管呈螺旋形、发夹或逗点形、蝌蚪形等。醋酸白试验后，表面呈玻璃样水肿或熟肉状，常合并有异形上皮。碘试验阴性或着色极浅。

五、优势与局限

（一）主要优势

（1）发现肉眼不能识别的宫颈病变，与细胞学检查合用，CIN和早期宫颈癌的早诊率高达98.0%～99.4%。

（2）阴道镜直视下定位活检比盲目活检的命中率高，其活检的准确率高达83.6%～99.5%。

（3）迅速鉴别良、恶性肿瘤，减少或避免不必要的活检，对妊娠期妇女尤为重要。

（4）阴道镜下多点活检＋颈管刮术可减少锥切率，妊娠期阴道镜检查满意，看到整个病变及完整宫颈鳞柱交接部（SCJ）排除浸润癌时，可避免诊断性锥切。

（5）对临床处理宫颈病变有一定的指导意义：①阴道镜图像可综合评估病变的大小、范围、程度及选择合适的诊断方法；②根据阴道镜下转化区类型，为临床医师选择治疗模式提供参考依据；③CIN和早期宫颈癌治疗前行阴道镜检查，有助于了解宫颈病变是否累及阴道或合并阴道/外阴病变，以免漏诊。

（6）用于CIN和早期宫颈癌等治疗后随诊。

（7）用于宫颈、阴道和外阴上皮内瘤变（CIN、VaIN、VIN）的动态观察。

（8）与细胞学和（或）HPV检测联合用于宫颈癌筛查。

（二）局限性

（1）阴道镜不能观察颈管内病变，假阴性率可达14%，中国医学科学院肿瘤医院报道的假阴性率为 9.5%。且不易鉴别有无宫颈间质浸润，30%的镜下浸润被漏诊。

（2）对阴道镜图像的解释有一定的主观性，有报道阴道镜诊断 CIN 1、2 级与病理的符合率低于无 CIN 或 CIN 3 级的病变。近年报道，阴道镜下活检病理为 CIN 1 级的漏诊率≥CIN 2 级。

（3）掌握阴道镜检查技术须经专门培训，应具有相关学科如细胞学、病理学的知识。

六、临床应用价值

（1）阴道镜最主要的临床应用价值是进一步评价异常细胞学。由于阴道镜检查不能观察细胞的细微结构，只能观察病变引起的局部上皮及血管的形态学改变，因此，不能确诊病变性质，只能提供可能的病变部位。凡阴道镜下怀疑宫颈、阴道癌变，均应在阴道镜指导下行活组织检查，根据病理学明确诊断，提高活检的阳性率。

（2）宫颈刮片细胞学检查和阴道镜检查的联合应用，可以提高宫颈癌的早期诊断水平，对指导宫颈活检、早期诊断宫颈癌有重要临床价值。细胞学检查阳性而活检阴性者，应做阴道镜检查。

（李晓云）

第三章

女性生殖系统内分泌疾病

第一节 性 早 熟

一、性早熟的发生机制和分类

对女孩来说,8 岁之前出现第二性征就称为性早熟。根据发病机制,性早熟可分为促性腺激素释放激素(GnRH)依赖性性早熟和非 GnRH 依赖性性早熟两大类。

(一)正常的青春期启动机制

了解正常的青春期启动机制是理解性早熟发生机制的基础。正常女孩的青春期启动发生在 8 岁以后,临床上表现为 8 岁以后开始出现第二性征的发育。性早熟患儿在 8 岁前就出现青春期启动。

正常青春期启动是由两个生理过程组成,它们分别被称为性腺功能初现和肾上腺皮质功能初现。女性性腺功能初现是指青春期下丘脑-垂体-卵巢轴(H-P-O 轴)被激活,卵巢内有卵泡的发育,卵巢性类固醇激素分泌显著增加,临床上表现为乳房发育和月经初潮。肾上腺皮质功能初现是指肾上腺皮质雄激素分泌显著增加,临床上主要表现为血脱氢表雄酮(DHEA)和硫酸脱氢表雄酮(DHEAS)水平升高及阴毛出现,青春期阴毛出现称为阴毛初现。目前认为性腺功能初现和肾上腺功能初现是两个独立的过程,两者之间不存在因果关系。对女性来讲,青春期启动主要是指卵巢功能被激活。

青春期出现的最主要的生理变化是第二性征的发育和体格生长加速。女性第二性征的发育表现为乳房发育、阴毛生长和外阴发育。乳房是雌激素的靶器官,乳房发育反映的是卵巢的内分泌功能,Tanner 把青春期乳房发育分成 5 期(表 3-1)。阴毛生长是肾上腺皮质分泌的雄激素作用的结果,因此反映的是肾上腺皮质功能初现,Tanner 把青春期阴毛发育也分成 5 期。Tanner 2 期为青春期启动的标志。一般来说,肾上腺皮质功能初现的时间较性腺功能初现的时间早,月经初潮往往出现在乳房开始发育后的2~3 年内。

表 3-1　女孩青春发育分期(Tanner 分期)

女性	乳房发育	阴毛发育	同时的变化
1 期	青春期前	无阴毛	
2 期	有乳核可触及,乳晕稍大	有浅黑色阴毛稀疏地分布在大阴唇	生长速度开始增快

女性	乳房发育	阴毛发育	同时的变化
3 期	乳房和乳晕继续增大	阴毛扩展到阴阜部	生长速度达高峰,阴道黏膜增厚角化,出现腋毛
4 期	乳晕第二次凸出于乳房	类似成人,但范围小,阴毛稀疏	月经初潮(在 3 期或 4 期时)
5 期	成人型	成人型	骨骺闭合,生长停止

青春期体格生长加速又称为生长突增,女孩青春期生长突增发生的时间与卵巢功能初现发生的时间一致,临床上表现为生长突增发生在乳房开始发育的时候。青春期启动前女孩生长速度约为每年 5 cm,生长突增时可达 9～10 cm。生长突增时间持续 2～3 年,初潮后生长速度明显减慢,整个青春期女孩身高可增加 25 cm。

(二)性早熟的发生机制及病因分类

GnRH 依赖性性早熟又称为真性性早熟或中枢性性早熟(CPP),是由下丘脑-垂体-卵巢轴提前激活引起的。其中未发现器质性病变的 GnRH 依赖性性早熟,称为特发性 GnRH 依赖性性早熟。非 GnRH 依赖性性早熟又称为假性性早熟或外周性性早熟,该类性早熟不是由下丘脑-垂体-卵巢轴功能启动引起的,患者体内性激素水平的升高与下丘脑 GnRH 的作用无关。所谓同性性早熟是指提前出现的第二性征与患者的性别一致,如女性提前出现乳房发育等女性第二性征。异性性早熟是指提前出现的第二性征与其性别相反或不一致,如女性提前出现男性的第二性征。不完全性性早熟又称为部分性性早熟。单纯乳房早发育可以认为是正常的变异,其中一部分可以发展为中枢性性早熟,因此需要长期随访。单纯性阴毛早现是由肾上腺皮质功能早现引起的,多数单纯的月经初潮早现与分泌雌激素的卵巢囊肿自然消退有关。

1.GnRH 依赖性性早熟

(1)特发性性早熟。

(2)中枢性神经系统异常。①先天性:如下丘脑错构瘤、中隔神经发育不良、蛛网膜囊肿等;②获得性:化疗、放疗、炎症、外伤、手术等;③肿瘤。

(3)原发性甲状腺功能减退。

2.非 GnRH 依赖性性早熟

(1)女性同性性早熟:①McCune-Albright 综合征;②卵泡囊肿;③分泌雌激素的卵巢肿瘤;④分泌雌激素的肾上腺皮质肿瘤;⑤异位分泌促性腺激素的肿瘤;⑥外源性雌激素。

(2)女性异性性早熟:①先天性肾上腺皮质增生症;②分泌雄激素的卵巢肿瘤;③分泌雄激素的肾上腺皮质肿瘤;④外源性雄激素。

3.不完全性性早熟

(1)单纯性乳房早发育。

(2)单纯性阴毛早现。

(3)单纯性月经初潮早现。

McCune-Albright 综合征是一种少见的 G 蛋白病,临床上以性早熟、多发性骨纤维异常增殖及皮肤斑片状色素沉着为最常见的症状,病因是胚胎形成过程中的鸟嘌呤核苷酸结合蛋白(G 蛋白)α 亚基(Gsα)基因发生突变,使 α 亚基的 GTP 酶活性增加,引起腺苷酸环化酶活性持续被激活,导致 cAMP 水平升高,最后出现卵巢雌激素分泌。McCune-Albright 综合征是一个典型的假性性早熟,它还可以有其他内分泌异常:结节性甲状腺增生伴甲状腺功能亢进、甲状旁腺腺瘤、多发性垂体瘤伴巨人症或高催乳素血症、肾上腺结节伴库欣综合征等。

原发性甲状腺功能减退引起性早熟的机制与促甲状腺素释放激素(TRH)有关。一般认为,TRH 水平升高时不仅使促甲状腺激素(TSH)和催乳素分泌增加,也可使促卵泡生成素(FSH)和促黄体生成素(LH)分泌增加,这可能是原发性甲状腺功能减退引起性早熟的原因。有学者认为,原发性甲状腺功能减退引起性早熟的机制与过多的 TSH 和 FSH 与受体结合,导致雌激素分泌有关。

(三)诊断及鉴别诊断

8 岁之前出现第二性征就可以诊断为性早熟。为区别性早熟的类型和病因,临床上要做一系列辅助检查。

1.骨龄测定

骨龄超过实际年龄 1 年或 1 年以上就视为提前,是判断骨质成熟度最简单的指标。

2.超声检查

可了解子宫和卵巢的情况。卵巢功能启动的标志是卵巢容积大于 1 mL,并有多个直径大于 4 mm 的卵泡。另外,盆腔超声可鉴别卵巢肿瘤,肾上腺超声可鉴别肾上腺肿瘤。

3.头颅 MRI 检查

对 6 岁以下的女性性早熟者应常规做头颅 MRI 检查,目的是除外中枢神经系统病变。

4.激素测定

性早熟儿体内的雌激素水平明显升高,升高程度与 Tanner 分期相关。另外,肿瘤患者体内的激素水平异常升高,21-羟化酶患者体内的睾酮水平常≥6.24 mmol/L,17-羟孕酮水平超过正常水平的数十倍或数百倍。

非 GnRH 依赖性性早熟患者体内的促性腺激素水平通常不升高,但异位分泌促性腺激素的肿瘤患者例外。从理论上讲,GnRH 依赖性性早熟患者体内的促性腺激素水平升高,但临床上测定时却可能发现GnRH依赖性性早熟患者体内的促性腺激素水平并无升高。这与青春期启动早期促性腺激素分泌存在昼夜差别有关,在青春期早期促性腺激素分泌增加只出现在晚上,因此,白天测定出来的促性腺激素水平并无增加。

测定甲状腺功能对鉴别甲状腺功能减退是必要的。

5.GnRH 兴奋试验

该试验是鉴别 GnRH 依赖性性早熟和非 GnRH 依赖性性早熟的重要方法:GnRH 50～100 μg 或 2.5～3.0 μg/kg 静脉注射,于 0、30、60 和 90 min 分别采集血样,测定血清 FSH 和 LH 浓度。如果 LH 峰值＞12 U/L,且 LH 峰值/FSH 峰值＞1,则考虑诊断为 GnRH 依赖性性早熟。

(四)性早熟的处理原则

性早熟的处理原则是祛除病因,抑制性发育,减少不良心理影响,改善最终身高。对由中枢神经系统病变引起的 GnRH 依赖性性早熟,有手术指征者给予手术治疗,无手术指征者治疗原则同特发性 GnRH 依赖性性早熟。特发性 GnRH 依赖性性早熟主要使用 GnRH 类似物(GnRH-a)治疗,目的是改善成年身高,防止性早熟和月经早初潮带来的心理问题。甲状腺功能减退者需补充甲状腺素。

二、特发性 GnRH 依赖性性早熟的治疗

特发性 GnRH 依赖性性早熟的治疗目的是阻止性发育,使已发育的第二性征消退;抑制骨骺愈合,提高成年身高;消除不良心理影响,避免过早性交。目前,临床上常用的药物有孕激素、GnRH 类似物、达那唑和生长激素等,首选 GnRH 类似物。

(一)孕激素

用于治疗特发性 GnRH 依赖性性早熟的孕激素有甲羟孕酮、甲地孕酮和环丙孕酮。

1.甲羟孕酮

主要作用机制是通过抑制下丘脑-垂体轴抑制促性腺激素的释放,另外,甲羟孕酮还可以直接抑制卵巢类固醇激素的合成,可使用口服或肌内注射给药。口服 10～40 mg/d;肌内注射 100～200 mg/m²,每周 1 次或每 2 周 1 次。临床上多选口服制剂。

长期大量使用甲羟孕酮的主要不良反应:①皮质醇样作用,能抑制 ACTH 和皮质醇的分泌;②增加食欲,使体质量增加;③可引起高血压和库欣综合征样表现。

2.甲地孕酮

其作用机制和不良反应与甲羟孕酮相似。用法:甲地孕酮 10～20 mg/d 口服。

3.环丙孕酮

环丙孕酮有抗促性腺激素、孕激素活性,作用机制和不良反应与甲羟孕酮相似。环丙孕酮最大的特点是有抗雄激素活性。用法:每天 70～100 mg/m² 口服。

由于孕激素无法减缓骨龄增加速度,因此对改善最终身高没有益处。另外,许多患儿不能耐受长期大量使用孕激素。目前,临床上更主张用 GnRH 类似物来代替孕激素。

(二)达那唑

达那唑能抑制下丘脑-垂体-卵巢轴,增加体内雌二醇的代谢率,因此能降低体内的雌激素水平。临床上常用达那唑治疗雌激素依赖性疾病,如子宫内膜异位症、子宫内膜增生和月经过多等。有作者用达那唑治疗 GnRH 依赖性性早熟也取得了不错的疗效。研究者用 GnRH 激动剂治疗特发性 CPP 1～2 年后,改用达那唑治疗 1 年,剂量为 8～10 mg/kg,结果发现达那唑药物治疗可以促进骨龄超过 12 岁的性早熟患儿身高生长。另外,达那唑还可以作为 GnRH 激动剂停药后继续用药的选择(表 3-2)。

表 3-2　GnRH 激动剂治疗最后 1 年与达那唑治疗 1 年后的比较

项目	GnRH 激动剂治疗最后 1 年	达那唑治疗 1 年后
生物年龄(CA)(岁)	(9.76±1.70)	(10.6±1.7)
骨龄(BA)(岁)	(11.85±0.99)	(12.81±0.78)
△BA/△CA	(0.58±0.36)	(0.95±0.82)
身高增长速度(厘米/年)	(4.55±2.63)	(6.78±3.11)
预测身高(PAH)(cm)	(156.79±7.30)	(158.01±6.66)

达那唑的主要不良反应:①胃肠道反应,恶心、呕吐等不适;②雄激素过多的表现,皮脂增加、多毛等;③肝功能受损。

由于达那唑的不良反应比较明显,因此许多患儿无法耐受。事实上,在临床上达那唑也很少用于治疗性早熟。

(三)GnRH 类似物

根据作用机制可以将 GnRH 类似物分为 GnRH 激动剂和 GnRH 拮抗剂两种,它们均可用于治疗 GnRH 依赖性性早熟。目前,临床上最常用的是长效 GnRH 激动剂,如亮丙瑞林、曲普瑞林、戈舍瑞林等,一般每 4 周肌内或皮下注射 1 次。长效 GnRH 激动剂对改善第二性征、抑制下丘脑-垂体-卵巢轴有非常好的疗效。另外,由于它能延缓骨龄增加速度,增加骨骺愈合时间,所以能改善最终身高。

1.GnRH 激动剂治疗规范

关于 GnRH 激动剂的使用,中华医学会儿科学分会内分泌遗传代谢学组提出以下建议供参考。

(1)GnRH 激动剂的使用指征。为改善成年身高,建议使用指征:①骨龄,女孩≤11.5 岁,骨龄>年龄 2 岁或以上;②预测成年身高,女孩<150 cm;③骨龄/年龄>1,或以骨龄判断身高的标准差积分(SDS)≤−2 ;④发育进程迅速,骨龄增长/年龄增长>1。

(2)慎用指征:有以下情况时,GnRH 激动剂改善成年身高的疗效差,应酌情慎用:①开始治疗时骨龄:女孩>11.5 岁;②已有阴毛显现;③其靶身高低于同性别、同年龄正常身高平均值 2 个标准差($\bar{x}-2S$)。

(3)不宜使用指征:有以下情况不宜应用 GnRH 激动剂,因为治疗几乎不能改善成年身高。①骨龄:女孩≥12.5 岁;②女孩月经初潮。

(4)不需应用的指征:因性发育进程缓慢(骨龄进展不超越年龄进展)而对成年身高影响不大的 CPP 不需要治疗,但须定期复查身高和骨龄变化。

(5)GnRH 激动剂使用方法。①剂量:首剂为 80~100 μg/kg,2 周后加强 1 次,以后每 4 周 1 次,剂量为 60~80 μg/kg,根据性腺轴功能抑制情况(包括性征、性激素水平和骨龄进展)而定,抑制差者可参照首次剂量,最大剂量为每次 3.75 mg。为确切了解骨龄进展的情况,临床医师应自己对治疗前后的骨龄进行评定和对比,不宜只按放射科的报告。②治疗监测:首剂 3 个月末复查 GnRH 激发试验,LH 激发值在青春前期水平说明剂量合适,以后对女孩只需定期复查基础血清雌二醇(E_2)浓度判断性腺轴功能抑制状况。治疗过程中每 2~3 个月测量身高和检查第二性征。每 6 个月复查骨龄,同时超声复查子宫和卵巢。③疗程:为改善成年身高,GnRH 激动剂的疗程至少需要 2 年。一般在骨龄 12.0~12.5 岁时可停止治疗。对年龄较小开始治疗者,在年龄已追赶上骨龄,且骨龄已达正常青春期启动年龄时可停药,使其性腺轴功能重新启动。④停药后监测:治疗结束后第 1 年内应每 6 个月复查身高、体质量和第二性征。

2.GnRH 激动剂的不良反应

GnRH 激动剂没有明显的不良反应。少部分患者有变态反应及注射部位硬结或感染等。临床上人们最关心的是 GnRH 激动剂对患者的远期影响,目前的研究表明,长期使用 GnRH 激动剂不会给下丘脑-垂体-卵巢轴造成永久性的抑制。一旦停用 GnRH 激动剂,受抑制的下丘脑-垂体-卵巢轴会很快恢复活动。另外,有患者担心使用 GnRH 激动剂可造成将来的月经失调,目前尚无证据说明患者以后的月经失调与 GnRH 激动剂治疗之间存在着联系。

3.GnRH 拮抗剂

GnRH 拮抗剂也可用于治疗 GnRH 依赖性性早熟,它与 GnRH 激动剂的区别在于开始使用时就会对下丘脑-垂体-卵巢轴产生抑制作用。

（四）生长激素

生长激素（GH）是由垂体前叶生长激素细胞产生的一种蛋白激素，循环中的生长激素可以单体、二聚体或聚合体的形式存在。80％为相对分子质量 22×10^3 单体，含有 191 个氨基酸，20％为相对分子质量 20×10^3 单体，含有 176 个氨基酸。GH 对正常的生长是必需的。青春期性激素和 GH 的水平同步增加提示这两类激素之间存在着相互调节作用，一般认为是性激素驱动 GH 的分泌和促生长作用。

GnRH 激动剂可以减慢生长速率及骨骼成熟，提高患儿最终身高，但一部分患儿生长速率过缓，以致不能达到成年预期身高。近年来，为了提高 CPP 患者的最终身高，采取了与生长激素联合治疗的方案。研究者用曲普瑞林治疗 20 例 CPP 2～3 年后发现这些患儿的身高比正常同龄儿童低 25 个百分点，随后他们把这些患儿平均分成两组：一组继续单用曲普瑞林，而另一组同时加用 GH 继续治疗 2～4 年后发现，GnRH 激动剂加生长激素组的平均成年身高比治疗前预期成年身高高（7.9±1.1）cm，而单用 GnRH 激动剂组只比治疗前预期成年身高高（1.6±1.2）cm。国内一些学者的研究也得出了类似的结果。这说明 GnRH 激动剂联合生长激素治疗可提高患者的成年身高。

临床上使用的生长激素是用基因重组技术合成的，与天然生长激素具有完全相同的药效学和药代学的人生长激素（HGH）。HGH 半衰期为 3 h，皮下注射后 4～6 h 出现 GH 峰值。用法：每周皮下注射 0.6～0.8 U/kg，分 3 次或 6 次给药，晚上注射。一般连续治疗 6 个月以上才有意义。

不良反应：①注射部位脂肪萎缩，每天更换注射部位可避免；②亚临床型甲状腺功能减退，约30％的用药者会出现，此时需要补充甲状腺素；③少数人会产生抗 rGH 抗体，但在多数情况下抗体不会影响生长速度。

（五）心理教育

青春期过早启动可能会对儿童的心理产生不利影响。为了避免这种情况的发生，家长和医师应告诉患儿有关知识，让她们对性早熟产生正确的认识。另外，还应对患儿进行适当的性教育。

三、其他性早熟的治疗

对于除特发性 GnRH 依赖性性早熟以外的性早熟来说，治疗的关键是去除原发病因。

（一）颅内疾病

颅内疾病包括颅内肿瘤、脑积水及炎症等。颅内肿瘤主要是下丘脑和垂体部位的肿瘤，这些肿瘤可以引起GnRH 依赖性性早熟，治疗主要采用手术、放疗或化疗。脑积水者应行引流减压术。

（二）自律性卵泡囊肿

自律性卵泡囊肿是非 GnRH 依赖性性早熟的常见病因。青春期前儿童卵巢内看到生长卵泡属于正常现象，但这些卵泡直径通常小于 10 mm。个别情况下，卵泡增大成卵泡囊肿，直径可超过 5 cm。如果这些卵泡囊肿反复存在且分泌雌激素，就会导致性早熟的出现。

自律性卵泡囊肿发生的具体机制尚不清楚，有研究提示部分患者可能与 FSH 受体或 LH 受体基因突变，导致受体被激活有关。

自律性卵泡囊肿有时需要与卵巢颗粒细胞瘤相鉴别。另外，自律性卵泡囊肿与其他卵巢囊肿一样,也可出现扭转或破裂,临床上表现为急腹症,此时需要手术治疗。

自律性卵泡囊肿的处理:可以在超声监护下行卵泡囊肿穿刺术。另外,也可口服甲羟孕酮抑制雌激素的合成。

(三)卵巢颗粒细胞瘤

青春期儿童可以发生卵巢颗粒细胞瘤,由于卵巢颗粒细胞瘤能分泌雌激素,因此这些儿童会发生性早熟。一旦诊断为卵巢颗粒细胞瘤,应立即手术,术后需要化疗。

卵巢颗粒细胞瘤能分泌抑制素和抗苗勒管激素(AMH),这两种激素被视为卵巢颗粒细胞瘤的肿瘤标志物,可用于诊断和治疗后随访。

(四)McCune-Albright 综合征

McCune-Albright 综合征的发病机制和临床表现见前面所述。治疗为对症处理。对性早熟可用甲羟孕酮治疗。

(五)先天性肾上腺皮质增生症

导致肾上腺皮质雄激素分泌过多的先天性肾上腺皮质增生症患者会发生女性异性性早熟,临床上表现为女性儿童有男性化体征。这些疾病中最常见的是 21-羟化酶缺陷。

(六)芳香化酶抑制剂的使用

芳香化酶是合成雌激素的关键酶,其作用是将雄激素转化成雌激素。芳香化酶抑制剂可以抑制芳香化酶的活性,阻断雌激素的合成,从而降低体内的雌激素水平。目前临床上有作者认为,可用芳香化酶抑制剂(如来曲唑)治疗非 GnRH 依赖性性早熟,如 McCune-Albright 综合征等。

(赵　静)

第二节　痛　经

痛经是指伴随着月经的疼痛。疼痛可以出现在行经前后或经期,主要集中在下腹部,常呈痉挛性,通常还伴有其他症状,包括腰腿疼、头痛、头晕、乏力、恶心、呕吐、腹泻、腹胀等。痛经是育龄期妇女常见的疾病,发生率很高,文献报道为 30%～80%,每个人的疼痛阈值差异及临床上缺乏客观的评价指标使得人们对确切的发病率难以评估。我国近年来全国抽样调查结果表明,痛经发生率为 33.19%,其中原发性痛经占 36.06%,其余为继发性痛经。不同年龄段痛经发生率不同,初潮时发生率较低,随后逐渐升高,16～18 岁达顶峰,30～35 岁时下降,生育期稳定在 40%左右,以后更低,50 岁时为 20%左右。

痛经分为原发性和继发性两种。原发性痛经是指不伴有其他明显盆腔疾病的单纯性功能性痛经;继发性痛经是指因盆腔器质性疾病导致的痛经。

一、原发性痛经

青春期和年轻的成年女性的痛经大多数是原发性痛经,是功能性的,与正常排卵有关,没有盆腔疾病;但有大约 10%的严重痛经患者可能会查出有盆腔疾病,如子宫内膜异位症或先天性生殖道发育异常。原发性痛经的发病原因和机制尚不完全清楚,研究发现原发性痛经发作时有子宫收缩的异常,而造成收缩异常的原因有局部前列腺素、白三烯类物质、血管升压素、催产素的增高等。

(一)病因和病理生理

1.子宫收缩异常

正常月经期子宫的基础张力<1.33 kPa,宫缩时可达 16 kPa,收缩频率为 3～4 次/分钟。痛经时宫腔的基础压力提高,收缩频率增高且不协调。因此原发性痛经可能是子宫肌肉活动增强、过渡收缩所致。

2.前列腺素(PG)的合成和释放过多

子宫内膜是合成前列腺素的主要场所,子宫合成和释放前列腺素过多可能是导致痛经的主要原因。PG 的增多不仅可以刺激子宫肌肉过度收缩,导致子宫缺血,并且使神经末梢对痛觉刺激敏感化,使痛觉阈值降低。

3.血管紧张素和催产素过高

原发性痛经患者体内的血管紧张素增高,血管紧张素可以引起子宫肌层和血管的平滑肌收缩加强,因此,被认为是引起痛经的另一重要因素。催产素是引起痛经的另一原因,临床上应用催产素拮抗剂可以缓解痛经。

4.其他因素

主要是精神因素,紧张、压抑、焦虑、抑郁等都会影响对疼痛的反应和主观感受。

(二)临床表现

原发性痛经主要发生在年轻女性身上,初潮或初潮后数月开始,疼痛发生在月经来潮前或来潮后,在月经期的 48～72 h 持续存在,疼痛呈痉挛性,集中在下腹部,有时伴有腰痛,严重时伴有恶心、呕吐、面色苍白、出冷汗等,影响日常生活和工作。

(三)诊断与鉴别诊断

诊断原发性痛经,首先要排除器质性盆腔疾病的存在。全面采集病史,进行全面的体格检查,必要时结合辅助检查,如 B 超、腹腔镜、宫腔镜、子宫输卵管碘油造影等,排除子宫器质性疾病。鉴别诊断主要排除子宫内膜异位症、子宫腺肌症、盆腔炎等疾病引起的继发性痛经,还要与慢性盆腔痛相区别。

(四)治疗

1.一般治疗

对痛经患者,尤其是青春期少女,必须进行有关月经的生理知识教育,消除其对月经的心理恐惧。痛经时可卧床休息,热敷下腹部,还可服用非特异性的止痛药。研究表明,对痛经患者施行精神心理干预可以有效减轻症状。

2.药物治疗

(1)前列腺素合成酶抑制剂:非甾体抗炎药是前列腺素合成酶抑制剂,通过阻断环氧化酶通路,抑制前列腺素合成,使子宫张力和收缩力下降,达到止痛的效果。有效率 60%～90%,服用简单,不良反应小,还可以缓解其他相关症状,如恶心、呕吐、头痛、腹泻等。用法:一般于月经来潮、痛经出现前开始服用,连续服用 2～3 d,因为前列腺素在月经来潮的最初 48 h 释放最多,连续服药的目的是减少前列腺素的合成和释放。因此疼痛出现时间段给药效果不佳,难以控制疼痛。

常用于治疗痛经的非甾体类药物及剂量见表 3-3。

表 3-3　常用治疗痛经的非甾体类止痛药

药物	剂量
甲芬那酸	首次 500 mg,继为 250 mg/6 h
氟芬那酸	100～200 mg/6～8 h
吲哚美辛(消炎痛)	25～50 mg/6～8 h
布洛芬	200～400 mg/6 h
酮洛芬	50 mg/8 h
芬必得	300 mg/12 h

布洛芬和酮洛芬的血药浓度 30～60 min 达到峰值,起效很快。吲哚美辛等对胃肠道刺激较大,容易引起消化道大出血,不建议作为治疗痛经的一线药物。

(2)避孕药具:短效口服避孕药和含左炔诺孕酮的宫内节育器(曼月乐)适用于需要采用避孕措施的痛经患者,可以有效地治疗原发性痛经。口服避孕药可以使 50% 的患者疼痛完全缓解,40% 明显减轻。曼月乐对痛经的缓解的有效率也高达 90% 左右。避孕药的主要作用是抑制子宫内膜生长、抑制排卵、降低前列腺素和血管升压素的水平。各类雌、孕激素的复合避孕药均可以减少痛经的发生,它们减轻痛经的程度无显著差异。

(3)中药治疗:中医认为痛经是由于气血运行不畅引起,因此一般以通调气血为主,治疗原发性痛经一般用当归、川芎、茯苓、白术、泽泻等组成的当归芍药散,效果明显。

3.手术治疗

以往对原发性痛经药物治疗无效者的顽固性病例,可以采用骶前神经节切除术,效果良好,但有一定的并发症。近年来,主要用子宫神经部分切除术。无生育要求者,可进行子宫切除术。

二、继发性痛经

继发性痛经是指与盆腔器官的器质性病变有关的周期性疼痛。常在初潮后数年发生。

(一)病因

有许多妇科疾病可能引起继发性痛经,它们包括以下。

1.典型周期性痛经的原因

处女膜闭锁、阴道横隔、宫颈狭窄、子宫异常(先天畸形、双角子宫)、子宫腔粘连(Asherman综合征)、子宫内膜息肉、子宫平滑肌瘤、子宫腺肌病、盆腔瘀血综合征、子宫内膜异位症、IUD 等。

2.不典型的周期性痛经的原因

子宫内膜异位症、子宫腺肌病、残留卵巢综合征、慢性功能性囊肿形成、慢性盆腔炎等。

(二)病理生理

研究表明,子宫内膜异位症和子宫腺肌症患者体内产生过多的前列腺素,可能是痛经的主要原因之一。前列腺素合成抑制剂可以缓解该类疾病的痛经症状。环氧化酶(COX)是前列腺素合成的限速酶,在子宫内膜异位症和子宫腺肌症患者体内表达量过度增高。这些均说明前列腺素合成代谢异常与继发性痛经的疼痛有关。

宫内节育器(IUD)的不良反应主要是月经过多和继发痛经,其痛经的主要原因可能是子宫的局部损伤和 IUD 局部的白细胞浸润导致的前列腺素合成增加。

（三）临床表现

痛经一般发生在初潮后数年,生育年龄妇女较多见。疼痛多发生在月经来潮之前,月经前半期达到高峰,此后逐渐减轻,直到结束。继发性痛经症状常有不同,伴有腹胀、下腹坠痛、肛门坠痛等。但子宫内膜异位症的痛经也有可能发生在初潮后不久。

（四）诊断和鉴别诊断

诊断继发性痛经,除了详细询问病史外,主要通过盆腔检查,相关的辅助检查,如 B 超、腹腔镜、宫腔镜及生化指标的化验等,找出相应的病因。

（五）治疗

继发性痛经的治疗主要是针对病因进行治疗。

（赵　静）

第三节　闭　经

一、原发性闭经的病因诊断

（一）第一步

(1)青春期征象可包括乳房发育、生长突增,腋毛和阴毛生长、月经初潮等。缺乏青春期发育征象提示卵巢或垂体功能衰竭或某种染色体异常。

(2)青春期延迟或缺乏的家族史提示可能是一种遗传性疾病。

(3)身材矮小提示特纳综合征或下丘脑-垂体疾病。

(4)健康状况差可能是下丘脑-垂体疾病的一种表现。下丘脑-垂体疾病的其他症状包括头痛、视野缺损、疲劳、多尿或烦渴。

(5)高雄激素体征提示多囊卵巢综合征、分泌雄激素的卵巢、肾上腺肿瘤或含有 Y 染色体成分。

(6)应激、体质量下降、节制饮食、减肥和过度运动或疾病,提示可能是下丘脑性闭经。

(7)海洛因和美沙酮可以改变下丘脑促性腺激素释放。

(8)泌乳提示催乳素分泌过多;一些药物,包括甲氧氯普胺和地西泮,可使血清中催乳素浓度升高导致泌乳。

（二）第二步

(1)青春期发育和生长曲线图的评估:前者包括目前的身高、体质量和臂长(正常成人的臂长与身高相差<5 cm)。

(2)乳房发育参照 Tanner 分期法。

(3)生殖道检查:包括阴蒂大小、阴毛发育、处女膜的完整性、阴道的长度(探针探入)及是否存在宫颈和子宫(肛诊)。可借助盆腔超声检查了解子宫和卵巢发育情况。

(4)检查皮肤有无多毛、痤疮及皮纹、色素沉着和白癜风。

(5)特纳综合征的典型表现是肘外翻、发际偏低、璞颈、盾状胸和乳头间距偏宽。

（三）第三步

如果体格检查时不能明确有明显的阴道或子宫,则需行盆腔超声检查证实有无卵巢、子宫和阴道。在有周期性腹痛的患者中,超声能有效地检出宫颈和阴道通路梗阻的部位。

1.子宫缺如

(1)如果子宫缺如,检查应包括核型和血清睾酮。这些检查能区分米勒管发育异常(核型46,XX,正常血清睾酮浓度)和雄激素不敏感综合征(核型46,XY,正常男性血清睾酮水平)。

(2)5α-还原酶缺乏症也有46,XY核型和正常男性血清睾酮水平,但与雄激素不敏感综合征有女性表型相反,5α-还原酶缺乏症患者在青春期一开始就表现为明显的男性化征象,性毛男性分布、肌肉增粗和声音低沉。

(3)需要注意的是,如果一直没有雌激素的作用,子宫从未开始发育,可能表现为非常小的始基子宫状态,甚至在超声下不能辨别。而实际上,这只是子宫未发育的状态,一旦有了雌激素,将可以正常发育,也可以有内膜剥脱出血。

2.有子宫

有正常的阴道和子宫者,应进行血激素测定FSH、PRL和TSH。

(1)血清FSH浓度升高提示卵巢功能衰竭。需行染色体核型检查明确有无X染色体的完全或部分缺失(特纳综合征)或Y染色质存在。含Y染色质是性腺肿瘤的高危因素,必须切除性腺。

(2)血清LH浓度低下或正常者提示功能性下丘脑性闭经、先天性GnRH缺乏,或其他下丘脑-垂体病变。低促性腺激素性性腺功能低下,须行头颅磁共振成像检查(MRI)来明确有无下丘脑或垂体疾病。

(3)测定血清PRL和TSH,特别是有泌乳症状时。

(4)如果有多毛征象,应测定血清睾酮水平和硫酸脱氢表雄酮(DHEAS)来评估有无分泌雄激素的肿瘤。

(5)如合并高血压,应查血明确17α-羟化酶(CYP17)缺乏症。该病特点是血清黄体酮升高(>3 ng/mL)和去氧皮质酮升高,而血清17α-羟孕酮降低(<0.2 ng/mL)。

二、继发性闭经的病因诊断

（一）第一步

排除妊娠首先应行妊娠试验,测定血清β-HCG是最敏感的试验。

（二）第二步

(1)应询问有无新近的应激、体质量、饮食或运动习惯的改变或疾病,这些原因可导致下丘脑性闭经。

(2)应询问有无使用某些引起闭经的药物、有无导致下丘脑闭经的全身性疾病、开始使用或停用口服避孕药、有无服用雄激素样作用的制剂或大剂量的孕激素制剂和抗精神病药物。

(3)头痛、视野缺损、疲劳、多尿及烦渴均提示下丘脑-垂体病变。

(4)雌激素缺乏的症状包括潮热、阴道干燥、睡眠差和性欲减退。

(5)泌乳提示高催乳素血症。多毛、痤疮和不规则的月经史提示高雄激素血症。

(6)有导致子宫内膜层损伤的病史,如产科出血宫腔操作史、刮宫术、子宫内膜炎及其特殊性炎症(子宫内膜结核),均可引起子宫内膜损伤、瘢痕形成称Asherman综合征。

（三）第三步

测量身高、体质量,注意有无其他疾病的症状和恶病质的临床依据。检查皮肤、乳房和生殖器评估雌激素水平及有无溢乳。检查皮肤了解多毛、痤疮、皮纹、黑棘皮病、白癜风、皮肤增厚或菲薄及是否有瘀斑。

（四）第四步

测定血清 β-HCG 排除妊娠,实验室检查还包括测定血清 PRL、促甲状腺激素和 FSH 以排除高催乳素血症、甲状腺疾病和卵巢功能衰竭（血清 FSH 升高）。如患者有多毛、痤疮或月经不规则,应测定血清硫酸脱氢表雄酮（DHEAS）和睾酮。

1.高催乳素血症

催乳素的分泌可因紧张或进食暂时性升高,因此,在行头颅影像学检查以前,血清的 PRL 至少测定两次,尤其对于 PRL 轻度升高患者（<50 ng/mL）。由于甲状腺功能减退可引起高催乳素血症,因此,应测定 TSH、FT_4 筛查甲状腺疾病。

2.血清 PRL 升高

证实有血清 PRL 明显升高的妇女,应行头颅 MRI 检查,除非确实已找到能明确解释的原因（如抗精神病药物的应用）。影像学检查应排除下丘脑或垂体肿瘤。

3.血清 FSH 升高

血清 FSH 明显升高提示卵巢功能衰竭。应每月随机测定 1 次,共 3 次以确诊。25 岁以下的高促性腺激素闭经应行染色体核型检查。

4.血清雄激素升高

血清雄激素升高提示多囊卵巢综合征或分泌雄激素的卵巢或肾上腺肿瘤。明确有无肿瘤的进一步检查包括测定 24 h 尿皮质醇、17-酮类固醇及静脉注射促肾上腺皮质激素后测 17-羟孕酮,或地塞米松抑制实验。17-酮类固醇、DHEAS 或 17-羟孕酮升高提示过多雄激素属肾上腺来源。

5.促性腺激素正常或低落而其他所有试验正常

（1）在闭经妇女中,这是最常见的实验室结果中的一种。过度运动或减肥使体质量下降 10% 以上可引起下丘脑性闭经,患者血清 FSH 正常或低落。低促性腺激素性性腺功能低落中,有视野缺损或头痛症状者,有指征行头颅 MRI 检查。如果闭经刚发病者有能容易被解释的原因（如体质量减轻、过度运动）,而且没有其他疾病的症状,则没有必要行进一步检查。

（2）血清转铁蛋白饱和度升高提示血色素沉着病,血清血管紧张素转换酶活性增高提示肉样瘤病,空腹血糖升高或血红蛋白 A1c（HBAlc）升高提示糖尿病。

6.血清 PRL、FSH 正常,闭经前有子宫器械操作史

（1）诊断 Asherman 综合征:测 BBT 双相,而无周期性月经者,可诊断为该综合征。或行孕激素撤退试验:甲羟孕酮 10 mg/d×10 d,若有撤药流血,可排除经血流出通道的疾病。若无撤药流血,应给予雌孕激素制剂。

（2）雌孕激素联合口服:戊酸雌二醇或 17β-雌二醇激素 2 mg/d×35 d,甲羟孕酮 10 mg/d×10 d（第 26～35 d）,若没有撤药流血强烈提示有子宫内膜瘢痕存在,应行子宫输卵管造影检查或行宫腔镜检查来证实 Asherman 综合征。

三、治疗原则

(一)病因治疗

部分患者去除病因后可恢复月经,如神经精神应激起因的患者应进行精神心理疏导;低体质量或因节制饮食消瘦致闭经者应调整饮食、加强营养;运动性闭经者应适当减少运动量及训练强度。对于下丘脑(颅咽管肿瘤)、垂体肿瘤(不包括分泌催乳素的肿瘤)及卵巢肿瘤应手术去除肿瘤;含 Y 染色体的高促性腺激素性闭经,其性腺具有恶性潜能,应尽快行性腺切除术;因生殖道畸形经血引流障碍而引起的闭经,应手术矫正使经血流出畅通。

(二)雌激素替代或(及)孕激素治疗

对青春期性幼稚及成人低雌激素血症应采用雌激素治疗,用药原则:对青春期性幼稚闭经患者,在身高尚未达到预期身高时,起始剂量应从小剂量开始,如 17β-雌二醇或戊酸雌二醇 0.5 mg/d;在身高达到预期身高后,应增加剂量,如 17β-雌二醇或戊酸雌二醇 1~2 mg/d 促进性征进一步发育;待子宫发育后,根据子宫内膜增殖程度可定期加用孕激素。成人低雌激素血症:17β-雌二醇或戊酸雌二醇 1~2 mg/d 以促进和维持全身健康和性征发育,同样根据子宫内膜增殖的程度可定期加用孕激素。

青春期女孩孕激素的周期疗法建议用天然或接近天然孕激素,如地屈孕酮和微粒化孕激素,有利于生殖轴功能的恢复。对有内源性雌激素水平的闭经患者,应定期采用孕激素,使子宫内膜定期撤退。

(三)针对疾病病理生理紊乱的内分泌治疗

根据闭经的病因及其病理生理机制,采用针对性内分泌药物治疗以纠正体内紊乱的激素水平,而达到治疗目的。如先天性肾上腺皮质增生症(CAH)患者应采用糖皮质激素长期治疗;高催乳素血症引起的不孕患者,可首选多巴胺受体激动剂——溴隐亭治疗;对于多囊卵巢综合征合并胰岛素抵抗的患者可选用胰岛素增敏剂——二甲双胍;甲状腺功能亢进或低下的患者需在内分泌医师指导下采用药物纠正甲状腺功能异常。

(四)诱发排卵

对于有生育要求的闭经患者促孕治疗之前应先对男女双方进行检查,确认和尽量纠正可能引起生殖失败的危险因素,如肥胖、高催乳素血症、甲状腺功能异常、胰岛素抵抗等。很多闭经患者在采用针对疾病病理生理紊乱的药物治疗后可恢复自发排卵。若在体内紊乱的激素水平改善后仍未排卵者,可用药物诱发排卵,如氯米芬、来曲唑及促性腺激素。

对于低促性腺激素性闭经患者,在采用雌激素治疗促进生殖器发育,子宫内膜已获得对雌孕激素的反应后,可采用人绝经后尿促性腺激素(HMG)联合人绒毛膜促性腺激素(HCG)促进卵泡发育及诱发排卵,由于可能导致卵巢过度刺激综合征(OHSS),严重者可危及生命,故使用促性腺素诱发排卵必须由有经验的医师在有 B 超和激素水平监测的条件下用药;对于 FSH 和 PRL 正常的闭经患者,由于患者体内有一定内源性雌激素,可首选氯米芬作为促排卵药物;对于 FSH 升高的闭经患者,由于其卵巢功能衰竭,不建议采用促排卵药物治疗。

(五)辅助生育的治疗

对于有生育要求,诱发排卵后未成功妊娠,或合并输卵管问题的闭经患者或男方因素不育者可采用辅助生殖技术治疗。

(赵　静)

第四节 高催乳素血症

高催乳素血症是指各种原因导致的外周血清催乳素（prolactin，PRL）水平持续高于正常值的状态（正常女性 PRL 水平通常低于 78 nmol/L）。

高催乳素血症的原因包括生理性、病理性或药物性等，常见的临床表现有月经紊乱或闭经、溢乳、不孕等。高催乳素血症在一般人群中的患病率为 0.4%，在生殖功能失调患者中可达 9%～17%。

一、PRL 生理基础

（一）分子特性

PRL 是一种主要由垂体前叶 PRL 合成细胞分泌的多肽激素，由 198 个氨基酸构成的大小为 23 kDa 单链多肽，通过 3 个分子内二硫键连接 6 个半胱氨酸残基。由于蛋白质翻译后修饰作用（磷酸化、糖基化等），体内的 PRL 以多种形式存在，以 PRL 单体（23 kDa）为主（80%），生物活性及免疫活性最高，二聚体（大分子 PRL，>100 kDa）与多聚体（大大分子 PRL，>100 kDa）各占 8%～10% 及 1%～5%，生物活性减低，免疫活性不变。因此，血 PRL 水平与临床表现可不一致。

PRL 与其受体结合发挥效应，PRL 受体（prolactin receptor，PRL-R）是一种属于造血细胞因子受体超家族的跨膜蛋白，结构与生长激素（growth hormone，GH）受体、白介素（interleukin，IL）受体等类似。

（二）调节因素

生理情况下，垂体 PRL 分泌受下丘脑 PRL 抑制因子（prolactin inhibiting factor，PIF）和 PRL 释放因子（prolactin releasing factor，PRF）双向调节，以 PIF 占优势。下丘脑弓状核和室旁核释放的多巴胺作用于 PRL 合成细胞表面的多巴胺 D_2 受体，抑制 PRL 的合成分泌；而促甲状腺素释放激素（TRH）、雌二醇、催产素、抗利尿激素、血管活性肠肽（vasoactive intestinal peptide，VIP）等神经肽可促进 PRL 分泌。

（三）生理功能

PRL 的主要生理功能是促进乳腺组织生长发育，启动并维持产后泌乳。妊娠期女性雌激素水平升高，促进 PRL 合成细胞增殖，从而使 PRL 分泌增多，PRL 与雌孕激素、人胎盘催乳素、胰岛素等共同作用，刺激乳腺生长发育，为产后哺乳做准备。同时，高雌激素水平抑制了 PRL 的促乳腺泌乳作用；分娩后雌激素水平下降，这种抑制作用随之解除，哺乳时婴儿吮吸乳头通过神经体液调节，短期内刺激 PRL 大量分泌。

PRL 能直接或间接影响卵巢功能。PRL 能直接降低卵巢促黄体生成素（LH）与促卵泡生成素（FSH）受体的敏感性；还可抑制下丘脑促性腺激素释放激素（GnRH）脉冲式分泌，抑制垂体 LH、FSH 分泌，从而导致排卵障碍。

PRL 的生理功能广泛而复杂，还对心血管系统、中枢神经系统、免疫功能、渗透压等有不同程度的调节作用。

(四)生理变化

1.月经周期中的变化

月经周期中期血 PRL 可有升高,黄体期较卵泡期略有上升。

2.妊娠期的变化

孕 8 周血中 PRL 值仍为 62.4 nmol/L,随着孕周的增加,雌激素水平升高刺激垂体 PRL 细胞增殖和肥大,导致垂体增大及 PRL 分泌增多。在妊娠末期血清 PRL 水平可上升 10 倍,超过 624 nmol/L。自然临产时血 PRL 水平下降,于分娩前 2 h 左右最低。

3.产后泌乳过程中的变化

分娩后 2 h 血 PRL 升至高峰,并维持在较高水平,不哺乳的女性产后 2 周垂体恢复正常大小,血清 PRL 水平下降,产后 3~4 周降至正常;哺乳者由于乳头经常接受吸吮刺激,触发垂体 PRL 释放,产后 4~6 周内哺乳妇女基础血清 PRL 水平持续升高。产后 6~12 个月恢复正常,延长哺乳时间则高 PRL 状态相应延长,出现生理性闭经。

4.昼夜变化

PRL 的分泌有昼夜节律,入睡后 60~90 min 血 PRL 开始上升,早晨睡醒前 PRL 可达到一天 24 h 峰值,醒后迅速下降,上午 9~11 时进入低谷,睡眠时间改变时 PRL 分泌节律也随之改变。

5.饮食结构

进餐 30 min 内 PRL 分泌增加 50%~100%,尤其是进食高蛋白、高脂肪饮食。

6.应激导致 PRL 的变化

PRL 的分泌还与精神状态有关,应激状态如激动或紧张、寒冷、麻醉、低血糖、性生活及运动时 PRL 明显增加,通常持续时间不到 1 h。乳房及胸壁刺激通过神经反射使 PRL 分泌增加。

二、病因

(一)下丘脑疾病

下丘脑分泌的 PIF 对 PRL 分泌有抑制作用,PIF 主要是多巴胺。颅咽管瘤压迫第三脑室底部,影响 PIF 输送,导致 PRL 过度分泌。其他肿瘤如胶质细胞瘤、脑膜炎症、颅外伤引起垂体柄被切断、脑部放疗治疗破坏、下丘脑功能失调性假孕等影响 PIF 的分泌和传递都可引起 PRL 的增高。

(二)垂体疾病

垂体疾病是高 PRL 血症最常见的原因。高催乳素血症中 20%~30% 有垂体瘤,其中垂体泌乳细胞肿瘤最多见,其他有生长激素(GH)瘤、促肾上腺皮质激素(ACTH)瘤及无功能细胞瘤。按肿瘤直径大小分为垂体微腺瘤(肿瘤直径<1 cm)和大腺瘤(肿瘤直径≥1 cm)。空蝶鞍综合征、肢端肥大症、垂体腺细胞增生都可致 PRL 水平的异常增高。

(三)胸部疾病

如胸壁的外伤、手术、烧伤、带状疱疹等也可能通过反射引起 PRL 升高。

(四)其他内分泌、全身疾病

原发性和(或)继发性甲状腺功能减退症,如假性甲状旁腺功能减退、桥本甲状腺炎等,甲状腺释放激素(TRH)水平升高因此 PRL 细胞增生,垂体增大,约 40% 的患者 PRL 水平增高。多囊卵巢综合征,异位 PRL 分泌增加如未分化支气管肺癌、胚胎癌、子宫内膜异位症及肾癌可能有

PRL 升高。肾功能不全、肝硬化影响到全身内分泌稳定时也会出现 PRL 升高。乳腺手术、乳房假体手术后、长期乳头刺激、妇产科手术如人工流产、引产、死胎、子宫切除术、输卵管结扎术、卵巢切除术等 PRL 也可异常增高。

(五)药物影响

通过拮抗下丘脑多巴胺或增强 PRL 刺激引起高 PRL 血症的药物有多种。①多巴胺受体拮抗剂,如吩噻嗪类镇静药氯丙嗪、奋乃静。②儿茶酚胺耗竭剂抗高血压药:利血平、甲基多巴。③甾体激素类:口服避孕药、雌激素。④鸦片类药物:吗啡。⑤抗胃酸药:H_2-R 拮抗剂——西咪替丁、多潘立酮。以上药物均可抑制多巴胺转换,促进 PRL 释放。药物引起的高催乳素血症多数血清 PRL 水平在 100 $\mu g/L$ 以下,但也有报道长期服用一些药物使血清 PRL 水平升高达 500 $\mu g/L$,而引起大量泌乳、闭经。

(六)特发性高催乳素血症

特发性高催乳激素血症指血 PRL 水平轻度增高并伴有症状,多为 187.2～312.0 nmol/L,但未发现任何原因,可能为下丘脑-垂体功能紊乱,PRL 分泌细胞弥漫性增生所致,有报道,本症随访 6 年 20% 自然痊愈,10%～15% 发展为微腺瘤,发展为大腺瘤罕见。部分患者可能是大分子或大大分子催乳素血症,这种 PRL 有免疫活性而无生物活性。临床上当无病因可循时,包括 MRI 或 CT 等各种检查后未能明确 PRL 异常增高原因的患者可诊断为特发性高催乳素血症,但应注意对其长期随访,对部分伴月经紊乱而 PRL 高于 312 nmol/L 者,需警惕潜隐性垂体微腺瘤的可能。

三、临床表现

(一)闭经或月经紊乱

高催乳素血症患者 90% 有月经紊乱,以继发性闭经多见,也可为月经量少、稀发或无排卵月经;原发性闭经、月经频发、月经量多及不规则出血较少见。高水平的 PRL 可影响下丘脑-垂体-卵巢轴的功能,导致黄体期缩短或无排卵性月经失调、月经稀发甚至闭经,闭经与溢乳症状合称为闭经-溢乳综合征。

(二)溢乳

患者在非妊娠和非哺乳期出现溢乳或挤出乳汁,或断奶数月仍有乳汁分泌,轻者挤压乳房才有乳液溢出,重者自觉内衣有乳渍。分泌的乳汁通常是乳白、微黄色或透明液体,非血性。仅出现溢乳的占 27.9%,同时出现闭经及溢乳者占 75.4%。这些患者血清 PRL 水平一般都显著升高。部分患者 PRL 水平较高但无溢乳表现,可能与其分子结构有关。

(三)肿瘤压迫症状

1.神经压迫症状

微腺瘤一般无明显症状;大腺瘤可压迫蝶鞍隔出现头痛、头胀等;当腺瘤向前侵犯或压迫视交叉或影响脑脊液回流时,也可出现头痛、呕吐和眼花,甚至视野缺损和动眼神经麻痹。肿瘤压迫下丘脑可以表现为肥胖、嗜睡、食欲异常等。

2.其他垂体激素分泌减低

如 GH 分泌减低引起儿童期生长迟缓、闭经、青春期延迟。

(四)不孕或流产

卵巢功能异常、排卵障碍或黄体发育不良可导致不孕或流产。

(五)性功能改变

部分患者因卵巢功能障碍,表现低雌激素状态,阴道壁变薄或萎缩,分泌物减少,性欲减低。

四、辅助检查

(一)血清学检查

血清 PRL 水平持续异常升高,大于 78 nmol/L,须排除由于应激引起的 PRL 升高。测定血 PRL 时,采血有严格的要求:早晨空腹或进食纯碳水化合物早餐,于上午 9~11 时到达,先清醒静坐半小时,然后取血,力求"一针见血",尽量减少应激。FSH 及 LH 水平正常或偏低。为鉴别高催乳素血症病因,须测定甲状腺功能、其他垂体激素及肝、肾功能等,行盆腔 B 超及骨密度等检查。

(二)影像学检查

当血清 PRL 水平高于 312 nmol/L 时,应注意是否存在垂体腺瘤,CT 和 MRI 可明确下丘脑、垂体及蝶鞍情况,是有效的诊断方法。其中 MRI 对软组织的显影较 CT 清晰,因此对诊断空蝶鞍症最为有效,也可使视神经、海绵窦及颈动脉清楚显影。

(三)眼底、视野检查

垂体肿瘤增大可侵犯和(或)压迫视交叉,引起视盘水肿;也可因肿瘤损伤视交叉不同部位而有不同类型视野缺损,因而眼底、视野检查有助于确定垂体腺瘤的部位和大小。

五、诊断

根据血清学检查 PRL 持续异常升高,同时出现溢乳、闭经及月经紊乱、不孕、头痛、眼花、视觉障碍及性功能改变等临床表现,可诊断为高催乳素血症。诊断时若血 PRL<312 nmol/L 时,应排除某些生理状态如妊娠、哺乳、夜间睡眠、长期刺激乳头、性交、过饱或饥饿、运动和精神应激等,药理性因素及甲状腺、肝肾病变引起的高催乳素血症。当 PRL 测定结果在正常上限 3 倍以下时至少检测 2 次,以确定有无高催乳素血症。若 PRL 持续高于 312 nmol/L,有临床症状者应行鞍区 MRI 平扫加增强检查明确有无占位性病变。

六、治疗

应该遵循对因治疗原则。控制高催乳素血症、恢复女性正常月经和排卵功能、减少乳汁分泌及改善其他症状(如头痛和视功能障碍等)。

(一)随访

对特发性高催乳素血症、PRL 轻微升高、月经规律、卵巢功能未受影响、无溢乳且未影响正常生活时,可不必治疗,应定期复查,观察临床表现和 PRL 的变化。

(二)药物治疗

垂体 PRL 大腺瘤及伴有闭经、泌乳、不孕、头痛、骨质疏松等表现的微腺瘤都需要治疗。

1.药物治疗的种类

药物治疗首选多巴胺激动剂治疗,常用有溴隐亭、α-二氢麦角隐亭、卡麦角林等。

(1)甲磺酸溴隐亭片:为麦角类衍生物,多巴胺 D_1、D_2 受体激动剂,与多巴胺受体结合,抑制垂体腺瘤增殖,从而抑制 PRL 的合成分泌,是治疗高催乳素血症最常用的药物。临床报道溴隐亭治疗可使 60%~80% 的患者血 PRL 降至正常,异常泌乳消失或减少,80%~90% 的患者恢复排卵,70%的患者生育。大腺瘤患者视野改变,瘤体缩小 50% 以上。溴隐亭不良反应主要有恶心、呕吐、眩晕、疲劳和直立性低血压等,为了减少药物不良反应,溴隐亭治疗从小剂量开始渐次增加,初始剂量为每天 1.25 mg,餐中服用,每 3～7 d 增加 1.25 mg/d,直至常用剂量每天 5～7.5 mg,分 2～3 次服用。剂量的调整依据是血催乳素水平。达到疗效后可分次减量到维持量,若 PRL 大腺瘤在多巴胺激动剂治疗后血 PRL 正常而垂体大腺瘤不缩小,应重新审视诊断是否为非 PRL 腺瘤或混合性垂体腺瘤、是否需改用其他治疗(如手术治疗)。溴隐亭治疗是可逆性的,只是使垂体 PRL 腺瘤可逆性缩小,长期治疗后肿瘤出现纤维化,但停止治疗后垂体 PRL 腺瘤会恢复生长,导致高催乳素血症再现,因此需长期用药维持治疗。10%～18% 的患者对溴隐亭不敏感或不耐受,可更换其他药物或手术治疗。

新型溴隐亭长效注射剂克服了因口服造成的胃肠道功能紊乱,用法是 50～100 mg,每 28 d 一次,是治疗 PRL 大腺瘤安全有效的方法,可长期控制肿瘤的生长并使瘤体缩小,不良反应较少,用药方便。

(2)甲磺酸 α-二氢麦角隐亭:是高选择性多巴胺 D_2 受体激动剂及 α 受体阻滞剂。有报道,5 mg α-二氢麦角隐亭与 2.5 mg 溴隐亭的药效动力学曲线相同,血 PRL 水平均于服药后 5 h 达低谷,至少可维持 12 h。初始治疗患者从 5 mg(1/4 片)每天 2 次开始,餐中服用,1～2 周后加量,并根据患者血 PRL 水平变化,逐步调整至最佳剂量维持,一般为 20～40 mg/d。疗效与溴隐亭相仿,心血管不良反应少于溴隐亭,无直立性低血压出现,长期耐受性高。

(3)卡麦角林:是具有高度选择性的多巴胺 D_2 受体激动剂,卡麦角林,是溴隐亭的换代药物,抑制 PRL 的作用更强大而不良反应相对减少,且作用时间更长。对溴隐亭抵抗(每天 15 mg 溴隐亭效果不满意)或不耐受溴隐亭治疗的 PRL 腺瘤患者改用这些新型多巴胺激动剂仍有 50% 以上有效。卡麦角林每周只需服用 1～2 次,常用剂量 0.5～2.0 mg(1～4 片),患者顺应性较溴隐亭更好。作用时间的延长是由于从垂体组织中的清除缓慢,与垂体多巴胺受体的亲和力高,广泛的肝肠循环,口服后 3 h 就可检测到 PRL 降低,然后逐渐下降,在 48～120 h 之间效应达到平台期;坚持每周给药,PRL 水平持续下降,不良反应少。

(4)维生素 B_6:作为辅酶在下丘脑中多巴向多巴胺转化时可加强脱羟及氨基转移,与多巴胺受体激动剂起协同作用。临床用量可达 60～100 mg,每天 2～3 次。

2.药物治疗时的随诊

(1)治疗 1 个月起定期测定血 PRL 及雌二醇水平,根据生化指标和卵泡发育情况调整药物剂量。

(2)每 1～2 年重复鞍区 MRI 检查,大腺瘤患者每 3 个月复查。其他接受多巴胺受体激动剂治疗的患者,如血 PRL 水平不降反升、出现新症状(视野缺损、头痛等)也应行 MRI 检查。大腺瘤患者在多巴胺受体激动剂治疗后血 PRL 水平正常而瘤体不缩小,应重新核对诊断。

(3)有视野缺损者、可能压迫到视交叉的大腺瘤患者在初始治疗时可每周复查 2 次视野,疗效满意者常在 2 周内显效。如无改善或不满意应在治疗后 1～3 周内复查 MRI,决定是否需手术治疗减压。

(4)其他垂体激素、骨密度测定等。

3.药物减量及维持

在初始治疗时,血 PRL 水平正常、月经恢复后原剂量可维持不变 3～6 个月。微腺瘤患者即可开始减量;大腺瘤患者此时复查 MRI,确认 PRL 肿瘤已明显缩小(通常肿瘤越大,缩小越明显），PRL 正常后也可开始减量。

减量应缓慢分次（2 个月左右一次）进行，通常每次 1.25 mg，用保持血 PRL 水平正常的最小剂量为维持量。每年至少 2 次血 PRL 随诊，以确认其正常。在维持治疗期间，一旦再次出现月经紊乱或 PRL 不能被控制，应查找原因，如药物的影响、怀孕等，必要时复查 MRI，决定是否调整用药剂量。对小剂量溴隐亭维持治疗 PRL 水平保持正常、肿瘤基本消失的病例 5 年后可试行停药，若停药后血 PRL 水平又升高者，仍需长期用药，只有少数病例在长期治疗后达到临床治愈。

（三）手术治疗

若溴隐亭等药物治疗效果欠佳者，有观点认为由于多巴胺激动剂能使肿瘤纤维化形成粘连，可能增加手术的困难和风险，一般建议用药 3 个月内实施手术治疗。经蝶窦手术是最为常用的方法，开颅手术少用。

1.手术适应证

（1）药物治疗无效或效果欠佳者。

（2）药物治疗反应较大不能耐受者。

（3）巨大垂体腺瘤伴视交叉压迫有明显视力视野障碍急需减压者；药物治疗一段时间后无明显改善者。

（4）血 PRL 水平正常但瘤体无改变，疑为无功能瘤。

（5）侵袭性垂体腺瘤伴有脑脊液鼻漏者。

（6）拒绝长期服用药物治疗者。

（7）复发的垂体腺瘤也可以手术治疗。

全身器官功能差不能耐受手术者为相对禁忌证。手术后，需要进行全面的垂体功能评估，存在垂体功能低下的患者需要给予相应的内分泌激素替代治疗。

2.手术治疗后随访问题

手术后 3 个月应行影像学检查，结合内分泌学变化，了解肿瘤切除程度。视情况每半年或一年再复查一次。手术成功的关键取决于手术者的经验和肿瘤的大小，微腺瘤的手术效果较大腺瘤好，60%～90% 的微腺瘤患者术后 PRL 水平可达到正常，而大腺瘤患者达到正常的比例则较低。手术后仍有肿瘤残余的患者，手术后 PRL 水平正常的患者中，长期观察有 20% 的患者会出现复发，需要进一步采用药物或放射治疗。

（四）放射治疗

放射治疗主要适用于大的侵袭性肿瘤、术后残留或复发的肿瘤；药物治疗无效或不能坚持和耐受药物治疗不良反应的患者；有手术禁忌或拒绝手术的患者及部分不愿长期服药的患者。放射治疗疗效评价应包括肿瘤局部控制及异常增高的 PRL 下降的情况。传统放射治疗后 2～10 年，有 12%～100% 的患者出现垂体功能低下；1%～2% 的患者可能出现视力障碍或放射性颞叶坏死。部分可能会影响瘤体周围的组织而影响垂体的其他功能，甚至诱发其他肿瘤，损伤周围神经等，因此，传统放疗可加溴隐亭联合治疗，约 1/3 的患者血 PRL 水平正常，但显效时间可长达 20 年以上。即使近年来采用的立体定向放射外科治疗，2 年内也仅有 25%～29% 的患者 PRL 恢复正常，其余患者可能需要更长时间随访或需加用药物治疗。

（五）其他治疗

由于甲状腺功能减退、肾衰竭、手术、外伤、药物等因素引起的高催乳素血症，则对因进行治疗。

（赵　静）

第五节　经前期综合征

经前期综合征(premenstrual syndromes,PMS)又称经前紧张症或经前紧张综合征(pre-menstrual tension syndrome,PMTS),是育龄妇女常见的问题。PMS是指月经来潮前7～14 d(即在月经周期的黄体期),周期性出现的躯体症状(如乳房胀痛、头痛、小腹胀痛、水肿等)和心理症状(如烦躁、紧张、焦虑、嗜睡、失眠等)的总称。PMS症状多样,除上述典型症状外,自杀倾向、行为退化、嗜酒、工作状态差,甚至无法工作等也常出现于PMS。由于PMS临床表现复杂且个体差异巨大,因此,诊断的关键是症状出现的时间及严重程度。伴有严重情绪不稳定者称为经前焦虑障碍(premenstrual dysphoric disorder,PMDD)。

PMS的临床特点必须考虑:①在大多数月经周期的黄体期,再发性或循环性出现症状;②症状于经至不久缓解,在卵泡期持续不会超过一周;③招致情绪或躯体苦恼或日常功能受累或受损;④症状的再发,循环性和定时性,症状的严重性和无症状期均可通过前瞻性逐日评定得到证实。

PMS的患病率各地报道不一,这与评定方法(回顾性或前瞻性)、调查者的专业、调查样本人群、症状严重程度不一,以及一些尚未确定的因素有关。在妇女生殖阶段可发生,初潮后未婚少女的患病率低,产后倾向出现PMS。虽然50%～80%的生育期妇女普遍存在轻度以上的经前症状,30%～40%有PMS症状的妇女需要治疗,3%～8%的妇女受到符合DSM-Ⅳ(精神疾病诊断与统计手册第四版)标准的PMDD的困扰。然而,大多数有经前症状的女性没有得到诊断或治疗。

一、病因与发病机制

近年研究表明,PMS病因涉及诸多因素的联合,如社会心理因素、内分泌因素及神经递质的调节等。但PMS的准确机制仍不明,一些研究结果尚有矛盾之处,进一步的深入研究是必要的。

(一)社会-心理因素

情绪不稳定及神经质、特质焦虑者容易体验到严重的PMS症状。应激或负性生活事件可加重经前症状,而休息或放松可减轻,均说明社会心理因素在PMS的发生或延续上发挥作用。

(二)内分泌因素

1.孕激素

这一疾病仅出现于育龄女性,青春期前、妊娠期、绝经后期均不会出现,且仅发生于排卵周期的黄体期。给予外源性孕激素可诱发此病,在激素替代疗法(hormone replace therapy,HRT)中使用孕激素建立周期引发的抑郁情绪和生理症状同PMS相似;曾患有严重PMS的女性,行子宫加双附件切除术后给予HRT,单独使用雌激素不会诱发PMS,而在联合使用雌孕激素时PMS复发。相反,卵巢内分泌激素周期消失,如双卵巢切除或给予促性腺激素释放激素激动剂(gonadotropin releasing hormone antagonist,GnRHa)均可抑制原有的PMS症状。因此,卵巢激素尤其是孕激素可能与PMS的病理机制有关,孕激素可增加女性对甾体类激素的敏感性,使中枢神经系统受激素波动的影响增加。

2.雌激素

(1)雌激素降低学说：正常情况下雌激素有抗抑郁效果，经前雌激素水平下降可能与 PMS，特别是经前心境恶劣的发生有关。

(2)雌激素过多学说：雌激素水平绝对或相对高，或者对雌激素的特异敏感性可招致 PMS。具有经前焦虑的妇女，雌激素/黄体酮比值较高。雌孕激素比例异常可能与 PMS 发生有关。

3.雄激素

妇女雄激素来自卵巢和肾上腺。在排卵前后，血中睾酮水平随雌激素水平的增高而上升，且由于大部分来自肾上腺，故于围月经期并不下降，其时睾酮/雌激素及睾酮/孕激素之比处于高值。睾酮作用于脑可增强两性的性驱力和攻击行为，而雌激素和孕酮可对抗之。经前期雌激素和孕酮水平下降，脑中睾酮失去对抗物，这至少与一些人 PMS 的发生有关，特别是心境改变和其他精神病理表现。

(三)神经递质

研究表明，在 PMS 女性中血清性激素的浓度表现为正常，这表明除性激素外还可能有其他因素作用。PMS 患者常伴有中枢神经系统某些神经递质及其受体活性的改变，这种改变可能与中枢对激素的敏感性有关。一些神经递质可受卵巢甾体激素调节，如 5-羟色胺(5-hydroxytryptamine,5-HT)、乙酰胆碱、去甲肾上腺素、多巴胺等。

1.乙酰胆碱(Acetylcholine,Ach)

Ach 单独作用或与其他机制联合作用与 PMS 的发生有关。在人类 Ach 是抑郁和应激的主要调节物，引起脉搏加快和血压上升，负性情绪，肾上腺交感胺释放和止痛效应。

2.5-HT 与 γ-氨基丁酸

某些神经递质在经前期综合征中发挥关键作用。PMDD 患者与患 PMS 但无情绪障碍者及正常对照组相比，5-HT 在卵泡期增高，黄体期下降，波动明显增大。5-羟色胺能系统对情绪、睡眠、性欲、食欲和认知具有调节功能，在抑郁的发生发展中起到重要作用。雌激素可增加 5-HT 受体的数量及突触后膜对5-HT的敏感性，并增加 5-HT 的合成及其代谢产物 5-羟吲哚乙酸的水平。有临床研究显示，选择性 5-HT 再摄取抑制剂(selective serotonin reuptake inhibitors,SSRIs)可增加血液中 5-HT 的浓度，对治疗PMS/PMDD有较好的疗效。

另外，有研究认为在抑郁、PMS、PMDD 的患者中 γ-氨基丁酸(γ-aminobutyric acid,GABA)活性下降，认为 PMDD 患者可能存在 GABA 受体功能的异常。

3.类鸦片物质与单胺氧化酶

目前认为在性腺类固醇激素影响下，过多暴露于内源性鸦片肽并继之脱离接触可能参与PMS 的发生。持单胺氧化酶(monoamine oxidase,MAO)学说则认为 PMS 的发生与血小板MAO 活性改变有关，而这一改变是受孕酮影响的。正常情况下，雌激素对 MAO 活性有抑制效应，而黄体酮对组织中 MAO 活性有促进作用。MAO 活性增强被认为是经前抑郁和雌激素/孕激素不平衡发生的中介。MAO 活性增加可以减少有效的去甲肾上腺素，导致中枢神经元活动降低和减慢。MAO 学说可解释经前抑郁和嗜睡，但无法说明其他众多的症状。

4.其他

前列腺素可影响钠潴留，以及精神、行为、体温调节及许多 PMS 症状，前列腺素合成抑制剂能改善 PMS 躯体症状。一般认为，此类非甾体抗炎药可降低引起 PMS 症状的中介物质的组织浓度起到治疗作用。维生素 B_6 是合成多巴胺与五羟色胺的辅酶,维生素 B_6 缺乏与 PMS 可能有关,一些研究发现,维生素 B_6 治疗似乎比安慰剂效果好,但结果并非一致。

二、临床表现

近年研究提出,大约 20 类症状是常见的,包括躯体、心理和行为 3 个方面。其中恒定出现的是头痛、身体其他部位疼痛、肿胀、嗜睡、易激惹和抑郁、行为笨拙、渴望食物。但表现有较大的个体差异,取决于躯体健康状态,人格特征和环境影响。国际经前期紊乱协会将上述的经前期症状分为以下两类:核心 PMD,其特点为通常伴有自发性排卵的月经周期;可变 PMD,与核心 PMD 相比较为复杂。变异 PMD 在经前期加重,是在无排卵周期中出现的症状,在排卵周期和孕激素作用周期中类似症状不会发生。

(一)躯体症状

1.水潴留

经前水潴留一般多见于踝、小腿、手指、腹部和乳房,可导致乳房胀痛、体质量增加、面部虚肿和水肿,腹部不适或胀满或疼痛,排尿量减少。这些症状往往在清晨起床时明显。

2.疼痛

头痛较为常见,背痛、关节痛、肌肉痛、乳房痛发生率也较高。

3.自主神经功能障碍

常见恶心、呕吐、眩晕、潮热、出汗等。可出现低血糖,许多妇女渴望摄入甜食。

(二)心理症状

主要为负性情绪或心境恶劣。

1.抑郁

心境低落、消极悲观、空虚孤独,甚至有自杀意念。

2.焦虑、激动

烦躁不安,似感到处于应激之下。

3.运动共济和认知功能改变

可出现行动笨拙、运动共济不良、记忆力差、自感思路混乱。

(三)行为改变

可表现为社会退缩,回避社交活动;社会功能减低,判断力下降,工作时失误;性功能减退或亢进等改变。

三、诊断与鉴别诊断

(一)诊断标准

PMS 具有三项属性(经前期出现、在此以前无同类表现、经至消失),诊断一般不难。美国国立精神卫生研究院的工作定义:一种周期性的障碍,其严重程度是以影响一个妇女生活的一些方面(如为负性心境,经前一周心境障碍的平均严重程度较之经后一周加重 30%),而症状的出现与月经有一致的和可以预期的关系。这一定义规定了 PMS 的症状出现与月经有关,对症状的严重程度制定出定量化标准。

(二)诊断方法

严重问题的每天评定记录表(daily record of severity of problems,DRSP)可让 PMS 诊断更

明确。这个图表是用来记录情绪和身体与月经周期相关的症状。要求患者在没有任何前瞻性治疗下，至少连续2个月描述他们的症状。医师通过了解症状发生的时间、每个月经周期症状的变化，月经后1～2 d症状消失来进行判断。

（三）鉴别诊断

1.月经周期性精神病

PMS可能是在内分泌改变和心理-社会因素作用下起病的，而月经周期性精神病则有着更为深刻的原因和发病机制。PMS的临床表现是以心境不良和众多躯体不适组成，不致发展为重性精神病形式，可与月经周期性精神病区别。

2.抑郁症

PMS妇女有较高的抑郁症发生风险及抑郁症患者较之非情感性障碍患者有较高的PMS发生率。根据PMS和抑郁症的诊断标准，可做出鉴别。

3.其他精神疾病经前恶化

根据PMS的诊断标准与其他精神疾病经前恶化进行区别。

四、治疗

PMS的治疗应针对躯体、心理症状、内在病理机制和改变正常排卵性月经周期等方面。此外，心理治疗和家庭治疗亦受到较多的重视。轻症PMS病例采取环境调整、适当膳食、身体锻炼、改善生活方式、应激处理和社会支持等措施即可，重症患者则须实施以下治疗。

（一）非药物治疗

1.调整生活方式

主要包括合理的饮食与营养、适当的身体锻炼、戒烟、限制盐和咖啡的摄入。可改变饮食习惯，增加钙、镁、维生素 B_6、维生素 E 的摄入等，但尚没有确切、一致的研究表明以上维生素和微量元素治疗的有效性。体育锻炼可改善血液循环，但其对PMS的预防作用尚不明确，多数临床专家认为每天锻炼20～30 min有助于加强药物治疗和心理治疗。

2.心理治疗

心理因素在PMS发生中所起的作用是不容忽视的。精神刺激可诱发和加重PMS。要求患者日常保持乐观情绪、生活有规律、参加运动锻炼、增强体质，行为疗法曾用以治疗PMS，放松技术有助于改善疼痛症状。生活在经前综合征妇女身边的人，如父母、丈夫、子女等，要多关心患者，对她们在经前出现的心境烦躁、易激惹等给以容忍和同情。工作周围的人也应体谅她们经前发生的情绪症状，在各方面予以照顾，避免在此期间从事驾驶或其他具有危险性的作业。

3.膳食补充

膳食补充剂已被证明是对PMS症状有积极作用。与安慰剂组相比，每天服用1 200 mg碳酸钙的PMDD妇女，可减少48%与情感和身体相关的PMS症状。另一项研究表明，每天服用80 mg的维生素 B_6 与安慰剂组相比，可减少情绪相关的PMS症状，但对躯体相关症状无效。大剂量（>300 mg）维生素 B_6 可能与外周神经病变相关；然而，中等剂量的维生素 B_6 可在不良反应最小的情况下，缓解PMS症状。

（二）药物治疗

1.精神药物

（1）抗抑郁药：5-羟色胺再摄取抑制剂（selective serotonergic reuptake inhibitors，SSRIs）对

PMS 有明显疗效,达 60%~70%且耐受性较好,目前认为是一线药物。如氟西汀 20 mg 每天 1 次,经前口服至月经第 3 d。减轻情感症状优于躯体症状。

舍曲林剂量为每天 50~150 mg。三环类抗抑郁药氯米帕明是一种三环类抑制 5-羟色胺和去甲肾上腺素再摄取的药物,每天 25~75 mg 对控制 PMS 有效,黄体期服药即可。SSRIs 与三环类抗抑郁药物相比,无抗胆碱能、低血压及镇静等不良反应,并具有无依赖性和无特殊的心血管及其他严重毒性作用的优点。SSRIs 除抗抑郁外也有改善焦虑的效应,目前应用明显多于三环类。

(2)抗焦虑药:苯二氮䓬类用于治疗 PMS 已有很长时间,如阿普唑仑为抗焦虑药,也有抗抑郁性质,用于 PMS 获得成功,起始剂量为 0.20 mg,每天 2~3 次,逐渐递增,每天剂量可达 2.4 mg 或 4 mg,在黄体期用药,经至即停药,停药后一般不出现戒断症状。

2.抑制排卵周期

(1)口服避孕药:作用于 H-P-O 轴可导致不排卵,常用以治疗周期性精神病和各种躯体症状。口服避孕药对 PMS 的效果不是绝对的,因为一些亚型用本剂后症状不仅未见好转反而恶化。就一般病例而论复方短效单相口服避孕药均有效。国内多选用复方炔诺酮或复方甲地孕酮。

(2)达那唑:一种人工合成的 17α-乙炔睾丸酮的衍生物,对下丘脑-垂体促性腺激素有抑制作用。100~400 mg/d 对消极情绪、疼痛及行为改变有效,200 mg/d 能有效减轻乳房疼痛。但其雄激素活性及致肝功能损害作用,限制了其在 PMS 治疗中的临床应用。

(3)促性腺激素释放激素激动剂:在垂体水平通过降调节抑制垂体促性腺激素分泌,造成低促性腺激素水平及低雌激素水平,达到药物切除卵巢的疗效。有随机双盲安慰剂对照研究证明,促性腺激素释放激素激动剂治疗 PMS 有效。单独应用促性腺激素释放激素激动剂应注意低雌激素血症及骨量丢失,故治疗第 3 个月应采用反向添加治疗克服其不良反应。

(4)手术切除卵巢或放射破坏卵巢功能:虽然此方法对重症 PMS 治疗有效,但卵巢功能破坏导致绝经综合征及骨质疏松性骨折、心血管疾病等风险增加,应在其他治疗均无效时酌情考虑。对中、青年女性患者不宜采用。

3.其他

(1)利尿剂:PMS 的主要症状与组织和器官水肿有关。醛固酮受体阻滞剂螺内酯不仅有利尿作用,对血管紧张素功能亦有抑制作用。剂量为 25 mg,每天 2~3 次,可减轻水潴留,并对精神症状亦有效。

(2)抗前列腺素制剂:经前子宫内膜释放前列腺素,改变平滑肌张力、免疫功能及神经递质代谢。抗前列腺素如甲芬那酸 250 mg,每天 3 次,于经前 12 d 起服用。餐中服可减少胃刺激。如果疼痛是 PMS 的标志,抗前列腺素有效。除对痛经、乳胀、头痛、痉挛痛、腰骶痛有效,对紧张易怒症状也有报告有效。

(3)多巴胺拮抗剂:高催乳素血症与 PMS 关系已有研究报道。溴隐亭为多巴胺拮抗剂,可降低 PRL 水平并改善经前乳房胀痛。剂量为 2.5 mg,每天 2 次,餐中服药可减轻不良反应。

五、临床特殊情况的思考和建议

月经前周期性发生躯体精神及行为症状影响妇女日常生活和工作,称为经前期综合征,伴有严重情绪不稳定者称为经前焦虑障碍。病因涉及心理、激素、大脑神经系统之间的相互作用,但确切作用机制尚未明了。轻症 PMS 病例通过调整环境、改善生活方式、提供社会支持等予以治疗。重症患者尤其伴有明显负性情绪或心境恶劣如焦虑、抑郁、甚至有自杀意念等,应及时与精神疾病科联系,协作管理治疗,包括采用抗抑郁、抗焦虑药物的治疗。

(李晓云)

第六节　围绝经期综合征

围绝经期综合征是指妇女在自然绝经前或因其他原因丧失卵巢功能,而出现一系列性激素减少所致的症状,包括自主神经功能失调的表现。

一、病因及病理生理

更年期的变化包括两个方面:一方面是卵巢功能衰退,此时期卵巢逐渐趋于排卵停止,雌激素分泌减少,体内雌激素水平低落;另一方面是机体老化,两者常交织在一起。神经血管功能不稳定的综合征主要与性激素水平下降有关,但发生机制尚未完全阐明。

二、诊断

(一)临床表现
临床表现主要根据患者的自觉症状,而无其他器质性疾病。
(1)血管舒缩综合征:潮热、面部发红、出汗,瞬息即过,反复发作。
(2)精神神经症状:情绪不稳定、易激动,自己不能控制,忧郁失眠,精力不集中等。
(3)生殖道变化:外阴与阴道萎缩,阴道干燥疼痛,外阴瘙痒。子宫萎缩、盆底肌松弛导致子宫脱垂及阴道膨出。
(4)尿频急或尿失禁;皮肤干燥、弹性消失;乳房萎缩、下垂。
(5)心血管系统:胆固醇、甘油三酯和致动脉粥样硬化脂蛋白增高,抗动脉粥样硬化脂蛋白降低,可能与冠心病的发生有关。
(6)全身骨骼发生骨质疏松。

(二)鉴别诊断
必须排除心血管、神经精神和泌尿生殖器各处的病变;潮热、出汗、精神症状、高血压等需与甲状腺功能亢进症和嗜铬细胞瘤相鉴别。

(三)辅助检查
(1)血激素测定:FSH 及 LH 增高、E_2 下降。
(2)X 线检查:脊椎、股骨及掌骨可发现骨质疏松。

三、治疗

(一)一般治疗
加强卫生宣教,消除不必要的顾虑,保证劳逸结合与充分的睡眠。轻症者不必服药治疗,必要时可选用适量镇静药,如地西泮 2.5～5.0 mg/d 或氯氮䓬10～20 mg/d 睡前服;谷维素20 mg,每天 3 次。

(二)性激素治疗

绝经前主要用孕激素或雌孕激素联合调节月经异常;绝经后用替代治疗。

1.雌激素

对于子宫已切除的妇女,可单纯用妊马雌酮 0.625 mg 或 17β-雌二醇 1 mg,连续治疗 3 个月。对于存在子宫的妇女,可用尼尔雌醇片每次 5 mg,每月 1 次,症状改善后维持量1～2 mg,每月 2 次,对稳定神经血管舒缩活动有明显的疗效,而对子宫内膜的影响少。

2.雌激素、孕激素序贯疗法

雌激素用法同上,后半期加用 7～10 d 炔诺酮,每天 2.5～5.0 mg 或黄体酮 6～10 mg,每天 1 次或甲羟孕酮 4～8 mg,每天 1 次,可减少子宫内膜癌的发生率。但周期性子宫出血的发生率高。

3.雌激素、雄激素联合疗法

妊马雌酮 0.625 mg 或 17β-雌二醇 1 mg,每天 1 次,加甲睾酮 5～10 mg,每天 1 次,连用 20 d,对有抑郁型精神状态患者较好,且能减少对子宫内膜的增殖作用,但有男性化作用,而且常用雄激素有成瘾可能。

4.雌激素替代治疗应注意的几点

(1)HRT 应该是维持围绝经期和绝经后妇女健康的全部策略(包括关于饮食、运动、戒烟和限酒)中的一部分。在没有明确应用适应证时,比如雌激素不足导致的明显症状和身体反应,不建议使用 HRT。

(2)绝经后 HRT 不是一个给予标准女性的单一的疗法,HRT 必须根据临床症状,预防疾病的需要,个人及家族病史,相关实验室检查,女性的偏好和期望做到个体化治疗。

(3)没有理由强制性限制 HRT 使用时限。她们也可以有几年时间中断 HRT,但绝经症状可能会持续许多年,她们应该给予最低有效的治疗剂量。是否继续 HRT 治疗取决于具有充分知情权的医患双方的审慎决定,并视患者特殊的目的或对后续的风险与收益的客观评估而定。只要女性能够获得症状的改善,并且了解自身情况及治疗可能带来的风险,就可以选择 HRT。

(4)使用 HRT 的女性应该至少 1 年进行 1 次临床随访,包括体格检查,更新病史和家族史,相关实验室和影像学检查,与患者进行生活方式和预防及减轻慢性病策略的讨论。

(5)总体来说,在有子宫的所有妇女中,全身系统雌激素治疗中应该加入孕激素,以防止子宫内膜增生或是内膜癌。无子宫者,无须加用孕激素。用于缓解泌尿生殖道萎缩的低剂量阴道雌激素治疗,可被全身吸收,但雌激素还达不到刺激内膜的水平,无须同时给予孕激素。

(6)乳腺癌与绝经后 HRT 的相关性程度还存在很大争议。但与 HRT 有关的可能增加的乳腺癌风险是很小的(每年小于 0.1%),并小于由生活方式因素如肥胖、酗酒所带来的风险。

(7)禁忌证,如血栓栓塞性疾病、镰状细胞贫血、严重肝病、脑血管疾病、严重高血压等。

(赵　静)

第七节 卵巢过度刺激综合征

卵巢过度刺激综合征(ovarian hyperstimulation syndrome,OHSS)是一种以促排卵为目的而进行卵巢刺激时,特别在体外受精(IVF)辅助生育技术中,所发生的医源性疾病,是辅助生殖技术最常见且最具潜在危险的并发症,严重时可危及生命,偶有死亡病例报道。

OHSS 为自限性疾病,多发生于超促排卵周期中的黄体期与早妊娠期,发病与 HCG 的应用密不可分。按发病时间分为早发型与晚发型两种:早发型多发生于 HCG 应用后的 3～9 d,其病情严重程度与卵泡数目、E_2 水平有关。如无妊娠,10 d 后缓解,如妊娠则病情加重。晚发型多发生于 HCG 应用后 10～17 d,与妊娠尤其是多胎妊娠有关。

一、流行病学

大多数 OHSS 病例的发生与应用促性腺激素进行卵巢刺激有关,尤其发生在体外受精助孕技术应用促性腺激素进行卵巢刺激后;也有病例在应用氯米芬后被观察到;非常个别的病例报道发生在未行卵巢刺激而自然受孕的早孕期,称为自发性 OHSS。

(一)OHSS 的高危因素
OHSS 的高危因素包括原发性高危因素和继发性高因素。

1.原发性高危因素

(1)年龄<35 岁。

(2)身体瘦弱。

(3)多囊卵巢综合征(PCOS)患者或 B 超下卵巢表现为"项链"征的患者。

(4)既往有 OHSS 病史。

2.继发性高危因素

(1)血 E_2>9.36 nmol/L。

(2)取卵日卵泡数>20 个。

(3)应用 HCG 诱导排卵与黄体支持。

(4)妊娠。

(二)发病率
OHSS 发病率的不同依赖于患者因素、监测方法与治疗措施。轻度占 20%～33%;中度占 3%～6%;重度为 0.1%～2.0%。轻度病例的发生在用促性腺激素进行控制性卵巢刺激的 IVF 中将近 30%或更多,但由于症状与体征的温和往往不被认识。通常 IVF 中少于 5%的患者将可能发展为中度症状,1%患者将发展为重度症状。妊娠患者的发病率是非妊娠患者的 4 倍。

二、病理生理学

OHSS 是在促排卵后卵泡过度反应的结果,但发生在黄体期 LH 峰后或外源性 HCG 应用后。其严重性与持续时间因为应用外源性 HCG 进行黄体支持及内源性 HCG 水平的升高而加重与延长。其病理生理机制于 1983 年由 Haning 等首次提出,现已认为促排卵后卵巢内生成一种或几种由黄体颗粒细胞分泌的血管活性因子,其释放入血,可以引起血管通透性升高、液体渗出,导致第三腔隙液体积聚,从而形成胸腔积液、腹水,继而导致血液浓缩与血容量减少,甚至血栓形成(图 3-1)。

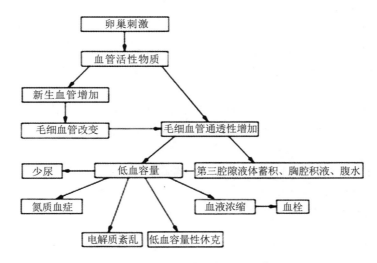

图 3-1 OHSS 的病理生理改变

可能参与 OHSS 病理生理的因子目前研究认为有肾素-血管紧张素系统(RAAS)中的活性肾素与血管紧张素Ⅱ、血管内皮生长因子(VEGF)、其他细胞因子家族与内皮素等。这些因子较多文献报道参与了卵泡与黄体生成的正常生理过程。促排卵后过多卵泡被刺激生长,HCG 应用后形成的黄体使这些血管活性因子生成量增加,它们直接或间接进入血循环甚至腹腔,引起广泛的血管内皮通透性增加从而形成胸腔积液与腹水,偶有严重者发生心包积液、全身水肿。胸腔、腹腔穿刺后这些物质的减少有助于毛细血管通透性的降低,临床上可改善病情。

文献报道表明,血管紧张素Ⅱ在 OHSS 患者的血清、卵泡液中含量比促排卵未发生 OHSS 者显著升高,并且随着病情好转明显降低;免疫组化显示排卵前卵泡的颗粒细胞与黄体细胞内均存在血管紧张素Ⅱ与其两型受体 AT_1、AT_2;动物试验中应用 ACEI 阻断血管紧张素Ⅱ生成,降低了 OHSS 的发生率。因此,我们的研究提示卵巢内 RAAS 以自分泌的形式引起或参与了 OHSS 的发病。

与 OHSS 发生的相关因子还包括 VEGF。过多的 VEGF 引起的血管过度新生导致血管通透性增加。颗粒细胞生成的 VEGF 可被 HCG 上升调节,血与腹水中非结合性 VEGF 的水平随 OHSS 的发展而升高,因此有学者认为非结合性 VEGF 的水平与 OHSS 的严重性相关。VEGF 的作用是通过 VEGFR-2 完成的,动物试验中应用 VEGFR-2 的特异抗体可以阻断 VEGFR-2 的细胞内磷酸化而致血管通透性降低,从而抑制 OHSS 的发展。

家族自发性 OHSS 可能是由于 FSH 受体的变异,导致其对 HCG 的过度敏感所致,因此,本病多在同一患者重复发生,或同一家族中多人发病。发病与妊娠相关,其中最多一例患者 6 次妊娠均发病。与医源性 OHSS 不同,其发病时间多在妊娠 8～14 周,亦即内源性 HCG 升高之后,作用于变异的 FSH 受体,引发卵巢内窦卵泡生长发育,之后 HCG 又作用于 LH 受体,而致卵泡黄素化,启动 OHSS 的病理生理过程。

三、对母儿的影响

(一)OHSS 与妊娠

1.OHSS 对妊娠率的影响

OHSS 的发生与妊娠密切相关,妊娠是晚发型 OHSS 的发病因素之一,因此在 OHSS 人群妊娠率往往高于非 OHSS 人群。有资料显示,OHSS 患者妊娠率约 82.8%,明显高于非 OHSS 人群 32.5%,符合 OHSS 的发病人群的倾向性。但是对于早发型 OHSS 对移植后是否影响胚胎着床一直存在争议。有学者认为,OHSS 患者中过高的 E_2 水平及 P/E_2 比例的改变,尤其是后者对内膜的容受性产生影响,从而降低妊娠率;过高的细胞因子如 IL-6 也将降低妊娠率;OHSS 患者的卵细胞与胚胎质量较非 OHSS 患者差,从而影响妊娠率;但也有研究发现相反结论:OHSS 妊娠患者与未妊娠患者相比 E_2 水平反而略高;OHSS 患者虽高质量卵细胞比例低于非 OHSS 患者,但因其获卵数多,最终高质量胚胎数与非 OHSS 患者无差异。而也有学者观察到早发型 OHSS 患者移植后的妊娠率为 60.5%,较非 OHSS 人群 32.5% 的妊娠率高,支持后者观点。

2.妊娠对 OHSS 的影响

有研究发现妊娠与晚发型 OHSS 密切相关,并影响了 OHSS 病程的长短;妊娠与病情轻重虽无显著相关性,但病情重者与多次腹腔穿刺患者均为妊娠患者,进一步说明了妊娠影响了 OHSS 病情的发展与转归。

(二)中重度 OHSS 对孕期流产的影响

中重度 OHSS 是否会增加妊娠流产率,文献报道较少。多数研究认为,过高的 E_2 水平,血管活性因子包括肾素-血管紧张素、细胞因子、前列腺素水平改变,以及 OHSS 病程中的血流动力学变化、血液浓缩、低氧血症、肝肾功能异常等,都将增加早期妊娠流产率。有学者对同期 OHSS 与非 OHSS 患者进行了对比分析,两组总体流产率(早期流产＋晚期流产)相近,分别为 16.9% 与 18.7%,与 Mathur 的结果相同。我们同时观察到妊娠丢失与患者的继发妊娠所致病情加重、病程延长有一定的相关性,但并未改变总体流产率。这一点可能与我们在发病早期就积极进行扩容治疗有关,扩容后改变了原先的血液浓缩状态,甚至降低了妊娠期的血液浓缩状态,减轻了因高凝状态、低氧血症等对妊娠的不良影响,因此中度、病程短的患者妊娠丢失率降低,而病情越重、病程越长,引起的血液改变、肝酶升高等持续时间延长,相应地增加了流产率。

(三)中重度 OHSS 对远期妊娠的影响

有文献报道,OHSS 患者因血液浓缩,血栓素与肾素-血管紧张素水平升高,孕期并发症如子痫前期与妊娠期糖尿病(GDM)的发生率升高;但 Wiser 的研究显示 OHSS 患者中子痫前期与妊娠期糖尿病的发病率与对照组无差异。也有研究发现妊娠期并发症包括妊娠期高血压疾病(PIH)、GDM 与前置胎盘的发病率略高于对照组,但无统计学差异,支持后者观点;且与对照组相比正常分娩比例、出生缺陷率相同;早产与低体质量儿比例略高于对照组,但无统计学差异,这点可能与 OHSS 组双胎率略高有关;发病早晚、病情轻重、病程长短也均未影响早产率与低体质量儿比例,而双胎与早产、双胎与低体质量儿均显著性相关,此结果与常规妊娠结局相同。因此我们认为 OHSS 的发生并未影响远期的妊娠发展,未增加妊娠期并发症,对妊娠的分娩结局(包括早产率与低体质量儿率)也未产生不良影响。

四、临床表现

(一)胃肠道症状

轻度患者可有恶心、呕吐、腹泻,因卵巢增大与腹水增多,腹胀逐渐加重。

(二)腹水

腹胀加重,腹部膨隆,难以平卧;腹壁紧绷即称为张力性腹水,有腹痛感;膈肌被压迫上抬可出现呼吸困难。

(三)胸腔积液

多数单独发生,30％患者合并有腹水;胸腔积液可单侧或双侧发生;表现为咳嗽,胸腔积液加重致肺组织萎缩出现呼吸困难。

(四)呼吸系统症状

胸腔积液与大量腹水可致胸闷、憋气、呼吸困难;发生肺栓塞或成人呼吸窘迫综合征(ARDS)时出现呼吸困难,并有低氧血症。

(五)外阴水肿

张力性腹水致腹部压力增大,特别是久坐或久立后,压迫下腔血管使其回流受阻,甚至引起整个大阴唇水肿。

(六)肝功能异常

液体渗出可致肝水肿,约 25％患者出现肝酶升高,天门冬氨酸氨基转移酶(AST)升高,丙氨酸氨基转移酶(ALT)升高,碱性磷酸酶(ALP)往往处于正常值上限,肝功升高水平与 OHSS 病情轻重相关,并随病情的好转恢复正常。

(七)肾功能异常

血容量减少或因大量腹水致腹腔压力增大,导致肾灌注减少,出现少尿、低钠血症、高钾血症与酸中毒,严重时出现尿素氮(BUN)升高,肌酐(Cr)升高,也随病情好转恢复正常。

(八)电解质紊乱

液体渗出同时入量不足,出现少尿甚至无尿;另外,可能出现低钠、高钾血症或酸中毒表现。

(九)低血容量性休克

液体渗出至第三腔隙,血容量减少可发生低血容量性休克。

(十)血栓

发病率在重度 OHSS 患者中约占 10％,多发生于下肢、脑、心脏与肺,出现相应部位症状,发病时间甚至出现在 OHSS 好转后的数周。血栓形成是 OHSS 没有得到及时正确的治疗而发生的极严重后果,危及患者生命,甚至可留下永久性后遗症,必须予以积极防治。

OHSS 具有自限性,如未妊娠它将在月经来潮时随着黄体溶解自然恢复。表现为腹水的进行性减少与尿量的迅速增多。如果妊娠,在排卵后的第 2 周,由于升高的内源性 HCG,症状与体征将进一步持续或加重,如果胚胎停育,OHSS 症状也可自行缓解。临床处理经常需要持续 2～4 周时间,一般在孕 6 周后逐渐改善。

五、诊断

依据促排卵史、症状与体征,结合 B 超下腹水深度与卵巢大小的测量,检测血细胞比容

（Hct）、WBC、电解质、肝功能、肾功能等，以诊断 OHSS 及其分度，并确定病情严重程度。

六、临床分级

Golan 等研究者根据临床症状、体征、B 超及实验室检查将其分为轻、中、重三度及五个级别（表 3-4）。

表 3-4　OHSS 的 Golan 分级

等级	轻	中	重
Ⅰ	仅有腹胀及不适		
Ⅱ	Ⅰ＋恶心、呕吐，卵巢增大 5～12 cm		
Ⅲ		Ⅱ＋B 超下有腹水	
Ⅳ			Ⅲ＋临床诊断胸腔积液/腹水，呼吸困难
Ⅴ			Ⅳ＋低血容量改变，血液浓缩，血液黏度增加，凝血异常，肾血流减少，少尿、肾功能异常，低血容量休克

Navot 等研究者又将重度 OHSS 分为严重与危重 2 组，其依据更为重视实验室检查（表 3-5）。

表 3-5　OHSS 的 Navot 分级

重度症状	严重	危重
卵巢增大	≥12 cm	≥12 cm
腹水、呼吸困难	大量腹水伴或不伴呼吸困难	大量腹水致腹部胀痛伴或不伴呼吸困难
血液浓缩	Hct＞45％，WBC＞15×10⁹/L	HCT＞55％，WBC＞25×10⁹/L
少尿	少尿	少尿
血肌酐	0～133 μmol/L	≥133 μmol/L
重度症状	严重	危重
肌酐清除率	≥50 mL/min	＜50 mL/min
低蛋白血症	重度	重度
	肝功能异常	肾衰竭
	全身水肿	血栓
		AIDS

随后 Peter Humaidan 等研究者根据 OHSS 各项客观与主观指标将其分为轻、中、重三度，这一分度临床应用似更简便、明晰（表 3-6）。

表 3-6　OHSS 的 Peter Humaidan 分级

指标	轻	中	重
客观指标			
直肠窝积液	√	√	√
子宫周围积液（盆腔）		√	√

续表

指标	轻	中	重
肠间隙积液			√
Hct＞45％		√[a]	√
WBC＞15×10⁹/L		±[a]	√
低尿量＜600 mL/d		±[a]	√
Cr＞133 μmol/L		±[a]	±
肝功能升高		±[a]	±
凝血异常			±[c]
胸腔积液			±[c]
主观指标			
腹胀	√	√	√
盆腔不适	√	√	√
呼吸困难	±[b]	±[b]	√
急性疼痛	±[b]	±[b]	±[b]
恶心、呕吐	±	±	±
卵巢增大	√	√	√
妊娠	±	±	√

注：±可有可无；a≥2次，住院；b≥1次，住院；c≥1次，加强监护。

七、治疗

(一)治疗原则

OHSS为医源性自限性疾病，OHSS的病情发展与体内HCG水平相关，未妊娠患者随着月经来潮病情好转；妊娠患者早孕期病情加重。

1.轻度OHSS

被认为在超促排卵中几乎不可避免，患者无过多不适，可不予处理，但须避免剧烈活动以防止卵巢扭转，也应警惕长期卧床休息而致血栓。

2.中度OHSS

可在门诊观察，记24 h尿量，称体质量，测腹围。鼓励患者进食，多饮水，尿量应不少于1 000 mL/d，2 000 mL/d以上最佳，必要时可于门诊静脉滴注扩容。

3.重度OHSS

早期与中度OHSS相同，可在门诊观察与治疗，适时监测血常规、电解质与肝、肾功能，静脉滴注扩容液体，必要时行腹腔穿刺；病情加重后应住院治疗。

(1)住院指征：①严重的腹痛与腹膜刺激征；②严重的恶心呕吐，以致影响每天食水摄入；③严重少尿（＜30 mL/h），甚至无尿；④张力性腹水；⑤呼吸困难或急促；⑥低血压、头昏眼花或晕厥；⑦电解质紊乱（低钠，血钠＜135 mmol/L；高钾，血钾＞5.5 mmol/L）；⑧血液浓缩（Hct＞45％，WBC＞15×10⁹/L）；⑨肝功能异常。

(2)病情监护：每天监测24 h出入量、腹围、体质量，监测生命体征，检查腹部或肺部体征；每天或隔天检测血细胞比容(Hct)、WBC、尿渗透压;每3 d或1周监测电解质、肝功能、肾功能,B超监测卵巢大小、胸腔积液及腹水变化,必要时监测 D-二聚体或血气分析,以了解治疗效果,病情危重时随时复查。

(二)治疗方法

1.扩容

OHSS因液体外渗第三腔隙致血液浓缩,扩容是最主要的治疗。扩容液体包括晶体液与胶体液。晶体液可选用5%葡萄糖、10%葡萄糖、5%葡萄糖盐或乳酸林格液,但避免使用盐林格液;一般晶体液用量500~1 500 mL。只用晶体液不能维持体液平衡,因此需加用胶体液,如清蛋白、羟乙基淀粉200/0.5氯化钠注射液、低分子右旋糖酐、冰冻血浆等胶体液扩容。

(1)清蛋白:为低分子量蛋白质,由肝产生,75%的胶体渗透压由其维持,50 g的清蛋白可以使大约800 mL液体15 min内回流至血循环中;同时可以结合并运送大分子物质如一些激素、脂肪酸、药物等,以减少血中血管活性物质的生物浓度。OHSS患者因液体外渗,血中清蛋白浓度降低,因此最初选用清蛋白作为扩容药物,可用10~20 g/d静脉滴注,如病情加重,最大剂量可用至50 g/d。但因清蛋白为血液制品,有传播病毒等风险,现在临床应用已严格控制,因此仅用于低蛋白血症的患者。

(2)羟乙基淀粉:平均分子量为200000,半衰期>12 h,可有效降低血液黏度、血细胞比容,减少红细胞聚集;因其为糖原结构,在肝内分解,因此不影响肝、肾功能,并可显著改善肌酐清除率;因无抗原性,是血浆代用品中变态反应率最低的一种。静脉滴注剂量为500~1 000 mL/d,应缓慢静脉滴注以避免肺部充血。因其价格低于清蛋白,且为非血液制品,现已作为中重度OHSS时首选扩容药物。

(3)低分子右旋糖酐:可以增加肾灌注量、尿量,降低血液黏滞度,改善微循环,防止血栓形成;但低分子右旋糖酐有降低血小板黏附的作用,有出血倾向者禁用,个别患者存在变态反应,且有临床死亡病例报道。因此,临床使用应慎重,一般应用剂量为500 mL/d。

2.保肝治疗

肝酶升高者需用保肝药物治疗,轻度升高者可用葡醛内酯400~600 mg/d、维生素C 2~3 g/d静脉滴注;ALT>100 U/L时,可加用注射用还原型谷胱甘肽钠0.6~1.2 g/d静脉滴注。经治疗后肝功能异常一般不会进一步恶化,并随OHSS症状的好转而恢复。

3.胸腔、腹腔穿刺

适应证:①中等量以上胸腔积液伴明显呼吸困难;②重度腹水伴呼吸困难;③纠正血液浓缩后仍少尿(<30 mL/h);④张力性腹水。但是在有腹腔内出血或血流动力学不稳定的情况下禁忌腹腔穿刺。腹腔穿刺放水可采用经腹与经阴道两途径。一般多采用经腹途径。穿刺应在扩容后进行,要在B超定位下施行,避免损伤增大的卵巢。穿刺不仅可以减少腹腔压力,增加肾血流灌注,从而增加尿量。同时减少了与发病相关的血管活性因子而缩短病程,腹水慢放至不能流出为止,有研究表明最多增放至约6 000 mL;穿刺后症状明显缓解,且不增加流产率。有学者认为,穿刺后临床治疗效果好于扩容效果,故建议有适应证时应尽早穿刺。

4.多巴胺

肾衰竭或扩容并腹腔穿刺后仍少尿的患者可应用低剂量多巴胺静脉滴注,用法为20 mg+5%葡萄糖250 mL静脉滴注,速度为0.18 mg/(kg·h),不影响血压和心率,同时监测中心静脉压、肺楔压。但应注意的是大剂量多巴胺静脉滴注作用于α受体,有收缩外周血管作用;而低剂

量多巴胺作用于 β_1 受体与 DA 受体,具有扩血管作用,特别是直接扩张肾血管,增加肾血流,同时抑制醛固酮释放,减少肾小管上皮细胞对水钠的重吸收,从而起到排钠利尿的作用。

也有文献报道,口服多卡巴胺 750 mg/8 h,临床症状与腹水逐渐好转。也有人曾于腹腔穿刺时于腹腔内应用多巴胺,同样起到增加尿量作用。

5.利尿剂

已达到血液稀释仍少尿(Hct<38%)的患者可静脉应用呋塞米 20 mg。血液浓缩、低血容量、低钠血症时禁用。过早、过多应用利尿剂,将加重血液浓缩与低血容量而致血栓,视为禁忌。

6.肝素

个人或家族血栓史或确诊血栓者可静脉应用肝素 5 000 U/12 h,另外,也有学者认为48 h扩容后仍不能纠正血液高凝状态,也应该静脉滴注肝素。如妊娠则肝素用至早孕末,或依赖于 OHSS 病程及高危因素的存在与否。为了防止血栓栓塞综合征,对于各种原因需制动的患者,可以应用低剂量阿司匹林,但是腹腔穿刺时有出血风险。

7.卵巢囊肿抽吸

B 超下抽吸卵巢囊肿可以减少卵巢内血管活性物质的生成,但有引起囊肿破裂、出血可能,因此原则上不建议囊肿抽吸。促排卵后多个卵泡未破裂但妊娠的患者,如病情危重,卵巢大于 12 cm,放腹水后病情无改善时,可行 B 超指引下卵巢囊肿抽吸,术后应严密观察有无腹腔内出血征象。

8.终止妊娠

合并严重并发症,如血栓、ARDS、肾衰竭或多脏器衰竭,在持续扩容并反复多次放腹水后仍不能缓解症状时,也可考虑终止妊娠。终止妊娠是 OHSS 不得已而行的有效治疗方法,随着 HCG 的下降,OHSS 症状迅速好转。终止妊娠的方法首选人工流产术,同时应监测中心静脉压、肺楔压、尿量、血肌酐,以及肌酐清除率、血气分析。

八、预防

(一)个体化刺激方案

首先确认 OHSS 高危人群。对于瘦小、年轻、有 PCOS 卵巢表现的患者,以及既往发生过 OHSS 的高危人群,在刺激方案上应慎重。对于 PCOS 患者多采用 r-FSH 75~150 U 起始,同时可用去氧孕烯炔雌醇片等避孕药物抑制卵巢反应性。促排卵后一定要 B 超监测卵泡生长,并应根据个体对药物的敏感性不同及时调整药物剂量。需注意长方案、短方案与拮抗剂方案都可能发生 OHSS,即使氯米芬促排卵也有可能。

(二)HCG 的应用

因 OHSS 与 HCG 密切相关,故 HCG 的应用与否、应用剂量及使用时间与 OHSS 的发生密切相关。

1.不用 HCG 促卵细胞成熟

在高危人群中不用 HCG,可抑制排卵与卵泡黄素化,避免 OHSS 的发生;但是未应用 GnRH 激动剂降调节的患者,停用 HCG 并不能避免自发性 LH 峰的出现,不能完全防止 OHSS 的发生。

2.减少 HCG 量

HCG 剂量减至 5 000 U,甚至 3 000 U,与 10 000 U 相同,均可达到促卵泡成熟效果,并可减少 OHSS 的发病率并减轻病情,但不能完全避免 OHSS 的发生。

3.GnRH-a 替代 HCG 促排卵

对未用 GnRH 激动剂降调节患者,或应用 GnRH 拮抗剂的患者,可用短效 GnRH-a 代替 HCG 激发内源性 LH 峰,促卵泡成熟。因其作用持续时间明显短于 HCG,从而减少 OHSS 的发生。但 GnRH-a 有溶黄体作用,未避免临床妊娠率下降,应相应补充雌、孕激素,同时监测血中 E_2 与 P 水平,及时调整雌孕激素剂量,维持 $E_2>734$ pmol/L,P>62.4 nmol/L,文献报道临床妊娠率较 HCG 组无显著性降低。也有文献报道在使用 GnRH-a 同时加用小剂量 HCG 1 000~2 000 U,使得临床妊娠率可不受影响。GnRH-a 可用醋酸曲普瑞林 0.2~0.4 mg,或布舍瑞林 200 mg×3 次。

4.缓刺激(Coasting)

对于 OHSS 高危人群,当有 30%卵泡直径超过 15 mm,血 $E_2>1.1×10^4$ pmol/L,总卵泡数超过 20 个时,停止促性腺激素的使用,而继用 GnRH-a,此后每天测定血中 E_2 浓度,当 E_2 再次降到 $1.1×10^4$ pmol/L 以下时,再应用 HCG,可明显降低 OHSS 的发生率。其理论是根据 FSH 阈值学说,停用促性腺激素后,部分小卵泡因为"饥饿"而闭锁,但大卵泡生长不受影响,从而使得活性卵泡数量减少,以及生成血管活性因子的颗粒细胞数量减少,因而 OHSS 发生率降低。缓刺激的时间如过长则会影响卵母细胞质量、受精率、胚胎质量及妊娠率,因此一般不超过 3 d。

(三)GnRH 拮抗剂方案

对易发生 OHSS 高危人群,促排卵可采用 GnRH 拮抗剂方案,因为此方案可用短效 GnRH-a代替 HCG 促卵泡成熟,以降低 OHSS 发生。

(四)黄体支持

HCG 的应用增加了 OHSS 的发病率,因而对于高危人群不用 HCG 支持黄体,仅用孕激素支持黄体,可降低 OHSS 发病率。

(五)静脉应用清蛋白

对于高危患者在取卵时静脉应用有渗透活性的胶体物质可以降低 OHSS 的危险与严重程度。对于雌激素峰值达到 $1.1×10^4$ pmol/L 的患者,或大量中小卵泡的患者,推荐在取卵时或取卵后即刻静脉应用清蛋白(25 g)。基于 meta 分析,估计每 18 个清蛋白治疗的患者,有 1 例患者将避免 OHSS。然而对高危患者预防性应用清蛋白仍存在争议,就像关于它的花费与安全性问题存在争议一样。

(六)静脉应用贺斯

取卵后应用贺斯 500~1 000 mL 替代清蛋白静脉滴注,同样可以减少 OHSS 的发生。在我们的随机对照研究中,取卵后静脉滴注贺斯 1 000 mL×3 d,与静脉滴注清蛋白 20 g×3 d,同样起到了减少 OHSS 发病的作用。因其为非生物制品,可避免应用清蛋白所致的感染问题。

(七)选择性一侧卵泡提前抽吸术(ETFA)

应用 HCG 后 10~12 h 行选择性一侧卵泡提前抽吸,可降低 OHSS 发生率,但因结果的不确定性并不过多推荐使用。

(八)多巴胺激动剂

文献报道,VEGF 是参与 OHSS 病理生理机制的重要血管活性因子,内皮细胞上的 VEGFR-2是其引起血管通透性增加的作用受体;经研究证实多巴胺激动剂可以减少 VEGFR-2 酪氨酸位点的磷酸化,而磷酸化对于 VEGFR-2 的下游信号传导至关重要。因此,多巴胺激动剂通过抑制了 VEGF 的生物学活性而起到减少 OHSS 发病的作用。因此,文献报道高危患者自 HCG 应用日开始使用多巴胺激动剂卡麦角林 0.5 mg/d×8 d,OHSS 的发病率、腹水与血液浓缩显著性降低,而着床率与妊娠率并未受影响。

(九)二甲双胍

对于有胰岛素抵抗的 PCOS 患者,口服二甲双胍 1 500 mg/d,可以降低胰岛素与雄激素水平,相应地降低了 OHSS 发病率。

(十)腹腔镜 PCOS 患者卵巢打孔

对于 OHSS 高危的 PCOS 患者可以采用腹腔镜进行双侧卵巢打孔的方法,术后血中雄激素与 LH 水平下降,从而在超促排卵后 OHSS 的发病率得以下降,且妊娠率增加,流产率降低,打孔时应注意控制打孔操作的时间与电功率,避免过度损伤卵巢组织。

(十一)单囊胚移植

对于已有中度 OHSS 的患者可以观察到取卵后 5~6 d,如症状未加重,可行单囊胚移植,以避免多胎妊娠对 OHSS 发病的影响。

(十二)未成熟卵体外成熟培养(IVM)

此技术最早于 1991 年由 Cha 等提出并报道了妊娠个案。其将卵巢中不成熟卵母细胞取出,使之脱离高雄激素环境于体外培养,成熟后应用 ICSI 技术使之受精,从而避免了超排卵所致 OHSS 的发生。

(十三)冷冻胚胎

OHSS 高危者可冷冻胚胎,从而避免因妊娠产生的内源性 HCG 的作用,避免了晚发型 OHSS 的发生。虽然不可以完全避免早发型 OHSS 的发生,但因其避免了妊娠致病情的进一步加重,从而缩短了病程。

（李晓云）

第四章

女性生殖系统炎症

第一节　外　阴　炎

外阴与阴道、尿道、肛门相毗邻,经常受到阴道分泌物、经血、尿液和粪便的刺激,若不注意局部清洁,常诱发外阴皮肤与黏膜的炎症。

一、非特异性外阴炎

凡由一般化脓性细菌引起的外阴炎称为非特异性外阴炎,大多为混合性细菌感染,常见病原菌有金黄色葡萄球菌、乙型溶血性链球菌、大肠埃希菌、变形杆菌、厌氧菌等。临床上可分为单纯性外阴炎、毛囊炎、外阴脓疱病、外阴疖病、蜂窝织炎及汗腺炎等。

(一)单纯性外阴炎

1.病因

当宫颈或阴道发炎时,阴道分泌物流出刺激外阴可引起外阴炎;穿着透气性差的化纤内裤,外阴皮肤经常湿润或尿瘘、粪瘘患者外阴长期被尿液、大便浸渍均可继发感染而导致外阴炎。

2.临床表现

炎症多发生于小阴唇内、外侧或大阴唇甚至整个外阴部,急性期表现为外阴发红、肿胀、灼热、疼痛,亦可发生外阴糜烂、表皮溃疡或成片湿疹样变。有时并发腹股沟淋巴结肿大、压痛。慢性患者由于长期刺激可出现皮肤增厚、粗糙、皲裂,有时呈苔藓化或色素减退。

3.治疗

(1)去除病因:积极治疗宫颈炎、阴道炎;改穿棉质内裤;有尿瘘或粪瘘者行修补术;糖尿病尿液刺激引起的外阴炎,则应治疗糖尿病。

(2)局部用药:1∶5 000 高锰酸钾温热水坐浴,每天 2 次,清洁外阴后涂 1％硫酸新霉素软膏或金霉素软膏。

(3)物理疗法:红外线、微波或超短波局部治疗,均有一定的疗效。

(二)外阴毛囊炎

1.病因

外阴毛囊炎为细菌侵犯毛囊及其所属皮脂腺引起的急性化脓性感染。病原体多为金黄色葡萄球菌,其次为白色葡萄球菌。全身抵抗力下降,外阴局部不洁或肥胖使表皮摩擦受损均可诱发此病。屡发者应检查有无糖尿病。

2.临床表现

最初出现一个红、肿、痛的小结节,逐渐增大,呈锥状隆起,数天后结节中央组织坏死变软,出现黄色小脓栓,再过数天脓栓脱落,排出脓液,炎症逐渐消退,但常反复发作。

3.治疗

(1)保持外阴清洁,勤换内裤,勤洗外阴,避免进食辛辣食物或饮酒。

(2)出疹较广泛时,可口服头孢类或大环内酯类抗生素。已有脓疱者,可用消毒针刺破,并局部涂上1%新霉素软膏或2%莫匹罗星软膏。

(三)外阴疖病

1.病因

由金黄色葡萄球菌或白色葡萄球菌引起。屡发者应检查有无糖尿病。

2.临床表现

开始时毛囊口周围皮肤轻度充血肿痛,逐渐形成高于周围皮肤的紫红色硬结,皮肤表面紧张,有压痛,硬结边缘不清楚,常伴腹股沟淋巴结肿大;以后疖肿中央变软,表面皮肤变薄,并有波动感,继而中央顶端出现黄白色点,不久溃破,脓液排出后,疼痛减轻,红肿消失,逐渐愈合。

3.治疗

保持外阴清洁,早期用1:5 000高锰酸钾温热水坐浴后涂敷抗生素软膏,以促使炎症消散或局限化,亦可用红外线照射以促使疖肿软化。有明显炎症或发热者应口服抗生素,有人主张用青霉素20万～40万单位溶于0.5%普鲁卡因10～20 mL做封闭治疗,封闭时应在疖肿边缘外2～3 cm处注射。当疖肿变软,有波动感时,应切开引流。切口要适当大,以便脓液及坏死组织能顺利排出。但切忌挤压,以免炎症扩散。

(四)外阴急性蜂窝织炎

1.病因

外阴急性蜂窝织炎为外阴皮下、筋膜下、肌间隙或深部蜂窝组织的一种急性弥漫性炎症。致病菌以溶血性链球菌为主,其次为金黄色葡萄球菌及厌氧菌。炎症由皮肤或软组织损伤引起。

2.临床表现

特点是病变不易局限化,迅速扩散,与正常组织无明显界限。表浅的急性蜂窝织炎局部明显红肿、剧痛,并向四周扩大,病变中央常因缺血而坏死。深部的蜂窝织炎,局部红肿不明显,只有局部水肿和深部压痛,疼痛较轻,但病情较严重,有高热、寒战、头痛、全身乏力、白细胞计数升高,压迫局部偶有捻发音。蜂窝组织和筋膜有坏死,以后可有进行性皮肤坏死,脓液恶臭。

3.治疗

早期采用头孢类或青霉素类抗生素口服或静脉滴注。局部可采用热敷或中药外敷,若不能控制,应多处切开引流(切忌过早引流),去除坏死组织,伤口用3%过氧化氢溶液冲洗和湿敷。

(五)外阴汗腺炎

1.病因

青春期外阴部汗腺分泌旺盛,分泌物黏稠,加上继发性葡萄球菌或链球菌感染,致使腺管堵塞导致外阴汗腺炎。

2.临床表现

外阴部有多个瘙痒的皮下小结节,若不及时治疗则会形成脓疱,最后穿破。

3.治疗

保持外阴清洁,宣传外阴清洁的重要性,避免穿尼龙内裤。早期治疗可用 1：5 000 高锰酸钾液温热坐浴,每天 2～3 次。外阴清洁后保持干爽。严重时口服或肌内注射抗生素,形成脓疱时切开排脓。

二、婴幼儿外阴炎

(一)病因

由于婴幼儿卵巢功能尚未成熟,外阴发育较差,自我防御机制不健全,因而外阴易受到各种病原体感染导致婴幼儿外阴炎。常见病原体为大肠埃希菌、葡萄球菌、链球菌、淋病奈瑟菌、假丝酵母菌、滴虫或蛲虫等。传播方式为母亲或保育员的手、衣物、毛巾、浴盆等间接传播;也可由于自身大便污染或外阴不洁等。

(二)临床表现

局部皮肤红肿、疼痛或瘙痒致使婴幼儿烦躁不安及哭闹。检查发现外阴、阴蒂部红肿,尿道口或阴道口充血、水肿或破溃,严重时可致小阴唇粘连,因阴唇粘连覆盖尿道口,尿液由粘连部上方或下方裂隙排出,婴幼儿排尿时因尿液刺激致使疼痛加重而哭闹。

(三)治疗

(1)注意卫生,不穿开裆裤,减少外阴受污染机会。婴幼儿大小便后尤其大便后应清洗外阴,避免用刺激性强的肥皂。保持外阴清洁、干燥。

(2)急性炎症时,用 1：5 000 高锰酸钾液坐浴,每天 2～3 次。坐浴后擦干外阴,可选用下列药物涂敷:①40％紫草油纱布;②炉甘石洗剂;③15％氧化锌粉;④瘙痒明显者可用 10％氢化可的松软膏。

(3)阴唇粘连时,粘连处可用两大拇指将两侧阴唇向外、向下轻轻按压使粘连分离。分离后创面用 40％紫草油涂敷,以免再度粘连,也可涂擦 0.1％雌激素软膏。

(4)口服或静脉滴注抗生素治疗。

三、老年性外阴炎

(一)病因

绝经后,雌激素水平明显降低,外阴脂肪减少,大小阴唇变平,皮肤变薄,弹性消失,阴毛稀疏,腺体减少,容易出现老年性外阴炎。

(二)临床表现

外阴因干枯发痒而搔抓,抓破后易导致感染,轻度摩擦均会引起外阴皮肤损伤。若外阴萎缩范围达肛门周围,导致肛门括约肌张力降低而发生轻度大便失禁,亦可因粪便污染而致炎症。

(三)治疗

保持外阴清洁。外阴瘙痒时可用氢化可的松软膏外涂以缓解瘙痒,而且软膏的润滑作用可使皮肤不会因干燥而发生磨损。症状严重者,如无禁忌证可给予雌激素治疗,口服倍美力 0.625 mg,每晚 1 次,亦可用倍美力阴道软膏局部涂搽。

四、慢性肥厚性外阴炎

(一)病因

慢性肥厚性外阴炎又称外阴象皮肿。病原体为丝虫。其微丝蚴寄生于外阴淋巴系统中,引起淋巴管炎性阻塞,导致皮肤增厚。

(二)临床表现

外阴部皮肤(阴蒂、大小阴唇)呈局限性或弥漫性增厚,表面粗糙,有时凹凸不平呈结节状、乳头状或疣状。因外阴皮肤肥厚肿大,导致患者坐立不安、大小便困难、性生活受影响。病变局部瘙痒,抓破后容易引起继发性感染,出现溃疡、渗液、疼痛等。患者可有丝虫感染史或乳糜尿。

(三)治疗

枸橼酸乙胺嗪,4~6 mg/kg,每天 3 次,7 d 为 1 个疗程,也有人主张用短程疗法,即每天 1.5 g 分 2 次口服,连服 2 d。局部病灶要注意干燥清洁,预防继发性感染,病灶增大及肥厚严重者,可考虑手术切除。

五、前庭大腺炎

(一)病因

前庭大腺为一对管泡状结构的腺体,位于两侧大阴唇下 1/3 深部,腺管开口于处女膜与小阴唇之间。因解剖部位的特点,在性交、流产、分娩等情况污染外阴时,病原体易侵入引起前庭大腺炎。炎症一般发生于生育年龄妇女。病原体多为金黄色葡萄球菌、大肠埃希菌、厌氧菌(类杆菌)或淋病奈瑟菌等混合感染。

(二)临床表现

前庭大腺炎可分为 3 种类型:前庭大腺导管炎、前庭大腺脓肿和前庭大腺囊肿。

1.前庭大腺导管炎

初期感染阶段多为导管炎,局部红肿、疼痛及性交痛,检查可见患侧前庭大腺开口处呈白色小点,有明显压痛。

2.前庭大腺脓肿

导管开口处闭塞,脓性分泌物不能排出,积聚于导管及腺体中,并逐渐扩大形成前庭大腺脓肿。脓肿直径达 3~6 cm,多为单侧,局部有红肿热痛,皮肤变薄,触痛明显,有波动感,脓肿继续增大,壁薄,可自行破溃,症状随之减轻,若破口小,脓液引流不畅,症状可反复发作。全身症状可有发热,血白细胞计数增高,患侧腹股沟淋巴结肿大。

3.前庭大腺囊肿

前庭大腺导管因非特异性炎症阻塞,使腺体内分泌物积聚,形成囊性扩张所致,但腺体无炎症。小者长期存在而无自觉症状,大者囊肿阻塞阴道口,导致患者行动不便,有肿胀感。检查可见大阴唇下方有囊性块物,椭圆形,肿物大小不等,囊肿内含清澈透明液体,感染时可呈脓性。

(三)治疗

1.前庭大腺导管炎

多卧床休息;口服青霉素类、头孢菌素类、喹诺酮类抗生素;局部可用 1:5 000 高锰酸钾液坐浴。

2.前庭大腺脓肿

待脓肿成熟有波动感时行切开引流术。消毒外阴后,在脓肿表面皮肤最薄处(大阴唇内侧)做一半弧形切口,切口不宜过小,便于脓液充分引流排出,术后应置纱条于脓腔内引流,防止切口过早闭合。切开引流术后症状可迅速消除,但愈合后有可能反复发作,故可在炎症消除后,行前庭大腺摘除术。

3.前庭大腺囊肿

有感染时,按前庭大腺脓肿处理。无继发感染,则可行囊肿造口术。于大阴唇内侧皮肤与黏膜交界处行半弧形切口,剪去菱形状黏膜及囊壁一小块,然后将黏膜与囊壁间断缝合。由于前庭大腺开口未闭塞,故腺体仍有正常分泌功能。亦可采用 CO_2 激光造口术,复发率较低。

六、外阴前庭炎

外阴前庭炎为一慢性持续性临床综合征,其特点为外阴前庭部发红,性交时阴道口有剧痛不适,或触摸、压迫前庭时局部疼痛。

(一)病因

尚不清楚。可能与感染尤其是人乳头瘤病毒(HPV)感染、尿中尿酸盐刺激及心理因素有关。

(二)临床表现

好发于性生活活跃的妇女。主要症状为性交时阴道口剧痛或长期阴道口处烧灼感,可伴有尿痛、尿频,严重者导致性交畏惧感。检查见前庭部充血、肿胀,压痛明显。

(三)治疗

由于病因不明,治疗效果不理想。对症状较轻者,可采用药物治疗;对病变严重或药物治疗无效者,可采用手术治疗。

1.药物治疗

1:5 000 高锰酸钾温水坐浴,性交前液状石蜡润滑前庭部,1%氢化可的松或 0.025%氟轻松软膏局部外涂,亦可同时应用 2%～5%利多卡因溶液外涂。近年报道,前庭局部黏膜下注射 α-干扰素有一定疗效,有效率为 50%。

2.手术治疗

切除前庭部疼痛处黏膜层,然后潜行游离部分阴道黏膜予以覆盖。前庭大腺开口处被切除后仍能自行重建。

七、外阴接触性皮炎

(一)病因

外阴皮肤直接接触某些刺激性物质或变应原而发生的炎症,如接触消毒剂、卫生巾、肥皂、阴茎套、紧身内裤等。

(二)临床表现

外阴接触刺激物或变应原后,局部有灼热感、疼痛、瘙痒,检查见皮肤潮红、皮疹、水肿、水疱,甚至坏死、溃疡。

（三）治疗

去除病因，避免用刺激性物质。可口服赛庚啶、阿司咪唑或肾上腺皮质激素，局部用 3％ 硼酸溶液冲洗后，涂抹炉甘石洗剂。若有继发感染时，可给予 1％ 新霉素软膏涂抹。

（杨艳春）

第二节 阴 道 炎

女性阴道及其特定的菌群共同形成了一个巧妙的平衡生态体系，当此平衡被破坏时，即可导致阴道炎。改变阴道生态平衡的药物和其他因素有抗生素、激素、避孕药、阴道冲洗、阴道用药、性交、性传播疾病、紧张和多性伴侣等。

阴道内主要需氧菌有革兰阳性乳酸杆菌、类白喉杆菌、革兰阳性表皮葡萄球菌、链球菌、肠球菌和革兰阴性大肠埃希菌及阴道杆菌。主要厌氧菌有革兰阳性消化球菌属及消化链球菌属、革兰阴性类杆菌属、梭状芽孢杆菌。除细菌外尚有衣原体、支原体、病毒、原虫、真菌等。

阴道炎主要病因：①外阴阴道假丝酵母菌病；②滴虫性阴道炎；③细菌性阴道病；④老年性阴道炎；⑤阿米巴性阴道炎；⑥婴幼儿阴道炎；⑦过敏性阴道炎。

一、外阴阴道假丝酵母菌病

外阴阴道假丝酵母菌病是由假丝酵母菌引起的一种常见外阴阴道炎，约 75％ 妇女一生中至少患过 1 次外阴阴道假丝酵母菌病。

（一）病因

假丝酵母菌呈卵圆形，有芽生孢子及细胞发芽伸长而形成的假菌丝，80％～90％ 病原体为白色假丝酵母菌，10％～20％ 为光滑假丝酵母菌、近平滑假丝酵母菌、热带假丝酵母菌等。假丝酵母菌为阴道内常驻菌种，也可由肠道传染来，其繁殖、致病、发病取决于宿主抵抗力及阴道内环境的变化。当阴道内糖原增多，酸度增高时，最适宜假丝酵母菌繁殖而引起炎症。妊娠、避孕药、抗生素、激素和免疫抑制剂的使用均有利于假丝酵母菌繁殖，阴道和子宫颈有病理改变时，假丝酵母菌发病率亦增高，肥胖及甲状旁腺、甲状腺和肾上腺功能减退等均影响假丝酵母菌的繁殖和生长且与发病有关，亦与大量雌激素应用、糖尿病、穿紧身化纤内裤、性交过频、性传播、偏嗜甜食有关。

（二）临床表现

主要表现为外阴阴道瘙痒，严重时抓破外阴皮肤，可有外阴烧灼感、阴道痛、性交疼痛及排尿灼热感，排尿或性交可使症状加剧，阴道分泌物增多，典型的白带为白色豆渣样，稠厚，无臭味。

检查时可见阴道黏膜被白色膜状豆渣样分泌物覆盖，擦除后见黏膜充血、水肿或为表浅糜烂面，外阴因搔抓或分泌物刺激可出现抓痕、表皮剥脱、肿胀和红斑。

（三）诊断

典型病例不难诊断，若在分泌物中找到假丝酵母菌的芽孢及菌丝即可确诊。检查时可用悬滴法（加 1 滴生理盐水或 10％ 氢氧化钾）在显微镜下找芽孢和假菌丝。若有症状而多次检查阴性时，可改用培养法。顽固病例应检查尿糖，必要时查血糖，并详细询问有无服用大量皮质激素和长期应用抗生素的病史,以寻找发病的可能诱因。

(四)治疗

1.去除诱因

及时了解存在的诱因并及时消除,如停服广谱抗生素、雌激素等。合并糖尿病时要同时予以治疗,宜选用棉质内裤,患者的毛巾、内裤等衣物要隔离洗涤,用开水烫,以免传播。假丝酵母菌培养阳性但无症状者无须治疗,因为10%~20%妇女阴道内有假丝酵母菌寄生。

2.改变阴道酸碱度

假丝酵母菌在pH 5.5~6.5环境下最适宜生长繁殖,因此,可改变阴道酸碱度造成不利于其生长的环境。方法是用碱性溶液如2%~4%碳酸氢钠溶液冲洗阴道或坐浴,每天2次,10 d为1个疗程。

3.药物治疗

(1)制霉菌素栓(米可定泡腾阴道片):每枚10万单位,每晚置阴道内1枚,10~14 d为1个疗程;怀疑为肠道假丝酵母菌传播致病者,应口服制霉菌素片剂,每次50万~100万单位,每天3次,7~10 d为1个疗程,以消灭自身的感染源。

(2)咪唑类药物:布康唑、咪康唑、克霉唑、酮康唑、益康唑、伊曲康唑、特康唑、氟康唑等,已成为治疗外阴阴道假丝酵母菌病的推荐疗法。①布康唑:阴道霜,5 g/d,睡时阴道内用,共3 d。②咪康唑:阴道栓剂,每晚1粒,每粒200 mg,共7 d或每粒400 mg,共3 d。2%咪康唑乳膏,5 g/d,睡时阴道内用,共7 d。③克霉唑:又称三苯甲咪唑,克霉唑阴道片100 mg,每晚1次,7 d为1个疗程,或200 mg,每晚1次,3 d为1个疗程;亦有用1%克霉唑阴道乳膏5 g每晚涂于阴道黏膜上,7~14 d为1个疗程。油膏亦可涂在外阴及尿道口周围,以减轻瘙痒症状及小便疼痛。克霉唑500 mg单剂阴道给药,疗效与上述治疗方案相近。④酮康唑:是一种新型口服吸收的抗真菌药物,200 mg,每天1次或2次口服,5 d为1个疗程,疗效与克霉唑或咪康唑阴道给药相近。对于复发性外阴阴道假丝酵母菌病患者,现主张用酮康唑口服治疗。⑤益康唑:为咪唑类药物,抗菌谱较广、对深部或浅部真菌均有效,制剂有50 mg或150 mg的阴道栓剂,1%的阴道霜剂,3 d为1个疗程。⑥伊曲康唑:每片200 mg,口服每天2次,每次1片即可,也可200 mg口服,每天1次,共3 d。⑦特康唑:0.4%霜剂,5 g/d,阴道内给药,共7 d;0.8%霜剂,5 g/d,阴道内给药,共3 d;阴道栓剂80 mg/d,共3 d。⑧氟康唑:唯一获得FDA许可的治疗假丝酵母菌感染的口服药物,每片150 mg,仅服用1片即可。

(3)顽固病例的治疗:外阴阴道假丝酵母菌病患者经过治疗,临床症状及体征消失,真菌学检查阴性后,又出现症状、真菌学检查阳性,并且一年内发作4次或4次以上者,称为复发性外阴阴道假丝酵母菌病,复发原因可能与性交传播或直肠假丝酵母菌感染有关。①查尿糖、血糖,除外糖尿病。②月经期间不能中断治疗,治疗期间不能性交。③最佳方案尚未确定,推荐一开始给予积极治疗10~14 d,随即维持治疗6个月。如酮康唑每次100 mg,每天1次,维持6个月;或者治疗1个疗程结束后6个月内,每次经前用阴道栓剂,共3 d。④应用广谱抗生素治疗其他感染性疾病期间,应同时用抗真菌软膏涂抹阴道,以防复发。⑤口服氟康唑,或伊曲康唑,或制霉菌素治疗直肠假丝酵母菌感染。⑥当与滴虫性阴道炎并存时,应注意同时治疗。

(4)妊娠期感染的治疗:为避免新生儿感染,应进行局部治疗。目前,认为制霉菌素或咪康唑妊娠期局部用药对胎儿无害,可用2%碳酸氢钠溶液冲洗外阴后,阴道置上述栓剂,孕中期阴道给药时不宜塞入过深。

二、滴虫性阴道炎

(一)病因

滴虫性阴道炎由阴道毛滴虫引起。阴道毛滴虫为厌氧可活动的原虫,梨形,全长 15～20 μm,虫体前端有 4 根鞭毛,在 pH 5.5～6.0 时生长繁殖迅速。月经前后阴道 pH 发生变化时,隐藏在腺体及阴道皱襞中的滴虫常得以繁殖,引起炎症发作。滴虫能消除或吞噬阴道细胞内的糖原,阻碍乳酸的生成。本病可因性交引起,也与使用不洁浴具或穿着污染衣裤、接触污染便盆、被褥等有关。

(二)临床表现

20％～50％患者无症状,称为带虫者。滴虫单独存在时可不导致炎症反应。但由于滴虫消耗阴道细胞内糖原,改变阴道酸碱度,破坏其防御机制,故常在月经前后、妊娠期或产后等阴道 pH 改变时,继发细菌感染,引起炎症发作。

临床症状表现为阴道分泌物异常增多,常为稀薄泡沫状,有臭味,当混合细菌感染时分泌物呈脓性。10％患者诉外阴、阴道口瘙痒,有时伴性交痛、尿频、尿痛、血尿。

检查可见阴道黏膜呈散在红色点状皮损或草莓状宫颈,后穹隆有较多的泡沫状分泌物。单纯带虫者阴道黏膜可无异常发现。

(三)诊断

采用悬滴法在阴道分泌物中找到滴虫即可确诊。阴道分泌物涂片可见大量白细胞而未能从镜下检出滴虫者,可采用培养法。采集分泌物前 24～48 h 应避免性交、阴道冲洗或局部用药,且不宜行双合诊检查,窥阴器不涂抹润滑剂。近来开始运用荧光标记单克隆抗体检测、酶联免疫吸附法和多克隆抗体乳胶凝集法诊断,敏感度为 76％～95％。

(四)治疗

1.甲硝唑

传统治疗方案:200 mg 口服,每天 3 次,7 d 为 1 个疗程,或 400 mg 口服,每天 2 次,5 d 为 1 个疗程。亦可 2 g 单次口服。单剂量治疗的好处是总药量少,患者乐意接受,但因剂量大,可出现不良反应,因此,选用单剂量疗法一定要慎重。用药期间或用药后 24 h 内不能饮用含酒精的饮料,配偶亦需同时采用甲硝唑口服治疗。

2.替代方案

(1)替硝唑 500 mg,每天 2 次,连服 7 d。

(2)甲苯达唑 100 mg,每天 2 次,连服 3 d。

(3)硝呋太尔 200 mg,每天 3 次,连服 7 d。

3.阴道局部用药

阴道局部用药症状缓解相对较快,但不易彻底杀灭滴虫,停药后易复发。先采用 0.5％醋酸清洗阴道后,将甲硝唑 200 mg 置入阴道内,每晚 1 次,7 d 为 1 个疗程,或用甲硝唑泡腾片 200 mg,滴维净(每片含乙酰肿胺 250 mg、硼酸 30 mg),卡巴肿 200 mg,曲古霉素栓 10 万单位,每晚 1 枚置阴道内,7 d 为 1 个疗程。

4.治疗中的注意事项

月经干净后阴道 pH 偏碱性,利于滴虫生长,因而可能在月经干净后复发,故应在下次月经净后再治疗 1 个疗程,以巩固疗效。

三、细菌性阴道病

(一)病因

细菌性阴道病为阴道内正常菌群失调所致的一种混合感染。以往曾称非特异性阴道炎、嗜血杆菌性阴道炎、棒状杆菌性阴道炎、加德纳菌性阴道炎、厌氧菌性阴道病,1984年被正式命名为细菌性阴道病。此病非单一致病菌引起,而是多种致病菌大量繁殖导致阴道生态系统失调的一种阴道病理状态,因局部无明显炎症反应,分泌物中白细胞少,故而称作阴道病。

细菌性阴道病为生育年龄妇女最常见的阴道感染性疾病。有统计在性传播疾病门诊的发生率为15%～64%,年龄在15～44岁,妊娠妇女发病率16%～29%。正常阴道内以产生过氧化氢的乳杆菌占优势,细菌性阴道病时,乳杆菌减少而其他细菌大量繁殖,主要有加德纳菌、动弯杆菌、普雷沃菌、类杆菌等厌氧菌及人型支原体,其数量可增加100～1 000倍。阴道生态环境和pH的改变,是加德纳菌等厌氧菌大量繁殖的致病诱因,其发病与妇科手术、既往妊娠数、性伴侣数目有关。口服避孕药有支持乳杆菌占优势的阴道环境的作用,对细菌性阴道病起到一定防护作用。

(二)临床表现

20%～50%患者无症状,有症状者表现为阴道分泌物增多,呈灰白色或灰黄色,稀薄,腥臭味,尤其是性交后更为明显,因碱性黏液可使阴道pH升高,促进加德纳菌等厌氧菌的生长,引起胺类释放所致。少数患者可有外阴瘙痒及灼热感。细菌性阴道病可引起宫颈上皮非典型增生、子宫内膜炎、输卵管炎、盆腔炎、异位妊娠与不孕。孕期细菌性阴道病感染可引起早产、胎膜早破、绒毛膜羊膜炎、产褥感染、新生儿感染。

检查见阴道口有分泌物流出,可闻到鱼腥味,分泌物稀薄并黏着于阴道壁,易擦掉,阴道黏膜无充血等炎症改变。

(三)诊断

根据临床特征和阴道分泌物镜检多能明确诊断。临床上如按滴虫性阴道炎、外阴阴道假丝酵母菌病治疗无效时,应考虑细菌性阴道病。细菌性阴道病诊断的4项标准,有其中的3项即可诊断:①阴道分泌物增多,均匀稀薄。②阴道pH>4.5。③胺试验阳性,取阴道分泌物少许置玻片上,加入10%氢氧化钾溶液1～2滴,立即可闻及一种鱼腥味即为阳性。这是由于厌氧菌产生的胺遇碱释放氨所致,但非细菌性阴道病患者性生活后由于碱性精液的影响,胺试验也可为阳性。④线索细胞阳性,取少许阴道分泌物置玻片上,加1滴生理盐水于高倍镜下观察,视野中见到20%以上的线索细胞即为阳性。线索细胞是阴道壁脱落的表层细胞,于细胞边缘吸附大量颗粒状物质,即各种厌氧菌尤其是加德纳菌,以致细胞边缘不清,呈锯齿状。

(四)治疗

治疗目的是缓解阴道症状和体征。治疗原则:①无症状者无须治疗;②性伴侣不必治疗;③妊娠期细菌性阴道病应积极治疗;④经阴道手术如子宫内膜活检、宫腔镜、节育环放置、子宫输卵管碘油造影检查、刮宫术等应在术前积极治疗。

1.全身治疗

(1)首选药物为甲硝唑,有助于细菌性阴道病患者重建正常阴道内环境。美国疾病控制中心的推荐方案是甲硝唑500 mg口服,每天2次,或400 mg口服,每天3次,共7 d,治愈率达82%～97%。备用方案是甲硝唑2 g单次顿服,治愈率47%～85%。

（2）克林霉素对厌氧菌及加德纳菌均有效。用法：300 mg 口服，每天 2 次，共 7 d，治愈率为97％，尤其适用于妊娠期细菌性阴道病患者及甲硝唑治疗失败或不能耐受者。不良反应有腹泻、皮疹、阴道刺激症状，均不严重，无须停药。

2.局部治疗

（1）甲硝唑 500 mg 置于阴道内，每晚 1 次，7～10 d 为 1 个疗程，或 0.75％甲硝唑软膏（5 g）阴道涂布，每天 2 次，5～7 d 为 1 个疗程。

（2）2％克林霉素软膏 5 g 阴道涂布，每天 1 次，7 d 为 1 个疗程，治愈率 80％～85％，适于妊娠期细菌性阴道病治疗。

（3）乳酸（pH 3.5）5 mL 置入阴道内，每天 1 次，7 d 为 1 个疗程。

（4）3％过氧化氢冲洗阴道，每天 1 次，7 d 为 1 个疗程。

（5）对于混合感染，如合并滴虫性阴道炎、外阴阴道假丝酵母菌病患者，可采用聚甲酚磺醛阴道栓 1 枚，每天 1 次，或保菌清阴道栓（含硫酸新霉素、多黏菌素 B、制霉菌素、乙酰胂胺）1 枚，每天 1 次，6 d 为 1 个疗程。

3.妊娠期细菌性阴道病的治疗

推荐方法为甲硝唑 200 mg，每天 3 次，共 7 d。替代疗法为甲硝唑 2 g 顿服或克林霉素300 mg，每天 2 次，共 7 d。妊娠期不宜阴道内给药，有可能增加早产的危险。

四、老年性阴道炎

（一）病因

绝经后妇女由于卵巢功能衰竭，雌激素水平下降，阴道黏膜变薄，皱褶消失，细胞内缺乏糖原，阴道内 pH 多呈碱性，杀灭病原菌能力降低；加之血供不足，当受到刺激或被损伤时，毛细血管容易破裂，出现阴道不规则点状出血，如细菌侵入繁殖，可引起老年性阴道炎。

（二）临床表现

阴道分泌物增多，水样、脓性或脓血性。可有下腹坠胀不适及阴道灼热感。由于分泌物刺激，患者感外阴及阴道瘙痒。

检查见阴道呈老年性改变，皱襞消失，上皮菲薄，阴道黏膜充血，有点状出血，严重时形成表浅溃疡。若溃疡面相互粘连，阴道检查分离时可引起出血，粘连严重者可导致阴道闭锁，闭锁段上端分泌物不能排出可形成阴道或宫腔积脓。长期炎性刺激后可因阴道黏膜下结缔组织纤维化，致使阴道狭窄。

（三）诊断

根据临床表现不难诊断，但必须除外滴虫性阴道炎或外阴阴道假丝酵母菌病。此外，发现血性白带时还须警惕子宫恶性肿瘤的存在，必要时应行分段诊断性刮宫或局部活检予以确诊。

（四）治疗

治疗原则为增强阴道抵抗力和抑制细菌生长。

1.保持外阴清洁和干燥

分泌物多时可用 1％乳酸或 0.5％醋酸或 1∶5 000 高锰酸钾坐浴或冲洗阴道。

2.雌激素制剂全身给药

尼尔雌醇，每半月 2～4 mg 口服；结合雌激素，每天 0.625 mg 口服；戊酸雌二醇，每天 1～2 mg 口服；克龄蒙（每片含戊酸雌二醇 2 mg，醋酸环丙孕酮 1 mg），每天 1 片；诺更宁（每片含雌二醇 2 mg,醋酸炔诺酮 1 mg),每天 1 片。以上药物可任意选用一种。

3.雌激素制剂局部给药

己烯雌酚 0.5 mg,每晚 1 次,7 d 为 1 个疗程;或结合雌激素阴道软膏 0.5～2.0 g/d,7 d 为 1 个疗程。

4.抗生素软膏或粉剂局部给药

甲硝唑、氧氟沙星、磺胺异噁唑、氯霉素局部涂抹,隔天 1 次,7 次为 1 个疗程。

五、婴幼儿阴道炎

(一)病因

婴幼儿卵巢尚未发育,阴道细长,黏膜仅由数层立方上皮组成,阴道上皮糖原很少,阴道 pH 6.0～7.5,故对细菌的抵抗力弱,阴道内乳杆菌极少,而杂菌较多,这些细菌作用于抵抗力较弱或受损的阴道时,极易产生婴幼儿阴道炎。婴幼儿阴道炎常与外阴炎并存,多见于 1～5 岁的幼女。80% 为大肠埃希菌属感染,葡萄球菌、链球菌、变形杆菌、淋病奈瑟菌、滴虫、假丝酵母菌、蛲虫也可引起感染。年龄较大儿童阴道内异物亦常致继发性感染。

(二)临床表现

主要症状为阴道口处见脓性分泌物,味臭。由于阴道分泌物刺激可导致外阴瘙痒,患者常用手搔抓外阴,甚至哭闹不安。检查可见外阴红肿、破溃、前庭黏膜充血。慢性外阴炎可致小阴唇粘连,慢性阴道炎可致阴道闭锁。

(三)诊断

根据症状、体征,临床诊断并不困难。应取分泌物找滴虫、假丝酵母菌或涂片染色找致病菌,必要时做细菌培养。还应做肛门检查以排除阴道异物及肿瘤。

(四)治疗

(1)保持外阴清洁、干燥,不穿开裆裤。如阴道分泌物较多,可在尿布内垫上消毒棉垫并经常更换棉垫与尿布。

(2)婴幼儿大小便后用 1∶5 000 高锰酸钾温热水冲洗外阴,年龄较大的小儿可用 1∶5 000 高锰酸钾温水坐浴,每天 3 次。外阴擦干后,可用下列药物:15% 氧化锌粉、15% 滑石粉、炉甘石洗剂、紫草油。瘙痒剧烈时可用制霉菌素软膏或氢化可的松软膏,外阴及阴道口可适量涂抹雌激素霜剂或软膏,也可口服己烯雌酚 0.1 mg,每晚 1 次,连服 7 d。

(杨艳春)

第三节　子　宫　颈　炎

子宫颈炎(简称宫颈炎)是妇科常见疾病之一。正常情况下,宫颈具有多种防御功能,包括黏膜免疫、体液免疫及细胞免疫,是阻止病原菌进入上生殖道的重要防线,但宫颈也容易受分娩、性交及宫腔操作的损伤,且宫颈管柱状上皮抗感染能力较差,易发生感染。临床上一般将宫颈炎分为急性和慢性两种类型。

一、急性宫颈炎

(一)病因

急性宫颈炎常发生于不洁性交后,分娩、流产、宫颈手术等亦可导致宫颈损伤而继发感染。此外,接触高浓度刺激性液体、药物,阴道内异物如遗留的纱布、棉球也是引起急性宫颈炎的原因。最常见病原体为淋病奈瑟菌和沙眼衣原体,淋病奈瑟菌感染时45%～60%常合并沙眼衣原体感染,其次为一般化脓菌,如链球菌、葡萄球菌、肠球菌、大肠埃希菌及假丝酵母菌、滴虫、阿米巴原虫等。淋病奈瑟菌及沙眼衣原体主要侵犯宫颈管柱状上皮,如直接向上蔓延可导致上生殖道黏膜感染,亦常侵袭尿道移行上皮、尿道旁腺和前庭大腺。一般化脓菌则侵入宫颈组织较深,并可沿两侧宫颈淋巴管向上蔓延导致盆腔结缔组织炎。

(二)临床表现

主要表现为白带增多,呈脓性或脓血性,常伴有下腹坠痛、腰背痛、性交疼痛和尿路刺激症状,体温可轻微升高。妇科检查见宫颈充血、红肿,颈管黏膜水肿,宫颈黏膜外翻,宫颈触痛,脓性分泌物从宫颈管内流出,若尿道、尿道旁腺、前庭大腺感染,则可见尿道口、阴道口黏膜充血、水肿及多量脓性分泌物。沙眼衣原体性宫颈炎则症状不典型或无症状,有症状者表现为宫颈分泌物增多,点滴状出血或尿路刺激症状,妇科检查宫颈口可见黏液脓性分泌物。

(三)诊断

根据病史、症状及妇科检查,诊断急性宫颈炎并不困难,关键是确定病原体。疑为淋病奈瑟菌感染时,应取宫颈管内分泌物做涂片检查(敏感性50%～70%)或细菌培养(敏感性80%～90%),对培养可疑的菌落,可采用单克隆抗体免疫荧光法检测。检测沙眼衣原体感染时,可取宫颈管分泌物涂片染色找细胞质内包涵体,但敏感性不高,培养法技术要求高,费时长,难以推广,目前推荐的方法是直接免疫荧光法或酶免疫法,敏感性为89%～98%。注意诊断时要考虑是否合并上生殖道感染。

(四)治疗

采用抗生素全身治疗。抗生素选择、给药途径、剂量和疗程则根据病原体和病情严重程度决定。目前,淋菌性宫颈炎推荐的首选药物为头孢曲松钠,备用药物有大观霉素、青霉素、氧氟沙星、左氧氟沙星、依诺沙星等,治疗时需同时加服多西环素。沙眼衣原体性宫颈炎推荐的首选药物为阿奇霉素或多西环素,备用药物有米诺环素、氧氟沙星等。一般化脓菌感染最好根据药敏试验进行治疗。急性宫颈炎的治疗应力求彻底,以免形成慢性宫颈炎。

二、慢性宫颈炎

(一)病因

慢性宫颈炎常由于急性宫颈炎未予治疗或治疗不彻底转变而来。急性宫颈炎容易转为慢性的原因主要是宫颈黏膜皱褶较多,腺体呈葡萄状,病原体侵入腺体深处后极难根除,导致病程反复、迁延不愈。阴道分娩、流产或手术损伤宫颈后继发感染亦可表现为慢性过程,此外,不洁性生活、雌激素水平下降、阴道异物均可引起慢性宫颈炎。病原体一般为葡萄球菌、链球菌、沙眼衣原体、淋病奈瑟菌、厌氧菌等。

(二)病理

1.宫颈糜烂

宫颈外口处的宫颈阴道部外观呈细颗粒状的红色区,称为宫颈糜烂。目前,已废弃宫颈糜烂这一术语,而改称为宫颈柱状上皮异位,并认为其不是病理改变,而是宫颈生理变化。在此沿用宫颈糜烂一词,专指病理炎性糜烂。宫颈糜烂是慢性宫颈炎最常见的一种表现,糜烂面呈局部细小颗粒状红色区域,其边界与正常宫颈上皮的界限清楚,甚至可看到交界线呈现一道凹入的线沟,有的糜烂可见到毛细血管浮现在表面上,表现为局部慢性充血。镜下见黏膜下有白细胞及淋巴细胞浸润,间质有小圆形细胞和浆细胞浸润。

根据糜烂面外观和深浅常分为3种类型。①单纯型糜烂:糜烂面仅为单层柱状上皮覆盖,浅而平坦,外表光滑。②颗粒型糜烂:由于腺体和间质增生,糜烂表面凹凸不平,呈颗粒状。③乳突型糜烂:糜烂表面组织增生更明显,呈乳突状。

根据糜烂区所占宫颈的比例可分为3度。①轻度糜烂:糜烂面积占整个宫颈面积的1/3以内。②中度糜烂:糜烂面积占宫颈的1/3~2/3。③重度糜烂:糜烂面积占宫颈的2/3以上。

宫颈糜烂愈合过程中,柱状上皮下的基底细胞增生,最后分化为鳞状上皮。邻近的鳞状上皮也可向糜烂面的柱状上皮生长,逐渐将腺上皮推移,最后完全由鳞状上皮覆盖而痊愈。糜烂的愈合呈片状分布,新生的鳞状上皮生长于炎性糜烂组织的基础上,故表层细胞极易脱落而变薄,稍受刺激又可恢复糜烂。因此,愈合和炎症的扩展交替发生,不容易彻底治愈。

2.宫颈肥大

由于慢性炎症的长期刺激,宫颈组织充血、水肿,腺体和间质增生,纤维结缔组织增厚,导致宫颈肥大,但表面仍光滑,严重者较正常宫颈增大1倍以上。

3.宫颈息肉

慢性炎症长期刺激,使宫颈管局部黏膜增生并向宫颈外口突出而形成一个或多个息肉,直径在1 cm左右,色红,舌形,质软而脆,血管丰富易出血,蒂长短不一,蒂根附着于宫颈外口或颈管壁内。镜检特点为息肉表面被柱状上皮覆盖,中心为充血、水肿及炎性细胞浸润的结缔组织。息肉的恶变率不到1%,但极易复发。

4.宫颈腺囊肿

宫颈糜烂愈合过程中,宫颈腺管口被新生的鳞状上皮覆盖,腺管口堵塞,导致腺体分泌物排出受阻,液体潴留而形成囊肿。检查时见宫颈表面突出数毫米大小的青白色囊泡,内含无色黏液。

5.宫颈管内膜炎

炎症局限于宫颈管黏膜及黏膜下组织,宫颈口充血,有脓性分泌物,而宫颈阴道部外观光滑。

(三)临床表现

主要症状为白带增多,常刺激外阴引起外阴不适和瘙痒。由于病原体种类、炎症的范围、程度和病程不同,白带的量、颜色、性状、气味也不同,可为乳白色黏液状至黄色脓性,可有血性白带或宫颈接触性出血。若白带增多,似白色干酪样,应考虑可能合并假丝酵母菌感染;若白带呈稀薄泡沫状,有臭味,则应考虑滴虫性阴道炎。严重感染时可有腰骶部疼痛、下腹坠胀,由于慢性宫颈炎可直接向前蔓延或通过淋巴管扩散,当波及膀胱三角区及膀胱周围结缔组织时,可出现尿路刺激症状。较多的黏稠脓性白带有碍精子上行,可导致不孕。妇科检查可见宫颈不同程度的糜烂、肥大,有时可见宫颈息肉、宫颈腺囊肿等,宫颈口多有分泌物,亦可有宫颈触痛和宫颈触血。

（四）诊断

宫颈糜烂诊断并不困难，但必须除外宫颈上皮内瘤样病变、早期宫颈癌、宫颈结核、宫颈尖锐湿疣等，因此应常规进行宫颈细胞学检查。目前已有电脑超薄细胞检测系统，准确率显著提高。必要时须做病理活检以明确诊断，电子阴道镜辅助活检对提高诊断准确率很有帮助。宫颈息肉、宫颈腺囊肿可根据病理活检确诊。

（五）治疗

局部治疗为主，方法有物理治疗、药物治疗及手术治疗。

1.物理治疗

目的在于使糜烂面坏死、脱落，原有柱状上皮为新生鳞状上皮覆盖。

（1）电灼（熨）治疗：采用电灼器或电熨器对整个病变区电灼或电熨，直至组织呈乳白色或微黄色为止。一般近宫口处稍深，越近边缘越浅，深度为 2 mm 并超出病变区 3 mm，深入颈管内 0.5～1.0 cm，治愈率 50%～90%。术后涂抹磺胺粉或呋喃西林粉，用醋酸冲洗阴道，每天 1 次，有助于创面愈合。

（2）冷冻治疗：利用液氮快速达到超低温（-196 ℃），使糜烂组织冻结、坏死、变性、脱落，创面修复而达到治疗目的。一般采用接触冷冻法，选择相应的冷冻头，覆盖全部病变区并略超过其范围 2～3 mm，根据快速冷冻、缓慢复温的原则，冷冻 1 min、复温 3 min、再冷冻 1 min。进行单次或重复冷冻，治愈率 80%左右。

（3）激光治疗：采用 CO_2 激光器使糜烂部分组织炭化、结痂，痂皮脱落后，创面修复而达到治疗目的。激光头距离糜烂面 3～5 cm，照射范围应超出糜烂面 2 mm，轻症的烧灼深度为 2～3 mm，重症可达 4～5 mm，治愈率 70%～90%。

（4）微波治疗：微波电极接触局部病变组织时，瞬间产生高热效应（44 ℃～61 ℃）而达到组织凝固的目的，并可出现凝固性血栓形成而止血，治愈率 90%左右。

（5）波姆光治疗：采用波姆光照射糜烂面，直至变为均匀灰白色为止，照射深度为 2～3 mm，治愈率可达 80%。

（6）红外线凝结法：红外线照射糜烂面，局部组织凝固、坏死，形成非炎性表浅溃疡，新生鳞状上皮覆盖溃疡面而达到治愈，治愈率 90%以上。

（7）高强度聚焦超声治疗：高强度聚焦超声是治疗宫颈糜烂的一种新方法，通过超声波在焦点处产生的热效应、空化效应和机械效应，破坏病变组织。与传统物理治疗方法有所不同的是，利用聚焦超声良好的组织穿透性和定位性，将声波聚焦在宫颈病变深部，对宫颈组织的损伤部位是在表皮下的一定深度，而不是直接破坏表面黏膜层，深部病变组织被破坏后，由深及浅，促进健康组织的再生和表皮的重建。

物理治疗的注意事项：①治疗时间应在月经干净后 3～7 d 进行；②排除宫颈上皮内瘤样病变、早期宫颈癌、宫颈结核和急性感染期后方可进行；③术后阴道分泌物增多，甚至有大量水样排液，有时呈血性，脱痂时可引起活动性出血，如量较多先用过氧化氢清洗伤口，用消毒棉球局部压迫止血，24 h 后取出；④物理治疗的次数、持续时间、强度、范围应严格掌握；⑤创面愈合需要一段时间（2～8 周），在此期间禁止盆浴和性生活；⑥定期复查，随访有无宫颈管狭窄。

2.药物治疗

药物治疗适用于糜烂面积小和炎症浸润较浅的病例。

（1）硝酸银或重铬酸钾液：为强腐蚀剂，局部涂擦进行治疗，方法简单，但因疗效不佳，现基本已弃用。

(2)聚甲酚磺醛浓缩液或栓剂:目前临床上应用较多,聚甲酚磺醛是一种高酸物质,可使病变组织的蛋白质凝固脱落,对健康组织无损害且可增加阴道酸度,有利于乳酸杆菌生长。用法是将浸有聚甲酚磺醛浓缩液的棉签插入宫颈管,转动数次取出,然后将浸有浓缩液的纱布块轻轻敷贴于病变组织,纱布块应稍大于糜烂面,浸蘸的药液以不滴下为度,持续 1~3 min,每周 2 次,一个月经周期为 1 个疗程;聚甲酚磺醛栓剂为每隔天晚阴道放置一枚,12 次为 1 个疗程。

(3)免疫治疗:采用重组人 α-干扰素栓,每晚一枚,6 d 为 1 个疗程。近年报道用红色奴卡放线菌细胞壁骨架 N-CWs 菌苗治疗宫颈糜烂,该菌苗具有非特异性免疫增强及消炎作用,能促进鳞状上皮化生,修复宫颈糜烂病变达到治疗效果。

(4)宫颈管内膜炎时,根据细菌培养和药敏试验结果,采用抗生素全身治疗。

3.手术治疗

对于糜烂面积广而深,或用上述方法久治不愈的患者可考虑行宫颈锥形切除术,多采取宫颈环形电切除术。锥形切除范围从病灶外缘 0.3~0.5 cm 开始,深入宫颈管 1~2 cm,锥形切除,术后压迫止血。宫颈息肉可行息肉摘除术或电切术。

（杨艳春）

第四节　盆腔炎性疾病

一、概述

盆腔炎性疾病(PID)是妇女常见疾病,包括子宫内膜炎、附件炎、盆腔腹膜炎、盆腔结缔组织炎、女性生殖器结核等。既往盆腔炎性疾病多因产后、剖宫产后、流产后及妇科手术后细菌进入创面感染而致病,近年来则多由下生殖道的性传播疾病及细菌性阴道病上行感染造成。发病可局限于一个部位、几个部位或整个盆腔脏器。

(一)发病率

盆腔炎性疾病在一些性生活紊乱及性病泛滥的国家中是最常见的疾病。在工业化国家中,生育年龄组妇女每年盆腔炎性疾病的发生率可达 2%,美国每年估计有高达 100 万人患此病,其中需住院治疗者约 20 万人。我国盆腔炎性疾病发病率亦有升高的趋势,但尚无此方面确切的统计数字。

(二)病原体

通过对上生殖道细菌培养的研究,明确证明盆腔炎性疾病的发生为多重微生物感染所致,且许多细菌为存在于下生殖道的正常菌群。常见的致病菌有以下几种。

1.需氧菌

(1)葡萄球菌:属革兰阳性球菌,其中以金黄色葡萄球菌致病力最强,多于产后、剖宫产后、流产后或妇科手术后细菌通过宫颈上行感染至子宫、输卵管黏膜。葡萄球菌对一般常用的抗生素可产生耐药,根据药物敏感试验用药较为理想,耐青霉素的金黄色葡萄球菌对头孢唑林钠、万古霉素、克林霉素及第三代头孢菌素敏感。

（2）链球菌：也属革兰阳性球菌，其中以乙型链球菌致病力最强，能产生溶血素及多种酶，使感染扩散。本菌对青霉素敏感，患病后只要及时、足量、足疗程治疗基本无死亡。此菌可在成年女性阴道长期寄居，有报道，妊娠后期此类菌在阴道的携带率为5％～29％。

（3）大肠埃希菌：为肠道的寄生菌，一般不致病，但在机体抵抗力下降，或因外伤等侵入肠道外组织或器官时可引起严重的感染，甚至产生内毒素休克，常与其他致病菌混合感染。本菌对卡那霉素、庆大霉素、头孢唑林钠、羧苄西林敏感，但易产生耐药菌株，可在药敏试验指导下用药。

此外，尚有肠球菌、克雷伯杆菌属、奈瑟淋病双球菌、阴道嗜血杆菌等。

2.厌氧菌

厌氧菌是盆腔感染的主要菌种。厌氧菌主要来源于结肠、直肠、阴道及口腔黏膜，肠腔中厌氧菌与需氧菌的数量比为100∶1，阴道内两者的比例为10∶1。女性生殖道内常见的厌氧菌有以下几种。

（1）消化链球菌：属革兰阳性菌，易滋生于产后子宫内坏死的蜕膜碎片或残留的胎盘中，其内毒素毒力低于大肠埃希菌，但能破坏青霉素的β-内酰胺酶，对青霉素有抗药性，还可产生肝素酶，溶解肝素。促进凝血，导致血栓性静脉炎。

（2）脆弱类杆菌：属革兰阴性菌，为严重盆腔感染中的主要厌氧菌，这种感染易造成盆腔脓肿，恢复期长，伴有恶臭。本菌对甲硝唑、克林霉素、头孢菌素、多西环素敏感，对青霉素易产生耐药。

（3）产气荚膜梭状芽孢杆菌：属革兰阴性菌，多见于创伤组织感染及非法堕胎等的感染，分泌物恶臭，组织内有气体，易产生中毒性休克、弥散性血管内凝血及肾衰。对克林霉素、甲硝唑及第三代头孢菌素敏感。

除上述3种常见的厌氧菌外，二路拟杆菌和二向拟杆菌也是常见的致病菌，对青霉素耐药，对抗厌氧菌抗生素敏感。

3.性传播的病原体

如淋球菌、沙眼衣原体、支原体等，是工业化国家中导致盆腔炎性疾病的主要病原体，占60％～70％。性传播病原体与多种微生物感染导致的盆腔炎性疾病常可混合存在，且在感染过程中可相互作用。淋球菌、衣原体所造成的宫颈炎、子宫内膜炎为阴道内的细菌上行感染创造了条件，也有人认为在细菌性阴道病时，淋球菌及衣原体更易进入上生殖道。

（三）感染途径

盆腔炎性疾病主要由病原体经阴道、宫颈的上行感染引起。其他途径尚有以下几种。

1.经淋巴系统蔓延

细菌经外阴、阴道、宫颈裂伤、宫体创伤处的淋巴管侵入内生殖器及盆腔腹膜、盆腔结缔组织等部分，可形成产后感染、流产后感染或手术后感染。

2.直接蔓延

盆腔中其他脏器感染后，直接蔓延至内生殖器。如阑尾炎可直接蔓延到右侧输卵管，发生右侧输卵管炎。盆腔手术损伤后的继发感染亦可引起严重的盆腔炎。

3.经血液循环传播

病原体先侵入人体的其他系统，再经过血液循环达内生殖器，如结核菌感染，由肺或其他器官的结核灶可经血液循环而传至内生殖器，菌血症也可导致盆腔炎症。

(四)盆腔炎性疾病的预防

盆腔炎性疾病可来自产后、剖宫产、流产及妇科手术操作后。因此必须做好宣传教育,注意孕期的体质,分娩时减少局部的损伤,对损伤部位的操作要轻,注意局部的消毒。月经期生殖器官抵抗力较弱,宫颈口开放,易造成上行感染,故应避免手术。手术前应详细检查患者的体质,有无贫血及其他脏器的感染灶,如有应予以治疗。此外,也存在一些盆腔手术后发生的盆腔炎性疾病,妇科围术期应选用广谱抗生素,常用的有氨苄西林、头孢羟氨苄、头孢唑林钠、头孢西丁钠、头孢噻肟钠、头孢替坦、头孢曲松钠等。多数学者主张抗生素应在麻醉诱导期,即术前 30 min 1 次足量静脉输注,20 min 后组织内抗生素浓度可达高峰。必要时加用抗厌氧菌类抗生素如甲硝唑、替硝唑、克林霉素等。如手术操作 60～90 min,在 4 h 内给第 2 次药。剖宫产术可在钳夹脐带后给药,可选用抗厌氧菌类药物,如甲硝唑、替硝唑、克林霉素等。给药剂量及次数还需根据病变种类、手术的复杂性及患者情况而定。

可导致盆腔炎性疾病常见的其他手术,有各类须将器械伸入宫腔的操作,如人工流产,放、取环术,子宫输卵管造影等。我国在进行宫腔的计划生育手术前,须常规检查阴道清洁度、滴虫、真菌等,发现有阴道炎症者先给予治疗,有助于预防术后盆腔炎性疾病的发生。

性乱史是导致盆腔炎性疾病的重要因素。应加强对年轻妇女及其性伴侣的性传播疾病教育工作,包括延迟初次性交的时间、限制性伴侣的数量、避免与有性传播疾病者进行性接触、坚持使用屏障式的避孕工具、积极诊治无并发症的下生殖道感染等。

二、子宫内膜炎

子宫内膜炎是妇科常见的疾病,多与子宫体部的炎症并发,有急性子宫内膜炎及慢性子宫内膜炎两种。

(一)急性子宫内膜炎

1.概述

急性子宫内膜炎多发生于产后、剖宫产后、流产后及宫腔内的手术后。一些妇女在月经期、身体抵抗力虚弱时性交,或医务人员在不适当的情况下(如宫腔或其他部位的脏器已有感染)进行刮宫术,宫颈糜烂的电熨术,输卵管通液或造影术等均可导致急性子宫内膜炎。感染的细菌最常见者为链球菌、葡萄球菌、大肠埃希菌、淋球菌、衣原体及支原体、厌氧菌等,细菌可突破子宫颈的防御功能侵入子宫内膜发生急性炎症。

(1)病理表现:子宫内膜炎时子宫内膜充血、肿胀,有炎性渗出物,可混有血,也可为脓性渗出物;重症子宫内膜炎内膜坏死,呈灰绿色,分泌物可有恶臭。镜下见子宫内膜有大量多核白细胞浸润,细胞间隙内充满液体,毛细血管扩张,严重者细胞间隙内可见大量细菌,内膜坏死脱落形成溃疡。如果宫颈开放,引流通畅,宫腔分泌物清除可自愈;但也有炎症向深部侵入导致子宫肌炎、输卵管炎;如宫颈肿胀,引流不畅则形成子宫腔积脓。

(2)临床表现:急性子宫内膜炎患者可见白带增多,下腹痛,白带呈水样、黄白色、脓性,或混有血,如为厌氧菌感染,则分泌物带有恶臭。下腹痛可向双侧大腿放射,疼痛程度根据病情而异。发生在产后、剖宫产后或流产后者则有恶露长时间不净,如炎症未治疗,可扩散至子宫肌层及输卵管、卵巢、盆腔结缔组织,症状可加重,高热可达 39 ℃～40 ℃,下腹痛加剧,白带增多。体检子宫可增大,有压痛,全身体质衰弱。

2.诊断要点

主要根据病史和临床表现来诊断。

3.治疗方案

(1)全身治疗:本病全身治疗较重要,须卧床休息,给以高蛋白流质或半流质饮食,在避免感冒情况下,开窗通风,体位以头高脚低位为宜,以利于宫腔分泌物引流。

(2)抗生素治疗:在药物敏感试验无结果前给以广谱抗生素,如青霉素;氨基糖苷类抗生素,如庆大霉素、卡那霉素等对需氧菌有效;而甲硝唑对厌氧菌有效。细菌培养药物敏感试验结果得出后,可更换敏感药物。①庆大霉素:2 mg/kg 肌内注射,每 8 h 1 次。②头孢菌素:可用第三代产品,对革兰阳性、阴性菌,球菌及杆菌均有效,急救情况下,可将此药 1 g 溶于 0.9% 盐水 100 mL 中同时加入地塞米松 5~10 mg,静脉点滴,每天 1~2 次,经 3 d 治疗后体温下降病情好转时,可改服头孢唑林钠 0.25 g 每天 4 次,皮质激素也应逐渐减量至急性症状消失。如对青霉素过敏,可换用林可霉素 300~600 mg,静脉滴注,每天 3 次,体温平稳后,可改口服用药,每天 1.5~2.0 g,分 4 次给药,持续 1 周,病情稳定后停药。③诺氟沙星片:对变形杆菌、铜绿假单胞菌具有强大的抗菌作用,可抑制细菌 DNA 合成,服药后可广泛分布于全身,对急性子宫内膜炎有良好的治疗作用。每次 0.2 g,每天 3 次,连服 10~14 d,或氧氟沙星 200 mg 静脉滴注,每天 2~3 次,对喹诺酮类药物过敏者最好不用。④有条件者可对急性子宫内膜炎患者进行住院治疗,以解除症状及保持输卵管的功能。可选择抗生素方案:头孢西丁 2 g 静脉注射,每 6 h 1 次,或头孢替坦 2 g 静脉注射,每 12 h 1 次,加强力霉素 100 mg 每 12 h 1 次口服或静脉注射,共 4 d,症状改善后 48 h,继续使用多西环素 100 mg,每天 2 次,共 10~14 d。此方案对淋球菌及衣原体感染均有效。克林霉素 900 mg 静脉注射,每 8 h 1 次,庆大霉素 2 mg/kg 静脉或肌内注射,此后约 1.5 mg/kg,每 8 h 1 次,共 4 d,用药 48 h 后,如症状改善,继续用多西环素 100 mg,每天 2 次口服,共给药 10~14 d,此方案对厌氧菌及兼性革兰阴性菌有效。使用上述方案治疗后,体温下降或症状消失 4 h 后患者可出院,继续服用多西环素 100 mg,每 12 h 1 次,共 10~14 d,对淋球菌及衣原体感染均有效。

(3)手术治疗:一般急性子宫内膜炎不行手术治疗,以免引起炎症扩散,但如宫腔内有残留物、宫颈引流不畅或老年妇女宫腔积脓时,须在给大量抗生素、病情稳定后,清除宫腔残留物及取出宫内避孕器,或扩张宫颈使宫腔分泌物引流通畅,尽量不做刮宫。

(二)慢性子宫内膜炎

1.概述

慢性子宫内膜炎常因宫腔内分泌物通过子宫口流出体外,症状不甚明显,仅有少部分患者因防御机制受损,或病原体作用时间过长,对急性炎症治疗不彻底而形成。其病因如下。

(1)分娩、产后、剖宫产术后:有少量胎膜或胎盘残留于子宫腔,子宫复旧不全,引起慢性子宫内膜炎。

(2)宫内避孕器:宫内避孕器的刺激常可引起慢性子宫内膜炎。

(3)更年期或绝经期:体内雌激素水平降低,子宫内膜菲薄,易受细菌感染,发生慢性子宫内膜炎。

(4)宫腔内有黏膜下肌瘤、息肉、子宫内膜腺癌:子宫内膜易受细菌感染发生炎症。

(5)子宫内膜下基底层炎症:常可感染子宫内膜功能层而发生炎症。

(6)老年性子宫内膜炎:常可与老年性阴道炎同时发生。

(7)细菌性阴道病:病原体上行感染至子宫内膜所致。

2.病理表现

其内膜间质常见有大量浆细胞及淋巴细胞,内膜充血、肿胀,有时尚可见到肉芽组织及纤维性变。

3.临床表现

慢性子宫内膜炎患者常诉有不规则阴道流血或月经不规则,有时有轻度下腹痛及白带增多。妇科检查子宫可增大,有触痛。少数子宫内膜炎可导致不孕。

4.诊断要点

主要依据患者病史和临床表现来诊断。

5.治疗方案

慢性子宫内膜炎在治疗上应去除原因,如在产后、剖宫产后、人工流产后疑有胎膜、胎盘残留者,如无急性出血,可给抗生素3～5 d后做刮宫术;如因宫内避孕器而致病者,可取出宫内避孕器;如有黏膜下息肉、肌瘤或内膜腺癌者,可做相应的处理;如合并有输卵管炎、卵巢炎等则应做相应的处理;同时存在细菌性阴道病者,抗生素中应加用抗厌氧菌药物。

三、附件炎、盆腔腹膜炎

(一)概述

附件炎和盆腔腹膜炎,目前本病仍为多发病,国外以淋球菌及沙眼衣原体感染为最多,占60%～80%,其他为厌氧菌及需氧菌多种微生物的混合感染;国内以后者感染为主,但由性传播疾病引起者亦有增加趋势。主要原因有以下几种。

1.产后、剖宫产后及流产后感染

内在及外来的细菌上行通过剥离面或残留的胎盘、胎膜、子宫切口等至肌层、输卵管、卵巢及盆腔腹膜发生炎症,也可经破损的黏膜、胎盘剥离面通过淋巴、血行播散到盆腔。通过对上生殖道细菌培养的研究,明确证明盆腔炎性疾病是多重微生物感染,包括阴道的需氧菌、厌氧菌、阴道加德纳菌、流感嗜血杆菌等,其中厌氧菌占70%～80%。厌氧菌中以各类杆菌及脆弱类杆菌最常见。

2.月经期性交

月经期宫颈口开放,子宫内膜剥脱面有扩张的血窦及凝血块,均为细菌的上行及滋生提供了良好的环境。如在月经期性交或使用不洁的月经垫,可使细菌侵入发生炎症。

3.妇科手术操作

任何通过宫颈黏液屏障的手术操作导致的盆腔感染,都称医源性盆腔炎性疾病,如放置宫内避孕器、人工流产、输卵管通液、造影等。其他妇科手术如宫颈糜烂电熨术、腹腔镜绝育术、人工流产导致子宫穿孔,盆腔手术误伤肠管等均可导致急性炎症。

4.邻近器官炎症的蔓延

邻近器官的炎症最常见者为急性阑尾炎、憩室炎、腹膜炎等。

5.盆腔炎性疾病

再次急性发作盆腔炎性疾病所造成的盆腔粘连、输卵管积水、扭曲等后遗症,易造成盆腔炎性疾病的再次急性发作,尤其是在患者免疫力低下、有不洁性交史等情况下。

6.全身性疾病

如败血症、菌血症等,细菌也可波及输卵管及卵巢发生急性盆腔炎性疾病。

7.淋球菌及沙眼衣原体

多为上行性急性感染,病原体多来自尿道炎、前庭大腺炎、宫颈炎等。

(二)病理表现

1.附件炎

当多重微生物造成产后、剖宫产后、流产后的急性输卵管炎、卵巢炎、输卵管卵巢脓肿时,病变可通过子宫颈的淋巴播散至子宫颈旁的结缔组织,首先侵及输卵管浆膜层再达肌层,输卵管内膜受侵较轻,或可不受累。病变是以输卵管间质炎为主,由于输卵管管壁增粗,可压迫管腔变窄,轻者管壁充血、肿胀,重者输卵管肿胀明显,且弯曲,并有纤维素性渗出物,引起周围组织粘连。炎症如经子宫内膜向上蔓延,首先引起输卵管内膜炎,使输卵管内膜肿胀、间质充血、肿胀及大量中性多核白细胞浸润,重者输卵管内膜上皮可有退行性变或成片脱落,引起输卵管管腔粘连闭塞或伞端闭锁,如有渗出物或脓液积聚,可形成输卵管积脓,与卵巢粘连形成炎性包块。卵巢表面有一层白膜包被,很少单独发炎,卵巢多与输卵管伞端粘连,发生卵巢周围炎,进一步形成卵巢脓肿,如脓肿壁与输卵管粘连贯通则形成输卵管卵巢脓肿。脓肿可发生于初次感染之后,但往往是在反复发作之后形成。脓肿多位于子宫后方、阔韧带后叶及肠管间,可向阴道、直肠间贯通,也可破入腹腔,发生急性弥漫性腹膜炎。

2.盆腔腹膜炎

病变腹膜充血、肿胀,伴有含纤维素的渗出液,可形成盆腔脏器粘连,渗出物聚集在粘连的间隙内,形成多个小脓肿,或聚集在子宫直肠窝形成盆腔脓肿,脓肿破入直肠,症状可减轻;如破入腹腔则可引起弥漫性腹膜炎,使病情加重。

(三)临床表现

视病情及病变范围大小,表现的症状不同,轻者可以症状轻微或无症状。重者可有发热及下腹痛,发热前可先有寒战、头痛,体温可高达 39 ℃～40 ℃,下腹痛多为双侧下腹部剧痛或病变部剧痛,可与发热同时发生。如疼痛发生在月经期则可有月经的变化,如经量增多、月经期延长;在非月经期发作则可有不规则阴道出血、白带增多、性交痛等。由于炎症的刺激,少数患者也可有膀胱及直肠刺激症状,如尿频、尿急、腹胀、腹泻等。体格检查患者呈急性病容,脉速,唇干。妇科检查见阴道充血,宫颈充血有分泌物,呈黄白色或黏液脓性,有时带恶臭,阴道穹隆有触痛,宫颈有举痛,子宫增大、压痛、活动受限,双侧附件有增厚,或触及包块,压痛明显。下腹部剧痛常拒按,或一侧压痛,摆动宫颈时更明显,炎症波及腹膜时呈现腹膜刺激症状。如已发展为盆腔腹膜炎,则整个下腹部有压痛及反跳痛。

(四)诊断要点

重症及典型的盆腔炎性疾病病例根据病史、临床及实验室检查所见,诊断不难,但此部分患者只占盆腔炎性疾病的 4% 左右。临床上绝大多数盆腔炎性疾病为轻到中度及亚临床感染者。这部分患者可无明确病史,临床症状轻微,或仅表现有下腹部轻微疼痛,白带稍多,给临床诊断带来困难。有研究显示,因感染造成的输卵管性不孕患者中,30%～75%无盆腔炎性疾病史,急性盆腔炎性疾病有发热者仅占 30%,有下腹痛、白带多、宫颈举痛者仅占 20%。鉴于此,美国疾病控制与预防中心提出了新的盆腔炎性疾病诊断标准:①至少必须具备下列 3 项主要标准,下腹痛、宫颈举痛、附件区压痛。②此外,下列标准中具备一项或一项以上时,增加诊断的特异性。体温>38 ℃、异常的宫颈或阴道排液、沙眼衣原体或淋病双球菌的实验室证据、红细胞沉降率加快或 C 反应蛋白升高。③对一些有选择的病例必须有下列的确定标准。阴道超声或其他影像诊断技术的阳性发现如输卵管增粗、伴或不伴管腔积液、输卵管卵巢脓肿或腹腔游离液体、子宫内膜活检阳性、腹腔镜下有与盆腔炎性疾病一致的阳性所见。

盆腔炎性疾病中有 10%～20% 伴有肝周围炎或局部腹膜炎,多在腹腔镜检查时发现,被认为是感染性腹腔液体直接或经淋巴引流到膈下区域造成,以沙眼衣原体引起者最多见,偶见有淋球菌及厌氧菌引起者。腹腔镜下见肝周充血,炎性渗出及肝膈面与上腹、横膈形成束状、膜状粘连带。此种肝周炎很少侵犯肝实质,肝功能多正常。

1.阴道分泌物涂片检查

此方法简便、经济、实用。阴道分泌物涂片检查中每个阴道上皮细胞中多于 1 个以上的多形核白细胞就会出现白带增多,每高倍视野有 3 个以上白细胞诊断盆腔炎性疾病的敏感性达 87%,其敏感性高于红细胞沉降率、C 反应蛋白,以及经过内膜活检或腹腔镜证实的有症状的盆腔炎性疾病所呈现出来的外周血的白细胞计数值。

2.子宫内膜活检

可得到子宫内膜炎的组织病理学诊断,被认为是一种比腹腔镜创伤小而又能证实盆腔炎性疾病的方法,因子宫内膜炎常合并有急性输卵管炎。子宫内膜活检与腹腔镜检查在诊断盆腔炎性疾病上有 90% 的相关性。子宫内膜活检的诊断敏感性达 92%,特异性为 87%,并可同时取材做细菌培养,但有被阴道细菌污染的机会。

3.影像学检查

在各类影像学检查方法中,B 超是最简便、实用和经济的方法,且与腹腔镜检查有很好的相关性。在急性、严重的盆腔炎性疾病时,经阴道超声可见输卵管增粗、管腔积液或盆腔有游离液体。B 超还可用于监测临床病情的发展,出现盆腔脓肿时,B 超可显示附件区肿块,伴不均匀回声。CT、MRI 有时也可显示出较清晰的盆腔器官影像,但由于其价值昂贵而不能普遍用于临床。对于早期、轻度的盆腔炎性疾病,B 超敏感性差。

4.腹腔镜检查

目前被认为是诊断盆腔炎性疾病的金标准,因可在直视下观察盆腔器官的病变情况,并可同时取材行细菌鉴定及培养而无阴道污染之虑。腹腔镜下诊断盆腔炎性疾病的最低标准为输卵管表面可见充血、输卵管壁肿胀及输卵管表面与伞端有渗出物,也可显示肝包膜渗出、粘连。

5.其他实验室检查

其他实验室检查包括血白细胞计数增多、红细胞沉降率增快、C 反应蛋白升高、血清 CA125升高等,虽对临床诊断有所帮助,但均缺乏敏感性与特异性。

(五)治疗方案

盆腔炎性疾病治疗目的是缓解症状、消除当前感染及降低远期后遗症的危险。

1.全身治疗

重症者应卧床休息,给予高蛋白流食或半流食,体位以头高脚低位为宜,以利于宫腔内及宫颈分泌物排出体外,盆腔内的渗出物聚集在子宫直肠窝内而使炎症局限。补充液体,纠正电解质紊乱及酸碱平衡,高热时给以物理降温,并应适当给予止痛药,避免无保护性交。

2.抗生素治疗

近年来由于新的抗生素不断问世,细菌培养技术的提高及药物敏感试验的配合,使临床上得以合理使用抗生素,对急性炎症可达到微生物学的治愈(治愈率为 84%～98%),一般在药物敏感试验做出以前,先使用需氧菌、厌氧菌及淋球菌、沙眼衣原体兼顾的广谱抗生素,待药敏试验做出后再更换,一般是根据病因及发病后已用过何种抗生素作为参考来选择用药。急性附件炎、盆腔腹膜炎常用的抗生素如下。

(1)青霉素或红霉素与氨基糖苷类药物及甲硝唑联合:青霉素 G 每天 240 万～1 000 万单位,静脉滴注,病情好转后改为每天 120 万～240 万单位,每 4～6 h 1 次,分次给药或连续静脉滴注。红霉素每天 0.90～1.25 g 静脉滴注,链霉素 0.75 g 肌内注射,每天 1 次。庆大霉素每天 16 万～32 万单位,分 2～3 次静脉滴注或肌内注射,一般疗程＜10 d。甲硝唑 500 mg 静脉滴注,每 8 h 1 次,病情好转后改口服 400 mg,每 8 h 1 次。

(2)第一代头孢菌素与甲硝唑合用:对第一代头孢菌素敏感的细菌有 β 溶血性链球菌、葡萄球菌、大肠埃希菌等。头孢噻吩每天 2 g,分 4 次肌内注射;或头孢唑林钠每次 0.5～1.0 g,每天 2～4 次,静脉滴注;或头孢拉定,静脉滴注每天量为 100～150 mg/kg,分次给予,口服每天 2～4 g,分 4 次空腹服用。

(3)克林霉素与氨基糖苷类药物联合:克林霉素每次 600 mg,每 6 h 1 次,静脉滴注,体温降至正常后 24～48 h 改口服,每次 300 mg,每 6 h 1 次。克林霉素对多数革兰阳性和厌氧菌(如类杆菌、消化链球菌等)及沙眼衣原体有效。与氨基糖苷类药物合用有良好的效果。但此类药物与红霉素有拮抗作用,不可与其联合。

(4)林可霉素:其作用与克林霉素相同,用量每次 300～600 mg,每天 3 次,肌内注射或静脉滴注。

(5)第二代头孢菌素:对革兰阴性菌的作用较为优越,抗酶性能强,抗菌谱广。临床用于革兰阴性菌。如头孢呋辛,每次 0.50～0.75 g,每天 3 次肌内注射或静脉滴注;头孢孟多轻度感染每次 0.5～1.0 g,每天 4 次静脉滴注,较重的感染每天 6 次,每次 1 g;头孢西丁对革兰阳性及阴性需氧菌与厌氧菌包括脆弱类杆菌均有效,每次 1～2 g,每 6～8 h 1 次静脉注射或静脉滴注,可单独使用。

(6)第三代头孢菌素:对革兰阴性菌的作用较第二代头孢菌素更强,抗菌谱广,耐酶性能强,对第一、二代头孢菌素耐药的一些革兰阴性菌株常可有效。头孢噻肟对革兰阴性菌有较强的抗菌效能,但对脆弱类杆菌较不敏感。一般感染每天 2 g,分 2 次肌内注射或静脉注射,中度或重度感染每天 3～6 g,分 3 次肌内注射或静脉注射。头孢曲松钠 1～2 g,每天 2 次静脉注射。

(7)哌拉西林:对多数需氧菌及厌氧菌均有效,每天 4～12 g,分 3～4 次静脉注射或静脉滴注,严重感染每天可用 16～24 g。

(8)喹诺酮类药物:如诺氟沙星、氧氟沙星、环丙沙星等,其抗菌谱广,对革兰阳性、阴性菌均有抗菌作用,且具有较好的组织渗透性,口服量每天 0.2～0.6 g,分 2～3 次服用。另外,氟罗沙星由于其半衰期长,每天 1 次服 0.2～0.4 g 即可。

3.中药治疗

主要为活血化瘀、清热解毒,如用银翘解毒汤、清营汤、安宫牛黄丸、紫雪丹等。

4.手术治疗

(1)经药物治疗 48～72 h,体温持续不降,肿块增大,出现肠梗阻、脓肿破裂或中毒症状时,应及时行手术处理。年轻妇女要考虑保留卵巢功能,对体质衰弱的患者,手术范围需根据具体情况决定。如为盆腔脓肿,可在 B 超、CT 等影像检查引导下经腹部或阴道切开排脓,也可在腹腔镜下行盆腔脓肿切开引流,同时注入抗生素。

(2)输卵管脓肿、卵巢脓肿,经保守治疗病情好转,肿物局限,也可行手术切除肿物。

（3）脓肿破裂，患者出现腹部剧痛，伴高热、寒战、恶心、呕吐、腹胀、拒按等情况时应立即剖腹探查。

四、盆腔结缔组织炎

（一）急性盆腔结缔组织炎

1.概述

盆腔结缔组织是腹膜外的组织，位于盆腔腹膜的后方，子宫两侧及膀胱前间隙处，这些部位的结缔组织间并无明显的界限。急性盆腔结缔组织炎是指盆腔结缔组织初发的炎症，不是继发于输卵管、卵巢的炎症，是初发于子宫旁的结缔组织，然后再扩展至其他部位。

本病多由于分娩或剖宫产时宫颈或阴道上端的撕裂，困难的宫颈扩张术时宫颈裂伤，经阴道的子宫全切除术时阴道残端周围的血肿及人工流产术中误伤子宫及宫颈侧壁等情况时细菌侵入发生感染。

本病的常见病原体多为链球菌、葡萄球菌、大肠埃希菌、厌氧菌、淋球菌、衣原体、支原体等。

2.病理表现

发生急性盆腔结缔组织炎后，局部组织出现肿胀、充血，并有多量白细胞及浆细胞浸润。炎症初起时多位于生殖器官受到损伤的部位，如自子宫颈部的损伤浸润至子宫颈一侧盆腔结缔组织，逐渐可蔓延至盆腔对侧的结缔组织及盆腔的前半部分。病变部分易化脓，形成大小不等的脓肿，如未能及时控制，炎症可通过淋巴向输卵管、卵巢或髂窝处扩散，由于盆腔结缔组织与盆腔内血管接近，可引起盆腔血栓性静脉炎。如阔韧带内已形成脓肿未及时切开引流，脓肿可向阴道、膀胱、直肠破溃，高位的脓肿也可向腹腔破溃引起弥漫性腹膜炎，脓毒血症使病情急剧恶化，但引流通畅后，炎症可逐渐消失。如排脓不畅，也可发生长期不愈的窦道。

3.临床表现

炎症初期患者可有高热，下腹痛，体温可达 39 ℃～40 ℃，下腹痛多与急性输卵管卵巢炎相似。如病史中在发病前曾有全子宫切除术、剖宫产术时有单侧壁或双侧壁损伤，诊断更易。如已形成脓肿，除发热、下腹外，常见有直肠、膀胱压迫症状如便意频数、排便痛、恶心、呕吐、尿频、尿痛等症状。

妇科检查在发病初期，子宫一侧或双侧有明显的压痛与边界不明显的增厚感，增厚可达盆壁，子宫略大，活动差，压痛，一侧阴道或双侧阴道穹隆可触及包块，包块上界常与子宫底平行，触痛明显。如已形成脓肿则因脓液向下流入子宫后方，阴道后穹隆常可触及较软的包块，且触痛明显。

4.诊断要点

根据病史、临床症状及妇科检查所见诊断不难，但须做好鉴别诊断。

（1）输卵管妊娠破裂：有停经史、下腹痛突然发生，面色苍白，急性病容，腹部有腹膜刺激症状，阴道出血少量、尿 HCG（＋）、后穹隆穿刺为血液。

（2）卵巢囊肿蒂扭转：有突发的一侧性下腹痛，有或无肿瘤史，有单侧腹膜刺激症状，触痛明显，妇科检查子宫一侧触及肿物及触痛，无停经史。

（3）急性阑尾炎：疼痛缓慢发生，麦氏点有触痛，妇科检查无阳性所见。

5.治疗方案

（1）抗生素治疗：可用广谱抗生素，如青霉素、头孢菌素、氨基糖苷类抗生素、林可霉素、克林霉素、多西环素及甲硝唑等。待细菌药物敏感试验出结果后，改用敏感的抗生素。

（2）手术治疗：急性盆腔结缔组织炎，轻症者一般不作手术治疗，以免炎症扩散或出血，但有些情况须手术处理。①宫腔内残留组织伴阴道出血：首先应积极抗感染，如无效或出血较多时，在用药物控制感染的同时，用卵圆钳清除宫腔内容物，而避免做刮宫术。②子宫穿孔：如无肠管损伤及内出血，可不必剖腹修补。③宫腔积脓：应扩张宫口使脓液引流通畅。④已形成脓肿者：根据脓肿的部位采取切开排脓手术，如为接近腹股沟韧带的脓肿，应等待脓肿扩大后再作切开；如脓肿位于阴道一侧则应自阴道做切开，尽量靠近中线，以免损伤输尿管或子宫动脉。

（二）慢性盆腔结缔组织炎

1.概述

慢性盆腔结缔组织炎多由于急性盆腔结缔组织炎治疗不彻底，或患者体质较差，炎症迁延而成慢性。由于宫颈的淋巴管直接与盆腔结缔组织相通，故也可因慢性宫颈炎发展至盆腔结缔组织炎。

2.病理表现

本病的病理变化多为盆腔结缔组织因充血、肿胀，转为纤维组织和增厚、变硬的瘢痕组织，与盆壁相连，子宫被固定不能活动，或活动受限，子宫常偏于患侧的盆腔结缔组织。

3.临床表现

轻度慢性盆腔结缔组织炎，一般多无症状，偶尔于身体劳累时有腰痛，下腹坠痛，重度者可有较严重的下腹坠痛，腰酸痛及性交痛。妇科检查，子宫多呈后倾后屈位，三合诊时触及宫骶韧带增粗呈索条状，有触痛，双侧宫旁组织肥厚，有触痛，如为一侧性者可触及子宫变位，屈向于患侧，如已形成冰冻骨盆，则子宫的活动完全受到限制。

4.诊断要点

根据有急性盆腔结缔组织炎史、临床症状与妇科检查，诊断不难，但需与子宫内膜异位症、结核性盆腔炎、卵巢癌及陈旧性异位妊娠等鉴别。

（1）子宫内膜异位症：多有痛经史，且进行性加重。妇科检查可能触及子宫骶韧带处有触痛结节，或子宫两侧有包块，B超及腹腔镜检查有助于诊断。

（2）结核性盆腔炎：多有其他脏器结核史，腹痛常为持续性，腹胀，偶有腹部包块，有时有闭经史，可同时伴子宫内膜结核，X线检查下腹部可见钙化灶，包块位置较慢性盆腔结缔组织炎高。

（3）卵巢癌：包块多为实质性，较硬，表面不规则，常有腹水，患者一般情况差，晚期患者有下腹痛，诊断有困难时，B超、腹腔镜检查、肿瘤标志物及病理活组织检查有助于诊断。

（4）陈旧性异位妊娠：多有闭经史及阴道出血，下腹痛偏于患侧，妇科检查子宫旁有境界不清的包块，触痛，B超及腹腔镜检查有助于诊断。

5.治疗方案

须积极治疗慢性宫颈炎及急性盆腔结缔组织炎。慢性宫颈炎的治疗包括物理治疗如超短波、激光、微波、中波、直流电离子导入、紫外线等。对慢性盆腔结缔组织炎可用物理治疗，以减轻疼痛。对急性盆腔结缔组织炎需积极彻底治疗，不使病原体潜伏于体内。应用抗生素治疗可取得一定的疗效，与物理治疗合用效果较好。慢性盆腔结缔组织炎经治疗后症状可减轻，但易复发，如在月经期后、性交后及过度体力劳动后易复发。

五、女性生殖器结核

(一)概述

由人型结核杆菌侵入机体后在女性生殖器引起的炎症性疾病称为女性生殖器结核,常继发于肺、肠、肠系膜淋巴结、腹膜等官的结核,也有少数患者继发于骨、关节结核,多数患者在发现生殖器结核时原发病灶已愈。结核杆菌首先侵犯输卵管,然后下行传播至子宫内膜和卵巢,很少侵犯子宫颈,阴道及外阴结核更属罕见。由于本病病程缓慢,症状不典型,易被忽视。

(二)传播途径

生殖器结核是全身结核的一种表现,一般认为是继发性感染,主要来源于肺或腹膜结核。传播途径可有以下几种。

1.血行传播

血行传播最为多见。结核杆菌一般首先感染肺部,短时间即进入血液循环,传播至体内其他器官,包括生殖器官。有研究发现,肺部原发感染发生在月经初期时结核菌通过血行播散可被单核-吞噬细胞系统清除,但在输卵管内可形成隐性传播灶,处于静止状态可达 1~10 年,直至机体免疫功能低下时细菌重新激活发生感染。青春期时生殖器官发育,血供较为丰富,结核菌易借血行传播。

2.淋巴传播

淋巴传播较少见。多为逆行传播,如肠结核通过淋巴管逆行传播至生殖器官。

3.直接蔓延

结核性腹膜炎和肠系膜淋巴结核可直接蔓延到输卵管。腹膜结核与输卵管结核常并存,平均占生殖器结核的 50%,两处结核病灶可通过直接接触相互传染。

4.原发性感染

原发性感染极为少见。一般多为男性附睾结核的结核菌通过性交传染给女性。

(三)病理表现

女性生殖器结核绝大多数首先感染输卵管,其次为子宫内膜、卵巢、宫颈、阴道及外阴。

1.输卵管结核

输卵管结核占生殖器结核的 90%~100%。多为双侧性。典型病变输卵管黏膜皱襞可有广泛的肉芽肿反应及干酪样坏死,镜下可见结核结节。由于感染途径不同,结核性输卵管炎初期大致有 3 种类型。

(1)结核性输卵管周围炎:输卵管浆膜面充血、肿胀,见散在黄白色粟米状小结节,可与周围器官广泛粘连,常为盆腔腹膜炎或弥漫性腹膜炎的一部分。可能出现少量腹水。

(2)结核性输卵管间质炎:由血行播散而来。输卵管黏膜下层或肌层最先出现散在小结节,后波及黏膜和浆膜。

(3)结核性输卵管内膜炎:多由血行播散所致,继发于结核性腹膜炎者较少见,结核杆菌可由输卵管伞端侵入。输卵管黏膜首先受累,发生溃疡和干酪样坏死,病变以输卵管远端为主,伞端黏膜肿胀,黏膜皱襞相互粘连,伞端可外翻呈烟斗状但并不一定闭锁。

输卵管结核随病情发展可有两种类型。①增生粘连型:较多见,此型病程进展缓慢,临床表现多不明显。输卵管增粗僵直,伞端肿大开放呈烟斗状,但管腔可发生狭窄或阻塞。切面可在黏膜及肌壁找到干酪样结节,慢性病例可见钙化灶。当病变扩展到浆膜层或整个输卵管被破坏后,可有干酪样物质渗出,随后肉芽组织侵入,使输卵管与邻近器官如卵巢、肠管、肠系膜、膀胱和直肠等广泛紧密粘连,形成难以分离的实性肿块,如有积液则形成包裹性积液。②渗出型:此型病程急性或亚急性。渗出液呈草黄色,澄清,为浆液性,偶可见血性液体,量多少不等。输卵管管壁有干酪样坏死,黏膜有粘连,管腔内有干酪样物质潴留而形成输卵管积脓。与周围器官可无粘连而活动,易误诊为卵巢囊肿。较大的输卵管积脓可波及卵巢而形成结核型输卵管卵巢脓肿。

2.子宫内膜结核

子宫内膜结核占 50%～60%。多由输卵管结核扩散而来。由于子宫内膜有周期性脱落而使内膜结核病灶随之排出,病变多局限于子宫内膜,早期呈散在粟粒样结节,极少数严重者病变侵入肌层。宫体大小正常或略小,外观无异常。刮取的子宫内膜镜下可见结核结节,严重者出现干酪样坏死。典型的结核结节中央为 1～2 个巨细胞,细胞呈马蹄状排列,周围有类上皮细胞环绕,外侧有大量淋巴细胞和浆细胞浸润。子宫内膜结核结节的特点是结核结节周围的腺体对卵巢激素反应不敏感,表现为持续性增生或分泌不足。严重的内膜结核可出现干酪样坏死而呈表浅的溃疡,致使内膜大部分或全部被破坏,以后还可形成瘢痕,内膜的功能全部丧失而发生闭经。子宫内膜为干酪样组织或形成溃疡时可形成宫腔积脓;全部为干酪样肉芽肿样组织时可出现恶臭的浆液性白带,须排除子宫内膜癌。

3.卵巢结核

卵巢结核占 20%～30%。病变多由输卵管结核蔓延而来,多为双侧性,卵巢表面可见结核结节或干酪样坏死或肉芽肿。卵巢虽与输卵管相邻较近,但因有白膜包裹而较少受累,常仅有卵巢周围炎。若由血行传播引起的感染可在卵巢深层间质中形成结节,或发生干酪样坏死性脓肿。

4.子宫颈结核

子宫颈结核占 5%～15%。常由子宫内膜结核向下蔓延形成,或经血行淋巴播散而来。肉眼观病变呈乳头状增生或溃疡型而不易与宫颈癌鉴别,确诊须经病理组织学检查。宫颈结核一般有四种类型:溃疡型、乳头型、间质型和子宫颈黏膜型。

5.外阴、阴道结核

外阴、阴道结核占 1%。多自子宫和子宫颈向下蔓延而来或血行传播。病灶表现为外阴和阴道局部单个或数个表浅溃疡,久治不愈可形成窦道。

(四)临床表现

1.病史

病史对本病的诊断极为重要。须详细询问家族结核史、本人结核接触史及本人生殖器以外的脏器结核史,生殖器结核患者中约有 1/5 的患者有结核家族史。

2.症状

患者的临床症状多为非特异性的。不少患者无不适主诉,而有的则症状严重。

(1)月经失调:为女性生殖器结核较常见的症状,与病情有关。早期患者因子宫内膜充血或形成溃疡而表现为月经量过多、经期延长或不规则阴道出血,易被误诊为功能失调性子宫出血。多数患者就诊时发病已久,此时子宫内膜已遭受不同程度的破坏,表现为月经量过少,甚至闭经。

(2)下腹坠痛:盆腔炎症和粘连,结核性输卵管卵巢脓肿等均可引起不同程度的下腹坠痛,经期尤甚。

(3)不孕:输卵管结核患者输卵管管腔可狭窄、阻塞,黏膜纤毛丧失或粘连,输卵管间质发生炎症者输卵管蠕动异常,输卵管失去正常功能而导致不孕。子宫内膜结核是引起不孕的另一主要原因。在原发性不孕患者中,生殖器结核常为主要原因之一。

(4)白带增多:多见于合并子宫颈结核者,尤其当合并子宫颈炎时,分泌物可呈脓性或脓血性,组织脆,有接触性出血,易误诊为癌性溃疡。

(5)全身症状:可有疲劳、消瘦、低热、盗汗、食欲下降或体质量减轻等结核的一般症状。无自觉症状的患者临床亦不少见。有的患者可仅有低热,尤其在月经期比较明显,每次经期低热是生殖器结核的典型临床表现之一。生殖器结核常继发于肺、脑膜、肠和泌尿系统等脏器的结核,因而可有原发脏器结核的症状,如咯血、胸痛、血尿等。

3.体征

因病变部位、程度和范围不同而有较大差异。部分病例妇科检查子宫因粘连而活动受限,双侧输卵管增粗、变硬、如索条状。严重病例妇科检查可扪及盆腔包块,质硬,不规则,与周围组织广泛粘连,活动差,无明显触痛。包裹性积液患者可扪及囊性肿物,颇似卵巢囊肿。生殖器结核与腹膜结核并存患者腹部可有压痛,腹部触诊腹壁揉面感,腹水征阳性。个别患者于子宫旁或子宫直肠窝处扪及小结节,易误诊为盆腔子宫内膜异位症或卵巢恶性肿瘤。生殖器结核患者常有子宫发育不良,子宫颈结核患者窥阴器检查时可见宫颈局部乳头状增生或小溃疡形成。

(五)诊断要点

症状、体征典型的患者诊断多无困难,多数因无明显症状和体征极易造成漏诊或误诊。有些患者仅因不孕行诊断性刮宫,经病理组织学检查才证实为子宫内膜结核。如有以下情况应首先考虑生殖器结核可能:①有家族性结核史,既往有结核接触史,或本人曾患肺结核、胸膜炎和肠结核者;②不孕伴月经过少或闭经,有下腹痛等症状,或盆腔有包块者;③未婚妇女,无性接触史,主诉低热、盗汗、下腹痛和月经失调,肛门指诊盆腔附件区增厚有包块者;④慢性盆腔炎久治不愈者。

由于本病患者常无典型临床表现,需依靠辅助诊断方法确诊。常用的辅助诊断方法有以下几种。

1.病理组织学检查

盆腔内见粟粒样结节或干酪样物质者一般必须做诊断性刮宫。对不孕及可疑患者也应取子宫内膜做病理组织学检查。诊刮应在月经来潮后 12 h 之内进行,因此时病变表现较为明显。刮宫时应注意刮取两侧子宫角内膜,因子宫内膜结核多来自输卵管,使病灶多首先出现在宫腔两侧角。刮出的组织应全部送病理检查,最好将标本做系统连续切片,以免漏诊。如在切片中找到典型的结核结节即可确诊。子宫内膜有炎性肉芽肿者应高度怀疑内膜结核。无结核性病变但有巨细胞体系存在也不能否认结核的存在。可疑患者需每隔 2～3 个月复查,如 3 次内膜检查均阴性者可认为无子宫内膜结核存在。因诊刮术有引起结核扩散的危险性,术前、术后应使用抗结核药物预防性治疗。其他如宫颈、阴道、外阴等病灶也须经病理组织学检查才能明确诊断。

2.结核杆菌培养、动物接种

取经血、刮取的子宫内膜、宫颈分泌物、宫腔分泌物、盆腔包块穿刺液或盆腔包裹性积液等做培养,到 2 个月时检查有无阳性结果。或将这些物质接种于豚鼠腹壁皮下,6～8 周后解剖检查,如在接种部位周围的淋巴结中找到结核杆菌即可确诊。如果结果为阳性,可进一步做药敏试验以指导临床治疗。经血培养(取月经第 1 d 的经血 6～8 mL)可避免刮宫术引起的结核扩散,但阳性率较子宫内膜细菌学检查为低。一般主张同时进行组织学检查、细菌培养和动物接种,可提高阳性确诊率。本法有一定技术条件要求,而且需时较长,尚难推广使用。

3.X 线检查

（1）胸部 X 线摄片：必要时还可做胃肠系统和泌尿系统 X 线检查，以便发现其原发病灶。但许多患者在发现生殖器结核时其原发病灶往往已经愈合，而且不留痕迹，故 X 线片阴性并不能排除盆腔结核。

（2）腹部 X 线摄片：如显示孤立的钙化灶，提示曾有盆腔淋巴结结核。

（3）子宫输卵管碘油造影：子宫输卵管碘油造影对生殖器结核的诊断有一定的价值。其显影特征：①子宫腔形态各不相同，可有不同程度的狭窄或变形，无刮宫或流产病史者边缘亦可呈锯齿状；②输卵管管腔有多发性狭窄，呈典型的串珠状或细小僵直状；③造影剂进入子宫壁间质、宫旁淋巴管或血管时应考虑有子宫内膜结核；④输卵管壶腹部与峡部间有梗阻，并伴有碘油进输卵管间质中的灌注缺损；⑤相当于输卵管、卵巢和盆腔淋巴结部位有多数散在粟粒状透亮斑点阴影，似钙化灶。子宫输卵管碘油造影有可能将结核菌或干酪样物质带入盆腹腔，甚至造成疾病扩散而危及生命，因此应严格掌握适应证。输卵管有积脓或其他疾病时不宜行造影术。造影前后应给予抗结核药物，以防病情加重。造影适宜时间在经净后 2～3 d 内。

4.腹腔镜检查

腹腔镜检查在诊断妇女早期盆腔结核上较其他方法更有价值。对于宫内膜组织病理学和细菌学检查阴性的患者可行腹腔镜检查。镜下观察子宫和输卵管的浆膜面有无粟粒状结节，输卵管周围有无膜状粘连，以及输卵管卵巢有无肿块等，同时可取可疑病变组织做活检，并取后穹隆液体做结核菌培养等。

5.聚合酶链反应检测

经血或组织中结核杆菌特异的荧光聚合酶链反应定量测定可对疾病做出迅速诊断，但判断结果时要考虑病程。

6.血清 CA125 值测定

晚期腹腔结核患者血清 CA125 水平明显升高。伴或不伴腹水的腹部肿块患者血清 CA125 值异常升高也应考虑结核的可能，腹腔镜检查结合组织活检可明确诊断，以避免不必要的剖腹手术。血清 CA125 值的检测还可用于监测抗结核治疗的疗效。

7.宫腔镜检查

宫腔镜检查可直接发现子宫内膜结核病灶，并可在直视下取活组织做病理检查。但有可能使结核扩散，且因结核破坏所致的宫腔严重粘连变形可妨碍观察效果，难以与外伤性宫腔粘连鉴别，故不宜作为首选。如必须借助宫腔镜诊断，镜检前应排除有无活动性结核，并应进行抗结核治疗。宫腔镜下可见子宫内膜因炎症反应而充血发红，病灶呈黄白色或灰黄色。轻度病变子宫内膜高低不平，表面可附着粟粒样白色小结节；重度病变子宫内膜为结核破坏，致宫腔粘连，形态不规则，腔内可充满杂乱、质脆的息肉状突起，瘢痕组织质硬，甚至形成石样钙化灶，难以扩张和分离。

8.其他检查

如结核菌素试验、血常规、红细胞沉降率和血中结核抗体检测等，但这些检查对病变部位无特异性，仅可作为诊断的参考。

（六）治疗方案

1.一般治疗

增强机体抵抗力及免疫力对治疗有一定的帮助。活动性结核患者，应卧床休息，至少休息

3 个月。当病情得到控制后,可从事部分较轻工作,但需注意劳逸结合,加强营养,适当参加体育活动,增强体质。

　　2.抗结核药物治疗

　　(1)常用的抗结核药物:理想的抗结核药物具有杀菌、灭菌或较强的抑菌作用,毒性低,不良反应小,不易产生耐药菌株,价格低廉,使用方便,药源充足;经口服或注射后药物能在血液中达到有效浓度,并能渗入吞噬细胞、腹膜腔或脑脊液内,疗效迅速而持久。

　　目前常用的抗结核药物分为 4 类:①对细胞内外菌体效力相仿者,如利福平(RFP)、异烟肼(INH)、乙硫异烟胺和环丝氨酸等;②细胞外作用占优势者,如链霉素(SM)、卡那霉素、卷曲霉素和紫霉素等;③细胞内作用占优势者,如吡嗪酰胺(PZA);④抑菌药物,如对氨基水杨酸钠(PAS)、乙胺丁醇(EMB)和氨硫脲等。

　　链霉素、异烟肼和对氨基水杨酸钠称为第一线药物;其他各药称为第二线药物。临床上一般首先选用第一线药物,在第一线药物产生耐药菌株或因毒性反应患者不能耐受时则可换用 1～2 种第二线药物。

　　常用的抗结核药物:①异烟肼具有杀菌力强、可以口服、不良反应小、价格低廉等优点。结核杆菌对本药的敏感性很易消失,故多与其他抗结核药物联合使用。其作用机制主要是抑制结核菌脱氧核糖核酸(DNA)的合成,并阻碍细菌细胞壁的合成。口服后吸收快,渗入组织杀灭细胞内外代谢活跃或静止的结核菌,局部病灶药物浓度亦相当高。剂量:成人口服 1 次 0.1～0.3 g,1 d 2 次;静脉用药 1 次 0.3～0.6 g,加 5% 葡萄糖注射液或等渗氯化钠注射液 20～40 mL 缓慢静脉注射,或加入 250～500 mL 液体中静脉滴注;局部(子宫腔内、子宫直肠窝或炎性包块内)用药 1 次 50～200 mg;也可 1 d 1 次 0.3 g 顿服或 1 周 2 次,1 次 0.6～0.8 g 口服,以提高疗效并减少不良反应。本药常规剂量很少发生不良反应,大剂量或长期使用时可见周围神经炎、中枢神经系统中毒(兴奋或抑制)、肝脏损害(血清丙氨酸氨基转移酶升高)等。异烟肼急性中毒时可用大剂量维生素 B_6 对抗。用药期间注意定期检查肝功能。肝功能不良、有精神病和癫痫史者慎用。本品可加强香豆素类抗凝药、某些抗癫痫药、降压药、抗胆碱药、三环抗抑郁药等的作用,合用时须注意。抗酸药尤其是氢氧化铝可抑制本品吸收,不宜同时服用。②利福平是广谱抗生素。其杀灭结核菌的机制在于抑制菌体的 RNA 聚合酶,阻碍 mRNA 合成。对细胞内、外代谢旺盛及偶尔繁殖的结核菌均有作用,常与异烟肼联合应用。剂量:成人每天 1 次,空腹口服 0.45～0.60 g。本药不良反应轻微,除消化道不适、流感综合征外,偶有短暂性肝功能损害。与 INH、PAS 联合使用可加强肝毒性。用药期间检查肝功能,肝功能不良者慎用。长期服用本品可降低口服避孕药的作用而导致避孕失败。服药后尿、唾液、汗液等排泄物可呈橘红色。③链霉素为广谱氨基糖苷类抗生素,对结核菌有杀菌作用。其作用机制在于干扰结核菌的酶活性,阻碍蛋白合成。对细胞内的结核菌作用较小。剂量:成人每天 0.75～1.00 g,1 次或分 2 次肌内注射,50 岁以上或肾功能减退者用 0.50～0.75 g。间歇疗法每周 2 次,每次肌内注射 1 g。本药毒副作用较大,主要为第Ⅷ对脑神经损害,表现为眩晕、耳鸣、耳聋等,严重者应及时停药;对肾脏有轻度损害,可引起蛋白尿和管型尿,一般停药后可恢复,肾功能严重减损者不宜使用;其他变态反应有皮疹、剥脱性皮炎和药物热等,过敏性休克较少见。单独用药易产生耐药性。④吡嗪酰胺能杀灭吞噬细胞内酸性环境中的结核菌。剂量:35 mg/(kg·d),分 3～4 次口服。不良反应偶见高尿酸血症、关节痛、胃肠不适和肝损害等。⑤乙胺丁醇对结核菌有抑菌作用,与其他抗结核药物联用时可延缓细菌对其他药物产生耐药性。剂量:1 次 0.25 g,1 d 0.50～0.75 g,也可开始 25 mg/(kg·d),分 2～

3次口服,8周后减量为 15 mg/(kg·d),分 2 次给予;长期联合用药方案中,可 1 周 2 次,每次 50 mg/kg。不良反应甚少为其优点,偶有胃肠不适。剂量过大或长期服用时可引起球后视神经炎、视力减退、视野缩小和中心盲点等,一旦停药多能缓慢恢复。与 RFP 合用有加强视力损害的可能。糖尿病患者须在血糖控制基础上方可使用,已发生糖尿病性眼底病变者慎用本品。⑥对氨基水杨酸钠为抑菌药物。其作用机制可能在结核菌叶酸的合成过程中与对氨苯甲酸竞争,影响结核菌的代谢。与链霉素、异烟肼或其他抗结核药联用可延缓对其他药物发生耐药性。剂量:成人每天8~12 g,每次 2~3 g 口服;静脉用药每天 4~12 g(从小剂量开始),以等渗氯化钠或 5%葡萄糖液溶解后避光静脉滴注,5 h 内滴完,1 个月后仍改为口服。不良反应有食欲减退、恶心、呕吐和腹泻等,饭后服用或与碳酸氢钠同服可减轻症状。忌与水杨酸类同服,以免胃肠道反应加重和导致胃溃疡。肝肾功能减退者慎用。能干扰 RFP 的吸收,两者同用时给药时间最好间隔 6~8 h。

(2)用药方案:了解抗结核药物的作用机制并结合药物的不良反应是选择联合用药方案的重要依据。

长程标准方案:采用 SM、INH 和 PAS 三联治疗,疗程 1.5~2.0 年。治愈标准为病变吸收,处于稳定而不再复发。但因疗程长,部分患者由于症状消失而不再坚持正规用药导致治疗不彻底,常是诱发耐药变异菌株的原因。治疗方案为开始 2 个月每天用 SM、INH 和 PAS,以后 10 个月用 INH 和 PAS;或 2 个月用 SM、INH 和 PAS,3 个月每周用 SM 2 次,每天用 INH 和 PAS,7 个月用 INH 和 PAS。

短程方案:与长程标准方案对照,减少用药时间和药量同样可达到治愈效果。近年来倾向于短程方案,以达到疗效高、毒性低和价格低廉的目的。短程治疗要求:①必须含两种或两种以上杀菌剂;②INH 和 RFP 为基础,并贯穿疗程始末;③不加抑菌剂,但 EMB 例外,有 EMB 时疗程应为 9 个月。治疗方案有前 2 个月每天口服 SM、INH、RFP 和 PZA,然后每天用 INH、RFP 和 EMB 4 个月;每天用 SM、INH、RFP 和 PZA 2 个月,然后 6 个月每周 3 次口服 INH、RFP 和 EMB;每天给予 SM、INH 和 RFP 2 个月,然后每周 2 次给予 SM、INH 和 RFP 2 个月,再每周 2 次给予 SM、INH 5 个月,每天给予 SM、INH、RFP 和 PZA 治疗 2 个月,以后 4~6 个月用氨硫脲(T)和 INH。

(3)抗结核药物用药原则:①早期用药。早期结核病灶中结核杆菌代谢旺盛,局部血供丰富,药物易杀灭细菌。②联合用药。除预防性用药外,最好联合用药,其目的是取得各种药物的协同作用,并降低耐药性。③不宜同时给予作用机制相同的药物。④选择对细胞内和细胞外均起作用的药物,如 INH、RFP、EMB。⑤使用不受结核菌所处环境影响的药物,如 SM 在碱性环境中起作用,在酸性环境中不起作用;PZA 则在酸性环境中起作用。⑥须考虑抗结核药物对同一脏器的不良影响,如 RFP、INH、乙硫异烟胺等对肝功能均有影响,联合使用时应注意检测血清谷丙转氨酶。⑦规则用药。中断用药是治疗失败的主要原因,可使细菌不能被彻底消灭,反复发作,出现耐药。⑧适量用药。剂量过大会增加不良反应;剂量过小则达不到治疗效果。⑨全程用药。疗程的长短与复发率密切相关,坚持合理全程用药,可降低复发率。⑩宜选用杀菌力强、安全性高的药物,如 INH、RFP 的杀菌作用不受各种条件影响,疗效高;SM、PZA 的杀菌作用受结核菌所在环境影响,疗效较差。

3.免疫治疗

结核病病程中可引起 T 细胞介导的免疫应答,也有Ⅰ型超敏反应。结核患者处于免疫紊乱状态,细胞免疫功能低下,而体液免疫功能增强,出现免疫功能严重失调,对抗结核药物的治疗反应迟钝,往往单纯抗结核药物治疗疗效不佳。辅助免疫调节剂可及时调整机体的细胞免疫功能,提高治愈率,减少复发率。常用的结核免疫调节剂有以下几种。

(1)卡提素(PNS):PNS 是卡介苗的菌体热酚乙醇提取物,含 BCG 多糖核酸等 10 种免疫活性成分,具有提高细胞免疫功能及巨噬核酸功能,使 T 细胞功能恢复,提高 H_2O_2 的释放及自杀伤细胞的杀菌功能。常用 PNS 1 mg 肌内注射,每周 2 次。与 INH、SM、RFP 并用作为短程化疗治疗初始活动性肺结核。

(2)母牛分枝杆菌菌苗:其作用机制一是提高巨噬细胞产生 NO 和 H_2O_2 的水平杀灭结核菌,二是抑制变态反应。每 3~4 周深部肌内注射 1 次,0.1~0.5 mg,共用 6 次,并联合抗结核药物治疗初始和难治性肺结核,可缩短初治肺结核的疗程,提高难治性结核病的治疗效果。

(3)左旋咪唑(LMS):主要通过激活免疫活性细胞,促进淋巴细胞转化产生更多的活性物质,增强单核-吞噬细胞系统的吞噬能力,故对结核患者治疗有利,但对正常机体影响并不显著。LMS 作为免疫调节剂治疗某些难治性疾病已被临床日益重视。LMS 一般联合抗结核药物辅助治疗初始肺结核。用法:150 mg/d,每周连服 3 d,同时每天抗结核治疗,疗程 3 个月。

(4)γ-干扰素:可使巨噬细胞活化产生 NO,从而抑制或杀灭分枝杆菌。常规抗结核药物无效的结核患者在加用 γ-IFN 后可以缓解临床症状。25~50 $\mu g/m^2$,皮下注射,每周 2 次或 3 次。作为辅助药物治疗难治性播散性分枝杆菌感染的用量为 50~100 $\mu g/m^2$,每周至少 3 次。不良反应有发热、寒战、疲劳、头痛,但反应温和而少见。

4.耐药性结核病的治疗

耐药发生的结果必然是近期治疗失败或远期复发。一般结核杆菌对 SM、卡那霉素、紫霉素有单相交叉耐药性,即 SM 耐药的结核杆菌对卡那霉素和紫霉素敏感,对卡那霉素耐药者对 SM 也耐药,但对紫霉素敏感,对紫霉素耐药者则对 SM、卡那霉素均耐药。临床上应按 SM、卡那霉素、紫霉素的顺序给药。

初治患者原始耐药不常见,一般低于 2%,主要是对 INH 和(或)SM 耐药,而对 RFP、PZA 或 EMB 耐药者很少见。用药前最好做培养和药敏,以便根据结果调整治疗方案,要保证至少 2 种药敏感。如果患者为原发耐药,必须延长治疗时间,才能达到治疗目的。怀疑对 INH 和(或)SM 有原发耐药时,强化阶段应选择 INH、RFP、PZA 和 EMB,巩固阶段则用 RFP 和 EMB治疗。继发耐药是最大也是最难处理的耐药形式,一般是由于药物联合不当、药物剂量不足、用药不规则、中断治疗或过早停药等原因引起。疑有继发耐药时,选用化疗方案前一定要做培养和药敏。如果对 INH、RFP、PZA 和 EMB 等多药耐药,强化阶段应选用 4~5 种对细菌敏感的药物,巩固阶段至少用 3 种药物,总疗程 24 个月。为防止出现进一步耐药,必须执行短程化疗法。

5.手术治疗

(1)手术适应证:①输卵管卵巢脓肿经药物治疗后症状减退,但肿块未消失,患者自觉症状反复发作;②药物治疗无效,形成结核性脓肿者;③已形成较大的包裹性积液;④子宫内膜广泛破坏,抗结核药物治疗无效;⑤结核性腹膜炎合并腹水者,手术治疗联合药物治疗有利于腹膜结核的痊愈。

(2)手术方法:手术范围应根据年龄和病灶范围决定。由于患者多为生育年龄妇女,必须手术治疗时也应考虑保留患者的卵巢功能。如患者要求保留月经来潮,可根据子宫内膜结核病灶已愈的情况予以保留子宫。对于输卵管和卵巢已形成较大的包块并无法分离者可行子宫附件切除术。盆腔结核导致的粘连多极为广泛和致密,以致手术分离困难,若勉强进行可造成不必要的损伤,手术者应及时停止手术,术后抗结核治疗3~6个月,必要时进行二次手术。

(3)手术前后和手术时用药:一般患者在术前已用过1个疗程的化疗。手术如行子宫双侧附件切除者,除有其他脏器结核尚需继续正规药物治疗外,一般术后只需再予以药物治疗一个月左右即可。如果术前诊断未明确,术中发现结核病变,清除病灶引流通畅,术中可予4~5 g SM 腹腔灌注,术后正规抗结核治疗。

(七)预防生殖器结核

原发病灶以肺最常见,预防措施与肺结核相同。加强防痨的宣传教育,增加营养,增强体质。加强儿童保健,防痨组织规定:体质量在2 200 g 以上的新生儿出生24 h 后即可接种卡介苗;体质量不足2 200 g 或出生后未接种卡介苗者,3个月内可补种;出生3个月后的婴儿需先作结核菌素试验,阴性者可给予接种。青春期少女结核菌素试验阴性者应行卡介苗接种。

生殖器结核患者的阴道分泌物和月经血内可有结核菌存在,应加强隔离,避免传染给接触者。

(钟　萍)

第五章

女性盆底功能障碍及生殖器损伤性疾病

第一节　阴道脱垂

阴道脱垂包括阴道前壁脱垂与阴道后壁脱垂。

一、阴道前壁脱垂

阴道前壁脱垂常伴有膀胱膨出和尿道膨出，以膀胱膨出为主（图5-1）。

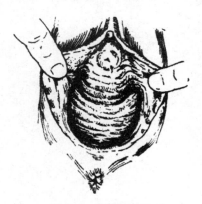

图 5-1　阴道前壁脱垂

(一)病因病理

阴道前壁的支持组织主要是耻骨尾骨肌、耻骨膀胱宫颈筋膜和泌尿生殖膈的深筋膜。

若分娩时，上述肌肉、韧带和筋膜，尤其是耻骨膀胱宫颈筋膜、阴道前壁及其周围的耻尾肌过度伸张或撕裂，产褥期又过早从事体力劳动，使阴道支持组织不能恢复正常，膀胱底部失去支持力，膀胱及与其紧连的阴道前壁上 2/3 段向下膨出，在阴道口或阴道口外可见，称为膀胱膨出。膨出的膀胱随同阴道前壁仍位于阴道内，称Ⅰ度膨出；膨出部暴露于阴道口外称Ⅱ度膨出；阴道前壁完全膨出于阴道口外，称Ⅲ度膨出。

若支持尿道的耻骨膀胱宫颈筋膜严重受损，尿道及与其紧连的阴道前壁下 1/3 段则以尿道外口为支点，向后向下膨出，形成尿道膨出。

（二）临床表现

轻者可无症状。重者自觉下坠、腰酸，并有块物自阴道脱出，站立时间过长、剧烈活动后或腹压增大时，阴道"块物"增大，休息后减小。仅膀胱膨出时，可因排尿困难而致尿潴留，易并发尿路感染，患者可有尿频、尿急、尿痛等症状。膀胱膨出合并尿道膨出时，尿道膀胱后角消失，在大笑、咳嗽、用力等增加腹压时，有尿液溢出，称张力性尿失禁。

（三）诊断及鉴别诊断

主要依靠阴道视诊及触诊，但要注意是否合并尿道膨出及张力性尿失禁。患者有上述自觉症状，视诊时阴道口宽阔，伴有陈旧性会阴裂伤。阴道口突出物在屏气时可能增大。若同时见尿液溢出，表明合并膀胱膨出和尿道膨出。触诊时突出包块为阴道前壁，柔软而边界不清。如用金属导尿管插入尿道膀胱中，则在可缩小的包块内触及金属导管，可确诊为膀胱或尿道膨出，也除外阴道内其他包块的可能，如黏膜下子宫肌瘤、阴道壁囊肿、阴道肠疝、肥大宫颈及子宫脱垂（可同时存在）等。

（四）预防

正确处理产程，凡有头盆不称者及早行剖宫产术，避免第二产程延长和滞产；提高助产技术，加强会阴保护，及时行会阴侧切术，必要时手术助产结束分娩；产后避免过早参加重体力劳动；提倡做产后保健操。

（五）治疗

轻者只需注意适当营养和缩肛运动。严重者应行阴道壁修补术；因其他慢性病不宜手术者，可置子宫托缓解症状，但需日间放置、夜间取出，以防引起尿瘘、粪瘘。

二、阴道后壁脱垂

阴道后壁脱垂常伴有直肠膨出。阴道后壁脱垂可单独存在，也可合并阴道前壁脱垂。

（一）病因病理

经阴道分娩时，耻尾肌、直肠-阴道筋膜或泌尿生殖膈等盆底支持组织由于长时间受压而过度伸展或撕裂，如在产后未能修复，直肠支持组织削弱，导致直肠前壁向阴道后壁逐渐脱出，形成伴直肠膨出的阴道后壁脱垂（图5-2）。

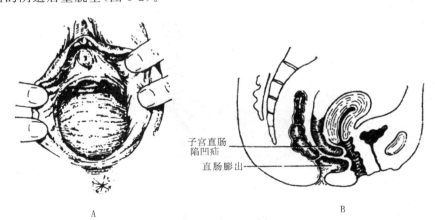

子宫直肠
陷凹疝
直肠膨出

A   B

图5-2　阴道后壁脱垂
A.直肠膨出；B.直肠膨出矢状面观

若较高处的耻尾肌纤维严重受损,可形成子宫直肠陷凹疝,阴道后穹隆向阴道内脱出,内有肠管,称肠膨出。

(二)临床表现

轻者无明显表现,严重者可感下坠、腰酸、排便困难,甚至需要用手向后推移膨出的直肠方能排便。

(三)诊断与鉴别诊断

检查可见阴道后壁呈球形膨出,肛诊时手指可伸入膨出部,即可确诊。

(四)预防

同阴道前壁脱垂。

(五)治疗

轻度者不须治疗,重者须行后阴道壁及会阴修补术。

（刘　丹）

第二节　子宫脱垂

子宫脱垂是子宫从正常位置沿阴道下降,宫颈外口达坐骨棘水平以下,甚至子宫全部脱出阴道口以外。子宫脱垂常伴有阴道前壁和后壁脱垂。

一、临床分度与临床表现

(一)临床分度

我国采用全国部分省、自治区、直辖市"两病"科研协作组的分度,以患者平卧用力向下屏气时,子宫下降最低点为分度标准。将子宫脱垂分为 3 度(图 5-3)。

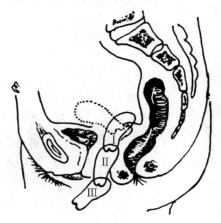

图 5-3　子宫脱垂

1. Ⅰ度

(1)轻型:宫颈外口距处女膜缘<4 cm,未达处女膜缘。

（2）重型：宫颈外口已达处女膜缘，阴道口可见子宫颈。

2.Ⅱ度

（1）轻型：宫颈已脱出阴道口外，宫体仍在阴道内。

（2）重型：宫颈及部分宫体脱出阴道口。

3.Ⅲ度

宫颈与宫体全部脱出阴道口外。

（二）临床表现

1.症状

（1）Ⅰ度：患者多无自觉症状。Ⅱ、Ⅲ度患者常有程度不等的腰骶区疼痛或下坠感。

（2）Ⅱ度：患者在行走、劳动、下蹲或排便等腹压增加时有块状物自阴道口脱出，开始时块状物在平卧休息时可变小或消失。严重者休息后块状物也不能自行回缩，常须用手推送才能将其还纳至阴道内。

（3）Ⅲ度：患者多伴Ⅲ度阴道前壁脱垂，易出现尿潴留，还可发生压力性尿失禁。

2.体征

脱垂子宫有的可自行回缩，有的可经手还纳，不能还纳的，常伴阴道前后壁脱出，长期摩擦可致宫颈溃疡、出血。Ⅱ、Ⅲ度子宫脱垂患者宫颈及阴道黏膜增厚角化，宫颈肥大并延长。

二、病因

分娩损伤，产后过早体力劳动，特别是重体力劳动；子宫支持组织疏松薄弱，如盆底组织先天发育不良；绝经后雌激素不足；长期腹压增加。

三、诊断

通过妇科检查结合病史很容易诊断。检查时嘱患者向下屏气或增加腹压，以判断子宫脱垂的最大程度，并分度。同时注意观察有无阴道壁脱垂、宫颈溃疡、压力性尿失禁等，必要时做宫颈细胞学检查。如可还纳，须了解盆腔情况。

四、处理

（一）支持疗法

加强营养，适当安排休息和工作，避免重体力劳动，保持大便通畅，积极治疗增加腹压的疾病。

（二）非手术疗法

1.放置子宫托

该方法适用于各度子宫脱垂和阴道前后壁脱垂患者。

2.其他疗法

主要包括盆底肌肉锻炼、物理疗法和中药补中益气汤等。

（三）手术疗法

该疗法适用于国内分期Ⅱ度及以上子宫脱垂或保守治疗无效者。

1.阴道前、后壁修补术

该疗法适用于Ⅰ、Ⅱ度阴道前、后壁脱垂患者。

2.曼氏手术

手术包括阴道前后壁修补、主韧带缩短及宫颈部分切除术。适用于年龄较轻、宫颈延长、希望保留子宫的Ⅱ、Ⅲ度子宫脱垂伴阴道前、后壁脱垂患者。

3.经阴道子宫全切术及阴道前后壁修补术

该术式适用于Ⅱ、Ⅲ度子宫脱垂伴阴道前、后壁脱垂、年龄较大、无须考虑生育功能的患者。

4.阴道纵隔形成术或阴道封闭术

该术式适用于年老体弱不能耐受较大手术、不须保留性交功能者。

5.阴道、子宫悬吊术

可采用手术缩短圆韧带，或利用生物材料制成各种吊带，以达到悬吊子宫和阴道的目的。

五、预防

推行优生优育，提高助产技术，加强产后体操锻炼，产后避免重体力劳动，积极治疗和预防使腹压增加的疾病。

（刘　丹）

第三节　压力性尿失禁

压力性尿失禁(stress urinary incontinence, SUI)是指由于腹压增高引起的尿液不自主流出。真性压力性尿失禁(genuine stress incontinence, GSI)是指在膀胱肌肉无收缩状态下，由于膀胱内压大于尿道压而发生的不自主性尿流出，是由于压力差导致的尿流出。压力性尿失禁患者的常见主诉是当腹压增高时，如咳嗽、打喷嚏等，出现无法抑制的漏尿现象。急迫性尿失禁是由于膀胱无抑制性收缩使膀胱内压力增加导致的尿液自尿道口溢出。弄清这两种尿失禁区别的意义在于，真性压力性尿失禁可以通过手术恢复尿道及其周围组织的正常解剖关系，达到治疗的目的。而急迫性尿失禁主要依靠药物和行为的治疗，使膀胱的自发性收缩得到抑制。如果这2种尿失禁同时存在，那么诊断和治疗起来就比较复杂。

一、病因学

压力性尿失禁的病因复杂，主要的有年龄因素、婚育因素和既往妇科手术史等因素。其他可能的危险因素包括体质指数过高、类似的家族史、吸烟史、慢性便秘等。由于这些因素的复杂关系，很难预测出现尿失禁的概率。

二、控尿机制

GSI是由于腹部压力增加，这种压力又传递到膀胱所致，尽管此时膀胱无收缩，但突然升高的腹压传到膀胱，使膀胱内压的升高超过膀胱颈和尿道括约肌产生的阻力而导致漏尿。尿道闭合压力的异常有多方面的原因，但主要有以下3个方面，主动控尿机制缺陷、解剖损伤及尿道黏膜封闭不全。

(一)主动控尿功能

女性主动控尿功能由尿道括约肌和膀胱颈肌肉的主动收缩产生,这些肌肉的主动收缩提供了膀胱出口闭合的力量。这些收缩彼此独立并且和传递到近端尿道的力结合在一起,形成了尿道关闭压。正常情况下,尿道主动收缩发生在腹压内升高前 $250\ \mu s$,咳嗽或喷嚏导致腹压升高,首先主动提前收缩膀胱关闭膀胱出口,抵抗腹压压迫膀胱产生的排尿作用。分娩创伤和其他尿失禁的诱发因素可使支配相关肌肉的神经受到损伤或肌肉本身的损伤后由瘢痕组织替代,这些可使盆底肌和括约肌的质量和数量发生变化,导致压力性尿失禁。

(二)维持控尿的解剖基础

女性尿道是膀胱闭合控制机制的功能部分,其本身并无真正的内括约肌。一般说只要上端一半尿道是完整的,且有适当的功能,排尿即可自行节制。膀胱控制良好的决定性因素是尿道膀胱颈和膀胱周围的韧带筋膜等支持组织,如解剖上这些支持组织完整,则尿道中上段是作为腹腔内器官存在。腹压增高时,压力在传递到膀胱表面时也以同样程度和大小传递到腹内的尿道近端;同时支持膀胱颈和尿道的韧带筋膜的韧性对腹压产生反作用力,从而挤压尿道,使得膀胱出口关闭。控尿正常的女性,这种传递来的挤压力在腹压传递到来后,或传递到膀胱颈部和尿道的同时就开始了。相反,患有压力性尿失禁女性的这些韧带较松弛和受到牵拉,造成膀胱颈下降,以致腹压不能传递到近端尿道和膀胱颈部(图 5-4)。因此,对于这类患者的咳嗽和喷嚏等增加的腹压仅作用于膀胱,不作用于膀胱颈部和尿道近端,产生较强的排尿力量。

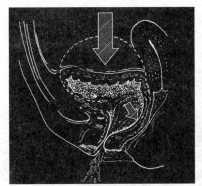

图 5-4　压力性尿失禁发生机制

膀胱尿道结合部支撑不良,腹内压增加时周围支撑组织失去对腹压的抵抗,发生漏尿

(三)尿道黏膜与黏膜下

柔软的尿道上皮和尿道黏膜下血管丛产生的黏膜密封作用是参与控尿的第三个机制。女性尿道平滑肌与上皮内层之间有丰富的血液供应,大大增厚并加强了黏膜层,使得尿道壁自然关闭,提高了尿道静压。尿道上皮黏膜血管丛对雌激素敏感,雌激素的作用使其血流丰富、黏膜柔软且厚实。如果尿道失去了柔软性或者由于手术、放疗、雌激素缺乏使黏膜下血液供应不良,也会影响尿道严密闭合(图 5-5)。

上述三种机制的同时作用维持控尿。这可以解释为什么当一个年轻女性经过多次生产,并有韧带损伤(控尿的解剖机制丧失),却无压力性尿失禁,直到绝经期后,雌激素水平下降(尿道黏膜的封闭机制减弱)才出现压力性尿失禁。这也可以解释为什么不是所有患尿道过度移动的女性都发生压力性尿失禁,因为增加主动机制的作用和尿道黏膜保持完好可以代偿解剖机制的丧失。在深入了解控尿机制的相互作用后,可以理解为什么有些女性对标准的膀胱悬吊术效果不佳。

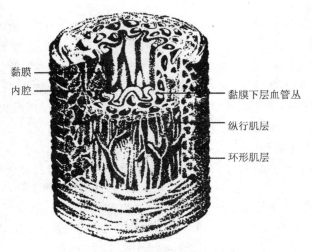

图 5-5　女性尿道黏膜及黏膜下结构

雌激素影响尿道黏膜及黏膜下血供,增加尿道血流及黏膜厚度

三、压力性尿失禁的分类

尿失禁的分类方法有许多种,但多数的分类方法都是依据解剖和生理学方面的变化。这些分类的意义在于能够预测手术的成功率。有学者注意到无尿失禁女性的尿道侧位观,其上部尿道与垂直线的夹角<30°(即尿道倾斜角为 10°～30°),膀胱尿道后角为 90°～100°。而尿失禁患者由于解剖支撑不良,尿道高活动性,用力时尿道旋转下降,使尿道倾斜角增大,如角度倾斜30°～45°,为压力性尿失禁 I 型;>45°为 II 型(图 5-6)。

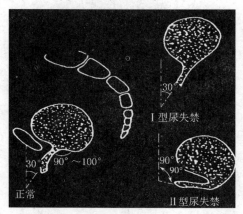

图 5-6　I 型和 II 型真性压力性尿失禁膀胱颈及尿道后角形态改变

压力性尿失禁的概念包括尿道的解剖和功能。有学者把影像学诊断技术和流体力学技术结合起来。同时观察尿道的解剖和功能,提出固有括约肌缺损的概念,此类尿失禁属于 III 型尿失禁。人们发现,膀胱颈悬吊术治疗 III 型尿失禁不如尿道吊带术效果好,提出 III 型尿失禁是压力性尿失禁的认识和诊断中的一项重要的进步。许多医师主张尿道悬吊治疗 I 型和 II 型尿失禁,对III 型尿失禁主张尿道吊带悬吊术。

(一)影像尿流动力学分型

1.0 型(type 0)SUI

典型 SUI 病史,但临床和尿动力学检查未能显示 SUI,影像尿动力学示膀胱颈后尿道位于耻骨联合下缘上方,应力状态下膀胱颈后尿道开放并有所下降。

2.Ⅰ型(typeⅠ)SUI

静止状态膀胱颈关闭并位于耻骨联合下缘上方,应力状态下膀胱颈开放并下移,但下移距离小于 2 cm。应力状态下常出现尿失禁,无或轻微膀胱膨出。

3.ⅡA 型(typeⅡA)SUI

静止状态膀胱颈关闭并位于耻骨联合下缘之上,应力状态下膀胱颈后尿道开放,尿道扭曲下移膀胱膨出。应力状态下通常会出现明显尿失禁。

4.ⅡB 型(typeⅡB)SUI

静止状态膀胱颈关闭并位于耻骨联合下缘或其之下,应力状态下膀胱颈可不下移,但颈部后尿道开放并出现尿失禁。

5.Ⅲ型(typeⅢ)SUI

静止状态逼尿肌未收缩时膀胱颈后尿道即处于开放状态。腹压轻微升高或仅重力作用即可出现明显的尿失禁。

(二)腹压漏尿点压(ALPP)分型

1.Ⅰ型 SUI

ALPP$\geqslant$8.8 kPa(90 cmH$_2$O)。

2.Ⅱ型 SUI

ALPP 5.9～8.8 kPa(60～90 cmH$_2$O)。

3.Ⅲ型 SUI

ALPP$\leqslant$5.9 kPa(60 cmH$_2$O)。

(三)尿道压分型

1.尿道固有括约肌功能障碍(intrinsic sphincter dysfunction,ISD)型

最大尿道闭合压(maximum urethral close pressure,MUCP)$\leqslant$2.0 kPa(20 cmH$_2$O)的压力性尿失禁患者[另一意见为$<$2.9 kPa(30 cmH$_2$O)]。

2.解剖型

最大尿道闭合压(MUCP)$>$2.0 kPa(20 cmH$_2$O)的压力性尿失禁患者[另一意见为$>$2.9 kPa(30 cmH$_2$O)]。

四、压力性尿失禁的分度

压力性尿失禁分轻、中、重三度。

(一)主观分度

1.轻度

一般活动及夜间无尿失禁,腹压增加时偶发尿失禁,不需要佩戴尿垫。

2.中度

腹压增加及起立活动时,有频繁的尿失禁,日常生活中需要佩戴尿垫。

3.重度

起立活动或卧位体位变化时即有尿失禁。

(二)客观分度

以尿垫试验为基准,可有 24 h 尿垫、3 h 尿垫及 1 h 尿垫试验,因 24 h、3 h 受时间、环境及患者依从性影响太大,目前较推荐 1 h 尿垫试验,但目前尚无统一标准,尚须积累经验。应用较多的 1 h 尿垫试验为依据的分度如下。

1.轻度

1 h 尿垫试验<2 g。

2.中度

1 h 尿垫试验 2~10 g。

3.重度

1 h 尿垫试验>10 g。

五、压力性尿失禁的临床评估

(一)压力性尿失禁病史

1.与压力性尿失禁相关的症状和病史

病史和体检是尿失禁诊断的基础。详尽的病史能提供有关尿失禁病因的相关信息,也能为选择进一步的检查而提供依据。引起尿失禁的病因很多,如泌尿系统感染、萎缩性阴道炎、急性谵妄状态、运动受限、便秘等和各种药物可引起暂时性尿失禁。Resnick 曾归纳了几种引起暂时性尿失禁的最常见病因,创建了"DIAPPERS"记忆法。而女性压力性尿失禁与生育、肥胖、盆腔手术等因素有关;男性压力性尿失禁多为前列腺手术所致。

在病史采集中需对患者的主诉进行一定的分析。如主诉尿急,有可能指突然出现强烈的排尿感(常为急迫性尿失禁),或患者因担心尿液溢出而做出的过度反应(压力性尿失禁的表现),或患者憋尿时感觉下腹部严重不适或疼痛并无急迫排尿感或未曾出现过急迫性尿失禁(感觉型尿急或间质性膀胱炎表现)。尿频通常指每天排尿次数超过 7 次。尿频可为过多服用利尿剂或咖啡因等能刺激利尿的饮料。但这种尿频为尿量过多所致,表现为排尿次数增加而排尿量基本正常,又称多尿。而因泌尿系统疾病产生的尿频为排尿次数增加的同时每次排尿量明显减少(24 h 平均每次排尿量<200 mL)。原因有泌尿系统感染(感觉型尿急)、逼尿肌过度活动(运动型尿急)、膀胱排空障碍(残余尿增多或慢性尿潴留)等。其他膀胱内病理改变如膀胱内结石、膀胱结核和膀胱癌也会出现尿频症状。另外,泌尿系统外疾病如盆腔肿物、妊娠、盆腔炎、前列腺炎等也是造成尿频的常见原因。如须进一步了解尿频的原因,须询问以上所有疾病的病史才能做出准确的诊断。夜尿增多与多种因素有关,如逼尿肌过度活动,残余尿增多所致的膀胱有效容量减少和夜间尿量过多,也有可能与睡眠方面的疾病有关。白天尿频而夜间正常者常提示有精神因素作用,或与饮水过多、口服利尿药和饮食中有利尿成分(如咖啡因)等有关。

女性膀胱膨出者,常因膀胱颈后尿道下移出现压力性尿失禁,而膨出严重者则因尿道扭曲反而出现排尿困难,甚至充盈性尿失禁。

各种各样可能影响到膀胱尿道功能的神经系统疾病均可导致尿失禁的发生。如糖尿病早期可出现逼尿肌过度活动所致的急迫性尿失禁,而糖尿病性膀胱病变严重者因逼尿肌收缩无力而出现充盈性尿失禁。高位截瘫多因逼尿肌反射亢进导致急迫性尿失禁,而骶髓损伤则常导致充盈性尿失禁。

2.反映压力性尿失禁特征和严重程度的症状

女性压力性尿失禁为尿道功能障碍所致，根据其发病机制不同分为两型：解剖型压力性尿失禁，表现为膀胱颈后尿道明显下移；固有尿道括约肌缺陷型压力性尿失禁（intrinsic sphincter deficiency，ISD）。两种压力性尿失禁的鉴别极为重要，标准的膀胱颈悬吊术对 ISD 疗效极差。根据定义，ISD 的产生与尿道固有括约肌机制下降有关，产生或提示尿道固有括约肌功能受损的因素很多，在询问病史时应加以考虑。一般来说，解剖型压力性尿失禁多为轻或中度，而 ISD 者尿失禁严重；此外，还可以通过尿动力学检查［腹压型漏尿点压力低于 5.3 kPa（60 cmH$_2$O）］鉴别是否为 ISD。通过临床表现可以对压力性尿失禁的严重程度进行初步评估。有资料显示，Stamey 分级系统与 ISD 的严重程度成正相关，如患者压力性尿失禁症状严重时应考虑 ISD 的可能性。咳嗽、大笑或打喷嚏等出现轻至中度压力性尿失禁者多与膀胱颈后尿道下移有关，因此，须了解患者有无膀胱膨出及其严重程度。如询问下蹲时有无阴道口肿物膨出感，或下蹲时是否有明显的排尿困难等，这些症状均提示可能存在膀胱后壁膨出（膀胱颈后尿道随之下移）。同时，须了解有无生育、难产、子宫切除等可能损害盆底肌功能，造成膀胱后壁膨出的因素。如平卧有咳嗽漏尿，但下蹲确有排尿困难者常提示有严重的膀胱后壁膨出（或称阴道前壁膨出）。有时膀胱后壁膨出者常主诉排尿困难，并无明显压力性尿失禁症状，但并非无压力性尿失禁，一旦将膨出的阴道前壁复位后即可表现出典型的压力性尿失禁。

3.既往史

既往史应包括过去及现在疾病史、手术史、妇产科病史和目前药物史。神经系统状态会影响膀胱和括约肌功能，如多发性硬化症、脊柱损伤、腰椎疾病、糖尿病、脑卒中、帕金森病和脊柱发育不良等。应了解患者以前有否神经系统疾病，如肌肉萎缩、瘫痪、震颤、麻木、麻刺感。了解有否肌肉痛、瘫痪或不协调运动及双眼视力情况。前列腺手术、阴道手术或尿失禁手术可能导致括约肌损伤；直肠和根治性子宫切除术可能会造成神经系统损伤；放疗可以导致小容量低顺应性膀胱或放射性膀胱炎。

药物治疗可加重或导致尿失禁，如老年人常服用的利尿剂、α 受体激动剂和 α 受体阻滞剂（可影响到膀胱颈平滑肌的张力）；抗胆碱能药物可通过阻断神经肌肉接头而抑制逼尿肌收缩，导致尿潴留，进而引起充溢性尿失禁。钙通道阻滞剂亦可抑制逼尿肌收缩。

妇女按激素水平分为绝经前期、绝经期和绝经后期。如果为绝经后期必须注意是否接受激素补充治疗，因为低雌激素导致的尿道黏膜萎缩对尿道结合部有不良影响。分娩史应当包括活产总数、最大胎儿体质量、分娩方式及第二产程。胎儿高体质量和第二产程延长可造成盆神经的损伤。应当询问患者尿失禁的出现与妊娠、分娩、绝经、手术的关系，为病理生理分析提供线索。

（二）体格检查

尿失禁患者的体格检查分为 3 个步骤：①腹部和背部检查；②盆底检查，女性检查内容包括有无器官膨出，阴道疾病应行阴道双合诊了解子宫和附件；③神经系统的评估。

1.初步评估

初步评估包括望诊有无肥胖、先前手术瘢痕或有无腹部和腹股沟疝。有无神经系统疾病的体表征象，如骶部皮肤凹陷、皮下脂肪瘤、毛发、色素沉着和隆起等。腹部触诊有无下腹部压痛和胀满等尿潴留体征。耻骨上叩诊可了解膀胱充盈程度。背部和脊柱检查了解有无骨骼畸形、外伤和手术瘢痕等。

2.女性盆底的检查

对病史及尿失禁严重程度的了解,可初步判断尿失禁的类型和产生原因。但女性尿失禁患者盆底的检查往往能提供有关的客观证据。如曾有膀胱颈悬吊术病史而症状复发者,经阴道检查发现阴道前壁支撑良好,提示该患者压力性尿失禁的类型为ISD。

女性盆底检查最主要的目的是了解女性患者有无膀胱后壁、直肠和子宫的膨出或下垂。如存在严重的膀胱前后壁膨出或子宫下垂,单纯进行压力性尿失禁手术不但会造成压力性尿失禁手术的失败,还可因术后尿道扭曲造成排尿困难等,也会给日后进行生殖器官膨出或下垂的修补手术带来困难。

(1)阴道窥器检查:患者取截石位,先观察女性外生殖器有无异常,如小阴唇过度向后分开或肛门后移提示会阴体张力减退或去神经化。放入窥器之前应通过阴道口连接有无黏膜萎缩和阴道口狭窄。

放入阴道窥器后,应有次序地系统检查3个方面,阴道前壁、阴道顶部和阴道后壁,具体如下。①阴道前壁:采用阴道拉钩压住阴道后壁即可显示阴道前壁。观察有无尿道肉阜、尿道旁囊肿和尿道旁腺炎等,尿道硬结常提示尿道炎症、憩室或肿瘤。如有尿道憩室挤压之尿道口可见脓性分泌物。苍白、薄而发亮的阴道黏膜或黏膜皱襞消失则提示为缺乏雌激素所致的阴道炎。如曾有耻骨后阴道前壁悬吊术,阴道前壁留有瘢痕且固定,压力性尿失禁症状仍然严重提示为ISD。静止时阴道后壁平坦而前壁隆起则提示存在膀胱膨出,可根据患者屏气增加腹压来评估膀胱膨出的严重程度。目前,临床上将膀胱膨出分为4级:轻度或Ⅰ级膨出仅行膀胱颈悬吊术即可;Ⅱ级膨出选择膀胱四角悬吊术;Ⅲ级以上者应在行膀胱颈悬吊术同时行膀胱膨出修补(表5-1)。②阴道顶部:再用一阴道拉钩沿阴道前壁置入并向上提拉以暴露阴道顶部。观察子宫颈位置或子宫全切术后患者的阴道顶部位置。增加腹压时子宫颈下移提示子宫脱垂。如发现子宫颈位置异常或阴道黏膜病变,应进行详尽的妇科检查。③阴道后壁:子宫切除术后患者增加腹压时阴道顶部出现下移,提示可能存在肠道膨出或阴道穹隆脱垂。测量阴道后壁的长度可鉴别是否为肠道膨出或阴道穹隆脱垂,如为阴道穹隆脱垂,阴道后壁长度缩短;而阴道顶部膨出为肠道脱垂所致则阴道后壁长度可无明显变化。如为可疑肠道膨出,应同时进行直肠和阴道检查。患者取立位,检查者拇指和示指分别置入阴道和直肠内,嘱患者咳嗽或增加腹压,在两指间膨出疝囊处可感觉因咳嗽或增加腹压所产生的脉冲波动。

表 5-1　膀胱膨出临床分级

分级	表现
Ⅰ级	膀胱后壁轻度下移
Ⅱ级	增加腹压时膀胱后壁下移至阴道口
Ⅲ级	静止时膀胱后壁下移至阴道口
Ⅳ级	静止或腹压增加时膀胱膨出至阴唇处

用阴道拉钩固定后,如仍有阴道壁膨出(阴道前壁修补术后),则可能为直肠膨出(或称阴道后壁膨出)。阴道后壁膨出更接近阴道口。有时阴道后壁膨出严重或位置较高则难与阴道穹隆部膨出相鉴别,常在手术中才能区别。怀疑阴道后壁膨出者,还应了解患者会阴体的完整性,会阴中心腱会阴肌的张力。

(2)其他检查。①棉签试验:是判断膀胱颈后尿道有无下移的一项简便方法。患者取截石位,尿道内注入润滑剂,将一消毒棉签经尿道插入膀胱,嘱患者增加腹压,如膀胱颈后尿道下移,则棉签抬高,加压前后夹角变化超过30°则提示膀胱颈后尿道有下移。②诱发试验和膀胱颈抬举试验:患者憋足尿并取截石位,示指和中指分别置于阴道两侧穹隆部,嘱患者增加腹压,如同时有尿液流出,即为诱发试验阳性。在做诱发试验时应注意观察漏尿的时间和伴随症状,压力性尿失禁者在腹压增高的同时出现漏尿,无明显的伴随症状;而急迫性尿失禁者常在腹压增高后出现漏尿,该现象与腹压等活动诱发逼尿肌无抑制性收缩有关,患者在漏尿的同时常伴有尿急症状。如诱发试验阳性,再次嘱患者增加腹压,在出现漏尿后,再两指抬高,托起膀胱颈后尿道,如漏尿停止则膀胱颈抬举试验阳性。该结果提示压力性尿失禁与膀胱颈后尿道下移有关。注意在行膀胱颈抬举试验时阴道内手指不能直接压迫尿道,否则可造成假阳性。如抬高膀胱颈后尿道后仍漏尿,则有2种可能:一种为膀胱颈位置抬高不够所造成的假阴性,另一种提示患者尿道固有括约肌功能存在明显的缺陷。

3.神经系统的检查

详尽的神经系统检查应包括4个方面:①精神状态;②感觉功能;③运动功能;④反射的完整性。首先观察患者有无痴呆、麻痹性痴呆、瘫痪、震颤及有无不同程度的运动障碍。通过检查患者的方向感、语言表达能力、认知水平、记忆和理解能力等评估其精神状态。排尿障碍性疾病可与痴呆、脑卒中、帕金森病或多发硬化等所致的精神状态改变有关,也可与这类疾病所致的神经系统损伤有关。可根据不同皮区感觉的缺失了解神经损伤的水平。在检查某一特定皮区时应同时检查其位置感、震颤感、针刺感、轻触感和温度觉等。常用的脊髓水平皮区标志有乳头($T_4 \sim T_5$),脐(T_{10}),阴茎底部、阴囊上部和大阴唇(L_1),阴囊中部和小阴唇($L_1 \sim L_2$),膝前部(L_3),足底和足外侧面(S_1),会阴及肛周($S_1 \sim S_5$)。

运动系统评估中首先应检查有无肌肉萎缩,运动功能的不完全丧失定义为“麻痹”,而功能完全丧失则定义为“瘫痪”。下肢应检查的肌肉有胫前肌($L_4 \sim S_1$),腓肠肌($L_5 \sim S_2$)、趾展肌($L_4 \sim S_1$)。可通过背屈、跖屈和趾展活动来了解以上这些肌肉的功能。

通常采用一定部位的皮肤感觉评估了解骶皮神经反射功能。骶神经根($S_2 \sim S_4$)主要分布于尿道外括约肌和肛门外括约肌,在临床上一般认为肛门外括约肌是会阴所有横纹肌的代表,因此,通过肛门外括约肌来预测尿道外括约肌的功能。最常用的反射是皮肤肛门反射($S_2 \sim S_5$),即轻触肛门黏膜皮肤交界处可引起肛门外括约肌的收缩。该反射消失提示骶神经的损害,但有时正常老年人此反射也不甚明显。还应行直肠指诊,除了解有关前列腺的情况外,怀疑有神经系统疾病者应评估患者肛门括约肌张力和肛门自主收缩的能力。肛门自主收缩能力正常则提示盆底肌肉神经支配和骶髓圆锥功能的完整,如肛门括约肌张力和肛门自主收缩能力明显减弱或消失,则提示骶神经或外周神经受到损害,甚至圆锥功能完全丧失。而肛门括约肌张力存在,但不能自主收缩者常提示存在骶上神经的损伤。

尽管球海绵体肌反射专指球海绵体的反射性收缩,但该反射可用于检查所有会阴横纹肌的神经系统。球海绵体肌反射为反映骶髓($S_2 \sim S_4$)活动的骶髓局部反射。球海绵体肌反射检查男女不同,检查者预先将右手示指置入患者的肛门内(通常在直肠指诊时进行),然后用左手突然挤压患者的阴茎头,如肛门括约肌出现收缩,提示球海绵体肌反射存在。女性患者则通常采用挤压阴蒂进行球海绵体肌反射检查。留着导尿管者可通过突然向外牵拉导尿管刺激膀胱颈来诱发球海绵体肌反射。球海绵体肌反射消失通常提示骶神经受到损害,但大约有20%正常女性的球海绵体肌反射可缺失。

六、压力性尿失禁的治疗

当尿失禁的诊断、分类和严重程度被确定下来,就要选择治疗方法。以下是一些应用于压力性尿失禁的非手术和手术治疗方法。

(一)非手术治疗

一般认为,非手术治疗是 SUI 的第一线治疗方法,主要用于轻、中度患者,同时还可以作为手术治疗前后的辅助治疗。SUI 的非手术治疗方法主要包括生活方式干预、盆底肌肉锻炼、盆底电磁刺激、膀胱训练、佩戴止尿器、子宫脱和药物治疗等。

1.生活方式干预

主要包括减轻体质量、戒烟、禁止饮用含咖啡因饮料、生活起居规律、避免强体力劳动和避免参加增加腹压的体育活动等。

2.盆底肌肉锻炼

盆底肌肉锻炼(PFMT)又称凯格尔运动,由德国医师 Arnold Kegel 在 1948 年提出,几十年以来一直在尿失禁的治疗中占据重要地位,目前仍然是 SUI 最常用和效果最好的非手术治疗方法。其主要内容是通过持续收缩盆底肌(提肛运动)$2\sim6$ s,松弛休息 $2\sim6$ s,如此反复 $10\sim15$ 次。每天训练 $3\sim8$ 次,持续 $6\sim8$ 周为 1 个疗程。

3.盆底电磁刺激

从 1998 年开始,磁场刺激被用来治疗尿失禁。目前用于临床的神经肌肉刺激设备能产生脉冲式超低频磁场,有固定式和便携式两种。便携式家庭装治疗仪的使用极为方便,可以穿戴于下腹部,无须脱去贴身衣服。盆底电磁刺激每次 20 min,一周 2 次,6 周为 1 个疗程。治疗 3 个月后,其有效率可达 50%,尿失禁的量和生活质量评分均明显提高。有资料表明,盆底电磁场刺激后盆底肌肉最大收缩压的改变程度高于 PFMT。盆底电磁刺激可能的不良反应主要为下腹部及下肢疼痛不适,但发生率很低。

4.射频治疗

利用射频电磁能的振荡发热使膀胱颈和尿道周围局部结缔组织变性,导致胶原沉淀、支撑尿道和膀胱颈的结缔组织挛缩,结果抬高了尿道周围阴道旁结缔组织,恢复并稳定尿道和膀胱颈的正常解剖位置,从而达到控尿的目的。该方法可靠、微创、无明显不良反应,但尚在探索应用阶段。

5.膀胱训练

(1)方法一:延迟排尿,逐渐使每次排尿量>300 mL。①治疗原理:重新学习和掌握控制排尿的技能;打断精神因素的恶性循环;降低膀胱的敏感性。②禁忌证:低顺应性膀胱,充盈期末逼尿肌压>3.9 kPa(40 cmH$_2$O)。③要求:切实按计划实施治疗。④配合措施:充分的思想工作;排尿日记;其他。

(2)方法二:定时排尿。①目的:减少尿失禁次数,提高生活质量。②适应证:尿失禁严重,且难以控制者。③禁忌证:伴有严重尿频。

6.佩戴止尿器

其作用原理是止尿器乳头产生的负压将尿道外口黏膜和远端尿道吸入使之对合,同时对尿道远端组织起稳定及支托作用。外用止尿器对轻、中度的 SUI 效果较好,对年轻患者,还具有使会阴肌肉张力恢复的效果,缺点是易引发尿路感染。另外,止尿器也可以置入尿道内,疗效优于外置止尿器,但其感染机会明显增加。使用阴道止尿器,可使得24 h失禁的尿液量明显减少,提高患者生活质量评分。

7.子宫托

其设计目的是为尿道和膀胱颈提供不同程度的支撑,以改善SUI的症状。对于配合PFMT依从性较差的患者或治疗无效者,尤其是不适合手术治疗者,可考虑使用子宫托。

8.药物治疗

主要适用于轻、中度女性压力性尿失禁患者。其主要作用原理在于增加尿道闭合压,提高尿道关闭功能,以达到控尿的目的,而对膀胱尿道解剖学异常无明显作用。目前主要有3种药物用于SUI的治疗:α肾上腺素能激动剂、三环抗抑郁药和雌激素补充。

(1)选择性α$_1$肾上腺素能激动剂。①原理:激活尿道平滑肌α$_1$受体及躯体运动神经元,增加尿道阻力。②不良反应:高血压、心悸、头痛和肢端发冷,严重者可并发脑卒中。③常用药物:米多君、甲氧明。米多君的不良反应较甲氧明更小。美国FDA禁止将苯丙醇胺用于压力性尿失禁治疗。④用法:1次2.5 mg,每天2次。⑤疗效:有效,尤其合并使用雌激素或盆底肌训练等方法时疗效较好。

(2)三环抗抑郁药——丙咪嗪。①原理:抑制肾上腺素能神经末梢的去甲肾上腺素和5-羟色胺再吸收,增加尿道平滑肌的收缩力;并可以从脊髓水平影响尿道横纹肌的收缩功能;抑制膀胱平滑肌收缩,缓解急迫性尿失禁。②用法:50～150 mg/d。③疗效:尽管有数个开放性临床试验显示它可以缓解压力性尿失禁症状及增加尿道闭合压,其疗效仍需随机对照临床试验(RCT)研究加以证实。④不良反应:口干、视物模糊、便秘、尿潴留和直立性低血压等胆碱能受体阻断症状;镇静、昏迷等组胺受体-Ⅰ阻断症状;心律失常、心肌收缩力减弱;有成瘾性;过量可致死。

(3)雌激素。①原理:促进尿道黏膜、黏膜下血管丛及结缔组织增生;增加α肾上腺素能受体的数量和敏感性。通过作用于上皮、血管、结缔组织和肌肉4层组织中的雌激素敏感受体来维持尿道的主动张力。②用法:口服或经阴道黏膜外用。③疗效:雌激素曾经广泛应用于压力性尿失禁的治疗,可以缓解尿频尿急症状,但不能减少尿失禁,且有诱发和加重尿失禁的风险。④不良反应:最新研究对雌性激素特别是过去常用的单纯性雌激素如己烯雌酚,在治疗女性压力性尿失禁中的作用提出了质疑,有资料显示,这类激素在应用的早期阶段有一定疗效,但如果长期应用不仅有较多的不良反应,如增加子宫内膜癌、乳腺癌和心血管病的风险,且有加重压力性尿失禁症状的可能性。

(二)手术治疗

女性压力性尿失禁患者治疗方法选择需考虑下列几个重要问题:①SUI是单纯解剖性、内在括约肌失功能,还是两者混合所致;②SUI伴有尿频、尿急的患者,是否存在紧迫性尿失禁(UUI)的病因,在手术纠正解剖因素后,尿频、尿急、尿失禁是否仍然存在;③SUI患者伴有膀胱膨出,在施行尿道悬吊术后是否会发生排尿困难、残余尿甚至尿潴留。要解决上述问题,须进行全面检查。

1.Marshall试验

用示、中指在膀胱颈下、尿道两旁将阴道壁抬高后,用腹压时可阻止尿液外流;做Q-tip试验,将轻探针插入尿道深部,在使用腹压时探针与躯体水平抬高超过30°。上述两个试验提示尿道过度活动所致的解剖性SUI。

2.测量尿道长度

若短于3 cm,外阴、阴道及尿道呈老年性萎缩,或曾有医源性膀胱尿道神经损伤史,应考虑为内在尿道括约肌失功能所致的尿失禁。

3.做尿液常规检查及尿道按摩后首段尿液检查

注意有无泌尿生殖道感染或炎症,必要时做尿动力学检查,以排除膀胱过度活动症及紧迫性尿失禁(UUI)。

4.妇科检查

注意有无膀胱膨出及子宫脱垂,必要时取站立抬高一侧股部,观察用腹压时阴道壁膨出及子宫脱垂的程度。

上述检查若证实合并膀胱过度活动综合征(OAB)、泌尿生殖系统感染或炎症,或明显有膀胱膨出、子宫脱垂等情况,应分别予以处理。伴有内在括约肌失功能的患者,尿道悬吊手术可能收效,病情严重者需要施行尿道括约肌假体手术。伴有尿频、尿急的解剖性压力性患者,若无导致急迫症状的病因,是否应实施尿道悬吊手术,是较难取舍的问题,此类患者经各种药物治疗、物理治疗及针灸治疗,若症状无改善,在取得患者理解及同意后,可以施行尿道悬吊术。Schrepferman 通过临床观察,发现 SUI 伴低压运动性急迫症状者[尿动力学检查于膀胱内压<1.5 kPa(15 cmH$_2$O)时产生逼尿肌不稳定收缩的振幅],术后 91% 患者急迫症状缓解;而在伴有高压运动性急迫症状者中仅 28% 缓解,在感觉性急迫症状者仅 39% 术后急迫症状缓解。提示术前伴有低压运动性急迫症状的妇女在施行膀胱颈悬吊术后,极少遗留尿急症状。

压力性尿失禁的手术有 150 多种术式,许多方法之间往往仅有很小的差异,而更多的是解剖学名词的纷繁和操作技巧的细微不同。目前用于压力性尿失禁的手术主要有以下四类。①泌尿生殖膈成形术:阴道前壁修补术和 Kelly 折叠术。②耻骨后尿道悬吊术:Burch 手术。③悬吊带术:悬吊带术可用自身筋膜(腹直肌、侧筋膜、圆韧带)或合成医用材料带(阴道无张力尿道中段悬吊术 TVT、经阴道悬吊带术 IVS、SPARC 悬吊术、经闭孔阴道无张力尿道中段悬吊术 TVTO/TOT等)。④膀胱颈旁填充剂注射:明胶醛交叉连接牛胶原蛋白已被允许用于治疗 SUI。

经过实践检验,美国尿控协会对女性 SUI 治疗的临床规范上提出耻骨后尿道悬吊术和悬吊带术是治疗女性 SUI 的有效方法。

SUI 手术治疗的主要适应证:①非手术治疗效果不佳或不能坚持,不能耐受,预期效果不佳的患者。②中重度压力性尿失禁,严重影响生活质量的患者。③生活质量要求较高的患者。④伴有盆腔脏器脱垂等盆底功能病变须行盆底重建者,应同时行抗压力性尿失禁手术。

SUI 手术治疗的主要禁忌证:①伴尿道原因的排空困难;②膀胱逼尿肌不稳定;③严重的心、肝、肺、肾等疾病。

行手术治疗前应注意:①征询患者及家属的意愿,在充分沟通的基础上做出选择。②注意评估膀胱尿道功能,必要时应行尿动力学检查。③根据患者的具体情况选择术式,要考虑手术的疗效、并发症及手术费用,并尽量选择创伤小的术式。④尽量考虑到尿失禁的分类及分型。⑤对特殊病例应灵活处理,如多次手术或尿外渗导致的盆腔固定患者,在行抗尿失禁手术前应对膀胱颈和后尿道行充分的松解;对尿道无显著移动的Ⅲ型尿道固有括约肌缺陷(ISD)患者,术式选择首推为经尿道注射,次为人工尿道括约肌及尿道中段吊带。

(刘　丹)

第四节　生　殖　道　瘘

产伤及妇科手术是尿瘘的主要原因。尿瘘手术前应充分检查,明确尿瘘的种类、部位、大小、数量,制定个体化手术方案。产伤是粪瘘的主要原因,手术是唯一治疗手段,手术时机选择及围术期肠道管理是决定手术成败的重要因素。

一、尿瘘

尿瘘是指人体泌尿系统与其他系统或部位之间有异常通道,表现为小便淋漓、不能控制。尿瘘包括的范围很广,诸如膀胱阴道瘘、输尿管阴道瘘、尿道阴道瘘,以及膀胱肠瘘和膀胱腹壁瘘。但由于妇女生殖系统在分娩期间或妇科手术时发生损伤的机会较多,而生殖系统与泌尿系统均同源于体腔上皮,两者紧密相邻,故临床上以泌尿生殖瘘最为常见。本节所述尿瘘亦仅限于泌尿生殖瘘,重点描述膀胱阴道瘘,输尿管阴道瘘将在相关章节论述。

(一)病因

绝大多数尿瘘均为损伤所致。世界卫生组织的数据表明,全世界约有 200 万产科尿瘘患者,每年至少有 10 万新发病例。欧美等发达国家,产科尿瘘发病罕见;发展中国家,产科原因导致的尿瘘还很普遍。据报道,非洲、南美及中东地区每 1 000 例分娩者中有 1～3 例发生膀胱阴道瘘。在我国广大农村,特别是偏远山区,产伤是引起尿瘘的主要原因,但近年来逐渐减少,在我国各大、中城市,由于产前保健和新法接生的推广和普及,分娩损伤所致的尿瘘已极罕见,而妇科手术所致者则相对有所增加。Mayo clinic 近 30 年共收治 800 例尿瘘,仅 5% 是由于分娩损伤,而盆腔手术引起者则高达 85%,放射治疗引起者为 10%。此外,非损伤性如生殖道疾病或先天性畸形所致的尿瘘,其漏尿症状相同,将在本节中一并予以介绍。

1.产科因素

分娩所致的尿瘘,主要是膀胱阴道瘘,多并发于产程延长或阻滞,根据其发病机制不同,可分为坏死和创伤两型。

(1)坏死型:在分娩过程中,如产妇骨盆狭窄或胎儿过大、胎位不正,引起胎先露下降受阻时,膀胱、尿道和阴道壁等软组织长时间被挤压在胎先露和母体耻骨联合之间,可因缺血、坏死而形成尿瘘。组织压迫可发生在骨盆的不同平面;若在骨盆入口平面,常累及子宫颈、膀胱三角区以上部位或输尿管,导致膀胱宫颈瘘、膀胱阴道瘘或输尿管阴道瘘;挤压在中骨盆平面时,多累及膀胱三角区及膀胱颈部,导致低位膀胱阴道瘘或膀胱尿道阴道瘘;挤压发生在骨盆底部达骨盆出口平面时,多累及尿道,导致尿道阴道瘘及阴道环状瘢痕狭窄。坏死型尿瘘具有以下临床特点:①多发生在骨盆狭窄的初产妇,但亦见于胎儿过大或胎位不正的经产妇。②胎先露部分或全部入盆、胎膜早破、膀胱过度充盈和膀胱壁变薄以及滞产是形成尿瘘的条件,其中尤以滞产或第二产程过度延长是发病的决定性因素。③尿漏大多出现在胎儿娩出后 3～10 d,但如产程过长,母体局部坏死组织可随手术产取出胎儿而脱落,以致产后立即漏尿。因而此类尿瘘实际上并非由于手术不当或器械直接损伤的结果,而是由于结束分娩过晚所导致的损伤。也有个别坏死型尿瘘延迟至产后 20～40 d 才漏尿,但其瘘孔直径多在 1 cm 以内,甚至仅针孔大小。④滞产并发的生殖道感染,往往又促进和加剧瘘孔周围瘢痕组织的形成。

(2)创伤型:在分娩过程中,产道及泌尿道撕裂伤引起的尿瘘为创伤型,一般多发生在因滞产和(或)第二产程延长而采用手术结束分娩的产妇。其形成的原因:①违反正常操作常规,如子宫颈未开全或膀胱充盈时即行臀位牵引或产钳助产,或在阴道内盲目暴力操作等,均可导致损伤;②胎儿娩出受阻而宫缩极强,特别是产前滥用缩宫素所致过强宫缩,可引起子宫破裂合并膀胱撕裂;③子宫下段剖宫产术或同时加作子宫切除术时,如膀胱子宫间有粘连、膀胱未充分往下游离,可损伤膀胱或盆段输尿管;④尿瘘修补愈合后,如再度经阴道分娩,原瘘口瘢痕可因承压过大而裂开,以致尿瘘复发。

创伤型尿瘘临床特点:①绝大多数有手术助产史;②胎儿娩出后即开始漏尿;③一般组织缺失不多,周围瘢痕组织较少。

2.妇科手术损伤

妇科手术导致膀胱和输尿管损伤并不罕见,广泛全子宫切除、子宫内膜异位症、剖宫产术后膀胱粘连等均会增加膀胱、输尿管损伤风险,经阴道妇科手术,如经阴道切除子宫、阴道成形术或尿道憩室切除术等也可损伤膀胱、输尿管或尿道而形成尿瘘。

3.膀胱结核

膀胱结核均继发于肾结核,患者有低热、消瘦、尿频、尿急和血尿等症状。早期膀胱黏膜水肿、充血,出现结核结节和溃疡;晚期膀胱挛缩、容量减小,当溃疡穿透膀胱全层及阴道壁时,则形成膀胱阴道瘘。结核性瘘孔一般仅数毫米,甚至仅针尖大小。

4.外伤

外阴骑跨伤或骨盆骨折甚至粗暴性交均可损伤尿道或膀胱而形成尿瘘。偶见子宫脱垂或先天性无阴道患者,用刀剪自行切割,企图进行治疗而引起尿瘘。

5.放射治疗

采用腔内放射治疗子宫颈癌或阴道癌时,可因放射源安放不当或放射过量,以致局部组织坏死而形成尿瘘。此类尿瘘多在放疗后1~2年内发生,但亦可因组织纤维化和进行性缺血而晚至十余年后始出现。

6.局部用药

采用无水酒精或氯化钙等药物注射至子宫旁组织治疗子宫脱垂时,如不熟悉盆腔局部解剖,误将药物注入膀胱壁或尿道壁时可引起组织坏死,以致形成尿瘘。但现因注射药物引起的尿瘘已极罕见。

7.阴道内子宫托

安放子宫托治疗子宫脱垂时,应日放夜取,每天更换。如长期放置不取,可因局部组织受压坏死引起尿瘘或粪瘘。

8.癌肿

子宫颈癌、阴道癌、尿道癌或膀胱癌晚期,均可因癌肿浸润,组织坏死脱落而引起尿瘘。

9.膀胱结石

单纯女性膀胱结石引起尿瘘者罕见。但在膀胱阴道瘘修补术后,膀胱内丝线残留或因膀胱憩室的形成继发膀胱结石时,可因结石的磨损压挫伤导致尿瘘复发。

10.先天畸形

临床上少见,主要有输尿管开口异位和先天性尿道下裂两种。前者为一侧输尿管开口于阴道侧穹隆或前庭等部位,患儿出生后既有漏尿,亦能自行解出部分尿液。后者为尿道开口于阴道口或阴道内,轻者多无明显症状,重者尿道后壁缺如,膀胱直接开口于阴道,以致排尿完全不能控制。有些尿道开口在尿道下 1/3 段的尿道下裂患者,产前能控制小便,但产后由于盆底肌肉松弛和阴道前壁膨出而出现漏尿,临床上可因此而误诊为产伤性尿瘘。

(二)分类

尿瘘迄今尚无公认的统一标准。

根据损伤的范围不同可分为:①简单尿瘘指膀胱阴道瘘瘘孔直径<3 cm,尿道阴道瘘瘘孔直径<1 cm。②复杂尿瘘指膀胱阴道瘘瘘孔直径≥3 cm 或瘘孔边缘距输尿管开口<0.5 cm,尿道阴道瘘瘘孔直径>1 cm。③极复杂尿瘘:其他少见尿瘘。

根据解剖部位分类为以下几种。

1.尿道阴道瘘

尿道与阴道间有瘘管相通。

2.膀胱阴道瘘

膀胱与阴道间有瘘管相通。目前国外广泛使用 Waaldijk 分类系统对膀胱阴道瘘进一步分类。以尿道外口作为参照点,Waaldijk 分类系统包括 3 种不同类型。

(1)Ⅰ型:尿道及膀胱颈部未被累及。

(2)Ⅱ型:尿道受累,并进一步被分为两个亚型。①ⅡA:远端尿道未被累及(瘘距离尿道外口 1 cm);②ⅡB:远端尿道受累(瘘边缘与尿道外口距离<1 cm)。两种不同Ⅱ型瘘可进一步被分为非环形和环形缺损。

(3)Ⅲ型:少见的瘘,如膀胱肠道瘘或膀胱皮肤瘘。

3.膀胱尿道阴道瘘

瘘孔位于膀胱颈部,累及膀胱和尿道,可能伴有尿道远侧断端完全闭锁,亦可能伴有膀胱内壁部分外翻。

4.膀胱宫颈阴道瘘

膀胱、子宫颈及与之相邻的阴道前壁均有损伤,三者间形成共同通道。

5.膀胱宫颈瘘

膀胱与子宫颈腔相沟通。

6.膀胱子宫瘘

膀胱与子宫腔相通。

7.输尿管阴道瘘

输尿管与阴道间有瘘管相通。

8.多发性尿瘘

同时有尿道阴道瘘和膀胱阴道瘘或输尿管阴道瘘两种或以上。

9.混合瘘

尿瘘与粪瘘并存。

(三)临床表现

1.漏尿

漏尿为尿瘘的主要症状。患者尿液不断经阴道流出,无法控制。但漏尿的表现往往随瘘孔的部位和大小不同而各异:①瘘孔位于膀胱三角区或颈部,尿液日夜外溢,完全失去控制。②位于膀胱三角区以上的高位膀胱阴道瘘或膀胱子宫颈瘘等,站立时可暂无漏尿,平卧则漏尿不止。③膀胱内瘘孔极小,周围有肉芽组织增生,或瘘孔经修补后仍残留有曲折迂回小瘘管者,往往仅在膀胱充盈时方出现不自主漏尿。④位于膀胱侧壁的小瘘孔,取健侧卧位时可暂时无漏尿,平卧或患侧卧位时则漏尿不止。⑤接近膀胱颈部的尿道阴道瘘,当平卧而膀胱未充盈时可无漏尿,站立时尿液即外漏。⑥位于尿道远 1/3 段的尿道阴道瘘,一般能控制排尿,但排尿时,尿液大部或全部经阴道排出。⑦单侧输尿管阴道瘘,除能自主排尿外,同时有尿液不自主地自阴道阵发性流出。⑧未婚或无阴道分娩史的部分尿瘘患者,平卧且紧夹大腿时,由于肛提肌的收缩和双侧小阴唇的闭合,尿液可暂时储存在被扩张的阴道内,但当分开大腿或站立时,尿液迅即自阴道内溢出。

2.外阴瘙痒和烧灼痛

由于外阴部、大腿内侧,甚至臀部皮肤长期被尿液浸润刺激而发红、增厚,并可能有丘疹或浅表溃疡等尿湿疹改变。患者感外阴瘙痒和灼痛,严重影响日常活动。

3.闭经

10%～15%患者有长期闭经或月经稀少,但闭经原因不明,可能与精神创伤有关。

4.精神抑郁

由于尿液淋漓,尿臭四溢,患者昼间难与人为伍,离群索居;夜间床褥潮湿,难以安寐,以致精神不振,郁郁寡欢;更可因性生活障碍或不孕等原因而导致夫妻不和,甚者为丈夫所遗弃。个别患者不堪长期肉体上的折磨和精神上的打击而萌发自杀之念。

5.其他表现

有膀胱结石者多有尿频、尿急、下腹部疼痛不适。结核性膀胱阴道瘘患者往往有发热、肾区叩痛。巨大膀胱尿道阴道瘘患者,膀胱黏膜可翻出至阴道内甚至阴道口,形似脱垂的子宫,翻出的黏膜常因摩擦而充血、水肿,甚至溃破出血。

(四)诊断

通过病史询问和妇科检查,一般不难确诊。但对某些特殊病例,尚需进行必要的辅助检查。

1.病史

出生后即漏尿者为先天性泌尿道畸形。年轻妇女,特别是未婚、未育者出现漏尿,且在发病前有较长期发热、尿频、尿痛、尿急者,一般均系结核性膀胱阴道瘘。难产后漏尿应区别其为坏死型或创伤型,个别产后数十天出现漏尿者亦应警惕结核性膀胱炎所致膀胱阴道瘘的可能。广泛性子宫切除后,因输尿管缺血坏死所致尿瘘多在术后 14 d 左右出现漏尿,而其他妇科手术直接损伤输尿管者一般在术后当天或数天内即有漏尿,但漏尿前患者往往先有腹胀痛、腰痛、腹块和发热等腹膜后尿液外渗症状,当漏尿出现后,上述先驱症状可逐渐缓解和消失。其他如妇科癌肿、放疗、外伤、子宫托等原因所导致的尿瘘均有明确的病史,应详加询问。

2.体格检查

(1)全身检查:进行一般内科检查,注意心、肝、肾有无异常和有无贫血、发热等手术禁忌。

(2)妇科检查:先取膀胱截石位,行阴道窥镜及双合诊和三合诊检查,了解阴道、子宫颈形态,子宫大小,活动度和其附件情况,特别是瘘孔位置、大小和其周围瘢痕程度。如瘘孔位于耻骨联合后方难以暴露,或瘘孔极小,无法找到时,应嘱患者取膝胸卧位,并利用单叶阴道直角拉钩,将阴道后壁向上牵引,在直视下进一步明确瘘孔及其与邻近组织或器官的解剖关系。一般应常规用子宫探针或金属导尿管探测尿道,以了解其长度和有无闭锁、狭窄、断裂等;并可利用探针探触膀胱内有无结石,粗略估计膀胱的扩展度和容积大小,警惕结核性挛缩膀胱的可能。应注意近侧穹隆的小瘘孔常为输尿管阴道瘘。巨大尿瘘或接近子宫颈部的瘘孔,有时可在瘘孔边缘的膀胱黏膜上找到输尿管开口,并见到有尿液自开口处阵发性喷出。自幼漏尿者多为输尿管开口异位,诊断的关键在于耐心细致地观察和寻找阴道前庭、侧壁或穹隆处有无阵发性喷尿的小裂隙。

3.辅助检查

(1)亚甲蓝试验:此试验目的在于鉴别膀胱阴道瘘与输尿管阴道瘘,同时亦可用于辨识肉眼难以看到的极小的膀胱阴道瘘孔。方法:通过尿道导尿管将稀释消毒亚甲蓝溶液100~200 mL注入膀胱,然后夹紧尿管,扩开阴道进行鉴别。凡见到蓝色液体经阴道壁小孔流出者为膀胱阴道瘘,自子宫颈口流出者为膀胱子宫颈瘘或膀胱子宫瘘;如流出的为清亮尿液则属输尿管阴道瘘。在注入稀释亚甲蓝后未见液体经阴道流出时,可拔除尿管,如此时注入的蓝色液体立即从尿道口溢出,则压力性尿失禁的可能性大;如无液体流出,可在阴道内上下段先后放入两只干棉球塞,让患者喝水并下床走动15~20 min,再行检视。如阴道上段棉塞蓝染则为膀胱阴道瘘,棉塞浸湿但无蓝色时提示为输尿管阴道瘘。

(2)靛胭脂试验:亚甲蓝试验时瘘孔流出的为清亮液体,即可排除膀胱阴道瘘,应考虑为输尿管阴道瘘或先天性输尿管开口异位,可进一步行靛胭脂试验加以确诊。方法:由静脉推注靛胭脂5 mL,5~7 min后可见蓝色液体由瘘孔流出。经由瘘孔排出蓝色液体的时间距注入的时间愈久,说明该侧肾积水多愈严重。

(3)膀胱镜检查:可了解膀胱容量、黏膜情况,有无炎症、结石、憩室,特别是瘘孔数目、位置、大小,以及瘘孔与输尿管口和尿道内口的关系等。若诊断为输尿管阴道瘘,可在镜检下试插输尿管导管。一般健侧输尿管可顺利放入导管无阻,而患侧则受阻,受阻处即为瘘孔所在部位。若膀胱黏膜水肿,镜检下不易找到输尿管口,可经静脉注入靛胭脂5 mL,注入后5~7 min即可见蓝色尿液由输尿管口溢出。此法既可帮助确定输尿管口的部位和瘘口侧别,亦可根据排出蓝色尿液的时间了解肾脏功能。若镜下见某一侧无蓝色尿溢出,而阴道有蓝色尿液出现时,则证明输尿管瘘位于该侧。对巨大膀胱阴道瘘或明确的尿道阴道瘘,一般均无必要且往往亦不可能进行膀胱镜检查。

(4)肾图:通过肾图分析,可了解双侧肾脏功能和上尿路通畅情况。若尿瘘并发一侧肾功能减退和尿路排泄迟缓,即表明为该侧输尿管阴道瘘;如双肾功能皆受损提示有尿路结核或双侧输尿管损伤可能。

(5)排泄性尿路造影:从静脉注入泛影酸钠注射液后摄片,可根据肾盂、输尿管及膀胱显影情况,了解双侧肾功能,以及输尿管有无梗阻和畸形等。此法一般适用于诊断输尿管阴道瘘、结核性尿瘘或先天性输尿管异位。在诊断尿瘘时很少采用经膀胱逆行尿路造影。

(五)鉴别诊断

漏尿为尿液从不正常的途径不自主地流出,仅见于尿瘘和先天性尿路畸形患者,但应与尿从正常途径不自主流出如压力性尿失禁、结核性膀胱挛缩、充溢性尿失禁和逼尿肌不协调性尿失禁等相鉴别。

1.压力性尿失禁

压力性尿失禁的发生机制是腹压增加时膀胱内压力高于尿道内压力,造成膀胱内尿液不自控地经尿道排出。临床上表现为当患者咳嗽、喷嚏、大笑或站立时,尿液立即外流,严重者甚至平卧亦有尿溢出,一般仅见于有阴道分娩史的妇女,但巨大膀胱尿道阴道瘘修补痊愈后亦常后遗此病。压力性尿失禁患者膀胱、尿道与阴道之间不存在异常通道,因此检查无瘘孔发现,嘱患者咳嗽时即见尿从尿道口溢出;此时如用示指、中指伸入阴道内,分别置于尿道两旁(注意不能压迫尿道),用力将尿道旁组织向耻骨方向托起,以恢复膀胱和尿道间的正常角度和尿道内阻力,然后嘱患者咳嗽,此时尿液不再溢出。

2.膀胱挛缩

为结核性膀胱炎所引起,患者膀胱容量在 50 mL 以下,甚者仅容数毫升,膀胱颈部也因挛缩而失去收缩功能,以致尿液无法控制而不断外溢。结核性膀胱挛缩患者一般均曾有发热、长期尿频、尿急、尿痛甚至有血尿史,尿常规可见大量脓细胞。如用金属尿管探查可感到膀胱缩窄,壁实无伸张性。肾图多显示一侧甚至双肾功能减退,尿路造影可予确诊。

3.充溢性尿失禁

一般是由于膀胱调节功能障碍所致,可见于脊髓外伤、炎症、肿瘤、隐性脊柱裂等中枢神经疾病,和子宫颈癌根治术或分娩时胎头滞压过久后膀胱麻痹等周围神经疾病。临床表现为逼尿肌收缩乏力引起尿潴留,当膀胱过度充盈后仅少量或点滴尿液经由尿道口不自主断续溢出。检查见膀胱显著扩大,虽嘱患者用力向下屏气,亦无尿排出,但将导尿管放入膀胱后仍可导出大量尿液。

4.逼尿肌不协调性尿失禁

由于逼尿肌出现不自主的阵发性收缩所致。此类不自主收缩亦可因腹内压突然增高而激发,其表现与压力性尿失禁相似。但患者并无器质性病变,其尿液外流不是在压力增高时立即出现而是在数秒钟后才开始,且当压力解除后仍可继续排尿 10～20 s。除尿失禁外,此类患者仍有正常排尿功能。膀胱测压时,可测出逼尿肌的异常收缩。

(六)预防

绝大多数尿瘘是可以预防的,而预防产伤性尿瘘尤为重要。在预防产伤尿瘘方面,应强调计划生育,生少生好。产前要定期作孕期检查,发现骨盆狭小、畸形或胎位不正者,应提前住院分娩。治愈后的尿瘘患者,再次分娩时一般应作剖宫产。对产妇要加强产程观察,及时发现产程异常,尤其是第二产程延长,积极处理,尽早结束分娩以避免形成滞产。经阴道手术分娩时,术前先导尿,术时严格遵守操作规程,小心使用各种器械。术后常规检查生殖道及泌尿道有无损伤,发现损伤时立即予以修补。凡产程过长、产前有尿潴留及血尿史者,产后应留置导尿管 10 d 左右,以预防尿瘘形成。妇科全子宫切除手术时,如遇盆腔内器官有解剖变异或广泛粘连,最好首先在病变的以上部位暴露输尿管,然后沿其行径,向下追踪至盆腔段;次之应将膀胱自子宫颈和阴道上段处向下游离,至少达阴道两侧角部的侧方和下方为止。因子宫颈癌行广泛性子宫切除,当处理骨盆漏斗韧带时,应先切开后腹膜,仔细游离卵巢动静脉,再行高位缝扎;子宫动脉可在输尿管内侧切断结扎,以保留子宫动脉输尿管支的血供;输尿管不可广泛游离,同时要避免损伤输尿管外鞘膜。术中出血时,应冷静对待。如为动脉出血,应在血管近端加压,并用吸管吸净积血后,认清出血点,钳夹后缝扎止血。切忌在出血点盲目大块钳夹或缝扎。如为盆底静脉丛出血,应用纱布压迫 10～15 min,一般出血能停止。子宫颈癌放射治疗时应严格掌握剂量,后装应选择合适的施源器。使用子宫托治疗子宫脱垂时,必须日放夜取,不得长期放置不取。

(七)治疗

尿瘘一般均需手术治疗,但在个别情况下可先试行非手术疗法,若治疗失败再行手术;此外,对不宜手术者则应改用尿收集器进行治疗。

1.非手术治疗

适用于下列情况。

(1)分娩或手术一周后出现的膀胱阴道瘘,可经尿道留置直径较大的导尿管,开放引流,并给予抗生素预防感染,4~6 周后小的瘘孔有可能愈合,较大者亦可减小其孔径。

(2)手术一周后出现的输尿管阴道瘘,如能在膀胱镜检下将双"J"管插入患侧输尿管损伤以上部位(非插入假道),并予保留,两周后瘘孔有自愈可能。

(3)对针头大小瘘孔,在经尿道留置导尿管的同时,可试用硝酸银烧灼使其出现新创面,瘘孔有可能因组织增生粘连而闭合。

(4)结核性膀胱阴道瘘,一般不考虑手术,均应先行抗结核治疗。治疗半年至一年后瘘孔有可能痊愈。只有经充分治疗后仍未愈合者方可考虑手术修补。

(5)年老体弱,不能耐受手术或经有经验的医师反复修补失败的复杂膀胱阴道瘘,可使用尿收集器,以避免尿液外溢。目前国内试制的尿收集器类型甚多,其区别在于收集器的收尿部分有舟状罩型、三角裤袋型和内用垫吸塞型的不同,而行尿部分和储尿部分则均大同小异。其共同缺点是在患者睡卧时,尿液仍难以达到密闭而有漏溢现象,故仍有待改进。

2.手术治疗

(1)手术治疗时间的选择:尿瘘修补的时间应视其发病原因和患者局部和全身情况不同而异。①术时或术后立即发现的直接损伤性尿瘘应争取时间及时修补,否则手术修补时间与缺血坏死性尿瘘相同,即等待 3~6 个月待组织炎症消失,局部血供恢复正常后再行手术。有人主张服用泼尼松促使组织软化,加速水肿消失,可将手术提前至损伤后 1 个月进行。但泼尼松类药物亦将影响伤口愈合,故多数学者仍认为提前手术是不适当的。瘘管修补术失败后亦宜等待 3 个月后再行手术。在等待期间如发现瘘口处有未吸收的缝线应尽早拆除。②放射治疗癌肿引起的尿瘘多在治疗结束后数月出现,且常需要一个较长时间才能完成其坏死脱落过程。一般而言,应在漏尿出现后一年,甚至2~3 年瘘孔完全稳定,膀胱黏膜基本恢复正常,且无癌症复发时才考虑修补。③膀胱结核引起的尿瘘应在抗结核治疗一年以上仍未愈合,局部无活动性结核病变后考虑手术。④尿瘘合并膀胱结石,手术应视膀胱黏膜有无水肿、感染而定。凡结石大者宜先经腹取出膀胱结石,待黏膜炎症消失后再行手术修补。结石小且膀胱黏膜正常时,可在取石同时进行修补术。⑤尿瘘合并妊娠,虽然妊娠期局部血供良好有利于愈合,但妊期手术易并发出血,故一般仍以产后月经恢复后修补为宜。但若为高位尿瘘,亦可考虑在行剖宫产时行修补术。⑥尿瘘合并闭经者,阴道黏膜及膀胱黏膜均菲薄,应先用雌激素准备,可口服戊酸雌二醇 2 mg×20 d 再行手术。⑦月经定期来潮者,应选择在月经干净后 3~7 d 手术。

(2)术前准备:①术前加强营养,增强体质,有贫血者应予纠正。②做好病员思想工作,交代术时及术后注意事项,以争取其主动配合:如术时应做好耐受不适体位的思想准备;术后应较长期卧床休息和每天大量饮水,以保持尿管畅流无阻等。③术前常规用 1:5 000 高锰酸钾溶液,坐浴 3~5 d。有外阴皮炎者在坐浴后,可用氧化锌油膏涂擦患部,直至皮炎痊愈后方可手术。④术前尿液常规检查以保证无尿路感染或膀胱结石的存在。尿常规有红、白细胞者应进一步检查确诊和治疗。⑤术前两日进清淡少渣饮食,术前晚及手术日清晨各灌肠一次,一般无需清洁灌肠。

(3)手术途径的选择:手术有经阴道、经腹和经阴腹联合途径之分。原则上应根据瘘孔部位和发生原因选择不同途径,但绝大多数产科损伤尿瘘应首选经阴道修补为宜。

1)经阴道手术。其优点有:①操作较简便,可直接、迅速暴露瘘孔,不损伤身体其他正常组织;②对患者全身干扰小,术后较舒适,并发症少,恢复迅速,腹部无任何瘢痕残留;③术时出血少,特别是操作均在膀胱外进行,膀胱组织无损伤和出血,故术后膀胱内无血凝块堵塞,尿流一般畅通无阻;④凡损伤波及尿道者,非经阴道无法修补;⑤有利于各种辅助手术的进行,如利用阴道壁替代缺损的膀胱,阴道皮瓣移植或球海绵体肌填充等;⑥阴道内局部瘢痕组织一般并不致因修补而增多,故经阴道修补可反复多次进行。

2)经腹途径。适用于:①膀胱高位瘘孔;②输尿管阴道瘘;③反复经阴道手术失败,特别是修补后瘘孔变小,但瘘管迂回曲折者,其特点是在游离阴道黏膜后仍无法直接暴露膀胱黏膜;④阴道狭窄,瘢痕严重,经阴道无法暴露瘘孔者;⑤全子宫切除术后的膀胱阴道瘘。

3)经腹手术又有下列几种不同途径。①腹膜外膀胱外:适用于单纯的高位膀胱阴道瘘。②腹膜外膀胱内:适用于瘘孔接近输尿管开口,或合并有膀胱结石者。③膜内膀胱外:适用于高位瘘,瘘孔周围瘢痕多,或子宫有病变需切除者;特别是子宫颈有严重撕裂伤,非切除子宫膀胱不能完全松解者。④腹膜内膀胱内:适用于膀胱有广泛粘连不易分离,或子宫已切除的膀胱阴道瘘。近年来腹腔镜手术技术迅速发展,腹腔镜下尿瘘修补也获得很高的成功率。

4)经阴腹联合途径:适用于瘘孔极大,瘘孔边缘既高又低,特别是尿道有损伤不易从单途径进行分离缝合的复杂尿瘘。

一般而言,经阴道手术简单、安全,凡经阴道可以暴露者,都应优先选用阴道途径。但就医师而言,应熟悉各种手术方法,不能拘泥于单一途径。

(4)术时麻醉、体位和消毒:手术的成功与否与麻醉的配合有密切关系。①术时麻醉应达到无痛和肌肉完全松弛,并能根据手术需要而延长麻醉时间。一般连续硬膜外麻醉能满足手术要求。②为了充分暴露手术野,体位的选择至为重要。经腹手术取平仰卧位,如有可能,最好将双下肢用脚架略抬高分开,以便随时用手放入阴道协助手术。经阴道手术有膀胱截石位、俯卧位、侧卧位等不同。一般多采用前两种。凡子宫活动即用鼠齿钳夹住子宫颈能将子宫往下牵引无困难者,均可采取膀胱截石位;子宫固定特别是瘘孔位于耻骨后方,不易暴露者,应采取俯卧位。③消毒:不论经阴道或经腹手术,均应首先用肥皂水擦洗阴道、外阴,然后用生理盐水冲净,拭干后再用碘伏消毒。消毒不彻底往往是手术失败的原因之一。

(5)充分游离瘘孔周围组织:一般均用小弯圆刀做切口。在切开阴道黏膜前,最好先围绕预定的切口四周注射肾上腺素稀释液(1:1 000 肾上腺素 1 mL 加入 300 mL 生理盐水)至阴道壁与膀胱间的疏松筋膜间隙,直至阴道黏膜隆起变白为止。注射液体后可减少术野渗血,便于找到正确的分离间隙和避免分离的黏膜瓣撕裂。经阴道修补时有两种分离瘘孔法,即离心分离法和向心加离心分离法。离心分离法在距瘘口缘仅 2~3 mm 做环形切口,切开阴道黏膜层后,用刀或弯剪向外游离阴道黏膜,以便膀胱获得松解。此法适合于中、小瘘孔。向心加离心分离法是在距切口缘 2 cm 以上处做切口,先往内向心分离阴道黏膜至距瘘缘 0.5 cm 为止,再从原阴道黏膜切口向外做离心分离,以缓解瘘孔缝合缘的张力。向心加离心法特别适用于巨大膀胱阴道瘘,其优点:①可利用部分阴道壁代替膀胱壁覆盖瘘孔,因而有利于巨大瘘孔的闭合;②如输尿管开口接近瘘孔缘时,可避免损伤输尿管口;③瘘孔周围瘢痕较多时,切缘位于瘢痕组织之外,血供多良好,有利于切口愈合;④膀胱黏膜本身未受干扰,膀胱内无出血和血凝块积聚,术后尿道引流通畅。无论离心法或向心加离心分离法,阴道黏膜游离的范围要充分,原则上应使瘘孔缘游离后自行横向靠拢,或估计缝合无张力方可。

阴道黏膜推进瓣法也可用于瘘的修补,效果良好。根据阴道黏膜的状况,在阴道前、后、侧壁分离出不同形状的黏膜瓣,如"J"形"U"形,最后将阴道黏膜瓣推进覆盖到瘘口。

如为巨大瘘孔，一般应分离膀胱子宫颈间隙到膀胱腹膜反折处；瘘孔缘紧贴盆壁和耻骨时，须将膀胱组织从骨膜上游离，或游离长约 1 cm 的骨膜片，以便将骨膜片代替膀胱侧缘与瘘孔其余部分缝合；如患者为膀胱尿道瘘，应将尿道远端阴道黏膜广泛游离，以便使瘘孔上缘游离的阴道黏膜瓣能毫无张力地覆盖在尿道远端的尿道壁上，从而将尿道断端包埋在膀胱内。原则上应避免将尿道远侧断端直接与膀胱吻合。

若采用经阴道修补术治疗，术野较差、瘘管不能向下牵拉，瘘孔数目多、位置接近输尿管口、周围瘢痕粘连严重，或合并输尿管阴道瘘、肾盂积水，则应选择经腹或腹腔镜膀胱阴道瘘修补术。首先应当分离膀胱子宫颈及阴道前壁间隙，因膀胱阴道瘘管周围有瘢痕形成，间隙层次往往不清，瘢痕处致密需锐性切割分离，应注意避免造成膀胱新的创口。若患者已行全子宫切除，术中可用组织钳钳夹纱布球置于阴道残端推向腹腔方向，保持阴道壁张力，利于分离。暴露出瘘口后，充分游离瘘口周围膀胱和相应的阴道前壁，游离出瘢痕组织周围正常膀胱壁 1 cm 左右。游离膀胱瘘口脂肪组织，暴露膀胱肌层组织。剔除膀胱瘘口周围脂肪组织以利术后伤口愈合。剪切去除膀胱瘘口周围瘢痕组织，瘢痕均应剪切，剪切原则上使用剪刀，尽量不用电切或超声刀，以免对残余膀胱瘘口创面造成热损伤而不利愈合。分层缝合膀胱瘘口，可将带蒂大网膜瓣或者腹直肌瓣缝合垫衬于膀胱和阴道之间以增加手术成功率。

经腹或腹腔镜途径若评估为复杂膀胱阴道瘘，常规经膀胱外路径分离不能暴露膀胱瘘口或瘘口与阴道壁的瘢痕分离困难时，可以采用膀胱切开膀胱修补术。首先分离与膀胱顶部的粘连，暴露膀胱顶部，并切开膀胱壁全层，于距离瘘口边界约 2 cm 的距离停止，切开膀胱后，显露并辨认清楚瘘口位置，及其与双侧输尿管开口的距离和关系，再辨认瘘口与尿道内口的毗邻关系。找准瘘口位置，在瘘口边缘，瘘口周围约 5 mm 的距离环形切开膀胱黏膜层和肌层，而瘘口周围瘢痕尽量切除，如切割困难则将其旷置。将切割分离出的正常膀胱黏膜和肌层行全层连续或间断缝合，必要时再加固缝合一层，再全层关闭切开的膀胱壁，并将膀胱顶部浆膜层固定于壁腹膜，从腹壁穿刺植入膀胱引流管行膀胱造瘘。

(6)严实分层缝合瘘孔：共缝合 3 层。第 1 层用 3-0 人工合成可吸收缝线连续或间断缝合膀胱筋膜及肌层，缝针要带够组织，但不应穿透膀胱黏膜，以便使瘘孔缘连同其四周瘢痕组织向内翻转而加强瘘孔屏障，从而有利于瘘缘的愈合，在瘘孔两侧角部的缝合应从角的外侧开始。连续缝合时，每缝合一针应注意随手将缝线拉紧。第 1 层缝合妥当后，即通过尿道导尿管注入生理盐水试漏，肯定无漏尿并用生理盐水洗清局部术野后，再用 3-0 人工合成可吸收缝线或 0 号丝线连续或间断缝合第 2 层(即膀胱筋膜层与部分膀胱肌层)以加固之。但两侧角部缝线应从第 1 层缝线的外方开始。最后用 2-0 号可吸收缝线缝合第三层(即阴道黏膜层)，黏膜的糙面宜翻向阴道腔。阴道黏膜应紧贴膀胱筋膜，其间不能遗留无效腔，否则可因创口分泌物在该处积聚、感染而导致手术失败。

(7)有助于提高疗效的辅助手术：对一般尿瘘而言，采用上述修补方法可获满意效果，但在极复杂的尿瘘患者中，有时加用某些辅助手术是必要的。辅助手术基本上可分为两大类：一类是扩大术野，有助于暴露瘘孔，以利于手术的顺利进行，其中包括会阴扩大侧切术、耻骨联合切除术、耻骨支开窗术等；另一类是利用异体或自身组织替代、填充和加强缺损处的膀胱、尿道或阴道黏膜以促进瘘孔的愈合。临床上采用的异体移植有羊膜、牛心包等。临床上目前较常采用的为自身带蒂组织如下。①球海绵体脂肪垫填充术：即在大阴唇内侧作纵形切口，游离中指大小一段皮下脂肪组织，通过侧方阴道，将游离端拉入瘘孔创面覆盖膀胱，并间断固定缝合，以消灭膀胱与阴道黏膜间无效腔和增强局部血供,并有可能加强膀胱颈和尿道控制排尿的能力。②大、小阴唇皮瓣移植术:可用于覆盖缺损的阴道创面。③子宫颈瓣移植修补术:适用于紧靠子宫颈位于前穹隆部的膀胱阴道瘘。④股薄肌移植术:用以加强瘘口缝合缘。⑤阴道壁组织填充术,取长方形带蒂阴道黏膜覆盖在瘘孔缘,使瘘孔处有两层阴道黏膜覆盖。⑥其他经腹修补术时有用大网膜、腹直肌作为填充材料者。由于放疗后尿瘘周围组织纤维化严重,血管减少,因此应重视带蒂组织瓣修补。如为输尿管阴道瘘,当瘘口靠近膀胱时,可行经腹或者腹腔镜下输尿管种植术。

(8)术后处理。①一般护理:术后应较长期卧床,但体位可不受限制。术后 2～3 d 静脉补液,进少渣饮食,以后宜大量饮水,每天至少 3 000 mL 以保持膀胱自净。②留置导尿管引流:凡经阴道修补的尿瘘,一般均置保留气囊导尿管开放引流,以保持膀胱较长时间处于空虚休息状态。保留时间以 14 d 为宜,但可根据瘘孔大小和修补难易而有所不同。孔小、缝合无张力、修补满意的瘘孔保留 3～4 d 即可。保留导尿管期间,应每小时记录排出尿量。若出现尿或保留尿管 14 d 仍有尿漏时,可再继续保留导尿管 7～10 d(注意此时切忌用阴道窥器或手指进行阴道检查),偶尔尿瘘仍有愈合可能。术后如发现无尿液排出和(或)患者自觉下腹胀满时,应及时检查导尿管有无阻塞或脱落。尿管畅通时不需更换,但连接导尿管的橡皮管及储尿袋,须每天置换。③外阴及阴道护理:每天擦洗外阴 1 次,大便后应立即增擦 1 次。除阴道有出血外,应尽量避免做阴道检查或阴道上药。④抗生素的应用:从手术日晨开始,即应给予预防性抗生素。⑤雌激素的应用:凡术前已服用雌激素者,术后仍应继续服用 1 个月左右。⑥出院注意事项:出院时如观察无尿失禁、尿潴留等异常情况,一般不做阴道检查;术后 3 个月内禁性交,以免引起缝合口裂开和感染。⑦如再次妊娠,嘱临产前住院,及早剖宫产结束分娩。

二、粪瘘

粪瘘是指人体肠道与其他系统或部位之间有异常沟通。其中妇产科最常见的是直肠阴道瘘(rectovaginal fistula,RVF),是指直肠前壁和阴道后壁之间由上皮组织构成的病理性通道。粪瘘可与尿瘘并存。

(一)病因

分娩时胎头长期停滞在阴道内,直肠受压坏死是形成直肠阴道瘘的最主要原因。会阴Ⅲ度撕裂修补后直肠未愈合,或修补会阴撕裂时,缝线透过直肠黏膜而未及时发现拆除,也可引起阴道直肠瘘。直肠手术进行肠管端端吻合时,因距离阴道过近,如果波及阴道或吻合口愈合不良,组织坏死可导致直肠阴道瘘,这种瘘的瘘口位置相对较高,近于穹隆。此外,因阴道直肠间隔薄,进行阴道后壁脱垂修补术、变性手术或阴道成形等手术时,切除过多过厚阴道壁组织、阴道成形造穴时穴道偏向直肠侧或手术不熟练、解剖层次不清等都有可能导致手术创伤性直肠阴道瘘。痔手术或局部注射硬化剂治疗时,局部损伤或注射部位及注射药物剂量不当使局部坏死后形成直肠阴道瘘,注射硬化剂导致的瘘孔周围的瘢痕往往范围大。长期安放子宫托不取出,阴道内放射源安放不当或过量时亦可导致直肠阴道瘘;此外,晚期生殖道癌肿可并发粪瘘;先天性生殖器发育畸形患者,可伴有先天性直肠阴道瘘,且常与先天性肛门闭锁并存。

(二)临床表现及诊断

凡直肠阴道瘘瘘孔较大者,粪便皆经阴道排出,便稀溏时更为明显;若瘘孔小,粪便干结成形时,虽无明显粪便自阴道排出,但阴道内不时有分泌物和排气现象。

诊断粪瘘较尿瘘简单,除先天性粪瘘外,一般均有明显发病原因。大的粪瘘可在阴道窥器暴露下直接窥见瘘孔,瘘孔极小者往往仅在阴道后壁见到一处鲜红的小肉芽组织,如从此处用探针探测,而同时用另一手放入直肠内直接触及探针即可确诊。此外还可以尝试亚甲蓝及阴道注水实验来明确小的瘘口:直肠内灌入亚甲蓝,阴道内塞入棉纱条,10~20 min后观察棉纱条上是否有染色;患者取截石位,温水灌注阴道,用直肠镜在直肠内通气,观察阴道侧有无气泡溢出。影像学检查包括经直肠超声、阴道造影、钡剂灌肠、CT、MRI等。其中直肠超声最常用,瘘管在超声下显示为低回声或无回声。对于放疗相关的RVF患者,可选择使用阴道镜加造影以明确可能发生的阴道-小肠、结肠瘘,必要时需活检以排除肿瘤复发。肛门直肠黏膜的健康情况可通过钡剂灌肠和结肠镜检查完成。而检查括约肌应成为RVF之必要步骤,术前行直肠内超声、直肠肛管压力测定及阴部神经电位检查,以明确是否合并括约肌功能障碍。

直肠阴道瘘的分类方法并不统一,在直肠的下1/3及阴道的下1/2为低位瘘;位于直肠中1/3和阴道后穹隆(6 cm以上)的瘘为高位瘘;位于这两点之间的是中位瘘。目前较为公认的是根据瘘口在阴道内的位置、大小及病因,将RVF分为单纯型和复杂型。发生于阴道的中低位,直径<2.5 cm,由创伤或感染因素引起的瘘称为单纯型;发生于阴道高位,直径≥2.5 cm,由炎性肠病、放疗或肿瘤引起的瘘及修补失败的RVF,称为复杂瘘。近年有部分学者认为,对那些瘘口比较小的、可首选腹腔镜下修补的高位瘘,也可以视其为单纯型。

(三)预防

预防粪瘘的基本原则与尿瘘相同。产时应注意缩短第二产程,避免会阴严重撕裂,并在缝合会阴后常规肛查,发现有缝线穿透直肠黏膜者应即拆除重缝。此外,应避免长期安放子宫托不取。妇女生殖道癌肿进行放疗时,应注意掌握后装放射量和放射源安放位置。

(四)治疗

虽然有学者报道RVF经保守治疗自愈,但大多数学者均认为手术修补是RVF唯一的治愈手段。高位巨大直肠阴道瘘,阴道瘢痕严重,暴露困难者,或同时合并有尿瘘者,均应先做暂时性乙状结肠造瘘,待间隔4周,阴道无粪便排出后再行粪瘘修补术。

1.术前准备

(1)手术前3 d软食,术前一天进流质,术前4 h禁饮水。

(2)手术前3 d每天口服卡那霉素1.0 g,每天2次和甲硝唑0.4 g,每天3次。

(3)术前服用清肠剂,术前一晚及术晨用肥皂水清洁灌肠。

2.手术原则

(1)粪瘘的治疗与尿瘘相同,手术创伤或外伤的瘘孔应立即修补;压迫坏死粪瘘应待产后4~6个月炎症消失后,再行修补。修补失败者可于3个月后再次修补。

(2)修补RVF的关键在于直肠前壁的重建,恢复直肠及肛管部位的高压力区。应充分游离瘘口旁组织、仔细辨认周围组织层次,完整切除瘘管及周围瘢痕,谨慎止血后分层行无张力缝合,并保持组织间充足的血供。如果无法保证充足血供,则应在阴道与直肠间填充血运丰富的组织以确保缝合部位的愈合。

(3)粪瘘与尿瘘并存时,一般先缝合尿瘘,再缝粪瘘。

(4)如确系无法修补的巨大粪瘘,可直接行永久性结肠造瘘。

3.手术方法

(1)单纯瘘管切除、分层修补术:该术式有经腹、阴道、会阴及经肛4种入路。显露瘘管后,切开直肠阴道间连接处黏膜或切除瘘管,适当游离瘘管周围直肠阴道隔后共分三层缝合,先用3-0

人工合成可吸收缝线连续或间断缝合肠壁肌层,不透过肠黏膜,以使瘘缘翻转至肠腔内,第二层同法加固,将第一层包埋,最后缝合阴道黏膜层。其中经腹入路适用于高位瘘,而其余3种途径适用于中低位瘘。经肛途径优点在于不损伤肛门括约肌。经阴道途径显露优于经肛途径,不需分离括约肌,可同时行括约肌成形术,多数不需要术前或同时行回肠末端或结肠造口,无会阴切口,愈合快,不导致会阴及肛管畸形,并发症发生率低。

(2)直肠推进瓣修补术:该术式由 Noble 于 1902 年提出,要点在瘘管周围分离出一个包括直肠黏膜层、黏膜肌层和部分内括约肌的推进瓣,切除部分瘘管后,将推进瓣覆盖缝合,使直肠壁恢复连续性(方法与尿瘘中阴道黏膜推进瓣相似);阴道内的瘘管则敞开引流。该术式可分为经会阴和经肛两种入路:经会阴切口暴露较好,可同时行括约肌成形;经肛入路的优点则在于无会阴部切口,疼痛少,愈合好,不损伤括约肌,术后不影响排便功能,避免术后锁眼畸形及保护性转流性肠造口,是单纯性中低位 RVF 的首选方法,即使首次失败后仍能再次应用。

(3)经肛门括约肌途径修补术:也称 Mason 手术,主要用于低位 RVF,尤其是合并括约肌损伤者。术中将瘘管至会阴体间的直肠肛管阴道隔切开,分层缝合直肠肛管、肛门括约肌和阴道黏膜等。手术时应注意阴道可容二指,肛门通过一指,且有括约肌收缩感。该术式严重术后并发症为直肠皮肤瘘及肛门失禁,其发生率分别为 3.8% 和 18.0%。对于无括约肌损伤的患者需切断括约肌,亦是 Mason 手术的不足之处。

(4)组织瓣转移修补术:指通过引入血供良好的组织到瘘管区,并分隔两侧瘘口缝合处。目的是加强直肠阴道间隙,促进愈合。适用于复杂型瘘。对于中低位瘘,常用的组织瓣有球海绵体肌、肛提肌、阴股沟皮瓣、臀肌皮瓣、单或双侧股薄肌皮瓣等。高位瘘通常在经腹修补术后填充大网膜或折叠下翻的腹直肌等。

(5)经腹手术及腹腔镜手术:适用于高位 RVF,术式包括经腹肛拖出式直肠切除术(Maunsell-Weir 术式)、Parks 结肠--肛管直肠肌袖内吻合术等,使阴道壁与直肠完全被隔开,彻底消除了窦道形成的最主要因素,Ⅰ期手术成功率高,患者易接受。主要用于复杂或复发的 RVF。但手术较复杂,需要有低位直肠切除吻合的手术经验,Parks 手术缺点是残存的直肠肌袖病变可能会继续加重并发展至狭窄。随着腹腔镜技术的进步,腹腔镜下修复 RVF 病例也有较多报道,但该术式手术适应证相对严格,术前应明确患者瘘口大小、位置,同时需操作者具备很高的腹腔镜操作技巧。

4.术后处理

(1)手术后保持肠道空虚数天对修补好的瘘孔愈合非常重要,饮食控制加应用抑制肠蠕动的药物,保持无排便 3 d 后可逐渐进食流质,控制第一次排便在术后 5 d 或 6 d 时,可口服液状石蜡以润滑大便。

(2)术后 3 d 每天口服甲硝唑,方法同术前。

(3)保持外阴部清洁,每天擦洗一次。

(五)临床特殊情况的思考和建议

盆底网片重建、尿道中段悬吊以及阴道骶骨固定术等需要补片材料的手术术后若出现生殖道瘘,应及早取出网片,否则瘘管难以愈合,在修补瘘管时应该充分减张。

(刘　丹)

第五节　外阴及阴道损伤

外阴及阴道损伤多为暴力损伤所致,应重视预防,严重损伤可导致大量出血。异物残留应明确残留物种类和位置,及早取出,避免感染及严重损伤。外生殖器损伤主要指外阴(包括会阴)和阴道损伤,以前者为多见。

一、外阴损伤

(一)临床类型

1.处女膜裂伤

处女膜由黏膜组织所构成,其内、外两面均为鳞状上皮覆盖,中层含结缔组织、血管及神经末梢。结缔组织的多少决定处女膜的厚薄程度。肥厚者多富有弹性,不易破裂;菲薄者易于裂伤。处女膜的破裂一般发生于初次性交时。破裂多在膜的后半部,裂口呈对称的两条,由膜的游离缘向基底部延伸。破裂时患者有突发性剧痛,伴有少量流血,一般出血能自止,无需处理。数天后裂口边缘修复,但不复合拢,因而残留有清晰裂痕。但也有极少数妇女的处女膜弹性好,有一定扩张性,性交后仍保持完整而无出血。奸污或暴力性交,偶可导致处女膜过度裂伤,以致伤及周围组织而大量出血。幼女的处女膜位于前庭深处,且阴道亦狭小,故处女膜损伤较少见。奸污时一般仅导致前庭部擦伤。但如用暴力强行插入阴茎,则可引起外阴部包括处女膜、会阴、阴道甚至肛门的广泛撕裂伤。

2.外阴裂伤或血肿

外阴裂伤多发生于未成年少女。当女孩骑车、跨越栏杆或座椅,沿楼梯扶手滑行,或由高处跌下,以致外阴部直接触及硬物时,均可引起外阴部软组织不同形式和不同程度的骑跨伤,受伤后患者当即感到外阴部疼痛,伴有外阴出血。检查可见外阴皮肤、皮下组织,甚至肌肉有明显裂口及活动出血。

由于外阴部富于血供,而皮下组织疏松,当局部受到硬物撞击,皮下血管破裂而皮肤无裂口时,极易形成外阴血肿。血肿继续增大时,患者扪及肿块外,还感剧烈疼痛和行动不便,甚至因巨大血肿压迫尿道而导致尿潴留。检查可见外阴部有紫蓝色块物隆起,压痛显著。如外阴为尖锐物体所伤,可引起外阴深部穿透伤,严重者可穿入膀胱、直肠或腹腔内。

(二)防治

初次性交时应避免使用暴力。性交后如流血不止或外阴有任何撕裂伤时,均应及时缝合止血。外阴血肿的治疗应根据血肿大小,是否继续增大以及就诊的时间而定。血肿小无增大可暂保守治疗。嘱患者卧床休息,最初 24 h 内宜局部冷敷(冰敷),以降低局部血流量和减轻外阴疼痛。24 h 后可改用热敷或超短波、远红外线等治疗,以促进血肿吸收。血肿形成 4~5 d 后,可在严密消毒情况下抽出血液以加速血肿的消失。但在血肿形成的最初 24 h 内,特别是最初数小时内切忌抽吸血液,因渗出的血液有压迫出血点而达到防止继续出血的作用,早期抽吸可诱发再度出血。凡血肿巨大,特别是有继续出血者,应在良好的麻醉条件下切开血肿,排除积血,结扎出血点后再予缝合。术毕应在外阴部和阴道同时用纱布加压以防继续渗血,同时留置导尿管,必要时可予皮片引流。

二、阴道损伤

(一)性交损伤

一般均为暴力性交或奸污所致,近年来由情趣用品导致的损伤逐渐增多。导致性交损伤的诱因:妊娠期阴道充血,产后或绝经后阴道萎缩,阴道手术瘢痕,阴道畸形或狭窄,性交时位置不当以及男方酒后同房等。损伤部位一般多位于后穹隆。因右侧穹隆较宽敞,男子龟头多活动于该侧,故右侧裂伤多于左侧。损伤可为单一或多发性,多环绕子宫颈呈"一"字形横裂或新月形裂口。阴道组织血供丰富,性交引起撕裂后立即出现阴道流血,有时甚至因流血过多而致休克。严重撕裂还可以导致腹膜破裂,以致引起气腹而出现腹胀痛症状。

患者就诊时常隐瞒性生活史。故凡有阴道出血者应警惕有性交损伤的可能,除详细咨询有关病史外,应先用窥阴器扩开阴道,用棉球拭净阴道内积血后,仔细检查出血来源,注意有无阴道壁裂伤,裂伤是否波及腹膜、直肠或膀胱。在紧急情况下,若为阴道壁出血可暂用纱布压迫止血,然后做好充分准备下,经阴道用人工合成可吸收线缝合止血。注意避免缝线穿透直肠黏膜。

(二)药物损伤

局部用消炎杀菌药治疗阴道炎时,可因剂量过大、用法不当或误用腐蚀药物而造成阴道损伤。如冲洗阴道时采用的高锰酸钾溶液浓度过高或有颗粒未溶化时,可因形成的氢氧酸钾腐蚀阴道黏膜引起阴道溃疡和出血。往年各地采用氯己定治疗阴道炎症而引起的阴道壁广泛溃疡亦屡有所见。

药物性损伤表现为用药后阴道分泌物增多,呈脓血性,甚至有鲜血流出,伴阴道外阴灼热疼痛感。检查可见阴道广泛充血,并有散在溃疡。高锰酸钾烧灼所致溃疡有黑色糊状物(二氧化锰)覆盖。药物损伤后如不及时治疗,阴道黏膜坏死、剥脱,最后可引起阴道粘连和狭窄。

凡药物治疗引起阴道炎症时,应遵医嘱,切勿乱投药石,忌用任何腐蚀性药物纳入阴道引产。放入药物后如出现任何不适应立即取出,并用生理盐水冲洗干净。局部可涂擦紫草油,或用紫草油纱布覆盖以促进溃疡愈合和防止继发粘连,一般每天更换纱布一次,直至创面痊愈为止。如因药物经过黏膜吸收引起全身中毒反应者,应检测肝、肾功能,有肾衰竭时应尽早给予肾透析治疗。

(三)卫生栓损伤

国外妇女使用卫生栓者较多。卫生栓导致阴道溃疡陆续有所发生。据认为导致溃疡的原因可能为:①卫生栓放置位置不当引起的压迫坏死。②使用者对栓中除臭剂变态反应。③栓中所含高吸附纤维素能改变阴道黏膜上皮结构,破坏细胞间桥,致使细胞间的间隙扩大和形成微溃疡;如非月经期仍继续使用以吸附血液时,则微溃疡可发展为肉眼可见的阴道溃疡。若使用具有送栓器的卫生栓,甚至在放入时即可直接导致阴道黏膜线形撕裂伤;栓放入后虽可暂时压迫止血,但将造成裂口延期不愈,因而当栓取出后反而出现血性白带。检查时可见阴道上段黏膜有明显的红色颗粒状斑块区。一般在停止使用卫生栓后能逐渐自愈。

(四)子宫托损伤

使用子宫托治疗子宫脱垂和尿失禁的患者由于子宫托长时间压迫阴道壁可能导致阴道溃疡,严重者甚至发生阴道直肠瘘。预防方法主要是选择合适的子宫托,定时取出子宫托消毒,如果出现脓性或者血性白带应到妇科门诊检查。出现阴道溃疡应停用子宫托,局部使用雌三醇软膏可促进溃疡愈合。

（五）阴道水蛭咬伤

见于 3～14 岁农村幼女，多在 5～9 月炎热季节发病。发病前一小时内有接触河、湖水史。其主要症状为阴道出血和发热，失血多者可出现休克。出血可能与水蛭咬伤后分泌的一种水蛭素的抗凝作用有关。治疗采用 10% 高渗盐水 500～1 000 mL 冲洗阴道，一般可迅速止血。

三、异物残留

生殖器官异物残留包括阴道内、盆腔内和宫腔内异物，以前者多见，后两者均为医源性异物，应可避免。

（一）原因

1.幼女无知或出于好奇心

自己或由其他小孩将纽扣、豆子、果核或回形针等塞入阴道内。精神病妇女亦可发生类似情况。

2.医源性异物

医源性异物是由于医护人员手术时遗留或向患者交代不清所致。最常见的为子宫颈活组织检查或会阴、阴道修补手术后阴道内留置的纱布或棉球未及时取出或未全部取出所造成的阴道异物残留，特别严重的是经腹手术时将纱布、纱布垫，甚至器械遗忘在腹腔内而形成的腹腔或盆腔异物。此外，也曾发生在剖宫产时，将纱布遗忘在宫腔而形成的宫腔内异物。

3.宫腔内节育器嵌入子宫肌层或进入腹腔内

虽属异物残留，但它是安放宫内节育器的并发症之一。长期放置子宫托治疗子宫脱垂可导致其嵌顿在阴道壁内，也属异物残留，详见子宫脱垂。

（二）临床表现及诊断

阴道异物的主要症状为阴道有脓性或脓血性分泌物排出。如为纱布或棉球，分泌物呈恶臭。成人多有阴道手术史，一般通过阴道窥诊即能确诊。对幼女则需详细询问有无放入异物史，肛查多可触及有一定活动度的物体，其大小、形状及硬度因异物种类而异。如留置的为硬物体，用金属探针放入阴道内即可探得异物的存在。应注意将阴道内异物与阴道或子宫颈葡萄状肉瘤相鉴别，必要时可在全麻下用宫腔镜或鼻镜窥视并行活组织检查加以确诊。腹腔内有异物遗留时，术后多有持续腹痛、发热和腹部包块，严重者并发肠梗阻、感染，甚至肠瘘。凡术后出现上述现象，特别是有腹部包块形成时，应考虑腹腔内异物残留可能。金属异物如手术缝针留置腹腔时，可能除腹痛外，并无其他症状，但腹部透视即可确诊。剖宫产后宫腔内有纱布残留时，患者术后长期发热、腹痛，宫腔内有大量分泌物排出，子宫复旧不佳。当纱布经阴道排出或取出后，症状随之消失。

（三）预防

（1）医护人员应加强责任心，并严格执行剖腹术前及关腹前的器械、敷料清点制度，以确保无异物遗留。作会阴切开缝合术时，宜采用有带的纱布卷。术时将带子的游离端置于阴道口外以避免遗忘。凡阴道手术后需保留纱布塞者，应将每条纱布塞的一角留在阴道口外，术后医嘱中写明纱布数目和应取出时间或向患者本人交代清楚，并记入病程记录中。为幼女或未婚妇女取阴道分泌物检查时，应旋紧棉絮以防脱落，发现脱落应立即设法取出。

（2）对儿童应加强教育与监督，严防将异物塞入阴道。对精神病患者应严加管理并给予相应治疗。

（四）治疗

成年妇女阴道内异物可随手取出。幼女阴道内有异物时可用长钳轻轻夹出，或在麻醉下用宫腔镜或鼻镜扩开阴道取出。有炎症者取出异物后以 0.5％醋酸低压冲洗阴道。

腹腔异物应尽早剖腹探查取出。如已形成肠瘘或术时分离粘连而形成肠瘘者，一般应根据当时情况作肠切除吻合术或肠瘘修补术。

四、临床特殊情况的思考和建议

盆底组织疏松，部分外阴及阴道损伤后可在盆腔深部形成巨大血肿，难以清除引流。对于此类病例，可以予以局部压迫，同时加强输血、抗感染，辅以散结化瘀的中成药，待血肿自行消散吸收。

（刘　丹）

第六节　输尿管损伤

绝大多数输尿管损伤是由妇科手术引起的。输尿管损伤应尽早发现，早期手术治疗。

输尿管损伤多由妇科手术引起，其中绝大多数均能在损伤后立即发现和修补预后良好；但若术时未能察觉或修补失败，则将在术后形成输尿管阴道瘘。由于输尿管损伤或形成的输尿管阴道瘘在诊断和治疗方面不同于膀胱阴道瘘，故在本节另行介绍。

一、病因

80％～90％输尿管损伤是由于妇科手术，特别是经腹全子宫切除或广泛性全子宫切除术所引起。损伤的部位多见于子宫动脉、主韧带、阴道侧穹隆或骨盆漏斗韧带等部位。损伤的方式包括钳夹、结扎、切开、切断、扭曲成角、缺血坏死。输尿管从沿途经过的每一个血管获得血供，营养输尿管的小血管在输尿管外膜内相互间组成血供丰富的血管吻合网络，过度游离输尿管可能导致血管网破坏，输尿管发生缺血性坏死。子宫内膜异位症或输卵管卵巢囊肿引起盆腔广泛粘连，或子宫颈巨大肌瘤导致盆腔器官移位而行子宫切除时，如果术者不熟悉异常解剖也可能误伤输尿管，以致形成输尿管阴道瘘。此外，随着电刀的广泛使用，不恰当使用电凝止血导致的输尿管损伤时有发生，输尿管在局部受热损伤后发生迟发物理变化，局部坏死，形成瘘口。在使用单极电凝设备时还会发生电传导所致的输尿管组织坏死，现在单极电凝设备已被双极电凝所取代，这种损伤很罕见。

二、临床表现及诊断

任何盆腔手术过程中，如发现术野有"水样液体"阵发性渗出或发现有管腔的索状物被切断而无血液流出时，则提示为输尿管损伤。术时出血多而盲目大块钳夹和缝扎出血点亦有可能伤及输尿管。此时应用拇指和示指由上向下扪触输尿管进入膀胱的行径。如扪触到钳夹或缝扎部位紧靠输尿管时，应将该段输尿管游离，以便确认有否钳夹、缝扎或其他损伤可能。如输尿管损伤未能在术时发现，术后可因损伤方式和程度不同而有不同表现。双侧输尿管结扎术后即无尿；

一侧输尿管结扎多表现为术后 3 d 该侧腰痛,肾区叩痛伴畏寒、发热;输尿管切断或钳夹伤多在术后 1～3 d 内出现阴道漏尿。由于输尿管被结扎或剥离缺血所引起的尿瘘可晚至术后 1～3 周出现漏尿。排泄性尿路造影和膀胱镜检查有助于诊断患侧肾盂积水程度和输尿管损伤的部位,从而选择适当的治疗方案。

三、治疗

术中发现输尿管损伤当即治疗,效果良好。输尿管完全断裂应作端端吻合术或输尿管膀胱吻合术。部分断裂者可将创缘修整后进行缝合,此时应注意保护好尚未断裂的管壁,防止撕裂为完全断裂。单纯钳夹或缝扎可在去除钳夹或松解缝扎线结后,打开膀胱,逆行插入输尿管导管,留置 72 h 以促进愈合。如损伤严重,输尿管结扎处活力差,处理方法同输尿管断裂。

术后发现输尿管损伤应尽早手术修复,现多认为只要患者全身情况良好,虽然技术操作较难,早期修复效果良好。由于 B 超和 CT 技术的进步,也有人主张先作经皮肾穿刺造瘘术以避免肾功能进一步损害,等待 3～4 个月后再进行延期修复。

目前妇产科采用的修复方法,主要有下列几种。

(一)输尿管端端吻合术

适用于位置较高、距输尿管远端 5 cm 以上而缺损较少的输尿管损伤。操作要点:①适当游离输尿管邻近的损伤部位上下段,以期吻合后吻合口无张力。②切除输尿管损伤段后,将两断端分别剪开 2～3 mm,从而修整成铲形但方向相反的斜面。③将双"J"管插入输尿管作为支架,引流上端进入肾盂,下端进入膀胱,2～3 周后拔出。④用 5-0 人工合成可吸收缝线缝合输尿管一端斜面尖端与另一端斜面底部缺口,分别打结;再分别用两端的缝线以 2 mm 间距连续缝合缺口两侧,关闭缺口,缝合时缝及的外面鞘膜层和肌层要多于黏膜,缝完一侧缺口后和另一端尾线打结。⑤取脂肪或大网膜覆盖吻合口。⑥在吻合口处置引流管,由侧腹壁引出腹壁外。3 d 后无渗液即拔除。

(二)输尿管膀胱吻合术

适用于输尿管远端 5 cm 以内的损伤。妇产科手术导致该处损伤最为多见,且采用此吻合法治疗的效果最好,操作要点:①游离输尿管,切除受损段后。切除的远端用 7 号丝线结扎,近端剪开 2～3 mm,并修整成铲形斜面。暂用两根细丝线缝于近端斜面以备牵引。②适当游离膀胱外疏松结缔组织,使膀胱能稍上移以减少吻合后输尿管张力。③切开膀胱,在原输尿管膀胱内开口处稍上方打洞贯通膀胱壁,利用输尿管牵引丝线将输尿管近端引入膀胱内,拆去牵引线。④用 5-0 人工合成可吸收缝线间断缝合输尿管全层与膀胱黏膜层,一般缝 6 针。注意防止输尿管扭曲。⑤在膀胱外用细丝线间断缝合,将输尿管鞘膜和浅肌层固定于膀胱肌壁,前后左右共缝四针,以缓解输尿管吻合口张力和促进其愈合。⑥安置耻骨上膀胱内导尿管引流,开放引流 14 d。⑦缝合膀胱切口,黏膜层用 2-0 可吸收缝线连续或间断缝合,肌层和其外筋膜层可用细丝线间断缝合。⑧耻骨后膀胱外置烟卷引流,3 d 后无渗出物拔除。

(三)输尿管膀胱瓣吻合术

如输尿管损伤位置较高,可采用部分膀胱壁替代部分输尿管,但目前已极少采用此手术。方法:在膀胱前壁作宽 3 cm,长 4～5 cm 的梯形切口,底部保持与膀胱联系。将已游离的膀胱瓣用人工合成 5-0 可吸收缝线分两层缝合形成膀胱瓣管。在输尿管导管插入膀胱瓣管和输尿管后,将输尿管断端与膀胱瓣管上端吻合。

（四）输尿管回肠、回肠膀胱吻合术

如输尿管下段坏死，粘连不易分离，可采用此吻合法，即游离一段回肠替代输尿管下段，再将回肠与膀胱吻合。但就妇产科而言，目前很少有采用此法的必要。

四、预防和处理

（一）妇科手术引起的尿瘘的术中预防和处理

每位进行盆腔手术的产科和妇科医师应了解如何进入腹膜后隙和辨认输尿管。从圆韧带开始，于骨盆入口处向两侧切开卵巢血管外侧的腹膜直至结肠。此区域不会损伤任何组织或引起出血。向内侧钝性分离卵巢及其血管，进入腹膜后隙。大血管和盆侧壁在外侧，可以很容易地触摸到或直接看到。可看到输尿管疏松地附在内侧腹膜上。输尿管总是在骨盆入口髂内动脉起始处跨过髂血管。以吸引器或器械轻柔地触摸输尿管，输尿管会进行蠕动，这帮助辨认。在非常肥胖、暴露不佳的妇女，将你的示指放在腹膜后隙、拇指放在腹膜表面。通过两个手指间滑动感或咔嚓感辨认输尿管。一旦辨认，可以很容易用直角钳钝性分离，暴露输尿管至子宫动脉。开腹手术时在子宫动脉和膀胱间，可以用前述触摸和滑动感技术辨认输尿管。腹腔镜手术时，通常输尿管可以通过腹膜看到和一路跟踪，当不能看到时，可以用超声刀锐性分离，后腹膜辨认出输尿管并跟踪至手术部位。当腹腔镜术中使用向组织发送能量的器械时（如单极或双极电凝、超声刀、激光），手术医师应了解该器械的热损伤范围。虽然多数器械的平均热损伤范围约为 2 mm，但可能会达到 5 mm，所以，在输尿管附近使用这些能量器械具有引起未发现的损伤和延期坏死的潜在可能性。

没有数据表明术前静脉肾盂造影、CT 或预防性放置输尿管支架可减少输尿管损伤的风险。

在妇科手术中，医师要对泌尿系统的损伤保持高度的警惕，了解输尿管的解剖，如遇盆腔内器官有解剖变异或广泛粘连，最好首先在髂血管分叉处暴露输尿管，然后沿其行径，向下追踪至盆腔段；下推膀胱时应注意解剖界限，避免损伤；当高位结扎骨盆漏斗韧带时，应先切开后腹膜，仔细游离卵巢动静脉，暴露输尿管，再行高位缝扎；输尿管不可广泛游离，以尽量保留输尿管的血供，同时要避免损伤输尿管外鞘膜。术中出血时，应冷静对待切忌在出血点盲目大块钳夹或缝扎。如为动脉出血，应在血管近端加压，并用吸管吸净积血后，认清出血点，钳夹后缝扎止血。

对可疑的膀胱损伤，术中亚甲蓝充盈膀胱检查或膀胱镜检查，有利于及时发现和处理，避免术后出现尿瘘。对可疑的输尿管损伤和缺血，术中置入输尿管支架有利于预防术后输尿管瘘的发生。

（二）术后尿瘘的诊断和处理

术后出现阴道大量排液、大量腹腔引流液、腹膜刺激征时，应立即检查腹腔引流液或阴道排液的肌酐水平，当肌酐水平比血液中的水平明显增加，接近尿肌酐水平时，可以诊断尿瘘。膀胱镜、亚甲蓝试验、静脉肾盂造影有助于了解瘘口位置、有无肾盂积水、输尿管瘘。在保护肾脏功能的前提下，可以首先尝试保守治疗。输尿管瘘在膀胱镜下置入输尿管双"J"管，膀胱瘘保持导尿管持续开放，一般可以自行愈合。输尿管双"J"管一般在术后 2～3 个月取出。但对于成功置入输尿管支架的患者，术后有发生继发输尿管狭窄的可能。需随访泌尿系统的 B 超和肾功能，以及时发现和处理，避免发生肾积水、肾功能受损和肾无功能。当双"J"管置入困难，置入后症状不能缓解，保守治疗无效时，需手术治疗。

（三）输尿管瘘的外科手术修复时机

目前存在争论,有人主张早期修复,亦有人建议最好于瘘发生3个月后进行修复。主张延迟修复的理由包括输尿管血循环状况改善和瘘可能自行愈合。非手术处理及过久延迟手术的潜在危险是引流不畅或完全的输尿管梗阻而导致肾功能的丧失。有作者主张早期修复,即发现后立即修复,认为延迟修复与早期修复的成功率相等,而患者在等待修复期间存在患侧肾功能受损的危险,在等待期间,阴道漏尿通常带来不必要的心理痛苦和经济损伤。手术时机还取决于手术范围、输尿管损伤的时间、部位和程度,盆腔组织情况及患者一般状态。如存在梗阻,且不能及时手术,放置输尿管支架不成功,行肾造瘘是避免肾功能损害和丧失的有效措施。由妇科手术引起的输尿管阴道瘘多发生于输尿管的下1/3,髂血管下方,对这种部位瘘的处理多数采用输尿管膀胱再吻合及抗反流技术。

五、临床特殊情况的思考和建议

易损伤输尿管的妇科手术中(如广泛全子宫切除、巨大阔韧带肌瘤、深部内膜异位症等)是否需要预防性放置输尿管双"J"管存在争议,因为放置双"J"管本身可能带来输尿管损伤,而术后尿路感染也比较常见。部分专家推荐术中使用输尿管导管,术中若无明确输尿管损伤,可于术后即刻拔出。

（刘　丹）

第七节　子宫损伤

一、子宫穿孔

子宫穿孔多发生于流产刮宫,特别是钳刮人工流产手术时,但诊断性刮宫、安放和取出宫内节育器(intrauterine device,IUD)均可导致子宫穿孔。

（一）原因

1.术前未做盆腔检查或判断错误

刮宫术前未做盆腔检查或对子宫位置、大小判断错误,即盲目操作,是子宫穿孔的常见原因之一,特别是当子宫前屈或后屈,而探针、吸引头或刮匙放入的方向与实际方向相反时,最易发生穿孔。双子宫或双角子宫畸形患者,早孕时误在未孕侧操作,亦易导致穿孔。

2.术时不遵守操作常规或动作粗暴

初孕妇子宫颈内口较紧,强行扩宫,特别是跳号扩张子宫颈时,可能发生穿孔。此外,如在宫腔内粗暴操作,过度搔刮或钳夹子宫某局部区域,均可引起穿孔。

3.子宫病变

以往有子宫穿孔史、反复多次刮宫史或剖宫产后瘢痕子宫患者,当再次刮宫时均易发生穿孔。子宫绒癌或子宫内膜癌累及深肌层者,诊断性刮宫或宫腔镜检查时,可导致或加速其穿孔或破裂。

4.萎缩子宫

当体内雌激素水平低落,如产后子宫过度复旧或绝经后,子宫往往小于正常,且其肌层组织脆弱、肌张力低，探针很容易直接穿透宫壁，甚至可将 IUD 直接放入腹腔内。

5.强行取出嵌入肌壁的 IUD

IUD 已嵌入子宫肌壁，甚至部分已穿透宫壁时，如仍强行经阴道取出，有引起子宫穿孔的可能。

(二)临床表现

绝大多数子宫穿孔均发生在人工流产手术，特别是大月份钳刮手术时。子宫穿孔的临床表现可因子宫原有状态、引起穿孔的器械大小、损伤的部位和程度，以及是否并发其他内脏损伤而有显著不同。

1.探针或 IUD 穿孔

凡探针穿孔，由于损伤小，一般内出血量少，症状不明显，检查时除可能扪及宫底部有轻压痛外，余无特殊发现。产后子宫萎缩，在安放 IUD 时，有时可穿透宫壁将其直接放入腹腔而未察觉，直至以后 B 型超声随访 IUD 或试图取出 IUD 失败时方始发现。

2.卵圆钳、吸管穿孔

卵圆钳或吸管所致穿孔的孔径较大，特别是当穿孔后未及时察觉仍反复操作时，常伴急性内出血。穿孔发生时患者往往感突发剧痛。腹部检查，全腹均有压痛和反跳痛，以下腹部最为明显，但肌紧张多不显著，如内出血少，移动性浊音可为阴性。妇科检查子宫颈举痛和宫体压痛均极显著。如穿孔部位在子宫峡部一侧，且伤及子宫动脉的下行支时，可在一侧阔韧带内扪及血肿形成的块物；但也有些患者仅表现为阵发性颈管内活跃出血，宫旁无块物扪及，宫腔内亦已刮净而无组织残留。子宫绒癌或葡萄胎刮宫所导致的子宫穿孔，多伴有大量内、外出血，患者在短时间内可出现休克症状。

3.子宫穿孔并发其他内脏损伤

人工流产术发生穿孔后未及时发现，仍用卵圆钳或吸引器继续操作时，往往夹住或吸住大网膜、肠管等，以致造成内脏严重损伤。如将夹住的组织强行往外牵拉，患者顿感刀割或牵扯样上腹剧痛，术者亦多觉察往外牵拉的阻力极大，有时可夹出黄色脂肪组织、粪渣或肠管，严重者甚至可将肠管内黏膜层剥脱拉出。因肠管黏膜呈膜样，故即使夹出亦很难肉眼辨认其为何物。肠管损伤后，其内容物溢入腹腔，迅速出现腹膜炎症状。如不及时手术，患者可因中毒性休克死亡。

如穿孔位于子宫前壁，伤及膀胱时可出现血尿。当膀胱破裂，尿液流入腹腔后，则形成尿液性腹膜炎。

(三)诊断

凡经阴道宫腔内操作出现下列征象时，均提示有子宫穿孔的可能。

(1)使用的器械进入宫腔深度超过事先估计或探明的长度，并感到继续放入无阻力时。

(2)扩张子宫颈的过程中，如原有阻力极大，但忽而阻力完全消失，且患者同时感到有剧烈疼痛时。

(3)手术时患者有剧烈上腹痛，检查有腹膜炎刺激征，或移动性浊音阳性；如看到夹出物有黄色脂肪组织、粪渣或肠管，更可确诊为肠管损伤。

(4)术后子宫旁有块物形成或宫腔内无组织物残留，但仍有反复阵发性颈管内出血者，应考虑在子宫下段侧壁阔韧带两叶之间有穿孔可能。

(四)预防

(1)术前详细了解病史和做好妇科检查，并应排空膀胱。产后三个月哺乳期内和宫腔

＜6 cm者不放置IUD。有剖宫产史、子宫穿孔史或哺乳期受孕而行人工流产术时,在扩张子宫颈后即予注射子宫收缩剂,以促进子宫收缩变硬,从而减少损伤。

(2)经阴道行宫腔内手术是完全凭手指触觉的"盲目"操作,故应严格遵守操作规程,动作轻柔,安全第一,务求做到每次手术均随时警惕有损伤的可能。

(3)孕12～16周而行引产或钳刮术时,术前2 d分4次口服米非司酮共150 mg,同时注射依沙吖啶100 mg至宫腔,以促进子宫颈软化和扩张。一般在引产第3 d,胎儿胎盘多能自行排出。如不排出时,可行钳刮术。钳刮时先取胎盘,后取胎体,如胎块长骨通过子宫颈受阻时,忌用暴力牵拉或旋转,以免损伤宫壁。此时应将胎骨退回宫腔最宽处,换夹胎骨另一端则不难取出。

(4)如疑诊子宫体绒癌或子宫内膜癌而需行诊断性刮宫确诊时,搔刮宜轻柔。当取出的组织足以进行病理检查时,则不应再作全面彻底的搔刮术。有条件时最好在宫腔镜直视下取可疑部位组织进行活检。

(五)处理

手术时一旦发现子宫穿孔,应立即停止宫腔内操作。然后根据穿孔大小、宫腔内容物干净与否、出血多少和是否继续有内出血、其他内脏有无损伤,以及妇女对今后生育的要求等而采取不同的处理方法。

(1)穿孔发生在宫腔内容物已完全清除后,如观察无继续内、外出血或感染,三天后即可出院。

(2)凡穿孔较小者(用探针或小号扩张器所致),无明显内出血,宫腔内容物尚未清除时,应先给予缩宫素以促进子宫收缩,并严密观察有无内出血。如无特殊症状出现,可在7～10 d后再行刮宫术;但若术者刮宫经验丰富,对仅有部分宫腔内容物残留者,可在发现穿孔后避开穿孔部位将宫腔内容物刮净。

(3)如穿孔直径大,有较多内出血,尤其合并有肠管或其他内脏损伤者,则不论宫腔内容物是否已刮净,应立即剖腹探查,并根据术时发现进行肠修补或部分肠段切除吻合术。子宫是否切开或切除,应根据有无再次妊娠要求而定。已有足够子女者,最好做子宫次全切除术;希望再次妊娠者,在肠管修补后再行子宫切开取胎术。

(4)其他辅助治疗:凡有穿孔可疑或证实有穿孔者,均应尽早经静脉给予抗生素预防和控制感染。

二、子宫颈撕裂

(一)原因

子宫颈撕裂多因宫缩过强但子宫颈未充分容受和扩张,胎儿被迫强行通过子宫颈外口或内口所致。一般见于无足月产史的中孕引产者。加用缩宫素特别是前列腺素引产者发生率更高。

(二)临床表现

临床上可表现为以下三种不同类型。

1.子宫颈外口撕裂

一般与足月分娩时撕裂相同,多发生于宫颈6点或9点处,长度可由外口处直达阴道穹隆部不等,常伴有活跃出血。

2.子宫颈内口撕裂

子宫颈内口尚未完全扩张,胎儿即强行通过时,可引起子宫颈内口处黏膜下层结缔组织撕裂,因黏膜完整,故胎儿娩出后并无大量出血,但因子宫颈内口闭合不全以致以后出现复发性流产。

3.子宫颈破裂

凡裂口在子宫颈阴道部以上者为子宫颈上段破裂,一般同时合并有后穹隆破裂,胎儿从后穹隆裂口娩出。如破裂在子宫颈的阴道部为子宫颈下段破裂,可发生在子宫颈前壁或后壁,但以后壁为多见。裂口呈横新月形,但子宫颈外口完整,患者一般流血较多。窥阴器扩开阴道时即可看见裂口,甚至可见到胎盘嵌顿于裂口处。

(三)预防和治疗

(1)凡用依沙吖啶引产时,不应滥用缩宫素,特别是不应采用米索前列醇加强宫缩。引产时如宫缩过强,产妇诉下腹剧烈疼痛,并有烦躁不安,而宫口扩张缓慢时,应立即肌内注射哌替啶100 mg及东莨菪碱0.5 mg以促使子宫松弛,已加用静脉注射缩宫素者应立即停止滴注。

(2)中孕引产后不论流血多少,应常规检查阴道和子宫颈。发现撕裂者立即用人工合成可吸收缝线修补。

(3)凡因子宫颈内口闭合不全出现晚期流产者,可在非妊娠期进行手术矫正,但疗效不佳。现多主张在妊娠14～19周期间用10号丝线前后各套2 cm长橡皮管绕子宫颈缝合扎紧以关闭颈管。待妊娠近足月或临产前拆出缝线。

(四)临床特殊情况的思考和建议

随着宫腔镜的普及,宫腔镜操作时子宫穿孔日益多见,宫腔镜为可视操作,通常术中可以发现子宫穿孔,立刻停止操作即可,必要时后穹隆穿刺抽吸进入腹腔的膨宫液。宫腔镜电切时穿破子宫应注意观察有无膀胱及肠管损伤征象。

(刘　丹)

第六章

女性生殖系统肿瘤

第一节 子宫颈癌前病变和早期浸润癌

一、我国子宫颈癌的流行及防治状况

对大多数发展中国家和地区而言,子宫颈癌仍是威胁女性健康和生命的主要疾病之一,其中重要的原因是缺乏对子宫颈癌癌前病变和早期癌的筛查制度,或因财力不足难以使广大适龄妇女享有规范的筛查服务,且筛查质量欠佳。我国由于人口基数大,估计每年子宫颈癌新发病例数在13万以上,每年至少有3万妇女死于子宫颈癌,发病形势不容乐观。据2004—2005年全国第3次死因回顾抽样调查结果,与20世纪90年代调查相比,30~44岁年龄组子宫颈癌病死率不但没有降低反而升高;而上海、深圳等地的流行病学资料亦显示,子宫颈癌的发病率有上升趋势,其中35岁以下组上升趋势明显,反映了子宫颈癌对我国女性的危害有年轻化的趋势。

子宫颈癌的发生发展是一个缓慢渐进的过程,其间有明确的癌前病变期,在此期间如能给予有效的干预,治愈率可达100%。即使是早期浸润癌(ⅠA期),其淋巴结转移及治疗后复发的风险也很低,5年存活率在95%以上。而ⅠB2~Ⅱ期5年存活率则降至60%~70%,Ⅲ期者不足40%,如出现远处转移,即Ⅳ期患者的5年生存率则在10%以下。在缺乏完善筛查体系的地区,有1/5以上的患者在诊断时已达Ⅲ期,给患者、家庭及社会都将带来极大的痛苦和沉重的经济负担。因此,应当重视对子宫颈癌前病变及早期癌的认识,规范诊治流程,早期发现、早期诊断及早期干预癌前病变及早期癌可以有效降低子宫颈癌的发病率和死亡率。

二、子宫颈病变和早期浸润癌的定义

子宫颈病变狭义上主要是指子宫颈的癌前期病变,包括经组织学确诊的子宫颈上皮内瘤变(cervical intraepithelial neoplasia,CIN)和子宫颈腺上皮内瘤变(cervical glandular intraepithelial neoplasia,CGIN),是浸润性子宫颈癌的前驱病变。

组织学上,CIN的诊断标准较为统一,根据不典型细胞累及上皮的程度分为三级,CIN1相当于轻度非典型增生,CIN2相当于中度非典型增生,CIN3相当于重度非典型增生和原位癌。随着现代医学对于CIN流行病学及生物学研究的深入,有学者提出了两级分类命名系统:低级别鳞状上皮内病变(low-grade squamous intraepithelial lesion,LSIL),包括由HPV引起的疣状

病变及 CIN1；高级别鳞状上皮内病变（high-grade squamous intraepithelial lesion，HSIL），包括 CIN2、CIN3。其中，LSIL 多与低危型 HPV 感染有关，多数可自行消退，或需较长的时间才发展为高级别的病变。HSIL 则多与高危型 HPV 感染相关，病变多持续存在，有进展为浸润癌的潜能。DNA 倍体分析发现 LSIL 的 DNA 倍体多为二倍体或多倍体，而无或很少有非整倍体；HSIL 则以非整倍体为主。因此，应用两级分类系统一方面有助于提高诊断的准确性及一致性，另一方面更能反映 CIN 病变的生物学转归，指导临床根据患癌风险的不同给予相应的处理。

对于子宫颈腺上皮癌前病变的认识和命名尚存在争议，有学者根据腺体的异常、腺上皮细胞核的大小、染色程度、有丝分裂象及黏蛋白的数量，将子宫颈腺上皮内瘤样病变分为 3 级，即 CGIN1、CGIN2、CGIN3。亦有参照鳞状上皮的两级分类原则，分为低度子宫颈腺上皮内瘤变和高度子宫颈腺上皮内瘤变。原位癌对应于 CGIN3 或高度子宫颈腺上皮内瘤变，是浸润性腺癌的癌前病变，临床上较原位鳞癌少见，可能与病变位置多位于子宫颈管内难以被细胞学或阴道镜检查发现有关。多数的子宫颈原位癌是在因良性病变切除的子宫或因 CIN 子宫颈活检及锥切标本中检查所得，50% 以上的子宫颈原位癌与 CIN 并存。近年来，子宫颈腺癌的发病率有上升趋势，临床上应重视对原位癌的识别与管理。

子宫颈微小浸润癌（为 FIGO ⅠA 期）又称早期浸润癌，是指只能在显微镜下诊断而临床难以发现的浸润癌。FIGO 关于微小浸润癌的定义：ⅠA1 和 ⅠA2 期的诊断应基于取出组织的显微镜检查，最好是子宫颈锥切或全子宫切除的组织标本，切除的组织必须包含全部病变，不论原发病灶是鳞状上皮还是腺上皮，浸润深度不超过上皮基膜下 5 mm，水平扩散 ≤7 mm。静脉和淋巴管等脉管区域受累不能改变分期，但必须特别注明，因为会影响治疗决策。超出上述范围的病变即归为 ⅠB 期。

三、HPV 与子宫颈病变

（一）子宫颈癌的病因学研究

子宫颈癌的病因研究历经 100 多年，早在 19 世纪人们就发现子宫颈癌在修女中极少发生，研究认为子宫颈癌的发生与婚产因素和性行为紊乱等行为危险因素有关。20 世纪 60～70 年代，人们将焦点转向某些微生物感染因素，如单纯疱疹病毒Ⅱ型和人类巨细胞病毒，但随后的流行病学调查及分子学研究并不支持单纯疱疹病毒Ⅱ型或巨细胞病毒在子宫颈癌发生过程中起主导作用。1974 年德国杰出的病毒学家 Zur Hausen 首次提出人乳头瘤病毒（human papilloma virus，HPV）与子宫颈肿瘤有密切相关。至 1983 年，Durst 和 Zur Hausen 发现了 HPV16。同年，Cuzick、Campion 及 Singer 一起对 100 名子宫颈涂片结果为低度病变的妇女进行了 HPV 检测，结果发现 HPV16 感染比 HPV6 具有更强的促使子宫颈病变进展的潜能。随后，George Terry 等建立了聚合酶链反应方法，使 HPV 检测的临床意义逐渐被重视。目前，众多国内外学者及研究机构就 HPV 感染与子宫颈癌的关系进行了大量的研究，人们对 HPV 感染与子宫颈病变之间关系的认识日渐统一。2004 年，国际癌症研究机构（IARC）发布了一致性声明：HPV 感染是子宫颈上皮内瘤变及子宫颈癌发生的必要因素，可以认为，没有 HPV 持续性感染的妇女几乎没有患子宫颈癌的危险。流行病学资料结合实验室的证据都强有力地证实了这一观点。

HPV 是一群微小的、无包膜的双链 DNA 病毒，目前发现的基因型别已经超过了 200 种。根据其致瘤能力的高低，可以分为高危型、潜在高危型和低危型 3 类。高危型 HPV 通过其癌蛋白 E7 降解抑癌基因 *PRB* 的产物,使细胞跨越细胞周期 G1/S 检查点,进入增殖周期;通过其 E6 癌蛋白降解抑癌基因 *p53* 的产物,使细胞抵抗凋亡,异常生长;E6 癌蛋白还能激活人端粒酶催化亚单位 hTERT,导致细胞永生化;此外,高危型 HPV 的癌蛋白还能引起细胞有丝分裂异常,造成染色体不稳定,促使受感染的细胞发生恶性转化。

(二)HPV 感染的自然史

肛门、生殖器的 HPV 感染与年龄及性行为习惯相关。性活跃的年轻妇女感染率最高,感染的高峰年龄为 15～25 岁。文献报道生育年龄(包括子宫颈细胞学检查无异常发现)的正常妇女,其子宫颈 HPV 感染率在 5%～50%。国外对女大学生的研究发现,约 1/3 有性行为的女大学生的正常子宫颈 HPV DNA 阳性。据报道在世界范围内,半数以上的性活跃的成年人在他们的一生中至少被一种生殖道 HPV 感染过。HPV 感染的高危因素主要为性行为紊乱,如过早开始性生活、多个性伴侣、与高危人群的性接触等。女性性工作者及 HIV 患者中 HPV 感染率较高。男性的包皮环切术及正确使用避孕套在一定程度上可减少妇女感染 HPV。

虽然年轻女性的 HPV 感染及其引起的子宫颈低度病变的频率很高,并可反复感染或同时感染多种型别的 HPV,但绝大多数都会在短期内自动消失。>30 岁的妇女子宫颈 HPV 新发感染率明显下降,为 5%～10%。但相对于年轻女性,大年龄段的妇女更容易发生 HPV 的持续感染,这可能与免疫功能随着年龄的增长而下降,从而降低了人体对病毒的新发和既往感染的清除能力有关。亦有研究报道妇女 HPV 感染的第二个高峰年龄段在女性的围绝经期(45～50 岁),其原因多数学者认为是妇女或其配偶与新的性伴侣接触而发生的感染,也可能与病毒的潜伏感染再度激活有关。

大多数 HPV 感染是一过性的,免疫功能正常的妇女,90% 的 HPV DNA 可在 2 年后转阴,这是 HPV 感染最常见的结局。即使在 CIN 的患者中,如果随诊足够长的时间,HPV 感染也有较高的自然转归率。因此,HPV 感染不能机械地等同于肿瘤进展。非致瘤性(低危型)HPV 感染的自然消退率较高,平均感染时间是 7～8 个月,致瘤性(高危型)HPV 的平均感染时间则长达 10～13 个月。HPV 感染后,主要诱发机体的细胞免疫将病毒清除,一旦机体免疫力消除了某一型 HPV,一般不易再感染同一型别的 HPV,但并不意味着对其他型别的 HPV 也产生了交叉免疫。

不到 10% 的 HPV 感染会持续存在,但只有少部分高危型 HPV 持续感染可能引发子宫颈病变或子宫颈癌。而且研究显示,同一高危型 HPV 的持续感染,患 CIN2、CIN3 的风险比高达 813,较不同高危型别的 HPV 反复感染者明显升高,后者患 CIN2、CIN3 的风险比为 192。另一项研究也观察到,连续 3 次同型别的高危型 HPV 持续感染对于持续鳞状上皮内病变的风险远远大于持续的高危型 HPV 感染但型别不同的情况。相邻两次均检测到高危型 HPV 而型别不同时,持续鳞状上皮内病变的发生概率甚至低于相同型别的低危型 HPV 持续感染。

(三)子宫颈病变中的 HPV 检出率及型别分布

HPV DNA 的检出率随子宫颈病变的进展而上升。在子宫颈上皮内瘤变(CIN1～3)中,HPV 阳性率为 35%～100%,在子宫颈浸润癌中可达 93%～100%。在型别分布上,世界各国的研究报道在子宫颈癌中均以 HPV16 和 18 为主要类型。最新的 Meta 分析显示,在全球 14 595 例子宫颈癌中,HPV16 和 18 仍为最主要类型,存在于约 70% 的子宫颈癌中。其次,较常见的还有 HPV45(4.6%)、31(3.8%)、33(3.7%)、52(2.9%)、58(2.8%)、35(1.5%)。在 HSIL 中感染率最高的仍是 HPV16。亚洲子宫颈癌前十位 HPV 型别分别是 HPV16、18、58、33、52、45、

31、35、59 和 51。

国内也有学者进行了以人群为基础的 HPV 流行病学研究。一项关于中国妇女子宫颈人乳头瘤病毒型别分布的 Meta 分析结果显示,在子宫颈癌、高度上皮内病变、低度上皮内病变和正常子宫颈中,总 HPV 调整感染率分别为 82.7%、88.5%、69.3%、13.1%;所有子宫颈状态中,HPV16 为最常见的 HPV 型别,在子宫颈癌中,占第 2、3 位的依次为 HPV18 和 58;HPV16 和 18 在子宫颈癌、HSIL、LSIL 和正常子宫颈中的感染率分别为 69.6%、59.1%、32.3%、4.4%,该结果与世界范围内 HPV16 和 18 型在子宫颈癌中 70% 的感染率非常接近。

(四)HPV 型别与致癌风险

HPV16、18 是子宫颈癌及癌前病变中最常见的 HPV 型别。多项研究表明,相对于其他型别的高危型 HPV,HPV16 感染更容易持续存在,平均感染时间为 16～18 个月,并且进展为 CIN3 及浸润癌的风险明显高于其他高危型 HPV。子宫颈细胞学正常的妇女,如果 HPV18 阳性,其进展为 CIN3、特别是腺癌和相关癌前病变的风险也较高。1 项入组了 20 810 名妇女、随访长达 10 年的前瞻性研究发现,研究开始时 HPV16 阳性的妇女 10 年内进展为 CIN3 和浸润癌的比率为 17.2%,HPV18 阳性者为 13.6%,而其他高危型 HPV 阳性者进展为 CIN3 和浸润癌的比率仅为 3.0%。细胞学检查阴性而 HPV16 或 18 阳性的妇女进展为 CIN3 以上病变的风险比细胞学检查为 LSIL 的患者还高。Molano 等对 227 例细胞学正常而 HPV 阳性的妇女进行了为期 5 年的随访,发现 HPV16 较低危型感染的清除率明显降低,HPV31、33、35、52 及 58 的清除率居中,其他高危亚型与低危型相比未显示出清除率降低,单一感染与多型别感染的清除率相当。Insinga 等对 HPV16、18、6、11 感染及相关子宫颈病变的自然史进行了回顾性分析,结果显示,随访 2 年或 3 年时,HPV16 和 18 相关的 CIN2 和 3 发生的累积风险为 11.5%、27.2%;HPV16 和 18 相关的 CIN1、CIN2、CIN3 在 12 个月内的阴转概率分别为 32.9%、21%、11%。由于 HPV 具体亚型致病力的不同,HPV 分型检测在子宫颈癌筛查及子宫颈病变治疗后随访中的作用日益凸显。

除了上述年龄、性行为习惯、HPV 型别与 HPV 持续感染相关外,可能还有其他内源性或外源性因素协同参与作用,影响了 HPV 的清除,并促进了子宫颈病变的进展。这些协同因素包括:①环境或外在因素,如吸烟、长期口服避孕药、多产、其他性传播疾病的协同感染等;②病毒因素,如高病毒载量、多种型别 HPV 联合感染、病毒基因整合入宿主染色体;③宿主因素,如遗传易感性、HIV 感染、免疫抑制治疗等。HPV 感染的自然史尚有很多方面还不甚明确,HPV 自我清除、持续感染、潜伏感染的状态如何准确界定及其转归或进展的规律,有待更深入的研究。另外,除高危型 HPV 持续感染这一重要的致病因素外,子宫颈癌的发生、发展是多因素、多步骤作用的结果,上述内源性及外源性危险因素在 HPV 致病过程中是如何发挥作用的,同样需要更多临床及实验室的研究来证实。

(五)HPV 预防性疫苗

目前,Merck 公司和 GlaxoSmith-Kline 公司已分别利用酵母和昆虫细胞表达体系开发出以病毒样颗粒为基础的 HPV 基因工程疫苗。前者是四价疫苗使用的是铝佐剂,后者是二价疫苗使用的是 ASO_4(一种包含铝和脱酰单磷酰脂)佐剂。两种疫苗都含有针对 HPV16 和 18 的型别,这两个基因型导致全球大约 70% 的子宫颈癌病例。包括美国在内的多项全球多中心随机对照研究评估了这两种疫苗对 9～45 岁妇女的安全性和有效性,结果显示,对于注射前从未感染过疫苗涵盖的 HPV 基因型的妇女,两种 HPV 预防性疫苗在预防 HPV 持续感染和相关子宫颈病变方面都显示出非常好的效果,同时具有良好的耐受性。常见的不良事件为注射部位的疼痛、红肿、瘙痒及发热、眩晕等全身反应。在注射三剂疫苗后的 1 个月,血清抗 HPV 抗体阳转率可达 96.4%～99.9%;在接种后 5 年内,抗体滴度仍维持较高的水平,与自然感染相比有显著差异。目前,大规模 HPV 疫苗试验及 6～8 年的随访结果是,HPV 疫苗几乎可以 100%的预防由相关基因型导致的子宫颈癌前病变、阴道和外阴癌前病变及生殖器疣。尽管研究开展的时间长度不足以使病变发展为子宫颈癌,但世界卫生组织的专家组已认同对这些子宫颈癌前病变的预防最终能避免癌症的发生。

2006 年,美国食品药品监督管理局批准了 Gardasil 四价疫苗上市。2007 年,澳大利亚也批准了 Cervarix 二价疫苗的上市。目前这两种疫苗已在全球 100 多个国家和地区上市,主要用于青春期前和青少年女性的预防接种。

四、子宫颈筛查与"三阶梯"诊疗程序的规范应用

HPV 预防性疫苗研制成功,使子宫颈癌的一级预防成为可能。然而,在现阶段我国广大妇女还难以从 HPV 预防性疫苗中获益。因此,子宫颈癌前病变及早期癌的筛查及正确处理,即子宫颈癌的二级预防,仍是目前子宫颈癌预防工作的主要策略。"三阶梯"诊断步骤,即子宫颈筛查-阴道镜检-组织病理学检查,是广泛使用的诊断规范流程。子宫颈筛查结果异常,意味着从正常人群中筛出可能发生癌前病变或子宫颈癌的高危人群,但临床医师不能仅凭筛查结果就为患者制定治疗方案。须进一步经阴道镜检查评估和检出子宫颈病变是否存在,并在其指引下取子宫颈活检确诊。组织病理学结果(点活检或锥切活检)是确诊的金标准,也是临床治疗的依据。应当注意的是,当三阶梯诊断结果不一致时,需重新核对原始资料,包括重新检查原始细胞学涂片与病理切片是否符合诊断标准,重新评估阴道镜检查是否遗漏病变。及时修正诊断及密切随访是准确评估子宫颈病变的可靠途径。

(一)筛查方法

子宫颈癌前病变及早期癌通常无明显症状,临床上常规的妇科检查也难以发现病变,因此需要特定的检查或检测技术才能早期发现、及时诊断。目前常用的筛查方法主要有子宫颈细胞学检查、高危型 HPV 检测及肉眼观察法等。传统的巴氏涂片检查在过去的半个多世纪中,为全球的子宫颈癌发病率和死亡率的下降做出了突出贡献,新发展的液基细胞学方法减少了不满意涂片的数量,在一定程度上改善了传统巴氏涂片的敏感性。而子宫颈细胞学诊断标准近年来也在不断进展,1988 年美国国立癌症研究所提出 TBS 系统,在涂片质量评价、描述细胞形态和诊断建议 3 个方面做了较大的改良,方便了临床医师与细胞病理学家的交流,也有利于对细胞学结果异常的妇女进行规范的管理,目前已在世界范围内广泛应用。另外,众多分子标记物的研究是目前辅助细胞学或组织病理学进一步筛选高危病变的热点领域。研究结果显示,P16INK4A 及 Ki-67 的免疫化学染色有助于辨别不同级别的 CIN,减少假阴性和假阳性活检,从而有效地早期发现和诊断 HSIL 及子宫颈癌,是预测子宫颈癌前病变及早期癌较有前景的筛查和诊断指标。

HPV 检测技术是筛查方法的又一次突破。与细胞学相比,HPV 检测提高了识别子宫颈高度病变的灵敏度,且结果客观,可重复性好,阴性预测值可达 99%。欧美等发达国家的子宫颈癌筛查指南推荐,对 30 岁以上妇女可联合应用 HPV 检测及细胞学检查。而对 HPV 检测单独用于子宫颈癌初筛的评价正在多个国家进行前瞻性的随机对照研究。杂交捕获二代法是目前应用最广泛的临床 HPV 诊断方法,但因为价格昂贵,在发展中国家难以推广应用于子宫颈癌筛查。

快速 HPV 检查方法的问世,有望成为发展中国家子宫颈癌筛查的有效手段。该技术识别子宫颈病变的敏感性和特异性接近杂交捕获二代法,但只需 2.5 h 就能得出结果,试验设施简单,可以在没有水电的情况下操作,费用也只有杂交捕获二代法的 1/10。

肉眼观察技术即醋白试验及碘试验是一种相对简单,较少依赖操作设施的方法,易于掌握与培训,无须特殊的仪器设备,价格低廉,可在欠发达地区作为初筛手段推广,使更多的贫困地区的妇女及时得到子宫颈癌的早诊早治。这种筛查方法已在非洲、印度、中国西部地区等发展中国家和地区进行了评价,醋白试验对子宫颈癌前病变和浸润癌的敏感性为 77%(56%~94%),特异性为 86%(74%~94%)。但要认识到,该技术无法对子宫颈管内的病变进行评价,对绝经后的妇女很少有效,且因无资料保存,难以复查及质控。

(二)筛查策略

在发达国家,对适龄妇女进行有组织、系统性的筛查,随着筛查覆盖率的扩大及筛查质量的改善,子宫颈癌的发病率和死亡率得到了有效的控制。相比之下,在无法开展系统性筛查的发展中国家和地区,子宫颈癌的发病率仍居高不下。目前,我国子宫颈癌的防控工作也处于缺少有组织、以人口为基础的系统性筛查阶段,筛查覆盖率低,子宫颈癌及癌前病变的早期发现、早期诊断主要依靠妇女的机会性筛查。可喜的是,我国子宫颈癌的防治工作正逐渐受到政府和大众的重视,从 2005 年原卫生部和癌症基金会建立子宫颈癌早诊早治示范基地,到 2006 年中央财政地方转移支付癌症早诊早治项目,再到 2009 年农村妇女的两癌检查,越来越多的机构和医务工作者参与到子宫颈癌的预防工作中,为我国子宫颈癌的预防提供了前所未有的契机。另一方面,研究显示,机会性筛查是目前发展中国家提高子宫颈癌筛查效率及覆盖率的一种切实可行的方法,可节约医疗资源,患者顺应性好,早期病变检出率可达 86%。因此,现阶段我国子宫颈癌筛查工作应当重视增强医护人员的子宫颈癌筛查意识,因地制宜选取筛查方法,将有组织筛查与机会性筛查相结合,努力提高我国子宫颈癌筛查及早诊早治的覆盖率,同时加强筛查质量的控制,规范诊治流程。

根据疾病的负担、卫生资源、经济发展水平的不同,各国的筛查方案亦有差异。在《中国癌症筛查及早诊早治指南》中,我国子宫颈癌防治协作组的专家结合我国国情,针对不同资源条件和人群风险度等因素,提出了 3 种筛查方案可供选择。①最佳方案:医师取材 HPV 检测和液基细胞学组合,适宜于经济发达地区或经济条件较好的妇女。②一般方案:医师取材 HPV 检测和传统巴氏涂片组合,适宜于中等发达地区的筛查。③基本方案:仅用肉眼观察法(醋白试验或碘试验):适用于贫穷落后、卫生资源缺乏的地区。经济发达地区,筛查起始年龄可考虑为 25~30 岁;经济欠发达地区,起始年龄为 35~40 岁。

2012 年初,美国癌症协会、美国临床病理协会及美国阴道镜和子宫颈病理协会共同推出了修订版的子宫颈癌筛查指南,值得我们借鉴。该指南综合评估了近年来对子宫颈癌和 HPV 感染相关性研究的证据,针对不同年龄段 HPV 感染流行病学特点和子宫颈癌发病风险的不同,并充分权衡了筛查可能带来的益处及潜在危害,对既往指南进行了更新。指南的主要内容包括下列以年龄分组的筛查建议。

(1)无论有无性行为,<21 岁的女性都不应该进行常规筛查。因为在青春期及年轻女性中 HPV 感染和 LSIL 相对多见,大多数可自行逆转,而子宫颈癌的发病率很低。常规筛查对该年龄段女性子宫颈癌的检出和预防效果甚微,相反会导致不必要的创伤及过度治疗。专家指出,HPV 预防性疫苗的接种是该年龄段女性安全、有效的子宫颈癌预防策略。

（2）21～29 岁的女性推荐每 3 年接受 1 次细胞学筛查，由于 30 岁以下的女性 HPV 感染率较高，故 HPV 检测不应常规用于该组人群。

（3）30～65 岁的女性推荐每 5 年接受 1 次细胞学＋HPV 检测的联合筛查，每 3 年 1 次的细胞学筛查是可替代的方案。若联合筛查结果显示 HPV 阳性而细胞学检查正常，可有两种选择：①12 个月后复查细胞学及 HPV 检测；②立即进行 HPV16 或 HPV16 和 18 分型检测。当 HPV 持续阳性或分型检测阳性时，应立即转诊阴道镜。若联合筛查结果显示 HPV 阴性而细胞学检查为不能确定意义的非典型鳞状细胞（ASC-US）时，常规筛查即可。

（4）≥65 岁的女性如既往 20 年内无 CIN2 以上病史，且既往 10 年内连续 3 次细胞学筛查结果阴性或连续 2 次联合筛查结果阴性（最近 1 次的阴性结果在过去 5 年内进行），可退出常规筛查。

（5）因良性疾病行全子宫切除的女性，如无 CIN2 以上病史，无须常规筛查。

（6）曾接种 HPV 预防性疫苗的女性，筛查程序与未接种人群相同。

五、子宫颈病变和早期浸润癌的治疗策略

（一）子宫颈癌前病变的处理

美国 20 世纪 90 年代中期的调查结果显示，每年约有 100 万的妇女诊断为 CIN1，约 50 万诊断为 CIN2、CIN3。近年来，估计 CIN1 的年发病率为 1.2/1 000，CIN2、CIN3 为 1.5/1 000。对子宫颈癌前病变进行恰当的干预与随访，是子宫颈癌防治体系中关键的组成部分。不规范的诊治程序不仅会造成漏诊、漏治，增加了子宫颈癌发病的风险，而且还可能造成过度治疗，导致不必要的并发症和医疗资源的浪费。鉴于目前我国子宫颈病变诊治方面存在的诸多问题，中国子宫颈病变和阴道镜协作组参考美国阴道镜和子宫颈病理协会、欧洲及亚太地区生殖道感染和肿瘤研究组织的研究结果及诊治规范，并结合我国国情，制定了《中国子宫颈病变诊断和与治疗指南》，正在推行，以期规范临床操作。

治疗子宫颈癌前病变的方法主要有两大类：一是破坏子宫颈表面组织的物理治疗方法，包括冷冻治疗、激光消融、电灼和冷凝等；二是切除子宫颈组织的切除方法，包括冷刀锥切、LEEP、激光锥切和电针锥切等。切除的方法不但可以去除病变，而且可以提供组织标本用于病理检查。尽管比较不同治疗方法的随机试验数量有限，以上列出的物理和切除治疗在消除子宫颈癌前病变和减少子宫颈癌发病风险方面的有效性是相同的。过去认为，冷刀锥切会增加妇女将来早产、低出生体质量儿和剖宫产的风险。但近来，一些大型的回顾性研究报道，进行 LEEP 或激光锥切的女性也会增加将来早产、低出生体质量儿及胎膜早破的发生。尽管大多数物理治疗的研究没有显示出对妊娠结果相关的不利影响，但对于妊娠结果较小的影响很难测量，因此物理治疗也可能存在对未来妊娠的潜在不利影响。对于子宫颈癌前病变，目前还没有可接受的非外科治疗方法。治疗方法的选择应根据病变的分级、之前的细胞学结果、转化区类型、患者的年龄、生育需求、随诊条件和医疗资源而定，个体化及人性化是治疗的目标。

1.CIN1 的处理方案

（1）细胞学报道为 ASC-US、ASC-H 或 LSIL 的 CIN1：推荐随诊观察，可 12 个月时检测 HPV，或 6 个月、12 个月时重复子宫颈细胞学检查。如 HPV 阳性或重复细胞学≥ASC-US，推荐阴道镜检查。如 HPV 阴性或连续两次的细胞学检查正常，可返回常规的子宫颈筛查。对于持续性 CIN1（持续时间＞2 年），可以继续观察，也可给予治疗。如果给予治疗，应参考阴道镜检

查是否满意来选择治疗措施。对于阴道镜检查满意者,物理治疗或子宫颈锥切均可。对于阴道镜检查不满意、子宫颈活检提示 CIN,或因子宫颈病变接受过治疗的患者,推荐子宫颈锥切。

(2)细胞学报道为 HSIL 或非典型腺细胞的 CIN1:对于阴道镜检查满意且子宫颈活检阴性者,有三种可接受的处理方案。①每 6 个月进行 1 次细胞学和阴道镜检查,随访 1 年。如果第 6 个月或第 12 个月随诊时仍为 HSIL 或非典型腺细胞,推荐子宫颈诊断性锥切;如果连续两次的细胞学检查正常,可回归到常规筛查。②诊断性锥切。③复核细胞学、组织学和阴道镜检查的结果,如果复核的结果有更改,应根据更改后的结果按相应的指南进行处理。对于阴道镜检查不满意者,除特殊人群外,推荐子宫颈诊断性锥切。

(3)特殊人群的 CIN1:①对于青春期女性(<21 岁)的 CIN1,推荐每年进行 1 次子宫颈细胞学随访。如果第 12 个月时细胞学≥HSIL 或第 24 个月时细胞学≥ASC-US,则需要行阴道镜检查。②妊娠期妇女的 CIN1 可暂不处理。

2.CIN2、CIN3 的处理方案

(1)普通人群的 CIN2、CIN3:对于组织学诊断的 CIN2、CIN3,推荐给予治疗,而不仅仅是随诊观察(特殊人群除外)。如果阴道镜检查满意,完全除外浸润癌者物理治疗和子宫颈锥切均可。如果阴道镜检查不满意,不能完全除外浸润癌者不可行物理治疗,应行子宫颈锥切。全子宫切除不可作为 CIN2、CIN3 患者的首选治疗方法。对于 CIN2、CIN3 治疗后的随诊,可以 6～12 个月间检测 1 次 HPV,也可每 6 个月进行 1 次细胞学或者细胞学联合阴道镜检查。如果随诊发现 HPV 阳性,或者细胞学≥ASC-US,推荐阴道镜检查加子宫颈管采样。对于 HPV 阴性,或者连续两次的细胞学检查正常的患者,进入常规筛查,持续至少 20 年。对于子宫颈锥切组织切缘阳性或术后立即进行的子宫颈活检发现有 CIN2、CIN3 的患者,可于术后 4～6 个月时行细胞学检查同时进行子宫颈活检,重复诊断性子宫颈切除也是可接受的程序。如果重复诊断性子宫颈切除不可行,子宫切除是可接受的。对于复发或持续的 CIN2、CIN3,可再次锥切,如果无法再次锥切,可行全子宫切除。仅根据 HPV 检测阳性,进行重复治疗或行子宫切除是不可接受的。

(2)特殊人群的 CIN2、CIN3:①对于青春期女性的 CIN2、CIN3 且未加特殊说明时,如果阴道镜检查满意,可以治疗,也可进行为期两年的密切观察,每 6 个月进行 1 次细胞学和阴道镜检查。如果随诊期间疾病进展(细胞学发现 HSIL 或阴道镜提示高级别病变),则需要重复活检。组织学明确诊断为 CIN2 时,首选随诊观察,但也可给予治疗。对于明确诊断为 CIN3 或阴道镜不满意时,应给予治疗。如果患者连续两次的细胞学和阴道镜检查正常,则可回归到常规的子宫颈细胞学筛查。如果在随诊中发现 CIN3 或 CIN2、CIN3 持续时间>24 个月,则推荐给予治疗。②对于阴道镜活检组织学诊断为 CIN2、CIN3 的妊娠期妇女,除外浸润性病变,可采用≤12 周为间隔的细胞学和阴道镜检查。如果随诊中病变进展或细胞学提示浸润癌时,推荐重复活检。除非确诊为浸润癌,否则治疗是不可接受的。应在产后 6 周重新对子宫颈进行细胞学和阴道镜检查。

3.子宫颈原位癌的处理

对于完成生育,且经诊断性锥切的组织学确诊为原位癌的女性,可选择全子宫切除。如需保留生育功能,可行冷刀锥切。对锥切后边缘阳性或子宫颈管取样仍有 CIN 或原位癌的患者,有以下两种方案可选择:再次子宫颈锥切以增加病灶完全切除的可能性;6 个月时联合使用细胞学、HPV 检测、阴道镜及子宫颈活检重新评估。对未行子宫切除的患者,均应长期随访。

（二）子宫颈早期浸润癌的处理（参考 FIGO 指南）

1. ⅠA1期（间质浸润深度≤3 mm，水平扩散≤7 mm）

推荐行经腹或经阴道全子宫切除术，如同时存在阴道上皮内瘤变，应切除相应的阴道段。有生育要求者，可行子宫颈冷刀锥切。

2. ⅠA2期（间质浸润深度 3～5 mm，水平扩散≤7 mm）

推荐行Ⅱ型子宫切除术＋盆腔淋巴结清扫术。有生育要求者，可选择：①大范围的子宫颈锥切，加腹膜外或腹腔镜下淋巴结清扫术；②根治性子宫颈切除术，加盆腔淋巴结清扫术。

（刘　丹）

第二节　子宫颈癌

一、子宫颈癌诊断

（一）诊断

根据患者提供的病史、临床表现，配合辅助检查 HPV 检测、细胞学和阴道镜下活组织病理检查可确诊。确诊为子宫颈癌后，根据具体情况做胸部 X 线片、盆腹腔 MRI 检查、静脉肾盂造影、膀胱镜及直肠镜检查等。

（二）临床诊断步骤

可供参考的标准：①阴道分泌物增多，从浆液、黏液性，中晚期多呈淘米水样或脓血样，具有特殊臭味。②接触性出血或阴道不规则出血，尤其是绝经后阴道点滴或不规则出血。③细胞学检查，包括 HPV 检测、子宫颈细胞刮片或液基细胞学检查，采用 TBS 分类。④阴道镜下的活检，最好是在该诊治医院活检的结果，最好是有 6 个点的活检。⑤子宫颈癌灶大小、宫旁、盆腔及远处转移灶。⑥CT 扫描或 MRI 可显示病变的大小、外侵范围及程度。

（三）病理诊断

1. 按组织学来源分类

（1）鳞状上皮癌。

（2）腺癌。

（3）混合癌：此型有两种情况，一型是鳞腺癌，一型是腺棘皮癌。

（4）磨玻璃样细胞癌。

2. 按组织分化的程度分为 3 级

（1）Ⅰ级（高分化鳞癌）：指癌细胞达到子宫颈表层细胞的最高成熟程度。

（2）Ⅱ级（中分化鳞癌）：指癌细胞达到子宫颈上皮中层细胞的成熟程度。

（3）Ⅲ级（低分化鳞癌）：指癌细胞处于子宫颈上皮基层细胞的不成熟程度。

（四）相关检查

1. 阴道细胞学检查

该检查一般为子宫颈癌普查筛选的首要方法。

阴道细胞学检查（巴氏涂片，1943 年由 G.N.Papanicolaou 提出）是子宫颈癌早期诊断很有价值的方法。在子宫颈移行带区取材,行染色和镜检。由于癌细胞代谢快,凝聚力差,容易脱屑,取材及检查方法简便,准确率高,初筛普查诊断的正确率达到84%～93%。为了克服细胞学的假阴性,提倡采用重复多次涂片,双份涂片法。在制片及读片中加强质量控制。以专用"小脚板"等工具,刮取子宫颈表面及子宫颈管的细胞并涂片,经细胞学医师诊断,此法简便易行,诊断正确率高。巴氏五级分类法被广泛认可,作为子宫颈细胞学的常规检查方法,沿用至今,是一种分级诊断的报告方式。

随着阴道细胞学的发展,认为巴氏涂片细胞堆积,影响检查的结果,2000年以后,随着液基细胞学的引入,被列为子宫颈癌检查的突破进展,2001年TBS系统分类的描述性细胞病理学诊断的报告方式,TBS分类中有上皮细胞异常时,均应重复刮片检查并行阴道镜下子宫颈活组织检查。

2.碘试验

该方法是将2%碘溶液涂在子宫颈和阴道黏膜上,观察其染色变化的情况,正常子宫颈上皮吸碘后呈棕褐色,未着色区呈芥末黄为病变区,在染不上色的部位采取多点活体组织检查,以提高诊断的准确性,适合于边远地区和条件简陋地区的可疑癌,而又无阴道镜设备时。文献报道,在碘不染区多点活检的癌漏诊率约为4.3%。

3.醋白试验

该方法也是基层医院运用的方法之一,以5%醋酸染色后直接肉眼观察子宫颈的反应情况,如果出现醋白上皮边界清晰、质厚、致密、表面不平为阳性,正常子宫颈涂抹醋酸后无明显白色改变,低度子宫颈上皮内瘤变(CIN1)为淡而浅的白色改变,鳞-柱状上皮交界区或交界外,白色病变消失较快。高度子宫颈上皮内瘤变(CIN2～3)为厚的白色上皮,边界明显,肉眼可见其中一侧总在鳞-柱上皮交界上;癌症时白色病变表面不规则,出现厚而脆的肿块。在印度、南美洲和我国山西进行的研究中,醋白试验的结果判定只分为阴性、阳性和癌。以操作者未观察到白色病变判定为阴性。

4.阴道镜检查

阴道镜可放大10～60倍,观察子宫颈上皮及血管的细微形态变化,发现子宫颈局部的组织异常,提示可疑病变的部位,提高活体组织检查的检出率。在子宫颈刮片细胞学检查巴氏Ⅲ级以上、TBS法鳞状上皮内病变者,均应在阴道镜下观察子宫颈表面病变状况,选择可疑癌变的区域行活组织检查,提高诊断准确率。阴道镜下取活检的癌漏诊率为5.5%。

5.子宫颈管内膜刮取术

为明确子宫颈管内有无癌灶,刮取子宫颈管内膜并送病理学检查,可以通过细胞学检查及早发现癌细胞或可疑,但阴道镜检查没有发现病变部位者。碘不染色区域多点活检加子宫颈管内膜刮取活检的漏诊率为3.1%。

6.子宫颈锥切术

当细胞学检查结果与阴道镜下活体组织检查结果,或子宫颈管内膜刮取术病理检查的结果不一致时;要明确原位癌有无早期浸润及病变的范围,患者年轻,有生育要求,可以做子宫颈锥切术,既可作为诊断,也可以作为部分子宫颈上皮内瘤变和原位癌的治疗。子宫颈锥切术的癌漏诊率为1.8%。近来也有人以阴道镜下活体组织检查加子宫颈管刮取代替子宫颈锥切术,作为诊断,病理结果与子宫颈锥切术标本检查结果一致。

7.影像学检查

(1)Ⅰ期非保留生育功能者初始检查考虑X线片,若有异常,则行CT平扫检查;可选择性行

MRI 检查以评估局部病灶范围,特别是ⅠB2～ⅠB3 期。ⅠB1 期及以上建议颈部/胸部/腹部/盆腔/腹股沟区 PET-CT 或胸部/腹部/盆腔 CT 检查或 PET-MRI;全子宫切除术后意外发现子宫颈癌的患者考虑行颈部/胸部/腹部/盆腔/腹股沟区 PET-CT 或胸部/腹部/盆腔 CT 检查以评估转移情况,行盆腔 MRI 评估盆腔残留病灶;保留生育功能者考虑胸部平片,若有异常,可行CT 平扫检查。首选盆腔 MRI 以评估测量病灶范围以及病灶和子宫颈内口的距离。不适宜MRI 检查者用经阴道超声检查。ⅠB1～ⅠB2 期考虑行颈部/胸部/腹部/盆腔/腹股沟区PET-CT(首选)或胸部/腹部/盆腔 CT 检查。根据临床症状及可疑转移病灶可选择其他影像学检查进行诊断。

(2)Ⅱ～Ⅳ期初始检查颈部/胸部/腹部/盆腔/腹股沟区 PET-CT 或胸部/腹部/盆腔 CT 检查以评估转移情况;盆腔 MRI 增强检查评估局部病灶范围;根据临床症状及可疑转移病灶选择其他影像学检查进行诊断;全子宫切除术后意外发现子宫颈癌的患者考虑颈部/胸部/腹部/盆腔/腹股沟区 PET-CT 或胸部/腹部/盆腔 CT 检查以评估转移情况,行盆腔 MRI 评估盆腔残留病灶。

(3)Ⅰ期非保留生育功能者随访时的影像学检查选择应根据临床症状及复发/转移情况而决定;ⅠB3 期患者或术后有高/中危因素接受辅助放疗及放化疗的患者,在治疗结束 3～6 个月后可行颈部/胸部/腹部/盆腔/腹股沟区 PET-CT 检查;保留生育功能者术后 6 个月考虑行盆腔MRI 平扫＋增强检查,之后的 2～3 年间每年 1 次;若怀疑复发,根据临床症状及复发/转移选择其他影像学检查。

(4)Ⅱ～Ⅳ期治疗结束后 3～6 个月内行颈部/胸部/腹部/盆腔/腹股沟区 PET-CT 检查(首选)或胸部/腹部/盆腔 CT＋增强检查;治疗结束后 3～6 个月后选择性行盆腔 MRI＋增强检查;根据临床症状及复发/转移选择其他影像学检查。Ⅳ期患者根据症状或下一步处理决策选用相应的检查方法。可疑复发转移者均建议 PET-CT 及选用 MRI。

(五)鉴别诊断

1.子宫颈外翻

子宫颈外翻的黏膜过度增生,肉眼也可见子宫颈表面呈现高低不平,较易出血。但外翻的子宫颈黏膜弹性好,边缘较整齐,子宫颈细胞学检查或活检有助鉴别。

2.子宫颈糜烂

认为是子宫颈柱状上皮外移和裸露的结果,部分患者出现月经间期出血,或在妇科检查和性生活时有接触性出血,阴道分泌物增多。妇科检查时,子宫颈外口周围有草莓状鲜红色小颗粒,棉签拭擦后也可以出血,有时难以与早期子宫颈癌鉴别。通过子宫颈细胞学检查或活体组织检查以帮助诊断。

3.子宫颈息肉

子宫颈息肉可有月经期出血,或接触性出血,或白带带血。但子宫颈息肉一般表面光滑,弹性好,多呈孤立状,病理可明确诊断。

4.子宫颈湿疣

可有阴道不规则出血,接触性出血,检查见子宫颈赘生物,在子宫颈表面堆积,表面多凹凸不平,有时融合成菜花状,可进行活检以鉴别。

5.其他子宫、子宫颈的良性病变

子宫黏膜下肌瘤、子宫颈结核、阿米巴性子宫颈炎等,多可有类似子宫颈癌的临床表现,可借助活检与子宫颈癌鉴别。

6.子宫内膜癌

子宫内膜癌表现为阴道不规则出血,阴道分泌物增多,累及子宫颈,检查时颈管内可见到有癌组织堵塞,确诊须做分段诊断性刮宫送病理检查。

二、子宫颈癌的分期

肿瘤分期的目的是对不同医院、不同方法治疗的结果有一个统一的评定标准,以使统计资料有可比性,从而让相同分期的患者采用相同的、规范的、标准的治疗方法。子宫颈癌目前采用的是临床分期,为什么FIGO对子宫颈癌至今仍然采用临床分期而不采用更为准确的手术病理分期是有一定理由的。

(一)子宫颈癌的FIGO分期的历史

国际妇产科联盟(FIGO)肿瘤分期是妇科恶性肿瘤应用最广泛的分期系统。妇科恶性肿瘤FIGO分期的历史要追溯到20世纪20年代的欧洲,那时候放疗医师希望能够对放疗和手术治疗的子宫颈癌患者的预后进行比较,提出恶性肿瘤分期的设想。于是,日内瓦的国际健康组织癌症委员会下属的放疗分会在1928年开始对子宫颈癌治疗结果的数据进行统计并鼓励各种机构用相同的方式来报道自己的数据。这样做的最初目的是想用一个统一的方法来评价肿瘤的范围以利于对治疗结果进行比较。从那时起,肿瘤委员会开始定期更新和修订各种妇科肿瘤的分期。国际联盟的第一份报道于1929年发布,并只包括几个中心,1934年在健康组织的会议上,开始有子宫颈癌放疗的年度报告的提议,第一份报告发布于1937年,其后几份报告陆续不规律发表。从1937年始,年度报告每3年在FIGO会议上发表1次,1950年把1937年的分类和分期系统进行修订,FIGO的子宫颈癌分期系统开始首次应用。1950年,FIGO的年度报告编委会于国际妇科大会期间在纽约举行会议,决定在国际上采用一个统一的分期系统即"子宫颈癌国际分期"。1958年FIGO成为年度报告的正式发布者,随着进展,分期逐渐包括其他的恶性癌症包括宫体癌、卵巢癌、外阴癌、阴道癌、输卵管癌和滋养细胞疾病。

子宫颈癌FIGO临床分期(2018年修订)如下。

Ⅰ期:癌局限于宫颈(不考虑扩散至宫体)。

ⅠA:镜下浸润癌,浸润深度≤5.0 mm。

ⅠA1:间质浸润深度≤3.0 mm。

ⅠA2:间质浸润深度>3.0 mm,≤5.0 mm。

ⅠB:肿瘤局限在子宫颈,镜下最大浸润深度>5.0 mm。

ⅠB1:浸润深度>5 mm,最大径≤2 cm。

ⅠB2:最大径>2 cm,≤4 cm。

ⅠB3:最大径>4 cm。

Ⅱ期:肿瘤超越子宫,但未达阴道下1/3或未达骨盆壁。

ⅡA:侵犯上2/3阴道,无宫旁浸润。

ⅡA1:最大径≤4 cm。

ⅡA2:最大径>4 cm。

ⅡB:有宫旁浸润,未达盆壁。

Ⅲ期:肿瘤累及阴道下1/3和(或)扩展到骨盆壁和(或)引起肾盂积水或肾无功能和(或)累

及盆腔和(或)累及主动脉旁淋巴结。

ⅢA:肿瘤累及阴道下 1/3,没有扩展到骨盆壁。

ⅢB:肿瘤扩展到骨盆壁和(或)引起肾盂积水或肾无功能。

ⅢC:不论肿瘤大小和扩散程度,累及盆腔和(或)主动脉旁淋巴结。

ⅢC1:仅累及盆腔淋巴结。

ⅢC2:主动脉旁淋巴结转移。

Ⅳ期:肿瘤侵犯膀胱黏膜或直肠黏膜(活检证实)和(或)超出真骨盆(出现泡状水肿不宜分为Ⅳ期)。

ⅣA:侵犯盆腔邻近器官。

ⅣB:远处转移。

(二)肿瘤分期的目的和原则

1.分期的目的

用以评定肿瘤的严重程度,统一认识,可对比治疗结果和肿瘤进展,判断预后和指导制订治疗方案。

2.分期应考虑的问题

应考虑分期简明与精确性及可重复性,进行分期的风险和花费与受益的比较,实践性和完美结合,可接受性和专业性,不同期别要明显影响生存率。

3.分期的原则

根据该肿瘤的患病人数的多数适用而决定,并有共同理解的基础,而且能够比较结果和发展过程,并判断预后,能指导治疗。应该是简单、准确而有效,并且经济实用,安全性好,完美可行,虽然特殊但能接受,有助于提高生存率,最后是不能经常改变。

临床分期应根据仔细的临床检查,由有经验的医师于治疗前确定,盆腔检查、三合诊检查具特殊重要性。分期之前必须具备病理确诊。

分期必须指的是原发位置和组织学类型,除非特殊情况下,如滋养细胞疾病很少进行手术治疗。可以不需要组织病理学诊断,不是继发部位。

FIGO 的临床和手术分期均取决于肿瘤的位置和扩散的程度。

一旦分期在治疗前(手术中)确定,不能因放疗或化疗效果(肿瘤缩小或增大恶化)而改变。

当无法确定具体分期或对分期有争议时,应将分期定为低一级的分期或较早的期别。可疑直肠、膀胱受累者,要有病理学检查证实。

其他检查,如膀胱镜、直肠镜、静脉肾盂造影、肺及骨的 X 线检查,血管造影、淋巴造影等,对确定治疗方案有帮助,但对所发现的问题不作为确定分期的依据。

复发病例仍诊断保持原分期,不得再分期。

(三)FIGO 妇科肿瘤委员会对子宫颈癌临床分期的规定

(1)子宫颈癌的临床分期一经确定就不能改变,以治疗前的盆腔检查为准。即使手术后发现与术前不一致,也以术前检查为准,不能改变原定分期。

(2)分期根据盆腔检查确定,淋巴受累不影响分期,术后病理结果不能改变原分期,可另作报道。

(3)分期应由两位有经验医师同时检查后确定,必要时在麻醉下做盆腔检查。

(4)子宫颈癌临床分期中几个特殊问题:①ⅠA期诊断的准确性。虽然子宫颈癌是临床分期,但ⅠA期的诊断是在显微镜下做出的,并且需要有经验的妇科肿瘤临床病理医师做出诊断。②ⅡB期的确诊:盆腔三合诊检查有宫旁增厚、但有弹性、光滑、无结节感多为炎症,如宫旁增厚、无弹性、结节感多为癌浸润,必要时做阴道B超及MRI或盆腔穿刺活检确诊。③输尿管梗阻及无功能肾未发现其他原因者为ⅢB期。

(四)子宫颈癌临床分期与手术病理分期的优缺点比较

子宫颈癌临床分期与手术病理分期的优缺点比较包括手术分期与临床分期的争论;淋巴结受侵犯的状况;相关检查的意义;ⅠA分期实际上是病理分期(由病理学家确定而不是由临床医师确定)。ⅡA亚分期;ⅡB和ⅢB亚分期问题。

1.临床分期

ⅠA期需要低风险的简单操作来进行病理分期,一般易接受,经济可承受。ⅠB期用三合诊简单的盆腔检查,确定子宫颈大小、阴道和宫旁是否受浸润及其程度。

但与子宫颈癌临床分期的不精确性相比,有许多手术分期确定为更高级。如ⅠB期(24%)、Ⅱ期(49%～55%)、Ⅲ期(44%～50%)、Ⅳ(67%)临床分期最大缺点是不能检查淋巴受累的情况,而淋巴受累和分期的关系密切。

临床分期评估淋巴结播散除了腹股沟和锁骨上淋巴结外,其他淋巴结很难临床检查,而且简单的辅助检查没有用处,但淋巴结转移在子宫颈癌预后中有重要影响,特别是早期子宫颈癌伴淋巴结转移预后较差。

淋巴结在其他妇科肿瘤中的评估,如子宫体癌、卵巢癌和外阴癌都用手术病理分期。

新的影像技术使淋巴结的评估得到提高,如对比各种检查方法的敏感性:CT 25%～67%;MRI 86%;淋巴造影22%～79%;超声80%;PET 82%～91%;细针穿刺的细胞学病理确诊还有争议。

2.手术分期

早期患者、手术治疗可以很好地评估子宫颈肿瘤大小,阴道和宫旁有没有累及,在不能手术的晚期患者评估子宫颈肿瘤大小和宫旁很困难,但可以评估盆腔播散。

子宫颈癌手术分期的优点:对确定淋巴结转移敏感并特异;可切除大的淋巴结;评价疾病真正的严重程度;确定影响预后的因素。但是否提高生存率还不能肯定,而且在不能手术的晚期患者是否应进行手术淋巴评估更没有取得同意。

3.子宫颈癌手术分期的局限性

只能对有限的患者可受益,提高生存率;与手术有关的并发症率增加并增加放疗的危险性;延误化疗和放疗时间。

虽然目前的临床分期方法所定的不同期别有明显不同,但近80%的子宫颈癌发生在发展中国家,并且大多数是晚期,不适宜采用手术分期。由妇科肿瘤委员会提议,手术分期在大多数子宫颈癌中并不方便、不实用、并不优越,因此不被推荐,所以FIGO决定子宫颈癌继续采用临床分期。

4.子宫颈癌的检查

不同意对一个患者有临床和病理的双重分期,强调子宫颈癌的必要检查。可行组织细胞学分级;临床触诊和简单的检查;血常规、肝肾功能;静脉肾盂造影或超声波肾脏检查;胸部X线检查。对子宫颈癌患者可选择性进行的检查:膀胱镜;钡剂灌肠透视;乙状结肠镜;淋巴管造影;计算机X线分层扫描(CT);磁共振成像(MRI);正电子发射断层扫描(PET)等。

FIGO 建议可选择代替以往推荐的检查:在精神较紧张患者盆腔检查中可能会遗漏宫旁浸润,可在全麻彻底放松情况下做盆腔检查,可得到满意的效果。必要情况下可以做膀胱镜检查、乙状结肠镜检查。考虑在需要时患者可做 MRI,在英国 MRI 是作为常规检查,优点是可以较好地检测软组织病变,便于测量肿瘤的大小,但对于检测有无宫旁组织浸润价值不大,不作为常规检查。

FIGO 建议可以用 MRI 来评估肿瘤的大小,但并不改变临床分期,也可以用来计划治疗和预测预后,但这样做需要大量资源,因此,不可强制性作为必需的评估,而应该习惯用治疗指南中的常规盆腔检查代替不断变化的分期。

5.子宫颈癌ⅠA分期

间质浸润深度≤5.0 mm,宽度≤7.0 mm。间质浸润深度≤5.0 mm 是从上皮的基底层量起,即从表皮或腺体开始测量。脉管浸润即静脉管或淋巴管受侵犯不改变分期。ⅠA1期间质浸润深度≤3.0 mm,宽度≤7.0 mm。ⅠA2期间质浸润深度>3.0 mm 但≤5.0 mm,宽度≤7.0 mm。

微浸润癌ⅠA分期中的问题:怎样划分多病灶浸润,而每个病灶均<5 mm×7 mm。是否应该将所有的微浸润点加起来判定浸润的程度。如果>7 mm 则作为ⅠB期治疗,困难在于选定多少个浸润点,而且是否所有的浸润点在诊断时都被切除,对于怎样相加所测不同的浸润点,也很难达成共识,仍被病理学家们所争论。

脉管浸润有着较差的预后,并且与淋巴结的浸润有关,困难在于判断有主观性,可能通过对血管壁特殊的免疫组化染色会有所帮助,侵及不同的脉管有着不同的意义,怎样确定其意义和怎样完全找到它。

病理学家大部分不支持将所有的微浸润点加起来判定浸润的程度,脉管浸润的判定更有难度。

三、各期子宫颈癌的初始治疗

ⅠA 期子宫颈癌需经锥切诊断。首选冷刀锥切,只要能整块切除和获得足够的切缘,也可用 LEEP。有适应证者加子宫颈搔刮术(ECC)。早期鳞癌卵巢转移发生率低,<45 岁的绝经前患者可选择保留卵巢。前哨淋巴结显影在肿瘤直径<2 cm 者检出率和准确性最高。

(一)保留生育功能

推荐用于小于 2 cm 的鳞癌,普通腺癌并非绝对禁忌。目前尚无数据支持小细胞神经内分泌肿瘤、胃型腺癌患者保留生育功能。也不推荐伴有高危和中危因素的患者保留生育功能。生育后是否切除子宫由患者和医师共同确定,但强烈建议术后持续性异常巴氏涂片或 HPV 感染的患者在完成生育后切除子宫。建议咨询生殖医学专家。

1.ⅠA1 期无淋巴脉管间隙浸润

该期淋巴结转移率<1%,不需要切除淋巴结。建议先锥切。如锥切切缘阴性,术后可随访观察。如切缘阳性,建议再次锥切或行子宫颈切除术。

2.ⅠA1 期伴淋巴脉管间隙浸润和ⅠA2 期

(1)直接行根治性子宫颈切除术+盆腔淋巴结切除,可考虑行前哨淋巴结显影。

(2)锥切+盆腔淋巴结切除,可考虑行前哨淋巴结显影。锥切切缘阴性者术后随访观察。切缘阳性者,再次锥切或行子宫颈切除术。

3.ⅠB1 和选择性ⅠB2 期

根治性子宫颈切除术+盆腔淋巴结切除±主动脉旁淋巴结切除,可考虑行前哨淋巴结显影。

保留生育功能原则上推荐选择肿瘤直径≤2 cm者,可选择经阴道或经腹行根治性子宫颈切除术。肿瘤直径2～4 cm者,推荐行经腹根治性子宫颈切除术。

(二)不保留生育功能

1.ⅠA1期无淋巴脉管间隙浸润

先锥切诊断。锥切切缘阴性并有手术禁忌证者,可观察随访。无手术禁忌证者行筋膜外子宫切除术。切缘阳性者最好再次锥切以评估浸润深度排除ⅠA2/ⅠB1期。不再次锥切直接手术者,切缘为子宫颈高度鳞状上皮内病变(HSIL)行筋膜外全子宫切除,切缘为癌者行改良根治性子宫切除术+盆腔淋巴结切除术(淋巴切除证据等级2B),可考虑行SLN显影。

2.ⅠA1期伴淋巴脉管间隙浸润和ⅠA2期

(1)改良根治性子宫切除术+盆腔淋巴结切除术,可考虑行SLN显影。

(2)有手术禁忌证或拒绝手术者,可盆腔外照射+近距离放疗。

3.ⅠB1/ⅠB2和ⅡA1期

(1)根治性子宫切除术+盆腔淋巴结切除(证据等级1)±主动脉旁淋巴结切除(证据等级2B),可考虑行SLN显影。

(2)有手术禁忌证或拒绝手术者,盆腔外照射+阴道近距离放疗±含铂的同期化疗。

4.ⅠB3和ⅡA2期

(1)盆腔外照射+含铂同期化疗+阴道近距离放疗(证据等级1)。

(2)根治性子宫切除术+盆腔淋巴结切除±主动脉旁淋巴结切除(证据等级2B)。

(3)盆腔外照射+含铂同期化疗+近距离放疗+选择性子宫切除术(证据等级3)。

5.部分ⅠB3/ⅡA2期和ⅡB～ⅣA期

可选择影像学分期或手术分期(手术分期2B类证据)。

(1)影像学分期:淋巴结阴性,行盆腔外照射+含铂同期化疗+阴道近距离放疗(证据等级1);若CT、MRI和(或)PET-CT等分为ⅢCr期,盆腔淋巴结阳性/主动脉旁淋巴结阴性,即ⅢC1r者,可选择:①盆腔外照射+阴道近距离放疗+含铂同期化疗(证据等级1)±主动脉旁淋巴结放疗。②腹主动脉旁淋巴结手术分期(术后可行影像学检查确认切除效果),阴性者即ⅢC1p行盆腔外照射+含铂同期化疗+阴道近距离放疗(证据等级1);主动脉旁淋巴结阳性者即ⅢC2p期,行延伸野放疗+含铂同期化疗+阴道近距离放疗。影像学检查发现盆腔淋巴结和主动脉旁淋巴结均阳性即ⅢC2r者,行延伸野放疗+含铂同期化疗+阴道近距离放疗。影像学检查发现有远处转移并有临床指征经活检证实转移者,行全身治疗±个体化放疗。远处转移局限于锁骨上淋巴结者,可以选择根治性治疗。如果原发灶已被控制,转移灶在1～5个者可考虑立体定向放疗(2B类)。

(2)手术分期:是指切除腹膜后淋巴结,根据术后病理确定下一步治疗方案:①淋巴结阴性者,行盆腔外照射+含铂同期化疗+阴道近距离放疗(证据等级1)。②淋巴结阳性者,ⅢC1p期即盆腔淋巴结阳性、主动脉旁淋巴结阴性,盆腔外照射+含铂同期化疗+阴道近距离放疗(证据等级1);ⅢC2p期即主动脉旁淋巴结阳性者,需根据临床指征补充进一步的影像学检查以排除更广泛的转移。确定无其他远处转移时,行延伸野外照射+含铂同期化疗+阴道近距离放疗。影像学检查发现有更远处的转移,有临床指征者在可疑处活检,活检阴性者行延伸野外照射+含铂同期化疗+阴道近距离放疗,活检阳性者行全身治疗±个体化放疗。

6.ⅣB 期或远处转移

(1)若适合局部治疗,可考虑局部切除±个体化放疗,或局部消融治疗±个体化放疗,或个体化放疗±全身系统治疗,也可考虑辅助性系统性治疗。

(2)不适合局部治疗者,全身系统性治疗或支持治疗。

(三)单纯筋膜外子宫切除术后意外发现的浸润性子宫颈癌

经病理复核确认的ⅠA1 期无淋巴脉管间隙浸润者,可随访观察。ⅠA1 期伴淋巴脉管间隙浸润或ⅠA2/ⅠB1 期或切缘阳性或有肉眼残留病灶者,先完善病史、体格检查、血常规(含血小板)和肝肾功能检测及影像学检查。

(1)切缘及影像学检查均阴性者,可选择盆腔外照射+近距离放疗±含铂同期化疗。对于已切除的子宫病理无 Sedlis 标准所述的危险因素者也可行宫旁广泛切除加阴道上段切除+盆腔淋巴结切除±主动脉旁淋巴结取样(主动脉旁淋巴结取样为 2B 类证据)。术后淋巴结阴性且无残余病灶者可以观察。术后淋巴或切缘或宫旁阳性者,补充盆腔外照射(若主动脉旁淋巴结阳性加主动脉旁区放疗)+含铂的同期化疗(1 类证据)±个体化近距离放疗(阴道切缘阳性者)。

(2)初次手术切缘为癌,存在肉眼残留病灶、影像学检查阳性或肿瘤特征符合 Sedlis 标准者,直接行盆腔外照射(若主动脉旁淋巴结阳性加主动脉旁区放疗)+含铂的同期化疗(1 类证据)±个体化近距离放疗(阴道切缘阳性者)。

(四)妊娠合并子宫颈癌

妊娠合并妇科恶性肿瘤中,最常见是子宫颈癌。大多数为Ⅰ期患者。选择延迟治疗直至胎儿成熟还是立即接受治疗是患者和医师必须做出的困难选择。推迟治疗直至胎儿成熟的患者应该接受剖宫产,并可在剖宫产的同时行根治性子宫切除术和盆腔淋巴结切除术。根治性子宫颈切除术已在部分早期子宫颈癌患者中成功实施。对那些选择放疗的患者,传统的放疗±化疗需要做适当调整。

四、子宫颈癌的手术治疗

(一)子宫颈癌手术治疗发展的历史回顾

子宫颈癌广泛子宫切除术已有 115 年的历史,从 Werthiem 到 Meigs 至现代手术治疗,也就是不断改进、发展、完善的过程。

1.开创期

1878 年 Freund 行经腹广泛子宫切除术治疗子宫颈癌,手术死亡率 50%。1879 年 Czerny 行经阴道广泛子宫切除术,死亡率 70%。1893 年 Schuchardt 改进经阴道广泛子宫切除术,死亡率 60%~70%。

1895－1897 年 Ries、Clark、Rumpf 改进经腹广泛子切除术,死亡率 50%。以上时期,因为诊断、无菌、消毒和麻醉等学科未发展,所以有如此高的手术死亡率。

2.Werthiem 期

1898 年 11 月 6 日 Wertheim 在进一步改良 Rumpf 手术式的基础上,在维也纳医学会演示经腹广泛子宫切除术并首次清扫盆腔淋巴成功,成为经典的子宫颈癌广泛子宫切除术。至今,广泛子宫切除术也称为 Werthiem 手术以作纪念。但当时手术死亡率为 25.2%,手术范围也不够广泛。

1901 年 7 月 1 日 Schauta 在进一步改良 Schuchardt 手术式的基础上,进行了经典的经阴道广泛子宫切除术,后称为 Schauta 手术。当时手术死亡率为 19%,5 年治愈率达 41%。以后

Amreich(1921)、Stoeckel(1928)、Navratil 继续改进,但因盆腔淋巴结切除不便,疗效较经腹手术差,开展缓慢。1940—1950 年对盆腔淋巴清扫与广泛子宫切除如何配合,谁先谁后及两者间隔时间观点不一。1949 年 Navratil 首次行腹膜外淋巴结清扫,然后经阴道广泛切除子宫。张其本改良腹膜后淋巴清扫后经阴道子宫广泛切除报道 290 例,Ⅰ期 5 年存活率 93.3%,Ⅱ期 92.5%。

Wertheim 手术经过改良后,由其学生 Werner 以及 Latzko、Schiffmanm 等提出了重要的改变,即扩大了手术范围。于 1911 年报道 500 例子宫广泛切除术及选择性盆腔淋巴结清扫术,手术死亡率为 10%。

3.发展期

1911 年 Bonny 改进经腹广泛子宫切除术,死亡率降低到 11%～20%。1921 年 Okabayashi 提出更为广泛的子宫切除术。但在 20 世纪早期,子宫广泛切除术的死亡率仍高。1898 年居里夫人发现了镭,1907 年 Kleim 用镭治疗子宫颈癌。由于放疗后死亡率低、存活率高,各种方式的镭疗,得到广泛应用,包括 Paris、Stockholm、Manchester 三种腔内放疗的应用等方式加上盆腔外照射,其 5 年治愈率达 40%;在第一次世界大战后,随着输血技术的发展,抗生素的出现等有力地推动了子宫颈癌手术治疗的进一步发展。1930 年 Meigs 改良了 Wertheim 手术,增加了更广的盆腔淋巴结清扫术,治愈率增加了 30%。Parsons、Ufelder、Green、Brunschwig、Barber、Morton、Pratt、Symmonds、Rutledge、Marlex、Nelson、Averette、Shingleton 等各自进行了改进,减少了泌尿系统及其他并发症,并保持了广泛的切除宫旁组织以及完全的盆腔淋巴结清扫术,提高了生存率。1941 年冈林改进经腹广泛子宫切除术,死亡率＞10%。1944 年 Meigs 进一步改进经腹广泛子宫切除术,将 Wertheim 手术与 Taussig 经腹盆淋巴系统切除结合为 Wertheim-Meigs 式手术,手术死亡率为 0。

4.近代期

1950 年 Brunschwig 提出盆腔廓清手术,1951 年 Meigs 报道改良 Werthiem 手术 500 例的经验,使经腹广泛子宫切除术更广泛,更安全,5 年成活率Ⅰ期 81.8%,Ⅱ期 61.8%。1950—1970 年 Ogino、Okabayashi、Sakamoto 等对手术步骤的先后顺序与根治手术的彻底性进行修改,采取保护输尿管措施等称为东京大学术式。

5.我国大陆开展子宫颈癌手术治疗的历史

子宫颈癌广泛切除手术于 20 世纪 40 年代末引进我国,20 世纪 50 年代初,北京康映蕖、天津柯应夔、上海林元英、安徽张其本、山东苏应宽、江森、江西杨学志、重庆司徒亮、广东林剑鹏、成都乐以成等进一步改良国外式式,率先在国内各地开展子宫颈癌广泛切除手术,手术方式以 Werthem 手术为基础,以后又吸取冈林、Meigs 等手术方式的优点而进行改良。形成我国早期的子宫广泛切除术及盆腔淋巴结清扫术式,尤其是柯应夔、林元英 1962 年所著《子宫颈癌子宫广泛切除术图谱》一书对培训当时青年医师学习掌握子宫颈癌广泛切除术起到重要作用。并推动了全国子宫颈癌手术治疗的开展。1957—1960 年北京、天津、上海、安徽、山东、江西、成都、广州、武汉等全国各地先后开展了大规模的子宫颈癌普查普治工作,进一步促进了子宫颈癌手术治疗的开展,各大医院相继开展经腹广泛子宫切除术。

(二)子宫颈癌的手术原则

1.锥切和单纯子宫切除术(即筋膜外子宫切除术)

ⅠA1 期淋巴脉管间隙无浸润保留生育功能者可行锥切,切除部分子宫颈及子宫颈管组织。

锥切切缘至少有 3 mm 的阴性距离,切缘阴性是指无浸润性病变或高度鳞状上皮内病变。推荐冷刀锥切,切除深度至少为 10 mm,已生育者可增加到 18～20 mm。如能达到足够的切缘,也可以采用环形电切术(LEEP)。应尽量整块切除,保持标本的完整性。切除组织的形状和深度需与病灶大小、形状和病变部位相适应。位于子宫颈管的可疑浸润性腺癌与原位腺癌,锥切应设计成一个窄长锥形,延伸至子宫颈内口以避免遗漏子宫颈管病变。推荐在锥顶上方的子宫颈管取样以评估残留病灶。不保留生育功能者,经锥切确诊的ⅠA1 期淋巴脉管间隙无浸润者可行单纯子宫切除术。ⅠA1 期伴有淋巴脉管间隙浸润者,保留生育功能者可行锥切加前哨淋巴结显影。不保留生育功能者按ⅠA2 处理,行改良根治性子宫切除术加双侧盆腔淋巴结切除术(或前哨淋巴结显影)。

2.根治性子宫切除术加双侧盆腔淋巴结切除术(或前哨淋巴结显影)

本术是ⅠA2～ⅠB2 及部分ⅠB3～ⅡA1 期的首选治疗方法。相比筋膜外子宫切除术切除了更多宫旁组织,包括部分主韧带、宫骶韧带、阴道上段和盆腔淋巴结,必要时切除腹主动脉旁淋巴结。根治性子宫切除术的标准术式是开腹入路(1 类)。前瞻性随机试验表明,微创根治性子宫切除术与开腹根治性子宫切除术相比,无病生存率(DFS)和总体生存率(OS)较低。此外,最近的 2 项研究还表明,对于ⅠA2～ⅠB1 期子宫颈癌,微创根治性子宫切除术与开腹手术相比 OS 更低。QM 分型描述了三维(3D)切除程度和神经保留情况。

3.腹主动脉旁淋巴结切除

通常限于肠系膜下动脉(IMA)水平。可根据临床和影像学结果调整手术范围。主动脉旁淋巴结受累与原发肿瘤＞2 cm、转移到髂总淋巴结密切相关。妇科肿瘤组织(GOG)85、GOG120 和 GOG165 的结果数据分析显示,对腹主动脉旁淋巴结阳性的患者来说,手术分期比影像学分期的预后更好。有研究提示,在主动脉旁淋巴结受累患者中,将放射野延伸至主动脉旁区域有益,尤其是对于小的淋巴结转移患者。比较手术分期和影像分期评估主动脉旁淋巴结受累的临床研究正在进行。专家组建议对≥ⅠB1 期患者进行主动脉旁淋巴结切除。

4.根治性子宫颈切除术

适用于ⅠA2～ⅠB1 保留生育功能者。经阴道广泛子宫颈切除加腹腔镜下淋巴结切除(或前哨淋巴结显影)适用于经仔细筛选的ⅠA2 期或ⅠB1 期需要保留生育功能的患者。宫旁和阴道上段的切除范围同 B 型根治性子宫切除术,但保留子宫体。已报道有 300 多例妊娠,中孕期流产率为 10％,72％的患者可维持到孕 37 周或以上。经腹根治性子宫颈切除术与经阴道途径相比能切除更多的宫旁组织,适用于部分ⅠB1～ⅠB2 期病例,手术范围类似 C 型根治性子宫切除术。

5.ⅡB 期及以上的晚期病例

通常不采用手术治疗。大多数美国的晚期患者采用放化疗。在有些国家,部分ⅡB 期病例可能首选根治性子宫切除术或新辅助化疗后进行根治性子宫切除术。

6.放疗后盆腔中心性复发或病灶持续存在者

采用盆腔器官廓清术仍有治愈的可能。术前需明确是否存在远处转移。如复发局限于盆腔,可进行手术探查。未侵犯盆壁及淋巴结者可切除盆腔器官。根据肿瘤的位置采用前后或全盆腔器官廓清术。若有足够的手术切缘,可保留盆底肌肉和肛门括约肌。盆腔器官廓清术的不同类型及切除范围无更新。盆腔器官廓清术很少用于初治,仅用于不宜盆腔放疗或因既往患有其他疾病,已接受过盆腔放疗或局部晚期子宫颈癌不适合盆腔放疗的患者。

7.前哨淋巴结(SLN)显影

该技术已经被应用于经选择的Ⅰ期子宫颈癌患者手术程序中。前瞻性研究结果支持在早期子宫颈癌患者中检测SLN的可行性,并建议在大部分早期病例中可以安全地避免系统的盆腔淋巴结切除。尽管SLN可用于病灶直径达4 cm的患者,但肿瘤直径<2 cm时的检测率和显影效果最好。操作时可直接在子宫颈的3和9点或3、6、9、12点位置注射染料或放射性胶体^{99m}Tc。通过注射吲哚菁绿(ICG)者用荧光摄像头显影;注射^{99m}Tc者使用γ探测器探测;注射染料者直接肉眼观察,从而在术中识别前哨淋巴结。前哨淋巴结通常位于髂外血管内侧、脐韧带外侧或闭孔窝上部。前哨淋巴结通常由病理学家进行超分期,从而可以更高程度地检测可能会改变术后处理的微转移。关键技术是严格按照以下检测流程:切除所有显影的淋巴结(这些淋巴结如HE染色无转移,病理专家需采用更高级的检测技术)→切除任何可疑淋巴结(不论有无显影)→一侧没有显影淋巴结时,切除该侧淋巴结→肿瘤和宫旁组织整块切除。这些结果可为术后的辅助治疗提供依据。Meta分析结果显示,SLN检测率为89%～92%,灵敏度为89%～90%。Ⅲ期临床试验表明,采用ICG能识别出比蓝色染料更多的SLN(总体和双侧)。

(三)子宫颈癌手术治疗的优点

(1)准确的病理检查以指导随后治疗。

(2)切除原发癌灶和大的转移淋巴改善预后。

(3)淋巴血管间隙浸润影响预后而不是肿瘤大小。手术后病理明确病变很重要。

(4)治疗时间短,而避免晚期放疗并发症,也避免放、化疗后是否还有残存肿瘤的存在。

(5)可保留卵巢和避免阴道狭窄,即保留内分泌和性功能。

(6)盆腔慢性炎症仍可施行手术。

(7)盆腔包块或解剖不正常致使放疗难于施行或患者对放疗依从性差者最好选择手术治疗。

(8)首选化疗后广泛手术已成为中、青年子宫颈癌患者治疗方案的发展趋势,选择以手术治疗为主。肥胖患者根据医师经验和手术器械决定。

(9)其他:如Ⅱ期内膜癌、上段阴道癌、子宫颈肉瘤等恶性肿瘤。

(10)也可用于放疗后小的中心复发或小的中心未控病灶,可作为补救措施而不用廓清术,卵巢已不需保留,淋巴则由医师探查决定是否清扫,但并发症尿瘘、肠梗阻比未放疗者明显升高。

(11)细胞分化、血管淋巴管间隙扩散到宫腔都不影响手术选择。

(12)肿瘤灶大小可影响选择,但不是独立影响因素和决定因素,大肿瘤(4 cm³)、淋巴(＋)较多,最好化疗后手术而不宜直接手术,但巨大的外生性肿瘤阴道完整仍可手术,而内生性侵及阴道则类似ⅡB,应放、化疗。

(四)子宫颈癌手术后的辅助治疗

初治子宫颈癌手术指征推荐限于≤ⅡA2期,接受初治手术者术后辅助治疗取决于手术发现及病理分期。"高危因素"包括淋巴结阳性、切缘阳性和宫旁浸润。具备任何一个"高危因素"均推荐进一步影像学检查以了解其他部位转移情况,然后补充盆腔外照射＋含铂同期化疗(证据等级1)±近距离放疗。补充盆腔外照射±含铂同期化疗(同期化疗证据等级2B)。最近的研究提示,腺癌淋巴结转移的预测因素可能与鳞癌不同。子宫间质侵犯的模式和是否存在淋巴血管间隙浸润(LVSI)比原发肿瘤大小更能预测淋巴结转移的风险。因此,提出了腺癌采用新的间质侵袭模式替代FIGO分期系统,但有待临床进一步验证。

主动脉旁淋巴结阳性者先行影像学检查以了解其他部位的转移。如无远处转移者行延伸野外照射＋含铂同期化疗±阴道近距离放疗。影像学发现远处转移者,对有指征的疑似部位进行活检,活检阴性者行延伸野外照射＋含铂同期化疗±阴道近距离放疗,活检阳性者进行系统治疗加个体化外照射。

(五)关于子宫颈癌盆腔淋巴结清扫术

1.盆腔淋巴结清扫手术范围

双侧髂总淋巴结,髂外、髂内淋巴结,深腹股沟淋巴结,闭孔深、浅组淋巴结。如髂总淋巴结可疑,冷冻阳性,再探查腹主动脉旁淋巴结;如腹主动脉旁淋巴结阳性则停止淋巴结清扫手术,阴性则行腹主动脉旁淋巴结清扫手术,从肠系膜下动脉平面开始向下;如髂总淋巴结阴性,则行盆腔淋巴结清扫手术即可。盆腔淋巴结清扫术有以下两种手术方法。

(1)切开腹壁进入腹腔:剪开盆腔腹膜暴露腹膜后区域,然后采用逆行切除方法,即从子宫颈外围开始打开骨盆漏斗韧带,从上向下依次暴露髂总、髂内、髂外血管和输尿管等,并剥离其周围脂肪及淋巴组织,自外周向内整块切除以上各组淋巴结。

(2)腹膜外盆腔淋巴结清扫术由上向下:同样切开腹壁,暴露腹膜,但不切开腹膜,而是将腹直肌筋膜与腹膜分开,然后将腹膜用手掌轻轻向中央推开,在膀胱侧方间隙显露出腹膜外盆腔,找到该侧圆韧带腹膜外部分,钳夹、切断、贯穿缝扎,暴露髂血管,用手指将腹膜向内侧分离。于是与经腹腔内盆腔淋巴结清扫手术同样操作,以清除各组淋巴结。腹膜外盆腔淋巴结清扫手术的优点是手术时未切开腹膜,干扰腹腔内脏器较少、时间较短,手术后恢复快,其缺点是手术野的暴露不如腹膜内行手术方便。

2.对淋巴清扫的不同观点

很多年来,对子宫颈癌手术时是否需要做盆腔淋巴结清扫术存在争议。

(1)不赞成做盆腔淋巴结清扫术的理由:①赞成做阴道子宫广泛切除术者认为不需做盆腔淋巴结清扫术,治愈率与经腹子宫广泛切除术及盆腔淋巴结清扫术者相同;②认为盆腔淋巴结清扫术也是不完全的手术,要切除所有盆腔淋巴结在技术上是不可能的;③在盆腔淋巴结癌转移病例中,也有很多病例腹主脉旁淋巴结已有癌转移,而高位腹主动脉旁淋巴结是不可能完全清除的;④80%～90%的患者不需清扫盆腔淋巴结。

(2)赞成子宫颈癌手术时需要清扫淋巴结的理由:①盆腔淋巴结清扫术有助于进行足够的围绕子宫颈癌的中心性解剖。②盆腔淋巴结清扫术有助于估计预后,并且可以确定患者术后是否需要加用放疗。③手术时如发现盆腔淋巴结有转移,就应进一步做腹主动脉旁淋巴结清扫。但不需做常规腹主动脉旁淋巴结清扫。有15%～20%的病例盆腔淋巴结为阳性,术后选择性加放、化疗,其效果较不做盆腔淋巴结清扫而仅于术后加用放、化疗为好。报道子宫颈癌患者作子宫广泛切除术及盆腔淋巴结清扫术,明显降低了治疗后的死亡率和复发率。盆腔淋巴结有转移和(或)腹主动脉旁淋巴结(＋)者,做淋巴结清扫术后再加放、化疗,其5年生存率明显提高。Meigs的报道手术后的患者、盆腔淋巴有侵犯的患者,5年存活率为42%;Kastner、Mitra等的报道,盆腔淋巴没有侵犯的患者,5年存活率高达90%以上。

淋巴结的不同检查方法的比较:CT为5%～67%;MRI为86%;淋巴造影为22%～79%;B超为80%;PET-CT为82%～91%。

因此子宫颈癌盆腔淋巴清扫不是一个完美理想的方法,但在目前没有更好的方法之前仍需要做淋巴结清扫术。

Hockel认为,一个有经验的妇科肿瘤医师,可以进行彻底的淋巴清扫,即动、静脉前后左右的脂肪、淋巴和结缔组织完全彻底地清除掉,即可到达彻底的淋巴清扫,如果这样,即使清除的淋巴结病检阳性,也可不再做补充放、化疗,疗效和补充放、化疗一样。

(六)关于前哨淋巴结问题

前哨淋巴结的概念最早于 1977 年被提出,当时 Cabanas 在阴茎背侧进行淋巴造影时发现一种"特殊"的淋巴结,该淋巴结最先接受肿瘤部位的淋巴引流,为发生肿瘤转移的"第一站"淋巴结。Cabanas 将此种淋巴结命名为"前哨"淋巴结,并提出术中如能以可靠方法识别前哨淋巴结,便可以通过前哨淋巴结活检较少手术带来的损伤。1992 年 Morton 等将此概念引入黑色素瘤的处理中。

近年来,子宫颈癌前哨淋巴结活检于各国先后开展,前哨淋巴结的主要识别方法可归纳为以下 3 种。①生物活性染料示踪法:以亚甲蓝、专利蓝等生物活性染料为标记物。②放射性核素示踪法:以放射性核素锝(^{99m}Tc)为标记物。③生物活性染料-放射性核素联合示踪法。Dargent 等尝试运用腹腔镜对 35 例早期子宫颈癌患者进行前哨淋巴结活检,采用子宫颈局部注射新型染料——专利蓝 V 使前哨淋巴结染色,再行腹腔镜检查并取前哨淋巴结活检。结果显示,前哨淋巴结识别率为 100%。Kamprath 等采用核素的方法进行腹腔镜下的前哨淋巴结识别,子宫颈部位注射硫化锝胶体后,术者在特制的腹腔镜 γ 探头探测下,精确地识别前哨淋巴结,识别率达 93%。此后的几项研究结果提示,腹腔镜下亦可同时运用染料-核素联合示踪法进行前哨淋巴结识别,识别率为 92%～100%。

在国内外多项研究中,前哨淋巴结主要分布在髂内、外及闭孔区,而很少分布在宫旁淋巴结。分析原因,Levenback 认为宫旁淋巴结体积较小,且解剖位置靠近子宫颈,应用染料方法进行识别时,宫旁淋巴结与子宫颈同时染色,无法区分;应用核素方法进行识别时,宫旁淋巴结受子宫颈药物注射部位高放射性的干扰往往无法识别。根据 Benedetti-Panici 等统计大部分子宫颈癌淋巴结转移发生在髂血管周围及闭孔区,而宫旁淋巴结转移仅占 29%,与目前研究得出的前哨淋巴结分布情况相符,宫旁前哨淋巴结识别的实际意义有待进一步探讨。另外一些学者报道,部分前哨淋巴结分布于髂总部位以及腹主动脉旁,但所占比例甚少。子宫颈淋巴引流可否不经盆腔而直接进入髂总、腹主动脉旁淋巴结,目前尚存在争议。

Oboyle 等发现在肿瘤≤4 cm 时有 73% 能找到前哨淋巴结,而在肿瘤＞4 cm 时仅 20% 能找到前哨淋巴结,可见前哨淋巴结活检适于早期患者,Lantzsch 和 Malur 的研究也证实了这一点。可能的原因是其淋巴结转移灶大妨碍了淋巴引流。在体内识别前哨淋巴结的研究中,假阴性结果占一定比率。假阴性结果可导致对病情错误的估计和不正确的治疗。有些学者认为造成假阴性的原因是由于常规病理检查遗漏了前哨淋巴结内微小转移灶,采用超薄序列切片结合免疫组化可提高准确性。另有研究发现,癌栓阻塞淋巴管,示踪剂无法进入前哨淋巴结,却流向其他淋巴结,可导致假阴性结果。对于有明显淋巴结转移者,是否适合前哨淋巴结活检有待进一步探讨。

因此,为提高前哨淋巴结检出率,要注意早期病例的选择,术前发现有转移的淋巴结最好直接行淋巴结清扫术,并可联合运用多种示踪剂。由于淋巴回流速度存在个体差异,还可适当延长注射示踪剂到手术的间隔时间。因此建议在子宫颈癌手术时,首先做前哨淋巴结检测后,再确定是否清扫淋巴或清扫范围,术中发现前哨淋巴阴性,则不需做淋巴清扫手术,前哨淋巴阳性而髂总淋巴结阴性则进行盆腔淋巴清扫手术,是当前国际上一些专家意见。但前哨淋巴结测定的临床操作复杂,且不够准确,测定能确定的前哨淋巴结仅 76%。因此,目前尚未广泛应用。

五、子宫颈癌的放疗

(一)治疗原则的选择

子宫颈癌的主要治疗是放疗、手术及综合治疗。各种治疗方法,虽然有各自的适应范围,但根据肿瘤情况、一般状态、设备条件和技术力量的不同,适应范围亦略有差异。治疗方案的选择应根据下列两方面来全面考虑:①肿瘤的情况如临床分期、肿瘤范围、病理类型。早期患者以手术治疗为主。中晚期则以同步放、化疗为主,对不宜手术的早期患者亦可采用放疗。化疗则适用于晚期及复发患者的综合治疗或姑息治疗。②患者的年龄、全身状况、重要器官功能以及对拟采用的治疗方法的承受能力。总之对每一位患者均应根据其具体情况及治疗设备采用个体化的治疗原则。

(二)放疗原则

1.一般原则

CT 为基础的治疗计划依据,适形挡块是盆腔外照射放疗的标准。MRI 是判断晚期肿瘤患者软组织和宫旁浸润最好的方法。对于不能手术的晚期患者,PET 则有助于确定淋巴结转移范围和术后是否有异常淋巴结。放疗范围包括已知及可疑肿瘤侵犯的部位。外照射放疗(EBRT)是作用于有或无腹主动脉旁区域侵犯的盆腔区域。阴道近距离放疗是所有不适合手术的原发子宫颈癌患者根治性放疗中的关键部分,通过腔内±组织间插植的方式实施。对于大多数接受盆腔外照射放疗的患者,放疗期间予同期含铂方案化疗,8 周内完成治疗者效果最佳。

2.一般治疗信息

靶体积:适形放疗中已定义了关于大体肿瘤体积(GTV)、临床靶体积(CTV)、计划靶体积(PTV)、危及器官(OARs)、内部器官运动,以及剂量-体积直方图(DVH)等用于适形放疗、特别是调强放疗(IMRT)中。特别注意细节和可重复性(包括考虑靶区和正常组织定义、患者和内部器官运动、软组织变形以及严格的剂量学和物理质量保证),这些对于正确地实施 IMRT 和相关的高度适形技术是必要的。

常规的图像引导(如锥形束 CT),应该用于每天判断内部软组织运动。盆腔外照射的范围应该包括大体肿瘤(如果有)、宫旁、宫骶韧带以及距大体肿瘤足够的阴道范围(至少 3 cm)、骶前淋巴结以及其他危险的淋巴结区域。对于手术及放射影像上淋巴结阴性的患者,照射范围应该包括髂内外、闭孔和骶前淋巴结区域以及盆腔。

对于认为更高危淋巴结转移的患者(大肿瘤,可疑或确定为低位真骨盆区域淋巴结),放射治疗需升高到包括髂总淋巴结区域。对于确定为髂总和(或)腹主动脉旁区域淋巴结转移的患者,建议盆腔扩大野和腹主动脉旁淋巴结区域照射,直到肾血管水平,或者根据累及的淋巴结范围向头侧扩展。对于侵犯阴道下 1/3 的患者,放疗区域需要包括双侧腹股沟淋巴结区域。盆腔外照射运用多个适形照射野或者调强容积技术实施,如 IMRT/VMAT/Tomotherapy。IMRT 有助于减少术后照射区域和必要时照射腹主动脉旁淋巴结区域时减少肠道等 OARs 的剂量。这些技术在需要更高剂量治疗阳性淋巴结时也有价值。但是适形外照射技术(如 IMRT 或者 SBRT)不能常规作为有完整子宫患者中心病变的阴道近距离放疗的替代治疗。在完成初始全盆腔照射后,对于有宫旁侵犯/盆壁侵犯的选择性的病例可宫旁照射增加 5～10 Gy。IMRT 可同时给予大的阳性淋巴结更高的剂量,而对微浸润给予更低的剂量,称同时补量(SIB)。运用 IMRT 结合 SIB 可在更短时间内给予大的阳性淋巴结更高剂量,同时避开正常组织。依据靶区及 OARs 的体积,一个 SIB 靶区可以加量至每次 2.1~2.2 Gy。淋巴结靶区剂量可通过外照射加量至 54~63 Gy,但需要特别注意阴道近距离放疗对靶区的贡献,以及慎重考虑邻近 OARs 剂量。立体定向放射治疗(SBRT)是一种可以对盆腔外照射以 1~5 次实施非常高剂量照射的方式,可用于独立的转移灶及再照射区域内局限性的病变。

3.放疗剂量

覆盖微小淋巴结病变的剂量需要外照射剂量为 40~45 Gy(每天按传统分割 1.8~2.0 Gy,可能 IMRT 方式时 SIB),可给予未切除的局限性大淋巴结病变予高度适形的推量 10~20 Gy,但需考虑阴道近距离放疗对这部分的剂量贡献。对于大多数接受盆腔外照射的患者,在放疗期间需给予同期含铂方案化疗。

4.初治病例的根治性放疗

有完整子宫的患者原发肿瘤及有转移风险的区域淋巴结通常给予根治性盆腔外照射至 45 Gy(40~50 Gy)。外照射的体积要根据手术分期或者影像学分期淋巴结的状况来决定。接着用阴道近距离推量原发子宫颈肿瘤,用图像引导(首选)推量 30~40 Gy 或者至 A 点[低剂量率(LDR)相当的剂量],使小肿瘤的 A 点总剂量达到 80 Gy 或者大肿瘤的 A 点≥85 Gy(根据指南中建议)。对于非常小的肿瘤(医学上可手术ⅠA1 或ⅠA2),等效剂量(EQD2)D90 的剂量可考虑为 75~80 Gy。大体上不可切除的淋巴结可通过高度适形的(或者减少体积的)外照射予推量 10~15 Gy。对于图像引导的盆腔外照射时使用更高剂量必须注意避开 OARs 或者严格限制其剂量。

5.子宫切除术后的辅助放疗

子宫切除术后病理学检查发现高危或中危因素时需补充术后辅助放疗。放射野至少需包括阴道断端上 3~4 cm、宫旁组织和直接的淋巴结引流区(如髂内、外淋巴结区、闭孔和骶前)。如确定有淋巴结转移时,放射野的上界还需要相应延伸。通常建议常规分割的 45~50 Gy,对于未切除的大淋巴结应该用高度适形的外照射推量 10~20 Gy(并且减少剂量的)EBRT。使用更高剂量,特别是盆腔外照射时,高剂量区域必须注意避开 OARs 或者严格限制其剂量。

6.术中放疗(intraoperative radiation therapy,IORT)

IORT 是指在开腹手术时,对有肿瘤残留风险的瘤床或无法切除的孤立残留病灶进行单次大剂量放疗。尤其适合放疗后复发的病例。IORT 时,可将高危区域内的正常组织移开。并根据风险区域的大小选择不同的施用器来限制照射的面积和深度,避免周围正常组织接受不必要的照射。

7.阴道近距离放疗及剂量

阴道近距离放疗是所有原发子宫颈癌根治放疗的关键部分。通常采用宫腔内和阴道施源器。根据患者及肿瘤解剖,有完整子宫患者阴道近距离放疗的阴道部分使用卵圆形、环状或者圆柱状施源器(结合宫腔内施源器)。对于更加晚期患者或者没有足够肿瘤退缩,组织间插植可以提高靶区剂量并且可能最大限度减小正常组织剂量。阴道近距离放疗后立即行 MRI 检查有助于勾画残留肿瘤。如果联合 EBRT,阴道近距离放疗通常安排在外照射放疗后,因足够的原发肿瘤退缩可以更好地放置阴道近距离施源器。对于仔细选择、非常早期的患者(如ⅠA2),单纯阴道近距离放疗(不结合盆腔外照射放疗)也可作为一种选择。少数阴道近距离放疗无法进行的患者可使用组织间插植。组织间插植必须个体化实施,并且是由有治疗经验的机构及专家实施,如无经验尽早转诊找专家治疗非常关键。在选择性的术后患者(特别是那些阴道切缘阳性或者切缘靠近病灶的患者),阴道圆柱状施源器可以作为盆腔外照射的补量,通常以阴道表面及黏膜下0.5 cm为参考点。通常的分割方案有黏膜下5 mm处5.5 Gy×2次或者阴道黏膜表面6 Gy×3次。SBRT不能常规作为阴道近距离放疗的替代治疗。

(三)综合治疗

由于放疗技术及化疗药物的迅速发展,手术治疗走向个体化或缩小手术范围配合以放疗和(或)化疗,并已取得良好的效果。

术前辅助近距离腔内放疗,达到减少肿瘤负荷,创造手术条件,但远期生存率未见提高。对于具有高危因素的早期子宫颈癌患者术后辅助放、化疗仍被大多数人所采用。

1999年先后报道了由GOG、SWOG、RTOG进行的5组以顺铂为基础的同步放、化疗大样本前瞻性随机对照临床研究结果,尽管各研究组内临床期别、放射剂量、放射方法及含顺铂的化疗方案不尽相同,但结果都证明同步放、化疗能明显改善生存率,使死亡危险下降30%~50%,因而奠定了同步放、化疗在子宫颈癌综合治疗中的地位,被美国国立癌症研究所推荐为子宫颈癌治疗的新标准。

同期放化疗一般采用顺铂单药,不能耐受顺铂者可采用卡铂。

1.一线联合化疗

顺铂是公认的转移性子宫颈癌最有效的药物。以顺铂为基础的联合方案如顺铂+紫杉醇+贝伐单抗(证据等级1)、顺铂+紫杉醇(证据等级1)、顺铂+拓扑替康(证据等级2A)已广泛用于临床研究。联合方案反应率、无进展生存期均优于顺铂单药。美国食品药品监督管理局(FDA)已经批准顺铂/拓扑替康用于晚期子宫颈癌。顺铂+紫杉醇联合或卡铂+紫杉醇联合方案因毒性较低更易于管理。GOG204对4种顺铂双药方案(顺铂+紫杉醇,顺铂+拓扑替康,顺铂+吉西他滨,顺铂+长春瑞滨)进行了比较。顺铂+紫杉醇优于其他方案。而且血小板减少症和贫血发生率更低。GOG240研究了含贝伐单抗的联合化疗方案(顺铂+紫杉醇+贝伐单抗或拓扑替康+紫杉醇+贝伐单抗)。接受贝伐单抗的患者总生存期有改善。虽然贝伐单抗导致了更高的毒性(如高血压、血栓栓塞事件和胃肠道瘘),但未导致具有统计学意义的生存质量降低。含贝伐单抗在内的联合用药是治疗持续性、复发性或转移性子宫颈癌的首选方案。

JCOG0505 Ⅲ期临床研究结果显示,卡铂+紫杉醇(证据等级2A)较顺铂+紫杉醇用于转移或复发性子宫颈癌的总生存期相当而且具有更好的耐受性,便于毒性反应的管理。但在之前未接受过铂类药物的患者中,TP方案(紫杉醇+顺铂)的总生存期高于TC方案(紫杉醇+卡铂)。因此,NCCN专家组推荐卡铂+紫杉醇可作为先前接受过顺铂治疗患者的首选。专家组将顺铂/吉西他滨从一线化疗去除。非铂化疗尚处于研究中,通常用于铂不耐受患者。

2.单药化疗

顺铂是最有效的化疗单药,被推荐作为一线单药治疗复发或转移性子宫颈癌患者。对于无法接受手术或者放射治疗的复发患者,顺铂、卡铂或紫杉醇都是合理的一线单药方案。

3.二线联合治疗

首选帕姆单抗,用于细胞程序性死亡-配体1(PD-L1)阳性或高度微卫星不稳定/错配修复缺陷(MSI-H/dMMR)肿瘤;其他推荐药物有贝伐单抗、白蛋白紫杉醇、多西他赛、氟尿嘧啶(5-FU)、吉西他滨、异环磷酰胺、伊立替康、丝裂霉素、拓扑替康、培美曲塞和长春瑞滨。某些情况下可用药物帕姆单抗,用于高度肿瘤突变负荷(TMB-H)肿瘤;拉罗曲替尼、恩曲替尼用于 *NTRK* 基因阳性肿瘤(2B)。靶向治疗和生物制剂在特定病例中具有明确作用,使用这类药物

仍然需要更多的临床研究数据支持

放、化疗同步进行必将增加治疗并发症的风险,如出现Ⅰ～Ⅱ度并发症,给予积极的对症处理;如出现Ⅲ度以上并发症,首先考虑化疗减量(一般减 25%),必要时停止化疗,甚至放、化疗均停止治疗,同时给予积极的对症处理。

(四)治疗中及治疗后处理

放疗的反应主要是在造血系统、消化系统和泌尿系统。造血系统的反应主要表现为白细胞计数减少、血小板计数减少等,消化系统反应多表现为食欲缺乏、恶心、呕吐、腹泻等,泌尿系统反应多表现为尿频、尿急、尿痛等。对这些患者应积极对症处理,一般都能够使患者最大限度地保持在良好状态下,按计划完成放疗。治疗过程中应定期做化验检查及查体,一般情况下每周查血白细胞 1 次。疗程中、治疗结束及随诊时均应做全面查体、血常规、尿常规和胸部透视检查,其他检查根据需要进行。发现并发症应及时处理,以免影响疗效。自治疗开始起即应坚持阴道冲洗,每天或隔天 1 次,直至治疗结束后半年以上,无特殊情况可改为每周冲洗 1～2 次,坚持 2 年以上为好,以减少感染、促进上皮愈合、避免阴道粘连。按计划完成治疗后,如检查局部肿瘤消失、子宫颈原形恢复、质地均匀、硬度正常、宫旁组织硬结消失、质地变软、弹性好转,则可认为治疗结果满意,可以结束治疗。治疗后恢复期,亦应保证营养和休息。治疗后 2～3 周行第 1 次随诊检查,6～8 周行第二次随诊检查,并决定是否需要补充治疗。以后根据检查情况 3～6 个月随诊 1 次。治疗后 2 年以上者,6 个月至 1 年随诊 1 次。如有可疑情况,可提前随诊。

(五)放疗结果

1.生存率

综合国内外报道的材料,各期子宫颈癌放疗的五年生存率(表 6-1)。

表 6-1　各期子宫颈癌放疗的五年生存率(%)

	期别	Ⅰ	Ⅱ	Ⅲ	Ⅳ	合计
综合国外资料	例数	35 480	45 844	36 286	6 195	123 805
	五年生存率(%)	79.2	58.1	32.5	8.2	54.1
综合国内资料	例数	616	5 005	3 767	82	9 470
	五年生存率(%)	86.2	66.6	48.7	19.5	60.1
中国医学科学院肿瘤医院	例数	320	2 028	5 509	199	8 056
	五年生存率(%)	93.4	82.7	63.6	26.6	68.7

2.放疗并发症

(1)早期并发症:包括治疗中及治疗后不久发生的并发症。①感染:感染对放疗效果有明显的影响,应积极处理。②骨髓抑制:同期化疗将加重骨髓抑制,最常见是血白细胞计数下降,应给予注射重组人粒细胞集落刺激因子,必要时调整放疗计划。③胃肠反应:多发生在体外照射时,轻者对症处理,重者调整放疗计划。④直肠反应:是腔内照射较常见的早期并发症。直肠反应的主要表现为里急后重、大便疼痛,甚至有黏液便等;有直肠反应者,应减少对直肠的刺激、避免便秘、保证供应充足的营养和水分、预防感染。直肠反应在治疗期间很少出现,如出现则应暂缓放疗,积极处理,待症状好转后再恢复照射,必要时修改照射计划。⑤机械损伤:主要发生在腔内照射的操作过程中,最多见的是子宫穿孔及阴道撕裂。在宫腔操作时发现患者突然下腹痛或探宫腔已超过正常深度而无宫底感时,应考虑为子宫穿孔。这时应立即停止操作、严密观察、预防感染、严禁反复试探宫腔。如有内出血,应及时手术处理。行阴道腔内照射时,阴道狭窄或阴道弹性不佳者,由于阴道容器过大、操作粗暴,均可造成阴道裂伤。操作过程中如发现有突然出血或剧痛,应检查有无阴道损伤,如有裂伤应即刻终止治疗,充分冲洗阴道、局部用抗生素、避免感染、促进愈合;如裂伤较深或有活动性出血,应及时缝合。

(2)晚期并发症。①皮肤及皮下组织的改变。②生殖器官的改变:体外照射和腔内照射对生殖器官都有影响。放疗后可引起照射范围内组织纤维化,表现为阴道壁弹性消失、阴道变窄;子宫颈及宫体萎缩变小;子宫颈管引流不畅引起宫腔积液,合并感染可造成宫腔积脓;卵巢功能消失而出现绝经期症状;纤维化严重者,可引起循环障碍或压迫神经导致下肢水肿或疼痛。③消化道的改变:受影响最多的肠道是小肠(主要是回肠)、乙状结肠及直肠。可引起肠粘连、狭窄、梗阻、溃疡,甚至瘘,临床表现为腹痛、腹泻、里急后重感、肛门下坠疼痛、黏液便甚至血便等。常表现为直肠镜检可见肠黏膜水肿、充血、溃疡甚至成瘘,尤以直肠为多见。放射性直肠炎80%在完成放疗后6个月至2年间出现,大部分在3年内可望恢复。肠道的放射损伤很难治疗,主要是对症处理,重要的是预防。④泌尿系统的改变:最多见的是放射性膀胱炎,但发生率低于放射性直肠炎。出现时间在放疗后1~6年,大部分在4年内恢复。主要表现为尿频、尿急、血尿甚至排尿困难。膀胱镜检查可见膀胱黏膜充血、水肿、弹性减弱或消失、毛细血管扩张,甚至出现溃疡。处理只能对症、预防感染、止血、大量补充液体等,出血严重者需在膀胱镜下电灼止血。需手术止血者罕见。放疗对宫旁组织及输尿管的影响均可导致输尿管不同程度的梗阻,进而出现不同程度的肾盂积水及输尿管积水。肾盂积水患者主诉常为腰痛,检查为患侧肾区叩痛,通过B超、放射性核素肾图或肾盂造影即可确诊。⑤对骨骼的影响:盆腔体外照射可以影响骨盆及股骨上段。⑥放射致癌:子宫颈癌放疗后恶性肿瘤的发生率为0.52%,发生部位最多的是子宫体,其次为直肠、膀胱、卵巢软组织及骨骼等。放射癌的诊断原则是有放疗史;在原放射区域内发生的恶性肿瘤,并能排除原肿瘤的复发、转移;组织学证实与原发癌不同;有相当长的潜伏期。

3.影响预后的因素

除临床分期对疗效有明显的影响以外,还有一些因素也不同程度地影响子宫颈癌放疗的预后。

(1)贫血:子宫颈癌的长期慢性失血或急性大出血,均可导致贫血。血红蛋白的高低与放疗疗效直接有关。中国医学科学院肿瘤医院对子宫颈癌Ⅱ、Ⅲ期患者分析显示,放疗前血红蛋白在80 g/L以下者比120 g/L以上者5年生存率低30%左右。

(2)宫腔积脓:子宫颈癌合并宫腔积脓的5年生存率比无宫腔积脓者低10%左右。

(3)盆腔感染:附件炎、宫旁组织炎、盆腔腹膜炎及盆腔脓肿等。Ⅲ、Ⅳ期子宫颈癌合并盆腔感染者比无盆腔感染的放疗5年生存率低18%。

(4)输尿管梗阻:子宫颈癌向宫旁扩展,可压迫输尿管造成输尿管梗阻,继而发生输尿管或肾盂积水。子宫颈癌合并轻度肾盂积水者和肾盂积水治疗后好转者,其预后与无肾盂积水无差异,而重度肾盂积水者、治疗后肾盂积水加重者或治疗后出现肾盂积水者预后不佳,其五年生存率比无肾盂积水者低13%。

(5)组织类别:一般认为腺癌对放射线的敏感性低于鳞状细胞癌。

(6)剂量和疗程:适当的剂量和疗程可以提高“治疗比例”,使放射线给肿瘤以最大的破坏,使正常组织的损伤减少到最低限度,因而放疗的剂量与疗程都可以影响疗效。剂量过小或疗程过长,达不到对肿瘤的最大破坏作用,当然影响疗效。剂量过大或疗程过短,可破坏肿瘤周围的屏障和局部组织的修复能力,也会降低治愈率。

六、子宫颈癌的新辅助化疗

(一)有关新辅助化疗

在子宫颈癌进行手术或放疗前给予的系统化疗,称为新辅助化疗,有关子宫颈癌的新辅助化疗已经研究了多年。在此之前,子宫颈癌被认为是一种对化疗药物治疗不敏感的肿瘤,化学药物是否可以治疗子宫颈癌基本是未知状态,当然对晚期子宫颈癌或难治性子宫颈癌治疗时,使用化学药物仅作为一种姑息的治疗手段。

1983 年,Friedlander 等首次报道了 33 例可评价的晚期子宫颈癌患者中有 22 例对顺铂+长春新碱+博来霉素方案有反应,其中 6 例(18%)达完全缓解,中位缓解时间为 24 周,由此提出以顺铂为基础的联合化疗对子宫颈癌治疗有效。Friedlander 的这一报道打破了子宫颈癌对化疗耐受的传统观念。随后,Friedlander 等又于 1984 年报道了 30 例局部晚期子宫颈癌患者先予博来霉素方案化疗 3 个疗程后再行放疗或手术治疗,化疗后肿瘤总体缓解率高达 67%。

此后许多关于子宫颈癌新辅助化疗的研究报道陆续出现。研究主要分为两个部分,一方面是围绕子宫颈癌广泛术前行新辅助化疗的研究,主要研究热点是新辅助化疗能否改善患者的生存;另一方面则围绕放疗前行新辅助化疗的研究,目前的研究结果一致认为同步放、化疗的效果优于单独放疗及放疗前行新辅助化疗。

在术前新辅助化疗研究方面,1987—1993 年,主要是回顾性的小样本的 Ⅱ期临床研究,其中子宫颈癌的期别较混乱,包括 ⅠB~Ⅲ期,而且采用的新辅助化疗方案并不一致,虽然不能得出切实可靠的结论,但是仍为新辅助化疗在子宫颈癌中的应用带来了希望。这些研究一致认为以顺铂为主的化疗方案在术前应用于子宫颈癌的治疗是有效的,临床缓解率及病理缓解率均较高,新辅助化疗通过减小肿瘤体积,去除微转移灶等可以显著提高手术的切除率,不影响手术的具体实施,并且不会产生严重的手术并发症,同时化疗不良反应可以被患者接受,提出新辅助化疗有可能改善患者的预后。但是,亦有研究认为即使术前新辅助化疗有上述诸多优点,但是并不能改善患者的长期存活率。

1993 年,Sardi 等首次对 ⅠB期巨块型子宫颈鳞癌患者进行了前瞻性随机对照研究,对照组 75 人先实施广泛性手术,再行术后辅助性放疗,研究组 76 人先使用博来霉素方案新辅助化疗(10 d 1 次,共 3 个疗程),然后行广泛性手术,术后辅助性放疗。结果发现研究组存活率及疾病无进展间期有明显改善;研究组的盆腔复发率为 7.6%,而对照组为 24.3%,但是由于研究设计中综合了手术、化疗及放疗,使得新辅助化疗的作用有可能被混淆。1997 年,Sardi 等再次总结,报道了对 205 例 ⅠB期(肿瘤直径>2 cm)子宫颈鳞癌患者行新辅助化疗的前瞻性随机分组研究,患者被随机分为新辅助化疗组及不加化疗的对照组。结果,在 ⅠB1期患者中,新辅助化疗并不能提高病灶切除率或总生存率。在 ⅠB2期患者中,新辅助化疗后疾病缓解率为 83.6%(51/61),随诊 9 年的生存率为 80%,而对照组为 61%($P<0.01$)。新辅助化疗组病灶切除率为 100%,对照组为 85%。再对手术切除标本中病理预后因素的评价中,无化疗者及化疗无效者手术标本中脉管癌栓发生率为 60%,而化疗反应者仅 10%($P<0.009$);未化疗组宫旁受侵率为 34%,化疗无效者为 30%,对化疗有反应者仅 2%($P<0.0001$);三者淋巴结阳性率分别为 41%、40%和 6%($P<0.001$)。在 ⅠB2期患者中化疗组的局部控制率高于对照组(23% vs.6%),但远处控制率相似。化疗反应者的总生存率为 88%,化疗无效者仅 23%。采用新辅助化疗的 ⅠB1与 ⅠB2期患

者生存率相似(82％ vs.80％),对照组分别为 77％和 61％。这一研究进一步证实新辅助化疗可以提高ⅠB2期子宫颈癌患者的手术切除率,降低病理高危因素,从而提高患者的生存率,但是仍然不能排除术后辅助放疗对于疗效的整体影响。此后的临床研究一直围绕新辅助化疗能否改善子宫颈癌患者的生存进行,意见并不统一。2000 年,Chang 等首先报道了关于早期巨块型子宫颈癌新辅助化疗的Ⅲ期随机临床试验,研究中包括 124 例ⅠB～ⅡA期巨块型子宫颈癌患者,68 例新辅助化疗后行广泛性手术治疗,52 例直接放疗,结果两组患者的局部复发率及远处复发率相似,2 年生存率分别为 81％和 84％,5 年生存率分别为 70％和 61％,新辅助化疗并未给患者带来生存优势。2001 年,Hwang 等报道了 1 项对 80 例ⅠB～ⅡB期子宫颈癌行新辅助化疗后行广泛性手术的 10 年以上随访结果。患者的 5 年及 10 年的无病生存分别为 82.0％和 79.4％,提示新辅助化疗可能通过降低淋巴结转移而对生存有益。2002 年,Duenas-Gonzalez 等通过总结既往关于子宫颈癌新辅助化疗的Ⅱ期临床研究后发现,对 82 例ⅠB2～ⅢB子宫颈癌,新辅助化疗后行手术或同步放、化疗与传统的以顺铂为基础的同步放、化疗至少在肿瘤缓解率(97％ vs.87％)及总生存率上可以获得相同的治疗效果。同年,Benedetti-Panici 等的 1 项Ⅲ期临床试验发现,441 例ⅠB2～Ⅲ期子宫颈鳞癌患者被随机纳入新辅助化疗后行广泛性手术组及放疗组,在新辅助化疗与手术组中,ⅠB2～ⅡB期患者(159 例)的生存期及无病生存分别为 64.7％和 59.7％,在放疗组中(163 例)分别为 46.4％和 46.7％(P＜0.05),两组中,Ⅲ期患者的生存期及无病生存分别为 41.6％、41.9％和 36.7％、36.4％(P＞0.05),认为采用新辅助化疗后广泛性手术治疗的方法可以明显改善ⅠB2～ⅡB期子宫颈鳞癌患者的预后。而 2002 年 Chen 等对 58 例早期巨块型子宫颈癌的研究发现,是否行术前新辅助化疗以及肿瘤对新辅助化疗的反应均不是生存期及无病生存的独立预后因素,新辅助化疗并不能改善患者的生存期及无病生存,建议临床医师谨慎选择使用新辅助化疗。随之,在 2003 年 Tierney 等对 21 个关于局部晚期子宫颈癌行新辅助化疗的随机临床试验进行了系统分析,结果显示新辅助化疗后手术治疗可以提高患者的 5 年生存率。2005 年 Buda 等及 2006 年 Candelaria 等的研究均提示局部晚期子宫颈癌行新辅助化疗,达到满意的病理缓解(残余病灶间质浸润＜3 mm)或病理完全缓解的患者可能会有助于改善生存。2007 年,GOG141 号前瞻性随机对照研究专门评价了新辅助化疗对ⅠB2期子宫颈癌患者的价值,288 例ⅠB2期子宫颈癌患者随机分为新辅助化疗及广泛性子宫切除＋盆腔和腹主动脉旁淋巴结清扫术组(145 例)及广泛性子宫切除＋盆腔和腹主动脉旁淋巴结清扫术组(143 例)。新辅助化疗组术前予顺铂＋长春新碱(每 10 d 1 次,共 3 个疗程)后行广泛性子宫切除＋盆腔和腹主动脉旁淋巴结清扫术,对照组则单纯行广泛性子宫切除＋盆腔和腹主动脉旁淋巴结清扫术,术后病理显示淋巴结阳性或宫旁浸润者补充放疗,该研究由于试验组获益较少等原因提前终止。结果显示:新辅助化疗的反应率 52％,临床完全缓解率 15％,临床部分缓解 37％,病理完全缓解 5％。尽管反应率较高,试验组和对照组在手术切除率(78％ vs.79％)、术后病理检查情况、术后辅助放疗(45％ vs.52％)、疾病无进展生存率和总体生存率方面差异无统计学意义。虽然该项研究并不能对新辅助化疗的价值定论,但是 GOG 却因此反对把广泛性子宫切除＋盆腔和腹主动脉旁淋巴结清扫术前的新辅助化疗用于ⅠB2期子宫颈癌患者的随机对照研究中。但是由于此研究可能存在新辅助化疗方案设计方面的缺陷、病理类型中包括了对化疗不敏感的腺癌及腺鳞癌以及未行手术治疗的原因描述不清等而受到质疑。

(二)目前新辅助化疗的状况

1.新辅助化疗与手术

子宫颈癌术前新辅助化疗的作用已经得到了初步肯定。术前应用新辅助化疗的目的:①在手术之前,肿瘤局部的血管床完好,化疗药物容易进入瘤体,生物利用度高;②可以缩小肿瘤体积,改善肿瘤局部情况,提高手术质量,理论上还可能减少手术中肿瘤播散的机会;③可能有助于消灭亚临床病灶,减少复发或转移的机会;④判断肿瘤对化疗的反应,指导术后治疗。但是,子宫颈癌多被认为是化疗不敏感性肿瘤,不恰当的新辅助化疗可能会导致肿瘤进展,延误手术治疗时机。Finan 等认为只有新辅助化疗达到了较好的治疗效果并且随后能够进行手术治疗的患者才可从新辅助化疗中受益;而新辅助化疗无效的患者则可能由于延误了手术时机而导致肿瘤进展。

新辅助化疗的目的在于缩小肿瘤负荷从而使手术治疗成为可能,而子宫颈癌 I B1期患者由于本身肿瘤负荷较小,因此很少应用新辅助化疗。而 I B2期患者可能因存在无法切除的肿大淋巴结等原因无法进行手术切除,Sardi J 等的研究显示新辅助化疗后 83.6%的患者达到了完全缓解和部分缓解。新辅助化疗组的全部患者(61/61)进行了手术治疗,而未行新辅助化疗的 I B2期患者只有 85%可以进行手术治疗(48/56,$P < 0.01$)。在 Edelmann DZ 的 1 项研究中73%(97/132)的 I B~ⅡB期巨块型子宫颈癌成功进行了手术治疗。在 Panici PB 的研究中 75 例 I B~Ⅲ期子宫颈癌患者进行了 3 个疗程 PBM 新辅助化疗。对于化疗后肿瘤<4 cm,且影像学检查提示阴道及宫旁病变可切除的患者进行了Ⅲ~Ⅳ型子宫颈癌广泛手术及盆腔淋巴结清扫术,通过新辅助化疗有 62 例患者达到了手术治疗的标准(83%)。

近年来,由于一些研究将ⅢB期患者也纳入新辅助化疗后手术治疗的范畴中,而手术后行化疗的患者比例较前略有降低。

目前,关于新辅助化疗后手术时间的选择尚无明确定义,多数研究中手术时机选择在新辅助化疗结束后的 1~4 周(尤以 2~3 周为多),此时患者已度过化疗后骨髓抑制较重的时期,可以耐受手术又不至于延误手术治疗时机。

新辅助化疗的应用给局部晚期子宫颈癌的治疗带来了新的局面,Scambia G 等通过对103 例应用了新辅助化疗的局部晚期子宫颈癌(其中 88 例新辅助化疗有效,82 例进行了手术治疗)及 29 例早期子宫颈癌患者的手术病理分析后认为,同早期子宫颈癌一样,局部晚期子宫颈癌在新辅助化疗后如果术中低位盆腔淋巴结无转移情况也可以不进行更广泛的高位盆腔淋巴结的清扫手术,在 82 例进行了手术治疗的局部晚期子宫颈癌患者中仅有 1 例低位盆腔淋巴结阴性,通过术中探查及冷冻病理发现了高位淋巴结的转移。

新辅助化疗对于手术时间、出血量及手术并发症等没有明显影响。Lopez-Graniel C 等对23 例 I B2~ⅢB期的局部晚期子宫颈癌患者实施了Ⅲ型广泛术,平均手术时间为 3.8 h(范围2.3~5.2 h);术中中位出血量为 670 mL(范围 150~1 500 mL,1 例出血量达 1 500 mL 的患者是由于行盆腔淋巴结清扫时出现静脉损伤);中位住院天数为 5.2 d(范围 4~8 d)。这些数据与Averette HE 等在 1993 年的报道未行新辅助化疗而首次手术治疗的数据没有统计学差异。

同样,Benedetti-Panici P 等在 1996 年给予 42 例Ⅲ期的子宫颈癌患者进行新辅助化疗,化疗后 37 例患者进行了Ⅲ~Ⅳ型广泛性手术,5 例患者进行了前盆腔脏器切除术,所有患者均进行了盆腔及腹主动脉旁淋巴结清扫术。手术中位时间为 390 min,中位出血量为 800 mL;在研究的最后 1 组患者中,手术中位时间已减少到 320 min,出血量也减少至 600 mL。手术的主要并发症有 2 例严重的术中出血,4 例肺栓塞,膀胱及肠道损伤各 3 例。清扫淋巴结的数目为 30~

117 枚,中位数为 56 枚;切除阴道及宫旁长度分别为5.5 cm和 4.8 cm。这与 Solorza LG 等在 1998 年报道的未行新辅助化疗的早期子宫颈癌Ⅲ型广泛术没有统计学差异。因此,有学者认为对于Ⅲ期的子宫颈癌患者选择新辅助化疗后进行Ⅲ～Ⅳ型广泛性手术的治疗模式是合理的。但是,文章数据也显示尽管经过了新辅助化疗,术后病理检查仍有 36% 的淋巴结转移、38% 的宫旁受侵和45% 的阴道累及;术后需进行辅助放疗的患者比例仍较高。

Chen H 等选择了从 1999－2004 年的 184 例ⅠB2～ⅡB期子宫颈癌进行了快速、高剂量的新辅助化疗后 1 周进行手术治疗,并发症主要有尿潴留(7.7%)、切口感染(4.9%)、淋巴囊肿(3.5%)、尿路感染(2.8%)、肠梗阻(2.8%)、输尿管瘘(1.4%)、尿管狭窄(0.7%)。而新辅助化疗组和直接手术两组间的手术并发症并没有统计学差异(新辅助化疗组22.2%,16/72;直接手术组25.7%,18/70;$P=0.626$)。新辅助化疗不仅减小了肿瘤负荷,提高了手术可行性;而且对于术后病理结果也产生了一定影响。一些研究显示,新辅助化疗后的局部晚期子宫颈癌(ⅠB～ⅡB期)的盆腔淋巴结转移率为 22%～25%,此数据低于相同期别未行新辅助化疗患者的盆腔淋巴结转移率。

2.新辅助化疗与放疗

20 世纪 70 年代末期,蒽环类及铂类药物开始应用于实体瘤的治疗取得了良好的效果,后来肿瘤学家们发现铂类为主的化疗方案在某些化疗不敏感的头颈部肿瘤及子宫颈肿瘤中也可以取得较好的治疗效果。因此,铂类为主化疗方案作为子宫颈癌的新辅助化疗逐渐应用开来,其目的在于使肿瘤对化疗产生反应,减少肿瘤负荷,消灭肿瘤微小转移灶。而且化疗药物和放射线作用于肿瘤不同的细胞亚群,化疗后可以使肿瘤细胞同步化,以期达到更好的反射治疗效果。

虽然放疗前进行新辅助化疗在理论上有其合理性,而且大多数研究认为与传统单纯放疗相比新辅助化疗后放疗并没有增加治疗毒性;但同样大多数研究结果也显示接受了新辅助化疗的患者并未能获得生存受益。然而,目前对于放疗前的新辅助化疗的作用仍存有争议。Hwang 和 Sardi J 的研究显示,新辅助化疗患者组在生存上优于未行新辅助化疗患者组;而 Tattersall MH 则认为新辅助化疗不仅没有带来生存益处,反而给接受新辅助化疗的患者带来不利影响。其认为新辅助化疗的弊端在于可能延误治疗时机,导致放疗抵抗以及化疗后产生放疗交叉耐受。

(三)新辅助化疗常用方案

子宫颈癌的新辅助化疗开始被研究和应用以来,出现了多种不同的化疗方案,包括不同的药物,不同的药物剂量和使用间隔。

常见的化疗方案均为以顺铂为基础的单药和联合化疗。常见的与顺铂联合应用的化疗药物有博来霉素、长春碱类、甲氨蝶呤、异环磷酰胺等。比较常用的联合化疗方案包括顺铂＋博来霉素＋长春碱类、顺铂＋氟尿嘧啶、顺铂＋博来霉素＋异环磷酰胺等。在不同的临床研究中,化疗方案,包括化疗药物的剂量与给药间隔均不尽相同,比如顺铂的剂量在 $50～100\ mg/m^2$,给药间隔在 $10～28\ d$。在现有的子宫颈癌新辅助化疗的回顾性或Ⅱ期临床研究中,参加研究患者的 FIGO 分期,从ⅠB～ⅣA期,研究样本量有限,多为 20～50 例。治疗有效率为60%～90%。

近年来,通过对晚期和复发子宫颈癌化疗方案的研究,紫杉醇与顺铂的联合方案逐渐被应用于子宫颈癌的新辅助治疗中。在 Park 等的研究中,给予 43 例 FIGO 分期ⅠB2～ⅡB的患者紫杉醇＋顺铂的新辅助化疗,其中紫杉醇 $60\ mg/m^2$,顺铂 $60\ mg/m^2$,每 10 d 1 个疗程,共 3 个疗程。化疗后有效率达到90.7%(39/43),其中 39.5% 的患者获得完全缓解。无 3 级或 4 级的血液学不良反应出现。患者之后行手术治疗,11.6% 的患者获得病理学诊断的完全缓解。不含铂类的联合化疗方案也被应用于子宫颈癌的新辅助化疗中。Kokawa 等的研究显示，应用 CPT-11（100 mg/m²，第 1 d、第 8 d 和第 15 d）＋丝裂霉素（10 mg/m²，第 1 d）方案后，35 名 FIGO 分期Ⅰ B2～Ⅲ B 的患者中，86％的患者出现疾病缓解，而 50％的患者出现了 3 或 4 级的中性粒细胞减少。2003 年一项 Meta 分析综合了 21 项对比新辅助化疗后手术或放疗与单纯放疗治疗效果的Ⅲ期临床研究。在这项研究中，有学者进行了两组比较。一组是比较新辅助化疗后放疗与单纯放疗患者复发与生存期的差异。另一组则是比较新辅助化疗后手术与单纯放疗患者预后的差异。在前一组比较中，18 项随机对照的临床研究包括了 2 074 名患者被纳入了分析。新辅助化疗的方案除了 1 项研究应用了顺铂单药，其余均为以顺铂为基础的 2～4 种药物的联合化疗。联合应用的药物种类，剂量和给药间隔在各项临床研究中有很大不同。常见的联合化疗药物包括博来霉素、长春碱类、甲氨蝶呤、异环磷酰胺等。给药的间隔在 10～28 d。在所有临床研究中都被应用的顺铂的剂量和给药间隔也有不同。研究者以顺铂的每周剂量 25 mg/m² 为界线，发现每周剂量≥25 mg/m² 有利于延长 5 年生存率；相反每周剂量＜25 mg/m² 与单纯放疗相比降低了 5 年生存率。顺铂的总剂量对生存期无显著影响。同时，化疗周期即给药间隔的长短也对生存率造成影响。化疗周期≤14 d 可以改善 5 年生存率，而＞14 d 则降低 5 年生存率。虽然在这项 Meta 分析中，各个随机对照临床试验中的入组患者的临床特征，应用的化疗方案不尽相同，并对综合分析造成一定的影响，但是综合分析的结果提示顺铂的剂量和给药间隔可能会对预后产生重要影响。

在另一组比较中，5 项随机对照的临床研究包括了 872 名患者被纳入了分析。顺铂仍为主要的化疗药物，总剂量为 100～300 mg/m²，给药间隔为 7～21 d。其中三项研究应用顺铂（50 mg/m²）＋长春新碱（1 mg/m²）＋博来霉素（25 mg/m²）方案，化疗周期为 10 d。结果显示新辅助化疗后手术组与单纯放疗组相比，患者复发、疾病进展和死亡风险均显著降低，5 年生存率提高 14％。

目前，还没有充分的证据证实某种化疗方案作为子宫颈癌的新辅助化疗方案优于其他方案。Buda 等对比了异环磷酰胺（5 g/m²）＋顺铂（75 mg/m²）两药联合与异环磷酰胺（5 g/m²）＋顺铂（75 mg/m²）＋紫杉醇（175 mg/m²）三药联合作为子宫颈癌新辅助化疗的病理学诊断有效率，以及有效率与预后的关系。两种化疗方案均为每 3 周为 1 个疗程，共 3 个疗程。三药联合方案的病理学诊断有效率明显高于两药联合方案，然而其导致的 3 或 4 级的血液学毒性反应的发生率却高于两药联合。采用三药联合方案的患者的死亡风险似乎要低于两药联合方案，但两者之间的差异未达到统计学意义。

目前，比较异环磷酰胺＋顺铂＋紫杉醇与顺铂＋紫杉醇两种新辅助化疗方案的临床研究正在进行中。

总之，子宫颈的新辅助化疗是综合治疗宗旨下的产物，由于新辅助化疗的应用，使手术治疗的范围加宽，疗效更优。但是，新辅助化疗的真实地位还需要在以后的临床实践中，通过循证医学的研究去证实。

七、子宫颈小细胞神经内分泌肿瘤(NECC)

(一)病理特征

小细胞 NECC 为形态学诊断。通常与 HPV 相关，以 HPV16 和 18 多见。主要的生长方式呈弥漫型及岛状生长（细胞呈实性巢状，巢周细胞呈栅栏状，伴有间质收缩现象）；围血管生长和厚的小梁状生长方式，伴有匍匐状或波浪状的间质血管；不同程度地出现假腺样或菊形团样结构。细胞学特征包括细胞大小一致、胞界不清、胞浆稀少、核染色质呈细颗粒样深染、核分裂象和凋亡易见,核仁不明显,坏死常见。可合并子宫颈腺体病变(癌前病变或癌变),可考虑诊断为腺癌混合性神经内分泌癌。鉴别诊断小细胞和大细胞 NECC 比较困难,无法鉴别时建议诊断为"高级别 NECC"。嗜铬粒蛋白、CD56、突触素和 PGP9.5 可能表达阳性。CD56 和突触素是最敏感的神经内分泌癌标志物,但 CD56 缺乏特异性。嗜铬粒蛋白是特异性最高的标志物,但缺乏敏感性,仅 50%~60% 的小细胞 NECC 呈阳性。神经元特异性烯醇化酶(NSE)和突触素也可作为标志物,阳性率分别为 80% 和 70%。如果肿瘤表现出小细胞 NECC 的经典形态特征,即使免疫组化标志物阴性,也可诊断,但大细胞 NECC 并非如此。小细胞 NECC 可能仅局灶阳性表达上述标志物(通常为点状细胞质染色),甚至广谱细胞角蛋白也为阴性。多数原发性高级别 NECC 为甲状腺转录因子 1(TTF1)阳性,部分患者呈现弥漫性强阳性,但 TTF1 表达与肺转移无相关。大多数高级别 NECC 的 P16 染色为弥漫阳性。但是 P16 阳性不能用来确定肿瘤原发部位。其他部位的神经内分泌癌虽无 HPV 感染,但仍可能高表达 P16。在一些高级别 NECC 中肽类激素表达阳性,包括肾上腺皮质激素(ACTH)、5-羟色胺、生长抑素、降钙素、胰高血糖素和胃泌素。

(二)影像学检查

1.治疗前检查

胸部/腹部/盆腔 CT + 脑 MRI 或颈部/胸部/腹部/盆腔/腹股沟 PET-CT + 脑部增强 MRI。

2.治疗评估

初治如选择同期放化疗,则行胸部/腹部/盆腔 CT±脑 MRI;初治如选择新辅助化疗,在接受后续治疗前,应考虑重新评估以排除转移性疾病。

3.随访

胸部/腹部/盆腔 CT+脑 MRI 或颈部/胸部/腹部/盆腔/腹股沟 PET-CT+脑部 MRI。

(三)治疗

1.肿瘤局限在子宫颈

(1)肿瘤直径≤4 cm 者,适合手术者首选根治性子宫切除+盆腔淋巴结切除±腹主动脉旁淋巴结取样,术后行化疗(依托泊苷+顺铂或依托泊苷+卡铂)或同期放化疗(盆腔外照射加顺铂+依托泊苷同期化疗,顺铂不能耐受者改为卡铂+依托泊苷);亦可选择同期放化疗+近距离放疗,后续考虑联合其他全身治疗。

(2)肿瘤直径>4 cm 者,可选择同期放化疗+近距离放疗,后续考虑联合其他全身治疗。亦可选择新辅助化疗(依托泊苷+顺铂或依托泊苷+卡铂),然后考虑间歇性全子宫切除术,术后辅助性放疗或同期放化疗,后续再考虑联合其他全身治疗。新辅助化疗后也可以不手术,采用同期放化疗+阴道近距离放疗,后续考虑联合其他全身治疗。

2.局部晚期(ⅠB3~ⅣA 期)

首选同期放化疗+阴道近距离放疗±辅助性化疗(依托泊苷+顺铂或依托泊苷+卡铂)。亦可选择新辅助化疗,然后同期放化疗+阴道近距离放疗。治疗结束后评估,若缓解,进入随访;若局部病灶持续存在或局部复发,考虑全身治疗/姑息支持治疗/盆腔廓清术。

八、复发性子宫颈癌的治疗

复发性子宫颈癌的治疗包括放疗±化疗或手术。局部复发的病例,如果初治没有接受放或者复发部位在原来放射野之外,能切除者可以考虑手术切除后继续个体化外照射±全身化疗±近距离放疗。放疗后中心性复发者可考虑盆腔器官廓清术±术中放疗(IORT,证据等级3)。中心性复发病灶直径≤2 cm的病例,经仔细选择也可以考虑行根治性子宫切除术或近距离放疗。对于非中心性复发者,可选择个体化外照射±全身化疗或手术切除±术中放疗或全身系统治疗。再次复发的患者选择化疗或支持治疗。

九、治疗后管理

子宫颈癌患者的治疗包括手术、化疗、激素治疗、放疗和(或)免疫治疗。以上治疗措施可能引起相关并发症从而影响患者身心健康。治疗后管理的重点有以下几个方面。

(1)慢性疾病的管理,如心血管疾病、胃肠功能紊乱、淋巴水肿等。

(2)关注患者心理健康。

(3)详细询问病史、全面体检,并行必要的影像学和(或)实验室检查。

(4)询问泌尿生殖系统症状,性功能障碍、围绝经期症状,如外阴阴道干燥、尿失禁等,如发现异常,则建议转诊给适当的专业服务人员(如物理疗法、盆底治疗、性疗法、心理疗法)。

(5)建议在放射后使用阴道扩张器和保湿剂。

(黄　磊)

第三节　子宫肌瘤

一、概念与概述

子宫肌瘤是女性生殖系统最常见的良性肿瘤,多见于30～50岁的妇女。由于很多患者无症状,或肌瘤较小不易发现,因此,临床报告肌瘤的发生率仅为4％～11％,低于实际发生率。子宫肌瘤确切的发病因素尚不清楚,一般认为主要与女性激素刺激有关。近年来研究还发现,子宫肌瘤的发生与孕激素、生长激素也有一定关系。

二、分类

国际妇产科联盟(FIGO)子宫肌瘤分类方法如表6-2。

表6-2　国际妇产科联盟(FIGO)子宫肌瘤分类

疾病类型	分型	诊断标准
黏膜下肌瘤	0型	有蒂黏膜下肌瘤
	1型	无蒂黏膜下肌瘤,瘤体向肌层扩展≤50％
	2型	无蒂黏膜下肌瘤,瘤体向肌层扩展＞50％

疾病类型	分型	诊断标准
黏膜下以外的	3 型	肌壁间肌瘤,瘤体接触宫内膜但不接触浆膜
其他子宫肌瘤	4 型	肌壁间肌瘤,瘤体既不接触宫内膜也不接触浆膜
	5 型	浆膜下肌瘤,≥50%的瘤体位于肌层
	6 型	浆膜下肌瘤,<50%的瘤体位于肌层
	7 型	有蒂浆膜下肌瘤
	8 型	其他特殊类型或部位的肌瘤(子宫颈、阔韧带、圆韧带肌瘤)
混合	2~5 型	混合型,≤50%的瘤体位于宫内膜腔的黏膜下肌瘤和≤50%的瘤体向外凸起的浆膜下肌瘤

三、病理

(一)巨检

典型的肌瘤为实质性的球形结节,表面光滑,与周围肌组织有明显界限。肌瘤虽无包膜,但由于其周围的子宫肌层受压形成假包膜。切开假包膜后肌瘤突出于切面。肌瘤剖面呈灰白色漩涡状或编织状。纤维组织成分多者肌瘤质硬,肌细胞多者肌瘤偏软。

(二)镜检

肌瘤由平滑肌与纤维组织交叉排列组成,呈漩涡状。细胞呈梭形,大小均匀,核染色较深。

四、继发变性

肌瘤失去原有典型结构和外观时,称为继发变性,可分为良性和恶性两类。

(一)良性变性

1.玻璃样变

最多见,肌瘤部分组织水肿变软,剖面漩涡结构消失,代之以均匀的透明样物质,色苍白。镜下见病变区肌细胞消失,呈均匀粉红色无结构状,与周围无变性区边界明显。

2.囊性变

常继发于玻璃样变,组织液化,形成多个囊腔,也可融合成一个大囊腔。囊内含清澈无色液体,并可自然凝固成胶胨状。囊壁由透明变性的肌瘤组织构成。

3.红色变性

多发于妊娠期或产褥期,其发生原因尚不清。肌瘤体积迅速增大,发生血管破裂。血红蛋白渗入瘤组织,故剖面呈暗红色,如同半熟烤牛肉,有腥臭味,完全失去原漩涡状结构。

其他良性变性还有脂肪变性、钙化等。

(二)恶性变

恶性变即为肉瘤变,占子宫肌瘤的 0.4%~0.8%。恶变后肌瘤组织脆而软,与周围界限不清,切面漩涡状结构消失,呈灰黄色,似生鱼肉,多见于年龄较大、生长较快与较大的肌瘤。对子宫迅速增大或伴不规则阴道流血者,考虑有恶变可能。

五、临床表现

(一)症状

肌瘤的典型症状为月经过多和继发贫血,但多数患者无症状,仅于盆腔检查时发现。症状与肌瘤的生长部位、生长速度及有无变性有关。

1.阴道流血

阴道流血为肌瘤患者的主要症状。浆膜下肌瘤常无出血,黏膜下肌瘤及肌壁间肌瘤表现为月经量过多,经期延长。黏膜下肌瘤若伴有坏死、溃疡,则表现为不规则阴道流血。

2.腹部包块

偶然情况下扪及包块。包块常位于下腹正中,质地硬,形态可不规则。

3.白带增多

肌瘤使子宫腔面积增大,内膜腺体分泌旺盛,故白带增多。黏膜下肌瘤表面感染、坏死,可产生大量脓血性排液。

4.腹痛、腰酸

一般情况下不引起疼痛,较大肌瘤引起盆腔淤血,出现下腹部坠胀及腰骶部酸痛,经期由于盆腔充血,症状更加明显。浆膜下肌瘤发生蒂扭转时,可出现急性腹痛。肌瘤红色变性时可出现剧烈疼痛,伴恶心、呕吐、发热、白细胞计数升高。

5.压迫症状

压迫膀胱可发生尿频、尿急,压迫尿道可发生排尿困难或尿潴留,压迫直肠可发生便秘等。

6.不孕

不孕占 25%～40%,肌瘤改变宫腔形态,妨碍受精卵着床。

7.全身症状

出血多者有头晕、全身乏力、心悸、面色苍白等继发性贫血表现。

(二)体征

1.腹部检查

较大的肌瘤可升至腹腔,腹部检查可扪及肿物,一般居下腹部正中,质硬,表面不规则,与周围组织界限清。

2.盆腔检查

由于肌瘤生长的部位不同,检查结果各异。

(1)浆膜下肌瘤:子宫肌瘤不规则增大,表面呈结节状。带蒂肌瘤有细蒂与子宫体相连,可活动;阔韧带肌瘤位于子宫一侧,与子宫分不开,常把子宫推向对侧。

(2)肌壁间肌瘤:子宫呈均匀性增大,肌瘤较大时,可在子宫表面摸到突起结节或球形肿块,质硬。

(3)黏膜下肌瘤:窥器撑开阴道后,可见带蒂的黏膜下肌瘤脱出于宫颈口外,质实,表面为充血暗红的黏膜包围,可有溃疡及继发感染坏死。宫口较松,手指进宫颈管可触到肿瘤蒂部。如肌瘤尚未脱出宫口外,只能扪及子宫略呈均匀增大,而不能摸到瘤体。

六、诊断及鉴别诊断

根据经量增多及检查时子宫增大,诊断多无困难。对不能确诊者通过探测宫腔、子宫碘油造影、B超检查、宫腔镜及腹腔镜检查等协助诊断。

子宫肌瘤常易与下列疾病相混淆,需加以鉴别。

(一)妊娠子宫

子宫肌瘤透明变性或囊性变时质地较软,可被误认为妊娠子宫,尤其是 40～50 岁高龄孕妇。

如忽视病史询问,亦可能将妊娠子宫误诊为子宫肌瘤。已婚生育期妇女有停经史、早孕反应史,结合尿 HCG 测定、B 超检查一般不难诊断。

(二)卵巢肿瘤

卵巢肿瘤多为囊性或囊实性,位于下腹一侧,可与子宫分开,亦可为双侧,很少有月经改变。而子宫肌瘤质硬,位于下腹正中,随子宫移动,常有月经改变。必要时可用 B 超、腹腔镜检查明确诊断。

(三)盆腔炎性包块

盆腔炎性包块与子宫紧密粘连,患者常有生殖道感染史。检查时包块固定有压痛,质地较肌瘤软,B 超检查有助于诊断。抗感染治疗后症状、体征好转。

此外,子宫肌瘤应与子宫腺肌病、子宫肥大症、子宫畸形、子宫颈癌等疾病相鉴别。

七、子宫肌瘤治疗原则

子宫肌瘤(以下简称肌瘤)是女性的常见病和多发病。肌瘤的瘤体大小不一,差异甚大,可从最小的镜下肌瘤至超出足月妊娠大小;其症状也是变化多端,又因生育与否,瘤体生长部位不一,故治疗方法也多种,主要分为随访观察、药物治疗和手术治疗。手术治疗包括保守性手术和根治性手术,手术途径和方法需因人而异,个体化处理。

(一)期待观察

期待观察即静观其变,采用定期随诊的方式观察子宫肌瘤的进展。是否能够采取期待治疗,除了根据患者的年龄,肌瘤的大小、数目、生长部位,是否有月经改变和其他并发症等因素外,患者近期是否有生育要求等个人意愿也是重要的决定因素。

以下情况可考虑期待治疗:肌瘤较小(直径＜5 cm)、单发或向浆膜下生长;子宫小于 10 周妊娠子宫大小;无月经量过多、淋漓不尽等改变;无尿频、尿急,无长期便秘等压迫症状;无继发贫血等并发症;不是导致不孕或流产的主要原因;B 超未提示肌瘤变性;近绝经期妇女。

对于有近期生育要求的妇女,考虑到多种激素类药物都对子宫和卵巢功能的影响,孕前不宜长期使用。而子宫肌瘤剥出等手术会造成子宫肌壁、子宫内膜和血管损伤,术后子宫局部瘢痕形成,若短期内妊娠有子宫破裂风险,因此术后需要避孕 6～12 个月。若能排除由于肌瘤的原因导致不孕或流产者,可以带瘤怀孕至分娩。但需要告知患者孕期可能出现肌瘤迅速生长、红色变性等,并有导致流产、胎儿生长受限可能,如果孕期出现腹痛、阴道流血情况及时就诊。

子宫肌瘤是激素依赖性肿瘤,绝经后随着卵巢功能减退后,肌瘤失去了雌激素的支持,部分瘤体会自然萎缩甚至消失,原先增大的子宫也可能恢复正常大小。因此接近绝经的患者,对于无症状、不影响健康的肌瘤可以暂时观察,无须急于手术治疗。

每 3～6 个月复查 1 次。随诊内容:了解临床症状变化;妇科检查;必要时辅以 B 超及其他影像学检测。如果出现月经过多、压迫症状或者肌瘤短期内迅速增大、子宫大于 10 周妊娠大小、肌瘤变性等情况则应及时结束期待治疗,采用手术或其他方法积极治疗。

(二)药物治疗

1.适应证

药物是治疗子宫肌瘤的重要措施,以下情况可考虑药物治疗。

(1)子宫肌瘤小,子宫呈 2.0～2.5 个月妊娠大小,症状轻,近绝经年龄。

(2)肌瘤大而要求保留生育功能,避免子宫过大、过多切口者。

(3)肌瘤致月经过多、贫血等可考虑手术,但患者不愿手术、年龄在45~50岁的妇女。

(4)较大肌瘤准备经阴式或腹腔镜、宫腔镜手术切除者。

(5)手术切除子宫前为纠正贫血、避免术中输血及由此产生的并发症。

(6)肌瘤合并不孕者用药物使肌瘤缩小,创造受孕条件。

(7)有内科并发症且不能进行手术者。

2.禁忌证

(1)肌瘤生长较快,不能排除恶变。

(2)肌瘤发生变性,不能除外恶变。

(3)黏膜下肌瘤症状明显,影响受孕。

(4)浆膜下肌瘤发生扭转时。

(5)肌瘤引起明显的压迫症状,或肌瘤发生盆腔嵌顿无法复位者。

（三）手术治疗

手术仍是子宫肌瘤的主要治疗方法。

(1)经腹子宫切除术:适应于患者无生育要求,子宫≥12周妊娠子宫大小;月经过多伴失血性贫血;肌瘤生长较快;有膀胱或直肠压迫症状;保守治疗失败或肌瘤剜除术后再发,且瘤体大或症状严重者。

(2)经阴道子宫切除术:适合于盆腔无粘连、炎症,附件无肿块者;为腹部不愿留瘢痕或个别腹部肥胖者;子宫和肌瘤体积不超过3个月妊娠大小;有子宫脱垂者也可经阴道切除子宫同时做盆底修补术;无盆腔手术史,不需探查或切除附件者;肌瘤伴有糖尿病、高血压、冠心病、肥胖等内科并发症不能耐受开腹手术者。

(3)子宫颈肌瘤剔除术:宫颈阴道部肌瘤若过大可造成手术困难宜尽早行手术(经阴道);肌瘤较大产生压迫症状,压迫直肠、输尿管或膀胱;肌瘤生长迅速,怀疑恶变者;年轻患者需保留生育功能可行肌瘤切除,否则行子宫全切术。

(4)阔韧带肌瘤剔除术:适合瘤体较大或产生压迫症状者;阔韧带肌瘤与实性卵巢肿瘤鉴别困难者;肌瘤生长迅速,尤其是疑有恶性变者。

(5)黏膜下肌瘤常导致经量过多,经期延长均需手术治疗。根据肌瘤部位或瘤蒂粗细分别采用钳夹法、套圈法、包膜切开法、电切割、扭转摘除法等,也可在宫腔镜下手术,甚至开腹、阴式或腹腔镜下子宫切除术。

(6)腹腔镜下或腹腔镜辅助下子宫肌瘤手术。①肌瘤剔除术:主要适合有症状的肌瘤,单发或多发的浆膜下肌瘤,瘤体最大直径≤10 cm,带蒂肌瘤最为适宜;单发或多发肌壁间肌瘤,瘤体直径最小≥4 cm,最大≤10 cm;多发性肌瘤≤10个;术前已除外肌瘤恶变可能。腹腔镜辅助下肌瘤剔除术可适当放宽手术指征。②腹腔镜下或腹腔镜辅助下子宫切除术:主要适合肌瘤较大,症状明显,药物治疗无效,不需保留生育功能者。但瘤体太大,盆腔重度粘连,生殖道可疑恶性肿瘤及一般的腹腔镜手术禁忌者均不宜进行。

(7)宫腔镜下手术:有症状的黏膜下肌瘤及突向宫腔的肌壁间肌瘤首先考虑行宫腔镜手术。主要适应证为月经过多、异常子宫出血、黏膜下肌瘤或向宫腔突出的肌壁间肌瘤,直径＜5 cm。

(8)聚焦超声外科(超声消融)为完全非侵入性热消融术,适应证可适当放宽。上述需要药物治疗和手术治疗的患者均可考虑选择超声消融治疗。禁忌证同药物治疗。

(9)子宫肌瘤的其他微创手术包括微波、冷冻、双极气化刀,均只适合于较小的黏膜下肌瘤;

射频治疗也有其独特的适应范围,并非所有肌瘤的治疗均可采用;子宫动脉栓塞也有其适应范围。

总之,各种治疗各有利弊,有其各自的适应证,每种方法也不能完全取代另一种方法,更不能取代传统的手术治疗,应个体化地选用。有关效果、不良反应和并发症尚有待于进一步的观察,不能过早或绝对定论。

(四)妊娠合并子宫肌瘤的治疗原则

1.早孕合并肌瘤

一般对肌瘤不予处理而予以定期观察,否则易致流产。如肌瘤大,估计继续妊娠易出现并发症,孕妇要求人工流产或属计划外妊娠则可终止妊娠。术后短期内选择行子宫肌瘤超声消融术、肌瘤剔除术或人工流产术同时行肌瘤剔除术。

2.中孕合并肌瘤

通常认为无论肌瘤大小、单发或多发,宜首选严密监护下行保守治疗。如肌瘤影响胎儿宫内发育或发生红色变性,经保守治疗无效;或瘤蒂扭转、坏死,瘤体嵌顿,出现压迫症状则行肌瘤剔除术,手术应在怀孕 5 个月之前进行。

3.孕晚期合并肌瘤

通常无症状者可等足月时行剖宫产术,同时行肌瘤剔除术;有症状者先予保守治疗等到足月后处理。

4.产褥期合并肌瘤

预防产后出血及产褥感染。肌瘤变性者先保守治疗,无效者剖腹探查。未行肌瘤剔除者定期随访。如子宫仍＞10 孕周,则于产后 6 个月行手术治疗。

5.妊娠合并肌瘤的分娩方式

肌瘤小不影响产程进展,又无产科因素存在可经阴道分娩。若出现胎位不正、宫颈肌瘤、肌瘤嵌顿、阻碍胎先露下降、影响宫口开大,孕前有肌瘤剔除史并穿透宫腔者,B 超提示胎盘位于肌瘤表面,有多次流产、早产史,珍贵儿则可放宽剖宫产指征。如肌瘤大、多发、变性、胎盘位于肌瘤表面,本人不愿保留子宫,可行剖宫产及子宫切除术。肌瘤剔除术后妊娠的分娩方式,由距妊娠、分娩间隔时间,肌瘤深度、部位、术后恢复综合考虑。临床多数选择剖宫产,也可先行试产,有子宫先兆破裂可行剖宫产。

6.剖宫产术中对肌瘤的处理原则

剖宫产同时行肌瘤剔除术适合有充足血源,术中技术娴熟,能处理髂内动脉或子宫动脉结扎术或子宫切除术,术前应 B 超了解肌瘤与胎盘位置以决定切口位置及手术方式。术中一般先做剖宫产,除黏膜下肌瘤外,先缝合剖宫产切口,然后再行肌瘤剔除术。肌瘤剔除前先在瘤体周围或基底部注射缩宫素。

(五)子宫肌瘤与不孕的治疗原则

(1)年龄＜30 岁,不孕年限少于 2 年,浆膜下或肌壁间肌瘤向浆膜突出,不影响宫腔形态,无月经改变,无痛经,生长缓慢者,输卵管至少一侧通畅,卵巢储备功能良好,可随访 6～12 个月。期间监测排卵,指导性生活,对排卵障碍者可用促排卵药物助孕。

(2)年轻、不孕年限少于 2 年,尚不急于妊娠,卵巢储备功能良好,但有月经多、痛经,子宫如孕 10～12 周大小等可先考虑:①药物治疗,使肌瘤缩小改善症状;②超声消融,肌瘤坏死、体积缩小、改善症状、改善子宫受孕条件,术后避孕 3～6 个月后考虑妊娠;③肌瘤剔除术,术后建议避孕

1 年,黏膜下肌瘤宫腔无损者避孕 4～6 个月后考虑妊娠。妊娠后加强管理,警惕孕中、晚期子宫破裂,放宽剖宫产指征。

(六)子宫肌瘤不孕者的辅助生育技术

辅助生育技术(assisted reproductive technology,ART)一般可采用 IVF-ET,用于肌瘤小、宫腔未变形者。国内外均有不少报道,浆膜下肌瘤对体外受精无不良影响已得到共识。精子卵浆内注射对浆膜下肌瘤者胚胎种植率和临床妊娠率无危害作用。有关行辅助生育技术前子宫肌瘤不孕者是否先做肌瘤剔除术,尚无统一意见;辅助生育技术前超声消融子宫肌瘤改善子宫受孕条件,也在探索研究中。有学者认为手术后可增加妊娠机会;也有认为增加胚胎移植数,可有较满意的效果。我国应结合国情慎重对待。

(七)子宫肌瘤急腹症治疗原则

红色变性以保守治疗为主。若症状加重,有指征剖腹探查时则可做肌瘤剔除术或子宫切除术。肌瘤扭转应立即手术;肌瘤感染化脓宜积极控制感染和手术治疗;肌瘤压迫需手术解除;恶变者尤其是年龄较大的绝经后妇女,不规则阴道流血宜手术切除;卒中性子宫肌瘤较为罕见,宜手术切除。

(八)子宫肌瘤的激素替代治疗原则

有关绝经妇女子宫肌瘤的激素替代治疗(hormone replacement therapy,HRT),多数主张有绝经期症状者可用激素治疗,治疗期间定期 B 超复查子宫肌瘤大小、内膜是否变化,注意异常阴道流血,使用时注意药物及剂量,孕激素用量不宜过大。雌激素孕激素个体化,采用小剂量治疗,当发现肌瘤增大、异常出血可停用。口服比经皮用药对肌瘤的生长刺激作用弱。绝经期子宫肌瘤者使用激素治疗不是绝对禁忌证,而是属慎用范围,强调知情同意和定期检查、随访的重要性。

(九)子宫肌瘤者的计划生育问题

根据 WHO 生殖健康与研究部编写的《避孕方法选用医学标准》中,肌瘤患者宫腔无变形者,复方口服避孕药、复方避孕针、单纯孕激素避孕药、皮下埋植等均可使用,Cu-IUD、曼月乐不能使用,屏障避孕法不宜使用。

(十)弥漫性子宫平滑肌瘤病

弥漫性子宫平滑肌瘤病是良性病理组织学结构,但有恶性肿瘤生物学行为,原则上以子宫切除为宜。因肿瘤弥漫生长,几乎累及子宫肌层全层,也可波及浆膜及内膜,若手术保守治疗易致出血,损伤大,术后粘连、复发,若再次妊娠易发生子宫破裂等。个别年轻、未孕育欲保留子宫及生育功能者宜严密观察,知情同意,告之各种可能情况,此类保守治疗者常分别选用药物促性腺激素释放激素类似物、米非司酮、宫腔镜、栓塞等单一或联合治疗。

子宫肌瘤诊治流程见图 6-1。

八、保留子宫的治疗方案

(一)期待疗法

对于子宫肌瘤小,没有症状者,可以定期随访,若肌瘤明显增大或出现症状时可考虑进一步治疗。绝经后肌瘤多可萎缩甚至消失。如患者年轻未生育,应建议其尽早计划并完成生育。

(二)保守治疗

保守治疗指保留患者生殖功能的治疗方法。

1.药物治疗

子宫肌瘤的药物治疗多为用药期间效果明确,但停药后又症状反复,且不同药物有各自不良反应,故非长期治疗方案选择,应严格掌握其各自适应证。

(1)米非司酮(RU486):在中国药品说明书上现今没有该药对子宫肌瘤治疗的适应证,故有医疗纠纷的隐患,在临床治疗上应慎重,要与患者充分沟通理解后方可使用。

RU486治疗肌瘤的适应证:①症状明显,不愿手术的45岁以上子宫肌瘤患者,以促进其绝经进程,抑制肌瘤生长,改善临床症状;②月经量多、贫血严重、因服用铁剂有不良反应而又不愿输血,希望通过药物治疗使血红蛋白正常后再手术者;③有手术高危因素或有手术禁忌证者;④因患者本身的某些原因希望暂时或坚决不手术者。

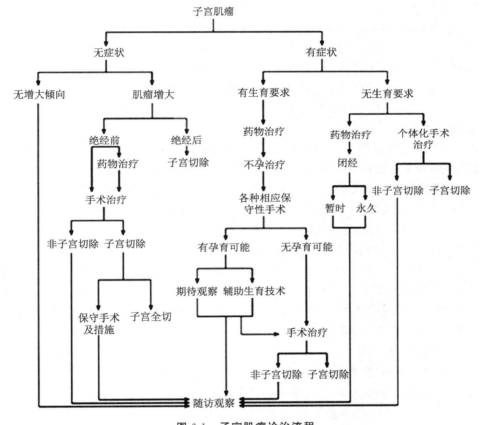

图 6-1　子宫肌瘤诊治流程

本流程根据治疗原则而订,供各级医师临床应用参考,具体处理强调个体化

RU486用药后3个月可使肌瘤体积缩小30%～50%。有文献结果显示10 mg米非司酮治疗3个月显著减少月经期失血量,提高患者血红蛋白水平并减少子宫肌瘤体积,但有子宫内膜增生的不良反应(无不典型增生)。但RU486停药后有反跳问题。其不良反应为恶心、食欲减退、潮热、性欲低下等,停药可逆转。此外,为防止出现抗糖皮质激素的不良反应,不宜长期使用RU486。

(2)促性腺激素释放激素类似物:其治疗子宫肌瘤的适应证同RU486,但价格昂贵。使用3～6个月可使瘤体缩小20%～77%,但停药后又恢复治疗前大小。促性腺激素释放激素类似物目前多用于术前治疗以减少肌瘤体积,然后实施微创手术。

(3)其他药物治疗:包括达那唑、芳香化酶抑制剂、选择性雌激素受体调节剂及孕激素受体调节剂等。这些药物的应用并不广泛,部分尚在试验阶段。

2.子宫肌瘤剔除术

对于要求保留生育功能的年轻子宫肌瘤患者,除外恶性可能以后,子宫肌瘤剔除术是目前最佳的治疗方法。当患者出现以下情况,应考虑手术:①出现明显的症状,如月经过多伴贫血、肌瘤压迫引起的疼痛或尿潴留等;②肌瘤子宫超过妊娠3个月大小;③肌瘤生长迅速,有恶性变可能;④黏膜下肌瘤,特别是已脱出于宫颈口者;⑤肌瘤并发症,如蒂扭转、感染;⑥年轻不孕的肌瘤患者;⑦诊断未明,与卵巢肿瘤不能鉴别者;⑧宫颈肌瘤。子宫肌瘤剔除术又分为开腹、腹腔镜、阴式及宫腔镜等不同途径,其中后三种属微创手术方式,但各种手术自有其适应证。

(1)开腹子宫肌瘤剔除术(transabdominal myomectomy,TAM):适应证最为广泛,适于所有年轻希望生育、具有手术指征的肌瘤患者,它不受肌瘤位置、大小和数目的限制,因此,困难的、难以通过微创路径完成的子宫肌瘤剔除手术均为开腹子宫肌瘤剔除术的指征。对于以下的几种情况一般即是直接行开腹子宫肌瘤剔除术的适应证:①特殊部位肌瘤(如接近黏膜的肌瘤);②多发肌瘤(≥5个),子宫体积>孕12周;③既往采用各种途径剔除术后复发的肌瘤;④合并子宫内膜异位症等疑盆腔重症粘连者。

(2)腹腔镜子宫肌瘤剔除术(laparoscopic myomectomy,LM):与TAM比较具有住院时间短、术后发热率低及血红蛋白数下降少的优点。随着腹腔镜手术器械的不断改进、缝合技术的提高,LM正逐步成为部分TAM的替代手术方法。腹腔镜肌瘤剔除术的具体适应证仍未取得统一意见,一般来讲,LM适用于:①浆膜下或阔韧带子宫肌瘤;②≤4个中等大小(≤6 cm)的肌壁间子宫肌瘤;③直径为7~10 cm的单发肌壁间子宫肌瘤。

手术医师可根据自己的腹腔镜手术技巧适当放宽手术指征。而直径>10 cm的肌壁间肌瘤,数量多于4个或靠近黏膜下的肌瘤及宫颈肌瘤,属于腹腔镜手术的相对禁忌证。因为当肌瘤过大或过多时,腹腔镜手术可能出现以下问题:①手术时间延长、失血量增加,手术并发症增加;②需要转为开腹手术的风险增加;③肌瘤残留导致二次手术概率增加;④缝合欠佳导致子宫肌层愈合不佳,增加孕期子宫破裂风险。

(3)经阴道子宫肌瘤剔除术(transvaginal myomectomy,TVM):治疗子宫肌瘤也具有其明显的优势。①腹部无瘢痕、腹腔干扰小、术后疼痛轻、恢复快;②无设备要求、医疗费用低;③可以通过触摸减少术中小肌瘤的遗漏;④直视下缝合关闭瘤腔更彻底。

目前较为接受的TVM的适应证:①不超过2个(最好单发)直径<7 cm的前后壁近子宫下段的肌瘤;②浆膜下肌瘤;③宫颈肌瘤;④同时要求阴道较宽松、无盆腔粘连、子宫活动度好。

阴式手术也存在一些缺点,如操作空间有限、难以同时处理附件等。因此术前需要评估子宫的大小、活动度、阴道的弹性和容量及有无附件病变。阴式手术尤其适于伴有子宫脱垂、阴道壁膨出的患者。但盆腔炎症、子宫内膜异位症、怀疑或肯定子宫恶性肿瘤、盆腔手术史、附件病变者和子宫阔韧带肌瘤不适合行TVM。

(4)宫腔镜子宫肌瘤剔除术:已成为治疗黏膜下肌瘤的首选治疗方法。目前较为接受的宫腔镜治疗肌瘤的适应证为子宫≤6周妊娠大小、肌瘤直径≤3 cm且主要突向宫腔内。宫腔镜手术的决定因素在于肌瘤位于肌层内的深度。

Wamsteker(1993年)根据子宫肌瘤与子宫肌壁的关系将黏膜下肌瘤分为三型:①0型,完全突向宫腔的带蒂黏膜下肌瘤;②Ⅰ型,侵入子宫肌层<50%,无蒂的黏膜下肌瘤;③Ⅱ型,侵入子宫肌层>50%,无蒂的黏膜下肌瘤。

符合适应证的0型肌瘤几乎都可以通过1次手术切除干净,对于>3 cm、Ⅰ/Ⅱ型黏膜下肌瘤,宫腔镜手术一次性切除有一定困难,若无法一次性切除,则需多次手术治疗。为防止子宫穿孔,通常需在腹腔镜监护下进行。也有学者认为可使用术中超声监测替代腹腔镜,术中超声实时监测可提供关于宫腔镜、肌瘤及子宫壁关系的准确信息,有利于控制切割的深度,避免子宫穿孔。

3.子宫动脉栓塞术

子宫动脉栓塞术(uterine artery embolization,UAE)是近年发展的一种子宫肌瘤的微创治疗方法。至20世纪90年代初,子宫动脉栓塞术治疗子宫肌瘤患者已逾万例,栓塞剂一般选择永久性栓塞剂乙烯醇(polyvinyl alcohol,PVA)颗粒,少数加用钢圈或明胶海绵。UAE治疗原理为肌瘤结节对子宫动脉栓塞后导致的急性缺血非常敏感,发生坏死、瘤体缩小甚至消失。同时子宫完整性因侧支循环建立而不受影响。UAE的适应证为症状性子宫肌瘤不需要保留生育功能,但希望避免手术或手术风险大。禁忌证包括严重的造影剂过敏、肾功能不全及凝血功能异常。UAE对于腺肌病或合并腺肌病者效果较差,MRI等影像学检查可帮助鉴别诊断子宫肌瘤与子宫腺肌病。此外,由于UAE无法取得病理诊断,须警惕延误恶性病变的治疗,治疗前须仔细鉴别诊断。

4.高强度聚焦超声消融术

高强度聚焦超声(high intensity focused ultrasound,HIFU)是当前唯一一种真正意义上的无创治疗方法,应用超声引导技术或磁共振成像引导技术,实现人体深部病灶的精确显示和定位,以及治疗全程中的监控。

(1)目前学者比较认同的HIFU治疗子宫肌瘤适应证:①已完成生育;②不愿手术并希望保留子宫的肌壁间肌瘤患者,瘤体<10 cm。

(2)禁忌证:①有恶性肿瘤家族史;②短期内子宫肌瘤生长迅速者;③肌瘤直径>10 cm且有压迫感或子宫大于孕20周;④阴道出血严重;⑤超声聚焦预定的靶区与皮肤距离<1 cm者;⑥腹部有纵行瘢痕,且瘢痕明显阻挡超声通过的患者。

(3)相对禁忌证:①体积较大的后壁肌瘤,易引起皮肤及盆腔深部周围器官的损伤;②黏膜下肌瘤或浆膜下带蒂肌瘤。

值得注意的是同样没有病理诊断的HIFU治疗可能会延误恶变的子宫平滑肌肉瘤治疗,所以治疗前也需要行相关检查除外恶性肿瘤。

九、不保留子宫的治疗方案

对于无生育要求、有手术指征的患者,均可以考虑行子宫切除术。手术范围有全子宫切除术、次全子宫切除术(又称阴道上子宫切除)以及筋膜内子宫切除术。如无特殊原因,仍建议行全子宫切除术。

(一)全子宫切除术

全子宫切除术有经腹、经阴道及经腹腔镜三种途径。目前仍以经腹手术为主,腹腔镜及阴式手术比例逐渐增高。经腹途径的优点是暴露清楚、操作简单,多发、巨大肌瘤及腹腔内有粘连仍可进行。

1.经阴道全子宫切除术

如肌瘤和子宫较小、盆腔无粘连、阴道壁松弛者,术者技术熟练时可行阴式全子宫切除术。优点是对腹腔脏器干扰少,术后恢复快,肠粘连、梗阻并发症少,无腹部伤口,尤其适于伴有子宫脱垂、阴道壁膨出的患者。由于阴式手术操作空间有限,难以同时切除附件,术前应除外附件病变可能。

2.腹腔镜下全子宫切除术

腹腔镜下全子宫切除术是以侵入性更小的方式获得腹腔和盆腔更好的暴露。除了有很小的腹部切口外,具备了阴式手术其他优点,还解决了阴式术野暴露有限的问题。因此腹腔镜下全子宫切除术可以用于:①明确诊断及盆腹腔情况,帮助选择最佳的手术方式及范围;②分离粘连;③必要时可以同时切除附件。

(二)次全子宫切除术

次全子宫切除术即为保留宫颈仅切除子宫体的手术方式,其手术简单,危险性小。根据Cochrane数据库的总结,次全子宫切除术与全子宫切除术在术后性功能、排尿及肠道功能方面并无差别。但次全子宫切除术的缺点是宫颈残端仍有发生癌瘤机会,发生后处理较为困难。同时宫颈残端因血运和淋巴回流受阻,易使慢性炎症加重。由于上述的这些原因,目前次全子宫切除术被认为是最后的选择,仅对那些担心有出血或解剖异常者,必须要限制手术范围的患者保留使用。

(三)筋膜内子宫切除术

筋膜内子宫切除术(classic intrafascial Semm hysterectomy,CISH)是由德国的 Semm 医师于1991年提出并应用于临床的一种术式。该术式于子宫峡部以下在筋膜内进行操作,切除部分宫颈组织包括宫颈移行带和宫颈管内膜。因此可以减少术后宫颈残端病变的可能。此外,由于在筋膜内操作,减少了损伤输尿管、膀胱和肠道的机会。因此,CISH 也是治疗子宫肌瘤时可供选择的一种合理的术式。

对于子宫切除术中是否同时预防性切除卵巢尚存争议,目前在我国一般来讲,40 岁以下妇女无卵巢病变时,尽量保留;45~50 岁未绝经妇女可建议切除一侧或双侧卵巢;绝经后妇女及有卵巢癌、乳腺癌家族史的患者建议同时切除双侧卵巢,但卵巢去留最终应尊重患者的要求。据统计,近年来因良性疾病切除子宫的同时切除双侧附件的比例在升高,但越来越多的证据表明,手术绝经从远期看对心血管、骨质代谢、性心理、认知及精神健康等方面均有负面影响。国外有研究表明,对于无卵巢癌高危因素的女性,将卵巢保留至 65 岁对其远期生存率有益。此外,无论何种方式切除子宫,术前应检查宫颈,除外宫颈病变,尤其宫颈癌的可能。

(刘　丹)

第四节　子宫肉瘤

子宫肉瘤是一类来源于子宫内膜间质、结缔组织或平滑肌的子宫恶性肿瘤,好发于围绝经期妇女,多发生在 40~60 岁。临床十分少见,占妇科恶性肿瘤 1%~3%,占子宫恶性肿瘤的 2%~6%。子宫肉瘤虽少见,但组织成分繁杂,分类也繁多,主要有子宫平滑肌肉瘤、子宫内膜间质肉瘤和子宫恶性米勒管混合瘤等。由于子宫肉瘤恶性程度高,预后较差,不易早期诊断,术后易复发,放疗和化疗不甚敏感,故病死率高,其5年生存率徘徊在30%～50%。

一、组织发生及病理

根据组织来源,主要分为以下几种。

(一)平滑肌肉瘤

平滑肌肉瘤最多见,来自子宫肌层或子宫血管壁平滑肌纤维,也可由子宫肌瘤恶变而来,称子宫肌瘤肉瘤变性或恶变。巨检见肉瘤呈弥漫性生长,与子宫肌层无明显界限;肌瘤肉瘤变者常从中心开始向周围播散。剖面失去漩涡状结构,常呈均匀一片或鱼肉状,色灰黄,质地脆而软。50%以上见出血坏死。镜下见平滑肌细胞增生,细胞大小不一,排列紊乱,核异型,染色质多、深染且分布不均,核仁明显,有多核巨细胞,核分裂象>5/10 HP及有凝固性坏死。

(二)子宫内膜间质肉瘤

来自宫内膜间质细胞,分两类。

1.低度恶性子宫内膜间质肉瘤

以往称淋巴管内间质异位等,少见。巨检见子宫球状增大。剖面见子宫内膜层有息肉状肿块,鱼肉样,棕褐色至黄色,可有出血、坏死和囊性变。镜下见子宫内膜间质细胞高度增生并浸润肌层,细胞大小一致,呈圆形或小梭形,核分裂象≤3/10 HP。

2.高度恶性子宫内膜间质肉瘤

高度恶性子宫内膜间质肉瘤又称子宫内膜间质肉瘤,少见,恶性程度较高。巨检形似前者,但体积较大。镜下见内膜间质细胞呈梭形或多角形,大小不等,异形性明显,核分裂象>10/10 HP。

(三)恶性中胚叶混合瘤(malignant mesodermal mixed tumor,MMMT)

含肉瘤和腺癌两种成分,故又称癌肉瘤或恶性中胚叶混合瘤,较罕见的子宫恶性肿瘤,来自中胚叶。巨检见肿瘤从子宫内膜长出,向宫腔突出呈息肉样,多发性或分叶状,底部较宽或形成蒂状,质软,表面光滑或有溃烂,肿瘤切面呈鱼肉状,有出血和小囊腔。晚期浸润周围组织。镜下见癌(腺癌为主)和肉瘤两种成分混合存在。

二、临床表现

(一)早期症状

早期症状不明显,向宫腔内生长者,症状出现较早,随病情变化可出现以下症状。

1.不规则阴道出血

不规则阴道出血是最常见的症状,量或多或少,由宫腔生长的肿瘤表面破溃所致。若合并感染坏死,可有大量脓性分泌物排出,内含组织碎片,味臭。肿瘤可自宫腔或宫颈脱至阴道内。

2.下腹部块物

子宫肌瘤迅速增大,尤其是绝经后的患者,应考虑为恶性。

3.压迫症状

晚期肿瘤向周围组织浸润,压迫周围组织,加上肿瘤生长迅速而出现下腹痛、腰痛等。压迫直肠、膀胱时出现相关脏器压迫症状。

4.晚期癌症状

癌肿转移腹膜或大网膜时出现血性腹水,晚期出现恶病质、消瘦、继发性贫血、发热等全身衰竭现象。

（二）体征

妇科检查:子宫增大,质软,表面不规则。有时宫口扩张,宫口内见赘生物或从宫口向阴道脱出的息肉样或葡萄状赘生物,呈暗红色,质脆,触之易出血。晚期肉瘤可浸润盆壁。

三、临床分期

常用国际抗癌协会(UICC)的分期法如下所述。

（一）Ⅰ期

癌肿局限于宫体。

（二）Ⅱ期

癌肿已浸润至宫颈。

（三）Ⅲ期

癌肿已超出子宫范围,侵犯盆腔其他脏器及组织,但仍局限于盆腔。

（四）Ⅳ期

癌肿超出盆腔范围,侵犯上腹腔或已有远处转移。

四、转移途径

转移途径有直接蔓延、淋巴转移及血行转移,以血行转移多见。

五、诊断

根据病史、症状、体征,应疑有子宫肉瘤的可能。分段诊刮是有效的辅助诊断方法,刮出物送病理检查可确诊。但因子宫肉瘤组织复杂,刮出组织太少易误诊为腺癌;有时取材不当仅刮出坏死组织以致误诊或漏诊,若肌瘤位于肌层内,尚未侵犯子宫内膜,刮宫无法诊断,B超及CT等检查可协助诊断,但最后诊断必须根据病理切片检查结果。手术切除的子宫肌瘤标本也应逐个详细检查,可疑者应做快速病理检查以确诊。子宫肉瘤易转移至肺部,故应常规行胸部X线片。

六、治疗

治疗原则是以手术为主。Ⅰ期行全子宫及双侧附件切除术。宫颈肉瘤、子宫肉瘤Ⅱ期、癌肉瘤应行子宫广泛性切除术及盆腔及主动脉旁淋巴结切除术。根据病情早晚,术后加用化疗或放疗可提高疗效,恶性米勒管混合瘤对放疗较敏感,手术加放疗疗效较好。目前对肉瘤化疗效果较好的药物有顺铂、多柔比星、异环磷酰胺等,常用三药联合方案。子宫恶性中胚叶混合瘤和高度恶性子宫内膜间质肉瘤对放疗敏感。低度恶性子宫内膜间质肉瘤含雌孕激素受体,孕激素治疗有一定疗效,通常用醋酸甲羟孕酮或甲地孕酮。

七、预后

子宫肌瘤肉瘤变的恶性程度一般较低,预后较好。恶性米勒管混合瘤恶性程度高,预后差。子宫肉瘤的 5 年存活率仅为 20%～30%。

（王　欢）

第五节　子宫内膜癌

子宫内膜癌是女性生殖道常见的妇科恶性肿瘤之一,由于发病在宫体部,也称子宫体癌。其发病率仅次于子宫颈癌,占女性生殖道恶性肿瘤的 20%～30%。占女性全身恶性肿瘤的 7%,死亡率为1.6/10 万。在我国子宫内膜癌也呈现上升状态。值得注意的是在卫健委公布的《2008 年中国卫生统计提要》中,对 2004－2005 年中国恶性肿瘤死亡抽样回顾调查显示,位于前十位恶性肿瘤死亡率中,子宫恶性肿瘤死亡为 4.32/10 万,已超过子宫颈癌位居女性恶性肿瘤死亡率的第七位,子宫颈癌为 2.84/10 万,位于第九位。

子宫内膜癌好发年龄 50～60 岁,平均 60 岁左右,较子宫颈癌晚,多见于围绝经期或绝经后老年妇女,60% 以上发生在绝经后妇女,约 30% 发生在绝经前。子宫内膜癌的年龄分布:绝经后50～59 岁妇女最多;60% 绝经后,30% 绝经前;高发年龄 58 岁,中间年龄 61 岁;40 岁以下患者仅占 2%～5%;25 岁以下患者极少。近年来,有年轻化趋势,在发达国家,40 岁以下患者由 2/10 万增长为 40/10 万～50/10 万。

一、发病机制

发病机制尚不完全明了,一般认为与雌激素有关,主要是由于体内高雌激素状态长期刺激子宫内膜,可引起子宫内膜癌的发生。高雌激素状态有来自内源性和来自外源性两种。内源性雌激素引起的子宫内膜癌患者表现:多有闭经、多囊卵巢及不排卵,不孕、少孕和晚绝经,常合并肥胖、高血压、糖尿病。外源性雌激素引起的子宫内膜癌患者有雌激素替代史及与乳癌患者服用他莫昔芬史有关。均为子宫内膜腺癌一般分期较早、肿瘤分化好,预后较好。

Armitage(2003)等对子宫内膜癌发病机制的研究表明,无孕激素拮抗的高雌激素长期作用,可增加患子宫内膜癌的风险。1960－1975 年,在美国 50～54 岁的妇女子宫内膜癌增加了91%。发现应用外源性雌激素者将增加 4～8 倍患内膜癌的危险,若超过 7 年,则危险性增加14 倍。激素替代所致的内膜癌预后较好,这些患者分期早、侵肌浅、分化好,常合并内膜增生,5 年生存率为 94%。

子宫内膜癌发生的相关因素如下。

(一)未孕、未产、不孕与子宫内膜癌的关系

与未能被孕激素拮抗的雌激素长期刺激有关。受孕少、未产妇比 >5 个孩子的妇女患子宫内膜癌危险性高3 倍;年青子宫内膜癌患者中 66.45% 为未产妇;子宫内膜癌发病时间多在末次妊娠后5～43 年(平均23 年),提示与原发或继发不孕有关;不孕、无排卵及更年期排卵紊乱者,子宫内膜癌发病率明显高于有正常排卵性月经者。

(二)肥胖

子宫内膜癌肥胖者居多,将近 20% 患者超过标准体质量 10%;超标准 10%～20% 者的宫体癌发病率较体质量正常者高 3 倍,而超出标准体质量 22.7% 则子宫内膜癌高发 9 倍。肥胖与雌激素代谢有关:雌激素蓄积在多量脂肪内,排泄较慢。绝经后妇女雌激素主要来源为肾上腺分泌的雄烯二酮,在脂肪中的芳香化转换为雌酮,体内雌酮增加可导致子宫内膜癌的发生。脂肪越多

转化能力越强,血浆中雌酮越高。

(三)糖尿病

临床发现 10％子宫内膜癌患者合并糖尿病;糖尿病患者子宫内膜癌发病率较无糖尿病者高 2～3 倍。

(四)高血压

50％以上子宫内膜癌患者合并高血压;高血压妇女的子宫内膜癌发病率较正常者高 1.7 倍。

(五)遗传因素

20％有家族史。近亲家族史三代内患者中,子宫颈癌占 15.6％,子宫内膜癌占 30％。母亲为子宫内膜癌者占 10.7％,故认为子宫内膜癌和遗传因素有关。家族遗传性肿瘤,即遗传性非息肉病性结直肠癌(HNPCC),也称 Lynch Ⅱ综合征,与子宫内膜癌的关系密切,受到重视。

(六)癌基因与抑癌基因

分子生物学研究显示,癌基因与抑癌基因等与子宫内膜癌的发生、发展、转移有关,其中抑癌基因主要有 $PTEN$ 和 $p53$。PTEN 是一种具有激素调节作用的肿瘤抑制蛋白,在子宫内膜样腺癌中,雌激素受体(ER)及孕激素受体(PR)多为阳性,30％～50％的病例出现 $PTEN$ 基因的突变,极少病例出现 $p53$ 突变。而在子宫浆液性腺癌中 ER、PR 多为阴性,$p53$ 呈强阳性表达。

二、子宫内膜癌的分型

子宫内膜癌分为雌激素依赖型(Ⅰ型)或相关型,和雌激素非依赖型(Ⅱ型)或非相关型,这两类子宫内膜癌的发病及作用机制尚不甚明确,其生物学行为及预后不同。Bokhman 于 1983 年首次提出将子宫内膜癌分为两型。他发现近 60％～70％的患者与高雌激素状态相关,大多发生于子宫内膜过度增生后,且多为绝经晚(＞50 岁),肥胖,以及合并高血糖、高脂血症等内分泌代谢疾病,并提出将其称为Ⅰ型子宫内膜癌;对其余 30％～40％的患者称其为Ⅱ型子宫内膜癌,多发生于绝经后女性,其发病与高雌激素无关,无内分泌代谢紊乱,病灶多继发于萎缩性子宫内膜之上。其后更多的研究发现两种类型子宫内膜癌的病理表现及临床表现不同,Ⅰ型子宫内膜癌组织类型为子宫内膜腺癌,多为浅肌层浸润,细胞呈高、中分化,很少累及脉管;对孕激素治疗反应好,预后好。Ⅱ型子宫内膜癌,多为深肌层浸润,细胞分化差,对孕激素无反应,预后差。

由于Ⅱ型子宫内膜癌主要是浆液性乳头状腺癌,少部分透明细胞癌,易复发和转移,预后差,近年来越来越多地引起了人们的关注。实际早在 1947 年 Novak 就报道了具有乳头状结构的子宫内膜癌,但直到 1982 年才由 Hendrick-son 等将其正式命名为子宫乳头状浆液性腺癌(uterine papillary serous carcinoma,UPSC),并制定了细胞病理学诊断标准。1995 年 King 等报道在 73％子宫内膜癌患者中检测到 $p53$ 基因的过度表达,而且 $p53$ 过度表达者的生存率明显低于无 $p53$ 过度表达的患者。Kovalev 等也报道 UPSC 中有 78％呈 $p53$ 基因的过度表达,而且其中有 53％可检测到 $p53$ 基因的突变,而在高分化子宫内膜腺癌中其表达仅为 10％～20％。Sherman 等提出子宫内膜癌起源的两种假说。认为在雌激素长期作用下可导致子宫内膜腺癌通过慢性通道发生,而在 $p53$ 作用下则可能为快速通路,导致 UPSC 的发生。$p53$ 基因被认为与 UPSC 的发生和发展有很大的关系。

对两种类型子宫内膜癌诊断比较困难,主要依靠组织病理学的诊断。Ambros 等在 1995 年提出内膜上皮内癌(endometrial intraepithelial carcinoma,EIC)的概念,认为 EIC 多发生在内膜息肉内,特征为子宫表面上皮和(或)腺体被相似于浆液性癌的恶性细胞所替代,间质无侵袭。在细胞学和免疫组织化学上与 UPSC 具有同样的形态学和免疫组织化学特征,表现为细胞分化差和 *p53* 强阳性,被认为是 UPSC 的原位癌。这一概念的提出有利于对 UPSC 进行早期诊断和早期治疗。

三、病理特点

(一)大体表现

可发生在子宫内膜各部位,不同组织类型的癌肉眼无明显区别,侵及肌层时子宫体积增大,浸润肌层癌组织境界清楚,呈坚实灰白色结节状肿块。子宫内膜癌呈两种方式生长。

1.弥散型

肿瘤累及整个宫腔内膜,可呈息肉菜花状,表面有坏死、溃疡,可有肌层浸润,组织呈灰白色、质脆、豆渣样。

2.局限型

肿瘤局限于宫腔某处,多见于子宫腔底部或盆底部。累及内膜面不大,组织呈息肉样或表面粗糙呈颗粒状,易肌层浸润。

(二)镜下表现

腺体增生、排列紊乱,腺体侵犯间质,出现腺体共壁。分化好的肿瘤可见腺体结构明显;分化差的肿瘤腺体结构减少,细胞呈巢状、管状或索状排列。腺上皮细胞大小不等,排列紊乱,极性消失,核呈异型性,核大、深染。

(三)病理组织类型

在国际妇科病理协会(ISGP)1987 年提出子宫内膜癌的分类基础上,现采用国际妇产科联盟(FIGO)修订的临床病理分期。最常见的是子宫内膜样癌,占 $80\% \sim 90\%$,其中包括子宫内膜腺癌伴有鳞状上皮分化的亚型:浆液性腺癌、透明细胞腺癌、黏液性癌、小细胞癌、未分化癌等。其中浆液性腺癌是常见恶性度高的肿瘤。

关于子宫内膜腺癌伴有鳞状上皮分化的亚型,以往作为鳞状上皮化生,并分为腺棘癌和鳞腺癌,认为鳞腺癌较腺棘癌恶性度更高。但研究发现,子宫内膜样癌的预后主要与肿瘤中腺体成分的分化程度有关,而与是否伴有鳞状上皮分化,及鳞状分化的好坏关系不大,因此该区分已没有意义。现已不再分为腺棘癌和鳞腺癌,而将两者均包括在子宫内膜腺癌伴有鳞状上皮分化亚型内。

浆液性腺癌、透明细胞癌恶性度高,鳞癌、未分化癌罕见,但恶性度高。

四、转移途径

约 75% 子宫内膜癌患者为 I 期,余 25% 为其他各期。特殊组织类型及低分化癌(G3)易出现转移,转移途径为直接蔓延、淋巴转移,晚期可有血行转移。

(一)直接蔓延

病灶沿子宫内膜蔓延。

(1)子宫上部及宫底部癌→宫角部→输卵管、卵巢→盆腹腔。

(2)子宫下部癌→子宫颈、阴道→盆腔。

(3)癌侵犯肌层→子宫浆膜层→输卵管、卵巢→盆腹腔。

(二)淋巴转移

淋巴转移是子宫内膜癌的主要转移途径。

(1)子宫内膜癌癌瘤生长部位与转移途径的关系:①子宫底部癌→阔韧带上部→骨盆漏斗韧带→腹主动脉旁淋巴结。②子宫角部或前壁上部癌灶→圆韧带→腹股沟淋巴结。③子宫下段累及子宫颈癌灶→宫旁→闭孔→髂内、外→髂总淋巴结。④子宫后壁癌灶→宫骶韧带→直肠淋巴结。

(2)子宫内膜癌的淋巴结转移不像子宫颈癌那样有一定的规律性,而与腹腔冲洗液癌细胞检查是否阳性,癌灶在宫腔内的位置及病变范围的大小,肌层浸润的深度,是否侵犯子宫颈,附件有无转移,癌细胞组织病理学分级有关。①临床Ⅰ期、G1、G2、侵及肌层<1/2 或 G3、癌灶仅限于内膜时,盆腹腔淋巴结转移率 0~2%。②临床Ⅱ期、G2、G3 或 G1、侵及肌层>1/2 时,盆腔淋巴结转移率为 20%,腹主动脉旁淋巴结转移率为 16%。③临床Ⅲ、Ⅳ期盆腔淋巴结转移率为9%~35%,腹主动脉旁淋巴结转移为 6%~14%。④在盆腔淋巴结中,最易受累为髂外淋巴结有61%~78%转移,其次为髂内、髂总、闭孔和骶前淋巴结。转移中 37%淋巴结直径<2 mm,需经镜下检查确诊。

(三)子宫内膜癌的卵巢转移

转移到卵巢可能有两种途径:经输卵管直接蔓延到卵巢;经淋巴转移到卵巢实质。前者腹腔细胞学检查 100%阳性,可无淋巴转移。后者腹腔细胞学检查 19%阳性,36%淋巴转移。但两者复发率相近,分别为 50%和 52%。

五、临床表现

(1)常与雌激素水平相关疾病伴存,如无排卵型功血、多囊卵巢综合征、功能性卵巢肿瘤。

(2)易发生在不孕、肥胖、高血压、糖尿病、未婚、不孕、少产、绝经延迟的妇女,这些内膜癌的危险因素称为子宫体癌综合征。

(3)有近亲家族肿瘤史,较子宫颈癌高。

(4)症状与体征:75%均为早期患者,极早期可无症状,病程进展后有以下表现。①阴道流血:为最常见症状。未绝经者经量增多、经期延长,或经间期出血。绝经后者阴道持续性出血或间歇性出血,个别也有闭经后出血。②阴道排液:在阴道流血前有此症状。少数主诉白带增多,晚期合并感染可有脓血性白带伴臭味。③疼痛:因宫腔积液、宫腔积脓可引起下腹痛。腹腔转移时可有腹部胀痛。晚期癌浸润周围组织时可引起相应部位疼痛。④全身症状:腹腔转移时可有腹部包块、腹胀、腹水,晚期可引起贫血、消瘦、恶病质及全身衰竭。⑤子宫增大、变软:早期患者无明显体征;病情进展后触及子宫稍大、稍软;晚期子宫固定,并可在盆腔内触及不规则肿块。

六、诊断及鉴别诊断

(一)诊断

1.病史

高育龄妇女出现不规则阴道出血,尤其绝经后阴道出血,结合上述临床特点,应考虑有患子宫内膜癌的可能。

2.辅助检查

(1)细胞学检查:仅从子宫颈口吸取分泌物涂片细胞学检查阳性率不高,用宫腔吸管或宫腔刷吸取分泌物涂片,可提高阳性率。

(2)诊断性刮宫:是诊断子宫内膜癌最常用的方法,确诊率高。先用小刮匙环刮颈管。再用探针探宫腔,然后进宫腔搔刮内膜,操作要小心,以免子宫穿孔。刮出物已足够送病理学检查,即应停止操作。肉眼仔细检查刮出物是否新鲜,如见糟脆组织,应高度可疑癌。子宫颈管及宫腔刮出物应分别送病理学检查。

(3)影像学检查。①B超检查:超声下子宫内膜增厚,失去线形结构,可见不规则回声增强光团,内膜与肌层边界模糊,伴有出血或溃疡,内部回声不均。彩色多普勒显示内膜血流低阻。通过B超检查,可了解病灶大小、是否侵犯子宫颈,及有无侵肌层、有无合并子宫肌瘤。有助于术前诊断更接近手术病理分期。②CT检查可正确诊断肌层浸润的深度以及盆腔脏器及淋巴结转移,腹腔脏器及淋巴结转移。③MRI检查能准确显示病变范围、肌层受侵深度和盆腔淋巴结转移情况。Ⅰ期准确率为88.9%,Ⅱ期为75%,Ⅰ/Ⅱ期为84.6%。④PET:均出现^{18}F-FDG聚集病灶,有利于发现病灶,但对子宫内膜癌术前分期的诊断欠佳。

(4)宫腔镜检查:可在直视下观察病灶大小、生长部位、形态,并取活组织检查。适应证:有异常出血而诊断性刮宫阴性;了解有无子宫颈管受累;疑为早期子宫内膜癌可在直视下活体组织检查。在应用宫腔镜对子宫内膜癌进行检查时,是否会因使用膨宫剂时引起内膜癌向腹腔扩散,一直是争论的焦点。不少学者认为不增加子宫内膜癌的转移。Kudela等进行的一项多中心的临床研究,对术前子宫内膜癌两组病例分别进行宫腔镜检查活检与诊断性刮宫操作,于术中观察两组腹腔冲洗液细胞学变化,结果两组术中腹腔冲洗液癌细胞阳性无统计学差异,结论是宫腔镜诊断不增加子宫内膜癌细胞向腹膜腔播散的风险。对术前曾接受宫腔镜检查的子宫内膜癌病例进行随访,认为宫腔镜对子宫内膜癌的预后未产生负面影响。尽管如此,仍应强调宫腔镜适于早期子宫内膜癌的检查,且在使用宫腔镜检查子宫内膜癌时,应注意膨宫压力,最好在10.7 kPa(80 mmHg)以内。

(5)血清标记物检查:CA125、CA19-9、CEA、CP2等检测有一定参考价值。在95%的特异度下CA125的敏感性较低,Ⅰ期内膜癌只有20.8%,Ⅱ~Ⅳ期敏感性为32.9%,多种肿瘤标记物联合检测可以提高阳性率。近年来发现人附睾分泌蛋白4(Human Epididymis Secretory Protein 4,HE4)可作为肿瘤标记物,在卵巢癌和子宫内膜癌的诊断中优于CA125。在早期和晚期内膜癌中HE4优于其他的肿瘤标志物,比CA125的敏感性高。如果HE4与CA125联合使用优于单独使用CA125,可以提高诊断率。

(二)鉴别诊断

1.功能失调性子宫出血

病史及妇科检查难以鉴别,诊断性刮宫病理学检查可以鉴别。

2.子宫内膜炎合并宫腔积脓

宫腔积脓时患者阴道排出脓液或浆液,出现腹胀,有时发热,检查子宫增大,扩宫可有脓液流出,病理检查无癌细胞。但要警惕与子宫内膜癌并存的可能。

3.子宫黏膜下肌瘤或内膜息肉

诊断性刮宫、B超、宫腔镜检查等可鉴别诊断。

4.子宫颈癌(内生型)

通过妇科检查、巴氏涂片检查、阴道镜下活检、分断刮宫及病理学检查可以鉴别。子宫颈腺癌与子宫内膜癌鉴别较难,前者有时呈桶状子宫颈,宫体相对较小。

5.子宫肉瘤

均表现为阴道出血和子宫增大,分段刮宫有助于诊断。

6.卵巢癌

卵巢内膜样癌与晚期子宫内膜癌不易鉴别。

七、治疗

手术治疗是子宫内膜癌首选治疗方法,根据患者年龄、有无内科并发症等,以及术前评估的分期,选择适当的手术范围。

根据期别采用以下术式。

(一)手术

手术是首选的治疗方法。通过手术可以了解病变的范围,与预后相关的因素,术后采取的相应治疗。

1.手术范围

(1)Ⅰ期 A、B 及细胞分化好(G1、G2)可行筋膜外子宫切除、双附件切除。盆腔淋巴结及腹主动脉旁淋巴结取样送病理学检查。

对于年轻、子宫内膜样腺癌ⅠA 期 G1 或ⅠB 期 G1 的患者可行筋膜外全子宫、单侧附件切除术,保留一侧卵巢。但强调术后需定期严密随访。

随着微创技术的提高,对早期子宫内膜癌可应用腹腔镜进行分期手术。

(2)ⅠB 期(侵及肌层≥1/2)、Ⅱ期、细胞分化差(G3),或虽为Ⅰ期,但组织类型为子宫内膜浆液性乳头状腺癌、透明细胞癌,因其恶性程度高,早期即可有淋巴转移及盆腹腔转移,即使癌变局限于子宫内膜,30%～50%患者已有子宫外病变。其手术应与卵巢癌相同,应切除子宫、双侧附件、盆腔及腹主动脉旁淋巴切除,还应切除大网膜及阑尾。

(3)Ⅲ期或Ⅳ期(晚期癌、浆液性乳头状腺癌或子宫外转移)应以缩瘤为目的,行肿瘤细胞减灭术,切除子宫、双附件及盆腔和腹主动脉旁淋巴结、大网膜阑尾外,应尽可能切除癌块,使残留癌<2 cm,但需根据个体情况区别对待。

2.术中注意事项

(1)吸取子宫直肠凹陷处腹腔液,或用生理盐水 200 mL 冲洗子宫直肠凹陷、侧腹壁,然后抽取腹腔冲洗液,做细胞学检查找癌细胞。

(2)探查盆腹腔各脏器有无转移,腹膜后淋巴结(盆腔及腹主动脉旁淋巴结)有无增大、质硬。

(3)高位切断结扎卵巢动静脉。

(4)切除子宫后应立即肉眼观察病灶位置、侵犯肌层情况,必要时送快速冷冻病理检查。

(5)子宫内膜癌标本应行雌、孕激素受体检查,有条件还可行 *PTEN*、*p53* 等基因蛋白免疫组化检测,进行分子分型。

3.复发癌的手术治疗

如初次治疗为手术治疗,阴道断端复发者可首选手术切除;如初次治疗为放疗、已行次广泛或广泛性全子宫切除术后的中心性复发者,可经严格选择及充分准备后行盆腔脏器廓清术;如为孤立病灶复发灶者可手术,术后行放、化疗及激素治疗。

(二)放疗

1.术前放疗

目的给肿瘤以致死量,减小肿瘤范围或体积,使手术得以顺利进行。适应证:可疑癌瘤侵犯肌层;Ⅱ期子宫颈转移或Ⅲ期阴道受累者;细胞分化不良于术前行腔内放疗,放疗后再手术。晚期癌患者先行体外照射及腔内照射,大剂量照射后一般需间隔 8～10 周后手术。

2.术后放疗

腹水癌细胞阳性、细胞分化差、侵犯肌层深、有淋巴转移者行术后放疗;组织类型为透明细胞癌、腺鳞癌者需术后放疗。多行体外照射,如有子宫颈或阴道转移则加腔内照射。

3.单纯放疗

单纯放疗主要用于晚期或有严重内科疾病、高龄和无法手术的其他晚期患者。

(三)化疗

由于子宫内膜癌对化疗药物的耐药性,目前主要对晚期、复发者进行化疗,多采用以下方案。

(1)CAP 方案:顺铂(DDP)、多柔比星(ADM)、环磷酰胺(CTX)联合化疗。DDP 50 mg/m²,ADM 500 mg/m²,CTX 500 mg/m²,静脉注射,4 周 1 次。

(2)CA 方案:CTX 500 mg/m²,ADM 500 mg/m²,静脉注射,4 周 1 次。

(3)CAF 方案:CTX 500 mg/m²,ADM 500 mg/m²,5-FU 500 mg/m²,静脉注射,4 周 1 次。

(4)紫杉醇、卡铂联合化疗方案。

(四)抗雌激素治疗

1.孕激素治疗

可直接作用于癌细胞,延缓 DNA、RNA 的修复,从而抑制瘤细胞生长。孕激素治疗后使癌细胞发生逆转改变,分化趋向成熟。目前主要对晚期复发子宫内膜癌进行激素治疗。常用孕激素有以下几种:①醋酸甲羟孕酮,剂量 250～500 mg/d,口服;②醋酸甲地孕酮,剂量 80～160 mg/d,口服;③己酸孕酮,为长效孕激素,剂量 250～500 mg,每周 2 次,肌内注射。

2.抗雌激素治疗

他莫昔芬为非甾体类抗雌激素药物,并有微弱雌激素作用,可与 E_2 竞争雌激素受体占据受体面积,起到抗雌激素作用。可使孕激素受体水平升高。用法:口服 20 mg/d,3～6 个月。对受体阴性者,可与孕激素每周交替使用。

八、预后

子宫内膜癌因生长缓慢,转移晚,症状显著,多早期发现,约 75% 为早期患者,预后较好。5 年生存率在 60%～70%。预后与以下因素有关:组织学类型、临床分期、肿瘤分级、肌层浸润深度、盆腔及腹主动脉旁淋巴结有无转移、子宫外转移等。

(王　欢)

第七章

病 理 妊 娠

第一节 流 产

妊娠不足 28 周、胎儿体质量不足 1 000 g 而终止者称为流产。孕 12 周前终止者称为早期流产,孕 12 周至不足 28 周终止者称为晚期流产。这个定义不是固定不变的,妊娠 20 周至不足 28 周之间流产的胎儿体质量在 500～1 000 g,有存活的可能,称为有生机儿,美国等国家把流产定义为妊娠 20 周前终止妊娠者。流产又分为自然流产和人工流产两大类。机械或药物等人为因素终止妊娠者称为人工流产,自然因素导致的流产称为自然流产。本节仅阐述自然流产。自然流产率占全部妊娠的 10％～15％,其中 80％以上为早期流产。

一、病因

(一)胚胎因素
胚胎染色体异常是流产的主要原因。早期流产胚胎检查发现 50％～60％有染色体异常。夫妇任何一方有染色体异常亦可传至子代,导致流产。染色体异常:①数目异常,多见三体、单体 X、三倍体及四倍体;②结构异常,染色体分带技术监测可见易位、断裂、缺失。除遗传因素外,感染、药物等不良作用亦可引起胚胎染色体异常,常在 12 孕周前发生流产,即使少数妊娠至足月,出生后可能为畸形儿或有代谢及功能缺陷。如发生流产,排出物往往为空胎囊或退化的胚胎,故应仔细检查流产物。

(二)母体因素
1.全身性疾病

全身性感染时高热可促进子宫收缩引起流产,梅毒螺旋体、流感病毒、巨细胞病毒、支原体、衣原体、弓形虫、单纯疱疹病毒等感染可导致流产;孕妇患心力衰竭、严重贫血、高血压、慢性肾炎及严重营养不良等缺血缺氧性疾病亦可导致流产。

2.内分泌异常

黄体功能不足可致早期流产。甲状腺功能低下、严重的糖尿病血糖未控制均可导致流产。

3.免疫功能异常

与流产有关的免疫因素有配偶的组织兼容性抗原(HLA)、胎儿抗原、血型抗原(ABO 及 Rh)和母体的自身免疫状态。父母的 HLA 位点相同频率高,使母体封闭抗体不足亦可导致反复流产。母儿血型不合、孕妇抗磷脂抗体产生过多、抗精子抗体的存在,均可使胚胎受到排斥而发生流产。

4.生殖器异常

畸形子宫如子宫发育不良、单角子宫、双子宫、子宫纵隔、宫腔粘连及子宫肌瘤均可影响胚囊着床和发育而导致流产。宫颈重度裂伤、宫颈内口松弛、宫颈过短常导致胎膜破裂而流产。

5.创伤刺激

子宫创伤如手术、直接撞击、性交过度亦可导致流产;过度紧张、焦虑、恐惧、忧伤等精神创伤亦有引起流产的报道。

6.不良习惯

过量吸烟、酗酒,吗啡、海洛因等毒品均可导致流产。

(三)环境因素

砷、铅、甲醛、苯、氯丁二烯、氧化乙烯等化学物质过多接触,均可导致流产。

二、病理

流产过程是妊娠物逐渐从子宫壁剥离,然后排出子宫。孕 8 周以前的流产,胚胎多已死亡,胚胎绒毛与底蜕膜剥离,导致其剥离面出血,坏死胚胎犹如宫内异物,刺激子宫收缩及宫颈扩张。由于此时绒毛发育不全,着床还不牢固,妊娠物多可完全排出,出血不多。早期流产常见胚胎异常类型为无胚胎、结节状胚、圆柱状胚、发育阻滞胚、肢体畸形及神经管缺陷。孕 8～12 周时绒毛发育茂盛,与底蜕膜联系较牢固,流产时妊娠物往往不易完整排出而部分滞留宫腔,影响子宫收缩,出血量多,且经久不止;孕 12 周后,胎盘已完全形成,流产时先出现腹痛,继而排出胎儿和胎盘,如胎盘剥离不全,可引起剥离面大量出血。胎儿在宫腔内死亡过久,可被血块包围,形成血样胎块而引起出血不止。也可吸收血红蛋白而形成肉样胎块,或胎儿钙化后形成石胎。其他还可见压缩胎儿、纸样胎儿、浸软胎儿、脐带异常等病理表现。

三、临床表现

临床表现主要为停经后阴道流血和腹痛。

(一)停经

大部分的自然流产患者均有明显的停经史,结合早孕反应、子宫增大及 B 超检查发现胚囊等表现能够确诊妊娠。但是,如果妊娠早期发生流产,流产导致的阴道流血很难与月经异常鉴别,往往没有明显的停经史。有报道提示,大约 50% 流产是妇女未知已孕就发生受精卵死亡和流产。对于这些患者,要根据病史、血、尿 HCG 及 B 超检查的结果综合判断。

(二)阴道流血和腹痛

早期流产者常先有阴道流血,而后出现腹痛。由于胚胎坏死,绒毛与蜕膜剥离,血窦开放,出现阴道流血;剥离的胚胎及血液刺激子宫收缩,排出胚胎,产生阵发性下腹疼痛;当胚胎完全排出后,子宫收缩,血窦关闭,出血停止。晚期流产的临床过程与早产及足月产相似,经过阵发性子宫收缩,排出胎儿及胎盘,同时出现阴道流血。晚期流产时胎盘与子宫壁附着牢固,如胎盘粘连仅部分剥离,残留组织影响子宫收缩,血窦开放,可导致大量出血、休克、甚至死亡。胎盘残留过久,可形成胎盘息肉,引起反复出血、贫血及继发感染。

四、临床分型

按流产发展的不同阶段,分为以下临床类型。

(一)先兆流产

停经后出现少量阴道流血,常为暗红色或血性白带,无妊娠物排出。流血后数小时至数天可出现轻微下腹痛或腰骶部胀痛。宫颈口未开,子宫大小与停经时间相符。经休息及治疗,症状消失,可继续妊娠;如症状加重,则可能发展为难免流产。

(二)难免流产

难免流产又称为不可避免流产。在先兆流产的基础上,阴道流血增多,腹痛加剧,或出现胎膜破裂。检查见宫颈口已扩张,有时可见胚囊或胚胎组织堵塞于宫颈口内,子宫与停经时间相符或略小。B超检查仅见胚囊,无胚胎或胚胎血管搏动亦属于此类型。

(三)不全流产

难免流产继续发展,部分妊娠物排出宫腔,或胎儿排出后胎盘滞留宫腔或嵌顿于宫颈口,影响子宫收缩,导致大量出血,甚至休克。检查可见宫颈已扩张,宫颈口有妊娠物堵塞及持续性血液流出,子宫小于停经时间。

(四)完全流产

有流产的症状,妊娠物已全部排出,随后流血逐渐停止,腹痛逐渐消失。检查见宫颈口关闭,子宫接近正常大小。

此外,流产尚有三种特殊情况。①稽留流产:又称过期流产,指宫内胚胎或胎儿死亡后未及时排出者。典型表现是有正常的早孕过程,有先兆流产的症状或无任何症状;随着停经时间延长,子宫不再增大或反而缩小,子宫小于停经时间,早孕反应消失,宫颈口未开,质地不软。②复发性流产:指连续自然流产3次或3次以上者。近年有学者将连续两次流产者称为复发性自然流产。常见原因为胚胎染色体异常、免疫因素异常、甲状腺功能低下、子宫畸形或发育不良、宫腔粘连、宫颈内口松弛等。往往每次流产发生在同一妊娠月份,其临床过程与一般流产相同。宫颈内口松弛者,往往在妊娠中期无任何症状而发生宫颈口扩张,继而羊膜囊突向宫颈口,一旦胎膜破裂,胎儿迅即娩出。③流产合并感染:多见于阴道流血时间较长的流产患者,也常发生在不全流产或不洁流产时。临床表现为下腹痛、阴道有恶臭分泌物,双合诊检查有宫颈摇摆痛。严重时引起盆腔腹膜炎、败血症及感染性休克。常为厌氧菌及需氧菌混合感染。

五、诊断

根据病史、临床表现即可诊断,但有时须结合辅助检查才能确诊。流产的类型涉及相应的处理,诊断时应予确定。

(一)病史

询问有无停经史、早孕反应及其出现时间,阴道流血量、持续时间、与腹痛的关系,腹痛的部位、性质,有无妊娠物排出。了解有无发热、阴道分泌物有无臭味可协助诊断流产合并感染,询问反复流产史有助于诊断复发性流产。

(二)体格检查

测量体温、脉搏、呼吸、血压,有无贫血及急性感染征象,外阴消毒后妇科检查了解宫颈是否扩张、有无妊娠物堵塞或羊膜囊膨出;子宫有无压痛、与停经时间是否相符,双附件有无压痛、增厚或包块。疑为先兆流产者,操作应轻柔。

(三)辅助诊断

1.B超检查

测定妊娠囊的大小、形态、胎心搏动,并可辅助诊断流产类型,如妊娠囊形态异常,提示妊娠预后不良。宫腔和附件检查有助于稽留流产、不全流产及异位妊娠的鉴别诊断。

2.妊娠试验

连续测定血 β-HCG 的动态变化,有助于妊娠的诊断和预后判断。妊娠 6～8 周时,血 β-HCG 是以每天 66% 的速度增加,如果血 β-HCG 每48 小时增加不到 66%,则提示妊娠预后不良。

3.其他检查

孕激素、人胎盘催乳素(HPL)的连续测定有益于判断妊娠预后;复发性流产患者可行妊娠物及夫妇双方的染色体检查。

六、处理

确诊流产后,应根据其类型进行相应处理。

(一)先兆流产

应卧床休息,严禁性生活,给予足够的营养支持。保持情绪稳定,对精神紧张者可给予少量对胎儿无害的镇静剂。黄体功能不足者可给予黄体酮10～20 mg,每天或隔天肌内注射一次,过量应用可致稽留流产;或 HCG 3 000 U,隔天肌内注射一次;也可口服维生素 E 保胎。甲状腺功能低下者可口服小剂量甲状腺素。如阴道流血停止、腹痛消失、B超证实胚胎存活,可继续妊娠。若临床症状加重,B超发现胚胎发育不良,β-HCG 持续不升或下降,表明流产不可避免,应终止妊娠。

(二)难免流产

一旦确诊,应及早排出胚胎及胎盘组织。可行刮宫术,对刮出物应仔细检查,并送病理检查。晚期流产时子宫较大,出血较多,可用缩宫素10～20 U 加入 5% 葡萄糖液 500 mL 中静脉滴注,促进子宫收缩。必要时行刮宫术,清除宫内组织。术后可行 B 超检查,了解有无妊娠物残留,并给予抗生素预防感染。

(三)不全流产

由于部分组织残留宫腔或堵塞于宫颈口,极易引起子宫大量出血。故应在输液、输血的同时立即行刮宫术或钳刮术,并给予抗生素预防感染。

(四)完全流产

症状消失、B超检查宫腔无残留物。如无感染,可不予特殊处理。

(五)稽留流产

死亡胎儿及胎盘组织在宫腔内稽留过久,可导致严重的凝血功能障碍及 DIC 的发生,应先行凝血功能检查,在备血、输液条件下行刮宫术;如凝血机制异常,可用肝素、纤维蛋白原、新鲜血、血小板等纠正后再行刮宫。稽留流产时胎盘组织常与子宫壁粘连较紧,手术较困难。如凝血功能正常,刮宫前可口服已烯雌酚 5 mg,每天 3 次,连用 5 d,或苯甲酸雌二醇 2 mg 肌内注射,每天 2 次,连用 3 d,可提高子宫肌对缩宫素的敏感性。刮宫时可用缩宫素 5～10 U 加于 5% 葡萄糖液 500 mL 中静脉滴注,或用米索前列醇 400 μg 置于阴道后穹隆。子宫>12 孕周者,应静脉滴注缩宫素,促使胎儿、胎盘排出。行刮宫术时应避免子宫穿孔。术后应常规行 B 超检查,以确认宫腔残留物是否完全排出,并加强抗感染治疗。

(六)复发性流产

染色体异常夫妇应于孕前进行遗传咨询,确定可否妊娠;还可行夫妇血型鉴定及丈夫精液检查;明确女方有无生殖道畸形、肿瘤、宫腔粘连。宫颈内口松弛者应在妊娠前行宫颈内口修补术,或于孕 12～18 周行宫颈内口环扎术。有学者对不明原因的复发性流产患者行主动免疫治疗,将丈夫或他人的淋巴细胞在女方前臂内侧或臀部作多点皮内注射,妊娠前注射 2～4 次,妊娠早期加强免疫 1～3 次,妊娠成功率可达 86% 以上。此外,复发性流产患者确诊妊娠后,可常规肌内注射 HCG 3 000～5 000 U,隔天一次,至妊娠8 周后停止。

(七)流产合并感染

治疗原则为迅速控制感染,尽快清除宫内残留物。如为轻度感染或出血较多,可在静脉滴注有效抗生素的同时进行刮宫,以达到止血目的;感染较严重而出血不多时,可用高效广谱抗生素控制感染后再行刮宫。刮宫时可用卵圆钳夹出残留组织,忌用刮匙全面搔刮,以免感染扩散。严重感染性流产可并发盆腔脓肿、血栓性静脉炎、感染性休克、急性肾衰竭及 DIC 等,应高度重视并积极预防,必要时切除子宫去除感染原。

(李晓云)

第二节 早 产

早产是指妊娠满 28 周至不满 37 足周(196～258 d)间分娩者。此时,娩出的新生儿体质量1 000～2 499 g,各器官发育不成熟,因而呼吸窘迫综合征、坏死性小肠炎、高胆红素血症、脑室内出血、动脉导管持续开放、视网膜病变、脑瘫等发病率增高。分娩孕周越小,出生体质量越低,围生儿预后越差。早产占分娩总数的 5%～15%。近年,由于早产儿及低体质量儿治疗学的进步,其生存率明显提高,伤残率下降,故国外不少学者提议,将早产定义的时间上限提前到妊娠 20 周。

一、原因

诱发早产的常见因素:①胎膜早破、绒毛膜羊膜炎,30%～40%的早产与此有关;②下生殖道及尿路感染,如 B 族链球菌、沙眼衣原体、支原体的下生殖道感染、细菌性阴道病及无症状性菌尿、急性肾盂肾炎等;③妊娠并发症,如妊娠期高血压疾病、妊娠肝内胆汁淤积症、妊娠合并心脏病、慢性肾炎等;④子宫膨胀过度及胎盘因素,如多胎妊娠、羊水过多、前置胎盘、胎盘早剥等;⑤子宫畸形,如纵隔子宫、双角子宫等;⑥宫颈内口松弛。

二、临床表现

孕妇可有晚期流产、早产及产伤史,此次妊娠满 28 周后至 37 周前出现较规则宫缩,间隔时间 5～6 min,持续时间达 30 s 以上,肛门检查或阴道检查发现宫颈管消失、宫口扩张。部分患者可伴有少量阴道流血或阴道流水。

三、诊断及预测

目前我国将妊娠满 28 周至不满 37 周,出现规则宫缩(20 min 内超过 4 次或 60 min 内超过 8 次),同时伴有宫颈管缩短≥75%、宫颈进行性扩张 2 cm 以上者,诊断为早产临产。

近年来,早产预测工作有明显进展。目前常用以下 2 种方法预测早产。①阴道 B 超检查宫颈长度及宫颈内口漏斗形成情况,如宫颈内口漏斗长度大于宫颈总长度的 25%,或功能性宫颈内口长度<30 mm,提示早产的可能性大,应予治疗。②阴道后穹隆棉拭子检测胎儿纤维连接蛋白,胎儿纤维连接蛋白是一种细胞外基质蛋白,通常存在于胎膜及蜕膜中。在妊娠最初 20 周内,宫颈、阴道分泌物中可测出胎儿纤维连接蛋白。如妊娠 20 周后,上述分泌物中胎儿纤维连接蛋白≥50 ng/mL,则提示胎膜与蜕膜分离,有早产可能。其预测早产的敏感性可达 93%,特异性 82%。

确诊早产后,进一步进行病因分析,对正确选择治疗方法十分重要。通常采用的方法有以下几种。

(一)B 超检查

排除胎儿畸形、确定胎儿数目及多胎妊娠类型、明确胎儿先露部、了解胎儿生长状况及宫内安危、排除死胎、估计羊水量、排除前置胎盘及胎盘早剥等。

(二)阴道窥器检查及阴道流液涂片

了解有无胎膜早破。

(三)宫颈及阴道分泌物培养

排除 B 族链球菌感染及沙眼衣原体感染。

(四)羊膜穿刺

胎膜早破者可抽取羊水送细菌培养,排除绒毛膜羊膜炎,以及检测卵磷脂/鞘磷脂比值或磷脂酰甘油等,了解胎儿肺成熟度。

四、治疗

治疗原则:①胎儿存活、无明显畸形、无明显绒毛膜羊膜炎及胎儿窘迫、无严重妊娠并发症、宫口开大 2 cm 以下,以及早产预测阳性者,应设法延长孕周,防止早产;②早产不可避免时,应设法提高早产儿的存活率。

(一)卧床休息

取左侧卧位,可减少宫缩频率,有利于提高子宫血流量,改善胎盘功能及增加胎儿氧供及营养。

(二)药物治疗

主要应用抑制宫缩、抗感染及促胎肺成熟药物。

1.抑制宫缩

(1)β 受体激动剂:子宫平滑肌细胞膜上分布较多的 β_2 受体,当其兴奋时,激活细胞内腺苷酸环化酶,使三磷酸腺苷变成环腺苷酸(cAMP)增加,细胞内游离钙浓度降低,使子宫平滑肌松弛,宫缩抑制。这类药物的主要不良反应:母儿心率增快,心肌耗氧量增加,收缩压增高,血糖增高,水、钠潴留,血浆容量增加等,故对合并心脏病、重度高血压、未控制的糖尿病等患者慎用或不用。

常用的药物有利托君、沙丁胺醇等。利托君通常先静脉给药,150 mg 溶于 5% 葡萄糖液

500 mL中,开始保持 $50\sim100$ $\mu g/min$ 滴速,每 30 min 增加 50 $\mu g/min$,至宫缩抑制,最大给药浓度 <300 $\mu g/min$,宫缩抑制 $12\sim24$ h 后改为口服,10 mg 每 $4\sim6$ h 一次。用药过程中应密切注意孕妇主诉及心率、血压、宫缩的变化,并限制静脉输液量,如患者心率 >130 次/分钟,应减药量;出现胸痛,应立即停药并作心电监护。长期用药者,应监测血糖。沙丁胺醇是目前国内最常用的 β_2 受体激动剂,作用缓和,不良反应较轻。常用剂量:口服 $2.4\sim4.8$ mg,每 $6\sim8$ h 一次,通常首次剂量 4.8 mg,宫缩消失后停药。

(2)硫酸镁:镁离子直接作用于子宫平滑肌细胞,拮抗钙离子对子宫收缩的活性,能抑制早产宫缩。常用方法:硫酸镁 4.0 g 溶于 5% 葡萄糖液 100 mL 中静脉滴注,30 min 滴完,此后保持 $1.0\sim1.5$ g/h 滴速至宫缩 <6 次/小时。24 h 总量 <30 g。通常所需的血镁浓度与中毒浓度接近,故对肾功能不良、肌无力、心肌病者慎用或不用。用药过程中应密切注意患者呼吸、尿量、膝反射。如呼吸 <16 次/分钟、尿量 <25 mL/h、膝反射消失,应立即停药,并给钙剂对抗,可将 10% 葡萄糖酸钙 10 mL 溶于 10% 葡萄糖液 10 mL 中缓慢静脉注射。

(3)钙通道阻滞剂:通过影响钙离子细胞内流而抑制宫缩。常用药物为硝苯地平 10 mg 舌下含化,每 $6\sim8$ h 一次,治疗过程中应密切注意孕妇心率、血压的变化。对充血性心力衰竭,主动脉瓣狭窄者禁用。对已用硫酸镁者慎用,以防血压急剧下降。

(4)前列腺素合成酶抑制剂:因这类药物能通过胎盘到达胎儿,大剂量长期应用,可使胎儿动脉导管提前关闭,导致肺动脉高压;且有使肾血管收缩,抑制胎儿尿形成,使肾功能受损,羊水减少的严重不良反应,故最好仅在 β_2 受体激动剂、硫酸镁等药物使用受限制或无效,且在妊娠 34 周前选用。常用药物为吲哚美辛,开始 50 mg,每 8 h 口服一次,24 h 后改为 25 mg,每 6 h 一次。用药过程中应密切监测羊水量及胎儿动脉导管血流情况。此外,消化性溃疡患者,禁用该药。

2.控制感染

感染是早产的重要诱因之一,应用抗生素治疗早产可能有益,特别适用于阴道分泌物培养 B 族链球菌阳性或羊水细菌培养阳性及尿路感染者。

3.预防新生儿呼吸窘迫综合征

对妊娠 35 周前的早产,应用肾上腺糖皮质激素 24 h 后至 7 d 内,能促胎儿肺成熟,明显降低新生儿呼吸窘迫综合征的发病率。同时,也能使脑室周围及脑室内出血减少,坏死性小肠炎发生率降低。常用药物有倍他米松 12 mg 静脉滴注,每天一次,共 2 次;或地塞米松 10 mg 静脉滴注,每天 1 次,共 2 次。

(三)早产分娩处理

对不可避免的早产,停用一切抑制宫缩的药物,严密观察产程进展并做好产时处理,设法降低早产儿的发病率与病死率。

1.经阴道分娩

大部分早产儿可经阴道分娩,产程中左侧卧位,间断面罩给氧。肌内注射维生素 K_1,减少新生儿颅内出血的发生。密切监测胎心,慎用可能抑制胎儿呼吸的镇静剂。第二产程常规行会阴后-斜切开,缩短胎头在盆底的受压时间,从而减少早产儿颅内出血的发生。

2.剖宫产

为减少早产儿颅内出血的可能性,一些学者提出对早产胎位异常者可考虑剖宫产结束分娩。但这一手术的决定需在估价早产儿存活可能性的基础上加以权衡。

(李晓云)

第三节　妊娠剧吐

妊娠剧吐是在妊娠早期发生、以恶心呕吐频繁为重要症状的一组症候群,发病率为 0.3%～1.0%。恶性呕吐者可因酸中毒、电解质紊乱、肝肾衰竭而死亡。

一、病因

尚未明确。由于早孕反应的发生和消失过程与孕妇血 HCG 的升降时间相符,呕吐严重时,孕妇 HCG 水平亦较高;多胎妊娠、葡萄胎患者 HCG 值显著增高,呕吐发生率也高,症状也较重;妊娠终止后,呕吐消失。故一般认为妊娠剧吐与 HCG 增高密切相关,但事实上症状的轻重与血 HCG 水平并不一定呈正相关。此外,恐惧妊娠、精神紧张、情绪不稳、经济条件差的孕妇易患妊娠剧吐,提示精神及社会因素对发病有影响。

二、临床表现

多见于年轻初孕妇,停经 6 周左右出现恶心、流涎和呕吐,初以晨间为重,随病情发展而呕吐频繁,不局限于晨间。由于不能进食而导致脱水、电解质紊乱及体质量下降;营养摄入不足可致负氮平衡,使血尿素氮及尿素增高;饥饿情况下机体动用脂肪供能,使脂肪代谢中间产物酮体增多而出现代谢性酸中毒。患者消瘦明显、极度疲乏、口唇干裂、皮肤干燥、眼球凹陷、尿量减少;体温轻度增高、脉搏增快、血压下降、尿比重增加、尿酮体阳性。肝、肾受损时可出现黄疸,血胆红素、转氨酶、肌酐和尿素氮升高,尿中出现蛋白和管型。严重者可发生视网膜出血,意识不清,呈现昏睡状态。

频繁呕吐、进食困难可引起维生素 B_1 缺乏,导致 Wernicke-Korsakoff 综合征,主要表现为中枢神经系统症状:眼球震颤、视力障碍、步态及站立姿势异常;有时患者可出现语言增多、记忆障碍、精神迟钝或嗜睡等脑功能紊乱状态。约 10% 妊娠剧吐者并发此综合征。

三、诊断

根据停经后出现恶心、呕吐等症状,不难诊断。可用 B 超检查排除葡萄胎,并与可致呕吐疾病如急性病毒性肝炎、胃肠炎、胰腺炎、胆道疾病、脑膜炎及脑肿瘤等鉴别。测定血常规、血黏度、电解质、二氧化碳结合力、尿比重、尿酮体等可判断病情严重程度;心电图检查可发现低血钾的影响;眼底检查可了解有无视网膜出血。

四、治疗

妊娠剧吐患者应住院治疗,禁食 2～3 d,每天静脉滴注葡萄糖液及林格氏液共 3 000 mL,加入维生素 B_6、维生素 C,维持每天尿量 ≥1 000 mL,并给予维生素 B_1 肌内注射。出现代谢性酸中毒时,可适当补充碳酸氢钠,低钾者可静脉补钾,营养不良者可予 5% 氨基酸注射液、英特利比特静脉滴注。经治疗呕吐停止,症状缓解后可试饮食;如治疗效果不佳,可用氢化可的松 200～300 mg 加入 5% 葡萄糖液 500 mL 中静脉滴注。出现以下情况应考虑终止妊娠:体温持续高于38 ℃;脉搏 >120 次/分钟;持续黄疸或蛋白尿;出现多发性神经炎及神经性体征。

（吕　敏）

第四节 异 位 妊 娠

一、输卵管妊娠

输卵管妊娠多发生在壶腹部(70%),其次为峡部(12%)、伞部(11.1%),间质部妊娠(2%～3%)相对少见。

(一)病因

可能与下列因素有关。

1.输卵管异常

(1)输卵管黏膜炎和输卵管周围炎均为输卵管妊娠的常见病因。在高达 90%的异位妊娠患者中发现存在输卵管病变,尤其是慢性输卵管炎。存在异位妊娠的输卵管发生过慢性输管炎的比例是正常输卵管的 6 倍。输卵管黏膜炎严重者可引起管腔完全堵塞而致不孕,轻者管腔未全堵塞,但黏膜皱褶发生粘连使管腔变窄,或纤毛缺损影响受精卵在输卵管内正常运行,中途受阻而在该处着床。输卵管周围炎病变主要在输卵管的浆膜层或浆肌层,常造成输卵管周围粘连,输卵管扭曲、管腔狭窄,管壁肌蠕动减弱,影响受精卵的运行。淋菌及沙眼衣原体所致的输卵管炎常累及黏膜,而流产或分娩后感染往往引起输卵管周围炎。结核性输卵管炎病变重,治愈后多造成不孕,偶尔妊娠,约 1/3 为输卵管妊娠。结节性峡部输卵管炎(salpingitis isthmica nodosa, SIN)可在大约 10%的输卵管妊娠患者中被发现,是一种特殊类型的输卵管炎,双侧输卵管峡部呈结节状态,该病变是由于输卵管黏膜上皮呈憩室样向峡部肌壁内伸展,肌壁发生结节性增生,使输卵管近端肌层肥厚,影响其蠕动功能,导致受精卵运行受阻,易发生输卵管妊娠。

(2)输卵管发育不良如输卵管过长、肌层发育差、黏膜纤毛缺乏,其他还有双输卵管、憩室或有副伞等,均可成为输卵管妊娠的原因。

(3)输卵管功能(包括蠕动、纤毛活动及上皮细胞的分泌)受雌、孕激素的调节,若调节紊乱,将影响受精卵的正常运行。此外,精神因素可引起输卵管痉挛和蠕动异常,干扰受精卵的运送。

(4)由于原有的输卵管病变或手术操作的影响,不论何种手术后再次输卵管妊娠的发生率为10%～25%。输卵管绝育术后若形成输卵管瘘管或再通,均有导致输卵管妊娠的可能。因不孕接受过输卵管分离粘连术,输卵管成形术如输卵管吻合术、输卵管造口术等使不孕患者有机会获得妊娠,同时也有发生输卵管妊娠的可能。但需要明确的是,输卵管外科手术本身不是引起异位妊娠的主要原因,先前的盆腔炎性疾病或先前的异位妊娠导致的基础输卵管损伤才是罪魁祸首。

(5)输卵管因周围肿瘤如子宫肌瘤或卵巢肿瘤的压迫,有时影响输卵管管腔通畅,使受精卵运行受阻,容易发生异位妊娠。

2.放置宫内节育器与异位妊娠发生的关系

随着 IUD 的广泛应用,异位妊娠发生率增高,其实 IUD 本身并不增加异位妊娠的发生率,使用 IUD 的女性异位妊娠的发生率是不使用任何类型避孕措施的女性的1/10。但是,IUD 使用者如果发生妊娠,则异位妊娠的风险增高(放置左炔诺孕酮 IUD 者 1/2 的妊娠是异位妊娠,放置含铜 IUD 者 1/16 的妊娠是异位妊娠,而相比之下未避孕者1/50 的妊娠是异位妊娠)。

3.受精卵游走

卵细胞在一侧输卵管受精,受精卵经宫腔或腹腔进入对侧输卵管称受精卵游走,移行时间过长,受精卵发育增大,即可在对侧输卵管内着床形成输卵管妊娠。此病因也可以用于解释为何体外受精-胚胎移植(in vitro fertilization and embryo transfer,IVF-ET)术后,宫外孕患病率会有所增加。

4.其他

子宫内膜异位症可增加受精卵着床于输卵管的可能性;随年龄增长异位妊娠风险亦相应上升,可能的机制为滋养层组织染色体异常率上升及功能性的卵细胞转运能力下降;吸烟是一种可独立发挥作用的危险因素,依据摄入量的不同,吸烟者异位妊娠发生率是非吸烟人群的 1.6～3.5 倍;有多个终生性伴侣的女性异位妊娠风险增加,可能与这类人群盆腔炎性疾病的风险增加有关;有研究提示,有宫内己烯雌酚暴露史的女性因异常的输卵管形态(可能还因伞端功能受损)导致异位妊娠的风险增加 9 倍;此外,定期的阴道灌洗与盆腔炎症(PID)和异位妊娠的风险增加均有关系。

(二)病理

管腔内发现绒毛是输卵管妊娠的病理特征,2/3 的病例用肉眼或显微镜可以发现胚胎。

1.受精卵着床在输卵管内的发育特点

受精卵着床后,输卵管壁出现蜕膜反应,但由于输卵管腔狭小,管壁较薄,缺乏黏膜下层,蜕膜形成较差,不利于胚胎发育,往往较早发生输卵管妊娠流产;输卵管血管分布不利于受精卵着床发育,胚胎滋养细胞往往迅速侵入输卵管上皮组织,穿破输卵管小动脉,小动脉压力较绒毛血管高,故血液自破口流入绒毛间;同时,输卵管肌层不如子宫肌层厚而坚韧,滋养细胞容易侵入,甚至穿透输卵管壁而引起输卵管妊娠破裂。

2.输卵管妊娠的变化与结局

(1)输卵管妊娠流产:发生概率取决于胚胎种植部位,多发生在 8～12 周的输卵管壶腹部妊娠。囊胚向管腔内生长,出血时可导致囊胚与管腔分离;若整个囊胚剥离落入管腔并经输卵管逆蠕动排出到腹腔,即形成输卵管妊娠完全流产,出血一般不多;若囊胚剥离不完整,则为输卵管妊娠不全流产,部分组织滞留管腔,滋养细胞可继续侵蚀输卵管导致反复出血,形成输卵管血肿或输卵管周围血肿,血液积聚在直肠子宫陷凹而形成盆腔积血,血量多时可流向腹腔。

(2)输卵管妊娠破裂:多见于输卵管峡部妊娠,破裂常发生在妊娠 6～8 周。囊胚生长时绒毛向管壁方向侵蚀肌层及浆膜引起输卵管妊娠破裂,妊娠物流入腹腔、也可破入阔韧带形成阔韧带妊娠。破裂所致的出血远较输卵管妊娠流产剧烈,短期内即可发生大量腹腔内出血使患者休克;亦可反复出血,在盆腔与腹腔内形成血肿。输卵管间质部妊娠较壶腹部妊娠发生率低,一旦发生后果严重,几乎全为输卵管妊娠破裂。输卵管间质部为嵌入子宫肌壁的输卵管近端部分,管腔周围子宫肌层较厚,因此,可维持妊娠到 3～4 个月发生破裂,短时间内导致失血性休克。

(3)继发性腹腔妊娠:输卵管妊娠流产或破裂后,囊胚从输卵管排出到腹腔或阔韧带内多已死亡,偶有存活者,若其绒毛组织排至腹腔后重新种植而获得营养,可继续生长发育形成继发性腹腔妊娠。输卵管妊娠流产或破裂后,出血逐渐停止,胚胎死亡后被血块包裹形成盆腔血肿,血肿不消散,随后机化并与周围组织粘连,临床上称陈旧性异位妊娠。

(4)持续性异位妊娠:随着临床医师对异位妊娠的早期诊断的重视,早期未破裂的异位妊娠患者要求保留患侧输卵管比例逐渐增多,保守性手术机会增加,若术中未完全清除胚囊或残留有存活的滋养细胞而继续生长,导致术后血 β-HCG 不降或反而上升,称为持续性异位妊娠(persistent ectopic pregnancy,PEP)。组织学上,残留的绒毛通常局限在输卵管肌层,滋养细胞腹膜种植也可能是持续性异位妊娠的原因。腹腔镜下输卵管造口术后持续性异位妊娠的发生率为3%～30%,开腹手术则为 3%～5%。持续性异位妊娠的高危因素包括停经时间短、孕龄小、异位妊娠病灶的体积较小、盆腔粘连、术前 HCG 水平过高。所以,实施了输卵管保守手术的患者,术后仍须严密随访 β-HCG(比如每三天一次),必要时可联合应用甲氨蝶呤(methotrexate,MTX)化疗(由于持续存在的滋养细胞可能不只局限于输卵管),如术后随访期间出现腹腔内出血征象,应仔细分析临床指征,必要时须再次手术探查(再次输卵管造口或者更常用的输卵管切除术)。

3.子宫及内膜的变化

无论妊娠的位置如何,子宫均会对卵巢和胎盘产生的妊娠相关激素起反应。异位妊娠的子宫常增大变软,月经停止来潮,这是因为滋养细胞产生的 HCG 维持黄体生长,使甾体激素分泌增加、血供增加所致。子宫内膜出现蜕膜反应(最常见,约占 42%),但蜕膜下的海绵层及血管系统发育较差。若胚胎受损或死亡,滋养细胞活力下降或消失,蜕膜自宫壁剥离而发生阴道流血。内膜除呈蜕膜改变外,也可因为胚胎死亡、绒毛及黄体分泌的激素下降、新的卵泡发育,而呈增生期(约占 12%)或分泌期(约占 22%)改变。有时可见 Arias-Stell(A-S)反应,为子宫内膜腺体局部增生和过度分泌的反应,细胞核增大,深染且形态不规则,是因甾体激素过度刺激引起,对诊断有一定价值。

(三)临床表现

典型异位妊娠的三联征是停经、腹痛及不规则阴道流血。该组症状只出现在约 50% 的患者中,而且在异位妊娠破裂患者中最为典型。随着临床医师对异位妊娠的逐渐重视,特别是经阴道B 超联合血 HCG 的连续监测,被早期诊断的异位妊娠越来越多。

1.症状

(1)停经:需要注意的是有 25% 的异位妊娠患者无明显停经史。当月经延迟几天后出现阴道流血时,常被误认为是正常月经。所以,医师应详细询问平素月经状况,末次月经及本次不规则流血的情况,是否同既往月经比较有所改变。若存在不规则阴道流血伴或不伴腹痛的生育期妇女,即使无明显停经史也不能除外异位妊娠。

(2)阴道流血:常表现为短暂停经后不规则阴道流血,一般量少、呈点滴状暗红或深褐色。也有部分患者量多,似月经量,约 5% 的患者有大量阴道流血,但大量阴道流血更接近不完全流产的临床表现。胚胎受损或死亡导致 HCG 下降,卵巢黄体分泌的激素难以维持蜕膜生长而发生剥离出血,5%～10% 的患者可排出子宫蜕膜管型,排出时的绞痛如同自然流产时的绞痛。

(3)腹痛:是最常见的主诉,但疼痛的程度和性质差异很大,没有可以诊断异位妊娠的特征性的疼痛。疼痛可以是单侧或者双侧,可以是钝痛、锐痛或者绞痛,可以是持续性的也可以为间断性的。未破裂时,增大的胚胎使膨胀的输卵管痉挛或逆行蠕动,可致患侧出现隐痛或胀痛;破裂时可致突发患侧下腹部撕裂样剧痛甚至全腹疼痛;血液积聚在直肠子宫陷凹可出现里急后重感;膈肌受到血液刺激可以引起胸痛及肩背部疼痛(Danforth 征)。

2.体征

体格检查应包括生命体征的评估、腹部及盆腔的检查。一般而言,破裂和出血前的体征是非特异性的,生命体征往往也比较平稳。

（1）生命体征：部分患者因为急性出血及剧烈腹痛而处于休克状态，表现为面色苍白、脉细弱、肢冷、血压下降等。体温一般正常，休克时略低，积血吸收时略高，＜10％的患者可有低热。另外，部分患者有胃肠道症状，约一半的患者有晕眩或轻微头痛。

（2）腹部及盆腔检查：腹部可以没有压痛或者轻度压痛，伴或不伴反跳痛。内出血多时可见腹部隆起，全腹压痛和反跳痛，但压痛仍以患侧输卵管处为甚，出血量大时移动性浊音阳性，肠鸣音减弱或消失。子宫可以轻度增大，与正常妊娠表现相似，可以有或者没有子宫颈举痛。在约一半的病例中可触及附件包块，但包块的大小、质地和压痛可以有很大的差异，有时触及的包块可能是黄体而不是异位妊娠病灶。

（四）诊断

因临床表现多种多样，从无症状到急性腹痛和失血性休克，故异位妊娠的诊断比较复杂。根据症状和体征，典型的异位妊娠较容易诊断，对于不典型的异位妊娠患者临床不易诊断，需要我们科学合理地应用各种辅助诊断方法。

1.B超检查

对于可疑异位妊娠患者，应选择经阴道超声作为首要检查手段，其在评估盆腔内结构方面优于经腹超声，误诊率为10％。输卵管妊娠的典型超声图像：子宫内不见孕囊（gestational sac，GS），若异位妊娠胚胎未受损、蜕膜未剥离则内膜可以增厚，但若已有阴道流血，子宫内膜并不一定增厚；附件区见边界不清、回声不均匀混合性包块，有时可见附件区孕囊，胚芽及心管搏动，此为输卵管妊娠的直接证据（只见于10％～17％的病例）；直肠子宫陷凹处有积液。

在妊娠早期，几乎所有病例均可通过经阴道超声与血清中人绒毛膜促性腺激素（HCG）联合检查得到确定诊断，准确地解释超声结果需要结合HCG的水平（超可识别阈值，即HCG临界区，是基于孕囊可见与HCG水平之间的相关性，具有重要的诊断意义，它被定义为水平在其之上如果确实存在宫内妊娠，则超声检查应该能够看到孕囊的血清HCG水平）。在大多数医疗机构中，经阴道超声检查（transvaginal ultrasonography，TVS）时，该血清HCG水平为1 500 U/L或2 000 U/L，经腹部超声检查时，该水平更高（6 500 U/L）。当血清HCG超过6 500 U/L，所有经腹超声均可见存活的宫内妊娠，若宫内看不见妊娠囊提示异位妊娠可能性，而HCG水平在超声可识别范围以下看见宫内妊娠囊也是异常的，提示可能是宫内妊娠失败或者异位妊娠的假孕囊。需要注意的是HCG的水平与胚囊种植的部位没有相关性，不管HCG的水平多高，只要超声未见宫内妊娠就不能排除异位妊娠。

将2 000 U/L而不是1 500 U/L设定为临界区的阈值可以将干扰可存活的宫内妊娠（如果存在）的风险降到最低，但是会增加异位妊娠延迟诊断的概率。血清HCG浓度高于临界区水平而超声下未见宫内孕囊强烈提示异位妊娠或者无法存活的宫内妊娠；但HCG浓度低于临界区水平时超声下未见孕囊无诊断价值，可能提示早期可存活宫内妊娠或异位妊娠或不能存活的宫内妊娠。这种情况被称为"未知部位妊娠"，并且8％～40％的患者最终均诊断为异位妊娠。临界区取决于超声医师的技术、超声检查设备的质量、患者的身体因素（如子宫肌瘤、多胎妊娠）及所使用的HCG检测方法的实验室特性。

2.妊娠试验

β-HCG的定量检测是异位妊娠诊断的基石，但是β-HCG若为阴性也不能完全排除异位妊娠，有陈旧性异位妊娠的可能性，需要结合其他辅助检查。

（1）尿HCG：这种定性试验在HCG 25 U/L水平及以上能测出阳性结果，对妊娠的敏感性和特异性是99%,可提供经济、快速有用的结果。需要注意的是异位妊娠因为胚胎发育差,时常出现弱阳性的结果,需要与宫内妊娠流产鉴别。

(2)血清 HCG:如果发生妊娠,早在促黄体生成素激增后8 d即可在血清和尿液中检测到HCG。正常宫内妊娠时,HCG 的浓度在妊娠41 d前呈曲线形上升(每48 h至少升高66%,平均倍增时间为1.4~2.1 d),其后上升速度变缓,直至妊娠第10周左右达到高峰,然后逐渐下降,在中晚期妊娠时达到稳定水平。异位妊娠、宫内妊娠流产及少部分正常宫内妊娠的患者三者血HCG 水平有交差重叠,因此单次测定仅能确定是否妊娠,而不能区别是正常妊娠还是病理妊娠。大多数的异位妊娠由于着床部位的血供不良,血清 HCG 的上升较正常宫内妊娠缓慢,倍增时间可达3~8 d,48 h不足66%。需要注意的是每48 h测定血β-HCG 值,约85%的正常宫内妊娠呈正常倍增,另外的15%增加值不足66%,可存活的宫内妊娠有记录的48 h β-HCG浓度最小升高(第99百分位数)53%。而有13%~21%的异位妊娠患者β-HCG 在48 h内可上升66%。若每48 h β-HCG 升高<53%,24 h<24%或β-HCG 持平或下降,均应考虑异常宫内妊娠或异位妊娠,若超声未见宫内妊娠物,可考虑手术介入包括诊断性刮宫或行腹腔镜检查术以排除异位妊娠。现已将血清 β-HCG 水平达到1 500~2 000 U/L 称为经阴道超声分辨阈值(经腹部超声为6 000~6 500 U/L)。若血清 β-HCG 水平达到上述阈值但经阴道超声未能见宫内妊娠,那么几乎可以百分之百排除正常宫内妊娠,需高度怀疑病理性妊娠(异位妊娠或是宫内妊娠流产)。若β-HCG 水平未达到该阈值,经阴道超声也未见宫内孕囊,那么宫内早孕、异位妊娠均有可能,随后需每两天随访β-HCG 水平,一旦达到阈值须结合超声复查,如果阴道超声未显示宫内妊娠却发现了附件区包块,异位妊娠的可能性就比较大。需要注意的是,血β-HCG 的半衰期为37 h,随访中的 β-HCG 波动水平可反映滋养细胞的活力,如果48 h内的下降水平<20%或7 d内下降<60%,那么基本可排除完全流产,而需要考虑不完全流产或异位妊娠。另外,对于多胎妊娠来说尚无经证实的阈值水平,有报道提示多胎妊娠时血清 β-HCG 水平可能需要达到2 300 U/L,经阴道超声才能分辨宫内妊娠。

(3)血清孕酮值:虽然单次孕酮水平不能诊断异位妊娠,但能预测是否为异常妊娠(宫内孕流产或异位妊娠)。一般而言,正常宫内妊娠的血清孕酮水平比异位妊娠及即将流产的宫内妊娠要高。血清孕酮水平≥78 nmol/L 的妇女中97.5%为正常的宫内妊娠,但那些使用辅助生育技术而妊娠的女性,她们的血清孕酮水平通常较高。<2%异位妊娠和<4%异常宫内妊娠患者血清孕激素水平≥78 nmol/L,仅有约0.3%的正常妊娠的孕酮值低于15.6 nmol/L。≤15.6 nmol/L作为异常妊娠的预测值,其敏感性为100%,因此,较低的孕酮值可提示宫内妊娠流产或异位妊娠。

(4)其他内分泌标志物:为了能早期诊断异位妊娠,人们研究了大量的内分泌和蛋白标志物。①E_2:从受孕开始直到孕6周,E_2水平缓慢增加,与正常妊娠相比,异位妊娠中 E_2 水平明显降低,但在正常和异位妊娠之间 E_2 水平有部分重叠。②肌酸肌酶:母体血清肌酸肌酶(creatine kinase,CK)曾被研究用来作为诊断异位妊娠的标志物。有研究提示,与稽留流产或者正常宫内妊娠相比,母体血清肌酸肌酶水平在所有输卵管妊娠患者中显著升高。③松弛素:是一种蛋白激素,只来源于妊娠黄体,孕4~5周时出现在母体血清中,孕10周达高峰,随后逐渐下降直至孕足月。与正常宫内妊娠相比,异位妊娠和自然流产患者体内松弛素的水平明显降低。

(5)后穹隆穿刺曾被广泛用于诊断有无盆腹腔出血,穿刺得到暗红不凝血者为阳性,异位妊娠破裂的可能性很大。然而,随着 HCG 检测和经阴道超声的应用,行后穹隆穿刺的患者越来越少了。对早期未破裂型异位妊娠腹腔出血不多，后穹隆穿刺协助诊断意义不大，甚至宫内妊娠有时也会出现阳性结果，其他的腹腔内出血情况还有黄体出血、腹腔其他脏器的破裂、滤泡出血、经血倒流等。但当有血肿形成或粘连时，抽不出血液也不能否定异位妊娠的存在。既往有输卵管炎和盆腔炎的患者可由于子宫直肠陷凹消失而使后穹隆穿刺不满意。另外，后穹隆穿出脓性液体则提示感染相关疾病，如输卵管炎、阑尾炎等。

（6）诊断性刮宫是帮助诊断早期未破裂型异位妊娠的一个很重要的方法，可以弥补血清学检查及超声检查的不足。其主要目的在于发现宫内妊娠，尤其是滋养细胞发育较差，β-HCG 倍增不满意及超声检查未发现明显孕囊的先兆流产或难免流产等异常妊娠。此类妊娠和异位妊娠临床表现很相似，所以，对可疑患者可行刮宫术，刮出物肉眼检查后送病理检查，若找到绒毛组织，即可确定为宫内妊娠，无须再处理。若刮出物未见绒毛组织，刮宫术次日测定血 β-HCG 水平无明显下降或继续上升则诊断为异位妊娠，诊刮后 12 h 血 HCG 下降＜15％，异位妊娠的可能性较大。

（7）腹腔镜诊断是异位妊娠诊断的金标准，诊断准确性可达99％，适用于输卵管妊娠未流产或未破裂时的早期诊断及治疗。但腹腔镜诊断毕竟是一种有创性检查，费用也较昂贵，不宜作为诊断异位妊娠的首选方案，而且对于极早期异位妊娠，由于胚胎较小，着床部位输卵管尚未膨大时可能导致漏诊。

（8）其他：血红蛋白和血细胞比容连续测定是有帮助的，在观察的最初数小时血红蛋白和血细胞比容下降较最初读数更重要。50％的异位妊娠患者血白细胞计数正常，但也有升高。

（五）鉴别诊断

1.黄体破裂

无停经史，在黄体期突发一侧下腹剧痛，可伴肛门坠胀，无阴道流血。子宫正常大小、质地中等，一侧附件压痛，后穹隆穿刺可抽出不凝血，β-HCG 阴性。

2.流产

停经、阴道流血与异位妊娠相似，但腹痛位于下腹正中、腹痛呈阵发性胀痛、一般无子宫颈举痛、有时可见绒毛排出。子宫增大变软，宫口松弛，若存在卵巢黄体囊肿可能混淆诊断，B 超可见宫内孕囊。

3.卵巢囊肿蒂扭转

既往有卵巢囊肿病史，突发一侧下腹剧痛，可伴恶心、呕吐，无阴道流血及肛门坠胀感。子宫大小正常，患侧附件区可及触痛性包块，HCG 阴性，B 超可见患侧附件区肿块。

4.卵巢子宫内膜异位囊肿破裂

有子宫内膜异位症病史，突发一侧下腹痛，伴肛门坠胀感，无阴道流血，宫骶韧带可触及痛性结节。B 超可见后穹隆积液，穿刺可能抽出巧克力色液体。

5.急性阑尾炎

无停经及阴道流血病史，典型表现为转移性右下腹痛，伴恶心、呕吐、血白细胞计数升高，麦氏点压痛，反跳痛明显。

6.盆腔炎症

可能有不洁性生活史，表现为发热、下腹部持续性疼痛、血白细胞计数升高。下腹有压痛，有肌紧张及反跳痛，阴道灼热感，可有子宫颈举痛。附件区增厚感或有包块，后穹隆可抽出脓液。一般无停经史及阴道流血，HCG 阴性。

7.其他

还需与功能失调性子宫出血、胃肠炎、尿路感染、痛经、泌尿系统结石等鉴别。

(六)治疗

绝大部分的异位妊娠患者都需要进行内科或者外科治疗,应根据病情缓急,采取相应的处理。

1.非手术治疗

随着辅助检查技术的提高和应用,越来越多的异位妊娠患者可以在未破裂前得到诊断,早期诊断为非手术治疗创造了条件和时机。

(1)期待疗法:一部分异位妊娠患者胚胎活性较低,可能发生输卵管妊娠流产或者吸收,使得期待治疗成为可能。美国妇产科医师协会(American college of obstetricians and gynecologists,ACOG)建议的筛选标准:①经阴道超声未显示孕囊,或显示疑似异位妊娠的宫外包块;②HCG浓度<200 U/L且逐渐下降(第三次测量值低于第一次测量值)。2016年英国皇家妇产科医师协会(royal college of obstetricians and gynaecologists,RCOG)异位妊娠诊断和治疗的指南提出,若患者B超提示输卵管妊娠,HCG浓度<1 500 U/L且逐渐下降,在充分知情同意且能定期随访的前提下,可以考虑期待治疗。

国内选择期待治疗的指征:①患者病情稳定,无明显症状或症状轻微;②B超检查包块直径<3 cm,无胎心搏动;③腹腔内无出血或出血少于100 mL;④血 β-HCG<1 000 U/L且滴度48 h下降>15%。若存在输卵管破裂的危险因素(如腹痛不断加重)、血流动力学不稳定、不愿或不能依从随访或不能及时就诊,则不宜期待观察。

期待治疗在不明部位妊娠的治疗中具有重要意义,避免了对宫内妊娠及可疑异位妊娠患者的过早介入性干预,避免了药物治疗及手术操作对盆腔正常组织结构的干扰。

在严格控制期待治疗的指征的前提下(患者须充分知晓并接受期待治疗的风险),其成功率约为70%(有报道成功率为48%~100%),但即使 β-HCG初值较低,有下降趋势,仍有发生异位妊娠破裂、急诊手术甚至开腹手术的风险,需引起医师和患者的注意。观察中,若发现患者血 β-HCG水平下降不明显或又升高者,或患者出现内出血症状应及时改行药物治疗或手术治疗。另一方面,长期随诊超声及血 β-HCG水平会使得治疗费用增加。对部分患者而言,期待疗法是可供临床选择的一种方法,有报道提示期待治疗后,宫内妊娠率为50%~88%,再次异位妊娠率为0~12.5%。

(2)药物治疗:前列腺素、米非司酮、氯化钾、高渗葡萄糖及中药天花粉等都曾用于异位妊娠的治疗,但得到广泛认可和普遍应用的还是甲氨蝶呤。MTX是叶酸拮抗剂,能抑制四氢叶酸生成而干扰脱氧核糖核酸(deoxyribo nucleic acid,DNA)中嘌呤核苷酸的合成,使滋养细胞分裂受阻,胚胎发育停止而死亡,是治疗早期输卵管妊娠安全可靠的方法,可以全身或局部给药。随机试验表明,全身使用MTX和腹腔镜下保留输卵管手术在输卵管保留、输卵管通畅、重复性异位妊娠和对未来妊娠的影响方面无明显差异(A级证据)。应用单剂MTX治疗异位妊娠的总体成功率在观察试验中介于65%~95%,成功率依赖于治疗的剂量、孕周及血HCG水平,有3%~27%的患者需要第二剂MTX。一项关于观察试验的系统性回顾分析提示如HCG水平高于5 000 U/L,使用单剂量的MTX时,有14.3%或更高的失败率,若HCG水平低于5 000 U/L,则有3.7%的失败率,若HCG水平高于5 000 U/L,多剂量的使用更为有效。MTX药物不良反应是剂量、治疗时间依赖的,因为MTX影响快速分裂的组织,胃肠道的反应比如恶心、呕吐、腹泻、口腔炎、胃部不适是最常见的不良反应,少见的严重不良反应包括骨髓抑制、皮炎、胸膜炎、肺炎、脱发。MTX 的治疗效应包括腹痛或腹痛加重(约有 2/3 的患者出现此症状,可能是由于药物对滋养层细胞的作用,通常这种腹痛不会特别剧烈,持续 24～48 h,不伴随急腹症及休克症状,需与异位妊娠破裂鉴别),用药后的 1～3 d 可出现血 HCG 一过性增高及阴道点滴状流血。

适应证和禁忌证:国内曾将血 β-HCG＜2 000 U/L,盆腔包块最大直径＜3 cm 作为 MTX 治疗的适应证,但临床实践表明,部分超出上述指征范围进行的治疗仍然取得了良好的疗效。国内选择药物治疗常用标准:①患者生命体征平稳,无明显腹痛及活动性腹腔内出血征象;②诊断为未破裂或者未流产型的早期输卵管妊娠;③血 β-HCG＜5 000 U/L,连续两次测血 β-HCG 呈上升趋势者或 48 h 下降＜15％;④异位妊娠包块最大直径＜3.5 cm,且未见原始心管搏动;⑤某些输卵管妊娠保守性手术后,可疑绒毛残留;⑥其他部位的异位妊娠(子宫颈、卵巢、间质或宫角妊娠);⑦血红细胞、白细胞、血小板计数正常,肝肾功能正常。在使用 MTX 前需行血常规、肝肾功能、血型(包括 Rh 血型)的检查,若有肺部疾病病史,则须行胸部 X 线片检查。需要注意的是,MTX 治疗的患者必须要有良好的依从性,能进行随访监测,且因 MTX 能影响体内所有能快速分裂的组织,包括骨髓、胃肠道黏膜和呼吸道上皮,因此,它不能用于有血液系统恶病质、胃肠道疾病活跃期和呼吸系统疾病的患者。

英国皇家妇产科医师协会和美国妇产科医师协会、美国生殖医学会(american society for reproductive medicine,ASRM)分别于 2016 年、2008 年颁布了异位妊娠药物治疗指南,基本原则一致,细节略有不同,现介绍如下。

2016 年 RCOG 公布的药物治疗的禁忌证:血流动力学不稳定、同时存在宫内妊娠、哺乳期、不能定期随访、MTX 过敏、慢性肝病、活动性肺部疾病、活动性消化性溃疡、免疫缺陷、恶病质。

ACOG 颁布的异位妊娠的药物治疗方案,推荐的药物为 MTX,使用的适宜人群为确诊或者高度怀疑宫外孕的患者,血流动力状态稳定,且异位妊娠包块未破裂。指南没有针对血 HCG 值和附件包块大小做出明确规定,但是从相对反指征推测看,包块最好＜3.5 cm。

2008 年 ASRM 公布的药物治疗的绝对禁忌证和相对禁忌证:宫内妊娠、中到重度贫血、白细胞或者血小板减少症、MTX 过敏、活动性肺部疾病、活动性消化性溃疡、肝肾功能不全、哺乳期及酗酒的患者是药物治疗的绝对禁忌;相对禁忌证有经阴道超声发现心管搏动、β-HCG 初始数值＞5 000 U/L、经阴道超声发现妊娠包块＞4 cm、拒绝接受输血和不能定期随访的患者。

用药方法:不论使用何种方案,一旦 HCG 降至监测标准,就必须每 3 d 定期监测 HCG 水平是否平稳下降,两周后可每周监测一次直到正常,连续 3 次阴性,症状缓解或消失,包块缩小为有效。通常在使用 MTX 治疗后 2～3 周 HCG 即可降至非孕期水平,但若初始 HCG 水平较高,也可能需要 6～8 周或更长的时间。如果下降中的 HCG 水平再次升高,那么需考虑持续性异位妊娠的诊断。若在使用 MXT 4～7 d 后,HCG 水平不降反升、与初始值持平或下降幅度＜15％,均提示治疗失败。此时,可在重新评估患者情况后再次予以 MTX 治疗,或直接手术治疗。

在开始 MTX 药物治疗前应向患者充分、详细地告知治疗过程中有输卵管破裂的风险,此外,在治疗过程中应避免摄入叶酸、非甾体抗炎药、酒精,避免阳光照射防止 MTX 皮炎,限制性生活或强烈的体育运动。

静脉注射:多采用 1 mg/kg 体质量或 50 mg/m² 体表面积的剂量单次给药,不需用解毒药物,但由于不良反应大,现极少应用。

局部用药:MTX 局部用药临床应用较少,腹腔镜直视下或在超声引导下穿刺输卵管妊娠囊,吸出部分囊液后,将药液注入;子宫颈妊娠患者可全身加局部治疗,用半量 MTX 肌内注射,另经阴道超声引导下在子宫颈妊娠囊内抽出羊水后局部注射 MTX。此外,当宫内、宫外同时妊娠时,在超声引导下向异位孕囊或胎儿注射氯化钾(KCl),治疗异位妊娠安全有效,在去除了异位妊娠的同时,保存了正常的宫内妊娠和完整的子宫。

2.手术治疗

(1)手术治疗的指征:血流动力学不稳定;即将发生或已发生的异位妊娠包块破裂;药物保守治疗失败;患者不能或不愿意依从内科治疗后的随访;患者无法及时到达医疗机构行输卵管破裂的处理。

(2)手术方式取决于有无生育要求、输卵管妊娠部位、包块大小、内出血程度及输卵管损害程度、对侧输卵管状况、术者技术水平及手术设施等综合因素。

1)根治性手术:患侧输卵管切除术为最基本最常用的根治性手术,对破裂口大、出血多、无法保留的输卵管异位妊娠,有子女、对侧输卵管正常、妊娠输卵管广泛损害或在同条输卵管的复发的异位妊娠及想要绝育的患者,可行此术,以间质部妊娠及严重内出血休克者尤为适合。从输卵管峡部近端,逐渐电凝并切断输卵管系膜,直至伞端,即可自子宫上切除输卵管。虽彻底清除了病灶,但同时切断了输卵管系膜及卵巢之间的血液循环,使卵巢的血液供应受到影响,其影响程度的大小,还有待于临床的进一步研究。而输卵管部分切除术是在包含妊娠物的输卵管的近远两端、自对系膜缘向系膜逐渐充分电凝并切除该部分的病变输卵管,并将下方的输卵管系膜一并切除。此术式在清除病灶的同时,还保留了输卵管、系膜与卵巢之间的血液循环,对卵巢的血液供应影响较小,若剩余的输卵管足够长还可行二期吻合术。

2)保守性手术:凡输卵管早期妊娠未破裂并且妊娠病灶<5 cm,对侧输卵管缺如或阻塞(粘连、积水、堵塞)及要求保留生育功能者可考虑行保守性手术。但能否施行保守性手术还取决于孕卵植入部位(输卵管间质部妊娠一般不选择保守性手术)、输卵管破损程度和以前输卵管存在的病变。如输卵管有明显癌变或解剖学改变,陈旧性输卵管妊娠部位有血肿形成或积血,严重失血性休克者均列为禁忌。①经腹手术。a.输卵管线形切开取胚术:当妊娠物种植于输卵管壶腹部者更适于此术式。在输卵管系膜的对侧,自妊娠物种植处,沿输卵管长轴表面最肿胀薄弱纵向线性切开各层组织,长度约 2 cm,充分暴露妊娠物,取净妊娠物,勿搔刮、挤压妊娠组织。若输卵管破裂,出血活跃时亦可先电凝输卵管系膜内血管,再取妊娠物。可用 3-0/4-0 肠线间断缝合管腔 2～3 针止血,也可不缝合,管腔或切缘出血处以双极电凝止血待其自然愈合,称为开窗术。b.输卵管伞端妊娠囊挤出术:主要适用于妊娠囊位于输卵管伞端或近输卵管伞端,沿输卵管走行,轻轻挤压输卵管,将妊娠物自输卵管伞端挤出,用水冲洗创面看清出血点,双极电凝止血,此术式有时可能因残留而导致手术失败。c.部分输卵管切除+端端吻合术:此术式较少应用。具体操作步骤为分离输卵管系膜,将妊娠物种植处的部分输卵管切除,然后通过显微手术,行端端吻合术。②腹腔镜下手术:腹腔镜手术微创,恢复快,术后输卵管再通率及宫内妊娠率高,目前是异位妊娠的首选手术方式,手术方式主要包括以下两种。a.输卵管线性造口/切开术:适用于未破裂的输卵管壶腹部妊娠。于输卵管对系膜缘,自妊娠物种植处,沿输卵管长轴表面最肿胀薄弱处,纵行做"内凝"形成 2～3 cm 长的"内凝带"(先凝固后切开,以免出血影响手术野的清晰),已破裂的输卵管妊娠,则从破口处向两端纵行延长切开,切口的长度略短于肿块的长度。输卵管一旦切开妊娠产物会自动向切口外突出或自动滑出,钳夹输卵管肿块两端轻轻挤压,妊娠产物会自然排出,有时需要借助抓钳来取出妊娠物,清除妊娠产物及血凝块,冲洗切口及输卵管腔,凝固切

缘出血点止血,切口不缝合。操作中应当避免用抓钳反复搔抓输卵管腔,这样会损伤输卵管黏膜和导致止血困难,还应避免对管腔内的黏膜进行过多的凝固止血操作,这样会导致输卵管的功能丧失。输卵管峡部妊娠时输卵管内膜通常受损较重,行输卵管线性造口/切开术效果欠佳,术后再次发生异位妊娠的概率高,故线性造口/切开术不是输卵管峡部妊娠的首选手术方式,可选择输卵管部分切除或全切术。b.输卵管伞部吸出术/挤压术或切开术:若孕囊位于输卵管伞端,可考虑应用此术式。用负压吸管自伞端口吸出妊娠组织,或夹持输卵管壶腹部顺次向伞部重复挤压数次,将妊娠产物及血凝块从伞部挤出,然后冲洗输卵管伞部将血凝块清除,此术式操作简单,但可引起出血、输卵管损伤、持续性输卵管妊娠,术后再次发生异位妊娠的可能性高。对于HCG<200 U/L的陈旧性输卵管伞部妊娠,采用此术式是可行的,对HCG>500 U/L的患者,术中或术后应给予 MTX 等化学药物治疗。伞部妊娠的腹腔镜保守治疗更多的是采用伞部切开术。用无损伤钳固定输卵管伞部,将电凝剪刀的一叶从伞部伸入输卵管内,于输卵管系膜的对侧缘剪开输卵管,切口的长度以妊娠着床部位暴露为限。钳夹清除妊娠产物及血凝块,电凝切缘止血,冲洗输卵管伞及黏膜,切开的伞部不缝合。

无论采取何种术式,术中均应将腹腔内的出血洗净、吸出,不要残留凝血块及妊娠胚胎组织。在手术进行过程中,用生理盐水边冲洗边操作,既利于手术又有预防粘连的作用,必要时予病灶处局部注射 MTX。为减少术中出血,可将 20 U 垂体后叶素以等渗盐水稀释至 20 mL 注射于异位妊娠部位下方的输卵管系膜,误入血管可致急性动脉高压和心动过缓,故回抽无血方可注射。

术后可给予米非司酮 25 mg,2 次/天,口服 3～5 d,防止持续性异位妊娠。

(3)术后随访:手术切除异位妊娠物后,需每周检测 HCG 水平直到正常,这对接受保守性手术的患者尤为重要。一般术后 2～3 周 HCG 水平可恢复至正常,但部分病例可长达 6 周。术后 72 h HCG 水平下降少于 20% 提示可能存在妊娠组织残留,大多数情况为滋养细胞组织残留,极少数情况下亦可能是存在未被发现的多部位的异位妊娠。初始 HCG 水平<3 000 U/L 的患者术后发生持续性异位妊娠的可能性很小。若存在输卵管积血直径>6 cm,HCG 水平高于 20 000 U/L,腹腔积血超过 2 L,则术后发生持续性异位妊娠的可能性很大。

二、其他类型的异位妊娠

(一)子宫颈妊娠

子宫颈妊娠是指受精卵种植在组织学内口水平以下的子宫颈管内,并在该处生长发育,占异位妊娠的 1%～2%,发生率约为 1/9 000 例,属于异位妊娠中罕见且危险的类型。子宫颈妊娠的病因尚不明确,目前认为主要有以下原因:①受精卵运行过快或发育过缓,子宫内膜成熟延迟,或子宫平滑肌异常收缩;②人工流产、剖宫产或引产导致子宫内膜病变、缺损、瘢痕形成或粘连,或宫内节育器的使用,都可干扰受精卵在子宫内的着床;③体外受精-胚胎移植等助孕技术的子宫颈管内操作导致局部的病理改变;④子宫发育不良、内分泌失调、子宫畸形或子宫肌瘤致宫腔变形。临床表现多为停经后出现阴道流血或仅为血性分泌物,可突然大量、无痛性的流血危及生命,不足 1/3 的患者可出现下腹痛或痛性痉挛,疼痛但不伴出血很少见。子宫颈膨大呈圆锥状,蓝紫色,变软,子宫颈外口可能是张开的,外口边缘薄,显示呈蓝色或紫色的妊娠组织,内口紧闭,无明显触痛,而子宫正常大小或稍大,硬度正常,这种表现被称为"沙漏状"子宫。

子宫颈妊娠的超声诊断准确率约为 87%,超声检查的诊断标准:①子宫体正常或略大,宫腔空虚,子宫蜕膜较厚;②子宫颈管膨大如球状,与宫体相连呈沙漏状(8 字形);③子宫颈管内可见完整的孕囊,有时还可见到胚芽或原始心管搏动,如胚胎已死亡则回声紊乱;④子宫颈内口关闭,胚胎不超过子宫颈内口或子宫动脉平面以下。子宫颈妊娠若未得到早期诊断,或是由于误诊而行刮宫术,都极可能发生致死性的阴道大量流血,从而不得不切除子宫,使患者丧失生育能力,甚至导致患者死亡。

确诊后根据阴道流血情况及血流动力学稳定与否采用不同的方法。①流血量少或无流血:可选择药物保守治疗,成功率约为95.6%,首选MTX全身用药,方案见输卵管妊娠;或经子宫颈注射于胚囊内。应用MTX后应待血HCG明显下降后再行刮宫术,否则仍有大出血的可能。②流血量多或大出血:须在备血后操作,可刮除子宫颈管内胚胎组织,纱条填塞或小水囊压迫创面止血,或直视下切开子宫颈剥除胚胎管壁,重建子宫颈管;宫腔镜下吸取胚胎组织,创面电凝止血或选择子宫动脉栓塞,同时使用栓塞剂和MTX,如发生失血性休克,应积极纠正休克,必要时应切除子宫挽救患者生命。

(二)卵巢妊娠

卵巢妊娠是指受精卵在卵巢组织内着床和生长发育,是较罕见的异位妊娠,发生率为1/7 000例妊娠,占异位的0.5%～3.0%,近年发病率有增高的趋势。与输卵管妊娠相反,盆腔炎性疾病史或使用IUD并不增加卵巢妊娠的风险,从某种意义上来说,卵巢妊娠似乎是与不孕或反复异位妊娠史不相关的随机事件。临床表现与输卵管妊娠极为相似,表现为急性腹痛、盆腔包块、早孕征象及阴道流血,往往被诊断为输卵管妊娠或误诊为卵巢黄体破裂。有时阴道超声也很难区分输卵管妊娠和卵巢妊娠,但可以除外宫内妊娠,腹腔镜诊断极有价值,但确诊仍需病理检查。诊断标准:①双侧输卵管完整,并与卵巢分开;②孕囊位于卵巢组织内;③卵巢及孕囊必须以卵巢固有韧带与子宫相连;④孕囊壁上有卵巢组织。符合上述4条病理学诊断标准,称为原发性卵巢妊娠,治疗可行卵巢楔形切除。

(三)宫角妊娠

宫角妊娠是指受精卵植入在宫腔外侧角子宫输卵管结合处的内侧,接近输卵管近端开口,与输卵管间质部妊娠相比,宫角妊娠位于圆韧带的内侧。宫角妊娠占异位妊娠的1.5%～4.2%,但病死率却占异位妊娠的20%。80%的宫角妊娠患者存在1项或多项高危因素,影响受精卵的正常运行及着床,受精卵不能如期到达正常宫腔种植,使之在非正常位置种植。在宫角处的妊娠囊随妊娠进展,可向宫腔侧发展,向宫腔侧发展的妊娠囊会逐渐移向宫腔,但胎盘仍附着于宫角。由于宫角处内膜和肌层较薄,早期滋养层发育不良,可发生早期流产、胚胎停育,部分出现胎盘植入、产后胎盘滞留。妊娠囊向输卵管间质部扩展者,宫角膨胀、外突,最终出现和输卵管间质部妊娠相同的结果。由于宫角妊娠在解剖上的特殊性,妊娠结局可以多样:可妊娠至足月,可发生宫内流产,也可发生宫角破裂。B超检查特点:宫角处突起包块,内有妊娠囊,与子宫内膜相连续,其周围见完整的肌壁层。在腹腔镜或剖腹手术过程中从外部观察子宫时,看到因宫角妊娠而增大的子宫使圆韧带向上、向外移位,但仍位于圆韧带本身的内侧。另一方面,间质部妊娠导致的子宫增大位于圆韧带外侧。

治疗方法有经腹或腹腔镜下宫角切除术,B超引导下刮宫术,全身或妊娠囊局部化疗。也有采用子宫动脉结扎治疗宫角妊娠破裂的病例报道,术后应当找到绒毛组织且超声检查宫角部无异常回声,继续追踪至血HCG降至正常。

(四)腹腔妊娠

腹腔妊娠是指妊娠囊位于输卵管、卵巢、阔韧带以外的腹腔内妊娠,是一种罕见的异位妊娠,发病率大约为 1/5 000 例,对母儿生命威胁极大。临床表现不典型,易被忽视而误诊,不易早期诊断,分原发性和继发性两种。原发性腹腔妊娠指受精卵直接种植于腹膜、肠系膜、大网膜、盆壁、肠管、直肠子宫陷凹等处,少有异位妊娠位于肝、脾、横结肠脾曲的文献报道。继发性腹腔妊娠往往发生于输卵管妊娠流产或破裂后,偶可继发于卵巢妊娠或子宫内妊娠而子宫存在缺陷破裂后,胚胎落入腹腔。患者一般有停经、早孕反应、腹痛、阴道流血等类似一般异位妊娠的症状,然后阴道流血停止,腹痛缓解,以后腹部逐渐增大,胎动时,孕妇常感腹部疼痛,无阴道流血,有些患者有嗳气、便秘、腹部不适,随着胎儿长大,症状逐渐加重。腹部检查发现子宫轮廓不清,但胎儿肢体极易触及,胎位异常(肩先露或臀先露),胎先露部高浮,胎心音异常清晰,胎盘杂音响亮,即使足月后也难以临产。若胎儿死亡,妊娠征象消失,月经恢复来潮,粘连的脏器和大网膜包裹死胎。胎儿逐渐缩小,日久若干尸化或成为石胎。若继发感染,形成脓肿,可向母体的肠管、阴道、膀胱或腹壁穿通,排出胎儿骨骼。B超检查能清晰显示子宫大小、宫外孕囊、胎儿和胎盘结构,以及这些结构与相邻脏器的关系,是目前用于腹腔妊娠诊断首选的辅助检查方法。原则上一旦确诊,应立即终止妊娠。具体手术方式因孕期长短、胎盘情况而异:如果胎盘附着于子宫、输卵管及圆韧带,可以将胎盘及其附着器官一并切除;如果胎儿死亡,胎盘循环停止已久,可以试行胎盘剥除;如果胎盘附着于重要器官而不宜切除或无法剥离者,可留置胎盘于腹腔内,术后可逐渐吸收。

(五)剖宫产术后子宫瘢痕妊娠(cesarean scar pregnancy,CSP)

CSP 是指受精卵着床于既往剖宫产子宫瘢痕处的异位妊娠,可导致胎盘植入、子宫破裂甚至孕产妇死亡,是剖宫产术后远期潜在的严重并发症,发生率 1/2 216～1/1 800 例,在有剖宫产史女性的异位妊娠中约占 6.1%。

CSP 的确切病因及发病机制尚不明确,CSP 不同于宫内妊娠合并胎盘植入,后者为妊娠囊位于宫腔内,由于子宫蜕膜发育不良,胎盘不同程度地植入子宫肌层内;而前者为妊娠囊位于宫腔外瘢痕处,四周被瘢痕处子宫肌层和纤维组织包绕。有关 CSP 受精卵着床,最为可能的解释是剖宫产术中损伤子宫内膜基底层,形成与宫腔相通的窦道或细小裂隙,受精卵通过窦道侵入瘢痕处肌层内种植。

出现症状的孕周早晚不一,平均诊断孕周为(7.5±2.0)周,距离前次剖宫产时间为 4 个月至15 年。不规则阴道流血通常为首发症状,占 38.6%～50.0%,可为点滴状或大出血,有或无明确停经史。阴道流血可有如下几种不同形式:①停经后阴道流血淋漓不断,出血量不多或似月经样,或突然增多,也可能一开始即为突然大量出血,伴大血块,血压下降,甚至休克;②人工流产术中或术后大量出血不止,涌泉状甚至难以控制,短时间内出现血压下降甚至休克,也可表现为术后阴道流血持续不断或突然增加;③药物流产后常无明显组织排出或仅有少量蜕膜样组织排出,药流后阴道流血持续不净或突然增加,行清宫术时发生大出血。约 16% 的患者伴有轻、中度腹痛,8.8% 的患者表现为单纯下腹痛,约 40% 的患者无症状,只是在超声检查时偶然发现。CSP 患者子宫切口处瘢痕未破裂时,症状常不明显,可有瘢痕局部疼痛和压痛。随着妊娠的进展,CSP 患者发生子宫破裂、大出血的危险逐渐增加,若突发剧烈腹痛、晕厥或休克、腹腔内出血,常提示子宫发生破裂。

超声检查简便可靠,是诊断 CSP 最常用的方法,经阴道超声更有利于观察胚囊大小,与剖宫产瘢痕的位置关系及胚囊与膀胱间的肌层厚度;经腹部超声利于了解胚囊或团块与膀胱的关系,测量局部肌层的厚度以指导治疗,两种超声联合检查可以更全面了解病情。CSP 的超声检查诊断标准：①宫腔及子宫颈管内未探及妊娠囊，可见内膜线；②妊娠囊或混合性包块位于子宫前壁下段肌层（相当于前次剖宫产切口部位），部分妊娠囊内可见胚芽或胎心搏动；③妊娠囊或包块与膀胱之间子宫肌层变薄，甚至消失，妊娠囊或包块与膀胱间隔变窄，子宫肌层连续性中断；④彩色多普勒血流成像在胚囊周围探及明显的高速低阻环状血流信号；⑤附件区未探及包块，直肠子宫陷凹无游离液体（CSP 破裂除外）。当 CSP 的超声声像图不典型时，难以与子宫峡部妊娠、子宫颈妊娠、难免流产、妊娠滋养细胞疾病相鉴别，可进行 MRI 检查。MRI 检查矢状面及横断面的 T_1、T_2 加权连续扫描均能清晰地显示子宫前壁下段内的妊娠囊与子宫及其周围器官的关系，但因为费用较昂贵，所以，MRI 检查不作为首选的诊断方法。血 β-HCG 水平与正常妊娠没有明显差别，与相对应的妊娠周数基本符合，主要用于指导治疗方法的选择和监测治疗结果。

根据超声检查显示的着床于子宫前壁瘢痕处的妊娠囊的生长方向，以及子宫前壁妊娠囊与膀胱间子宫肌层的厚度进行分型。此分型方法有利于临床的实际操作。

Ⅰ型：①妊娠囊部分着床于子宫瘢痕处，部分或大部分位于宫腔内，少数甚或达宫底部宫腔；②妊娠囊明显变形、拉长、下端成锐角；③妊娠囊与膀胱间子宫肌层变薄，厚度＞3 mm；④CDFI：瘢痕处见滋养层血流信号（低阻血流）。

Ⅱ型：①妊娠囊部分着床于子宫瘢痕处，部分或大部分位于宫腔内，少数甚或达宫底部宫腔；②妊娠囊明显变形、拉长、下端成锐角；③妊娠囊与膀胱间子宫肌层变薄，厚度≤3 mm；④CDFI：瘢痕处见滋养层血流信号（低阻血流）。

Ⅲ型：①妊娠囊完全着床于子宫瘢痕处肌层并向膀胱方向外凸；②宫腔及子宫颈管内空虚；③妊娠囊与膀胱之间子宫肌层明显变薄、甚或缺失，厚度≤3 mm；④CDFI：瘢痕处见滋养层血流信号（低阻血流）。

Ⅲ型中还有一种特殊的超声表现，即包块型，其声像图的特点：①位于子宫下段瘢痕处的混合回声（呈囊实性）包块，有时呈类实性，包块向膀胱方向隆起；②包块与膀胱间子宫肌层明显变薄、甚或缺失；③CDFI：包块周边见较丰富的血流信号，可为低阻血流，少数也可仅见少许血流信号或无血流信号。包块型多由 CSP 流产后（如药物流产后或负压吸引术后）子宫瘢痕处妊娠物残留并出血所致。

CSP 的治疗目标为终止妊娠、去除病灶、保障患者的安全，治疗原则为尽早发现，尽早治疗，减少并发症，避免期待治疗和盲目刮宫。对于 CSP 的治疗目前尚无规范化的统一治疗方案。治疗方案的选择，主要根据患者年龄、病情的严重程度、孕周大小、子宫肌层缺损情况、血 β-HCG 水平、对生育的要求及诊疗经验及技术进行综合考虑。治疗前必须与患者充分沟通，充分告知疾病和各种治疗的风险并签署知情同意书。包括 B 超监视下清宫术、甲氨蝶呤治疗后清宫术、子宫动脉栓塞后清宫术、腹腔镜或开腹子宫局部切开取胚及缝合术及子宫次全切除或子宫全切除术等。患者出院后应定期随访，行超声和血 HCG 检查，直至血 HCG 正常，局部包块消失。

（六）残角子宫妊娠

残角子宫又称为遗迹性双角子宫，在胚胎发育过程中，子宫残角为一侧副中肾管发育不全所致的子宫先天发育畸形。残角子宫按 Battram 分型分 3 型：①Ⅰ型残角子宫腔与单角子宫的宫腔相通；②Ⅱ型残角子宫腔与正常单角子宫腔不相通；③Ⅲ型无宫腔实体残角子宫，仅以纤维带同单角子宫相连，以Ⅱ型为最多见。残角子宫妊娠是受精卵于残角子宫内着床并生长发育，残角子宫妊娠破裂的发生率高达 89%，一旦破裂，可出现致命性的腹腔内出血。

不同类型的残角子宫妊娠，有不同的临床表现。Ⅰ型残角子宫妊娠有类似输卵管异位妊娠的症状,有停经史、腹痛、阴道流血、血 β-HCG 升高,一般腹痛轻微,甚至无腹痛,如果发生急剧腹痛表明已有子宫破裂。双合诊检查时,在子宫旁可扪及略小于停经月份妊娠子宫的、质地较软的包块,大多在妊娠早期有类似流产的不规则阴道流血。Ⅱ型残角子宫早期妊娠症状与正常子宫妊娠相同,没有阴道流血,发生破裂时间晚,多数在孕 12~26 周发生肌层完全破裂或不完全破裂,引起严重内出血。Ⅲ型残角子宫因无宫腔,体积小,无内膜,不会造成残角子宫妊娠,但会导致输卵管妊娠。B 超检查特点:子宫腔内无妊娠囊,而在子宫一侧可见一圆形或椭圆形均匀的肌样组织包块,包块内可见妊娠囊或胚胎,妊娠包块与子宫颈不相连接。在 B 超监视下由子宫颈内置入金属探针更有助于诊断。

残角子宫妊娠的典型临床表现出现较晚,在术前明确诊断少,到发生子宫破裂时,往往病情较危重,一旦明确诊断,应尽早手术治疗。妊娠早、中期者行残角子宫切除术并将患侧输卵管结扎或切除为宜,以防以后发生同侧输卵管妊娠的可能,保留卵巢。当妊娠已达足月且为活胎者,应先行剖宫产抢救胎儿,然后切除残角子宫与同侧输卵管。

(七)阔韧带间妊娠

阔韧带间妊娠是一种较少见的一种异位妊娠,文献报道发生率为每 300 次异位妊娠中发生 1 例。阔韧带间妊娠通常是由输卵管妊娠的滋养细胞组织穿过输卵管浆膜层进入输卵管系膜,继发性种植在两叶阔韧带之间而致。如果在宫腔和后腹膜间隙之间存在子宫瘘管,也可发生阔韧带间妊娠。与腹腔妊娠相似,阔韧带间妊娠胎盘可以附着到子宫、膀胱和盆腔侧壁,如果有可能,应该切除胎盘,当无法切除胎盘时,可以将其留在原位自行吸收。

(八)多发性异位妊娠

与宫内宫外同时妊娠相比,两个或者多个异位妊娠的发生率相对很少,可以出现在多个部位和有多种组合形式。尽管绝大多数报道的是输卵管双胎妊娠,但是也有卵巢、间质部和腹腔的双胎妊娠报道,也有部分输卵管切除术后及 IVF-ET 术后双胎和三胎妊娠的报道。处理同其他类型的异位妊娠,取决于妊娠的部位。

(徐艳梅)

第五节　多胎妊娠

双胎妊娠分为双卵双胎和单卵双胎。单卵双胎分为双绒毛膜双羊膜囊双胎、单绒毛膜双羊膜囊双胎、单绒毛膜单羊膜囊双胎和联体双胎四种类型。

双胎的预后取决于绒毛膜性,而并非合子性。应该在早孕期对双胎妊娠进行绒毛膜性的判断。

双胎妊娠的非整倍体筛查策略与单胎不一样,不建议单独使用生化血清学方法对双胎妊娠进行唐氏综合征发生风险的筛查。可以考虑早孕期血清学＋NT＋年龄联合筛查非整倍体的风险。

双胎妊娠是高危妊娠,孕产妇和胎儿并发症增加,应加强孕期管理。复杂性双胎,包括所有的单绒毛膜双胎、有胎儿并发症的双绒毛膜双胎(如双胎体质量生长不一致、一胎畸形、一胎胎死宫内),应建议转诊至有胎儿医学中心的三甲医院。

在一次妊娠中,宫腔内同时有两个或两个以上胎儿时称双胎妊娠或多胎妊娠。近年随着辅助生育技术广泛开展和母亲受孕年龄的增加,多胎妊娠发生率明显提高。双胎出生率增加了近70%,从 1980 年 19/1 000 例活产儿到 2006 年 32/1 000 例活产儿。

世界各地单卵双胎的发生率相对恒定,为 4‰,并与种族、遗传、年龄和产次等基本无关;而双卵双胎和多胎妊娠的发生率变化较大,受种族、遗传、年龄、孕产次、促排卵药物及辅助生育技术等因素影响,双卵双胎的发生率为 1.3‰～49.0‰。本节主要讨论双胎妊娠。

一、双胎的类型和特点

(一)双卵双胎

由两个卵细胞和两个精子分别受精形成两个受精卵,约占双胎妊娠的 70%。由于双胎的遗传基因不完全相同,所以与两次单胎妊娠形成兄弟姐妹一样,双卵双胎的两个胎儿的性别、血型可以相同或不同,而外貌、指纹等表型不同。胎盘分为分离的两个,也可以融合成一个,但胎盘内血液循环各自独立,没有血管吻合支。胎盘胎儿面见两个羊膜腔,中间隔有两层羊膜和两层绒毛膜,为双绒毛膜双羊膜囊双胎。

1.同期复孕

一种两个卵细胞在短时期内不同时间受精而形成的双卵双胎,精子可以是来自相同或不同男性,检测 HLA 型别可识别精子的来源。曾有新闻报道,国外一女子生育的双胎中一个为白人、一个为黑人。

2.异期复孕

在一次受精后隔一个排卵周期后再次受精妊娠。属于双卵双胎中特殊罕见的类型。人类未见报道。

(二)单卵双胎

一个卵细胞和一个精子受精后分裂形成两个胎儿,约占双胎妊娠的 30%。单卵双胎的遗传基因完全相同,故两个胎儿性别、血型及其他各种表型完全相同。根据受精卵在早期发育阶段发生分裂的时间不同,可形成以下四种类型。

1.双绒毛膜双羊膜囊双胎(dichorionic diamnionic,DCDA)

在受精后 72 h 内分裂,形成两个独立的受精卵、两个羊膜囊,羊膜囊间隔有两层绒毛膜、两层羊膜,胎盘为两个或融合为一个。此种类型占单卵双胎的 30% 左右。

2.单绒毛膜双羊膜囊双胎(monochorionic diamnionic,MCDA)

受精卵在受精 72 h 后至 8 d 内分裂,胚胎发育处于囊胚期,即已分化为滋养细胞,羊膜囊尚未形成。胎盘为一个,两个羊膜囊,羊膜囊间隔只有两层羊膜。此种类型占单卵双胎的 68%。

3.单绒毛膜单羊膜囊双胎(monochorionic monoamnionic,MCMA)

受精卵在受精后 9～13 d 分裂,此时羊膜囊已形成,故两个胎儿共存于一个羊膜腔内,共有一个胎盘。此种类型占单卵双胎的 1%～2%。

4.联体双胎

受精卵在受精 13 d 后分裂,此时原始胚盘已形成,机体不能完全分裂成两部分,导致不同形式的联体双胎。寄生胎也是联体双胎的一种形式,发育差的内细胞团被包入正常发育的胚胎体内,常位于胎儿的上腹部腹膜后,胎体的发育不完整。联体双胎的发生率为单卵双胎的 1/1 500。

二、妊娠期母体变化

双胎或多胎妊娠时,与单胎妊娠相比母体负担更重,变化更大。子宫体积及张力明显增大,其容量将增加超过 1 L,重量将增加至少 9 kg,当合并羊水过多时,容积和重量增加更明显。孕妇血容量扩张较单胎妊娠多 500 mL,心率和心搏量都增加,心排血量增多,加上宫底上升抬高横隔,心脏向左向上移位更加明显,心脏负担加重。由于血容量的剧增,以及两个胎儿的发育,对铁、叶酸等营养物质的需要剧增,而孕妇常常早孕反应重,胃储纳、消化吸收功能减弱,孕期易患贫血、低钙血症等。相对于单胎,双胎或多胎妊娠孕妇骨关节及韧带的变化更加明显。容易发生腰椎间盘突出或耻骨联合分离,影响孕妇活动。

三、诊断及鉴别诊断

(一)诊断

1.病史及临床表现

有家族史和(或)孕前曾用过促排卵药或接受体外受精多个胚胎移植的多为双卵双胎。早孕期早孕反应明显。中期妊娠后体质量增加迅速,腹部增大与停经月份不相符,多伴有下肢水肿、静脉曲张等压迫症状,妊娠晚期常感身体沉重,行走不便,严重者有呼吸困难。

2.孕期产科检查

宫底高度大于停经月份,常超出妊娠图的 90 百分位数,四步诊时腹部可触及多个小肢体或三个胎极,在腹部不同部位可听到两个或多个胎心,胎心率相差 10 次以上。下腹部和下肢皮肤可见妊娠纹,多见脚背或脚踝水肿。

3.产科超声检查

产科超声检查是诊断双胎或多胎的主要手段,还可筛查胎儿结构畸形,早期诊断复杂性双胎如双胎输血综合征、双胎动脉反向灌注序列、联体双胎等。

4.绒毛膜性判断

一旦确诊为双胎,应尽一切努力判定和报告羊膜性和绒毛膜性。双胎的预后取决于绒毛膜性,而并非合子性。绒毛膜性的判断主要依靠产前超声检查。

(1)早孕期:早期绒毛膜性的判定最准确的体征(准确率接近 100%)为孕 7～10 周孕囊的个数及孕 11～14 周双胎峰的出现。孕 7～10 周,如果宫腔内可见两个妊娠囊,为双绒毛膜双胎,如仅见一个孕囊,则单绒毛膜双胎的可能性极大。孕 11～14 周,根据有无"双胎峰"来判断绒毛膜性。所谓双胎峰指分隔的胎膜与胎盘胎儿面接触处呈三角形,提示双绒毛膜双胎。如分隔的胎膜与胎盘胎儿面接触处呈 T 形,提示单绒毛膜双胎。

(2)中孕期:早孕期之后判断绒毛膜性的难度增加,准确率约 80%。可通过检查胎儿性别、两个羊膜囊间隔厚度、胎盘是否独立综合判断绒毛膜性。如有两个独立胎盘和(或)胎儿性别不同,提示双卵双胎;如超声影像图上只有一个胎盘,可以是单绒毛膜双胎,也可以是双绒毛膜双胎。此外,测定两个羊膜囊间隔的胎膜厚度可辅助诊断,如间隔胎膜厚度≥2 mm,提示双绒毛膜双胎可能性大。

(二)鉴别诊断

当宫底高度大于停经月份时,首先应重新核定孕周,特别对于月经周期不规则的孕妇,然后应排空膀胱再测宫底高度,做好这两项工作后确定子宫大于停经月份,还应与以下情况相鉴别:

①妊娠滋养细胞疾病;②子宫畸形(纵隔子宫、双角子宫或残角子宫)合并妊娠;③子宫肌瘤合并妊娠;④附件肿瘤合并妊娠;⑤羊水过多;⑥巨大胎儿。

通过询问相关病史,主要依靠超声检查,可以鉴别诊断。

四、双胎并发症及对母儿的影响

多胎妊娠比单胎妊娠发生孕产妇与胎儿并发症的风险增加,除容易流产、早产、妊娠期高血压疾病等常见并发症外,还有一些特有的围生儿并发症,危及母儿安全。

(一)孕产妇的并发症

1.贫血

双胎并发贫血的发生率为74.6%,是单胎的2.4倍,与铁及叶酸缺乏有关。

2.妊娠期高血压疾病

双胎并发妊娠期高血压疾病可高达30%,比单胎高3~4倍,具有发病早、程度重、容易出现心肺并发症等特点。

3.妊娠肝内胆汁淤积症

发生率是单胎的2倍,胆酸常高出正常值10~100倍,容易引起死胎及死产。

4.羊水过多及胎膜早破

双胎羊水过多发生率约为12%,约14%双胎并发胎膜早破。

5.胎盘早剥

双胎易发胎盘早剥,可能与妊娠期高血压疾病发病率增加有关,另外,胎膜早破或双胎第一胎儿娩出后宫腔压力骤降,是胎盘早剥的另一个常见原因。

6.宫缩乏力和产后出血

双胎子宫肌纤维伸展过度,常并发原发性宫缩乏力,易致产程延长和产后出血。双胎产后出血发生率是单胎的2倍,导致全子宫切除的比率是单胎的3倍,与子宫过度膨胀、产后宫缩乏力加上胎盘附着面积增大有关。

(二)围生儿并发症

1.流产

双胎妊娠容易发生自然流产,据报道流产的双胎比足月分娩的双胎多三倍以上。单绒毛膜双胎是自然流产的高危因素,与双绒毛膜双胎的流产比例为18:1。

2.早产

因胎膜早破或宫腔内压力过高及严重母儿并发症等原因,约60%的双胎并发早产,导致围生儿病死率增高。美国一项调查显示16年间,双胎足月分娩数下降22%,与医源性干预有关,但并未造成围生儿病死率增高。

3.胎儿畸形

双卵双胎和单卵双胎妊娠胎儿畸形的发生率分别为单胎妊娠的2倍和3倍。

4.难产

胎位为臀头位,易发生胎头交锁导致难产;即使是头头位,胎头碰撞也会引起难产。

5.脐带异常

脐带插入点异常如球拍状胎盘或帆状胎盘是单绒毛膜双胎常见并发症。单绒毛膜单羊膜囊双胎几乎均有脐带缠绕。脐带脱垂多发生在双胎胎儿异常或胎先露未衔接出现胎膜早破时,以及第一胎胎儿娩出后,第二胎胎儿娩出前,可致胎儿死亡。

6.过期妊娠

美国一项研究表明孕 39 周以后双胎死产的风险超过了新生儿死亡的风险。有学者建议将 40 周以后的双胎妊娠视为过期妊娠。

(三)双胎特有并发症

1.双胎体质量生长不一致

双胎体质量生长不一致发生于 20%~30%双胎,定义为双胎之一胎儿体质量小于第 10 百分位数,且两胎儿体质量相差>25%,又称为选择性生长受限(selective FGR,sFGR)。两个胎儿的体质量均小于第 10 百分位数,称为小于胎龄儿(small for gestational age,SGA)。双胎体质量生长不一致原因不明,可能与胎儿拥挤、胎盘占蜕膜面积相对较小或一胎畸形有关。双绒毛膜双胎体质量生长不一致,不一样的遗传生长潜力,特别在性别不同时也是原因之一。单绒毛膜双胎,主要原因是胎盘分配不均及脐带插入异常,FGR 胎儿胎盘通常为球拍状胎盘或帆状胎盘。双胎体质量生长不一致,围产期不良结局增加,总的围产期丢失率为 7.3%。当体质量相差超过 30%时,胎儿死亡的相对风险增加 5 倍以上。此外,新生儿呼吸窘迫综合征、脑室内出血、脑室周围白质软化、败血症和坏死性小肠结肠炎等的发生率都随着双胎生长不一致程度的上升而上升。

2.双胎输血综合征(twin to twin transfusion syndrome,TTTS)

10%~15%的单绒毛膜双胎会发生 TTTS。绝大部分是 MCDA,MCMA 发生 TTTS 非常少见。通过胎盘间的动-静脉吻合支,血液从动脉向静脉单向分流,使一个胎儿成为供血儿,另一个胎儿成为受血儿。导致供血儿贫血、血容量减少,致使发育迟缓,肾灌注不足,羊水过少,胎儿活动受限并引起"贴附胎",甚或死亡;受血儿血容量过多,可因循环负荷过重而发生羊水过多、胎儿水肿、胎儿充血性心力衰竭。产前诊断 TTTS 的标准:①单绒毛膜性双胎;②羊水过多-羊水过少,受血儿羊水过多,最大羊水池深度>8 cm;供血儿羊水过少,最大羊水池深度<2 cm。

3.双胎贫血-多血序列征(twin anemia polycythemia sequence,TAPS)

TAPS 是单绒毛膜双胎的特有并发症,原发于 3%~5%的单绒毛膜双胎,2%~13%的 TTTS 激光治疗后继发发生 TAPS。其发生机制与 TTTS 相似,为胎盘间的动静脉吻合支导致单向的血流,但吻合支均为直径<1 mm 的微小血管,故表现为双胎网织红细胞的差异,一胎严重贫血,另一胎红细胞增多,不发生羊水量的改变。产前诊断标准:①单绒毛膜双胎;②一胎大脑中动脉血流峰值(MCA-PSV)>1.5 MOM,另一胎 MCA-PSV<1.0 MOM;③缺乏 TTTS 的诊断依据,没有羊水过少或过多。

4.双胎反向动脉灌注序列(twin reversed arterial perfusion sequence,TRAPS)

TRAPS 又称无心双胎,是单绒毛膜双胎的罕见、特有并发症,发生于 1%的单绒毛膜双胎。可通过产前超声检查做出诊断,表现为双胎妊娠一胎儿心脏缺如、退化或无功能(称为无心胎),另一胎儿正常(称为泵血胎)。TRAPS 最显著的特征是结构正常的泵血胎通过胎盘表面的一根动-动脉吻合向寄生的无心胎供血。通常泵血胎儿解剖结构正常,其为非整倍体的风险为 9%;无心胎常伴有其他解剖结构异常,如先天性无脑畸形、前脑无裂畸形、重要器官缺如等。如不治疗,泵血胎多因高负荷心力衰竭而死亡,围产期死亡率为 50%~75%。

5.单绒毛膜单羊膜囊双胎(MCMA)

MCMA 是一种两个胎儿同在一个羊膜囊的罕见妊娠方式,大约占单绒毛膜双胎的 5%。在 16 周前,流产率为 50%,大部分丢失是由于胎儿异常和自然流产。一项系统综述包括 114 个

MCMA,得出结论:几乎所有的 MCMA 都存在脐带缠绕,脐带缠绕会导致围生儿的发病率和死亡率升高。单有脐动脉切迹,而没有其他胎儿恶化的证据,并不能提示围生儿预后不良。TTTS 和脑损伤的发生率分别为 6% 和 5%。

6.联体双胎

受精卵在胎盘已开始形成后才分裂形成双胎,属于单羊膜囊妊娠的特有并发症。联体双胎很罕见,估计每 100 000 例妊娠中有一例,约占单绒毛膜双胎的 1%。连体可涉及任意数量的器官,可分为前(胸部联胎)、后(臀部联胎)、头(头部联胎)和尾(骶部联胎)四类,其中最常见的连体类型包括胸部连体、脐部连体、臀部连体、坐骨连体、颅部连体。

五、临床管理

(一)孕期管理

(1)绒毛膜性的判定和核实孕龄:双胎的预后取决于绒毛膜性,故早孕期超声检查判断绒毛膜性显得至关重要。建议所有诊断双胎妊娠的孕妇均应在孕 14 周前通过超声检查孕囊的个数和双胎峰的出现,准确判断绒毛膜性。

尽管早孕期和中孕期超声推算孕龄的准确性相似,但还是推荐使用早孕期 B 超来推算预产期。没有充分的证据推荐使用哪个胎儿(当胎儿大小不一致时)来决定双胎的预产期。但是,为避免漏诊早期的一胎胎儿宫内生长受限,大多数专家同意临床医师应根据大胎儿来推算孕龄。

(2)产前非整倍体筛查及结构筛查:双胎妊娠的非整体筛查策略与单胎不一样,不建议单独使用生化血清学方法对双胎妊娠进行唐氏综合征发生风险的筛查。可以考虑早孕期血清学+NT+年龄联合筛查,在假阳性率为 5% 的情况下,此筛查策略非整倍体的检出率单胎为 89%,DCDA 为 86%,MCDA 为 87%。目前由于缺乏大样本的研究,非侵入性产前筛查(NIPT)应用于双胎产前筛查仍然不确定其准确性。ACOG 仍不建议 NIPT 应用于双胎妊娠的产前筛查。建议在孕18~24 周进行双胎妊娠的超声结构筛查。

(3)孕期超声检查的频率和内容:建议双胎妊娠早孕期建卡登记,孕 14 周前超声确定绒毛膜性,孕11~14 周 NT 检查联合孕妇年龄、血清学指标行非整倍体筛查,孕 20~24 周超声结构畸形筛查,同时测量子宫颈长度。双绒双胎孕 24 周后每 4 周超声检查一次,监测胎儿生长发育、羊水量和脐动脉多普勒血流。单绒双胎自孕 16 周起,每 2 周超声检查一次,内容包括胎儿生长发育、羊水量、脐动脉多普勒血流和大脑中动脉血流峰值。

(4)妊娠期处理及监护:①营养指导,补充含一定叶酸量的复合维生素,纠正贫血,适当补充铁及钙剂,合理饮食,保证胎儿生长所需的足够营养。②防治早产,合理应用宫缩抑制剂。双胎孕妇应增加休息时间,减少活动量。34 周前如出现宫缩或阴道流液,应住院治疗,给予宫缩抑制剂。孕期可行阴道超声检查了解子宫颈内口形状和子宫颈管长度,预测早产的发生。双胎妊娠的糖皮质激素促进胎肺成熟方案与单胎妊娠相同。③防治母体妊娠期并发症,妊娠期注意血压及尿蛋白变化,及时发现和治疗妊娠期高血压疾病。重视孕妇瘙痒主诉,动态观察孕妇血胆汁酸及肝功能变化,早期诊断和治疗妊娠肝内胆汁淤积症。④定期监测胎心、胎动变化,可自孕 33 周起,每周行 NST 检查。⑤妊娠晚期通过腹部触诊和 B 超检查确定胎位,帮助选择分娩方式。

(二)终止妊娠时机及指征

1.终止妊娠时机

对于双胎终止妊娠时机选择,目前仍有不同观点。多数专家认为,对于无并发症及合并症的双绒毛膜双胎可期待至孕 38 周时再考虑分娩。对于无并发症及合并症的单绒毛膜双羊膜囊双胎可以在严密监测下至妊娠 37 周分娩。单绒毛膜单羊膜囊双胎的分娩孕周多为 32～34 周。复杂性双胎(如双胎输血综合征、选择性生长受限及贫血多血质序列等)需要结合每个孕妇及胎儿的具体情况制订个体化的分娩方案。

2.终止妊娠指征

(1)单绒毛膜双胎出现严重的特殊并发症,如 TTTS、sFGR、TAPS 等,为防止一胎死亡对另一胎产生影响。

(2)母亲有严重并发症,如子痫前期或子痫,不能继续妊娠时。

(3)预产期已到但尚未临产,胎盘功能减退者。

3.分娩期处理及产后观察

(1)分娩方式的选择:无合并症的单绒毛膜双羊膜囊双胎及双绒毛膜双羊膜囊双胎可以选择阴道试产。双胎计划阴道分娩时,第二胎儿的胎方位不作为分娩方式选择的主要依据,具体为:①胎方位为头-头位,可以阴道试产。②第一胎为头位、第二胎儿为臀位且估计体质量介于 1 500～4 000 g时,可进行阴道试产;第二胎儿估计体质量 1 500 g 以下时,仍无充分证据支持哪种分娩方式更为有利;③双胎体质量不一致并不能作为剖宫产的指征。

剖宫产指征:①第一胎儿为肩先露、臀先露;②联体双胎孕周＞26 周;③单胎妊娠的所有剖宫产指征,如短期不能阴道分娩的胎儿窘迫、严重妊娠并发症等;④单绒毛膜单羊膜囊双胎。

(2)产程处理:宫缩乏力时可在严密监护下给予低浓度缩宫素静脉滴注加强宫缩;第一产程全程严密观察胎心变化和产程进展;第二产程行会阴侧切,当第一胎儿娩出后,立即用血管钳夹紧胎盘侧脐带,防止第二胎儿失血。助手在腹部协助固定第二胎儿为纵产式,定时记录胎心和宫缩,及时阴道检查了解胎位,注意有无脐带脱垂或胎盘早剥。如无异常,尽快行人工破膜,必要时静脉滴注低浓度缩宫素加强宫缩,帮助胎儿在半小时内娩出。若发现脐带脱垂、胎盘早剥、第二胎横位,应立即产钳助产、内倒转术或臀牵引术等阴道助产术,甚至是剖宫产术,迅速娩出胎儿。产程中注意补充产妇高热量、易吸收的食物或饮品,使产妇有足够的体力完成分娩。

(3)产后观察:无论阴道分娩还是剖宫产,均需积极防治产后出血,常规临产后备血,第三产程建立静脉通路。注意观察生命体征、子宫收缩和阴道出血量,加强宫缩剂的应用。

4.双胎常见胎儿并发症的处理

(1)双胎体质量生长不一致(sFGR)。一般处理同单胎 FGR 一样,首先需寻找原因:①详细的结构超声扫描;②查找病毒感染(巨细胞病毒、风疹病毒和弓形虫);③建议羊水穿刺排除染色体异常;④MCDA 的 sFGR 主要原因是胎盘和血管的分配不均。

双胎体质量生长不一致时,须加强超声监测:①胎儿生长发育和羊水量,每 2 周 1 次;②脐动脉和大脑中动脉多普勒血流监测,DCDA 每 2 周一次,MCDA 每周一次;③如果脐动脉多普勒血流异常,加做静脉导管和脐静脉血流,目的是尽量延长孕龄至新生儿能存活,同时避免一胎胎死宫内,导致存活胎严重的后果。估计医源性早产,应用糖皮质激素促胎肺成熟。

1)双绒毛膜双胎:双绒毛膜双胎体质量生长不一致对围生儿的预后无明显影响。终止妊娠的时机:①由双胎中 FGR 胎儿发生胎窘时决定何时干预,并计划相应的胎儿监护;②一般不建议 32～34 周前分娩;③在严重的早期生长差异双胎中,推荐以 FGR 胎儿自然死亡为代价,不干预从而最大化适于胎龄儿的生存机会。

2)单绒毛膜双胎:单绒毛膜双胎体质量生长不一致的处理比较棘手,根据脐动脉多普勒血流的异常分为3型,终止妊娠的时机。分型:①Ⅰ型,FGR胎儿脐动脉血流多普勒波形正常。预后最好,存活率90%以上。如宫内监测良好,建议34～35周终止妊娠。②Ⅱ型,FGR胎儿脐动脉舒张末期血流持续性消失或反流。预后最差,任何一胎发生胎死宫内的风险高达29%。一般建议30周左右选择性终止妊娠。③Ⅲ型,FGR胎儿脐动脉舒张末期血流间断性消失或反流。自然预后比Ⅱ型好,但FGR胎儿发生不可预测的宫内死亡和大胎儿出现脑损伤的概率升高。建议32～34周选择性终止妊娠。

(2)双胎输血综合征(TTTS)。TTTS Quintero分期分为5期:①Ⅰ期,羊水过多/过少,供血儿膀胱可见;②Ⅱ期,观察60 min,供血儿膀胱缺失;③Ⅲ期,任何一个胎儿出现多普勒血流异常,如脐动脉舒张期血流缺失或倒置,大脑中动脉血流异常或静脉导管反流;④Ⅳ期,任何一个胎儿水肿;⑤Ⅴ期,双胎之一或双胎死亡。

处理原则:①Ⅰ期,可行保守治疗并加强监测,每周随访一次超声。内容包括羊水量、供血儿膀胱、脐动脉多普勒血流。也可考虑行胎儿镜胎盘血管交通支激光凝固术。一项针对TTTSⅠ期治疗的系统综述显示,激光治疗和保守治疗两组的总生存率相近(85%和86%),羊水减量组稍低(77%)。②Ⅱ期及以上首选胎儿镜胎盘血管交通支激光凝固术。如果不能行激光治疗,可以行连续的羊水减量。

预后:TTTS如果不治疗,90%胎儿会死亡,存活的新生儿发病率为50%。激光治疗后,60%～70%两个胎儿存活,80%～90%最起码一胎存活。平均分娩孕周为33～34周。

(3)双胎贫血-红细胞增多症系列。没有很好的治疗方法,有以下几种治疗方案:①宫内输血(供血儿)+部分换血(受血儿);②胎儿镜胎盘血管交通支激光凝固术;③选择性减胎,首选射频消融术,还可以运用脐带结扎术,双极电凝脐带术;④分娩,产后治疗。

六、临床特殊情况的思考和建议

(一)双胎一胎死亡的处理

(1)双绒毛膜双胎因不存在胎盘血管吻合支,故一胎死亡对另一胎的影响除可能诱发早产外,无其他不良影响,无需特殊处理。

(2)单绒毛膜双胎如已足月,建议即刻终止妊娠,否则建议期待妊娠,因为对另一胎的损伤在死亡那一刻已经发生。期待妊娠过程中每2～4周行脐动脉和大脑中动脉多普勒血流检查,建议34～36周给予1个疗程的促胎肺成熟后终止妊娠。4～6周后MRI检查存活胎的大脑是否受到损伤,2岁时还应评估神经系统的发育情况。存活胎如果有严重神经系统损伤的证据,应考虑晚期终止妊娠。

(二)双胎一胎畸形的处理

(1)双绒毛膜双胎如为致死性畸形,可保守性治疗;如为非致死畸形但会导致严重障碍,倾向于减胎治疗,可行心脏内或脊髓内注射氯化钾减胎。

(2)单绒毛膜双胎如需选择性减胎,因存在胎盘血管吻合,不能使用氯化钾注射,首选射频消融术,还可以运用脐带结扎术、双极电凝脐带术。

(徐艳梅)

第六节　过期妊娠

妊娠达到或超过 42 周,称为过期妊娠。发生率为妊娠总数的 5％～10％。过期妊娠的胎儿围产期病率和死亡率增高,孕 43 周时围生儿死亡率为正常妊娠的 3 倍,孕 44 周时为正常妊娠的 5 倍。

一、原因

(一)雌、孕激素比例失调

可能与内源性前列腺素和雌二醇分泌不足及孕酮水平增高有关,导致孕激素优势,抑制前列腺素和缩宫素,使子宫不收缩,延迟分娩发动。

(二)胎儿畸形

无脑儿畸胎不合并羊水过多时,由于胎儿无下丘脑,垂体-肾上腺轴发育不良,胎儿肾上腺皮质产生的肾上腺皮质激素及雌三醇的前身物质 16α-羟基硫酸脱氢表雄酮不足,使雌激素形成减少,孕周可长达 45 周。

(三)遗传因素

某家族、某个体常反复发生过期妊娠,提示过期妊娠与遗传因素可能有关。胎盘硫酸酯酶缺乏症是罕见的伴性隐性遗传病,可导致过期妊娠,因胎儿肾上腺与肝脏虽能产生足量16α-羟基硫酸脱氢表雄酮,但胎盘缺乏硫酸酯酶,使其不能脱去硫酸根转变成雌二醇及雌三醇,从而血中雌二醇及雌三醇明显减少,致使分娩难以启动。

(四)子宫收缩刺激发射减弱

头盆不称或胎位异常,胎先露对子宫颈内口及子宫下段的刺激不强,可致过期妊娠。

二、病理

(一)胎盘

过期妊娠的胎盘主要有两种类型,一种是胎盘的外观和镜检均与足月胎盘相似,胎盘功能基本正常;另一种表现为胎盘功能减退,如胎盘绒毛内的血管床减少,间质内纤维化增加,以及合体细胞结节形成增多;胎盘表面有梗死和钙化,组织切片显示绒毛表面有纤维蛋白沉淀、绒毛内有血管栓塞等。

(二)胎儿

1.正常生长

过期妊娠的胎盘功能正常,胎儿继续生长,约 25％体质量增加成为巨大儿,颅骨钙化明显,不易变形,导致经阴道分娩困难,使新生儿病率相应增加。

2.成熟障碍

由于胎盘血流不足和缺氧及养分的供应不足,胎儿不易再继续生长发育。可分为 3 期:第Ⅰ期为过度成熟,表现为胎脂消失,皮下脂肪减少,皮肤干燥松弛多皱褶,头发浓密,指(趾)甲长,身体瘦长,容貌似“小老人”;第Ⅱ期为胎儿缺氧,肛门括约肌松弛,有胎粪排出,羊水及胎儿皮肤黄染,羊膜和脐带绿染,围生儿病率及围生儿死亡率最高;第Ⅲ期为胎儿全身因粪染历时较长广泛着色,指(趾)甲和皮肤呈黄色,脐带和胎膜呈黄绿色,此期胎儿已经历和渡过Ⅱ期危险阶段,其预后反而比Ⅱ期好。

3.胎儿生长受限

小样儿可与过期妊娠共存,后者更增加胎儿的危险性。过期妊娠的诊断首先要正确核实预产期,并确定胎盘功能是否正常。

三、过期妊娠对母儿的影响

(一)胎儿窘迫

胎盘功能减退、胎儿供氧不足是过期妊娠时的主要病理变化,同时胎儿越成熟,对缺氧的耐受能力越差,故当临产子宫收缩较强时,过期胎儿就容易发生窘迫,甚至在子宫内死亡。过期妊娠时胎儿宫内窘迫的发生率为 13.1%～40.5%,为足月妊娠的 1.5～10.0 倍。1979—1986 年在柏林国立妇产医院的 62 804 次分娩中,由过期妊娠导致的围产死亡中近 3/4 与产时窒息和胎粪吸入有关。新生儿早期癫痫发作的发生率为 5.4‰,而足月产新生儿为 0.9‰。

(二)羊水量减少

妊娠 38 周后,羊水量开始减少,妊娠足月羊水量约为 800 mL,后随妊娠延长羊水量逐渐减少。妊娠 42 周后约 30% 减少至 300 mL 以下;羊水胎盘粪染率明显增高,是足月妊娠的 2～3 倍,若同时伴有羊水过少,羊水粪染率增加。

(三)分娩困难及损伤

过期妊娠使巨大儿的发生率增加,达 6.4%～15.0%。

四、诊断

(一)核实预产期

(1)认真核实末次月经。

(2)月经不规则者,可根据孕前基础体温上升的排卵期来推算预产期;或根据早孕反应及胎动出现日期推算,或早孕期妇科检查子宫大小情况,综合分析判断。

(3)B 超检查:孕早期或中期的超声检查协助明确预产期。

(4)临床检查子宫符合足月孕大小,孕妇体质量不再增加,或稍减轻,子宫颈成熟,羊水逐渐减少,均应考虑过期妊娠。

(二)判断胎盘功能

判断胎盘功能的方法:①胎动计数;②HPL 测定;③尿 E_3 比值测定;④B 超检查,包括双顶径、胎盘功能分级、羊水量等;⑤羊膜镜检查;⑥NST、缩宫素激惹试验(OCT)等。

1.胎动计数

胎动计数是孕妇自我监护胎儿情况的一种简易的手段,每个孕妇自感的胎动数差异很大,孕妇 18～20 周开始自感有胎动,夜间尤为明显,孕 29～38 周为胎动最频繁时期,接近足月略为减少。如胎动异常应警惕胎儿宫内窘迫。缺氧早期胎儿躁动不安,表现为胎动明显增加,当缺氧严重时,胎动减少、减弱甚至消失,胎动消失后,胎心一般在 24～48 h 内消失。每天早、中、晚固定时间各数 1 h,每小时>3 次,反映胎儿情况良好。也可将早、中、晚三次胎动次数的和乘 4,即为12 h 的胎动次数。如 12 h 胎动达 30 次以上,反映胎儿情况良好;如果胎动少于 10 次,则提示胎儿宫内缺氧。

2.尿雌三醇(E_3)及雌三醇/肌酐(E/C)比值测定

如 24 h 尿雌三醇的总量<10 mg,或尿 E/C 比值<10 时,为子宫胎盘功能减退。

3.无负荷试验(NST)及宫缩负荷试验(CST)

(1)NST 反应型:①每 20 min 内有两次及以上伴胎心率加速的胎动;②加速幅度15 次/分钟以上,持续 15 s 以上;③胎心率长期变异正常,3～6 周期/分,变异幅度 6～25 次/分钟。

(2)NST 无反应型:①监测 40 min 无胎动或胎动时无胎心率加速反应;②伴胎心率基线长期变异减弱或消失。

(3)NST 可疑型:①每 20 min 内仅一次伴胎心加速的胎动;②胎心加速幅度<15 次/分钟,持续<15 s;③基线长期变异幅度<6 次/分钟;④胎心率基线水平异常,>160 次/分钟或<120 次/分钟;⑤存在自发性变异减速。符合以上任何一条即列为 NST 可疑型。

4.胎儿超声生物物理相的观察

评价胎儿宫内生理状态采用五项胎儿生物物理指标(biophysical profile score,BPS)。BPS 最先由 Manning 提出,五项指标:①无负荷试验(non-stress test,NST);②胎儿呼吸样运动(fetal breath movement,FBM);③胎动(fetal movement,FM);④胎儿肌张力(fetal tone,FT);⑤羊水量。

胎儿生物物理活动受中枢神经系统支配,中枢神经的各个部位对缺氧的敏感性存在差异。胎儿缺氧时首先 NST 为无反应型,FBM 消失;缺氧进一步加重,FM 消失,最后为 FT 消失。参照此顺序可了解胎儿缺氧的程度,估计其预后,也可减少监测中的假阳性率与假阴性率。

五、处理

过预产期应更严密地监护宫内胎儿的情况,每周应进行两次产前检查。凡妊娠过期尚不能确定,胎盘功能又无异常表现,胎儿在宫内的情况良好,子宫颈尚未成熟,可在严密观察下待其自然临产。妊娠确已过期,并有下列任何一种情况时,应立即终止妊娠:①子宫颈已成熟;②胎儿体质量>4 000 g;③每 12 h 内的胎动计数<10 次;④羊水中有胎粪或羊水过少;⑤有其他并发症者;⑥妊娠已达 43 周。

根据子宫颈成熟情况和胎盘功能及胎儿的情况来决定终止妊娠的方法。如子宫颈已成熟者,可采用人工破膜;破膜时羊水多而清,可在严密监护下经阴道分娩。子宫颈未成熟者可地诺前列酮栓引产。如胎盘功能不良或胎儿情况紧急,应及时行剖宫产。

目前,促子宫颈成熟的药物有 PGE_2 制剂,如阴道内栓剂(可控释地诺前列酮栓);PGE_1 类制剂,如米索前列醇。普贝生已通过美国食品药品监督管理局(FDA)和国家药品监督管理局批准,可用于妊娠晚期引产前的促子宫颈成熟。而米索前列醇被广泛用于促子宫颈成熟,证明合理使用是安全有效的,2003 年美国 FDA 已将米索前列醇禁用于晚期妊娠的条文删除。其他促子宫颈成熟的方法,包括低位水囊、Foley 导尿管、宫颈扩张棒等,需要在阴道无感染及胎膜完整时才能使用。但是有潜在感染、胎膜早破、子宫颈损伤的可能。

(一)前列腺素制剂

常用的促子宫颈成熟的药物主要是前列腺素制剂。PG 促子宫颈成熟的主要机制,一是通过改变子宫颈细胞外基质成分,软化子宫颈,如激活胶原酶,使胶原纤维溶解和基质增加;二是影响子宫颈和子宫平滑肌,使子宫颈平滑肌松弛,子宫颈扩张,宫体平滑肌收缩,牵拉子宫颈;三是促进子宫平滑肌细胞间缝隙连接的形成。

目前临床使用的前列腺素制剂如下。

1.PGE$_2$制剂

如阴道内栓剂（可控释地诺前列酮栓）；是一种可控制释放的前列腺素 E$_2$制剂，含有 10 mg 地诺前列酮，以 0.3 mg/h 的速度缓慢释放，低温保存。外阴消毒后将可控释地诺前列酮栓置于阴道后穹隆深处，在药物置入后，嘱孕妇平卧位 20～30 min 以利于吸水膨胀。2 小时后复查，仍在原位后可活动。可以控制药物释放，在出现宫缩过强或过频时能方便取出。出现以下情况时应及时取出：①临产；②放置 12 h 后；③如出现过强和过频宫缩、变态反应或胎心律异常时；④如取出后宫缩过强、过频仍不缓解，可使用宫缩抑制剂。

2.PGE$_1$ 类制剂

米索前列醇是一种人工合成的前列腺素 E$_1$类似物，有 100 μg 和 200 μg 两种片剂，主要用于防治消化道溃疡，大量临床研究证实其可用于妊娠晚期促子宫颈成熟。米索前列醇促子宫颈成熟具有价格低、性质稳定易于保存、作用时间长等优点，尤其适合基层医疗机构应用。美国妇产科学会（ACOG）2003 年和 2009 年又重申对米索前列醇在产科领域使用的规范，新指南提出的多项建议中最重要的是将 25 μg 作为促子宫颈成熟和诱导分娩的米索前列醇初始剂量，频率不宜超过每 3～6 h 给药 1 次；有关大剂量米索前列醇（每 6 h 给药 50 μg）安全性的资料有限且不明确，所以对大剂量米索前列醇仅定为 B 级证据建议。参考 ACOG 2003 的规范标准并结合我国米索前列醇临床应用经验，中华医学会妇产科学分会产科学组成员与相关专家经过多次讨论，制定我国米索前列醇在妊娠晚期促子宫颈成熟的应用常规：①用于妊娠晚期需要引产而子宫颈条件不成熟的孕妇。②每次阴道内放药剂量为 25 μg，放药时不要将药物压成碎片。如 6 h 后仍无宫缩，在重复使用米索前列醇前应做阴道检查，重新评估子宫颈成熟度，了解原放置的药物是否溶化、吸收。如未溶化和吸收者则不宜再放。每天总量不得超过 50 μg，以免药物吸收过多。③如需加用缩宫素，应该在最后一次放置米索前列醇 4 h 以上，并阴道检查证实药物已经吸收。④使用米索前列醇者应在产房观察，监测宫缩和胎心率，一旦出现宫缩过强或过频，应立即进行阴道检查，并取出残留药物。⑤有剖宫产史者或子宫手术史者禁用。

（二）缩宫素

小剂量静脉滴注缩宫素为安全常用的引产方法，但在子宫颈不成熟时，引产效果不好。其特点是可随时调整用药剂量，保持生理水平的有效宫缩，一旦发生异常可随时停药，缩宫素作用时间短，半衰期为 5～12 min。静脉滴注缩宫素推荐使用低剂量，最好使用输液泵，起始剂量为 2.5 mU/min开始，根据宫缩调整滴速，一般每隔 30 min 调整一次，直至出现有效宫缩。有效宫缩的判定标准为 10 min 内出现 3 次宫缩，每次宫缩持续 30～60 s。最大滴速一般不得超过 10 mU/min，如达到最大滴速，仍不出现有效宫缩可增加缩宫素浓度。增加浓度的方法是以 5% 葡萄糖 500 mL 中加 5 U 缩宫素即 1% 缩宫素浓度，相当于每毫升液体含 10 mU 缩宫素，先将滴速减半，再根据宫缩情况进行调整，增加浓度后，最大增至 20 mU/min，原则上不再增加滴速和浓度。

（三）人工破膜术

用人工的方法使胎膜破裂，引起前列腺素和缩宫素释放，诱发宫缩。适用于子宫颈成熟的孕妇。缺点是有可能引起脐带脱垂或受压、母婴感染、前置血管破裂和胎儿损伤。不适用于胎头浮的孕妇。破膜前要排除阴道感染。应在宫缩间歇期破膜，以避免羊水急速流出引起脐带脱垂或胎盘早剥。破膜前后要听胎心、破膜后观察羊水性状和胎心变化情况。单纯应用人工破膜术效果不好时，可加用缩宫素静脉滴注。

(四)其他

其他促子宫颈成熟的方法主要是机械性扩张，种类很多，包括低位水囊、Foley 导尿管、昆布条、海藻棒等，需要在阴道无感染及胎膜完整时才能使用。主要是通过机械刺激子宫颈管，促进子宫颈局部内源性前列腺素合成与释放而促进子宫颈管软化成熟。其缺点是有潜在感染、胎膜早破、子宫颈损伤的可能。

(五)产时处理

临产后应严密观察产程进展和胎心监测，如发现胎心律异常，产程进展缓慢，或羊水混有胎粪时，应即行剖宫产。产程中应充分给氧。胎儿娩出前做好一切抢救准备，当胎头娩出后即应清除鼻腔及鼻咽部黏液和胎粪。过期产儿病率及死亡率高，应加强其护理和治疗。

六、临床特殊情况的思考和建议

(1)子宫存在疤痕的延期妊娠。

(2)子宫疤痕有剖宫产、子宫肌瘤剥出(腹腔镜下或开腹子宫肌瘤剥出)、子宫损伤。随着我国剖宫产率居高不下，剖宫产后再次妊娠的比例越来越高，这里主要指剖宫产史的延期妊娠。随着剖宫产后再次妊娠阴道分娩开展，出现了剖宫产史的延期妊娠。对于剖宫产史的延期妊娠，处理比较棘手：由于采用药物(前列腺素或缩宫素)或人工破膜引产后，在产程中子宫破裂的风险将会增加，并不主张进行药物和人工破膜引产，所以采用再次择期剖宫产是比较安全的选择。

(徐艳梅)

第七节 胎 儿 窘 迫

胎儿在子宫内因急性或慢性缺氧危及其健康和生命者，称胎儿窘迫。发生率为 2.7% ～ 38.5%。胎儿窘迫分急性及慢性 2 种：急性常发生在分娩期；慢性发生在妊娠晚期，但可延续至分娩期并加重。

一、病因

母体血液含氧量不足、母胎间血氧运输或交换障碍及胎儿自身因素异常均可导致胎儿窘迫。

(一)胎儿急性缺氧

因子宫胎盘血液循环障碍，气体交换受阻或脐带血液循环障碍所致。常见病因：①前置胎盘、胎盘早剥时，胎盘在胎儿娩出前与子宫壁剥离，如剥离面积大，则引起胎儿缺氧，甚至胎死宫内。②缩宫素使用不当，造成子宫收缩过强、过频及不协调，使宫内压长时间超过母血进入绒毛间隙的平均动脉压，而致绒毛间隙中血氧含量降低。③脐带脱垂、真结、扭转等，使脐带血管受压甚至闭塞，血运受阻，胎儿急性缺氧，很快死亡。④母体严重血液循环障碍致胎盘灌注急剧减少，如各种原因所致的休克。

（二）胎儿慢性缺氧

常见病因：①母体血液氧含量不足，如妊娠合并发绀型先天性心脏病或伴心功能不全、较大面积肺部感染、慢性肺功能不全如驼背、哮喘反复发作及重度贫血等；②子宫胎盘血管硬化、狭窄，使绒毛间隙血流灌注不足，如妊娠期高血压疾病、妊娠合并慢性肾炎、糖尿病等；③胎盘绒毛上皮细胞广泛变性、纤维蛋白沉积、钙化，甚至大片梗死，使胎盘有效气体交换面积减少，如过期妊娠、妊娠期高血压疾病等；④胎儿运输及利用氧能力降低，如严重心血管畸形、各种原因所致的溶血性贫血等。

二、病理生理

胎儿对宫内缺氧有一定的代偿能力。轻、中度或一过性缺氧时，往往通过减少自身及胎盘耗氧量、增加血红蛋白释氧而缓解，不产生严重代谢障碍及器官损害，但长时间重度缺氧则可引起严重并发症。

（一）血气变化

因母体低氧血症引起的胎儿缺氧，胎儿脐静脉血氧分压降低，但二氧化碳分压往往正常。若胎盘功能正常，胎儿排出酸性代谢产物多无障碍，不发生呼吸性及代谢性酸中毒，胎儿可通过增加红细胞生成代偿低氧血症。而胎盘功能不良引起的胎儿缺氧，因胎盘血管阻力增高，脐静脉血液回流继发性减少，使胎儿下腔静脉中来自肢体远端含氧较少的血液比例相对增加，胎儿可利用氧减少，无氧酵解占优势，乳酸形成增加；又因胎盘功能障碍，二氧化碳通过胎盘弥散减少，致碳酸堆积，故胎盘功能不良所致的胎儿缺氧，常较早地出现呼吸性及代谢性酸中毒。

（二）心血管系统的变化

因母体缺氧致低氧血症时，由于胎儿肾上腺髓质直接分泌或通过化学感受器、压力感受器的反射作用，使血中儿茶酚胺浓度增高，心血管系统产生三个主要变化，即血压增高、心率减慢、血液重新分布。胎盘血流量及胎儿心排血量多无改变。因胎盘功能不良引起的胎儿缺氧，同样可观察到血液重新分布：心、脑、肾上腺血管扩张，血流量增加，其他器官血管收缩，血流量减少。而血压变化则取决于两个相反因素的作用结果：一是胎盘血管阻力增高及儿茶酚胺分泌增加使血压增高；二是酸中毒时，心肌收缩力减弱使心排血量减少，引起的血压下降。通常，缺氧早期血压轻度增高或维持正常水平，晚期则血压下降。心率变化取决于儿茶酚胺浓度及心脏局部因素相互作用的结果，前者使心率加快，而心肌细胞缺氧，局部 H^+ 浓度增高时，心率减慢。

（三）泌尿系统变化

缺氧使肾血管收缩，血流量减少，肾小球滤过率降低，胎儿尿形成减少，从而使羊水量减少。

（四）消化系统变化

缺氧使胃肠道血管收缩，肠蠕动亢进，肛门括约肌松弛，胎粪排出污染羊水。

（五）呼吸系统变化

缺氧初期深呼吸增加，并出现不规则喘气，使粪染的羊水吸入呼吸道深处，继之呼吸暂停直至消失。

（六）中枢神经系统变化

缺氧初期通过血液重新分布维持中枢神经系统供氧。但长期严重缺氧、酸中毒使心肌收缩力下降，当心排血量减少引起血压下降时，则脑血流灌注减少，血管壁损害，致脑水肿及出血；又因脑细胞缺氧，代谢障碍，细胞变性坏死，可能产生神经系统损伤后遗症。

三、临床表现及诊断

主要临床表现:胎心率异常、羊水粪染及胎动减少或消失。目前正常胎心率范围有不同标准。我国多年来一直采用的标准为 120～160 次/分钟,美国妇产科医师协会的标准也为 120～160 次/分钟。而世界妇产科联盟采用 110～150 次/分钟。综合相关资料、结合目前国情,本书仍以 120～160 次/分钟为正常胎心率。诊断胎儿窘迫时不能单凭 1 次胎心听诊的结果,而应综合其他的因素一并考虑。若持续胎心听诊胎心率<120 次/分钟或>160 次/分钟时应疑及胎儿有缺氧可能,须结合医疗条件采取相应措施排除或做出胎儿窘迫的诊断。有条件者可采用胎儿电子监护仪监护,了解胎心基率、基线变异及周期变化。

(一)急性胎儿窘迫

急性胎儿窘迫多发生在分娩期。常因脐带脱垂、前置胎盘、胎盘早剥、产程延长或宫缩过强及不协调等引起。

1.胎心率异常

缺氧早期,胎心率于无宫缩时增快,>160 次/分钟;缺氧严重时,胎心率<120 次/分钟。胎儿电子监护 CST 可出现晚期减速、变异减速。胎心率<100 次/分钟,伴频繁晚期减速提示胎儿缺氧严重,可随时胎死宫内。

2.羊水胎粪污染

羊水呈绿色、混浊、稠厚及量少。依据程度不同,羊水污染分 3 度:Ⅰ度浅绿色;Ⅱ度黄绿色、混浊;Ⅲ度稠厚、呈棕黄色。若胎先露部固定,前羊水囊中羊水的性状可与胎先露部上方羊水不同。因此,胎心率<120 次/分钟,而前羊水仍清,应在无菌条件下,于宫缩间隙期轻轻上推胎儿先露部,了解其后羊水性状。注意勿用力上推胎儿先露部,以免脐带脱垂。

3.胎动异常

初期胎动频繁,继而减少至消失。

4.酸中毒

胎儿头皮血进行血气分析,pH<7.2(正常值 7.25～7.35),PO_2<1.3 kPa(10 mmHg)[正常值 2.0～4.0 kPa(15～30 mmHg)]及 PCO_2>8.0 kPa(60 mmHg)[正常值 4.7～7.3 kPa(35～55 mmHg)]可诊断为胎儿酸中毒。

(二)慢性胎儿窘迫

慢性胎儿窘迫常发生在妊娠晚期,多因妊娠期高血压疾病、慢性肾炎、糖尿病、严重贫血、妊娠肝内胆汁淤积症及过期妊娠等所致。

1.胎动减少或消失

胎动每 12 h<10 次为胎动减少,是胎儿缺氧的重要表现之一。临床上常可见胎动消失24 h 后胎心突然消失,应予警惕。监测胎动常用方法:嘱孕妇每天早、中、晚自行计数胎动各 1 h,3 h 胎动之和乘以 4 得到 12 h 的胎动计数。

2.胎儿电子监护异常

NST 表现为无反应型,即持续 20 min 胎动时胎心率加速≤15 次/分钟,持续时间≤15 s,基线变异频率<5 次/分钟。OCT 可见频繁变异减速或晚期减速。

3.胎儿生物物理评分低下

根据 B 超监测胎动、胎儿呼吸运动、胎儿肌张力、羊水量,加之胎儿电子监护 NST 结果综合评分(每项 2 分),≤3 分提示胎儿窘迫,4～7 分为胎儿可疑缺氧。

4.宫高、腹围小于正常

持续慢性胎儿缺氧,使胎儿宫内生长受阻,各器官体积减小,胎儿体质量低,表现为宫高、腹围低于同期妊娠第 10 百分位数。

5.胎盘功能低下

实验室检查:①雌三醇值降低。24 h 尿雌三醇<35 nmol(10 mg)或连续测定下降>30%;以及随意尿中雌激素/肌酐比值<10 均提示胎盘功能不良,胎儿缺氧;也可测定血清游离雌三醇,其值<40 nmol/L 提示胎盘功能低下。②人胎盘催乳素、妊娠特异 β_1 糖蛋白降低。晚期妊娠时,血清胎盘催乳素<4 mg/L、妊娠特异 β_1 糖蛋白<100 mg/L,提示胎盘功能不良。

6.羊水胎粪污染

羊膜镜检查见羊水混浊呈浅绿色至棕黄色。

7.胎儿氧脉仪检查异常

其原理是通过测定胎儿血氧饱和度了解血氧分压情况。主要优点:①无创伤检测,能连续监护;②预测缺氧较敏感,当氧分压仅轻度降低或尚无明显变化,而 pH 下降或二氧化碳分压增高时,可监测到血氧饱和度已明显下降。

四、处理

(一)急性胎儿窘迫

应采取果断措施,紧急处理。

(1)积极寻找原因并予以治疗。如仰卧位低血压综合征者,应立即让患者取左侧卧位;若孕产妇有严重摄入不足,水电解质紊乱或酸中毒时,应予以纠正;若缩宫素致宫缩过强者,应立即停用缩宫素,必要时使用抑制宫缩的药物。

(2)吸氧。左侧卧位,面罩或鼻导管持续给氧,每分钟流量 10 L,能明显提高母血含氧量,使胎儿氧分压提高。

(3)尽快终止妊娠,根据产程进展,决定分娩方式。①宫口未开全,出现下列情况之一者,应立即剖宫产:胎心率持续低于 120 次/分钟或高于 180 次/分钟,伴羊水污染Ⅱ度;羊水污染Ⅲ度,伴羊水过少;胎儿电子监护 CST 出现频繁晚期减速或重度变异减速;胎儿头皮血 pH<7.20。②宫口开全:骨盆各径线正常者,胎头双顶径已过坐骨棘平面以下,一旦诊断为胎儿窘迫,应尽快经阴道助产,娩出胎儿。

无论剖宫产或阴道分娩,均须做好新生儿窒息抢救的准备。

(二)慢性胎儿窘迫

根据妊娠并发症特点及其严重程度,结合孕周、胎儿成熟度及胎儿窘迫的严重程度综合判断,拟定处理方案。

1.一般处理

卧床休息,取左侧卧位。定时吸氧,每天 2～3 次,每次 30 min。积极治疗妊娠并发症。

2.终止妊娠

妊娠近足月者胎动减少或 OCT 出现晚期减速、重度变异减速,或胎儿生物物理评分≤3 分时,以剖宫产终止妊娠为宜。

3.期待疗法

孕周小、估计胎儿娩出后存活可能性小，须根据当地医疗条件，尽量采取保守治疗，以期延长孕周，同时促胎肺成熟，争取胎儿成熟后终止妊娠。并向家属说明，期待过程中，胎儿可能随时胎死宫内；胎盘功能低下可影响胎儿发育，预后不良。

（徐艳梅）

第八节　胎儿畸形

胎儿畸形可能由遗传因素、环境因素或综合因素等多种原因造成。我国主要出生缺陷2007年排前五位的是先天性心脏病、多指（趾）、总唇裂、神经管缺陷和脑积水。

胎儿畸形的产前诊断手段主要包括超声检查、磁共振成像检查、母体血清学检查及侵入性产前诊断。

胎儿畸形分为致死性和非致死性两大类。对于致死性畸形应尽快终止妊娠，非致死性畸形的处理需结合发现的孕周、畸形的严重程度、预后情况、有无合并的其他结构异常和染色体异常，以及孕妇和家属的意愿综合决定。

广义的胎儿畸形，指胎儿先天异常，包括胎儿各种结构畸形、功能缺陷、代谢及行为发育的异常。又细分为代谢异常、组织发生异常、先天畸形和先天变形。狭义的胎儿畸形，是指由于内在的异常发育而引起的器官或身体某部位的形态学缺陷，又称为出生缺陷。

据美国2006年全球出生缺陷报告，全球每年大约有790万的缺陷儿出生，占出生总人口的6%。已被确认的出生缺陷有7 000多种，其中全球前五位的常见严重出生缺陷占所有出生缺陷的25%，依次为先天性心脏病（congenital heart disease，CHD）、神经管缺陷（neural tube defects，NTD）、血红蛋白病（地中海贫血）、唐氏综合征（Down's syndrome，DS）和红细胞6-磷酸葡萄糖脱氢酶（G-6-PD）缺陷症（俗称"蚕豆病"）。我国每年有20万～30万肉眼可见的先天畸形儿出生，加上出生后数月和数年才显现的缺陷，先天残疾儿童总数高达80万～120万，占每年出生人口总数的4%～6%。据全国妇幼卫生监测办公室/中国出生缺陷监测中心调查，我国主要出生缺陷2007年排前五位的是先天性心脏病、多指（趾）、总唇裂、神经管缺陷和脑积水。

一、病因

目前认为胎儿畸形主要由遗传、环境因素，以及遗传和环境因素共同作用所致。遗传原因（包括染色体异常和基因遗传病）占25%；环境因素（包括放射、感染、母体代谢失调、药物及环境化学物质等）占10%；两种原因相互作用及原因不明占65%。

（一）遗传因素

目前已经发现有5 000多种遗传病，究其病因，主要分为单基因遗传病、多基因遗传病和染色体病。

1.单基因遗传病

单基因遗传病是由于一个或一对基因异常引起，可表现为单个畸形或多个畸形。按遗传方式分为常见常染色体显性遗传病[多指（趾）、并指（趾）、珠蛋白生成障碍性贫血、多发性家族性结肠息肉、多囊肾、先天性软骨发育不全、先天性成骨发育不全、视网膜母细胞瘤等]、常染色体隐性遗传病(白化病、苯丙酮尿症、半乳糖血症、黏多糖病、先天性肾上腺皮质增生症等)、X连锁显性遗传病(抗维生素D佝偻病、家族性遗传性肾炎等)和X连锁隐性遗传病(血友病、色盲、进行性肌营养不良等)。

2.多基因遗传病

多基因遗传病是由于两对以上基因变化引起,通常仅表现为单个畸形。多基因遗传病的特点是基因之间没有显性、隐性的区别,而是共显性,每个基因对表型的影响很小,称为微效基因,微效基因具有累加效应,常常是遗传因素与环境因素共同作用。常见多基因遗传病有先天性心脏病、小儿精神分裂症、家族性智力低下、脊柱裂、无脑儿、少年型糖尿病、先天性肥大性幽门狭窄、重度肌无力、先天性巨结肠、气管食管瘘、先天性腭裂、先天性髋脱位、先天性食管闭锁、马蹄内翻足、原发性癫痫、躁狂抑郁精神病、尿道下裂、先天性哮喘、睾丸下降不全、脑积水等。

3.染色体病

染色体病指染色体数目或结构异常,包括常染色体和性染色体,均可导致胎儿畸形,如21-三体综合征、18-三体综合征、13-三体综合征、特纳综合征等。

(二)环境因素

环境因素包括放射、感染、母体代谢失调、药物及环境化学物质、毒品等环境中可接触的物质。环境因素致畸与其剂量-效应、临界作用及个体敏感性吸收、代谢、胎盘转运、接触程度等有关。自20世纪40年代广岛长崎上空爆炸原子弹诱发胎儿畸形,20世纪50年代甲基汞污染水体引起先天性水俣病,以及20世纪60年代反应停在短期内诱发近万例海豹畸形以来,环境因素引起先天性发育缺陷受到了医学界的高度重视。风疹病毒可引起胎儿先天性白内障、心脏异常,梅毒也可引起胎儿畸形。另外,环境因素常常参与多基因遗传病的发生。

(三)综合因素

多基因遗传加环境因素常可导致先天性心脏病、神经管缺陷、唇裂、腭裂及幽门狭窄等胎儿畸形。

二、胎儿畸形的发生易感期

在卵细胞受精后2周,孕卵着床前后,药物及周围环境毒物对胎儿的影响表现为"全"或"无"效应。"全"表示胚胎受损严重而死亡,最终流产;"无"指无影响或影响很小,可以经其他早期的胚胎细胞的完全分裂代偿受损细胞,胚胎继续发育,不出现异常。"致畸高度敏感期"在受精后3～8周,亦即停经后的5～10周,胎儿各部开始定向发育,主要器官均在此时期内初步形成。如神经在受精后15～25 d初步形成,心脏在20～40 d,肢体在24～26 d。该段时间内受到环境因素影响,特别是感染或药物影响,可能对将发育成特定器官的细胞产生伤害,胚胎停育或畸变。8周后进入胎儿阶段,致畸因素作用后仅表现为细胞生长异常或死亡,极少导致胎儿结构畸形。

三、常见胎儿畸形

(一)先天性心脏病

由多基因遗传及环境因素综合致病。发病率为8‰左右,妊娠期糖尿病孕妇胎儿患先天性心脏病的概率升高,为4‰左右。环境因素中妊娠早期感染,特别是风疹病毒感染容易引起发病。

先天性心脏病种类繁多,有法洛四联症、室间隔缺损、左心室发育不良、大血管转位、心内膜垫缺损、三尖瓣下移畸形、心律失常等。由于医学超声技术水平的提高,绝大多数先天性心脏病可以在妊娠中期发现。

1.法洛四联症

法洛四联症占胎儿心脏畸形的 6%～8%,指胎儿心脏同时出现以下四种发育异常:室间隔缺损、右心室肥大、主动脉骑跨和肺动脉狭窄。

2.室间隔缺损

室间隔缺损是最常见的先天性心脏病,占 20%～30%,可分为 3 种类型。①漏斗部:又称圆锥间隔,约占室间隔的1/3。②膜部间隔:面积甚小,直径不足 1.0 cm。③肌部间隔:面积约占2/3。膜部间隔为缺损好发部位,肌部间隔缺损最少见。

各部分缺损又分若干亚型:①漏斗部缺损分干下型(缺损位于肺动脉瓣环下,主动脉右与左冠状瓣交界处之前)、嵴上(内)型缺损(位于室上嵴之内或左上方);②膜部缺损分嵴下型(位于室上嵴右下方)、单纯膜部缺损、隔瓣下缺损(位于三尖瓣隔叶左下方);③肌部缺损可发生在任何部位,可单发或多发。大部分室间隔缺损出生后需要手术修补。

3.左心室发育不良

左心室发育不良占胎儿心脏畸形的 2%～3%,左心室狭小,常合并有二尖瓣狭窄或闭锁、主动脉发育不良。预后不良。

4.大血管转位

大血管转位占胎儿心脏畸形的 4%～6%,发生于孕 4～5 周,表现为主动脉从右心室发出,肺动脉从左心室发出,属复杂先天畸形。出生后需要手术治疗。首选手术方式是动脉调转术,但因需冠状动脉移植、肺动脉瓣重建为主动脉瓣、血管转位时远段肺动脉扭曲、使用停循环技术等,术后随访发现患儿存在冠状动脉病变、主动脉瓣反流、神经发育缺陷、肺动脉狭窄等并发症。

5.心内膜垫缺损

心内膜垫缺损占胎儿心脏畸形的 5%左右,其中 60%合并有其他染色体异常。心内膜垫是胚胎的结缔组织,参与形成心房间隔、心室间隔的膜部,以及二尖瓣和三尖瓣的瓣叶和腱索。心内膜垫缺损又称房室管畸形,主要病变是房室环上、下方心房和心室间隔组织部分缺失,且可伴有不同程度的房室瓣畸形。出生后需手术治疗,合并染色体异常时,预后不良。

6.三尖瓣下移畸形

三尖瓣下移畸形占胎儿心脏畸形的 0.3%左右,属致死性心脏畸形。1866 年 Ebstein 首次报道,又名 Ebstein 畸形。三尖瓣隔瓣和(或)后瓣偶尔连同前瓣下移附着于近心尖的右心室壁上,将右心室分为房化右心室和功能右心室,异位的瓣膜绝大多数关闭不全,也可有狭窄。巨大的房化右心室和严重的三尖瓣关闭不全影响患者心功能,有报道 48%胎死宫内,35%出生后虽经及时治疗仍死亡。

7.胎儿心律失常

胎儿心律失常占胎儿心脏畸形的 10%～20%,主要表现为期外收缩(70%～88%),心动过速(10%～15%)和心动过缓(8%～12%)。胎儿超声心动图是产前检查胎儿心律失常的可靠的无创性影像技术,其应用有助于早期检出并指导心律失常胎儿的处理。大多数心律失常的胎儿预后良好,不需要特殊治疗,少部分合并胎儿畸形或出现胎儿水肿,则预后不良,可采用宫内药物(如地高辛)治疗改善预后。

除上述胎儿心脏畸形外,还有永存动脉干、心室双流出道、心肌病、心脏肿瘤等。必须提出的是,心脏畸形常常不是单独存在,有的是某种遗传病的一种表现,需要排查。

(二)多指(趾)

临床分为三种类型:①单纯多余的软组织块或称浮指;②具有骨和关节正常成分的部分多指;③具有完全的多指。多种异常或遗传综合征合并有多指(趾)表现,预后也与是否合并有其他异常或遗传综合征有关。单纯多指(趾)具有家族遗传性,手术效果良好。

(三)总唇裂

总唇裂包括唇裂和腭裂。发病率为1‰,再发危险为4%。父为患者,后代发生率3%;母为患者,后代发生率14%。单纯小唇裂出生后手术修补效果良好,但严重唇裂同时合并有腭裂时,影响哺乳。B超妊娠中期筛查有助诊断,但可能漏诊部分腭裂,新生儿预后与唇腭裂种类、部位、程度,以及是否合并有其他畸形或染色体异常有关。孕前3个月开始补充含有一定叶酸的多种维生素可减少唇腭裂的发生。

(四)神经管缺陷

神经管在胚胎发育的4周前闭合。孕早期叶酸缺乏可引起神经管关闭缺陷。神经管缺陷包括无脑儿、枕骨裂、露脑与脊椎裂。各地区的发病率差异较大,我国北方地区高达6‰～7‰,占胎儿畸形总数的40%～50%,而南方地区的发病率仅为1‰左右。

1.无脑儿

颅骨与脑组织缺失,偶见脑组织残基,常伴肾上腺发育不良及羊水过多。孕妇血清甲胎蛋白(AFP)异常升高,B超检查可以确诊,表现为颅骨不显像,双顶径无法测量。属致死性胎儿畸形,无论在妊娠的哪个时期,一旦确诊,应尽早引产。即使妊娠足月,约75%在产程中死亡,其他则于产后数小时或数天死亡。无脑儿外观颅骨缺失、双眼暴突、颈短。

2.脊柱裂

脊柱裂是指由于先天性的椎管闭合不全,在脊柱的背或腹侧形成裂口,可伴或不伴有脊膜、神经成分突出的畸形。可分为囊性脊柱裂和隐性脊柱裂,前者根据膨出物与神经、脊髓组织的病理关系分为脊膜膨出、脊髓脊膜膨出和脊髓裂。囊性脊柱裂的患儿出生后即见在脊椎后纵轴线上有囊性包块突起,呈圆形或椭圆形,大小不等,有的有细颈或蒂,有的基底部较大无颈。脊髓脊膜膨出均有不同程度神经系统症状和体征,患儿下肢无力或足畸形,大小便失禁或双下肢呈完全弛缓性瘫痪。脊髓裂生后即可看到脊髓外露,局部无包块,有脑脊液漏出,常并有严重神经功能障碍,不能存活。囊性脊柱裂几乎均须手术治疗。隐性脊柱裂为单纯骨性裂隙,常见于腰骶部第五腰椎和第一骶椎。病变区域皮肤大多正常,少数显示色素沉着、毛细血管扩张、皮肤凹陷、局部多毛现象。在婴幼儿无明显症状;长大以后可出现腰腿痛或排尿排便困难。

孕期孕妇血清甲胎蛋白(AFP)异常升高,B超排畸筛查可发现部分脊柱排列不规则或有不规则囊性物膨出,常伴有柠檬征(双顶径测定断面颅骨轮廓呈柠檬状)和香蕉征(小脑测定断面小脑呈香蕉状)。孕前3个月起至孕后3个月补充叶酸,可有效预防脊柱裂发生。脊柱裂的预后变化很大,应根据发现孕周、严重程度、孕妇和家属的意愿决定是否继续妊娠。严重者建议终止妊娠。

(五)脑积水

脑积水与胎儿畸形、感染、遗传综合征、脑肿瘤等有关。最初表现为轻度脑室扩张,处于动态变化过程。单纯轻度脑室扩张无严重后果,但当脑脊液大量蓄积,引起颅内压升高、脑室扩张、脑组织受压、颅腔体积增大、颅缝变宽、囟门增大时,则会引起胎儿神经系统后遗症,特别是合并其他畸形或遗传综合征时,则预后不良。孕期动态 B 超检查有助于诊断。对于严重脑室扩张伴有头围增大时,或合并有 Dandy-Walker 综合征等其他异常时,建议终止妊娠。

(六)唐氏综合征

唐氏综合征又称 21-三体综合征或先天愚型,是最常见的染色体异常。发病率为 1/800。根据染色体核型的不同,唐氏综合征分为三种类型,即单纯 21-三体型、嵌合型和易位型。唐氏综合征的发生起源于卵细胞或精子发生的减数分裂过程中随机发生的染色体的不分离现象,导致 21 号染色体多了一条,破坏了正常基因组遗传物质间的平衡,造成患儿智力低下,颅面部畸形及特殊面容,肌张力低下,多并发先天性心脏病,患者白血病的发病率增高,为普通人群的 10～20 倍。生活难以自理,患者预后一般较差,50% 左右于 5 岁前死亡。目前对唐氏综合征缺乏有效的治疗方法。

通过妊娠早、中期唐氏综合征母体血清学检测(早期 PAPP-A、游离 β-HCG,中期 AFP、β-HCG 和 uE_3 等),结合 B 超检查,可检测 90% 以上的唐氏综合征。对高风险胎儿,通过绒毛活检或羊水穿刺或脐血穿刺等技术做染色体核型分析可以确诊。一旦确诊,建议终止妊娠。

四、辅助检查

随着产前诊断水平的提高,很多胎儿畸形可以在产前发现或干预。采用的手段有以下几方面。

(一)影像学检查

1.超声检查

超声检查是检查胎儿畸形的主要方法。早期妊娠和中期妊娠遗传学超声筛查,可以发现 70% 以上的胎儿畸形。

2.磁共振成像(MRI)检查

对于中枢神经系统病变的诊断价值优于超声检查。但由于价格昂贵,不易临床推广,可作为超声检查发现胎儿异常的重要验证和补充诊断手段。

(二)生化检查

1.母体血清学筛查

早孕期检测 PAPP-A 和 β-HCG,中孕期检测 AFP、β-HCG 和 uE_3,除了可用于胎儿染色体病特别是唐氏综合征的筛查外,还可以帮助判断是否存在胎儿神经管缺陷。优点是无创伤性,缺点是只能提供风险率,不能确诊。

2.TORCH 检测

有助于了解胎儿畸形的风险与病因。

(三)染色体核型分析或基因检测

1.侵入性检查

孕早期绒毛活检术,孕中期羊膜腔穿刺术和孕中晚期脐静脉穿刺术可以直接取样,获取胎儿组织细胞进行染色体核型分析或基因检测。

2.无创 DNA 检查

通过采取孕妇外周血中胎儿游离 DNA,可用于胎儿 13、18、21、性染色体等染色体非整倍体的检测,近年来已成为热点。

（四）胎儿镜

属于有创性诊断技术，但能更直观、准确地观察胎儿情况，且可进行组织取样诊断，甚至可进行宫内治疗。

五、预防和治疗

预防出生缺陷应实施三级预防。一级预防是通过健康教育、选择最佳生育时机、遗传咨询、孕前保健、合理营养、避免接触放射线和有毒有害物质、预防感染、谨慎用药、戒烟戒酒等孕前阶段综合干预，减少出生缺陷的发生。二级预防是通过孕期筛查和产前诊断识别胎儿严重先天缺陷，早期发现，早期干预，减少缺陷儿的出生。三级预防是指对新生儿疾病的早期筛查、早期诊断、及时治疗，避免或减轻致残，提高患儿生活质量和生存概率。

建立、健全围产期保健网，向社会广泛宣传优生知识，避免近亲婚配或严重的遗传病患者婚配，同时提倡适龄生育，加强遗传咨询和产前诊断，注意环境保护，减少各种环境致畸因素的危害，可有效地降低各种先天畸形儿的出生率。对于无存活可能的先天畸形，如无脑儿、严重脑积水等，一经确诊应行引产术终止妊娠；对于有存活机会且能通过手术矫正的先天畸形，分娩后转有条件的儿科医院进一步诊治。

六、临床特殊情况的思考和建议

胎儿医学的飞速发展正是始于"出生缺陷"的产前筛查与产前诊断。对于非致死性胎儿畸形的治疗，应根据胎儿畸形的诊断孕周、严重程度、治疗方案、效果及围生儿的远期预后，有无合并的其他结构异常和染色体异常，与孕妇和家属充分沟通交流后，决定是否放弃胎儿还是进行宫内治疗。宫内治疗需遵循多学科联合诊治的原则，将产科学、儿科学、外科学、影像学、遗传学、生物学、生物化学、伦理学等众多不同领域的学科有机结合在一起。临床上以母体医学为基础，将胎儿视为完整个体，从而给予全面的监测与管理。

（徐艳梅）

第九节　巨　大　胎　儿

巨大胎儿常见高危因素有糖尿病、母亲肥胖、母亲出生体质量＞4 000 g、经产妇、过期妊娠、高龄孕妇、男胎、上胎巨大胎儿等。

巨大胎儿使孕妇产程异常、手术产、软产道裂伤、产后出血、感染的发病率增加；新生儿产伤的发病率增加，新生儿窒息、死亡率均增加；后代糖尿病、肥胖、代谢综合征、心血管疾病的发病率增加。

有巨大胎儿高危因素的孕妇孕期给予营养指导、适当运动，控制血糖；根据孕妇骨盆情况、血糖、胎儿大小等综合考虑，决定分娩方式。

肩难产是产科急症，可以导致严重的母婴损伤，助产人员要加强培训演练，熟练掌握肩难产的相关知识和操作手法，尽量减少母婴并发症。

巨大胎儿是指胎儿生长超过了某一特定阈值，国内外尚无统一的阈值标准，在发达国家，最常用的阈值为 4 000 g、4 500 g 或 4 536 g。美国妇产科医师学会采用新生儿出生体质量≥4 500 g 的标准,我国以≥4 000 g 为巨大胎儿。近些年,巨大胎儿的出生率呈现先增高、后逐渐下降的趋势。上海市普陀区 1989 年巨大胎儿的发生率为 5.05%,1999 年增加到 8.62%。由于糖尿病的筛查和治疗的规范化,孕前和孕期的营养指导,以及孕妇阴道分娩的意愿增强,复旦大学附属妇产科医院 2015 年巨大胎儿发生率为 5.15%。美国≥4 000 g 胎儿发生率从 1990 年的 10.9% 降至 2010 年的 7.6%。

一、高危因素

巨大胎儿是多种因素综合作用的结果,很难用单一的因素解释。临床资料表明仅有 40% 的巨大胎儿存在高危因素,其他 60% 的巨大胎儿并无明显的高危因素存在。巨大胎儿常见的因素有糖尿病、父母肥胖(尤其是母亲肥胖)、母亲出生体质量≥4 000 g、经产妇、过期妊娠、高龄孕妇、男胎、上胎巨大胎儿、种族、环境或基因异常等。不同因素的长期影响后果是不同的。

(一)孕妇糖尿病

孕妇糖尿病包括妊娠合并糖尿病和妊娠期糖尿病。如血糖未控制,巨大胎儿的发生率均明显升高。在胎盘功能正常的情况下,孕妇血糖升高,通过胎盘进入胎儿血循环,使胎儿的血糖浓度升高,刺激胎儿胰岛 β 细胞增生,导致胎儿胰岛素分泌反应性升高、胎儿高血糖和高胰岛素血症,促进氨基酸的摄取、蛋白合成并抑制脂肪分解,使胎儿脂肪堆积,脏器增大,体质量增加,导致巨大胎儿发生。胎盘转运及代谢功能改变也是造成巨大胎儿的可能原因,糖尿病孕妇可能通过胎儿胰岛素样生长因子-1 系统影响宫内胎儿生长代谢,导致巨大胎儿的发生。糖尿病孕妇如果血糖未很好控制,巨大胎儿的发病率可达 25%~40%,而正常孕妇中巨大胎儿的发生率仅为 5%。但是,当糖尿病 White 分级在 B 级以上时,由于胎盘血管的硬化,胎盘功能降低,反而使胎儿生长受限的发生率升高。此外,糖尿病孕妇过分控制饮食导致营养摄入不足,也可导致胎儿生长受限。

(二)孕前肥胖及孕期体质量增加过快

当孕前体质指数＞30 kg/m²、孕期营养过剩、孕期体质量增加过快时,巨大胎儿发生率均明显升高。Johnson 等对 588 例体质量＞113.4 kg 及 588 例体质量＜90.7 kg 妇女的妊娠并发症比较,发现前者的妊娠期糖尿病、巨大胎儿及肩难产的发病率分别为 10%、24% 和 5%,明显高于后者的 0.7%、7% 和 0.6%。当孕妇体质量＞136 kg 时,巨大胎儿的发生率高达 30%。可见孕妇肥胖与妊娠期糖尿病、巨大胎儿和肩难产等均有密切的相关性。这可能与能量摄入大于能量消耗导致孕妇和胎儿内分泌代谢平衡失调有关。母体肥胖对巨大胎儿发生率的影响可能高过母体糖尿病。

(三)经产妇

胎儿体质量随分娩次数增加而增加,妊娠 5 次以上者胎儿平均体质量比第一胎增加 80~120 g。

(四)过期妊娠

孕晚期是胎儿生长发育最快时期,过期妊娠而胎盘功能正常者,子宫胎盘血供良好,持续供给胎儿营养物质和氧气,胎儿不断生长,以致孕期越长,胎儿体质量越大,过期妊娠巨大胎儿的发生率是足月儿的 3~7 倍,肩难产的发生率比足月儿增加 2 倍。

(五)孕妇年龄

高龄孕妇并发肥胖和糖尿病的机会增多,因此,分娩巨大胎儿的可能性增大。

(六)巨大胎儿分娩史

曾经分娩过超过 4 000 g 新生儿的妇女与无此既往史的妇女相比,再次分娩巨大胎儿的概率增加 5～10 倍。

(七)遗传因素

遗传因素包括胎儿性别、种族及民族等。在所有有关巨大胎儿的资料中都有男性胎儿巨大胎儿发生率增加的报道,通常占 70%。在妊娠晚期,同一孕周男性胎儿的体质量比相应的女性胎儿重 150 g。身材高大的父母其子女为巨大胎儿的发生率高。不同种族、不同民族巨大胎儿的发生率各不相同:Rodrigues 等报道排除其他因素的影响,原为加拿大民族的巨大胎儿发生率明显高于加拿大籍的其他民族人群的发生率。Stotland 等报道美国白种人巨大胎儿发生率为 16%,而非白色人种为 11%。

(八)环境因素

高原地区由于空气中氧分压低,巨大胎儿的发生率较平原地区低。

(九)罕见综合征

当巨大胎儿合并结构异常时,如羊水过多、巨大胎盘、巨舌症等,应考虑胎儿是否存在与生长过快相关的某种罕见综合征,如 12p 四体综合征、伯-韦综合征、小儿巨脑畸形综合征、帕尔曼综合征、过度生长综合征等。遗传学的相关检查有助于诊断。

二、对母儿的影响

(一)对母体的影响

Stotland 等报道新生儿体质量＞3 500 g 母体并发症开始增加,且随出生体质量增加而增加,在新生儿体质量 4 000 g 时肩难产和剖宫产率明显增加,4 500 g 时再次增加。其他并发症增加缓慢而平稳。

1.产程延长或停滞

由于巨大胎儿的胎头较大,头盆不称的发生率增加。临产后胎头始终不入盆,若胎头搁置在骨盆入口平面以上,称为跨耻征阳性,表现为第一产程延长。胎头即使入盆,亦可发生胎头下降受阻,导致活跃期延长、停滞或第二产程延长。产程延长易导致继发性宫缩乏力;同时巨大胎儿的子宫容积较大,子宫肌纤维的张力较高,肌纤维的过度牵拉,易发生原发性宫缩乏力;宫缩乏力反过来又导致胎位异常、产程延长。巨大胎儿双肩径大于双顶径,尤其是糖尿病孕妇的胎儿,若经阴道分娩,易发生肩难产。

2.手术产发生率增加

巨大胎儿头盆不称的发生率增加,容易产程异常,因此,阴道助产、剖宫产的概率增加。

3.软产道损伤

由于胎儿大,胎儿通过软产道时可造成子宫颈、阴道、Ⅲ 或 Ⅳ 度会阴裂伤,严重者可裂至阴道穹隆、子宫下段甚至盆壁,形成腹膜后血肿或阔韧带内血肿。如果梗阻性难产未及时发现和处理,可以导致子宫破裂。

4.产后出血和感染

巨大胎儿子宫肌纤维过度牵拉,易发生产后宫缩乏力,或因软产道损伤引起产后出血,甚至出血性休克。上述各种因素均可造成产褥感染率增加。

5.生殖道瘘

由于产程延长甚至停滞,胎头长时间压迫阴道壁、膀胱、尿道和直肠,导致局部组织缺血坏死形成尿瘘或粪瘘;或因阴道手术助产直接导致损伤。

6.盆腔器官脱垂

因分娩时盆底组织过度伸长或裂伤,产后可发生子宫脱垂或阴道前后壁膨出。

(二)对新生儿的影响

1.新生儿产伤

随着体质量的增加,巨大胎儿肩难产发生率增高,新生儿产伤发生率增加,如臂丛神经损伤及麻痹、颅内出血、锁骨骨折、胸锁乳突肌血肿等。超过10%的肩难产会发生永久性的臂丛神经损伤。

2.新生儿窘迫、新生儿窒息

胎头娩出后胎肩以下部分嵌顿在阴道内,脐带受压,导致胎儿窘迫、新生儿窒息。脑瘫、高胆红素血症、红细胞增多症、低血糖、新生儿死亡率均增加。

3.对后代的远期影响

后代发展为糖耐量受损、肥胖、血脂异常、代谢综合征、心血管疾病的概率增加。

三、诊断

目前尚无方法能准确预测胎儿体质量,临床上通过病史、临床表现、超声检查等综合评估,做出初步判断,出生后才能确诊。

(一)病史

多存在高危因素,如孕妇糖尿病、肥胖、巨大胎儿分娩史、过期妊娠或产次较多的经产妇。

(二)临床表现

孕期体质量增加过快,在妊娠后期出现呼吸困难,腹部沉重及两胁部胀痛等症状。腹部检查:视诊腹部明显膨隆,宫高>35 cm;触诊胎体大,先露部高浮,跨耻征阳性;听诊胎心正常但位置较高,当子宫高加腹围≥140 cm时,巨大胎儿的可能性较大。

(三)B超检查

超声测量胎儿双顶径、头围、腹围、股骨长等各项指标,监测胎儿的生长发育情况,并将这些参数代入公式计算,估计胎儿体质量(estimated fetal weight,EFW),但对于巨大胎儿的预测有一定难度。当胎头双顶径≥100 mm,股骨长≥75 mm,腹围≥350 mm,应考虑巨大胎儿的可能性。

四、处理

(一)妊娠期

检查发现胎儿大或既往分娩巨大胎儿者,应检查孕妇有无糖尿病。不管是否存在妊娠期糖尿病,有巨大胎儿高危因素的孕妇在孕早期进行营养咨询,合理调节膳食结构,同时适当的运动可以降低巨大胎儿的发生率。糖尿病孕妇,应监测血糖,必要时予胰岛素控制血糖。

(二)分娩期

根据宫高、腹围、超声结果,预测胎儿体质量,并结合孕妇的身高、骨盆情况决定分娩方式。

1.剖宫产

估计非糖尿病孕妇胎儿体质量≥4 500 g,糖尿病孕妇胎儿体质量≥4 000 g,即使骨盆正常,为防止母儿产时损伤应建议剖宫产终止妊娠。

2.阴道试产

不宜试产过久。若产程延长,估计胎儿体质量>4 000 g,胎头下降停滞也应剖宫产。若胎头双顶径已达坐骨棘下 3 cm,宫口已开全者,做好产钳助产准备,同时做好处理肩难产的准备工作。分娩后应行子宫颈及阴道检查,了解有无软产道损伤,并预防产后出血和感染。

3.是否预防性引产

非糖尿病孕妇,预防性引产并没有降低剖宫产率、肩难产的发生率,也没有改善新生儿的预后,而引产失败反而增加了剖宫产率。因此,不建议在产程自然发动前进行干预引产。糖尿病孕妇,如血糖控制好者,妊娠 40 周前,引产或剖宫产;血糖控制不佳者,妊娠 38 周终止妊娠。但也有文献报道,无论是否妊娠期糖尿病,估计体质量大于相应胎龄的第 95 百分位数的胎儿,在孕 37~38^{+6}周引产,肩难产及其相关的并发症明显降低。

4.新生儿处理

新生儿应预防低血糖发生,出生后 30 min 监测血糖,出生后 1~2 h 开始喂糖水,及早开奶,必要时静脉输入葡萄糖。积极治疗高胆红素血症,多选用蓝光治疗。新生儿易发生低钙血症,用 10%葡萄糖酸钙 1 mL/kg 加入葡萄糖液中静脉滴注,补充钙剂。

五、病因

(一)巨大胎儿

肩难产的发生率随胎儿体质量的增加而逐渐上升,尤其是糖尿病孕妇和高龄孕妇的巨大胎儿。糖尿病孕妇的胎儿的脂肪大量堆积于肩部和躯干,使得胎儿胸/头和肩/头径线比增加,这些胎儿更易发生肩难产,其发生率是非糖尿病孕妇巨大胎儿的 2~4 倍。约 50%的肩难产发生于出生体质量低于 4 000 g 的婴儿。当出生体质量≥4 500 g 时,肩难产的并发症和死亡率显著增加。

(二)B 超测定

当胎儿胸径－双顶径≥1.4 cm、胸围－头围≥6 cm、肩围－头围≥4.8 cm、腹径－双顶径≥2.6 cm时,约 30%发生肩难产。

(三)胎儿畸形

联体双胎、胎儿颈部肿瘤、胎儿水肿。

(四)骨盆异常

扁平骨盆、骨盆倾斜度过大、耻骨弓位置过低。此时,体质量<3 000 g 的胎儿,也有可能发生肩难产。

(五)既往有肩难产病史

文献报道,肩难产在随后妊娠中的复发率为 1%~25%,是无肩难产病史孕妇的 10 倍。但许多既往发生过肩难产的孕妇再次妊娠时选择了剖宫产终止妊娠,因此,真实的复发风险可能比文献报道要高。

(六)过期妊娠

可能与出生体质量随着孕龄的延长而增加有关。

（七）产程异常

产程的延长或停滞与胎儿偏大、头盆不称有关。急产往往由于胎头下降过快，胎肩来不及缩拢而直接嵌顿于耻骨联合上方导致肩难产。

六、对母儿的影响

肩难产发生时，胎儿前肩嵌顿，血流受阻，此时胎头虽已娩出，但因胎儿胸廓受产道挤压，不能建立呼吸，导致胎儿宫内缺氧；若助产失败，胎肩不能及时娩出，易导致母儿严重损伤。肩难产对胎儿的危害超过对母亲的危害。

（一）对母体的影响

产妇因宫缩乏力、产道严重损伤导致产后出血、产褥感染。严重软产道损伤包括会阴Ⅲ度和Ⅳ度裂伤、子宫颈裂伤，甚至子宫破裂。产程时间过长还可导致膀胱麻痹、尿潴留、尿瘘、粪瘘等严重并发症。

（二）对胎儿及新生儿的影响

约11%的肩难产并发严重的胎儿损伤。肩难产处理不及时或失败，可造成胎儿窘迫、新生儿窒息、臂丛神经损伤、肱骨骨折、锁骨骨折、颅内出血、缺血缺氧性脑病、肺炎、神经系统异常，甚至死亡。臂丛神经损伤是最严重的新生儿并发症之一，在肩难产中的发生率为2%～16%，大多数病例可以恢复，但仍有约10%将发生永久性神经损伤。值得注意的是有极少部分的臂丛神经损伤没有高危因素，可发生在没有并发症的剖宫产术中。

七、诊断

巨大胎儿如有第二产程延长，肩难产的发生率明显上升，可作为肩难产的预示信号。

当较大胎头娩出后，不能顺利完成复位、外旋转，胎颈回缩，胎儿面部和颏部娩出困难，胎儿颏部紧压会阴（通常称为"乌龟征"），胎肩娩出受阻，排除胎儿畸形，即可考虑肩难产。

八、处理

所有助产人员都必须平时进行培训和演练，一旦发生肩难产，能迅速识别、熟练掌握肩难产的抢救步骤和人员的配合。肩难产发生时多无思想准备，必须镇定，一方面，要尽量缩短胎头娩出到胎肩娩出的时间，如在5 min内解除肩难产，胎儿缺血缺氧性损伤的发生率低；另一方面，要减少因粗暴操作而引起的母亲和胎儿的损伤。常采取以下步骤。

（一）一般处理

一旦发生肩难产，应立即发出紧急求援信号，请上级医师、麻醉医师、新生儿科医师到场协助抢救，迅速处置，以减少新生儿窒息和产伤。鼓励产妇深呼吸，停止腹压和按压子宫，腹部的压力使胎儿前肩不断撞击坚硬的耻骨，导致胎儿和产妇的损伤风险增大。牵引时，忌用暴力。若膀胱充盈，立刻导尿。双侧阴部充分的神经阻滞麻醉，行较大的会阴侧切术；但也有文献报道，较大的会阴切开术并没有减少胎儿臂丛神经的损伤。

（二）屈大腿法

两名救助者分别站在孕妇的两侧，协助孕妇双腿极度屈曲，贴近腹部，头部抬高，下颌贴近胸部，双手抱膝减少骨盆倾斜度，使腰骶部前凸变直，骶骨位置相对后移，骶尾关节增宽，嵌顿耻骨联合上方的前肩自然松解，同时适当力量向下牵引胎头而娩出胎儿前肩。这是处理肩难产的首选方法,也是唯一必须实施的处理方法。

(三)压前肩法

在屈大腿的基础上,助手在产妇耻骨联合上方触到胎儿前肩部位并向后下加压,使胎儿双肩周径轻度缩小;同时助产者向下牵引胎头,两者相互配合持续加压与牵引,有助于嵌顿的前肩娩出。注意不要用暴力,操作时间 30~60 s。屈大腿法和压前肩法联合使用,可以增加肩难产处置的成功率,有效率达 90%。

(四)旋肩法(Wood 法)

当后肩入盆时助产者以示指和中指伸入阴道,紧贴胎儿后肩的胸侧,将后肩向侧上方旋转,助手协助将胎头同向旋转,当后肩旋转至前肩的位置时娩出。操作时,胎背在母体右侧用右手,胎背在母体左侧用左手。但该方法使肩关节外展,肩径增加。Rubin 等建议在旋肩时将手指放在后肩的背侧或前肩的背侧这样可使肩径缩小,该方法称为 Rubin 手法,或反 Wood 手法,临床上常选择后者。

(五)牵引后臂娩后肩法

助产者的手顺着骶骨进入阴道,明确胎背朝向,胎背在母体右侧用右手,胎背在母体左侧用左手,握住胎儿后上肢,保持胎儿肘部屈曲的同时,上抬肘关节,沿胎儿胸前轻轻滑过,然后抓住胎儿手,以洗脸样动作沿面部侧面滑过,伸展后臂,娩出胎儿的后肩及后上肢。再将胎肩旋至骨盆斜径上,牵引胎头,使前肩入盆后即可娩出胎儿。当阴道过紧手无法进入或者胎儿手臂伸直无法触及胎儿肘关节和胎手,此操作较为困难。当上肢嵌顿于骨盆时,从阴道内牵引较困难,可造成肱骨骨折。因此,动作一定要轻柔忌用暴力,并注意保护会阴,防止撕裂。

(六)四肢着地法

1976 年 Gaskin 首先介绍该方法。改变产妇的体位,帮助产妇的双手和双膝着地(不同于胸膝位),胎儿重力的作用使胎儿的前肩解除嵌顿;改变孕妇体位的过程中,胎儿的体位亦发生改变,相当于内倒转;手膝体位扩大了骨盆的径线。当屈大腿法、压前肩法和旋肩法均失败后可考虑选择该法,在此四肢着地体位的基础上可以进行上述的各种阴道内操作。

(七)断锁骨法

以上手法均失败后,方可考虑剪断或用指头勾断胎儿锁骨,断端远离肺尖,防损伤胎肺,娩出胎儿后缝合软组织,锁骨固定后能自愈。该法臂丛神经损伤的风险明显增加。

(八)Zavanelli 方法

该方法由 Zavanelli 提出,1985 年 Sandberg 重做介绍,但学者们对此评价不一。将胎头回复成枕前位或枕后位,然后缓缓纳入阴道,并行剖宫产。在回纳的过程中需要应用宫缩抑制剂、吸氧。此时,产妇子宫破裂、阴道严重裂伤、胎儿窘迫甚至死亡的风险明显增加,胎儿臂丛神经损伤的风险并没有降低。

(九)耻骨联合切开术

在上述方法都失败的情况下,为了抢救胎儿的生命选择耻骨联合切开术,解除胎儿前肩嵌顿,胎肩进入骨盆并经阴道娩出。该法对母体的损伤极大,国内未有报道应用。

(十)产后处理

积极处理产后出血和严重的软产道裂伤,预防感染。新生儿复苏后,认真进行新生儿检查,及时识别臂丛神经损伤、锁骨骨折、肱骨骨折、气胸、缺氧缺血性脑损伤,及早治疗。加强与产妇及其家属的沟通,告知母婴的近期和远期并发症。详细记录肩难产发生时间、处置的步骤和时间,面对可能发生的医疗诉讼。

九、预测和预防

由于肩难产对母婴危害大,故预测和预防极为重要。肩难产的高危因素明确,但肩难产预测仍是比较困难,绝大部分的肩难产不能被预测和阻止。尽管如此,临床上仍应重视下述情况。

(1)降低巨大胎儿发生率:对于有高危因素的孕妇,孕前或者孕早期开始营养指导,减少孕妇肥胖和体质量过度增加;高危孕妇尽早 OGTT 检查,加强孕期血糖监测,及早发现糖尿病合并妊娠或妊娠期糖尿病,通过合理饮食、运动、必要时加用胰岛素,使孕期血糖控制在正常范围,降低巨大胎儿发生率。

(2)临产前应根据宫高、腹围、先露高低、腹壁脂肪厚薄、超声等尽可能准确推算胎儿体质量。估计非糖尿病孕妇胎儿体质量≥4 500 g,糖尿病孕妇胎儿体质量≥4 000 g,骨盆测量为中等大小,发生肩难产的可能性大,应建议行剖宫产结束分娩。对于非糖尿病孕妇,不推荐选择性的引产或提前剖宫产终止妊娠。糖尿病孕妇,在近预产期引产或选择性剖宫产可以降低肩难产的发生率。

(3)对于既往发生过肩难产的孕妇,如果没有严重的母婴损伤,胎儿体质量适中、无明显相对头盆不称、有再次分娩意愿,在经过充分评估后,可阴道试产。

(4)B超准确测量胎头双顶径、胸径及双肩径。胎儿胸径－双顶径＞1.4 cm 者有发生肩难产的可能。B超检查还应注意胎儿有无畸形,如联体双胎、胎儿颈部有无肿瘤、胎儿水肿等。

(5)凡产程延长,尤其是活跃期及第二产程延长者,应重新估计胎儿体质量,警惕发生肩难产,必要时行剖宫产。

(6)骨盆狭窄、扁平骨盆应警惕肩难产的发生,适时剖宫产终止妊娠。骨盆倾斜度过大及耻骨弓过低的高危产妇,分娩时应让其采用屈曲大腿或垫高臀部的姿势,以预防肩难产的发生。

(7)常规助产时胎头娩出后,切勿急于协助进行复位和外旋转,应让胎头自然复位及外旋转,防止人工干预转错方向。并继续指导产妇屏气,使胎肩同时自然下降。当胎头完成外旋转后,胎儿双肩径应与骨盆出口前后径相一致,等待下一次宫缩,轻轻按压胎头协助胎儿前肩娩出,后肩进入骶凹处,顺利娩出双肩。

十、临床特殊情况的思考和建议

孕期准确估计胎儿体质量,对孕妇营养指导,预防巨大胎儿和肩难产,非常重要。产前预测胎儿体质量,筛选巨大胎儿特别是≥4 500 g 胎儿,对选择分娩方式和指导产程处理至关重要。但迄今为止,尚无在宫内准确估计胎儿体质量的方法。大多数巨大胎儿在出生后诊断。常用的预测胎儿体质量的方法为临床评估和超声测量。

(一)临床评估

临床上可通过四步触诊手法触诊胎儿、测量宫底高度(从耻骨联合上方至子宫底最高点的距离)估计胎儿体质量。影响评估准确性的因素包括孕妇体型、腹壁脂肪的厚度、胎位、羊水量,最重要的是检查者的经验。该方法对预测巨大胎儿的敏感性和阳性预测值均较低。但对过期妊娠和糖尿病妊娠等巨大胎儿高发人群,临床评估准确率较高。

(二)超声测量

超声检查并非高度准确,但仍是最有价值的预测方法,前提是各项生物指标要测量准确。文献报道的超声预测胎儿体质量的生物指标很多,比较常用的径线为胎儿双顶径(biparietal diameter,BPD)、头围(head circumference,HC)、腹围(abdominal circumference,AC)和股骨长(femur length,FL)等。

1.单项参数估计体质量

多数学者认为,在单项参数中以腹围(abdominal circumference,AC)诊断巨大胎儿的准确性最高。因为肝脏的大小可以反映胎儿生长发育的情况,腹围是在经肝脏的平面上测量的。预测巨大胎儿常用的阈值为 AC 35～38 cm。在孕晚期由于 BPD 增长缓慢,且受胎头变形影响,个体差异较大,误差可达1 000 g,结果很不可靠。

2.多项生物学参数联合估计体质量

此种方法更为准确,最常组合应用的参数是双顶径、头围、腹围和股骨长。最常用的计算公式如下。

Hadlock 等用多项参数得出的公式,对胎儿体质量的评估精确性较好,许多超声仪器中都包含了该公式(BPD、HC、AC、FL 的单位为厘米)。

Log_{10} 出生体质量(g)=1.478 7+0.001 837(BPD)^2+0.045 8(AC)+0.158(FL)-0.003 343(AC×FL)。

Shephard 等用 BPD 和 AC 预测新生儿出生体质量公式:Log_{10} 出生体质量(g)=-1.749 2+0.166×BPD+0.046×AC-2.646×AC×BPD/1 000。该方法预测精度较差。

3.其他超声指标

胎儿皮下脂肪的厚度对胎儿体质量变化的影响是显著的,占出生体质量变异量的46%。当胎儿生长加速或减慢时,脂肪组织易发生变化,此时,即使生物学指标相似的胎儿,出生体质量的差异也可能非常明显。例如,血糖控制不佳的糖尿病孕妇,胎儿皮下贮存大量脂肪,巨大胎儿的概率增高。超声已开始评估胎儿皮下脂肪,以更好地评估正常和异常胎儿生长情况。

4.查阅有关参考书的体质量估计表

临床预测巨大胎儿要根据临床病史、腹部检查、宫底高度、腹围和超声测量的胎儿径线,综合分析,结合临床经验诊断巨大胎儿。相对于仅用任意单一方法,将上述方法联合应用,可能更有助于预测巨大胎儿。还应加强对产科工作者预测能力的培训,预测肩难产风险,不断总结经验,减少估计误差,以提高诊断符合率。

(吕　敏)

第十节　胎儿生长受限

胎儿生长受限(FGR)是指胎儿体质量低于同胎龄应有胎儿体质量第 10 百分位数以下,未达到其应有的生长潜力的胎儿。管理 FGR,关键在于区分出病理性生长受限的患者,给予干预,降低发病率和死亡率。

FGR 的病因包括母体、胎儿和胎盘三方面,应积极寻找病因并对因治疗。

FGR 胎儿主要的监测手段是超声检查,包括生长超声测量(胎儿腹围、双顶径、头围、股骨)、羊水量及多普勒血流检测(脐动脉、大脑中动脉、静脉导管和脐静脉)。

FGR 终止妊娠的时机需遵循个体化原则,综合考虑母体因素及胎儿因素(孕周、羊水量、生物物理评分/NST 和多普勒血流监测)。FGR 不是剖宫产的指征,但可适当放宽剖宫产指征。

小于胎龄儿(small for gestational age,SGA)指超声检查估计体质量低于同胎龄应有体质量第10 百分位数以下。这个定义仅仅描述体质量位于正常低限,但不指示病理性生长异常。

并不是出生体质量低于第 10 百分位数的婴儿都是病理性生长受限,有些偏小是因为体质因素,仅仅是小个子。多达 70% 诊断为小于胎龄儿的婴儿,如果排除如母体的种族、孕产次及身高等影响出生体质量的因素,这些婴儿实际上是适于胎龄儿,他们围产期发生并发症和死亡的风险不高。在不同国家出生的胎儿存在不同程度的生长受限,其中发达国家占 4%～7%,发展中国家占 6%～30%。严重的 FGR 被定义为胎儿估计体质量小于第 3 百分位数,同时伴有多普勒血流的异常(定义为脐动脉搏动指数大于第 95 百分位数,舒张末期血流缺失或反流),这些胎儿的围产期并发症和死亡率明显增加,是不良结局的一个较强且一致的预测因素。

一、病因

胎儿生长受限的病因迄今尚未完全阐明。约有 40% 发生于正常妊娠,30%～40% 发生于母体有各种妊娠并发症或合并症者,10% 由于多胎妊娠,10% 由于胎儿感染或畸形。下列各因素可能与胎儿生长受限的发生有关。

(一)母体因素

1.妊娠并发症和合并症

妊娠期高血压疾病、慢性肾炎、糖尿病血管病变的孕妇由于子宫胎盘灌注不够易引起胎儿生长受限。自身免疫性疾病、发绀型心脏病、严重遗传型贫血、严重肺部疾病等均可引起 FGR。

2.遗传因素

胎儿出生体质量差异,40% 来自父母的遗传基因,又以母亲的影响较大,如孕妇身高、孕前体质量、妊娠时年龄及孕产次等。

3.营养不良

孕妇偏食、妊娠剧吐及摄入蛋白质、维生素、微量元素和热量不足的,容易产生小样儿,胎儿出生体质量与母体血糖水平呈正相关。

4.药物暴露和滥用

苯妥英钠、丙戊酸、华法林、吸烟、乙醇、可卡因、毒品等均与 FGR 相关。某些降压药由于降低动脉压,降低子宫胎盘的血流量,也影响胎儿宫内生长。

5.母体低氧血症

如长期处于高海拔地区。

(二)胎儿因素

1.染色体异常

21-三体综合征、18-三体综合征、13-三体综合征、特纳综合征、猫叫综合征、染色体缺失、单亲二倍体等常伴发 FGR。超声没有发现明显畸形的 FGR 胎儿中,近 20% 可发现核型异常,当生长受限和胎儿畸形同时存在时,染色体异常的概率明显增加。21-三体综合征胎儿生长受限一般是轻度的,18-三体综合征胎儿常有明显的生长受限。

2.胎儿结构畸形

如先天性成骨不全和各类软骨营养障碍、无脑儿、脐膨出、腹裂、膈疝、肾发育不良、心脏畸形等可伴发 FGR,严重结构畸形的婴儿有 1/4 伴随生长受限,畸形越严重,婴儿越可能是小于胎龄儿。许多遗传性综合征也与 FGR 有关。

3.胎儿感染

在胎儿生长受限病例中,多达 10% 的人发生病毒、细菌、原虫和螺旋体感染。常见宫内感染包括风疹病毒、单纯疱疹病毒、巨细胞病毒、弓形虫、梅毒螺旋体及艾滋病病毒。

4.多胎妊娠

与正常单胎相比,双胎或多胎妊娠更容易发生其中一个或多个胎儿生长受限。

(三)胎盘脐带因素

单脐动脉、帆状胎盘、轮廓状胎盘、副叶胎盘、小胎盘、胎盘嵌合体等是 FGR 的高危因素。此外,慢性部分胎盘早剥、广泛性梗死或绒毛膜血管瘤均可造成胎儿生长受限。

二、临床表现及分类

(一)正常的胎儿生长

正常的胎儿生长反映了胎儿遗传生长潜能与胎儿、胎盘和母体健康调节的相互作用。胎儿生长过程包含 3 个连续且有些许重叠的阶段。第 1 个阶段是细胞增生阶段,包括了妊娠的前16 周。第 2 个阶段被认为是细胞增生和增大并存的阶段,发生在妊娠第 16~32 周,涉及细胞大小和数量的增加。第 3 个也是最后一个阶段,被称为细胞增大阶段,发生在妊娠第 32 周至足月期间,且特征为细胞大小迅速增加。

(二)异常的胎儿生长

上述的正常生长模式形成 FGR 临床分类的基础。

(1)均称型 FGR 占生长受限胎儿的 20%~30%,是指由于早期胎儿细胞增生的总体受损而导致所有胎儿器官成比例减小的一种生长模式。

(2)非均称型 FGR 特征是腹部尺寸(如肝脏体积和皮下脂肪组织)比头围减小得相对较多,占 FGR 人群剩余的 70%~80%。认为非均称型胎儿生长是由胎儿适应有害环境的能力所致,即以减少非重要胎儿器官(如腹部脏器、肺、皮肤和肾脏)血供为代价重新分配血流优先供应重要的器官(如脑、心脏、胎盘)。

在美国妇产科学会(ACOG)2012 年修订的关于 FGR 的指南中,没有进行匀称型 FGR 和非匀称型 FGR 的比较,因为这两者的差别对于病因和预后的重要性还不清楚。

三、诊断及孕期监测

(一)病史

(1)准确判断孕龄:尽管早孕期和中孕期超声推算孕龄的准确性相似,但还是推荐使用早孕期 B 超来推算预产期。除了早孕期 B 超,推荐联合使用多种方法优于单一方法来推算孕龄。如果是 IVF 导致的双胎,应根据胚胎种植时间来准确推算孕龄。

(2)详细询问病史,分析寻找本次妊娠过程中是否存在导致 FGR 的高危因素,如母体有无慢性高血压、慢性肾病、自身免疫性疾病、严重贫血等疾病史;有无接触有毒有害物质、滥用药品或毒品;有无吸烟、酗酒等。

(二)体征

根据宫高推测胎儿的大小和增长速度,确定末次月经和孕周后,产前检查测量子宫底高度,在孕 28 周后如连续 2 次宫底高度小于正常的第 10 百分位数时,则有 FGR 的可能。宫底高度是最常用的筛查胎儿大小的参数,但有 1/3 的漏诊率和大约 1/2 的误诊率,因此对于诊断 FGR 的价值有限。

(三)超声检查

1.B 超检查

B 超检查是诊断 FGR 的关键手段,最常用的几个参数为胎儿腹围、头围、双顶径、股骨和羊水量。测量胎儿腹围,或腹围联合头部尺寸(双顶径或头围)和(或)股骨长,可以较好地估算胎儿体质量。

(1)双顶径(BPD):对疑有 FGR 者,应动态监测胎头双顶径的生长速度,来评估胎儿的发育状况。一般来说,胎儿双顶径每周增长<2.0 mm,或每 3 周增长<4.0 mm,或每 4 周增长<6.0 mm,或妊娠晚期每周增长<1.7 mm,则应考虑有 FGR 的可能。

(2)腹围(AC):胎儿腹围的测量是估计胎儿大小最可靠的指标。有学者认为腹围百分位数是筛查 FGR 最敏感的独立指标,如果胎儿腹围在正常范围内,就可以排除 FGR,其假阴性率<10%。如果腹围或胎儿估计体质量在相应孕龄的第 10 百分位数以下,可以诊断 FGR。

(3)股骨(FL):有报道股骨长度低值仅能评价是否存在匀称型 FGR。

(4)羊水量:是 FGR 胎儿重要的诊断和评估预后的指标。当胎儿血流重分布以保障重要脏器血液灌注时,肾脏血流量不足,胎儿尿液产生减少导致羊水量减少。77%~83% 的 FGR 合并有超声诊断的羊水过少。但是羊水过少难以准确评估,且通常伴发 FGR 以外的妊娠并发症。此外,一些明显发育受限的病例羊水量反而正常。因此,没有羊水过少也不能排除 FGR 的诊断。

2.多普勒超声

一旦确诊 FGR,应开始严密监测。每两周进行超声下胎儿估重,同时进行多普勒超声检测脐动脉血流。如条件允许,进一步检查大脑中动脉血流、静脉导管血流及脐静脉的多普勒血流征象。并依据病情需要增加监测频率。脐动脉血流多普勒检测可以有效帮助决定产科干预方法,从而降低新生儿围产期死亡率、严重疾病的发病率及对未足月生长受限胎儿的不必要引产。

(1)脐动脉:缺氧时,反映在血管多普勒超声上,最明显也是最早发生变化的是脐动脉阻力升高。脐动脉首先出现舒张末期血流降低,搏动指数(pulsatility index,PI)升高。但是,脐动脉有时太敏感,外界环境变化都可能影响其测值。因此,一次超声检测脐动脉 PI 值略微升高不一定表示胎儿存在缺氧,需复查与随访。严重缺氧时,出现脐动脉舒张末期血流缺失(absent end-diastolic velocity,AEDV),甚至出现反流(reversed end-diastolic velocity,REDV),REDV 是胎儿状况不佳的证据。

(2)大脑中动脉:大脑中动脉阻力降低,舒张期血流量增加,反映了继发于胎儿缺氧的代偿性"脑保护效应",多普勒血流检测表现为大脑中动脉 PI 降低。大脑中动脉与脐动脉的 PI 比值小于 1.0,提示胎儿缺氧可能性大。大脑中动脉不如脐动脉那么过分敏感,如果测得阻力降低,很有可能是处于缺氧状态下血流重新分配的结果。

(3)静脉导管及脐静脉:随着脐动脉阻力的进行性增加,胎儿心功能受损且中心静脉压升高,从而导致静脉导管及其他大静脉中的舒张期血流减少。静脉导管 a 波缺失或反向或脐静脉出现搏动提示心血管系统不稳定,且是即将发生胎儿酸中毒和死亡的征象。

四、孕期处理

(一)积极寻找并尽快解除可能的病因

1.母体

(1)病史采集和体格检查：寻找与 FGR 相关的母体疾病，如吸烟或饮酒、母体血管疾病、抗磷脂综合征等。

(2)感染：建议行 TORCH 筛查，必要时可行特定的羊水病毒 DNA 检测。病毒感染的超声影像标志通常没有特异性，但包括脑部和(或)肝脏的强回声和钙化、积水。

2.胎儿

(1)结构检查：因为重大先天性异常通常都与无法维持胎儿正常生长相关，所以推荐对所有病例进行详细的胎儿解剖结构检查。

(2)染色体检查：当 FGR 为早发均称型(中期妊娠)、较严重(胎儿体质量<第 3 百分位数)、伴随有羊水过多(提示 18-三体综合征)或结构异常时，建议进行胎儿染色体核型分析。

(二)动态监测胎儿宫内状况

脐动脉多普勒血流检测联合标准胎儿监护，如 NST、生物物理评分或两者联合监测，与改善 FGR 胎儿预后有关。

(三)宫内治疗

1.卧床休息

没有证据表明卧床休息能够真正加速胎儿生长或改善生长受限胎儿的预后，却引起孕妇高凝状态导致相应并发症增加，以及孕妇过分紧张和产后恢复较慢。

2.吸氧

孕妇吸氧不能改善围生儿预后，一旦吸氧停止，胎儿氧化能力进一步恶化，长期高氧状态导致胎儿的肺功能障碍。

3.补充营养物质

营养和饮食补充策略对于预防 FGR 的发生无效，所以不推荐。

4.类固醇

如估计在 34 周前分娩 FGR 胎儿，产前需应用糖皮质激素，因为与改善早产儿的预后有关。

5.硫酸镁

如 32 周前可能分娩，硫酸镁的使用可以保护胎儿和围生儿脑神经。

6.改善胎盘血流灌注

没有证据明确药物干预有效，但从几项试验及 Meta 分析的累积数据来看，低剂量阿司匹林可以起到作用。相比之下，尚无证据支持注射用抗凝药物肝素的防治 FGR 的作用。

(四)适时终止妊娠

1.终止妊娠时机

胎儿确定为 FGR 后，决定分娩时间较困难，必须在胎儿死亡的危险和早产的危害之间权衡利弊。

(1)孕 34 周后：如果羊水量、动态胎儿生物物理评分(BPP)及多普勒血流检测均正常，每周监测直至 37 周后，并在40 周前考虑分娩。如果羊水量异常(羊水指数 AFI<5 cm 或最大羊水深度 DVP<2 cm)，BPP 和(或)多普勒表现异常，考虑结束妊娠。

（2）孕 34 周前：如果胎儿监测结果保持良好，对于有脐动脉舒张末期血流缺失者应期待妊娠至 34 周分娩；脐动脉舒张末期血流反流者，建议在妊娠 32 周时分娩；脐动脉舒张末期血流降低但没有缺失或反流时，妊娠可被延迟直至 37 周以后。

2.终止妊娠方式

FGR 不是剖宫产手术指征。选择分娩方式应从胎儿宫内状况和子宫颈成熟度两方面考虑。如果胎儿宫内情况良好，胎儿成熟，Bishop 子宫颈成熟度评分≥7 分，无产科禁忌证者可以经阴道分娩，但要加强产时胎心监测；如果羊水过少、胎儿窘迫、胎儿停止发育及合并其他产科指征时，应考虑剖宫产。

3.新生儿处理

FGR 儿存在缺氧容易发生胎粪吸入，故应即时处理新生儿，清理声带下的呼吸道吸出胎粪，并做好新生儿复苏抢救。及早喂养糖水以防止低血糖，并注意防止低血钙，防止感染及纠正红细胞增多症等并发症。

五、预后

如果胎儿是 SGA，但解剖结构正常且羊水量及生长速率适当，则其结局通常将是正常的体质性小新生儿。相比之下，真正的 FGR 胎儿围产期死亡率和并发症发病率会增加，且会对生长、发育及心血管健康产生长期影响。这些病例的并发症、发病率和死亡率受 FGR 病因、生长延迟发生、早产时的胎龄小，以及生长受限严重程度的影响。

（一）死亡率

对于估算胎儿体质量小于同胎龄体质量第 10 百分位数的胎儿，胎儿死亡的总体风险为 1.5%，而小于第 5 百分位数的胎儿其总体风险为 2.5%。

（二）并发症

短期并发症与低出生体质量和早产有关，这些并发症包括体温调节受损、低血糖、红细胞增多症、高黏滞血症、低钙血症、高胆红素血症、感染及免疫功能受损。也有关于酸血症、呼吸暂停、呼吸窘迫、脑室内出血及坏死性小肠结肠炎的风险增加的报道。影响 FGR 胎儿出生后远期结局的主要因素有病因和畸形。Low 等随访 FGR 儿至 9～11 岁的研究发现，FGR 胎儿出生后的远期不良结局主要包括认知功能较差、神经系统发育不良、粗大肌肉运动功能较弱、低智商且书写能力差。此外，FGR 儿成年后高血压、糖尿病和冠心病等心血管和代谢性疾病发病率较高。

（三）复发风险

生育过 SGA 的女性在下次妊娠时有再次分娩 SGA 的倾向。来自荷兰的一项前瞻性全国性队列研究发现，对于第 1 次妊娠时分娩了 SGA 的女性和分娩了非 SGA 的女性，第 2 次妊娠时分娩非异常 SGA（<第 5 百分位数）的风险分别为 23% 和 3%。

六、临床特殊情况的思考和建议

FGR 的孕期监测和处理对于改善围生儿预后非常重要，但目前国内的临床处理仍存在许多经验治疗，缺乏循证医学证据，根据 2013 年 ACOG 关于 FGR 的指南，以下为 A 级证据。

（1）脐动脉多普勒血流联合标准胎儿监护，比如 NST、生物物理评分或两者联合监测，与改善 FGR 胎儿预后有关。

（2）如估计在 34 周前分娩 FGR 胎儿，产前须应用糖皮质激素，因为与改善早产儿的预后有关。

（3）如 32 周前可能分娩，硫酸镁的使用可以增加对胎儿和围生儿的脑保护。

（4）营养和饮食补充策略对于预防 FGR 的发生无效，并且不被推荐。

（吕　敏）

第十一节　前　置　胎　盘

妊娠时胎盘正常附着于子宫体部的后壁、前壁或侧壁。孕 28 周后胎盘附着于子宫下段，其下缘甚至达到或覆盖宫颈内口，其位置低于胎先露部，称为前置胎盘。前置胎盘可致晚期妊娠大量出血而危及母儿生命，是妊娠期的严重并发症之一。分娩时前置胎盘的发生率国内报道为 0.24%～1.57%，国外报道为 0.3%～0.9%。

一、病因

（一）子宫内膜损伤

多次刮宫、多次分娩、产褥感染、子宫疤痕等可损伤子宫内膜，引起炎症或萎缩性病变，使子宫蜕膜血管缺陷。当受精卵着床时，因血液供给不足，为摄取足够营养而增大胎盘面积，伸展到子宫下段。前置胎盘患者中 85%～90% 为经产妇，疤痕子宫妊娠后前置胎盘的发生率 5 倍于无瘢痕子宫。

（二）胎盘异常

多胎妊娠时，胎盘较大而延伸至子宫下段，故前置胎盘的发生率较单胎妊娠高 1 倍。副胎盘亦可到达子宫下段或覆盖宫颈内口。

（三）受精卵滋养层发育迟缓

受精卵到达宫腔时，滋养层尚未发育到能着床的阶段，继续下移，着床于子宫下段而形成前置胎盘。

二、临床分类

按胎盘下缘与宫颈内口的关系，分为 3 种类型。①完全性前置胎盘：又称为中央性前置胎盘，宫颈内口全被胎盘覆盖。②部分性前置胎盘：宫颈内口部分被胎盘覆盖。③边缘性前置胎盘：胎盘下缘附着于子宫下段，但未超越宫颈内口。

胎盘下缘与宫颈内口的关系随子宫下段的逐渐伸展、宫颈管的逐渐消失、宫颈口逐渐扩张而改变。因此，前置胎盘的分类可随妊娠的继续、产程的进展而发生变化。临产前的完全性前置胎盘可因临产后宫颈口扩张而变为部分性前置胎盘。故诊断时期不同，分类也可不同，目前均以处理前最后一次检查来确定其分类。

三、临床表现

特点为妊娠晚期无痛性阴道流血，可伴有因出血多所致的症状。

（一）无痛性阴道流血

妊娠晚期或临产时，突发性无诱因、无痛性阴道流血是前置胎盘的典型症状。妊娠晚期子宫峡部逐渐拉长形成子宫下段，而临产后的宫缩又使宫颈管消失而成为产道的一部分。但附着于子宫下段及宫颈内口的胎盘不能相应地伸展，与其附着处错位而发生剥离，致血窦破裂而出血。初次出血一般不多，但也可初次即发生致命性大出血。随着子宫下段的逐渐拉长，可反复出血。完全性前置胎盘初次出血时间较早，多发生在妊娠28周左右，出血频繁，出血量也较多；边缘性前置胎盘初次出血时间较晚，往往发生在妊娠末期或临产后，出血量较少；部分性前置胎盘的初次出血时间及出血量则介于以上两者之间。部分性及边缘性前置胎盘患者胎膜破裂后，若胎先露部很快下降，压迫胎盘可使出血减少或停止。

（二）贫血、休克

反复出血可致患者贫血，其程度与阴道流血量及流血持续时间呈正比。有时，一次大量出血可致孕妇休克、胎儿发生窘迫甚至死亡。有时，少量、持续的阴道流血也可导致严重后果。

（三）胎位异常

常见胎头高浮，约1/3患者出现胎位异常，其中以臀先露为多见。

四、诊断

（一）病史

妊娠晚期或临产后突发无痛性阴道流血，应考虑前置胎盘；了解每次出血量及出血的总量。但也有许多前置胎盘无产前出血，通过超声检查才能获得诊断。同时应询问有无多次刮宫或多次分娩史。

（二）体征

反复出血者可有贫血貌，严重时出现面色苍白、四肢发冷、脉搏细弱、血压下降等休克表现。

1.腹部体征

子宫大小与停经月份相符，子宫无压痛，但可扪及阵发性宫缩，间歇期能完全放松。可有胎头高浮、臀先露或胎头跨耻征阳性。出血多时可出现胎心异常，甚至胎心消失；胎盘附着于子宫前壁时可在耻骨联合上方闻及胎盘血流杂音。

2.宫颈局部变化

一般不做阴道检查，如果反复阴道出血，怀疑宫颈阴道疾病，须明确诊断，则在备血、输液、输血或可立即手术的条件下进行阴道窥诊。严格消毒外阴后，用阴道窥器观察阴道壁有无静脉曲张、宫颈糜烂或息肉等病变引起的出血。不做阴道指检，以防附着于宫颈内口处的胎盘剥离而发生大出血。如发现宫颈口已经扩张，估计短时间可经阴道分娩，可行阴道检查。首先以一手示、中两指轻轻行阴道穹隆部扪诊，如感觉手指与胎先露之间有较厚的软组织，应考虑前置胎盘，如清楚感觉为胎先露，则可排除前置胎盘；然后，可轻轻触摸宫颈内有无胎盘组织，确定胎盘下缘与宫颈内口的关系。如为血块则易碎。若触及胎膜并决定阴道分娩时，可刺破胎膜，使羊水流出，胎先露部下降压迫胎盘而减少出血。怀疑前置胎盘时禁止行肛门检查，因肛门检查不能明确诊断，反而可加重前置胎盘剥离而导致大出血。

（三）辅助检查方法

1.B超检查

B超可清楚地显示子宫壁、宫颈、胎先露部及胎盘的关系，为目前诊断前置胎盘最有效的方法,准确率在 95% 以上。超声诊断前置胎盘还要考虑孕龄。中期妊娠时胎盘占据宫壁一半面积,邻近或覆盖宫颈内口的机会较多,故有半数胎盘位置较低。晚期妊娠后,子宫下段形成及向上扩展成宫腔的一部分,大部分胎盘上移而成为正常位置胎盘。附着于子宫后壁的前置胎盘容易漏诊,因为胎先露遮挡或腹部超声探测深度不够。经阴道彩色多普勒检查可以减少漏诊,而且安全、准确。

2.磁共振成像检查

磁共振成像检查可用于确诊前置胎盘。但价格昂贵,国内尚难普及应用。

3.产后检查胎盘胎膜

产后应检查胎盘有无形态异常,有无副胎盘。胎盘边缘见陈旧性紫黑色血块附着处即为胎盘前置部分;胎膜破口距胎盘边缘在 7 cm 以内,则为边缘性或部分性前置胎盘。

五、对孕妇、胎儿的影响

(一)产时、产后出血

附着于子宫前壁的前置胎盘行剖宫产时,如子宫切口无法避开胎盘,则出血明显增多。胎儿分娩后,子宫下段肌肉收缩力较差,附着的胎盘不易剥离。即使剥离后因开放的血窦不易关闭而常发生产后出血。

(二)植入性胎盘

前置胎盘偶可合并胎盘植入。由于子宫下段蜕膜发育不良,胎盘绒毛可植入子宫下段肌层,使胎盘剥离不全而发生大出血。有时须切除子宫而挽救产妇生命。

(三)贫血及感染

产妇出血,贫血而体弱,加上胎盘剥离面又靠近宫颈内口,容易发生感染。

(四)围生儿预后不良

出血量多可致胎儿缺氧或宫内窘迫。有时因大出血而须提前终止妊娠,新生儿病死率高。

六、处理

原则是抑制宫缩、止血、纠正贫血及预防感染。根据出血量、休克程度、妊娠周数、胎儿是否存活而采取相应的处理。

(一)期待疗法

期待疗法适用于出血不多或无产前出血者、生命体征平稳、胎儿存活、胎龄<36 周、胎儿体质量不足 2 300 g 的孕妇。在孕妇安全的前提下,继续延长胎龄,以期提高围生儿的存活率。若无阴道流血,在妊娠 34 周前可以不必住院,但要定期超声检查,了解胎盘与宫颈内口的关系;一旦出现阴道流血,就要住院治疗。期待疗法应在备血、有急诊手术条件下进行,并用 B 超连续监护胎盘迁移情况及胎儿宫内安危状态,一旦出血增多,应立即终止妊娠。期待疗法具体如下。

1.绝对卧床休息

左侧卧位,定时吸氧(每天吸氧 3 次,每次 20～30 min)。禁止性生活、阴道检查、肛门检查、灌肠及任何刺激,保持孕妇良好情绪,适当应用地西泮等镇静剂。备血及做好急诊手术准备。

2.抑制宫缩

子宫收缩可致胎盘剥离而引起出血增多,可用硫酸镁、利托君、沙丁胺醇、硝苯地平等药物抑制宫缩。密切监护胎儿宫内生长情况,>32 孕周妊娠者,可给予地塞米松 10 mg 静脉或肌内注射,每天两次,连用 2～3 d,以促进胎儿肺成熟。急需时可羊膜腔内一次性注射。

3.纠正贫血

视贫血严重程度补充铁剂,或少量多次输血。

4.预防感染

可用广谱抗生素预防感染。

(二)终止妊娠

1.剖宫产

完全性前置胎盘须以剖宫产终止妊娠。近年来,对部分性及边缘性前置胎盘亦倾向剖宫产分娩。终止妊娠的时间选择在前置胎盘的处理中十分重要,对于无阴道流血的前置胎盘,尽量延长孕周至足月后终止妊娠;若有少量阴道流血,完全性前置胎盘可在孕 36 周后、部分性及边缘性前置胎盘可在孕 37 周后终止妊娠;若阴道流血量较多,胎肺不成熟者,可经短时间促肺成熟后终止妊娠;一旦前置胎盘发生严重出血而危及孕妇生命安全时,不论胎龄大小均应立即剖宫产。

术前应积极纠正休克、备血、输液。子宫切口视胎盘位置而定。胎盘附着于子宫下段前壁时,进腹后往往可见下段部位血管充盈或怒张,做子宫切口时应尽可能避开,或先行血管结扎,采用子宫下段偏高纵切口或体部切口,推开胎盘边缘后破膜,娩出胎儿。但应避免纵切口向下延伸而撕裂膀胱,更不主张撕裂胎盘而娩出胎儿。后壁前置胎盘可选择子宫下段横切口。

胎儿娩出后,立即以缩宫素 20 U 或麦角新碱 0.2～0.4 mg 子宫肌壁内及子宫下段肌壁内注射,以加强子宫收缩,并徒手剥离胎盘。胎盘剥离后,子宫下段胎盘附着面往往不易止血,可用热盐水纱垫直接压迫,也可在吸收性上放置凝血酶压迫出血处,或用可吸收线 8 字缝合血窦、双侧子宫动脉或髂内动脉结扎、髂内动脉栓塞及宫腔内纱条填塞等方法止血。如无效或合并胎盘植入,可行子宫全切除术或子宫次全切除术(应完全切除胎盘附着的出血处)。

2.阴道分娩

适用于边缘性前置胎盘、出血不多、头先露、无头盆不称及胎位异常,且宫颈口已开大、估计短时间内分娩者。可在备血、输液条件下人工破膜,并加强宫缩促使胎头下降压迫胎盘而止血。一旦产程停滞或阴道流血增多,应立即剖宫产结束分娩。

(三)紧急转送

如无输血、手术等抢救条件时,应立即在消毒下阴道填塞纱布、腹部加压包扎,由医务人员亲自护送至附近有条件的医院治疗。

(吕　敏)

第十二节　胎盘早剥

妊娠 20 周后或分娩期,正常位置的胎盘于胎儿娩出前,全部或部分从子宫壁剥离,称为胎盘早剥。它是晚期妊娠严重的并发症之一。由于其起病急、发展快,处理不当可威胁母儿生命。发生率的高低还与产后是否仔细检查胎盘有关,有些轻型胎盘早剥患者症状不明显,易被忽略。

一、病因

发病机制尚不完全清楚,但下列情况时胎盘早剥发病率增高。

(一)孕妇血管病变

胎盘早剥多发生于子痫前期、子痫、慢性高血压及慢性肾脏疾病的孕妇。当这类疾病引起全身血管痉挛及硬化时,子宫底蜕膜也可发生螺旋小动脉痉挛或硬化,引起远程毛细血管缺血坏死而破裂出血,血液流至底蜕膜层与胎盘之间,并形成血肿,导致胎盘从子宫壁剥离。

(二)机械因素

腹部外伤或直接被撞击、性交、外倒转术等都可诱发胎盘早剥。羊水过多时突然破膜,或双胎分娩时第一胎儿娩出过快,使宫内压骤减,子宫突然收缩而导致胎盘早剥。临产后胎儿下降,脐带过短使胎盘自子宫壁剥离。

(三)子宫静脉压升高

仰卧位低血压综合征时,子宫压迫下腔静脉使回心血量减少,子宫静脉淤血使静脉压升高,导致蜕膜静脉床淤血或破裂而发生胎盘剥离。

(四)其他

高龄孕妇、经产妇易发生胎盘早剥;不良生活习惯如吸烟、酗酒及吸食可卡因等也是国外发生率增高的原因;胎盘位于子宫肌瘤部位易发生胎盘早剥。

二、病理变化

胎盘早剥的主要病理变化是底蜕膜出血,形成血肿,使该处胎盘自子宫壁剥离。如剥离面小,血液很快凝固而出血停止,临床可无症状或症状轻微。如继续出血,胎盘剥离面也随之扩大,形成较大的胎盘后血肿,血液可冲开胎盘边缘及胎膜经宫颈管流出,表现为外出血,称为显性剥离。如胎盘边缘或胎膜与子宫壁未剥离,或胎头进入骨盆入口压迫胎盘下缘,使血液积聚于胎盘与子宫壁之间而不能外流,故无阴道流血,称为隐性剥离。由于血液不能外流,胎盘后出血越积越多,可致子宫底升高,当出血达到一定程度,压力增大,血液冲开胎盘边缘和胎膜经宫颈管流出,即为混合性出血。有时胎盘后血液可穿破羊膜而溢入羊膜腔,形成血性羊水。

胎盘早剥尤其是隐性剥离时,胎盘后血肿增大及压力增加,使血液浸入子宫肌层,引起肌纤维分离、断裂及变性,称为子宫胎盘卒中。当血液经肌层浸入浆膜层时,子宫表面可见蓝紫色瘀斑,以胎盘附着处为明显;偶尔血液也可渗入阔韧带、输卵管系膜,或经输卵管流入腹腔。卒中后的子宫收缩力减弱,可发生大量出血。

严重的早剥胎盘,剥离处的胎盘绒毛及蜕膜释放大量组织凝血活酶,进入母体血液循环后激活凝血系统,而导致弥散性血管内凝血(DIC),在肺肾等器官内形成微血栓,引起器官缺氧及功能障碍。DIC继续发展可激活纤维蛋白溶解系统,产生大量纤维蛋白原降解产物(FDP),引起继发性纤溶亢进。由于凝血因子的大量消耗及高浓度 FDP 的生成,最终导致严重的凝血功能障碍。

三、临床表现及分类

国内外对胎盘早剥的分类不同。国外分为Ⅰ、Ⅱ、Ⅲ度,国内则分为轻、重两型。我国的轻型相当于 SherⅠ度,重型则包括 SherⅡ、Ⅲ度。

(一)轻型

轻型以外出血为主,胎盘剥离面不超过胎盘面积的1/3,体征不明显。主要症状为较多量的阴道流血,色暗红,无腹痛或伴轻微腹痛,贫血体征不明显。子宫软,无压痛或胎盘剥离处有轻压痛,宫缩有间歇,子宫大小与妊娠月份相符,胎位清楚,胎心率多正常。部分病例仅靠产后检查胎盘,发现胎盘母体面有陈旧凝血块及压迹而得以确诊。

(二)重型

重型常为内出血或混合性出血,胎盘剥离面一般超过胎盘面积的1/3,伴有较大的胎盘后血肿,多见于子痫前期、子痫,主要症状为突发的持续性腹痛,腰酸及腰背痛。疼痛程度与胎盘后积血多少呈正相关,严重时可出现恶心、呕吐、出汗、面色苍白、脉搏细弱、血压下降等休克征象。临床表现的严重程度与阴道流血量不相符。子宫硬如板状,压痛,尤以胎盘剥离处最明显,但子宫后壁胎盘早剥时压痛可不明显。子宫往往大于妊娠月份,宫底随胎盘后血肿的增大而增高,子宫多处于高张状态,如有宫缩则间歇期不能放松,故胎位触不清楚。如剥离面超过胎盘面积的1/2,由于缺氧,常常胎心消失,胎儿死亡。重型患者病情凶猛,可很快出现严重休克、肾功能异常及凝血功能障碍。

四、辅助检查

(一)B超检查

B超检查可协助了解胎盘种植部位及胎盘早剥的程度,并可明确胎儿大小及存活情况。超声声像图显示胎盘与子宫壁间有边缘不清楚的液性暗区即为胎盘后血肿,血块机化时,暗区内可见光点反射。如胎盘绒毛膜板凸入羊膜腔,表明血肿较大。有学者认为,超声诊断胎盘早剥的敏感性仅15%左右,即使阴性也不能排除胎盘早剥,但可排除前置胎盘。

(二)实验室检查

了解贫血程度及凝血功能。可行血常规、尿常规及肝、肾功能等检查。重症患者应做以下试验:①DIC筛选试验,包括血小板计数、血浆凝血酶原时间、血浆纤维蛋白原定量。②纤溶确诊试验,包括凝血酶时间、副凝试验和优球蛋白溶解时间。③情况紧急时,可行血小板计数,并用全血凝块试验监测凝血功能,并可粗略估计血纤维蛋白原含量。

五、诊断

结合病史、临床症状及体征可做出临床诊断。轻型患者临床表现不典型时,可结合B超检查判断。重型患者出现典型临床表现时诊断较容易,关键应了解病情严重程度,了解有无肝、肾功能异常及凝血功能障碍,并与以下晚期妊娠出血性疾病进行鉴别。

(一)前置胎盘

往往为无痛性阴道流血,阴道流血量与贫血程度呈正比,通过B超检查可以鉴别。

(二)先兆子宫破裂

应与重型胎盘早剥相鉴别。可有子宫瘢痕史,常发生在产程中,由于头盆不称、梗阻性难产等使产程延长或停滞。子宫先兆破裂时,患者宫缩强烈,下腹疼痛拒按,胎心异常,可有少量阴道流血,腹部可见子宫病理缩复环,伴血尿。

六、治疗

(1)纠正休克立即面罩给氧,快速输新鲜血和血浆补充血容量及凝血因子,以保持血细胞比容≥0.30,尿量>30 mL/h。

（2）了解胎儿宫内安危状态、胎儿是否存活。

（3）及时终止妊娠胎盘早剥后,由于胎儿未娩出,剥离面继续扩大,出血可继续加重,并发肾衰竭及 DIC 的危险性也更大,严重危及母儿的生命。因此,确诊后应立即终止妊娠,娩出胎儿以控制子宫出血。

（4）剖宫产:适用于重型胎盘早剥,估计不可能短期内分娩者;即使是轻型患者,出现胎儿窘迫而需抢救胎儿者;病情急剧加重,危及孕妇生命时,不管胎儿存活与否,均应立即剖宫产。此外,有产科剖宫产指征、或产程无进展者也应剖宫产终止。术前应常规检查凝血功能,并备足新鲜血、血浆和血小板等。术中娩出胎儿和胎盘后,立即以双手按压子宫前后壁,用缩宫素 20 U 静脉推注、再以 20 U 子宫肌内注射,多数可以止血。如子宫不收缩或有严重的子宫胎盘卒中而无法控制出血时,应快速输入新鲜血及凝血因子,并行子宫切除术。

（5）阴道分娩:轻型胎盘早剥患者,全身情况良好,病情较稳定,出血不多,且宫颈口已开大,估计能在短时间内分娩者,可经阴道分娩。先行人工破膜使羊水缓慢流出,减少子宫容积,以腹带紧裹腹部加压,使胎盘不再继续剥离。如子宫收缩乏力,可使用缩宫素加强宫缩以缩短产程。产程中应密切观察心率、血压、宫底高度、阴道流血量及胎儿宫内情况,一旦发现病情加重或出现胎儿窘迫征象,或产程进展缓慢,应剖宫产结束分娩。

（6）胎盘早剥患者易发生产后出血,产后应密切观察子宫收缩、宫底高度、阴道流血量及全身情况,加强宫缩剂的使用,并警惕 DIC 的发生。

（7）凝血功能异常的处理。①补充血容量和凝血因子:大量出血可导致血容量不足及凝血因子的丧失,输入足够的新鲜血液可有效补充血容量及凝血因子。10 U 新鲜冰冻血浆可提高纤维蛋白原含量 1 g/L。无新鲜血液时可用新鲜冰冻血浆替代,也可输入纤维蛋白原 3～6 g,基本可以恢复血纤维蛋白原水平。血小板计数减少时可输入血小板浓缩液。经过以上处理而尽快终止妊娠后,凝血因子往往可恢复正常。②肝素:是有效的抗凝剂,可阻断凝血过程,防止凝血因子及血小板的消耗,宜在血液高凝状态下尽早使用,禁止在有显著出血倾向或纤溶亢进阶段使用。③抗纤溶治疗:当 DIC 处于血液不凝固而出血不止的纤溶阶段时,可在肝素化和补充凝血因子的基础上应用抗纤溶药物治疗。临床常用药物有抑肽酶、氨甲环酸、氨基己酸、氨甲苯酸等。

（8）防止肾衰竭患者出现少尿(尿量<17 mL/h)或无尿(尿量<100 mL/24 h)时应诊断肾衰竭,可用呋塞米 40 mg 加入 25％葡萄糖液 20 mL 中静脉推注,或用 20％甘露醇250 mL快速静脉滴注,必要时可重复应用,一般多在 1～2 d 恢复。如尿量仍不见增多,或出现氮质血症、电解质紊乱、代谢性酸中毒等严重肾衰竭时,可行血液透析治疗。

（吕　敏）

第十三节　羊水量异常

正常妊娠时羊水的产生与吸收处于动态平衡中,正常情况下,羊水量从孕 16 周时的 200 mL 逐渐增加至 34～35 周时 980 mL,以后羊水量又逐渐减少,至孕 40 周时约为 800 mL。到妊娠 42 周时减少为540 mL。任何引起羊水产生与吸收失衡的因素均可造成羊水过多或过少的病理状态。

一、羊水过多

妊娠期间,羊水量超过 2 000 mL 者称羊水过多,发生率为 0.9%～1.7%。

羊水过多可分为急性和慢性两种,孕妇在妊娠中晚期时羊水量超过 2 000 mL,但羊水量增加缓慢,数周内形成羊水过多,往往症状轻微,称慢性羊水过多;若羊水在数天内迅速增加而使子宫明显膨胀,并且压迫症状严重,称为急性羊水过多。

(一)病因

羊水过多的病因复杂,部分羊水过多发生的原因是可以解释的,但是大部分病因尚不明了,根据 Hill 等报道,约有 2/3 羊水过多为特发性,已知病因多可能与胎儿畸形及妊娠合并症、并发症有关。

1.胎儿畸形

胎儿畸形是引起羊水过多的主要原因。羊水过多孕妇中,有 18%～40% 合并胎儿畸形。羊水过多伴有以下高危因素时,胎儿畸形率明显升高:①胎儿发育迟缓;②早产;③发病早,特别是发生在 32 周之前;④无法用其他高危因素解释。

(1)神经管畸形:最常见,约占羊水过多畸形的 50%,其中主要为开放性神经管畸形。当无脑儿、显性脊柱裂时,脑脊膜暴露,脉络膜组织增生,渗出增加,以及中枢性吞咽障碍加上抗利尿激素缺乏等,使羊水形成过多,回流减少导致羊水过多。

(2)消化系统畸形:主要是消化道闭锁,如食管、十二指肠闭锁,使胎儿吞咽羊水障碍,引起羊水过多。

(3)腹壁缺损:腹壁缺损导致的脐膨出、内脏外翻,使腹腔与羊膜腔之间仅有菲薄的腹膜,导致胎儿体液外渗,从而发生羊水过多。

(4)膈疝:膈肌缺损导致腹腔内容物进入胸腔使肺和食管发育受阻,胎儿吞咽和吸入羊水减少,导致羊水过多。

(5)遗传性假性低醛固酮症:这是一种先天性低钠综合征,胎儿对醛固酮的敏感性降低,导致低钠血症、高钾血症、脱水、胎尿增加、胎儿发育迟缓等症状,往往伴有羊水过多。

(6)VATER 先天缺陷:VATER 是一组先天缺陷,包括脊椎缺陷、肛门闭锁、气管食管瘘及桡骨远端发育不良,常常同时伴有羊水过多。

2.胎儿染色体异常

16-三体、21-三体、13-三体胎儿可出现胎儿吞咽羊水障碍,引起羊水过多。

3.双胎异常

约 10% 的双胎妊娠合并羊水过多,是单胎妊娠的 10 倍以上。单卵单绒毛膜双羊膜囊时,两个胎盘动静脉吻合,易并发双胎输血综合征,受血儿循环血量增多,胎儿尿量增加,引起羊水过多。另外双胎妊娠中一胎为无心脏畸形者必有羊水过多。

4.妊娠糖尿病或糖尿病合并妊娠

羊水过多中合并糖尿病者较多,占 10%～25%。母体高血糖致胎儿血糖增高,产生渗透性利尿,以及胎盘胎膜渗出增加均可导致羊水过多。

5.胎儿水肿

羊水过多与胎儿免疫性水肿(母儿血型不合溶血)及非免疫性水肿(多由宫内感染引起)

有关。

6.胎盘因素

胎盘增大,人胎盘催乳素(HPL)分泌增加,可能导致羊水量增加。胎盘绒毛血管瘤是胎盘常见的良性肿瘤,往往也伴有羊水过多。

7.特发性羊水过多

特发性羊水过多约占30%,不合并孕妇、胎儿及胎盘异常,原因不明。

(二)对母儿的影响

1.对孕妇的影响

急性羊水过多引起明显的压迫症状,妊娠期高血压疾病的发病风险明显增加,是正常妊娠的3倍。由于子宫肌纤维伸展过度,可致宫缩乏力、产程延长及产后出血增加;若突然破膜可使宫腔内压力骤然降低。导致胎盘早剥、休克。此外,并发胎膜早破、早产的可能性增加。

2.对胎儿的影响

常并发胎位异常、脐带脱垂、胎儿窘迫及因早产引起的新生儿发育不成熟,加上羊水过多常合并胎儿畸形,故羊水过多者围生儿病死率明显增高,约为正常妊娠的7倍。

(三)临床表现

临床症状与羊水过多有关,主要是增大的子宫压迫邻近的脏器产生的压迫症状,羊水越多,症状越明显。

1.急性羊水过多

急性羊水过多多在妊娠20~24周发病,羊水骤然增多,数天内子宫明显增大,产生一系列压迫症状。患者感腹部胀痛、腰酸、行动不便,因横隔抬高引起呼吸困难,甚至发绀,不能平卧。子宫压迫下腔静脉,血液回流受阻,下腹部、外阴、下肢严重水肿。检查可见腹部高度膨隆、皮肤张力大、变薄,腹壁下静脉扩张,可伴外阴部静脉曲张及水肿;子宫大于妊娠月份、张力大,胎位检查不清、胎心音遥远或听不清。

2.慢性羊水过多

慢性羊水过多常发生在妊娠28~32周。羊水在数周内缓慢增多,出现较轻微的压迫症状或无症状,仅腹部增大较快。检查见子宫张力大、子宫大小超过停经月份,液体震颤感明显,胎位尚可查清或不清、胎心音较遥远或听不清。

(四)诊断

根据临床症状及体征诊断并不困难。但常需采用下列辅助检查,估计羊水量及羊水过多的原因。

1.B超检查

为羊水过多的主要辅助检查方法。目前临床广泛应用的有两种标准:一种是以脐横线与腹白线为标志,将腹部分为四个象限,各象限最大羊水暗区垂直径之和为羊水指数(amniotic fluid index,AFI);另一种是以羊水最大深度(maximum vertical pocket depth,MVP)为诊断标准。国外Phelan JP等以羊水指数>18 cm诊断为羊水过多;Schrimmer DB等以羊水最大深度为诊断标准,目前均已得到国内外的公认。MVP 8~11 cm为轻度羊水过多,12~15 cm为中度羊水过多,≥16 cm为重度羊水过多。B超检查还可了解胎儿结构畸形如无脑儿、显性脊柱裂、胎儿水肿及双胎等。

2.其他

（1）羊水甲胎蛋白测定（AFP）：开放性神经管缺陷时，羊水中 AFP 明显增高，超过同期正常妊娠平均值加 3 个标准差以上。

（2）孕妇血糖检查：尤其慢性羊水过多者，应排除糖尿病。

（3）孕妇血型检查：如胎儿水肿者应检查孕妇 Rh、ABO 血型，排除母儿血型不合溶血引起的胎儿水肿。

（4）胎儿染色体检查：羊水细胞培养或采集胎儿血培养做染色体核型分析，或应用染色体探针对羊水或胎儿血间期细胞真核直接原位杂交，了解染色体数目、结构异常。

（五）处理

主要根据胎儿有无畸形、孕周及孕妇压迫症状的严重程度而定。

1.羊水过多合并胎儿畸形

一旦确诊胎儿畸形、染色体异常，应及时终止妊娠，通常采用人工破膜引产。破膜时需注意以下方面。

（1）高位破膜，即以管状的高位破膜器沿宫颈管与胎膜之间上送 15 cm，刺破胎膜，使羊水缓慢流出，宫腔内压逐渐降低，在流出适量羊水后，取出高位破膜器然后静脉滴注缩宫素引产。若无高位破膜器或为安全亦可经腹穿刺放液，待宫腔内压降低后再行依沙吖啶引产。亦可选用各种前列腺素制剂引产，一般在 24～48 h 娩出。尽量让羊水缓慢流出，避免宫腔内压突然降低而引起胎盘早剥。

（2）羊水流出后腹部置沙袋维持腹压，以防休克。

（3）手术操作过程中，需严密监测孕妇血压、心率变化。

（4）注意阴道流血及宫高变化，以及早发现胎盘早剥。

2.羊水过多合并正常胎儿

对孕周不足 37 周，胎肺不成熟者，应尽可能延长孕周。

（1）一般治疗：低盐饮食、减少孕妇饮水量。卧床休息，取左侧卧位，改善子宫胎盘循环，预防早产。每周复查羊水指数及胎儿生长情况。

（2）羊膜穿刺减压：对压迫症状严重，孕周小、胎肺不成熟者，可考虑经腹羊膜穿刺放液，以缓解症状，延长孕周。放液时注意：①避开胎盘部位穿刺；②放液速度应缓慢，每小时不超过 500 mL，一次放液不超过 1 500 mL，以孕妇症状缓解为度，放出羊水过多可引起早产；③有条件应在 B 超监测下进行；④密切注意孕妇血压、心率、呼吸变化；⑤严格消毒，防止感染，酌情用镇静药预防早产；⑥放液后 3～4 周如压迫症状重，可重复放液以减低宫腔内压力。

（3）前列腺素合成酶抑制剂治疗：常用吲哚美辛，其作用机制是抑制利尿作用，期望能抑制胎儿排尿减少羊水量。常用剂量为：吲哚美辛 2.2～2.4 mg/（kg·d），分 3 次口服。应用过程中应密切随访羊水量（每周 2 次测 AFI）、胎儿超声心动图（用药后 24 h 一次，此后每周一次），吲哚美辛的最大问题是可使动脉导管狭窄或提前关闭，主要发生在 32 周后，所以应限于应用在 32 周以前，同时加强超声多普勒检测。一旦出现动脉导管狭窄立即停药。

（4）病因治疗：若为妊娠糖尿病或糖尿病合并妊娠，需控制孕妇过高的血糖；母儿血型不合溶血，胎儿尚未成熟，而 B 超检查发现胎儿水肿，或脐血显示 Hb＜60 g/L，应考虑胎儿宫内输血。

（5）分娩期处理：自然临产后，应尽早人工破膜，除前述注意事项外，还应注意防止脐带脱垂。若破膜后宫缩仍乏力，可给予低浓度缩宫素静脉滴注，增强宫缩，密切观察产程进展。胎儿娩出后应及时应用宫缩剂,预防产后出血。

二、羊水过少

妊娠晚期羊水量少于 300 mL 者称羊水过少,发生率为 0.5%~5.5%,较常见于足月妊娠。羊水过少出现越早,围生儿的预后越差,因其对围生儿预后有明显的不良影响,近年受到越来越多的重视。

(一)病因

羊水过少的病因目前尚未完全清楚。许多产科高危因素与羊水过少有关,可分为胎儿因素、胎盘因素、孕妇因素和药物因素四大类。另外,尚有许多羊水过少不能用以上的因素解释,称为特发性羊水过少。

1.胎儿缺氧

胎儿缺氧和酸中毒时,心率和心排血量下降,胎儿体内的血液重新分布,心、脑、肾上腺等重要脏器血管扩张,血流量增加;肾脏、四肢、皮肤等外周脏器的血管收缩,血流量减少,进一步导致尿量减少。妊娠晚期胎尿是羊水的主要来源,胎儿长期的慢性缺氧可导致羊水过少。所以羊水过少可以看作胎儿在宫内缺氧的早期表现。

2.孕妇血容量改变

现有研究发现羊水量与母体血浆量之间有很好的相关性,如母体低血容量则可出现羊水量过少,反之亦然。如孕妇脱水、血容量不足,血浆渗透压增高等,可使胎儿血浆渗透压相应增高,胎盘吸收羊水增加,同时胎儿肾小管重吸收水分增加,尿形成减少。

3.胎儿畸形及发育不全

在羊水过少中,合并胎儿先天性发育畸形的很多,但以先天性泌尿系统异常最常见。

(1)先天性泌尿系统异常:先天性肾缺如,又名 Potter 综合征,是以胎儿双侧肾缺如为主要特征的综合征,包括肺发育不良和特殊的 Potter 面容,发生率为 1:(2 500~3 000),原因至今不明。本病可在产前用 B 超诊断即未见肾形成。尿路梗阻亦可发生羊水过少,如输尿管梗阻、狭窄、尿道闭锁及先天性肾发育不全。肾小管发育不全(renal tubular dysgenesis,RTD)是一种以新生儿肾衰竭为特征的疾病,肾脏的大体外形正常,但其组织学检查可见近端肾小管缩短及发育不全。常发生于有先天性家族史、双胎输血综合征及目前摄入血管紧张素转换酶抑制剂者。这些疾病因胎儿无尿液生成或生成的尿液不能排入羊膜腔致妊娠中期后严重羊水过少。

(2)其他畸形:并腿畸形、梨状腹综合征(prune belly syndrome,PBS)、隐眼-并指(趾)综合征、泄殖腔不发育或发育不良、染色体异常等均可同时伴有羊水过少。

4.胎膜早破

羊水外漏速度大于再产生速度,常出现继发性羊水过少。

5.药物影响

吲哚美辛是一种前列腺素合成酶抑制剂,并有抗利尿作用,可以应用于治疗羊水过多,但使用时间过久,除可以发生动脉导管提前关闭外,还可以发生羊水过少。另外,应用血管紧张素转换酶抑制剂也可导致胎儿低张力、无尿、羊水过少、生长受限、肺发育不良及肾小管发育不良等不良反应。

(二)对母儿的影响

1.对胎儿的影响

羊水过少是胎儿危险的重要信号,围生儿发病率和死亡率明显增高。与正常妊娠相比,轻度羊水过少围生儿死亡率增高 13 倍,而重度羊水过少围生儿死亡率增高 47 倍。主要死因是胎儿缺氧及畸形。妊娠中期重度羊水过少的胎儿畸形率很高,可达 50.7%。其中先天性肾缺如所致的羊水过少,可引起典型 Potter 综合征(胎肺发育不良、扁平鼻、耳大位置低、肾及输尿管不发育,以及铲形手、弓形腿等),死亡率极高。而妊娠晚期羊水过少,常为胎盘功能不良及慢性胎儿宫内缺氧所致。羊水过少又可引起脐带受压,加重胎儿缺氧。羊水过少中约有 1/3 新生儿、1/4 胎儿发生酸中毒。

2.对孕妇的影响

手术产概率增加。

(三)诊断

1.临床表现

胎盘功能不良者常有胎动减少;胎膜早破者有阴道流液。腹部检查:宫高、腹围较小,尤以胎儿宫内生长受限者明显,有子宫紧裹胎儿感。临产后阴道检查时发现前羊水囊不明显,胎膜与胎儿先露部紧贴。人工破膜时发现羊水极少。

2.辅助检查

(1)B 超检查:是羊水过少的主要辅助诊断方法。妊娠晚期最大羊水池深度≤2 cm,或羊水指数≤5 cm,可诊断羊水过少;羊水指数<8 cm 为可疑羊水过少。妊娠中期发现羊水过少时,应排除胎儿畸形。B 超检查对先天性肾缺如、尿路梗阻、胎儿宫内生长受限有较高的诊断价值。

(2)羊水直接测量:破膜后,直接测量羊水,总羊水量<300 mL,可诊断为羊水过少。

(3)其他检查:妊娠晚期发现羊水过少,应结合胎儿生物物理评分、胎儿电子监护仪检查、尿雌三醇、胎盘催乳素检测等,了解胎盘功能及评价胎儿宫内安危,及早发现胎儿宫内缺氧。

(四)治疗

根据导致羊水过少的不同的病因结合孕周采取不同的治疗方案。

1.终止妊娠

对确诊胎儿畸形,或胎儿已成熟、胎盘功能严重不良者,应立即终止妊娠。对胎儿畸形者,常采用依沙吖啶羊膜腔内注射的方法引产;而妊娠足月合并严重胎盘功能不良或胎儿窘迫,估计短时间内不能经阴道分娩者,应行剖宫产术;对胎儿贮备力尚好,宫颈成熟者,可在密切监护下破膜后行缩宫素引产。产程中连续监测胎心变化,观察羊水性状。

2.补充羊水期待治疗

若胎肺不成熟,无明显胎儿畸形者,可行羊膜腔输液补充羊水,尽量延长孕周。

(1)经腹羊膜腔输液:常在中期妊娠羊水过少时采用。主要有两个目的:①帮助诊断,羊膜腔内输入少量生理盐水,使 B 超扫描清晰度大大提高,有利于胎儿畸形的诊断;②预防胎肺发育不良,羊水过少时,羊膜腔压力低下[≤0.1 kPa(1 mmHg)],肺泡与羊膜腔的压力梯度增加,导致肺内液大量外流,使肺发育受损。羊膜腔内输液,使其压力轻度增加,有利于胎肺发育。具体方法:常规消毒腹部皮肤,在 B 超引导下避开胎盘行羊膜穿刺,以 10 mL/min 速度输入 37 ℃的 0.9% 氯化钠液 200 mL 左右,若未发现明显胎儿畸形,应用宫缩抑制剂预防流产或早产。

(2)经宫颈羊膜腔输液:常在产程中或胎膜早破时使用。适合于羊水过少伴频繁胎心变异减速或羊水Ⅲ度粪染者。主要目的是缓解脐带受压,提高阴道安全分娩的可能性,以及稀释粪染的羊水,减少胎粪吸入综合征的发生。具体方法:常规消毒外阴、阴道,经宫颈放置宫腔压力导管进羊膜腔,输入加温至37 ℃的0.9%氯化钠液 300 mL,输液速度为 10 mL/min。如羊水指数达

8 cm,并解除胎心变异减速,则停止输液,否则再输 250 mL。若输液后 AFI 已≥8 cm,但胎心减速不能改善亦应停止输液,按胎儿窘迫处理。输液过程中 B 超监测 AFI、间断测量宫内压,可同时胎心内监护,注意无菌操作。

（吕　敏）

第十四节　胎 膜 病 变

胎膜是由羊膜和绒毛膜组成。胎膜外层为绒毛膜,内层为羊膜,于妊娠 14 周末,羊膜与绒毛膜相连封闭胚外体腔,羊膜腔占据整个宫腔,对胎儿起着一定的保护作用。同时胎膜含甾体激素代谢所需的多种酶,与甾体激素的代谢有关。胎膜含多量花生四烯酸的磷脂,且含有能催化磷脂生成游离花生四烯酸的溶酶体,故胎膜在分娩发动上有一定作用。胎膜的病变与妊娠的结局有密切的关系。本节主要介绍胎膜早破和绒毛膜羊膜炎对妊娠的影响。

一、胎膜早破

胎膜早破(premature rupture of the membranes,PROM)是指胎膜破裂发生在临产前。胎膜早破可导致产妇、胎儿和新生儿的风险明显升高。胎膜早破是产科的难题。一般认为胎膜早破发生率为 10%,大部分发生在 37 周后,称足月胎膜早破,若发生在妊娠不满 37 周称足月前胎膜早破(preterm PROM,PPROM),发生率为 2.0%。胎膜早破的妊娠结局与破膜时孕周有关。孕周越小,围生儿预后越差。常引起早产及母婴感染。

(一)病因

目前胎膜早破的病因尚不清楚,一般认为胎膜早破的病因与下述因素有关。

1.生殖道病原微生物上行性感染

胎膜早破患者经腹羊膜腔穿刺,羊水细菌培养 28%～50% 呈阳性,其微生物分离结果往往与宫颈内口分泌物培养结果相同,提示生殖道病原微生物上行性感染是引起胎膜早破的主要原因之一。B 族溶血性链球菌、衣原体、淋病奈瑟菌、梅毒和解脲支原体感染不同程度与 PPROM 相关。但是妊娠期阴道内的致病菌并非都引起胎膜早破,其感染条件为菌量增加和局部防御能力低下。宫颈黏液中的溶菌酶、局部抗体等抗菌物质等局部防御屏障抗菌能力下降微生物附着于胎膜,趋化中性粒细胞,浸润于胎膜中的中性粒细胞脱颗粒,释放弹性蛋白酶,分解胶原蛋白成碎片,使局部胎膜抗张能力下降,而致胎膜早破。

2.羊膜腔压力增高

双胎妊娠、羊水过多、过重的活动等使羊膜腔内压力长时间或多时间的增高,加上胎膜局部缺陷,如弹性降低、胶原减少,增加的压力作用于薄弱的胎膜处,引起胎膜早破。

3.胎膜受力不均

胎位异常、头盆不称等可使胎儿先露部不能与骨盆入口衔接,盆腔空虚致使前羊水囊所受压力不均,引起胎膜早破。

4.部分营养素缺乏

母血维生素 C 浓度降低者,胎膜早破发病率较正常孕妇增高近 10 倍。体外研究证明,在培养基中增加维生素 C 浓度,能降低胶原酶及其活性,而胶原是维持羊膜韧性的主要物质。铜元素缺乏能抑制胶原纤维与弹性硬蛋白的成熟。胎膜早破者常发现母、脐血清中铜元素降低。故维生素 C、铜元素缺乏,使胎膜抗张能力下降,易引起胎膜早破。

5.宫颈病变

常因手术机械性扩张宫颈、产伤或先天性宫颈局部组织结构薄弱等,使宫颈内口括约功能破坏,宫颈内口松弛,前羊水囊易于楔入,使该处羊水囊受压不均,加之此处胎膜最接近阴道,缺乏宫颈黏液保护,常首先受到病原微生物感染,造成胎膜早破。

6.创伤

腹部受外力撞击或摔倒,阴道检查或性交时胎膜受外力作用,可发生破裂。

(二)临床表现

90%患者突感较多液体从阴道流出,并有阵发性或持续性阴道流液,时多时少,无腹痛等其他产兆。肛门检查时触不到胎囊,如上推胎儿先露部时,见液体从阴道流出,有时可见到流出液中有胎脂或被胎粪污染,呈黄绿色。如并发明显羊膜腔感染,则阴道流出液体有臭味,并伴发热、母儿心率增快、子宫压痛、白细胞计数增高、C 反应蛋白阳性等急性感染表现。隐匿性羊膜腔感染时,虽无明显发热,但常出现母儿心率增快。患者在流液后,常很快出现宫缩及宫口扩张。

(三)诊断

根据详细地询问病史并结合临床及专科检查可诊断胎膜早破。当根据临床表现诊断胎膜早破存在疑问时,可以结合一些辅助检查明确诊断。明确诊断胎膜早破后还应进一步检查排除羊膜腔感染。

1.胎膜早破的诊断

(1)阴道窥器检查:见液体自宫颈流出或后穹隆较多的积液中见到胎脂样物质是诊断胎膜早破的直接证据。

(2)阴道液 pH 测定:正常阴道液 pH 为 4.5~5.5,羊水 pH 为 7.0~7.5,如阴道液 pH>6.5,提示胎膜早破可能性大。该方法诊断正确率可达 90%。若阴道液被血、尿、精液及细菌性阴道病所致的大量白带污染,可产生假阳性。

(3)阴道液涂片检查:取阴道后穹隆积液置于干净玻片上,待其干燥后镜检,显微镜下见到羊齿植物叶状结晶为羊水。其诊断正确率可达 95%。如阴道液涂片用 0.5%硫酸尼罗蓝染色,镜下可见橘黄色胎儿上皮细胞;若用苏丹Ⅲ染色,则见到黄色脂肪小粒可确定为羊水。

(4)羊膜镜检查:可以直视胎儿先露部,看不到前羊膜囊即可诊断胎膜早破。

(5)胎儿纤维连接蛋白(fFN):胎儿纤维连接蛋白是胎膜分泌的细胞外基质蛋白,胎膜破裂,其进入宫颈及阴道分泌物。在诊断存在疑问时,这是一个有用和能明确诊断的试验。

(6)B 超检查:可根据显露部位前样水囊是否存在,如消失,应高度怀疑有胎膜早破,此外,羊水逐日减少,破膜超过 24 h 者,最大羊水池深度往往<3 cm,可协助诊断胎膜早破。

2.羊膜腔感染的诊断

(1)临床表现:孕妇体温升高至 37.8 ℃或 38 ℃以上,脉率增快至 100 次/分钟或以上,胎心率增快至160 次/分钟以上。子宫压痛,羊水有臭味,提示感染严重。

(2)经腹羊膜腔穿刺检查:在确诊足月前胎膜早破后,最好行羊膜穿刺,抽出羊水检查微生物感染情况,对选择治疗方法有意义。常用方法如下:①羊水细菌培养,是诊断羊膜腔感染的金标准。但该方法费时,难以快速诊断。②羊水白细胞介素-6 测定(interleukin-6,IL-6),如羊水中

IL-6≥7.9 ng/mL,提示急性绒毛膜羊膜炎。该方法诊断敏感性较高,且对预测新生儿并发症如肺炎、败血症等有帮助。③羊水涂片革兰染色检查,如找到细菌,则可诊断绒毛膜羊膜炎,该法特异性较高,但敏感性较差。④羊水涂片计数白细胞,每毫升≥30个白细胞,提示绒毛膜羊膜炎,该法诊断特异性较高。如羊水涂片革兰染色未找到细菌,而涂片白细胞计数增高,应警惕支原体、衣原体感染。⑤羊水葡萄糖定量检测,如羊水葡萄糖<10 mmol/L,提示绒毛膜羊膜炎。该方法常与上述其他指标同时检测,综合分析,评价绒毛膜羊膜炎的可能性。

(3)动态胎儿生物物理评分(BPP):因为经腹羊膜腔穿刺较难多次反复进行,特别是合并羊水过少者,而期待治疗过程中需要动态监测羊膜腔感染的情况。临床研究表明,BPP<7分(主要为NST无反应型、胎儿呼吸运动消失)者,绒毛膜羊膜炎及新生儿感染性并发症的发病率明显增高,故有学者推荐动态监测BPP,决定羊膜腔穿刺时机。

(四)对母儿的影响

1.对母体影响

(1)感染:破膜后,阴道病原微生物上行性感染更容易、更迅速。随着胎膜早破潜伏期(指破膜到产程开始的间隔时间)延长,羊水细菌培养阳性率增高,且原来无明显临床症状的隐匿性绒毛膜羊膜炎常变成显性。除造成孕妇产前、产时感染外,胎膜早破还是产褥感染的常见原因。

(2)胎盘早剥:足月前胎膜早破可引起胎盘早剥,确切机制尚不清楚,可能与羊水减少有关。据报道最大羊水池深度<1 cm,胎盘早剥发生率为12.3%、而最大池深度<2 cm,发生率仅为3.5%。

2.对胎儿影响

(1)早产儿:30%~40%早产与胎膜早破有关。早产儿易发生新生儿呼吸窘迫综合征、胎儿及新生儿颅内出血、坏死性小肠炎等并发症,围生儿死亡率增加。

(2)感染:胎膜早破并发绒毛膜羊膜炎时,常引起胎儿及新生儿感染,表现为肺炎、败血症、颅内感染。

(3)脐带脱垂或受压:胎先露未衔接者,破膜后脐带脱垂的危险性增加;因破膜继发性羊水减少,使脐带受压,亦可致胎儿窘迫。

(4)胎肺发育不良及胎儿受压综合征:妊娠28周前胎膜早破保守治疗的患者中,新生儿尸解发现。肺/体质量比值减小、肺泡数目减少。活体X线摄片显示小而充气良好的肺、钟形胸、横隔上抬到第7肋间。胎肺发育不良常引起气胸、持续肺高压,预后不良。破膜时孕龄越小、引发羊水过少越早,胎肺发育不良的发生率越高。如破膜潜伏期长于4周,羊水过少程度重,可出现明显胎儿宫内受压,表现为铲形手、弓形腿、扁平鼻等。

(五)治疗

总体而言,对胎膜早破的处理已经从保守处理转为积极处理,准确评估孕周对处理至关重要。

1.发生在36周后的胎膜早破

观察12~24 h,80%的患者可自然临产。临产后观察体温、心率、宫缩、羊水流出量、性状及气味,必要时B超检查了解羊水量,胎儿电子监护进行宫缩应激试验,了解胎儿宫内情况。若羊水减少,且CST显示频繁变异减速,应考虑羊膜腔输液;如变异减速改善,产程进展顺利,则等待自然分娩。否则,行剖宫产术。若未临产,但发现有明显羊膜腔感染体征,应立即使用抗生素,并终止妊娠。如检查正常,破膜后12 h,给予抗生素预防感染,破膜24 h仍未临产且无头盆不称,应引产。目前研究发现,静脉滴注催产素引产似乎最合适。

2.足月前胎膜早破治疗

足月前胎膜早破是胎膜早破的治疗难点,一方面要延长孕周减少新生儿因不成熟而产生的疾病与死亡;另一方面随着破膜后时间延长,上行性感染成为不可避免或原有的感染加重,发生严重感染并发症的危险性增加,同样可造成母儿预后不良。目前足月前胎膜早破的处理原则是:若胎肺不成熟,无明显临床感染征象,无胎儿窘迫,则期待治疗;若胎肺成熟或有明显临床感染征象,则应立即终止妊娠;对胎儿窘迫者,应针对宫内缺氧的原因,进行治疗。

(1)期待治疗:密切观察孕妇体温、心率、宫缩、白细胞计数、C 反应蛋白等变化,以便及早发现患者的明显感染体征,及时治疗。避免不必要的肛门及阴道检查。①应用抗生素:足月前胎膜早破应用抗生素,能降低胎儿及新生儿肺炎、败血症及颅内出血的发生率;亦能大幅度减少绒毛膜羊膜炎及产后子宫内膜炎的发生;尤其对羊水细菌培养阳性或阴道分泌物培养B族链球菌阳性者,效果最好。B族链球菌感染用青霉素;支原体或衣原体感染,选择红霉素或罗红霉素。如感染的微生物不明确,可选用 FDA 分类为 B 类的广谱抗生素,常用β-内酰胺类抗生素。可间断给药,如开始给氨苄西林或头孢菌素类静脉滴注,48 h 后改为口服。若破膜后长时间不临产,且无明显临床感染征象,则停用抗生素,进入产程时继续用药。②宫缩抑制剂应用:对无继续妊娠禁忌证的患者,可考虑应用宫缩抑制剂预防早产。如无明显宫缩,可口服利托君;有宫缩者,静脉给药,待宫缩消失后,口服维持用药。③纠正羊水过少:若孕周小,羊水明显减少者,可进行羊膜腔输液补充羊水,以帮助胎肺发育;若产程中出现明显脐带受压表现(CST 显示频繁变异减速),羊膜腔输液可缓解脐带受压。④肾上腺糖皮质激素促胎肺成熟:妊娠 35 周前的胎膜早破,应给予倍他米松 12 mg 静脉滴注,每天1 次共 2 次;或地塞米松 10 mg 静脉滴注,每天 1 次,共 2 次。

(2)终止妊娠:一旦胎肺成熟或发现明显临床感染征象,在抗感染同时,应立即终止妊娠。对胎位异常或宫颈不成熟,缩宫素引产不易成功者,应根据胎儿出生后存活的可能性,考虑剖宫产或更换引产方法。

3.小于 24 孕周的胎膜早破

这个孕周最适合的处理尚不清楚,必须个体化,患者及家人的要求应纳入考虑。若已临产,或合并胎盘早剥,或有临床证据显示母儿感染存在,这些都是积极处理的指征。有些父母要求积极处理是因为担心妊娠 25～26 周分娩的胎儿虽然有可能存活,但极可能发生严重的新生儿及远期并发症。

目前越来越多的人考虑期待处理。但有报告指出,小于 24 周新生儿的存活率低于 50%,甚至在最新最好的研究中,经过 12 个月的随访后,发育正常的新生儿低于 40%。因此,对于小于 24 周的 PPROM,对回答父母咨询必须完全和谨慎。应让父母明白在最好的监测下新生儿可能的预后:新生儿死亡率及发病率都相当高。

考虑到预后并不明确,对于小于 24 周德早产胎膜早破,另一种处理方案已形成。即在首次住院72 h后,患者在家中观察,限制其活动,测量体温,每周报告产前评估及微生物/血液学检测结果。这种处理有待随机试验评估,但考虑到经济及心理因素,这种处理很显然是合适的。

4.发生在 24～31 孕周的胎膜早破

在这个孕周,胎儿最大的风险仍是不成熟,这种风险比隐性宫内感染患者分娩产生的好处还重要。因此,期待处理是这个孕周最好的建议。

在这个孕周,特别对于胎肺不可能成熟的患者,使用羊膜腔穿刺检查诊断是否存在隐性羊膜腔感染存在争议。在某些情况下，特别是存在绒毛膜羊膜炎隐性体征，如低热、白细胞计数升高和 C 反应蛋白增加等，可以考虑羊膜腔穿刺。

一项评估 26～31 周 PPROM 患者 72 h 后在家中及医院治疗的对比随机研究指出，在家中处理是一项可采纳的安全方法，考虑到新生儿及母亲的结局，这种处理明显减少母亲住院费用。Hoffmann 等指出，这种形式更适合一周内无临床感染迹象、B 超提示有足量羊水的患者。我们期待类似的大样本随机研究结果，决定这个孕周 PPROM 的合适处理。

在 24～31 周 PPROM 的产前处理中，应与父母探讨如果保守处理不合适时可能的分娩方式。结果发现，正在出现一种值得注意的临床实践趋势。Amon 等以围产学会成员的名义发表的一项调查显示，特别是胎儿存活率不高的孕周，在 1986－1992 年分娩的妇女中，孕 24～28 周因胎儿指征剖宫产率增加了 2 倍。然而，Sanchez-Ramos 等在 1986－1990 年研究指出，极低体质量婴儿分娩的剖宫产率从 55％降低至 40％（$P < 0.05$），新生儿的死亡率并没有改变，低 Apgar 评分的发生率、脐带血气值、脑室出血的发生率，或新生儿在重症监护室治疗的平均时间也没有改变。Weiner 特别研究 32 周前的臀先露病例，得出结论：剖宫产通过减少脑室出血的发生率而减少围生儿的死亡率。Olofsson 等证实了这个观点。

客观地说，低出生体质量婴儿经阴道分娩是合理的选择，若存在典型的产科指征，借助剖宫产可能拯救小于 32 周臀先露的婴儿。

5.发生于 31～33 孕周的胎膜早破

该孕周分娩的新生儿存活率超过 95％。因此，不成熟的风险和新生儿败血症的风险一样。尽管这个时期用羊膜腔穿刺检查似乎比较合理，但对其价值仍未充分评估。在 PPROM 妇女中行羊膜腔穿刺获取羊水的成功率介于 45％～97％，即使成功获取羊水，但由于诊断隐性宫内感染缺乏金标准，使我们难于解释革兰染色、羊水微生物培养、白细胞酯酶测定及气相色谱分析的结果。Fish 对 6 个关于应用培养或革兰染色涂片诊断羊水感染研究的综述指出，这些检查诊断宫内感染的敏感率为 55％～100％，特异性为 76％～100％。羊水感染的定义在评价诊断试验对亚临床宫内感染诊断的敏感性及特异性时特别重要，例如，如果微生物存在即诊断宫内感染，羊水革兰染色及培养诊断的敏感性为 100％；如果将新生儿因败血症死亡作终点，诊断宫内感染的敏感性将明显减低，这将漏诊很多重要疾病。Fish 用绒毛膜炎组织病理学证据定义感染，但 Ohlsson 及 Wang 怀疑这一点，他们接受临床绒毛膜羊膜炎及它的缺点；Dudley 等用新生儿败血症（怀疑或证实）定义感染；而 Vintzileos 等联合临床绒毛膜羊膜炎及新生儿败血症（怀疑或证实）定义感染。

Dudley 等指出，在这个孕周羊膜腔穿刺所获得的标本中，58％的病例胎肺不成熟。这一结果和显示胎肺成熟率为 50％～60％的其他研究相一致。考虑到早产胎膜早破新生儿呼吸窘迫问题，胎肺成熟测试（L/S 值）阳性预测值为 68％，阴性预测值为 79％。对特殊情况如隐性感染但胎肺未成熟及胎肺已成熟但羊水无感染状况缺乏足够评估，因而无法决定正确的处理选择。

如果无法成功获取足够多羊水，处理必须依据有固有缺陷的临床指标结果，并联合精确性差的 C 反应蛋白及血常规等血液参数评估感染是否存在。虽然 Yeast 等发现没有证据显示羊膜腔穿刺引起临产，但这种操作并不是完全无并发症的，在回答患者及家人咨询时，这种情况必须说明。特别是在这个孕周，羊膜腔穿刺在患者处理中的作用有待评估。在将列为常规处理选择前，最好先进行大样本前瞻性随机试验。

6.发生在 34～36 周的胎膜早破

虽然在这个孕周仍普遍采用期待疗法,但正如 Olofsson 等关于瑞典对 PPROM 的产科实践的综述中提出的,很多人更愿意引产。这个孕周引产失败的可能性比足月者大,但至今对其尚未做充分评估。

应该清楚明确,宫内感染、胎盘早剥或胎儿窘迫都是积极处理的指征。

(六)预防

1.妊娠期尽早治疗下生殖道感染

及时治疗滴虫性阴道炎、淋病奈瑟菌感染、宫颈沙眼衣原体感染、细菌性阴道病等。

2.注意营养平衡

适量补充铜元素或维生素 C。

3.避免腹压突然增加

特别对先露部高浮、子宫膨胀过度者,应予以足够休息,避免腹压突然增加。

4.治疗宫颈内口松弛

可于妊娠 14～16 周行宫颈环扎术。

二、绒毛膜羊膜炎

胎膜的炎症是一种宫内感染的表现,常伴有胎膜早破和分娩延长。当显微镜下发现单核细胞及多核细胞浸润绒毛时称为绒毛膜羊膜炎。如果单核细胞及多核细胞在羊水中发现时即为羊膜炎。脐带的炎症称为脐带炎,胎盘感染称为胎盘绒毛炎。绒毛膜羊膜炎是宫内感染的主要表现,是导致胎膜早破和(或)早产的主要原因,同时与胎儿的和新生儿的损伤和死亡密切有关。

(一)病因

研究证实阴道和(或)宫颈部位的细菌通过完整或破裂的胎膜上行性感染羊膜腔是导致绒毛膜羊膜炎的主要原因。20 多年前已经发现阴道直肠的 B 族链球菌与宫内感染密切相关。妊娠期直肠和肛门菌群异常可以导致阴道和宫颈部位菌群异常。妊娠期尿路感染可以引起异常的阴道病原体从而引起宫内感染,这种现象在未治疗的与 B 族链球菌相关无症状性菌尿病患者中得到证实。细菌性阴道病被认为与早产、胎膜早破、绒毛膜羊膜炎,以及长期的胎膜破裂、胎膜牙周炎、A 型或 O 型血、酗酒、贫血、肥胖等有关。

宫颈功能不全导致宿主的防御功能下降,从而为上行性感染创造条件。

(二)对母儿的影响

1.对孕妇的影响

20 世纪 70 年代宫内感染是产妇死亡的主要原因。到 20 世纪 90 年代由于感染的严重并发症十分罕见,由宫内感染导致的孕产妇死亡率明显下降。但由宫内感染导致的并发症仍较普遍,因为宫内感染可以导致晚期流产和胎儿宫内死亡。胎膜早破与宫内感染密切相关。目前宫内感染已公认是早产的主要原因。宫内感染还可导致难产并导致产褥感染。

2.对胎儿、婴儿的影响

宫内感染对胎儿和新生儿的影响远较对孕产妇的影响大。胎儿感染是宫内感染的最后阶段。胎儿炎症反应综合征(FIRS)是胎儿微生物入侵或其他损伤导致一系列炎症反应,继而发展为多器官衰竭、中毒性休克和死亡。另外胎儿感染或炎症的远期影响还包括脑瘫,肺支气管发育不良,围生儿死亡的并发症明显增加。

(三)临床表现

绒毛膜羊膜炎的临床症状和体征主要包括：①产时母亲发热,体温＞37.8 ℃;②母亲明显的心跳过速(＞120 次/分钟);③胎心过速(＞160 次/分钟);④羊水或阴道分泌物有脓性或有恶臭味;⑤宫体触痛;⑥母亲白细胞增多(全血白细胞计数＞$18×10^9/L$)。

在以上标准中,产时母亲发热是最常见和最重要的指标,但是必须排除其他原因,包括脱水,或同时有尿路和其他器官系统的感染。白细胞升高非常重要,但是作为单独指标诊断意义不大。

体检非常重要,可以发现未表现出症状和体征的绒毛膜羊膜炎孕妇,可能发现的体征包括:①发热;②心动过速(＞120 次/分钟);③低血压;④出冷汗;⑤皮肤湿冷;⑥宫体触痛;⑦阴道分泌物异常或恶臭。

另外还有胎心过速(160～180 次/分钟),应用超声检查生物物理评分低于正常。超声检查羊水的透声异常可能也有一定的诊断价值。

(四)诊断

根据临床症状及体征诊断并不困难。但常需采用下列辅助检查,估计羊水量及羊水过多的原因。在产时,绒毛膜羊膜炎的诊断通常以临床标准作为依据,尤其是足月妊娠时。

1.羊水或生殖泌尿系统液体的细菌培养

对寻找病原体可能是有诊断价值的方法。有学者提出获取宫颈液培养时可能会增加早期羊水感染的危险性,无论此时胎膜有否破裂。隐性绒毛膜羊膜炎被认为是早产的重要诱因。

2.羊水、母血、母尿或综合多项试验检查

无症状的早产或胎膜早破的产妇需要进行一些检查来排除有否隐性绒毛膜羊膜炎。临床医师往往进行一些实验室检查包括羊水、母血、母尿或综合多项试验检查来诊断是否有隐性或显性的羊膜炎或绒毛膜羊膜炎的存在。

3.羊水或生殖泌尿系统液体的实验室检查

(1)通过羊膜穿刺获得的羊水,可进行白细胞计数、革兰染色、pH 测定、葡萄糖定量,以及内毒素、乳铁蛋白、细胞因子(如 IL-6)等的测定。

(2)羊水或血液中的细胞因子定量测定通常包括 IL-6、肿瘤坏死因子 α、IL-1 以及 IL-8。尽管在文献中 IL-6 是最常被提及的,但目前尚无一致的意见能表明哪种细胞因子具有最高的敏感性或特异性,以及阳性或阴性的预测性。脐带血或羊水中 IL-6 水平的升高与婴儿有长期的神经系统损伤有关。这些都不是常规的实验室检查,在社区医院中也没有这些辅助检查。

(3)PCR 作为一种辅助检查得到了迅速发展。它被用来检测羊水中或其他体液中的微生物如HIV 病毒、巨细胞病毒、单纯疱疹病毒、细小病毒、弓形体病毒以及细菌 DNA。PCR 检测法被用来诊断由细菌体病原体引起的羊水感染,但只有大学或学院机构才能提供此类检测方法。

(4)羊膜穿刺术可引起胎膜早破。正因为如此,有人提出检测宫颈阴道分泌物来诊断绒毛膜羊膜炎。可能提示有宫颈或绒毛膜感染存在的宫颈阴道分泌物含有胎儿纤连蛋白、胰岛素样生长因子粘连蛋白-1 以及唾液酶。羊膜炎与 IL-6 水平、胎儿纤连蛋白有密切关系。然而,孕中期胎儿纤连蛋白的测定与分娩时的急性胎盘炎无关。羊水的蛋白组织学检测能诊断宫内炎症和(或)宫内感染,并预测继发的新生儿败血症。但读者谨记这些检测并不是大多数医院能做的。

(5)产前过筛检查表明:B 族链球菌增生可增加发生绒毛膜羊膜炎的风险,而产时抗生素的应用能减少新生儿 B 族链球菌感染的发生率。在产时应用快速 B 族链球菌检测能较其他试验发现更多处于高危状态的新生儿。快速 B 族链球菌检测法的应用使一些采用化学药物预防产时感染的母亲同时也能节约花费于新生儿感染的费用。近年来更多来自欧洲的报道也提到了 B 族链球菌检测和产时化学药物预防疗法的效果,但同时也提出 PCR 检测如何能更好改进 B 族链球菌检测的建议。

4.母血检测

(1)当产妇有发热时,白细胞计数或母血中 C 反应蛋白的水平用来预测绒毛膜羊膜炎的发生。但不同的报道支持或反对以 C 反应蛋白水平来诊断绒毛膜羊膜炎。但 C 反应蛋白水平较外周血白细胞计数能更好地预测绒毛膜羊膜炎,尤其是如果产妇应用了皮质醇激素类药物,她们外周血中的白细胞可能会增高。

(2)另一些学者提示母血中的 α_1 水解蛋白酶抑制复合物能较 C 反应蛋白或白细胞计数更好的预测羊水感染羊水中的粒细胞计数看来较 C 反应蛋白或白细胞计数能更好预测羊水感染。事实上,羊水中白细胞增多和较低的葡萄糖定量就高度提示绒毛膜羊膜炎的发生,在这种情况下也是最有价值的信息。分析母体血清中的 IL-6 或铁蛋白水平也是有助于诊断的,因为这些因子水平的增高也和母体或新生儿感染有关。在母体血清中的 IL-6 水平较 C 反应蛋白可能更有预测价值。母血中的 α_1 水解蛋白酶抑制复合物、细胞因子以及铁蛋白没有作为广泛应用的急性绒毛膜羊膜炎标志物。

(五)治疗

治疗包括两部分内容:一是对于怀疑绒毛膜羊膜炎孕妇的干预和防止胎儿的感染;二是包括对绒毛膜羊膜炎的病因、诊断方法,以及可疑孕妇分娩的胎儿及时和适合的治疗。

1.孕妇治疗

一旦绒毛膜羊膜炎诊断明确应该即刻终止妊娠。一旦出现胎儿窘迫应紧急终止妊娠。目前建议在没有获得病原体培养结果前可以给予广谱抗生素或依据经验给予抗生治疗,可以明显降低孕产妇和新生儿的病死率。

早产和胎膜早破的处理:早产或胎膜早破的孕妇即使没有绒毛膜羊膜炎的症状和体征,建议给予预防性应用抗生素治疗,对于小于 36 周早产或胎膜早破的孕妇,明确应预防性应用抗生素。足月分娩的孕妇有 GBS 感染风险的应预防性应用抗生素。一些产科医师发现在 32 周后应用糖皮质激素在促胎儿肺成熟的作用有限。而应用糖皮质激素是否会增加胎儿感染的风险性现在还没有明确的依据,应用不增加风险。

2.新生儿的治疗

儿科医师与产科医师之间信息的交流对于及时发现新生儿的感染非常有意义。及时和早期发现母亲的绒毛膜羊膜炎可有效降低新生儿的患病率和死亡率。

(吕　敏)

第十五节　前　置　血　管

前置血管(vasa previa)是一种罕见的产科并发症,是由于没有胎盘组织和华通胶支持的血管穿过胎先露前面的胎膜覆盖于子宫内口。这种疾病最早于 1831 年由 Benckiser 正式报道并命名,至今仍有文献将其称作 Benckiser 出血。前置血管的发生率为 1/5 000～1/2 000,大多数与帆状胎盘有关(血管穿过胎膜到达胎盘而不是直接进入胎盘)。前置血管主要分为两种类型:①1型是单叶胎盘伴随帆状血管附着;②2型是指血管走行于双叶胎盘或副胎盘之间并跨过宫颈内口。前置血管是胎儿失血性死亡的重要风险,特别当胎膜破裂或者羊膜腔穿刺时前置血管撕裂可发生短时间内胎儿大量失血,分娩前尚未诊断出前置血管的试产过程中,围生儿死亡率高达75%～100%。即使没有发生血管破裂,血管受压也能使胎儿血液循环发生改变。由于前置血管病情凶险,一旦发生便可引起医疗纠纷,应当引起产科医师高度的重视。

一、高危因素

前置血管的高危因素与胎盘异常密切相关,包括前置胎盘、双叶胎盘、副胎盘、帆状胎盘和多胎妊娠。Naeye 等对 46 000 个胎盘进行检查发现 1.7% 为双叶胎盘,其中 2/3 有帆状血管附着。而在双胎中脐带帆状附着者约占 10%,易伴发前置血管。IVF 也是前置血管的风险因子之一,Baulies 等发现 IVF 孕妇中前置血管的发生率为 48/10 000,而自然受孕孕妇的发病率是 4.4/10 000。亦有报道认为前置血管中胎儿畸形增多,如尿路畸形、脊柱裂、心室间隔缺损和单脐动脉等。

二、发病机制

前置血管的形成原因尚不明确,仍处于假设阶段未经证实。有学者认为,早孕时体蒂(脐带的始基)总是以和血供最丰富的蜕膜部位接触的绒毛膜伸向胎儿,随妊娠进展血供丰富区移至底蜕膜,而叶状绒毛为找血供较好的蜕膜部位,以摄取更多的营养单向生长伸展,但脐带附着处的绒毛因营养不良而萎缩,变为平滑绒毛膜。该说法可解释双叶胎盘间的脐带帆状附着,也可解释双胎妊娠时前置血管的形成。

三、临床表现

前置血管通常表现为自发性或者人工胎膜时血管破裂发生的无痛性阴道流血。前置血管破裂也可发生于胎膜破裂前,或者胎膜破裂时并未涉及前置血管,但随着胎膜裂口的增大而使邻近的血管破裂也可发生出血和紧随其后胎心率改变。由于前置血管破裂时的出血完全是胎儿血,因此少量出血就可能导致胎儿窘迫,胎心率迅速下降,有时可呈正弦波型,如果大量失血可以引起胎儿窒息和失血性休克。足月妊娠时胎儿循环血容量仅约为 250 mL,当失血超过 50 mL 时胎儿即可发生失血性休克。前置血管还表现为胎先露压迫帆状血管时表现出的胎儿心动过缓;有时阴道指诊可以触及前置血管,压迫血管能引起胎心减速。前置血管受压导致的围生儿死亡率可高达 50%～60%。Fung 和 Laul 对 1980—1997 年 48 例前置血管的妊娠结局进行分析发现,31 例前置血管是在产时和产后明确诊断的,这些患者有 20 例发生了产时出血,20 例阴道娩出的胎儿有 8 例 5 minApgar 评分小于 7 分,有 12 例因贫血需要输血,2 例发生死亡。这组研究中胎儿死亡率达 22.5%。

四、诊断

前置血管在产前不易明确诊断。在阴道试产过程中,当胎儿头顶触及可搏动的血管时可诊断前置血管伴随脐带先露;胎膜破裂后,阴道急性流血伴随胎心缓慢或者胎儿死亡也可诊断前置血管。曾有学者报道使用羊膜镜在产前诊断出前置血管。磁共振曾被报道用于检测前置血管但由于费用等原因实际运用可能性较小,在急诊状态下因不能迅速获取信息而应用较少。

目前，对前置血管的诊断以超声为主。当高度怀疑前置血管时可采用彩色超声多普勒、阴道超声进行产前诊断。产前通过超声检查和多普勒图像能够使前置血管的检出率增加。当脐动脉波形和胎儿心率一致即可以明确诊断。Gianopoulos 等于1987年首次报道了产前使用超声对前置血管进行诊断，随后的研究提出经阴道超声和彩色多普勒能更好地对前置血管做出诊断。Sepulveda 等对832例孕中、晚期的单胎妊娠孕妇使用经腹超声与彩色多普勒超声相结合的方法探查发现，仅有7例孕30周以上的孕妇未能探查到脐带附着部，其余绝大部分（95%）都能在1 min之内探查到脐带附着部。8例疑为前置血管的孕妇有7例在产后证实为脐带帆状附着，另一例为球拍状胎盘。由于技术水平的限制，目前超声检查仍仅用于高危人群的诊断而并不适于作为常规筛查手段。

如果须准确判断阴道出血的来源，可以采用以下方法。

（一）细胞形态学检查

将阴道流血制成血涂片显微镜下观察红细胞形态。如有较多有核红细胞或幼红细胞并有胎儿血红蛋白存在时胎儿来源的可能性大。

（二）蛋白电泳试验

将阴道血经溶血处理后行琼脂糖凝胶电泳。本法耗时长，1 h左右，敏感度较高，但须有一定设备。

（三）Kleihauer-Betke 试验

将阴道血制成血涂片染色后显微镜下观察。本试验基于有核红细胞中胎儿血红蛋白与成人血红蛋白之间结构上的差异导致胎儿的血红蛋白比成人的血红蛋白更能抵抗酸变性。Kleihauer 抗酸染色阳性胎儿细胞的胞质呈深红色，而周围母体的有核红细胞则无色。该试验灵敏度虽较高但方法繁琐，染色过程需30 min，临床应用性较差。

（四）Apt 试验

Apt 试验是根据胎儿血红蛋白不易被碱变性，而成人血红蛋白则容易碱变性的原理设计的，其方法是用注射器从阴道内及静脉导管内获得血样，然后与少量自来水混合以溶解红细胞。离心5 min后，移出上清液，每5 mL加入1%的NaOH 1 mL，如果为粉红色说明是胎儿血红蛋白，成人血红蛋白为棕红色的。

五、处理

人工破膜时必须有产科指征，胎膜自然破裂时也须特别关注有高危因素的孕妇，应密切注意阴道流血和胎心率的变化。如发生前置血管破裂，如胎儿存活应即刻剖宫产终止妊娠，同时做好新生儿复苏的准备。2004年 Oyelese 等对155例前置血管患者妊娠结局进行分析发现，产前诊断前置血管和未诊断者新生儿存活率分别为97%和44%，新生儿输血率为3.4%和58.5%。Oyelese 等推荐前置血管患者在妊娠末3个月入院，给予皮质激素促胎肺成熟治疗，完善产前检查后在约35周剖宫产终止妊娠。如果小于35周可在门诊通过阴道超声监测宫颈管长度，有宫缩或者阴道流血时入院。如果产时高度怀疑前置血管则需迅速娩出胎儿并给予新生儿复苏。新生儿娩出后，如有重度贫血情况可通过脐静脉输血。如果胎儿已死亡，则阴道分娩。产后仔细检查胎盘以明确诊断。

（吕　敏）

第十六节　绒毛膜血管瘤

绒毛膜血管瘤是由于绒毛干血管生成紊乱所致的一种真性肿瘤，是胎盘中最常见的良性肿瘤，由血管和结缔组织构成。

一、发病率

文献报道其发生率差异很大，为 0.7%～1.6%。差异原因除种族、地域的不同和多胎因素外，与胎盘病理检查的送检率呈正相关。国外文献报道连续检查胎盘 500 例以上者发病率为 0.7%～1.6%，但直径大于 5 cm 者尚不多见。

二、对母儿的影响

绒毛膜血管瘤一般对母体及胎儿均无严重的不良影响，但其临床的结局更多的是取决于肿瘤的大小而不是肿瘤的成分。

（一）对孕妇的影响

绒毛膜血管瘤是一种良性毛细血管瘤，肿物大者可伴有产前出血、羊水过多、妊娠高血压疾病等。文献报道，肿瘤大于鸡卵者，羊水过多的发病率可高达 48.7%，肿瘤小于 5 cm 者尚未见并发羊水过多的报道。

（二）对胎儿的影响

血管瘤能改变胎盘血流，破坏胎儿正常血流供应，可导致宫内生长受限；因常附着在脐带周围，影响胎儿发育，大者可危及胎儿安全，导致胎儿水肿甚至胎儿死亡等。超限的血液循环可使胎儿心脏负担加重，导致胎儿窒息，甚至死亡。另外，有文献报道绒毛膜血管瘤可引起胎儿畸形、流产、胎儿水肿及伴有良性脂肪母细胞瘤等疾病。肿瘤较大（直径＞5 cm 以上者）或生长部位靠近脐带附近可压迫脐静脉伴发低出生体质量婴儿，但却很少有胎儿死亡及畸形等并发症。

关于羊水过多及胎儿生长受限的确切机制至今不清，可能与肿瘤压迫脐静脉影响胎盘血液供应有关，或是肿瘤本身阻碍胎儿胎盘循环，即胎儿血通过肿瘤的无效腔（生理无效区）返回的是不含氧的血或低氧含量的血所致。

三、发病原因

绒毛膜血管瘤机制未明，可能系早期胎盘的血管组织发育异常所致。有资料提示，其发病率高低与以下因素有关。

（一）种族

资料显示，绒毛膜血管瘤在高加索人群中的发生率较非裔美洲人群中高。

（二）多胎妊娠

多胎妊娠者较单胎妊娠者发病率高。

（三）地理位置

高原地区人群中其发生率升高，如尼泊尔的报道，其发生率为 2.5%～7.6%，比低海拔地区高得多,提示含氧量低的刺激导致过度的绒毛毛细血管增生,绒毛膜血管瘤可以伴发胎儿的有核红细胞增高是这一推测的佐证。

（四）感染

有研究认为,革兰阴性菌感染和脂多糖刺激可导致胎盘血管疾病的发生。

（五）其他

国外有学者认为,胎盘血管瘤并发症与肿瘤血流多少有紧密关系。

四、病理变化

绒毛膜血管瘤主要由血管和结缔组织构成,电镜和免疫组化证实绒毛膜血管瘤为血管源性的肿瘤,起源于绒毛干,即胎盘发育早期。

大体特点:有单发或多发,大小不一,为 0.5～2.0 cm,可发生在胎盘的各个部位,多数较小,埋于胎盘内,不易发现。

由于内部含血管和结缔组织的成分比例不同,超声所见也不尽相同,有的呈低回声并有索条状交错分隔成网状,有的呈许多小囊腔如蜂窝状。大的血管瘤常隆起于胎儿面,肉眼呈紫色或灰白色,圆形、卵圆形或肾形,包膜薄,切面较正常组织为实,与周围正常组织界限清楚。显微镜下瘤体由许多血管腔隙和少量疏松的纤维组织间质组成。组成的血管多为小的毛细血管型血管,也可显著扩张呈海绵状。有时间质成分可较突出,在丰富的疏松而不成熟的富于细胞的间质中仅有少数形成较差的血管。

绒毛膜血管瘤可发生坏死、钙化、黏液变、透明变性或脂肪变性等继发性改变,使组织学图像复杂化,分为三类:①血管瘤型;②富细胞型;③蜕变型。

根据发生部位不同而组织形态多样,但具有共同的特点。①大部分为良性肿瘤,恶性病例少见。②肿块界限清楚、无包膜、有压迫性纤维组织包绕。切面白色,质地较韧,可有囊性变及坏死,可伴有结节性硬化。③瘤细胞包括上皮样细胞及梭形细胞,胞质丰富透明或呈颗粒状嗜酸性胞质,核分裂象少见;间质富于薄壁的毛细血管。④免疫表型 HMB45、Des 和 α-SMA 阳性。部分肿瘤表达 CD117;上皮、内皮、神经内分泌等标志物均阴性。

五、诊断

（一）超声诊断

产前检查主要借助 B 超或彩超,通过彩色超声检查探测其血流变化可以预测妊娠的预后。肿瘤内动、静脉吻合,可能破坏胎儿体内循环,导致胎儿生长发育受限(30%);过多的血液循环可使胎儿心脏负担加重,导致胎儿心、肝肥大,心力衰竭及羊水过多(18%～35%);可使胎盘早剥、胎盘后血肿(4%～16%)、妊高征(16%～20%)、产后出血等机会增加。当脐动脉部分血液形成动-静脉分流时,可引起胎儿-胎盘灌注的减少,从而使血管瘤微循环缺血,形成栓塞、甚至 DIC。可能使胎儿出现全身凹陷性水肿、贫血性心脏病、低蛋白血症性肾衰而死亡(7.8%～15%)。

（二）病理切片及免疫组化

明确诊断有待于胎盘病理检查。其中富细胞型易被误诊为肉瘤,需借助免疫组化进行鉴别。

六、治疗

治疗原则:一经发现,定期监测;发现异常,终止妊娠;防止产时、产后出血。

（一）妊娠期

一旦发现应定期超声随访复查，观察羊水变化及肿瘤增大情况。但需与副胎盘、子宫肌瘤、胎盘早剥相鉴别。绒毛膜血管瘤直径小于 5 cm 时，可按一般产科处理，无明显并发症者可维持妊娠至足月。直径大于 5 cm 者可引起胎儿压迫症状，胎儿生长迟缓和羊水过多症，应考虑终止妊娠。

（二）分娩期

应注意预防产后大出血，做好新生儿窒息的抢救准备工作。

（三）分娩方式

终止妊娠若选择阴道分娩，则易发生胎儿窘迫，羊水过多可使胎盘早剥、产后出血等机会增加，故选择剖宫产相对安全。

（吕　敏）

第十七节　妊娠期高血压疾病

妊娠期高血压疾病是妊娠期特有的疾病，包括妊娠期高血压、子痫前期、子痫、慢性高血压并发子痫前期及慢性高血压。其中，妊娠高血压、子痫前期和子痫以往统称为妊娠高血压综合征、妊娠中毒征、妊娠尿毒症等。我国发病率为 9.4%，国外报道为 7%～12%。本病以妊娠 20 周后高血压、蛋白尿、水肿为特征，并伴有全身多脏器的损害；严重患者可出现抽搐、昏迷、脑出血、心力衰竭、胎盘早剥和弥散性血管内凝血，甚至死亡。该病严重影响母婴健康，是孕产妇和围生儿发病及死亡的主要原因之一。

一、病因和发病机制

至今尚未完全阐明。国内外大部分的研究集中在子痫前期-子痫的病因和发病机制。目前认为子痫前期-子痫的发病起源于胎盘病理生理改变，进一步导致全身血管内皮细胞损伤，后者引起子痫前期的一系列临床症状。子痫前期-子痫的发病机制可能与遗传易感性、免疫适应不良、胎盘缺血和氧化应激反应有关。

（一）遗传易感性学说

子痫前期的遗传易感性学说是基于以下临床流行病学调查的结果。①子痫前期患者的母亲、女儿、姐妹，甚至祖母和孙女患病的风险升高，而具有相似生活环境的非血缘女性亲属（如妯娌等）的风险无明显改变。②子痫前期妊娠出生的女儿将来发生子痫前期的风险高于正常血压时出生的姐妹。③具有相同遗传物质的单卵双胎女性都发生子痫前期的概率远远高于双卵双胎女性；当然，并不是所有的单卵双胎女性在妊娠时都出现相同的子痫前期，提示胎儿的基因型或环境因素也在子痫前期易感性中发挥作用。④来自胎儿或父系的遗传物质亦可导致子痫前期，如胎儿染色体异常，或父系原因所致的完全性葡萄胎等均与子痫前期明显相关。⑤多次妊娠妇女在更换性伴侣后，特别是性伴侣的母亲曾患子痫前期，该妇女再次发生子痫前期的可能性显著增加。

虽然子痫前期的遗传易感性学说得到普遍接受，但是，其遗传方式尚未定论。有人认为，子痫前期是女性单基因常染色体隐性遗传或显性基因的不完全外显;胎儿的基因型也可能发挥十分重要的作用。也有人提出更加复杂的多基因遗传模式:母亲多个的基因、胎儿基因(父源性)及环境因素之间的相互作用的结果;某些基因同时作用于母体和胎儿,同时受到环境因素的调节。在这种观点的支持下,人们通过基因组的方法筛查到一些与子痫前期发生有关的基因位点,但目前尚不足以充分解释疾病的发生,有待进一步研究。

(二)免疫适应不良学说

子痫前期被认为可能是母体的免疫系统对滋养层父系来源的抗原异常反应的结果。子痫前期的免疫适应不良学说的流行病学证据主要有以下几方面:①在第一次正常妊娠后,子痫前期的风险明显下降。②改变性伴侣后,这种多次妊娠的效应消失。③流产和输血具有预防子痫前期的作用。④通过供卵或捐精的妊娠易发生子痫前期。

该学说的免疫学证据:①子痫前期患者体内的抗血管内皮细胞抗体、免疫复合物和补体增加。②补体和免疫复合物沉积在子宫螺旋动脉、胎盘、肝脏、肾脏和皮肤。③Th1∶Th2 比值失衡。④T 细胞受体 CD3 抑制能力减低。⑤炎性细胞因子增加等。子痫前期患者普遍发生免疫异常,但尚不能确定这些异常改变间因果关系。蜕膜的免疫活性细胞释放某些介质作用于血管内皮细胞,有关介质包括弹性蛋白酶、α-组织坏死因子、白细胞介素。这些介质在子痫前期孕妇血液和羊水中的浓度明显升高,并且对血管内皮细胞起作用。

(三)胎盘缺血学说

在正常妊娠过程,胎盘滋养细胞侵入子宫蜕膜有 2 个时期:第一时期为妊娠早期的受精卵种植过程;第二时期为在妊娠早中期(14～16 周)。合体滋养细胞侵入子宫螺旋动脉,重铸血管,使螺旋动脉总的横截面积比非孕期增加 4～6 倍,胎盘的血流量增加。在子痫前期-子痫患者中,第二时期的滋养细胞侵入和螺旋动脉重铸不足,螺旋动脉总横截面积仅为正常妊娠的 40%,胎盘灌注不足,处于相对缺氧状态。

目前,至少有两种理论解释胎盘缺血后导致血管内皮细胞损伤的过程。一种理论认为子痫前期患者的合体滋养层微绒毛膜的退化可导致血管内皮细胞损伤,并抑制其增生。另一种理论则强调胎盘缺血后氧化应激反应增强使血管内皮细胞发生损伤。当灌注器官的血流量减少,但血氧浓度正常时,局部的氧化应激反应可形成活性氧(如超氧自由基)。如果孕妇存在脂代谢异常、高半胱氨酸血症或抗氧化剂缺乏时,降低胎盘的血流量使局部缺氧,进一步导致血管内皮细胞损伤和引起子痫前期的临床表现。

(四)氧化应激学说

妊娠使能量的需求增加,导致整个妊娠期孕妇血液中的极低密度脂蛋白浓度升高。在子痫前期患者发病前(妊娠 5～20 周),孕妇血浆中的游离脂肪酸浓度就开始升高,血浆清蛋白的保护作用减弱,使脂肪以甘油三酯的形式集聚在血管内皮细胞上。根据氧化应激学说,缺氧胎盘的局部氧化应激反应转移到孕妇全身的体循环系统,导致全身血管内皮细胞的氧化应激能力损伤。氧化应激反应产生的不稳定的活性氧沉积于血管内皮下,产生相对稳定的脂质过氧化物,这些物质进一步损伤血管内皮细胞的结构和功能。虽然在正常妊娠中也存在脂质过氧化物增加,但可以通过同步增加的抗氧化作用抵消,氧化-抗氧化作用仍维持平衡;在子痫前期的患者中,抗氧化作用相对减弱,氧化作用占优势,导致血管内皮细胞损伤。

以上四种学说都是从某个侧面反映了子痫前期-子痫的发病过程,这种分类不是排他的,事实上是相互作用的。目前,似乎没有一个遗传基因能够准确地反映子痫前期-子痫的易感性,而是一组基因决定了母体的易感性,这组基因可能表现为其他三个发病机制中某些关键物质的遗传信息发生改变。子痫前期-子痫患者的免疫反应异常和螺旋动脉狭窄是胎盘发生病变的基础,进一步导致器官微环境的氧化应激反应。

二、高危因素

流行病学调查发现如下高危因素:初产妇、孕妇年龄<18岁或>40岁、多胎妊娠、妊娠期高血压病史及家族史、慢性高血压、慢性肾炎、抗磷脂综合征、糖尿病、血管紧张素基因 T_{235} 阳性、营养不良及低社会经济状况均与子痫前期-子痫发病风险增加密切相关。

三、病理生理变化

全身小动脉痉挛是子痫前期-子痫的基本病变。由于小动脉痉挛,外周阻力增大,血管内皮细胞损伤,通透性增加,体液及蛋白渗漏,表现为血压升高、水肿、蛋白尿及血液浓缩。脑、心、肺、肝、肾等重要脏器严重缺血可导致心、肝及肾衰竭,肺水肿及脑水肿,甚至抽搐、昏迷;胎盘梗死、出血而发生胎盘早剥及胎盘功能减退,危及母儿安全;血小板、纤维素沉积于血管内皮,激活凝血过程,消耗凝血因子,导致 DIC。

四、重要脏器的病理生理变化

(一)脑

脑血管痉挛,通透性增加,导致脑水肿、充血、缺血、血栓形成及出血等。轻度患者可出现头痛、眼花、恶心、呕吐等;严重者发生视力下降,甚至视盲,感觉迟钝、混乱,个别患者可出现昏迷,甚至发生脑疝。

(二)肾脏

肾血管痉挛,肾血流量和肾小球滤过率均下降。病理表现为肾小球扩张、血管内皮细胞肿胀、纤维素沉积于血管内皮细胞下或肾小球间质;严重者肾皮质坏死,肾功能损伤将不可逆转。蛋白尿的多少标志着肾功能损害程度;进一步出现低蛋白血症,血浆肌酐、尿素氮、尿酸浓度升高,少尿等;少数可致肾衰竭。

(三)肝脏

子痫前期可出现肝脏缺血、水肿,肝功能异常。表现为肝脏轻度肿大,血浆中各种转氨酶和碱性磷酸酶升高,以及轻度黄疸。严重者门静脉周围坏死,肝包膜下血肿形成,亦可发生肝破裂,危及母儿生命,临床表现为持续右上腹疼痛。

(四)心血管

血管痉挛,血压升高,外周阻力增加,心肌收缩力和射血阻力(即心脏后负荷)增加,心排血量明显减少,心血管系统处于低排高阻状态。血管内皮细胞损伤,血管通透性增加,血管内液进入细胞间质,导致心肌缺血、间质水肿、心肌点状出血或坏死。肺血管痉挛,肺动脉高压,易发生肺水肿,严重时导致心力衰竭。

(五)血液

1.容量

子痫前期-子痫患者的血液浓缩,血容量相对不足,表现为血细胞比容升高。主要原因:①血管痉挛收缩,血压升高,血管壁两侧的压力梯度增加;②血管内皮细胞损伤,血管壁渗透性增加;

③由于大量的蛋白尿导致低蛋白血症,血浆的胶体渗透压降低。当血细胞比容下降时多合并贫血或红细胞受损或溶血。

2.凝血

子痫前期-子痫患者存在广泛的血管内皮细胞损伤,启动外源性或内源性的凝血机制,表现为凝血因子缺乏或变异所致的高凝血状态。严重者可出现微血管病性溶血,并伴有红细胞破坏的表现,即碎片状溶血,其特征为溶血、破裂红细胞、球形红细胞、网状红细胞增多及血红蛋白尿。血小板减少($<100\times10^9$/L)、肝酶升高、溶血,反映了疾病严重损害了凝血功能。

(六)子宫胎盘血流灌注

绒毛浅着床及血管痉挛导致胎盘灌流量下降;胎盘螺旋动脉呈急性的粥样硬化,血管内皮细胞脂肪变性,管壁坏死,管腔狭窄,易发生不同程度的胎盘梗死;胎盘血管破裂,可导致胎盘早剥。胎盘功能下降可导致胎儿生长受限、胎儿窘迫、羊水过少,严重者可致死胎。

五、临床表现

典型临床表现为妊娠 20 周后出现高血压、水肿、蛋白尿。视病变程度不同,轻者可无症状或有轻度眩晕,血压轻度升高,伴水肿或轻微蛋白尿;重者出现头痛、眩晕、恶心、呕吐、持续性右上腹疼痛等,血压明显升高,蛋白尿增多,水肿明显;甚至昏迷、抽搐。

六、诊断

根据病史、临床表现、体征及辅助检查即可做出诊断,同时应注意有无并发症及凝血机制障碍。

(一)病史

有本病的高危因素及上述临床表现,特别应询问有无头痛、视力改变、上腹不适等。

(二)高血压

至少出现两次以上血压升高,≥12.0/18.7 kPa(90/140 mmHg)、其间隔时间≥6 h 才能确诊。血压较基础血压升高 2.0～4.0 kPa(15～30 mmHg),但<12.0/18.7 kPa(90/140 mmHg),不作为诊断依据,须密切观察。

(三)尿蛋白

由于在 24 h 内尿蛋白的浓度波动很大,单次尿样检查可能导致误差。应留取 24 h 尿做定量检查;也可取中段尿测定,避免阴道分泌物污染尿液,造成误诊。

(四)水肿

一般为凹陷性水肿,自踝部开始,逐渐向上延伸,经休息后不缓解。水肿局限于膝以下为"＋",延及大腿为"＋＋",延及外阴及腹壁为"＋＋＋",全身水肿或伴有腹水为"＋＋＋＋"。同时应注意体质量异常增加,若孕妇体质量每周突然增加 0.5 kg 以上,或每月增加 2.7 kg 以上,表明有隐形水肿存在。

(五)辅助检查

1.血液检查

包括全血细胞计数、血红蛋白含量、血细胞比容、血黏度、凝血功能,根据病情轻重可多次检查。

2.肝、肾功能测定

肝细胞功能受损可致 ALT、AST 升高。患者可出现清蛋白缺乏为主的低蛋白血症,白/球蛋白比值倒置。肾功能受损时,血清肌酐、尿素氮、尿酸升高,肌酐升高与病情严重程度相平行。

尿酸在慢性高血压患者中升高不明显,因此,可用于本病与慢性高血压的鉴别诊断。重度子痫前期与子痫应测定电解质与二氧化碳结合力,以便及早发现并纠正酸中毒。

3.尿液检查

应测尿比重、尿常规。尿比重≥1.020 提示尿液浓缩,尿蛋白(＋)时尿蛋白含量约 300 mg/24 h;当尿蛋白(＋＋＋)时尿蛋白含量 5 g/24 h。尿蛋白检查在严重妊娠期高血压疾病患者应每两天一次或每天检查。

4.眼底检查

通过眼底检查可以直接观察到视网膜小动脉的痉挛程度,是子痫前期-子痫严重程度的重要参考指标。子痫前期患者可见视网膜动静脉比值 1∶2 以上、视盘水肿、絮状渗出或出血,严重时可发生视网膜剥离。患者可出现视物模糊或视盲。

5.损伤性血流动力学监测

当子痫前期-子痫患者伴有严重的心脏病、肾脏疾病、难以控制的高血压、肺水肿及不能解释的少尿时,可以监测孕妇的中心静脉压或肺毛细血管楔压。

6.其他检查

心电图、超声心动图可了解心功能,疑有脑出血可行 CT 或 MRI 检查。同时常规检查胎盘功能、胎儿宫内安危状态及胎儿成熟度检查。

七、处理

妊娠期高血压疾病治疗的基本原则是镇静、解痉、降压、利尿,适时终止妊娠。病情程度不同,治疗原则略有不同:①妊娠期高血压一般采用休息、镇静、对症等处理后,病情可得到控制,若血压升高,可予以降压治疗;②子痫前期除了一般处理,还要进行解痉、降压等治疗,必要时终止妊娠;③子痫需要及时控制抽搐的发作,防治并发症,经短时间控制病情后及时终止妊娠;④妊娠合并慢性高血压以降血压为主。

(一)一般处理

1.休息

对于轻度的妊娠高血压可住院也可在家治疗,但子痫前期患者建议住院治疗。保证充足的睡眠,取左侧卧位,每天休息不少于 10 h。左侧卧位可减轻子宫对腹主动脉、下腔静脉的压迫,使回心血量增加,改善子宫胎盘的血供。左侧卧位 24 h 可使舒张压降低 1.3 kPa(10 mmHg)。

2.密切监护母儿状态

应询问孕妇是否出现头痛、视力改变、上腹不适等症状。每天测体质量及血压,每天或隔天复查尿蛋白。定期监测血压、胎儿发育状况和胎盘功能。

3.间断吸氧

可增加血氧含量,改善全身主要脏器和胎盘的氧供。

4.饮食

应包括充足的蛋白质、热量,不限盐和液体,但对于全身水肿者应适当限制盐的摄入。

(二)镇静

轻度患者一般不需要药物治疗,对于精神紧张、焦虑或睡眠欠佳者可给予镇静剂。对于重度的子痫前期或子痫患者,需要应用较强的镇静剂,防治子痫发作。

1.地西泮

具有较强的镇静、抗惊厥、肌肉松弛作用,对胎儿及新生儿的影响较小。用法:2.5～5.0 mg

口服,每天 3 次,或 10 mg 肌内注射或静脉缓慢注射(>2 min)。

2.冬眠药物

冬眠药物可广泛抑制神经系统,有助于解痉降压,控制子痫抽搐。用法:①哌替啶 100 mg,氯丙嗪 50 mg,异丙嗪 50 mg 加入 10% 葡萄糖 500 mL 内缓慢静脉滴注。②紧急情况下,可将三种药物的 1/3 量加入 25% 葡萄糖液 20 mL 缓慢静脉推注(>5 min),余 2/3 量加入 10% 葡萄糖 250 mL 静脉滴注。由于氯丙嗪可使血压急骤下降,导致肾及子宫胎盘血供减少、胎儿缺氧,且对母儿肝脏有一定的损害作用,现仅应用于硫酸镁治疗效果不佳者。

3.其他镇静药物

苯巴比妥、异戊巴比妥、吗啡等具有较好的抗惊厥、抗抽搐作用,可用于子痫发作时控制抽搐及产后预防子痫发作。由于该药可致胎儿呼吸抑制,分娩 6 h 前慎用。

(三)解痉

治疗子痫前期和子痫的主要方法,可以解除全身小动脉痉挛,缓解临床症状,控制和预防子痫的发作。首选药物为硫酸镁,其作用机制:①抑制运动神经末梢与肌肉接头处钙离子和乙酰胆碱的释放,阻断神经肌肉接头间的信息传导,使骨骼肌松弛;②降低中枢神经系统兴奋性及脑细胞的耗氧量,降低血压,抑制抽搐发生;③降低机体对血管紧张素Ⅱ的反应;④刺激血管内皮细胞合成前列环素,抑制内皮素合成,从而缓解血管痉挛状态;⑤解除子宫胎盘血管痉挛,改善母儿间血氧交换及围生儿预后。

1.用药方案

静脉给药结合肌内注射。①静脉给药:首次负荷剂量 25% 硫酸镁 10 mL 加于 10% 葡萄糖液 20 mL 中,缓慢静脉注入,5~10 min 推完;继之 25% 硫酸镁 60 mL 加入 5% 葡萄糖液 500 mL 静脉滴注,滴速为 1~2 g/h。②根据血压情况,决定是否加用肌内注射,用法为 25% 硫酸镁 20 mL 加 2% 利多卡因 2 mL,臀肌深部注射,每天 1~2 次。每天总量为 25~30 g。用药过程中可监测血清镁离子浓度。

2.毒性反应

正常孕妇血清镁离子浓度为 0.75~1.00 mmol/L,治疗有效浓度为 1.7~3.0 mmol/L,若血清镁离子浓度>3 mmol/L 即可发生镁中毒。首先表现为膝反射减弱或消失,继之出现全身肌张力减退、呼吸困难、复视、语言不清,严重者可出现呼吸肌麻痹,甚至呼吸、心跳停止,危及生命。

3.注意事项

用药前及用药过程中应注意以下事项:定时检查膝反射是否减弱或消失;呼吸不少于 16 次/分钟;尿量每小时不少于 25 mL 或每 24 h 不少于 600 mL;硫酸镁治疗时需备钙剂,一旦出现中毒反应,立即静脉注射 10% 葡萄糖酸钙 10 mL,因钙离子与镁离子可竞争神经细胞上的受体,从而阻断镁离子的作用。肾功能不全时应减量或停用,有条件时监测血镁浓度。

(四)降压

目的为延长孕周或改变围产期结局。对于收缩压$\geqslant 21.3$ kPa(160 mmHg),或舒张压$\geqslant 14.7$ kPa(110 mmHg),或平均动脉压$\geqslant 18.7$ kPa(140 mmHg)者,以及原发性高血压妊娠前已用降血压药者,须应用降压药物。降压药物选择原则:对胎儿无毒副作用,不影响心每搏输出量、肾血流量及子宫胎盘灌注量,不致血压急剧下降或下降过低。

1.肼屈嗪

为妊娠期高血压疾病的首选药物。主要作用于血管舒缩中枢或直接作用于小动脉平滑肌,可降低血管紧张度,扩张周围血管而降低血压,并可增加心排血量,有益于脑、肾、子宫胎盘的血流灌注。降压作用快、舒张压下降较显著。用法:每 15～20 min 给药 5～10 mg,直至出现满意反应,即舒张压控制在 12.0～13.3 kPa(90～100 mmHg);或 10～20 mg,每天 2～3 次口服;或 40 mg 加入 5％葡萄糖液 500 mL 内静脉滴注。不良反应为头痛、心率加快、潮热等。有心脏病或心力衰竭者,不宜应用此药。

2.拉贝洛尔

为 α、β 肾上腺素受体阻断剂,降低血压但不影响肾及胎盘血流量,并可对抗血小板凝集,促进胎儿肺成熟。该药显效快,不引起血压过低或反射性心动过速。静脉滴注剂量为 50～100 mg 加入 5％葡萄糖液中静脉滴注,5 d 为 1 个疗程,血压稳定后改口服;每次 100 mg,每天 2～3 次,经 2～3 d 根据需要加量,常用维持量为 200～400 mg,每天 2 次,饭后服用。总剂量＜2 400 mg/d。不良反应为头皮刺痛及呕吐。

3.硝苯地平

钙通道阻滞剂,可解除外周血管痉挛,使全身血管扩张,血压下降,由于其降压作用迅速,目前不主张舌下含化。用法:10 mg 口服,每天 3 次,24 h 总量＜60 mg。其不良反应为心悸、头痛,与硫酸镁有协同作用。

4.尼莫地平

亦为钙通道阻滞剂,其优点在于可选择性的扩张脑血管。用法:20～60 mg 口服,每天 2～3 次;或 20～40 mg 加入 5％葡萄糖液 250 mL 中静脉滴注,每天 1 次,每天总量＜360 mg,不良反应为头痛、恶心、心悸及颜面潮红。

5.甲基多巴

可兴奋血管运动中枢的 α 受体,抑制外周交感神经而降低血压,妊娠期使用效果较好。用法:250 mg 口服,每天 3 次。其不良反应为嗜睡、便秘、口干、心动过缓。

6.硝普钠

强有力的速效血管扩张剂,扩张周围血管使血压下降。由于药物能迅速通过胎盘进入胎儿体内,并保持较高浓度,其代谢产物(氰化物)对胎儿有毒性作用,不宜在妊娠期使用。产后血压过高,其他降压药效果不佳时,方考虑使用。用法:50 mg 加于 5％葡萄糖液 1 000 mL 内,缓慢静脉滴注。用药不宜＞72 h。用药期间应严密监测血压及心率。

7.肾素血管紧张素类药物

可导致胎儿生长受限、胎儿畸形、新生儿呼吸窘迫综合征、新生儿早发性高血压,妊娠期应禁用。

(五)扩容

一般不主张应用扩容剂,仅用于严重的低蛋白血症、贫血。可选用人血清蛋白、血浆和全血。

(六)利尿药物

一般不主张应用,仅用于全身性水肿、急性心力衰竭、肺水肿、血容量过多且伴有潜在性肺水肿者。常用利尿剂有呋塞米、甘露醇等。

(七)适时终止妊娠

终止妊娠是治疗妊娠期高血压疾病的有效措施。

1.终止妊娠的指征

(1)重度子痫前期患者经积极治疗 24～48 h 仍无明显好转者。

(2)重度子痫前期患者孕周已超过 34 周。

(3)重度子痫前期患者孕龄不足 34 周,但胎盘功能减退,胎儿已成熟。

(4)重度子痫前期患者孕龄不足 34 周,胎盘功能减退,胎儿尚未成熟者,可用地塞米松促胎肺成熟后终止妊娠。

(5)子痫控制后 2 h 可考虑终止妊娠。

2.终止妊娠的方式

(1)引产适用于病情控制后,宫颈条件成熟者。先行人工破膜,羊水清亮者,可给予缩宫素静脉滴注引产。第一产程应密切观察产程进展状况,保持产妇安静和充分休息。第二产程应行会阴后侧切开术、胎头吸引或低位产钳助产缩短第二产程。第三产程应预防产后出血。产程中应加强母儿安危状况和血压监测,一旦出现头昏、眼花、恶心、呕吐等症状,病情加重,立即以剖宫产结束分娩。

(2)剖宫产适用于有产科指征者,宫颈条件不成熟,不能在短时间内经阴道分娩,引产失败,胎盘功能明显减退,或已有胎儿窘迫征象者。产后子痫多发生于产后 24 h 内,最晚可在产后 10 d 发生,故产后应积极处理,防止产后子痫的发生。

(八)子痫的处理

子痫是妊娠期高血压疾病最严重的阶段,是妊娠期高血压疾病所致母儿死亡的最主要原因,应积极处理。子痫处理原则为控制抽搐,纠正缺氧和酸中毒,控制血压,抽搐控制后终止妊娠。

(1)控制抽搐:①25％硫酸镁 10 mL 加于 25％葡萄糖液 20 mL 静脉推注(＞5 min),继之用以 2 g/h 静脉滴注,维持血药浓度,同时应用有效镇静药物如地西泮,控制抽搐。②20％甘露醇 250 mL 快速静脉滴注,降低颅内压。

(2)血压过高时给予降压药。

(3)纠正缺氧和酸中毒:间断面罩吸氧,根据二氧化碳结合力及尿素氮值给予适量的 4％碳酸氢钠纠正酸中毒。

(4)终止妊娠:抽搐控制 2 h 后可考虑终止妊娠。

(5)护理:保持环境安静,避免声光刺激;吸氧,防止口舌咬伤,防止窒息,防止坠地受伤,密切观察体温、脉搏、呼吸、血压、神志、尿量(应保留导尿管监测)等。

(6)密切观察病情变化,及早发现心力衰竭、脑出血、肺水肿、HELLP 综合征、肾衰竭、DIC 等并发症,并积极处理。

(九)慢性高血压的处理

1.降压治疗指征

收缩压为 20.0～24.0 kPa(150～180 mmHg),或舒张压＞13.3 kPa(100 mmHg),或伴有高血压导致的器官损伤的表现。血压≥14.7/24.0 kPa(110/180 mmHg)时,需要静脉降压治疗,首选药物为肼屈嗪和拉贝洛尔。

2.胎儿监护

超声检查,动态监测胎儿的生长发育。NST 或胎儿生物物理监护,在妊娠 28 周开始每周一次;妊娠 32 周以后每周两次。

3.终止妊娠

对于轻度、没有并发症的慢性高血压,可足月自然分娩;若慢性高血压并发子痫前期,或伴其他的妊娠并发症(如胎儿生长受限、上胎死胎史等),应提前终止妊娠。

(刘　青)

第八章

妊娠合并症

第一节　妊娠合并心脏病

妊娠合并心脏病是产科领域内的高危并发症之一。研究显示,妊娠合并心脏病占所有妊娠的 1%～3%,占总死亡产妇人数的 10%～15%。近 15 年来,随着广谱抗生素的应用对链球菌感染的有效治疗,以往发病率较高的风湿性心脏病呈逐年下降趋势。此外,由于心血管病诊断水平的发展与心脏外科手术的提高,先天性心脏病女性生存至生育年龄且妊娠者逐渐增多。其他心脏病,如各类心律失常、妊娠期高血压疾病性心脏病、先兆子痫前期、围生期心肌病、肺动脉高压心力衰竭等发生率显著增加,反映了产科工作者对心脏病认识水平的提高。

一、病理生理

(一)妊娠期血流动力学变化

1.血容量增加

妊娠期血容量增加是妊娠期最主要的血流动力学改变。非孕期时血容量3 250 mL,孕 6 周开始血容量逐渐增加,至孕 32～34 周达高峰,平均增加 35%～45%。

2.心排血量变化

由于妊娠期的血流动力学变化,在孕期心排血量持续增加,平均较孕前增加30%～50%,每次心搏出量增加 80 mL,盆腔血流到下腔静脉的血流增加,妊娠子宫压迫下腔静脉使血回流受阻,心排血量下降。母体承担逐渐增加,从 14 周开始孕期心率每分钟增加 10～15 次。心搏出量增加在孕32～34 周达高峰,平均增加 30%,以侧卧位最为明显。

3.血压变化

下肢静脉压可因增大的子宫压迫而升高。仰卧位时压迫更明显,下肢静脉回流受阻,回心血量减少,可引起仰卧低血压综合征,心排血量减少 1.2 L/min。

(二)分娩期及产褥期血流动力学变化

(1)分娩期又增加了相当于强体力劳动的宫缩影响,能量及氧耗均增加,更加重心脏负荷。第一产程时,子宫收缩对子宫血窦的挤压,回心血量增加,每次宫缩时有 300～500 mL 血液进入中心循环,使心排血量增加约 20%,平均动脉压增高约 10%。第二产程时除子宫收缩外,腹肌和骨骼肌都参加活动,外周循环阻力更增,当用力屏气时,肺循环压力增高,另一方面腹压加大时,使内脏血液涌向心脏,因此第二产程中,心脏负担更加重,心排血量较孕期增加60%,患有心脏病的产妇易在此阶段发生心力衰竭。第三产程胎儿娩出后子宫缩小,血窦关闭,胎盘循环停止。存在于子宫血窦内的大量血液突然进入血液循环中,使回心血急剧涌向心脏,易引起心力衰竭;另一方面,由于腹内压骤减,大量血液都淤滞于内脏血管床,回心血严重减少,造成外周循环衰竭。

(2)产褥期:产后24～48 h,潴留在组织内的大量液体回到体循环,又使血容量增加,再次加重心脏负担。此阶段亦是心脏病产妇易发生心力衰竭的危险时期。

(三)心脏功能改变

妊娠期间血流动力学的改变使心脏负担加重,心肌代偿性肥大以保证足够的心排血量,当心脏病存在时,由于心脏的代偿能力差,容易引起心功能不全。心率增快主要是由于心室舒张期缩短。心率过快时,心肌耗氧量增加,而心室舒张期过短,心室充盈不足,心排血量减少。心肌过度肥厚,不仅增加氧耗量,亦减弱心肌收缩力和减少心排血量,引起体循环不足而出现左心衰竭。左心衰竭又导致肺循环淤血、肺动脉高压,出现右心衰竭,体循环不足时,循环血液重新分布,肾脏血液减少最明显,其次为四肢及腹腔器官,而心脏血流减少不明显。右心衰竭时,引起全身静脉淤血,出现颈静脉怒张、肝大、肝区压痛、下垂部位,甚至全身水肿。另外,左心衰竭引起左心房扩张,尤其在有心瓣膜病变如二尖瓣狭窄时更为明显。可出现房扑、房颤等心律不齐。心律不齐可加重肺淤血并促使左心房内附壁血栓形成。血栓脱落可引起脑、肾等重要器官的栓塞。

二、妊娠合并心脏病的诊断

(一)正常妊娠与妊娠合并心脏病的体征鉴别

1.正常妊娠

出现下肢水肿、过度活动后可有轻度心悸、气短,心浊音界轻度扩大,肺动脉瓣区、心尖区及锁骨下区可闻及收缩期杂音,第一心音亢进,第二心音分裂(妊娠晚期),不要误诊为心脏病。

2.妊娠合并心脏病者

(1)严重的进行性的呼吸困难,甚至为端坐呼吸、夜间阵发性呼吸困难。

(2)咯血。

(3)劳力性晕厥。

(4)发绀和杵状指。

(5)舒张期杂音。

(6)收缩期杂音Ⅲ度以上,粗糙而时限较长。

(7)严重的心律失常。

(8)局限性或弥漫性心界扩大。

(9)出现肺动脉高压征象。

(二)妊娠期早期心力衰竭的诊断

孕妇早期心力衰竭的症状:①轻微活动即感胸闷,气急和心悸,休息也不能恢复。②休息时心率>110次/分钟,呼吸>20次/分钟。③夜间睡眠中胸闷、气短憋醒无心外原因可解释。④肺底出现小水泡音,咳嗽后仍存在。⑤辅助检查:心电图异常,心脏超声见房室充盈改变。应考虑为早期心力衰竭。

三、妊娠合并心脏病的围产期监护

(一)妊娠前

心脏病多在妊娠前已发现。根据妊娠前全面的心脏病诊断结果,拟定一个周密的妊娠计划。

(1)妊娠前检查评估,是否可以妊娠及妊娠前准备:心脏病史搜集、12导联心电图、基础运动耐力和功能检测(如有必要则行运动耐力检测)、基础超声心动图(瓣膜病变的病因和血流动力学检测、肺动脉压力检测、心室功能检测)、基础运动耐力和功能检测(如有必要则行运动耐力检测)、心脏血流动力学的稳定性、生育要求前的有效避孕、妊娠前对瓣膜修复和置换术的考虑、降低胎儿负影响的辅助药物治疗。

(2)遗传咨询:通过家族史、超声检查及染色体分析等综合来预测先心病遗传的概率。一般,单纯的、无明显血流动力影响(如房间隔缺损之类)的先心病遗传性低,而像马方综合征遗传率高达50%,艾森门格综合征遗传率高达27.7%,对于这类患者应建议避免妊娠或进行产前诊断。

(3)心脏病越复杂、越严重,并发症比例越高,胎儿早产率及病死率也越高;母体及新生儿的病死率及发病率与心功能分级密切相关。建议下列心脏病变不宜妊娠:①肺动脉高压;②未经手术治疗的严重主动脉狭窄;③严重心室功能损害(射血分数<20%);④伴主动脉根部扩张的马方综合征。

(二)妊娠期

1.妊娠期风险评估及处理

病史采集和体检频繁认真执行,至少每3月一次;必要的无妊娠禁忌药物的选择变更;出现新症状加强产前检查频率;功能级别的改变;症状体征变化后的系列超声心动图;必要时行药物治疗、卧床休息及吸氧等措施控制症状;必要时选择合适时机行瓣膜成形术;心功能Ⅲ或Ⅳ级无法控制时行瓣膜修复或置换术。

2.心力衰竭

早期防治:扩血管(畅通血循环)、利尿(排水)、加强心脏功能(加泵)。治疗或中断发病的原因及诱因:①纠正心律失常,尤其是快速心律失常。②减轻心脏(阻力)负荷,应用血管扩张剂或间接扩张血管药,解除心内与血管梗阻使循环路径畅通。③减轻心脏前(容量)负荷,使用利尿剂和扩血管药物,解除瓣膜反流或心内、血管分流。④改善心功能,用强心苷类或其他心肌正性药物,若有心脏压塞应纠正。治疗决策的选择为了解心力衰竭的病因和诱发因素;了解发病机制,如心脏前负荷加重,抑或后负荷加重,还是前后两者均加重;掌握心脏的基本病理特点及对泵功能的估计。

3.血管扩张药物的应用

急性心力衰竭时,由于交感因子或体内诸多加压因子代偿性增高,几乎所有的患者肺小动脉及周围小血管均处于收缩或痉挛状态,使左、右心室阻碍,负荷加重,从而导致或加重心力衰竭。治疗中应用血管扩张剂或间接扩张血管药已成了首选。不论利尿或加泵(心脏正性药物),必须畅通循环通路。使用血管扩张药,畅通循环后,利尿或加泵才能达到治疗目的。对气促、胸闷、发绀等,可选用血管扩张剂或间接血管扩张药。如子痫前期、充血性心肌病引起的心力衰竭则应用血管扩张剂。扩张剂有不同类型,应用血管扩张剂或间接扩血管药物的注意事项:①因不可逆转的梗阻引起的肺淤血,如重度二尖瓣狭窄所致的咯血,用血管扩张剂有时可加重咯血,且能使体循环有效血流量更降低,应慎用或不用。②血浆渗透压过低者,应用血管扩张剂,可使血管内液外溢于组织间隙或浆膜腔内,加重水肿,应适当提高血浆渗透压后,使用血管扩张剂,才能获得满意效果。③血管扩张剂,特别是容量血管扩张药,可使回心血量减少,暂时缓解或改善心力衰竭症状。但反复使用后,使血容量增加,而加重心力衰竭,因此,血管扩张剂、利尿剂应适当应用。

4.手术治疗

妊娠期血流动力学的改变使心脏储备能力下降,影响心脏手术后的恢复,加之术中用药及体外循环对胎儿的影响,一般不主张在妊娠期手术,尽可能在幼年、妊娠前或延至分娩后再行心脏手术。有统计称,妊娠期行开放式心脏手术可增加5%产妇病死率及33%围产期病死率,故妊娠期行心脏手术更应从安全出发。在一些极少见的情况下须行急诊手术,如主动脉壁夹层形成,由于心脏病诊断或治疗时引起的急性心脏压塞等。

妊娠期行心脏手术应同时考虑孕妇的心功能情况及胎龄两大关键因素。①孕前:心脏手术尽可能在怀孕前进行,从而降低孕产妇风险和胎死宫内的可能。②早孕至孕12周:孕期内心脏手术应尽量避免在孕12周内进行。因为此时手术既容易引起流产,又有胎儿畸形发生率高的危险。若此时心脏功能不堪妊娠重负时,宜先行人工流产终止妊娠,待非孕时进行纠正手术,心功能改善后再妊娠。③孕12周以上至胎儿基本成熟:对于此阶段孕妇,应充分尊重其知情同意权。有强烈生育要求的孕妇可以施行心脏手术,术后保胎至胎儿成熟分娩。如果患者无强烈生育要求,鉴于孕妇生理及全身血流动力学的改变对于心脏手术和术后治疗可能产生负面影响,建议在心脏手术前施行引产术或剖宫产术。④胎儿发育基本成熟后:可先行剖宫产术,根据产妇手术后情况再考虑行心脏手术,也可以再行剖宫产术的同时施行心脏手术。

(三)分娩期

分娩期处理方式原则:精湛的麻醉技术辅助快速阴道分娩;左侧卧位;有产科指征时行剖宫产;必要时行有创性检测,如左心室功能失代偿的产妇、心功能Ⅲ~Ⅳ级、重度二尖瓣狭窄、重度主动脉瓣狭窄和肺动脉高压的产妇等应做有创血流动力学监测以防肺水肿发生;药物治疗改善心脏负荷状况;肺水肿的治疗。

在分娩方式的选择上应综合评估病情,积极阴道试产,放宽剖宫产指征。①第一产程:安慰镇静产妇,密切监测指标;②第二产程:避免屏气增压,助产缩短产程;③第三产程:腹部沙袋加压,计量出血,慎重补液。

(四)产褥期

产后2~3 d是发生心力衰竭的危险期。预防措施:产妇充分休息,医师密切监护,心内科医师协同诊治,严重者延长监护期。应用广谱抗生素预防感染,直至产后1周无感染征象时停药。产后出血危险很大,尤其是妊娠期间需要抗凝治疗者,在产后又存在胎盘剥离面、切口出血问题,须密切监护出血量和按摩维持子宫有力收缩,如果需要可用止血药、血制品或血浆。心功能Ⅲ级以上者不宜哺乳;不宜再妊娠者,产后1周行绝育术。

（刘 青）

第二节 妊娠合并哮喘

哮喘是一种比较常见的肺部疾病,多数患者发作是短暂的,持续几分钟至几小时,严重时可持续几天或几周,称之为哮喘持续状态,因急性发作而致死者罕见。孕期哮喘发生率为1%~

4%,哮喘持续状态约 0.2%。

一、病因及发病机制

炎症近年来被认为是导致支气管哮喘的基本原因。支气管哮喘的诱发因素较多而且复杂。传统上,哮喘分外源性和内源性两大组。

外源性又称过敏性,在儿童中常见,89%随疾病一起生长,常有哮喘家族史,过敏性哮喘伴有特异性湿疹、鼻炎、荨麻疹及对皮内注射空气传播的抗原产生阳性风团和潮红反应,50%~60%患者血清中 IgE 水平升高,并对吸入特异性抗原的支气管激发试验呈阳性反应。常见的抗原刺激物包括粉尘、花粉、动物皮屑。

内源性或特异性哮喘,绝大多数成人期发作的哮喘无家族史或过敏史,皮肤试验阴性,IgE水平正常或偏低。大多数因对感染、污染、运动、冷空气、情绪压力或不明原因的物质起反应而出现症状。

还有些患者不能明确分类,而作为混合组,带有两种哮喘的特点。

发病机制:尚不清楚,哮喘的特点是可恢复性的气道梗阻,包括支气管平滑肌收缩、黏液分泌增加、黏膜水肿、气管和支气管发炎及对刺激物的敏感性增加。支气管哮喘患者往往有气管和支气管的非特异高反应性。急性发作时纤维支气管镜检查发现红斑、水肿的气管、支气管。黏膜活检证实有嗜酸性粒细胞、中性粒细胞、淋巴细胞、棘突状细胞和巨噬细胞浸润。炎性介质释放导致平滑肌收缩,上皮细胞完整性破坏,血管舒张,形成水肿,黏液分泌增多。

二、病理改变

其病理过程包括大量炎细胞浸润、分泌物增多、呼吸道水肿、支气管平滑肌增生及基底膜增厚。

三、哮喘和妊娠的相互影响

妊娠对哮喘的影响:妊娠对哮喘无特殊影响,但正常妊娠时呼吸系统的生理改变可使得妊娠期哮喘患者对缺氧更敏感。疾病轻微的患者孕期可无变化,有 1/3 的人孕期可能会恶化。严重哮喘的妇女,孕期会发生恶化。有 10%的患者分娩过程中会加重。剖宫产和阴道产相比,剖宫产对孕妇更不利。

哮喘对妊娠的影响:严重哮喘时因缺氧会导致早产、低出生体质量儿、先兆子痫和围生儿死亡。母亲病死率与哮喘持续状态有关,当哮喘需要呼吸机辅助呼吸时,病死率高达 40%以上。

四、临床表现

主要症状是发作性呼吸困难或胸闷,临床上表现不一,从轻微的喘息到严重的支气管收缩,引起呼吸衰竭,严重低氧血症和死亡。检查患者可发现弥漫性的哮鸣音,呼吸期较重。哮喘症状常于夜间或清晨加重。

五、诊断和鉴别诊断

(一)诊断

根据病史、临床症状、体格检查及实验室结果可做出诊断。如有胸闷或咳嗽或反复发作呼吸困难、喘息、夜间或清晨加重,其发作与接触或吸入某些刺激物、变应原或运动有关,经检查排除其他原因引起上述症状的人应考虑为哮喘。诱发试验孕期不常做,如果患者有内科诊断过哮喘史,则通常被作为哮喘者。

(二)鉴别诊断

应与下列疾病鉴别。

1.左心衰竭喘息

左心衰竭喘息常在夜间加重,应与支气管哮喘鉴别。但心力衰竭患者往往有高血压、心悸等病史和症状;咳粉红色泡沫状痰;双肺可闻及细小啰音,心电图或胸部 X 线检查有助于诊断。

2.上呼吸道梗阻

上呼吸道梗阻也可造成呼吸困难,应与支气管哮喘鉴别。

3.慢性支气管炎

根据支气管哮喘的临床表现可与慢性支气管炎鉴别。

六、治疗

由于哮喘的患者复杂,病情轻重不一及个体对药物的反应差异,因而治疗方案和效果也不相同。孕期哮喘的处理分以下四个方面。

(一)母儿监测

1.孕妇监测

应与内科医师密切配合,20%～30%的中度或重度患者,应定期监测肺功能,根据肺功能情况进行治疗。

2.胎儿监测

胎儿监测包括准确核对孕周、超声检查、胎心监护或生物物理监测。对可疑宫内生长受限、中重度疾病患者、哮喘恶化和胎动减少的患者及时做胎心监护,了解胎儿宫内情况。

(二)环境监测

清除哮喘诱因有助于减轻患者的症状,最有用的方法之一是将枕头和床垫用不透气的塑料布罩上,以控制室内尘螨。花粉和粉尘高发季节使用空调,不要吸烟或留在吸烟人群中。避免接触宠物,包括猫、狗、鸟和啮齿类动物,因为它们能使哮喘加重。

(三)药物治疗

1.β受体激动剂

β受体激动剂是强有力的支气管扩张药,用于治疗急性和慢性哮喘。常用药物有特普他林、沙丁胺醇和二羟苯基异丙氨基乙醇(支气管扩张药)。不良反应包括过敏、心律不齐、难以解释的支气管收缩。

2.可的松

用药途径有口服片剂、雾化吸入和静脉点滴输入。喷雾吸入可获得较高的支气管局部作用浓度,疗效好,全身不良反应低。孕期常用的可的松吸入剂为倍他米松。

3.氨茶碱

孕期可使用,维持血清水平为 $5～12 \text{ mg/mL}$,高剂量可引起母亲和新生儿紧张、心动过速、呕吐,未发现胎儿畸形。

4.抗胆碱类药物

用于哮喘急性发作。

关于药物治疗时母乳喂养的问题：口服可的松、雾化的可的松、β受体激动剂、色甘酸钠、茶碱和异丙托溴铵，乳汁中含有少量，不会引起明显的不良反应，可以哺乳。

(四)教育患者

教育可以帮助患者获得控制疾病的动力、技能和信心。指导中、重度哮喘患者一天两次测量和记录呼气流量峰值，测得自己的平均值。使用这些测量值来指导治疗。

(五)产程和分娩期处理

分娩期有 10% 的人哮喘会发作。因此，分娩及产后应继续服用控制哮喘的药物。孕期长期口服泼尼松或几种短效全身使用的可的松患者，产后 24 h 应给予 100 mg 的氢化可的松，每 8 h 一次，以防肾上腺功能不足。

哮喘孕妇需要引产者，可选用催产素，不用 $PGF_{2\alpha}$，因它是支气管收缩剂。死胎或治疗性流产时用 PGE_2 促宫颈成熟未发现支气管痉挛的报道。早产者可用 β 受体激动剂、硫酸镁或硝苯地平，如果患者已用 β 受体激动剂治疗哮喘，应避免使用另一种 β 受体激动剂。

非甾体抗炎药如吲哚美辛可加重哮喘，属相对禁忌药物。产后出血者可使用催产素帮助子宫收缩。避免使用麦角新碱和 15-甲基 $PGF_{2\alpha}$（卡孕栓、欣母沛）。止痛药吗啡和哌替啶应避免使用。硬膜外麻醉对患者较安全，如果需要全身麻醉，可用氯胺酮，它是支气管扩张剂，也可用低浓度的卤化的麻醉剂。

脱敏或免疫治疗虽受欢迎，但有报道孕期免疫治疗可致患者子宫收缩，导致流产。普遍认为孕期不应该进行免疫治疗，但孕前已开始的免疫治疗可继续维持原量。

（刘　青）

第三节　妊娠合并肺炎

肺炎是指肺组织的急性炎症，种类很多。常见的有大叶性肺炎、支气管肺炎和原发性非典型肺炎。妊娠合并肺炎并不常见，发生率为 0.44‰～8.47‰。20 世纪 30～70 年代，其发生率逐年下降。20 世纪 80 年代起妊娠合并肺炎的发生率又有上升趋势。原因可能与近年来人类免疫缺陷病毒（HIV）感染增加、吸毒、免疫抑制剂的大量应用及患慢性呼吸系统疾病人数增加有关。肺炎可发生在孕期任何时间，病情较非孕期妇女严重，病死率在抗生素广泛应用之前，接近 30%，现降至 4%，重症肺部感染、菌血症、脓胸的发生率亦有所下降，但对病毒性肺炎，母亲的发生率和病死率无明显降低。

一、细菌性肺炎

(一)病因及发病机制

孕期合并肺炎，致病微生物与非孕时无明显不同，常见病原体有肺炎链球菌、溶血性链球菌、流感嗜血杆菌和支原体。孕期由于胸部解剖学的改变及免疫学方面的变化，易发生上呼吸道感染及支气管炎，顺行而导致肺部感染。

(二)病理改变

肺炎链球菌可引起大叶性肺炎、支气管肺炎,其典型病理改变包括充血水肿期、红色肝变期、灰色肝变期、黄色肝变期和溶解消散期。由于抗生素的使用,这种典型的病理分期已不常见。

(三)临床表现

1.症状和体征

细菌性肺炎典型的症状和体征包括突然畏寒、寒战、发热、胸痛、呼吸困难、咳脓痰或铁锈色痰。病侧呼吸运动减弱,叩诊浊音,触及震颤,听诊病变部位有支气管呼吸音,语音增强,可闻及干、湿啰音及胸膜摩擦音,水泡音和捻发音,常有胸膜渗出。

2.实验室检查

白细胞总数升高,中性粒细胞增多,并有核左移或细胞内见中毒颗粒。痰标本涂片可发现革兰染色阳性、带荚膜的双球菌。血培养20%～30%的患者可以阳性。

3.X线检查

有典型的改变。

(四)诊断和鉴别诊断

1.诊断

根据典型症状和体征,结合X线检查,可做出初步诊断,结合病原菌检测,确诊并不困难。临床表现不典型,病原菌检测是确诊的主要依据。需注意的是孕妇症状和体征在开始时不明显,因此,当有明显上呼吸道症状超过2周时,应考虑行胸部X片检查。

2.鉴别诊断

应与其他类型肺炎相鉴别,如非典型肺炎、支原体肺炎、病毒性肺炎等。

(五)治疗

1.抗感染治疗

(1)轻症:青霉素80万单位肌内注射,一天2次。青霉素过敏者用红霉素0.25 g口服,一天4次;或头孢菌素Ⅳ号0.5 g口服,一天3次;或阿奇霉素治疗,第一天口服500 mg,以后每天250 mg,连续4 d。

(2)重症:青霉素400万单位静脉点滴,一天2次;或头孢唑林钠(头孢菌素Ⅴ)2.0 g静脉点滴,一天3次。或头孢曲松2 g静脉点滴,一天一次,并加红霉素0.5 g静脉点滴,6 h一次。

2.对症治疗

吸氧,监测动脉血气,纠正酸碱平衡、水电解质紊乱,营养支持治疗,镇静退热,化痰止咳。

3.产科处理

严密观察胎心、胎动及宫缩情况,如果治疗及时,无明显产科并发症出现则无需引产。肺炎病情不重时若出现早产情况可以保胎治疗;若病情较重则不必保胎,任其自然分娩。临产后可持续给氧,阴道分娩为宜,第二产程时应避免产妇屏气用力,可以助产,产后继续维持肺功能,应用抗生素至病情恢复。

(六)预防

对孕妇有呼吸道症状者,应仔细询问病史,特别是既往有无呼吸系统疾病史、吸毒、吸烟。注意纠正贫血;检查HIV。

二、病毒性肺炎

(一)病因及发病机制

流感病毒性肺炎可造成孕妇死亡,应引起重视。病毒来源于急性流感患者的呼吸道分泌物,大多数情况下是通过咳嗽和喷嚏形成的飞沫传入呼吸道所传播,亦可因接触而传播,如通过手与手,甚至污染物引起。流感病毒进入上呼吸道在纤毛柱状上皮细胞内进行复制,借神经氨酸酶作用释放至黏液中,又侵入其他细胞引起感染蔓延,导致上皮细胞变性坏死、脱落。病损一般局限在上呼吸道,少数播散至下呼吸道引起支气管、细支气管和肺泡等部位上皮细胞坏死、脱落、黏膜下层出血、水肿及炎症细胞浸润。病毒性肺炎可造成孕妇死亡,应引起重视。

(二)病理改变

病毒最初累及纤毛柱状上皮细胞,也可累及其他呼吸道细胞,包括肺泡细胞、黏液腺细胞及巨噬细胞,被感染的纤毛上皮细胞出现退行性变包括颗粒形成、空泡形成、细胞肿胀和核固缩,继而坏死和崩解,细胞碎片聚集在气道内,阻塞小气道,出现呼吸道黏膜肿胀,肺泡间隔有显著炎性细胞浸润和水肿,肺泡毛细血管内也可发现伴坏死和出血的纤维蛋白血栓,沿肺泡和肺泡管可见到嗜酸性透明膜。

(三)临床表现

1.症状

病初与单纯性流感相似,常表现为畏寒、发热、头痛、肌痛及关节疼痛,伴有咳嗽,痰少但可带血、咽痛等呼吸道症状。经 1～2 d 病情加重,出现持续发热,伴咳嗽、呼吸困难、咯血、发绀。流感潜伏期为 1～3 d,流感病毒肺炎常发生于急性流感尚未消退时,无合并症者通常 3 d 可恢复,超过 5 d 应考虑有合并症的可能。

2.体征

呼吸急促,重者可见鼻翼翕动和肋间肌、肋骨下凹陷。病情严重时,双肺可闻及弥散性水泡音及哮鸣音,偶尔迅速进展,发生心、肺功能衰竭。病程可持续 3～5 周。有的可合并继发性细菌性或混合性肺炎。

3.实验室检查

白细胞计数和中性粒细胞正常或减少。后期白细胞计数可略升高,当白细胞高于 $15×10^9/L$,常提示有继发细菌感染。动脉血气分析显示明显的低氧血症。

4.X 线检查

表现双肺散在絮状阴影或双肺斑点状或小片阴影。

(四)诊断和鉴别诊断

流感流行期间,诊断并不困难,结合患者的症状、体征和 X 线检查,可以做出诊断。确诊有赖于咽拭子病毒分离或血中病毒抗体滴度增加。

鉴别诊断:支原体肺炎、细菌性肺炎、支气管哮喘等。

(五)治疗

(1)抗病毒治疗:口服金刚烷胺,早期使用能防止甲型流感病毒进入细胞。预防感染时必须在发病前给药,治疗患者必须在发病的最初 1～2 d 给药,才能减轻症状,缩短病程。剂量:50～100 mg,一天 2 次,疗程为 5～7 d。

(2)吸氧。

（3）抗生素治疗，同细菌性肺炎。

（4）对症治疗，卧床休息，多饮水。

（5）产科处理同细菌性肺炎。

（六）预防

（1）接种疫苗。

（2）药物预防：盐酸金刚烷胺对预防甲型流感病毒相关的疾病有效率为70%～100%，主要用于未接种疫苗的高危者，或由于流感病毒抗原变异而使既往接种的疫苗相对失效的患者。

（刘　青）

第四节　妊娠合并病毒性肝炎

病毒性肝炎是孕妇并发的最常见的肝脏疾病，妊娠期感染可严重地危害孕妇及胎儿，病原发病率为非妊娠期妇女的6～9倍，急性重型肝炎发生率为非孕期妇女的65.5倍。常见的病原体有甲型（HAV）、乙型（HBV）、丙型（HCV）、丁型（HDV）、戊型（HEV）等肝炎病毒。近年来，还提出己型（HFV）、庚型病毒性肝炎（HGV）及输血传播病毒（TTV）感染等。这些病毒在一定条件下都可造成严重肝功能损害，甚至肝功能衰竭。对病毒性肝炎孕妇的孕期保健及阻止肝炎病毒的母儿传播已成为围生医学研究的重要课题。

一、病因和分类

（一）甲型病毒性肝炎（viral hepatitis A）

由甲型肝炎病毒（HAV）引起，HAV是一种直径为27～28 nm、20面立体对称的微小核糖核酸病毒，病毒表面无包膜，外层为壳蛋白，内部含有单链RNA。病毒基因组由7 478个核苷酸组成，分子量为2.25×10^8。病毒耐酸、耐碱、耐热、耐寒能力强，经高热100 ℃5 min、紫外线照射1 h、1∶400的37 ℃甲醛浸泡72 h等均可灭活。

甲型肝炎主要经粪-口直接传播，病毒存在于受感染的人或动物的肝细胞质、血清、胆汁和粪便中。在甲型肝炎流行地区，绝大多数成人血清中都有甲肝病毒，因此，婴儿在出生后6个月内，由于血清中有来自母体的抗-HAV而不易感染甲型肝炎。

（二）乙型病毒性肝炎（viral hepatitis B）

由乙型肝炎病毒（HBV）引起，孕妇中HBsAg的携带率为5%～10%。妊娠合并乙型肝炎的发病率为0.025%～1.600%，70.3%产科肝病是乙型肝炎，乙型肝炎表面抗原携带孕妇的胎儿宫内感染率为5%～15%。

乙型肝炎病毒又称Dane颗粒，因系Prince在澳大利亚发现，也称澳大利亚抗原。乙型肝炎病毒是一种直径42 nm、双层结构的嗜肝DNA病毒，由外壳蛋白和核心成分组成。外壳蛋白含有表面抗原（HBsAg）和前S基因的产物；核心部分主要包括核心抗原（HBcAg）、e抗原（HBeAg）、DNA及DNA多聚酶，是乙型肝炎病毒复制部分。

乙型肝炎的传播途径主要有血液传播、唾液传播和母婴垂直传播等。人群中40%～50%的慢性HBsAg携带者是由母婴传播造成的。母婴垂直传播的主要方式：宫内感染、产时传播和产后传播。

(三)丙型病毒性肝炎(viral hepatitis C)

由丙型肝炎病毒(HCV)引起,HCV与乙肝病毒的流行病学相似,感染者半数以上发展成为慢性,可能是发生肝硬化和肝癌的原因。

HCV经血液和血液制品传播是我国丙型肝炎的主要传播途径,据国外报道,90%以上的输血后肝炎是丙型肝炎,吸毒、性混乱、肾透析和医源性接触都是高危人群,除此之外,仍有40%～50%的HCV感染无明显的血液及血液制品暴露史,其中母婴传播是研究的热点。

(四)丁型病毒性肝炎(viral hepatitis D)

丁型病毒性肝炎又称δ病毒,是一种缺陷的嗜肝RNA病毒。病毒直径38 nm,含1 678个核苷酸。HDV需依赖HBV才能复制,常与HBV同时感染或在HBV携带情况下重叠发生,导致病情加重或慢性化。国内各地的检出率为1.73%～25.66%。

HDV主要经输血和血制品、注射和性传播,也存在母婴垂直传播,研究发现,HBV标志物阴性,HDV阳性母亲的新生儿也可能有HDV感染。

(五)戊型病毒性肝炎(viral hepatitis E)

戊型病毒性肝炎又称流行性或肠道传播的非甲非乙型肝炎。戊型肝炎病毒(HEV)直径为23～37 nm,病毒基因组为正链单股RNA。

戊肝主要通过粪-口途径传播,输血可能也是一种潜在的传播途径,目前尚未见母婴垂直传播的报道。

(六)其他病毒性肝炎

除以上所列各种病毒性肝炎外,还有10%～20%的肝炎患者病原不清。这些肝炎主要有己型病毒性肝炎、庚型病毒性肝炎、单纯疱疹病毒性肝炎和巨细胞病毒性肝炎等。己型病毒性肝炎病情和慢性化程度均不如输血后肝炎严重,目前缺少特异性诊断方法。庚型病毒性肝炎主要通过输血等肠道外途径传播,也可能经母婴和性传播,有待进一步证实。单纯疱疹病毒性肝炎和巨细胞病毒性肝炎文献报道少见。

二、病毒性肝炎对妊娠的影响

(一)对母体的影响

妊娠早期发生病毒性肝炎可使妊娠反应如厌食、恶心、呕吐等症状加重。妊娠晚期由于肝病使醛固酮灭活能力下降,较易发生妊娠高血压综合征,发生率可达30%。分娩时,由于肝功能受损,凝血因子合成功能减退,易发生产后出血。如为重症肝炎,极易并发DIC,导致孕产妇死亡。HCV感染较少增加产科并发症的危险,戊型肝炎暴发流行时,孕妇感染后,可导致流产、死胎、产后出血。妊娠后期易发展为重症肝炎、肝功能衰竭,病死率可达30%。

妊娠合并病毒性肝炎孕产妇病死率各地报道不同,上海地区为1.7%～8.1%;武汉地区为18.3%;欧洲仅为1.8%;北非则高达50%。

(二)对胎儿的影响

目前尚无HAV致畸的报道。

妊娠早期患病毒性肝炎,胎儿畸形率约增高2倍。患乙型肝炎和慢性无症状HBV携带者的孕妇,均可能导致胎儿畸形、流产、死胎、死产,新生儿窒息率、病死率明显增加,也可能使新生儿成为HBV携带者,部分导致慢性肝炎、肝硬化和肝癌。妊娠晚期合并病毒性肝炎时,早产率和围生儿病死率亦明显增高。

(三)母婴传播

1.甲型肝炎

无宫内传播的可能性,分娩时由于吸入羊水可引起新生儿感染及新生儿监护室甲型肝炎的暴发流行。

2.乙型肝炎

乙型肝炎母婴传播可分为宫内感染、产时传播、产后传播。

(1)宫内感染:主要是子宫内经胎盘传播,是母婴传播中重要的途径。脐血 HBV 抗原标志物阳性则表示可能有宫内感染。Sharma 等报道单纯 HBsAg 阳性的孕妇胎儿受感染率为 $50\%\sim60\%$;合并 HBeAg 阳性和抗 HBc 阳性孕妇宫内感染率可达 $88\%\sim90\%$。

HBV 经胎盘感染胎儿的机制:①HBV 使胎盘屏障受损或通透性改变,通过细胞与细胞间的传递方式实现的母血 HBV 经蜕膜毛细血管内皮细胞和蜕膜细胞及绒毛间隙直接感染绒毛滋养层细胞,然后进一步感染绒毛间质细胞,最终感染绒毛毛细血管内皮细胞而造成胎儿宫内感染的发生。②HBV 先感染并复制于胎盘组织。③HBV 患者精子中存在 HBV DNA,提示 HBV 有可能通过生殖细胞垂直传播,父系传播不容忽视。

(2)产时传播:是 HBV 母婴传播的主要途径,约占 50%。其机制可能是分娩时胎儿通过产道吞咽或接触了含有 HBV 的母血、羊水和阴道分泌物,也有学者认为分娩过程中,胎盘绒毛血管破裂,少量血渗透入胎儿血中,引起产时传播。

(3)产后传播:主要与接触母亲唾液、汗液和乳汁有关。HBV 可侵犯淋巴细胞和精细胞等,而早期母乳中有大量淋巴细胞,所以不能排除 HBV DNA 在母乳中整合和复制成 HBV 的可能。当新生儿消化道任何一处黏膜因炎症发生水肿、渗出,导致通透性增加或黏膜直接受损时,母乳中该物质就可能通过毛细血管网进入血液循环而引起乙肝感染。研究发现,当 HBsAg 阳性母亲唾液中 HBsAg 也阳性时,其婴儿的感染率为 22%。母血中乙肝三项阳性者和 HBeAg 及抗-HBc 阳性者因其初乳中 HBV DNA 的阳性率为 100%,故不宜哺乳;血中 HBsAg 及 HBeAg、HBsAg 及抗-HBc 和 HBeAg 阳性者其初乳中排毒率达 75%以上,所以应谨慎哺乳。如果初乳中单纯抗-HBs 和(或)抗-HBe 阳性者,因其排毒率为零,可以哺乳。

3.丙型肝炎

有关 HCV 母婴传播的感染率各家报道不一$(0\sim100\%)$,可能与母体血中 HCV RNA 水平不同、研究方法不同、婴儿追踪观察的时间不同等有关。研究证实,孕妇的抗 HCV 可通过胎盘到达婴儿体内,母婴感染的传播可发生于产前妊娠期,即 HCV 感染子宫内胎儿,并定位于胎儿肝脏。研究发现,抗 HCV 或 HCV RNA 任意一项阳性孕妇所分娩的新生儿 HCV 感染率极高,有输血史和丙型肝炎病史者,发生宫内传播的危险性更大。HCV 可能通过宫内感染、分娩过程中感染,也可于产后母乳喂养的过程中感染。

4.其他类型的肝炎

HDV 存在母婴传播,其传播机制可能是经宫内感染,也有可能类似某些 RNA 病毒经生殖细胞传播。目前尚未见 HEV 母婴传播的报道。庚型病毒性肝炎可经母婴传播和性传播,其途径可能是分娩过程或产后哺乳。

三、妊娠对病毒性肝炎的影响

肝脏代谢在妊娠期有别于非妊娠期,一旦受到肝炎病毒侵袭,其损害就较为严重,原因:①妊娠期新陈代谢旺盛,胎儿的呼吸排泄等功能均需母体完成;②肝脏是性激素代谢及灭活的主要场所,孕期内分泌变化所产生的大量性激素需在肝内代谢和灭活,加重肝脏的负担;③妊娠期机体所需热量较非妊娠期高 20%,铁、钙、各种维生素和蛋白质需求量大大增加,若孕妇原有营养不良,则肝功能减退,加重病情;④妊娠期高血压疾病可引起小血管痉挛,使肝、肾血流减少,而肾功能损害,代谢产物排泄受阻,可进一步加重肝损害,若合并肝炎,易致肝细胞大量坏死,诱发重症肝炎;⑤由于妊娠期的生理变化和分娩、手术创伤、麻醉影响、上行感染等因素,不可避免地对已经不健康的肝脏造成再损伤,使孕妇患肝炎较普通人更易发生严重变化;⑥为了适应妊娠的需要,循环系统血液再分配使孕期的肝脏处于相对缺血状态,使原本不健康的肝脏更加雪上加霜甚至不堪重负。所以,肝炎产妇更易加重肝损害,甚至诱发重症肝炎。国内外的资料显示,约 8%的妊娠肝炎患者发展为重症肝炎,大大高于非孕人群乙型肝炎诱发重症肝炎的发生率(1%~5%)。

四、临床表现

甲型肝炎临床表现均为急性,好发于秋冬季,潜伏期为 2~6 周。前期症状可有发热、厌油、食欲下降、恶心呕吐、乏力、腹胀和肝区疼痛等,一般于 3 周内好转。此后出现黄疸、皮肤瘙痒、肝大,持续 2~6 周或更长。多数病例症状轻且无黄疸。

乙型肝炎分急性乙型肝炎、慢性乙型肝炎、重症肝炎和 HBsAg 病毒携带者。潜伏期一般为 1~6 个月。

急性期妊娠合并乙肝的临床表现出现不能用妊娠反应或其他原因解释的消化道症状,与甲型肝炎类似,但起病更隐匿,前驱症状可能有急性免疫复合物样表现,如皮疹、关节痛等,黄疸出现后症状可缓解。乙型肝炎病程长,5%左右的患者转为慢性。极少数患者起病急,伴高热、寒战、黄疸等,如病情进行性加重,演变为重症肝炎则黄疸迅速加深,出现肝性脑病症状,凝血机制障碍,危及生命。妊娠时更易发生重症肝炎,尤其是妊娠晚期多见。

其他类型的肝炎临床表现与乙型肝炎类似,症状或轻或重。丙型肝炎的潜伏期为 2~26 周,输血引起者为 2~16 周。丁型肝炎的潜伏期为 4~20 周,多与乙型肝炎同时感染或重叠感染。戊型肝炎与甲肝症状相似,暴发流行时,易感染孕妇,妊娠后期发展为重症肝炎,导致肝功能衰竭,病死率可达 30%。有学者报道,散发性戊型肝炎合并妊娠,起病急,症状轻,临床预后较好,不必因此终止妊娠。

五、诊断

妊娠合并病毒性肝炎的前驱症状与妊娠反应类似,容易被忽视,诊断需要根据病史、症状、体征和实验室检查等综合分析。

(一)病史

要详细了解患者是否有与肝炎患者密切接触史;是否接受输血、血液制品、凝血因子等治疗;是否有吸毒史。

(二)症状和体征

近期内有无其他原因解释的消化道症状、低热、肝区疼痛、不明原因的黄疸。体格检查肝脏肿大、压痛,部分患者可有脾大。重症肝炎出现高热、烦躁、谵妄等症状,黄疸迅速加深,伴有肝性脑病,可危及生命。查体肝浊音界明显减小,有腹水形成。

(三)实验室检查

1.周围血象

急性期白细胞多减低,淋巴细胞相对增多,异常淋巴细胞不超过10%。急性重型肝炎白细胞总数及中性粒细胞百分比均可显著增多。合并弥散性血管内凝血时,血小板急骤减少,血涂片中可发现形态异常的红细胞。

2.肝功能检查

(1)血清酶活力测定:血清丙氨酸氨基转移酶(ALT),即谷丙转氨酶(GPT)及血清天门冬氨酸氨基转移酶(AST),即谷草转氨酶(GOT)是临床上常用的检测指标。肝细胞有损害时,ALT增高,为急性肝炎早期诊断的敏感指标之一,其值可高于正常十倍至数十倍,一般3~4周下降至正常。若ALT持续数月不降,可能发展为慢性肝炎。急性重型肝炎ALT轻度升高,但血清胆红素明显上升,为酶胆分离现象,提示有大量肝细胞坏死。当肝细胞损害时AST亦增高,急性肝炎升高显著,慢性肝炎及肝硬化中等升高。急性黄疸出现后很快下降,持续时间不超过3周,乙肝则持续较长。AST/ALT的比值对判断肝细胞损伤有较重要意义。急性重型肝炎时AST/ALT<1,提示肝细胞有严重坏死。

(2)胆色素代谢功能测定:各类型黄疸时血清胆红素增高,正常时<17 μmol/L,重型肝炎、淤胆型肝炎均明显增高>170 μmol/L,以直接胆红素为主,黄疸消退时胆红素降低。急性肝炎时尿胆红素先于黄疸出现阳性,在黄疸消失前转阴。尿胆原在黄疸前期增加,黄疸出现后因肝内胆红素排出受阻,尿胆原则上减少。

(3)慢性肝炎时白/球蛋白比值倒置或丙种球蛋白增高。麝香草酚浊度及絮状试验、锌浊度试验反映肝实质病变,重症肝炎时氨基酸酶谱中支链氨基酸/芳香族氨基酸比值降至1.0~1.5。病毒性肝炎合并胆汁淤积时碱性磷酸酶(AKP)及胆固醇测定明显升高。有肝细胞再生时甲胎蛋白(AFP)增高。

3.病原学检查

对临床诊断、治疗、预后及预防等方面有重要意义。最常用且敏感的为酶联免疫法(EIA)及放射免疫法(RIA)检测抗原和抗体。

(1)甲型肝炎:急性期抗-HAV IgM阳性,抗HAVIgG阳性表示既往感染。一般发病第1周抗-HAV IgM阳性,经1~2个月抗体滴度下降,经3~6个月消失。感染者粪便免疫电镜可检出HAV颗粒。

(2)乙型肝炎:有多种抗原抗体系统。临床常用有乙型肝炎表面抗原HBsAg、e抗原HBeAg和核心抗原HBcAg及其抗体系统。HBsAg阳性是乙型肝炎的特异性标志,急性期其滴度随病情恢复而下降,慢性及无症状携带者HBsAg可长期阳性。HBeAg阳性表示HBV复制,这类患者临床有传染性,抗HBe出现则表示HBV复制停止。HBcAg阳性也表示HBV复制,慢性HBV感染者,抗HbcAg可持续阳性。有条件者测前S_1、前S_2和抗前S_1、抗前S_2,对早期诊断乙型肝炎和判断转归有重要意义。

(3)丙型肝炎:抗-HCV阳性出现于感染后期,即使抗体阳性,也无法说明现症感染还是既往感染,需结合临床。判断困难时可用反转录聚合酶链反应(RT-PCR)检测 HCVRNA。

(4)丁型肝炎:血清抗-HD 或抗-HD IgM 阳性,或 HDAg 阳性,一般出现在肝炎潜伏期后期和急性期早期;亦可测 HDV RNA,均为 HDV 感染的标志。

(5)戊型肝炎:急性期血清抗-HEV IgM 阳性;或发病早期抗-HEV 阴性,恢复期转为阳性。患者粪便内免疫电镜可检出 HEV 颗粒。

4.其他检测方法

B 超诊断对判断肝硬化、胆管异常、肝内外占位性病变有参考价值;肝活检对确定弥散性肝病变及区别慢性肝炎临床类型有重要意义。

六、鉴别诊断

(一)妊娠剧吐引起的肝损害

妊娠剧吐多发生在妊娠早期,由于反复呕吐,可造成脱水、尿少、酸碱失衡、电解质失调、消瘦和黄疸等。实验室检查血胆红素和转氨酶轻度升高、尿酮体阳性。与病毒性肝炎相比,妊娠剧吐引起的黄疸较轻,经过治疗如补足液体、纠正电解质紊乱和酸中毒后,症状迅速好转。

(二)妊娠高血压综合征引起的肝损害

重度妊高征子痫和先兆子痫常合并肝功能损害,恶心、呕吐、肝区疼痛等临床症状与病毒性肝炎相似。但妊高征症状典型,除有高血压、水肿、蛋白尿和肾损害及眼底小动脉痉挛外,还可有头痛、眩晕、视物模糊与典型子痫抽搐等,部分患者转氨酶升高,但妊娠结束后可迅速恢复。如合并 HELLP 综合征,应伴有溶血、肝酶升高及血小板减少。妊娠期肝炎合并妊高征时,两者易混淆,可检测肝炎病毒抗原抗体帮助鉴别诊断。

(三)妊娠期急性脂肪肝

临床罕见,多发生于妊娠 28～40 周,妊娠高血压综合征、双胎等多见。起病急,以忽然剧烈、持续的呕吐开始,有时伴上腹疼痛及黄疸。经 1～2 周病情迅速恶化,出现弥散性血管内凝血、肾衰竭、低血糖、代谢性酸中毒、肝性脑病、休克等。其主要病理变化为肝小叶弥漫性脂肪变性,但无肝细胞广泛坏死,可与病毒性肝炎鉴别。实验室检查转氨酶轻度升高,血清尿酸、尿素氮增高,直接胆红素明显升高,尿胆红素阴性。B 超为典型的脂肪肝表现,肝区内弥漫的密度增高区,呈雪花状,强弱不均;CT 为肝实质呈均匀一致的密度减低。

(四)妊娠期肝内胆汁淤积综合征

妊娠期肝内胆汁淤积综合征又称妊娠期特发性黄疸、妊娠瘙痒症等,是发生于妊娠中、晚期,以瘙痒和黄疸为特征的疾病。其临床特点为先有皮肤瘙痒,进行性加重,黄疸一般为轻度。分娩后 1～3 d 黄疸消退,症状缓解。患者一般情况好,无病毒性肝炎的前驱症状。实验室检查转氨酶正常或轻度升高,血胆红素轻度增加。肝组织活检无明显的实质性肝损害。

(五)药物性肝炎

妊娠期易引起肝损害的药物主要有氯丙嗪、异烟肼、利福平、对氨基水杨酸钠、呋喃妥因、磺胺类、四环素、红霉素、地西泮和巴比妥类药物等。酒精中毒、氟烷、氯仿等吸入也可能引起药物性肝炎。有时起病急,轻度黄疸和转氨酶升高,可伴有皮疹、皮肤瘙痒、蛋白尿、关节痛和嗜酸性粒细胞增多等,停药后可自行消失。诊断时应详细询问病史,尤其是用药史。妊娠期禁用四环素,因其可引起肝脏急性脂肪变,出现恶心呕吐、黄疸、肌肉酸痛、肝肾衰竭,并可致死胎、早产等。

七、治疗

原则上与非孕期病毒性肝炎治疗相同,目前尚缺乏特效治疗,治疗应以中西医药结合为主,对没有肯定疗效的药物,应慎重使用,尽量少用药物,以防增加肝脏负担。

(一)一般处理

急性期应充分卧床休息,减轻肝脏负担,以利于肝细胞的修复。黄疸消退症状开始减轻后,逐渐增加活动。合理安排饮食,以高糖、高蛋白和高维生素"三高饮食"为主,对有胆汁淤积或肝性脑病者应限制脂肪和蛋白质。禁用可能造成肝功能损害的药物。

(二)保肝治疗

以对症治疗和辅助恢复肝功能为原则。给予大量的维生素和葡萄糖,口服维生素以维生素C、复合维生素B或酵母为主。如黄疸较重、凝血酶原时间延长或有出血倾向,可给予维生素K;黄疸持续时间较长者还应增加维生素A。病情较重、食欲较差或有呕吐不能进食者,可以静脉滴注葡萄糖、维生素C。三磷酸腺苷(ATP)、辅酶A和细胞色素等可促进肝细胞的代谢,新鲜血、血浆和人体清蛋白等可改善凝血功能,纠正低蛋白血症起到保肝作用。另外,一些药物如二异丙胺、肝宁、肌苷等也有保肝作用。

(三)免疫调节药物

免疫调节药物糖皮质激素目前仅用于急性重型肝炎、淤胆型肝炎及慢性活动性肝炎。常用药物为泼尼松、泼尼松龙及氟美松(地塞米松)。疗程不宜过长,急性者1～2周;慢性肝炎疗程较长,用药过程中应注意防止并发感染或骨质疏松等,停药时需逐渐减量。转移因子、左旋咪唑、白细胞介素-2(IL-2)、干扰素及干扰素诱导剂等免疫促进剂,效果均不肯定。

(四)抗病毒制剂

近年国外应用白细胞干扰素或基因重组 α、β 或 γ-干扰素或阿糖腺苷或单磷酸阿糖腺苷、阿昔洛韦或去氧阿昔洛韦,单独或与干扰素合用,可使血清 HBV-DNA 及 HBeAg 缓慢下降,同时肝内 DNA 形成及 HBeAg 减少,病毒停止复制,肝功能渐趋正常。

(五)中医治疗

根据症状辨证施治,以疏肝理气、清热解毒、健脾利湿、活血化瘀的重要治疗为主。黄疸型肝炎需清热、佐以利湿者,可用茵陈蒿汤加味。需利湿佐以清热者可用茵陈五苓散加减。如慢性肝炎、胆汁淤积型肝炎后期等,应以温阳去寒、健脾利湿为主,用茵陈术附汤。如急性、亚急性重型肝炎应以清热解毒、凉血养阴为主,用犀角地黄汤加味等。另外,联苯双酯、强力宁、香菇多糖等中成药也有改善肝细胞功能的作用。

(六)产科处理

1.妊娠期

早期妊娠合并急性甲型肝炎,因 HAV 无致畸依据,也没有宫内传播的可能性,若病程短、预后好,则原则上可继续妊娠,但有些学者考虑到提高母婴体质,建议人工流产终止妊娠。合并乙型肝炎者,尤其是慢性活动性肝炎,妊娠可使肝脏负担加重,应积极治疗,病情好转后行人工流产。中、晚期妊娠合并肝炎则不主张终止妊娠,因终止妊娠时创伤、出血等可加重肝脏负担,使病情恶化,可加强孕期监护,防止妊娠高血压综合征。对个别重症患者,经各种保守治疗无效,病情继续发展时,可考虑终止妊娠。

2.分娩期及产褥期

重点是防治出血和感染。可于妊娠近预产期前 1 周左右,每天肌内注射维生素 K 20～40 mg,临产后再加用 20 mg 静脉注射。产前应配好新鲜血,做好抢救休克及新生儿窒息的准备,如可经阴分娩,应尽量缩短第二产程,必要时可行产钳或胎头吸引助产。产后要防止胎盘剥离面严重出血,及时使用宫缩剂,必要时给予补液和输血。产时应留脐血做肝功能及抗原的测定。如有产科指征需要行剖宫产时,要做好输血准备。选用大剂量静脉滴注对肝脏影响小的广谱抗生素如氨苄西林、第三代头孢类抗生素等防止感染,以免病情恶化。产褥期应密切监测肝功能变化,给予相应的治疗。

3.新生儿的处理

新生儿出生后应隔离 4 周,产妇为甲型肝炎传染期的新生儿,可于出生时及出生后 1 周内各接受 1 次丙种球蛋白注射。急性期禁止哺乳。乙肝等存在垂直传播的肝炎不宜哺乳。

(七)急性重型肝炎的治疗

(1)限制蛋白质,尤其是动物蛋白摄入,每天蛋白质摄入量限制在 0.5 g/(kg·d)以下。给予大量葡萄糖和适量 B 族维生素、维生素 C、维生素 K、维生素 D、维生素 E 及 ATP、辅酶 A 等。口服新霉素、庆大霉素、头孢菌素类抗生素或甲硝唑抑制肠道内细菌,盐水清洁灌肠和食醋保留灌肠清除肠道内积存的蛋白质或血液,减少氨的吸收。

(2)促进肝细胞再生,保护肝脏。①人血清蛋白或血浆:有助于肝细胞再生,提高血浆胶体渗透压,减轻腹水和脑水肿,清蛋白还可结合胆红素,减轻黄疸。每次 5～10 g,每周 2～3 次。输新鲜血浆可补充调理素、补体及多种凝血因子,增强抗感染能力,可与清蛋白交替,每天或隔天 1 次。②胰高血糖素-胰岛素疗法:有防止肝细胞坏死,促进肝细胞再生,改善高氨血症和调整氨基酸代谢失衡的作用。用法:胰高血糖素 1～2 mg 加胰岛素 6～12 U,溶于 5%或 10%葡萄糖溶液 250～500 mL 中静脉滴注,2～3 周为 1 个疗程。③其他:近年国内有些医院用新鲜制备的人胎肝细胞悬液治疗重症肝炎,有一定效果。选用精氨酸或天门冬氨酸钾镁,可促进肝细胞再生,控制高胆红素血症。剂量 400 mL 的天门冬氨酸钾镁溶液,加入葡萄糖液中静脉滴注,每天 1～2 次。

(3)控制脑水肿、降低颅内压、治疗肝性脑病:糖皮质激素应用可降低颅内压,改善脑水肿。用 20%甘露醇或 25%山梨醇静脉滴注,脱水效果好。应用以支链氨基酸为主要成分的复合氨基酸液可防止肝性脑病,提供肝细胞的营养素。如 6 氨基酸-520 250 mL 与等量 10%葡萄糖液,内加 L-乙酰谷氨酰胺 500 mg,缓慢滴注,5～7 d 为 1 个疗程,主要用于急性重型肝炎肝性脑病。14 氨基酸-800 500 mL 每天应用可预防肝性脑病。左旋多巴可通过血-脑屏障,进入脑组织内衍化为多巴胺,提供正常的神经传递介质,改善神经细胞的功能,促进意识障碍的恢复。可用左旋多巴 100 mg 加多巴脱羧酶抑制剂卡比多巴 20 mg,静脉滴注,每天 1～2 次。

(4)出血及 DIC 的治疗:出血常因多种凝血因子合成减少或 DIC 凝血因子消耗过多所致。可输新鲜血液、血浆;给予维生素 K_1、凝血酶复合因子注射。一旦发生 DIC,应用肝素要慎重,用量一般为 25 mg 静脉点滴,根据患者病情及凝血功能再调整剂量,使用过程应加强凝血时间监测,以防肝素过量出血加剧。临产期间及产后 12 h 内不宜应用肝素,以免发生致命的创面出血。有消化道出血时,可对症服云南白药或西咪替丁(甲氰咪胍)、奥美拉唑等。

(5)改善微循环,防止肾衰竭:可用肝素、654-2 等,能明显改善微循环,减轻肝细胞损伤。川芎嗪注射液有抑制血小板聚集、扩张小血管及增强纤维蛋白溶解等作用;双嘧达莫可抑制血小板聚集及抑制免疫复合物形成的作用;低分子右旋糖苷可改善微循环。

八、预防

病毒性肝炎尚无特异性治疗方法,除乙肝外其他型肝炎也尚无有效主动免疫制剂,故采取以切断传播途径为主的综合防治措施极为重要。

(一)加强宣教和围产期保健

急性期患者应隔离治疗。应特别重视防止医源性传播及医院内感染,产房应将 HBsAg 阳性者床位、产房、产床及器械等严格分开;肝炎流行区孕妇应加强营养,增加抵抗力预防肝炎的发生。对最近接触过甲型肝炎的孕妇应给予丙种球蛋白。患肝炎妇女应于肝炎痊愈后半年、最好 2 年后怀孕。HBsAg 及 HBeAg 阳性孕妇分娩时应严格实行消毒隔离制度、缩短产程、防止胎儿窘迫、羊水吸入及软产道裂伤。

(二)免疫预防

甲型肝炎灭毒活疫苗可对 1 岁以上的儿童或成人预防接种,如注射过丙种球蛋白,应于 8 周后再注射。

乙型肝炎免疫球蛋白(HBIG)是高效价的抗 HBV 免疫球蛋白,可使母亲或新生儿获得被动免疫,是预防乙肝感染有效的措施。产前 3 个月每月给 HBsAg 携带孕妇肌内注射 HBIG,可使其新生儿的宫内感染明显减少,随访无不良反应。新生儿注射时间最好在生后 24 h 以内,一般不超过 48 h。注射次数多效果好,可每月注射一次,共 2~3 次,剂量每次 0.5 mL/kg,或每次 1~2 mL。意外暴露者应急注射一般为 1~2 mL。最后 1 次同时开始注射乙肝疫苗。乙肝疫苗有血源疫苗及基因重组疫苗两种。基因重组疫苗免疫原性优于血源性疫苗。两种疫苗的安全性、免疫原性、保护性及产生抗体持久性相似。疫苗的免疫对象以 HBV 携带者、已暴露于 HBV 的易感者及其新生儿为主,保护率可达 80%。对 HBsAg 及 HBeAg 均阳性母亲的新生儿联合使用 HBIG 可提高保护率达 95%。全程免疫后抗体生成不好者可再加强免疫一次。HCV DNA 疫苗的研制尚停留在动物试验基础上,但可用来源安全可靠的丙种球蛋白对抗-HCV 阳性母亲的婴儿在 1 岁前进行被动免疫。丁、戊等型肝炎尚无疫苗。

(刘　青)

第五节　妊娠合并肠梗阻

妊娠合并肠梗阻是腹部外科一种少见疾病,其发病率为 0.15%~0.18%,由于妊娠子宫的影响,顾虑到放射线对胎儿的影响,常常使诊断及手术延误,导致孕产妇及围生儿死亡。

一、发病机制

由于妊娠期增大的子宫,推挤肠襻,加上以往手术的粘连,肠管受挤压或扭转,形成梗阻;或因肠系膜过短或过长,受妊娠子宫挤压,使小肠顺时针扭转,而发生梗阻。妊娠合并粘连性肠梗阻占 55%;其次是肠扭转,约占 25%;肠套叠 5%;疝、恶性肿瘤、阑尾炎占 5%;其他占 10%。

二、临床表现

(一)诱因

(1)孕中期子宫升入腹腔。

(2)近足月,胎头入盆,增大的子宫挤压、牵扯肠襻(约占52.9%)。

(3)产褥期,子宫体积突然减小,肠襻急剧移位而引起肠扭转(约占8.2%)。

(二)临床症状

(1)突发腹绞痛,阵发性加重,约占85%。小肠梗阻时,腹痛间隔4~5 min;大肠梗阻时,腹痛间隔10~15 min。当阵发性腹痛改为持续性剧痛时,应警惕肠绞窄。

(2)呕吐:高位小肠梗阻早期可出现剧烈呕吐(80%);梗阻发生在Vater壶腹远侧,可呕吐胆汁样物;含血样的呕吐物,常见于肠绞窄。低位肠梗阻呕吐出现较晚,或无呕吐,或吐粪样物。

(3)一般排气、排便停止,但有排便、排气,也不能排除肠梗阻。肠套叠或乙状结肠扭转时,可出现血便。

(三)体征

(1)腹部可见肠形或肠蠕动波。

(2)腹部压痛,反跳痛,肌紧张,或偶可触及香肠样包块。

(3)腹胀如鼓,多出现在大肠梗阻;而小肠梗阻出现的较晚或无明显肠扩张;当肠绞窄,肠坏死,出现渗出时,可有移动性浊音。

(4)听诊时,可发现肠鸣音减弱或消失,或呈高调金属音。

(5)严重时可出现体温升高、脉搏加快、呼吸深而急促、唇发绀、血压下降、四肢冰冷、无尿等中毒性休克征象。

三、诊断及鉴别诊断

(一)诊断

孕早、中期,子宫增大尚未充满腹腔,腹部体征还可明显;当孕晚期子宫充满腹腔时,常掩盖症状,使体征不明显。因此,应详细询问病史,仔细检查腹部,结合辅助检查,综合分析诊断。

肠梗阻本身诊断并不困难,但由于妊娠这一生理过程的干扰,影响了诊断的及时和正确性,原因:①妊娠期肠梗阻主要症状为腹痛、腹胀、呕吐与便秘,正常妊娠时也可出现这些症状,易被混淆而漏诊。②妊娠时顾虑放射线对母婴的潜在影响,产妇及家属难以接受腹部平片的检查,导致诊断的延误。③子宫增大和肠管的移位,使肠梗阻体征不明显,需与妇产科急腹症,如子宫破裂、附件肿物的扭转或破裂、子宫肌瘤变性、妊娠剧烈呕吐等鉴别,甚至误认为晚期流产、隐匿型胎盘早剥或其他内科疾病。因此,对于妊娠后半期出现反复呕吐、腹痛、腹胀,要想到妊娠合并肠梗阻等外科疾病的可能。腹部超声检查能在早期发现肠管扩张和积液现象,如"同心圆样"改变、"套筒枪样杯口征"值得重视。④血磷的测定、腹腔液内肌酸激酶测定有助于肠绞窄的诊断。

引起梗阻的原因较多,肠粘连是最常见病因,其次是肠扭转和肿瘤。近年来,随着孕妇年龄的增大,消化道肿瘤及妇科肿瘤所导致的肠梗阻日益受到关注。

(二)辅助检查

(1)X线腹部透视或平片,可见梗阻以上部位的肠管积液或积气,必要时在6 h后再次复查腹部X线片,以动态观察病情的发展以辅助诊断。

（2）当出现肠坏死时,可以有白细胞的升高及核左移。

（3）病情严重时,可有水电平衡紊乱表现;肠系膜血管栓塞时,可出现血纤维蛋白原的下降。

（三）鉴别诊断

需与妊娠剧吐、临产、隐性胎盘早剥、子宫破裂、早产、急性羊水过多等产科并发症,附件肿物扭转或破裂、子宫肌瘤变性、急性胰腺炎、肾盂肾炎、胃肠炎、阑尾炎或胆管炎等急腹症鉴别。

四、治疗

妊娠合并肠梗阻的治疗关键取决于肠梗阻的种类、严重程度和发生时间,其治疗原则如下。①妊娠早期:经非手术治疗后,情况好转、梗阻解除者,可继续妊娠。保守治疗无效时,可在终止妊娠后剖腹探查。②妊娠中期:先非手术治疗,无效时应及早手术。手术力求操作轻,尽量减少对妊娠子宫的刺激,术后积极保胎,避免晚期流产的发生。③妊娠晚期:在非手术治疗的同时,积极促胎肺成熟,一旦病情保守无效时,可先行剖宫产,再行手术,新生儿按早产婴处理。

（一）非手术治疗

（1）适用于麻痹性肠梗阻及少数单纯性肠梗阻。

（2）在诊断尚未明确时,禁用泻药和止痛药。

（3）胃肠减压,纠正水电解质平衡紊乱。

（4）必要时可输血或血浆,应用抗生素预防感染。

（5）注意排除肿瘤的诊断。

（二）手术治疗

1.手术指征

（1）保守治疗 24～48 h,症状仍不缓解者或有加重趋势。

（2）确诊或疑有肠绞窄。

（3）诊断合并肿瘤性梗阻时应及时行手术探查。

2.手术方式

腹部纵切口,术中仔细检查全部肠管,松解粘连部分,切除坏死肠管或肿物。

3.术前后处理

（1）胃肠减压,纠正水、电解质平衡。

（2）抗生素治疗预防感染。

（3）可继续妊娠者,积极保胎。

4.假性肠梗阻（Ogilvie 综合征）

由结肠功能紊乱所致的非器质性肠梗阻,是妊娠合并肠梗阻的一种特殊形式,可发生在阴道分娩或剖宫产后,可伴有孕晚期便秘,表现为结肠麻痹性梗阻伴盲肠扩张,可发生肠破裂。症状同肠梗阻,X 线示右结肠过度胀气直至脾区,但远端无机械性梗阻存在。当结肠扩张达 10～12 cm 时易穿孔致感染、休克、死亡。先保守治疗,抗炎、胃肠减压、补充清蛋白及通便排气治疗,静脉缓慢推注新斯的明 2 mg,能起到一定减压效果。保守治疗 72 h 无效或 X 线提示结肠扩张达临界值时,应行手术治疗。可行结肠镜减压术,若疑腹膜炎时,则是腹腔镜手术指征。

五、预后

妊娠合并肠梗阻预后,取决于诊断是否及时、治疗是否得当、手术决定是否果断及时、手术前准备是否充分。Perdue 等报道,孕产妇病死率为 6%,胎儿病死率为 26%。

(王相娟)

第六节　妊娠合并尿路感染

尿路感染是妊娠期最常见的内科并发症,如未予以适当治疗,将危及母儿的健康。无症状菌尿是最常见的尿路感染类型,2%～11% 的孕妇被诊断有无症状性菌尿,但多数学者报道妊娠期无症状菌尿之发病率为 4%～7%。有症状的尿路感染,如妊娠期膀胱炎、急性肾盂肾炎,其发病率分别为 1.3% 和 1%。Kass 建立了无症状菌尿的诊断原则,并证实无症状菌尿是发生急性肾盂肾炎的最主要的危险因素。在安慰剂及对照研究中,Kass 注意到接受安慰剂的菌尿孕妇,其新生儿病死率和早产率高于无菌尿或接受治疗的菌尿孕妇的 2～3 倍。

一、妊娠期无症状菌尿

尿道内有细菌生长而无临床症状称为无症状菌尿。孕妇患无症状菌尿占 4%～7%。无症状菌尿引起有症状性肾盂肾炎之发病率为 20%～40%,因此其为肾盂肾炎之前提条件。菌尿的诊断标准是指在合格的外阴清洁后,取中段尿培养,每毫升含细菌数超过 10 万时,或上述标本的培养中菌落计数持续在 10 000/mL 以上,或任何导尿、膀胱穿刺标本中出现致病菌时,始可诊断。培养的细菌多数为大肠埃希菌、链球菌、变形杆菌、葡萄球菌或绿脓杆菌较少见。

妊娠期无症状菌尿与妊娠的关系:①Kass 报道孕妇无症状菌尿可导致早产,经抗生素治疗后,可明显降低早产及围生儿病死率。②Mcfadyen 等报道有菌尿的孕妇的妊娠高血压发生率为无菌尿孕妇的 2 倍。③据报道有菌尿的孕妇多伴有贫血,这是由于红细胞破坏增多而产生减少之故,但以上观点均有着不同意见,认为无症状菌尿与早产、妊娠高血压及贫血之间无相互关系。总之孕期无症状菌尿,在分娩后往往持续有菌尿,也提示了其中许多妇女确有肾实质的累及。Kass 发现有 40% 未治疗的无症状菌尿孕妇,以后发生了肾盂肾炎。

可根据药物敏感试验选择治疗。根据作者经验用呋喃妥因 100 mg,每晚睡前服用 1 次,共10 d,往往有效。表中所有治疗方案的复发率约 30%。如根除菌尿失败,表明有隐蔽的上尿路感染,而需要较长期的治疗。对于复发,作者曾成功应用呋喃妥因 100 mg,睡前服 1 次,共21 d。对于持续和频繁的菌尿复发孕妇,在孕期余下的时间内抑菌治疗为给呋喃妥因 100 mg,睡前 1 次。这种方案曾证实非常安全,虽然呋喃妥因罕见引起急性肺部反应,但停药后消退。

早孕时常规做中段尿培养作为菌尿的筛选及药物敏感试验。无症状菌尿患者治疗后必须长期随访,在产后 6 周应做尿培养,并每半年至一年随访检查,以预防复发。妊娠期应尽量减少导尿次数,以免引起尿路感染诱发急性肾盂肾炎,导尿时要注意无菌操作。

二、妊娠期膀胱炎和尿道炎

急性膀胱炎是有症状的下尿路感染。妊娠期发病率约为 1.3%。有 34% 的患者细菌培养筛查为阴性。最常见的症状为排尿困难、尿急、尿频以及耻骨上压迫感。诊断根据病史、血尿、脓尿以及尿培养单种尿路病原体 $>1\times10^4/mL$。最常见的致病菌包括大肠埃希菌和克雷伯杆菌。虽然膀胱炎往往无合并症，但由于上升性感染可累及上泌尿道。急性肾盂肾炎的孕妇，有 40% 以前为有症状的下尿路感染。

膀胱炎的妇女对任一治疗措施均有效。当有隐蔽的菌尿，3 d 疗法往往 90% 有效。单次剂量疗法对非孕妇和孕妇效果均差，如果使用单次剂量疗法，则必须排除同时伴有的肾盂肾炎。

治疗结束后做尿培养，以证实致病菌是否已根除。急性膀胱炎复发率较低，为 17%；无症状菌尿复发率为 30%；肾盂肾炎可高达 60%。

当尿频、尿急、尿痛，有脓尿而尿培养无细菌生长时可能是泌尿生殖道常见的沙眼衣原体引起尿道炎的结果。此时往往同时存在粘脓性宫颈炎，红霉素治疗有效。

三、妊娠期急性肾盂肾炎

急性肾盂肾炎是妊娠期最常见而严重的内科并发症之一，占孕妇的 1%～2%。其中 2/3 发生于过去有菌尿病史者，而 1/3 在妊娠期无菌尿者。一般是双侧性的，如果是单侧性时，则以右侧为主。与菌尿及膀胱炎的不同，妊娠期急性肾盂肾炎其危险性明显增加。妊娠期由于尿路的相对性梗阻引起尿液排空延迟及菌尿；其次孕妇尿中含有营养物质，葡萄糖尿及氨基酸尿利于病菌的繁殖。妊娠期急性肾盂肾炎发病有若干倾向因素而与无症状菌尿相同，其中细菌的黏附性对妊娠期发生急性肾盂肾炎起了主要作用。虽然其准确的机制不清，但 Stenguist 等报道妊娠期急性肾盂肾炎与孕妇无症状菌尿相比较，急性肾盂肾炎细菌培养，P 菌毛大肠埃希菌株占优势。

妊娠期急性肾盂肾炎多数发生在孕中、晚期。Gilstrap 等报道 656 例妊娠期急性肾盂肾炎，其中 482 例（73%）发生在产前期；而发生于孕期的 9% 发生在孕早期，46% 发生在孕中期，45% 发生在孕晚期，而这与随着妊娠期的进展，继发于相对性尿路梗阻及尿液淤滞增加有关。

Mabie 等强调，尿脓毒症是妊娠期脓毒性休克的主要原因。而尿脓毒症与早产婴脑瘫发生率增加有关。

（一）诊断

1.症状与体征

急性期高热可达 40 ℃、畏寒、寒战、全身不适、恶心、呕吐、食欲缺乏。尿频、尿痛、季肋部痛和腰痛、肋椎角叩痛。轻症者，仅有腰酸痛、低热、尿频及排尿困难等症状。Gilstrap 等报道的 656 例妊娠期急性肾盂肾炎，85% 患者体温≥38 ℃，12% 患者体温≥40 ℃；而且 54% 有右侧肋椎角叩痛，27% 为双侧叩痛，16% 为左侧叩痛。

2.尿常规及细菌培养

尿色一般无变化，如为脓尿则呈混浊；尿沉渣可见白细胞满视野、白细胞管型，红细胞每高倍视野可超过 10 个。细菌培养多数为阳性，尿路感染常见之病原菌为大肠埃希菌，占 75%～85%；其次为副大肠埃希菌、变形杆菌、产气荚膜杆菌、葡萄球菌及粪链球菌，绿脓杆菌少见。如细菌培养阳性应做药敏试验。如尿细菌培养为阴性，应想到患者是否已使用过抗生素，因为许多肾盂肾炎患者以前曾有过尿路感染，故可能患者已自行开始抗生素治疗，即使抗生素单次口服剂量,也可使尿细菌培养阴性。

3.血白细胞计数

变动范围很大,可从正常升高至$\geqslant 17 \times 10^9$/L。

4.其他实验室检查

(1)血清肌酐在约20%急性肾盂肾炎孕妇中可升高,而同时有24 h尿肌酐清除率下降。

(2)有些患者出现血细胞比容下降。

5.血培养

对体温越过39 ℃者须做血培养,如阳性应进一步做分离培养及药敏试验。对血培养阳性者应注意可能发生败血症休克及DIC。

(二)对母儿的不良影响

1.孕妇的影响

妊娠期急性肾盂肾炎可以引起多器官系统功能障碍(multple organ dysfunction syndrome, MODS)。

2.胎婴儿的影响

妊娠期急性肾盂肾炎,低体质量儿及早产儿的发生率增加。Gilstrap等报道急性肾盂肾炎孕妇其新生儿约有15%体质量低于2 500 g,但与无急性肾盂肾炎的对照组比较,其新生儿平均体质量无明显差别。

(三)治疗

(1)急性肾盂肾炎均应住院治疗。孕妇应卧床休息,并取侧卧位,以左侧卧位为主,减少子宫对输尿管的压迫,使尿液引流通畅。

(2)持续高热时要积极采取降温措施,妊娠早期发病可引起胎儿神经系统发育障碍,无脑儿发生率远较正常妊娠者发生率高;控制高热也减少了流产、早产的危险。

(3)鼓励孕妇多饮水以稀释尿液,每天保持饮水量达2 000 mL以上;但急性肾盂肾炎患者,多数有恶心、呕吐、脱水,并且不能耐受口服液体及药物,故应给予补液及胃肠外给药。

(4)监护母儿情况,定期检测母体生命体征,包括血压、呼吸、脉搏及尿量,监护宫内胎儿情况、胎心及B超生物物理评分。

(5)抗生素治疗:应给予有效的抗生素治疗。经尿或血培养发现致病菌和药敏试验指导合理用药。目前已不建议单用氨苄西林,许多尿路致病菌,如大肠埃希菌对氨苄西林是耐药的。庆大霉素或其他的氨基糖苷类抗生素也应慎用,虽然这些抗生素对胎儿的毒害作用很低,但易引起暂时性的肾功能障碍。选用头孢菌素类及较新的广谱青霉素,治愈率可达85%～90%。一般应持续用药10～14 d。疗程结束后每周或定期尿培养。

(6)对急性肾盂肾炎发生多器官功能障碍时,给以积极的支持疗法。

(四)随访

出院后,患者应定期在门诊随访,Gilstrap报道复发率约为25%。对一些不能门诊随访的患者,可在整个妊娠期应给予持续抗生素抑制治疗,Harris报道接受持续抗生素抑制治疗的患者复发率仅3%,而未接受抑制治疗患者的复发率为60%;Hankins报道应用呋喃妥因胶囊100 mg,每晚一次口服,可得满意的效果。

(五)预后

妊娠期急性肾盂肾炎或经常有尿路感染的患者,最后多数发现有尿路异常。Whalley及

Freedman 发现这些患者复发率或 X 线检查异常可多达 27%～37%。Gilstrap 等报道 208 例急性肾盂肾炎妇女随访 8～13 年,其中 41% 在非妊娠期时因有症状尿路感染治疗过 1 次或多次,而这些患者以后妊娠时,有 38% 在孕期又有尿路感染。Freedman 认为这些患者虽然经常复发或存在尿路异常,但仍少见有终末期肾功能不全。

四、妊娠期慢性肾盂肾炎

一般症状较急性期轻,甚至可表现为无症状菌尿,半数以上患者有急性肾盂肾炎史,以后出现易疲乏、轻度厌食,不规则低热及腰酸、腰痛等。尿路症状可有轻度尿频及小便混浊等。病情较严重者可出现肾功能不全。慢性肾盂肾炎的诊断,往往只有在产后当尿路的生理性扩张消失后(产后 6 周以后)进行静脉肾盂造影才能诊断。

主要在于积极治疗急性肾盂肾炎,以免成为慢性肾盂肾炎;尿细菌检查阳性时应按急性肾盂肾炎治疗;若患者有肾功能减退,勿选用对肾脏有毒性的抗生素。

(王相娟)

第七节　妊娠合并肾衰竭

肾衰竭(或肾功能不全)分为急性和慢性。一般而言,因肾脏疾病已致肾功能受损,特别是同时有高血压者已不宜妊娠。为保护其生命安全,已妊娠者亦应早期终止。否则,即使侥幸生出活婴,母亲存活者极少,因为通过持续血液透析维持妊娠成功者实属罕见。本节重点介绍妊娠与急性肾衰竭。

急性肾衰竭(acute renal failure,ARF)是由于多种病因引起的肾功能急剧进行性减退而出现的临床综合征。主要表现为氮质废物血肌酐和尿素氮升高,水、电解质和酸碱平衡紊乱,及全身各系统并发症。常伴有少尿(<400 mL/d),但也可以无少尿表现。尿量无明显变化或有尿量增多,肌酐和尿素氮呈进行性增加,尿浓缩功能障碍,可诊断为急性非少尿型肾衰竭(acute nonoliguric renal failure,ANORF)。

一、妊娠与急性非少尿型肾衰竭

妊娠期 ARF 的发生率为 1/2 000～1/1 000,病死率高达 33.8%,是一种严重的产科并发症。近年来由于感染性流产的减少和产前监护加强,妊娠期 ARF 的发生率明显下降。但随着诊断和治疗的进展,ARF 的诊断也在变化。一般认为,少尿是 ARF 的主要特征,对非少尿状态常未引起重视。

(一)病因与病理变化

各种肾前性、肾性和肾后性氮质血症,均可表现为 ANORF,产科 ARF 以肾前性和肾性多见,主要病理改变为急性肾小管坏死及肾皮质坏死,但非少尿型较少尿型为轻。

氨基糖苷类等肾毒性药物的广泛应用,是引起 ANORF 最常见的原因,预防性应用利尿剂和肾血管扩张剂及积极补液也是 ANORF 发病率增加的原因。

急性肾小管坏死(acute tubular necrosis,ATN)主要由肾缺血和急性肾中毒引起。急性肾缺血多由肾前性因素演变而来,妊娠剧吐引起严重脱水,前置胎盘、胎盘早剥和产后出血等妊娠期并发症可使血压下降,有效循环血量减少,引起 ATN。急性肾毒性包括外源性毒素(生物毒素、化学毒素、抗菌药物、造影剂等)和内源性毒素(血红蛋白、肌红蛋白等)。庆大霉素和妥布霉素所致 ATN 常表现 ANORF,早期无明显症状常被临床医师忽视。如合并先兆子痫、胎盘早剥和发生感染性流产伴有弥散性血管内凝血的病例,会接着发生严重的肾皮质坏死。急性肾皮质坏死占 ARF 的 10%～30%。此时,如能尽快恢复肾的灌注,可迅速改善肾脏状态,不引起永久性损害。

(二)临床表现和诊断依据

妊娠期 GFR 和肾血浆流量比非孕妇女增加 30%～50%,可使尿素氮、肌酐的滤过增多致血清中的值比非孕时减少约 1/3。故血浆尿素氮(BUN)和肌酐(Cr)在正常范围即已有肾功能的异常改变。若 BUN>4.64 mmol/L 和 Cr>70.7 μmol/L,尿酸>267.8 μmol/L 时,应考虑肾功能异常;如动态监测肾功能改变,BUN 每天增高 3.57 mmol/L,Cr 每天增高 44.2 μmol/L 伴尿常规异常,提示 ARF,此时尿诊断指数有助于诊断,尤其是滤过钠排泄分数(FE-Na)最有诊断价值。

ANORF 患者虽然尿量正常甚至增多,但 GFR 极度降低,肾缺血后的非少尿状态是以早期发生肾血管功能不良,而后肾血浆流量减少及肾小球毛细血管滤过压减少为特征,肾脏浓缩作用的缺陷是由于不能产生高张性间质和集合管对血管升压素反应的损害。

ANORF 的全过程无少尿状态,即使在早期少尿,由于接受强力利尿剂及肾血管扩张剂仍可转变为非少尿状态,故易漏诊。尽管患者尿量正常,但仍存在肌酐和尿素氮的进行性增加及水电解质平衡失调。故孕妇凡有肾功能损害高危因素者,无论其尿量多少,均应加强监测血尿素氮及肌酐。

(三)处理

加强孕期检查,防止妊娠并发症的发生。

(1)病因治疗及支持疗法:对产科原发疾病进行治疗,积极补充血容量,增加有效循环血量减少肾缺血,防止肾脏发生不可逆损害。停止使用肾毒性药物,纠正贫血及低蛋白血症,同时改善全身状况,予以低蛋白、高热量饮食,并限制钾盐的摄入。

(2)呋塞米和扩血管药物的应用:在扩容同时使用利尿剂,既可改善肾脏血液循环,提高肾小球滤过率,增加尿液形成,又可将过多血容量及回吸收的组织间液经肾脏排出,可改善预后,在急性少尿型肾衰竭(acute oliguric renal failure,AORF)早期应用强力利尿剂和肾血管扩张药物,能使 AORF 转化为 ANORF。一般说来,在 ARF 少尿期开始的 24 h 左右,可能对强力利尿剂有效。

(3)纠正水、电解质失衡及酸中毒。

(4)积极抗感染治疗:选择对肾脏无毒性作用的抗生素,并以小剂量为宜,以免引起蓄积中毒。

(5)治疗氮质血症及尿毒症:早期血液透析可以防治 ARF 的大部分并发症,ANORF 需要血液透析者较 AORF 明显为少。

(四)预后

妊娠 ANORF 和 AORF 相比较,前者的病程、严重性及并发症都减少,更重要的是死亡率明显降低。感染性流产仍然是妊娠 ARF 的主要原因,80%患者需要透析,病死率高达 40%。肾毒性药物 ARF 死亡率较低。预防感染性流产和减少肾毒性药物的使用,积极治疗妊娠合并症(并发症)可以降低妊娠 ARF 的发生率。加强肾功能监测,在血容量充足情况下,积极使用利尿剂和扩血管药物,早期血液透析,能够将 AORF 转变为 ANORF,改善患者预后,提高生存率。

二、妊娠与急性少尿型肾衰竭

(一)病因及发病机制

妊娠期发生 ARF 最常见的病因:产前出血如流产、胎盘早剥等;产后出血如子宫收缩无力、产道损伤及胎盘滞留等;妊娠高血压状态,DIC 如羊水栓塞、死胎等;感染性休克,特发性产后肾衰竭,肾毒性药物如氨基糖苷类、四环素、第一代和第二代头孢菌素类、两性霉素类、磺胺类药物等。

ARF 的发病机制目前尚有争议,仍有许多问题需要研究和证实,现主要有肾小管堵塞学说、肾小管液反流学说、肾血流动力学改变及肾小球通透性改变等学说。有研究发现,肾缺血时皮质线粒体功能明显降低,腺苷三磷酸合成减少,使细胞膜上依赖腺苷三磷酸能量的离子转运功能下降,细胞内钙聚积,后者又刺激线粒体对钙的摄取增多,线粒体钙含量过高而导致细胞死亡。有报道,用钙通道阻滞剂可防止细胞内钙浓度增加,从而预防 ARF。

(二)病理生理

肾功能正常情况下,从肾小球滤过的水分绝大部分在肾小管被重吸收,排出者不及原尿的1%。从肾小球滤过的钠,排出者约 0.5%。AFR 患者由于肾小管功能受损,滤过的水分排出达10%~20%,滤过的钠排出达 5%~15%。本病由于整个肾的 GFR 减少十分严重,多在 5 mL/min以下,因而尿素肌酐及其他代谢废物不能排出,故患者可出现急性肾衰竭综合征的症状,并且有时患者的尿量每天达 400 mL 以上,如肾小球滤过率为 5 mL/min 时,每天滤过的水分为 $5 \times 60 \times 24 =$7 200 mL,如此时排出的水分仍占滤出水分的 20%,则每天尿量为 7 200×20%=1 440 mL,但即使这样,因尿素等代谢废物仍不能充分排出,血尿素氮、肌酐就会继续上升。

当肾功能逐渐恢复,肾小球滤过率有所增加,则尿量可增加很多,这就是多尿期。其主要原因:①新生的肾小管上皮细胞,其重吸收功能尚不完善,尿比重仍低于 1.015,故每增加尿内额外的 350 mmol 溶质的排出,就要强迫性地增加 1 000 mL 水分的排出;②氮质血症和潴留物的代谢,废物从肾脏排出,起渗透性利尿的作用;③随着肾小球滤过功能的恢复,少尿期蓄积的水、钠此时从尿中排出。

(三)临床特点

ARF 的临床表现包括原发疾病、代谢紊乱和并发症等三方面。引起 ARF 的病因不同,起始表现也不同,一般起病多较急剧,全身症状明显,根据临床表现和病程的共同规律,一般分为三期。

1.少尿或无尿期

(1)尿量减少:尿量骤减或逐渐减少,每天尿量持续少于 400 mL 者称为少尿,少于 100 mL者称为无尿。由于病因不同,持续时间长短不一,一般为 1~2 周,也可长达 3 个月以上。急性非少尿型肾衰竭指患者在氮质血症期内每天尿量持续在 500 mL 以上,甚至 1 000~2 000 mL,但尿素氮、肌酐可不断升高,病死率可高达 26%,故临床不应忽视。

(2)进行性氮质血症:由于 GFR 降低引起少尿或无尿,致使排出氮质和其他代谢废物减少,血肌酐和尿素氮升高,严重者即出现尿毒症表现,如食欲减退、恶心、呕吐、腹泻、消化道出血等胃肠道症状;嗜睡、神志混乱、扑翼样震颤、肌痉挛和癫痫发作等神经精神症状;贫血、白细胞总数及中性粒细胞分类增高等血液系统表现。

(3)水过多和低钠血症：ARF 患者如对呕吐、出汗、伤口渗液量等估计不准确或忽略计算内生水时，可因为给予过多的液体而发生水中毒，表现为稀释性低钠血症和脑水肿的症状。

(4)高钾血症：由于尿液排钾减少，再加上组织创伤、感染性休克、溶血和高分解代谢状态等导致细胞释放钾过多，或发生代谢性酸中毒而促使细胞内钾向细胞外转移，或大量输库存血，或摄入含钾较多的食物或饮料，上述因素综合作用便可引起高钾血症，主要表现为心率减慢、心律失常、传导阻滞，甚至心搏骤停；四肢乏力、感觉异常，肌腱反射消失，甚至弛缓性骨骼肌麻痹。

(5)代谢性酸中毒：由于酸性代谢产物排出减少，肾小管泌酸能力和保存碳酸氢钠能力下降等，致使患者出现酸中毒表现。

(6)低钙血症、高磷血症：由于肾排磷功能受损，常有高磷血症出现，由于高磷血症，肾生成 $1,25-(OH)_2-D_3$ 及骨骼对 pH 的钙动员作用减弱，因而出现低钙血症。

(7)由于肾缺血、肾素分泌增多、体液潴留、高钾血症及洋地黄应用，因而常出现高血压、心力衰竭、心律失常、心包炎等症状。

2.多尿期

进行性尿量增多是肾功能开始恢复的一个标志，多尿期开始时，由于 GFR 增加不明显，血肌酐和尿素氮仍可上升，并可发生高钾血症，多尿后期，肌酐、尿素氮及血钾均可降低。

妊娠期 ARF 除上述一般急性肾衰竭的表现外，根据引起 AFR 的原发病因和出现的时间不同而有一些特殊的临床表现，现分述如下。

(1)妊娠早期 ARF：常由败血症流产、引产引起，几乎都有全身严重感染和盆腔感染的临床表现。产科严重感染还常伴有溶血反应，天花粉引产的病例可发生严重的变态反应，此外，尚可见不同程度的出血倾向和腔道出血等 DIC 临床和实验室现象。

(2)妊娠中后期 ARF：多由于严重先兆子痫、子痫、前置胎盘大出血、羊水栓塞及妊娠肝脂肪变性等引起。临床常见表现：①剧烈头痛、恶心、呕吐、视物模糊、严重高血压和晕厥等高血压现象；②大出血休克和 DIC 改变，常见于前置胎盘和胎盘早剥或羊水栓塞等病例；③子痫、妊娠肝脂肪变性是产科的危重病况，临床上常出现多器官功能衰竭，如休克、呼吸窒息、脑水肿、肝性脑病和 DIC 等，病死率甚高。急性脂肪肝并发急性肾衰，病因未阐明，可见于妊娠患者使用四环素者。多发生于妊娠晚期或产后。早期常有发热、呕吐，易被误认为先兆子痫或败血症，直至出现黄疸、严重肝功能损害、DIC 等才考虑本病的诊断。本病约 60% 可并发 ARF，约 20% 同时发生先兆子痫。病死率高（70% 以上），胎儿病死率为 75% 以上，但轻型者病死率低。近来预后有改观。

(3)特发性产后 ARF：多指在妊娠期顺利，产后发生急性肾衰竭。本病可见于分娩后第 1 d 或数周内少尿或无尿，快速进展的氮质血症，常伴微血管内溶血性贫血或消耗性凝血病变、血压不正常、轻度增高或急性高血压。有的表现为心脏扩大、心力衰竭及中枢神经系统损害，且与尿毒症程度、高血压或容量负荷程度不一致。病因不详，考虑与病毒感染、胎盘碎片滞留、麦角制剂、缩宫素或产后过早用口服避孕药等有关。亦有呈现低补体血症，提示免疫机制参与。本病预后欠佳，完全恢复者少，多需长期透析，病死率高。

3.恢复期

自我感觉良好，血尿素氮和肌酐接近正常，尿量亦恢复正常。

(四)实验室检查

1.血液检查

可有轻中度贫血;血浆肌酐每天升高 $44.2\sim88.4\ \mu mol/L$,多在 $353.6\sim884.0\ \mu mol/L$ 或更高;血尿素氮每天升高 $3.6\sim10.7\ mmol/L$,多在 $21.4\sim35.7\ mmol/L$;高钾血症,pH 常<7.34;血清钠正常或偏低;血钙低、血磷高。

2.尿液检查

尿量减少,少尿期每天尿量在 $400\ mL$ 以下,尿蛋白升高等,尿沉渣检查可见肾小管上皮细胞、上皮细胞管型及少许红、白细胞,比重在 1.015 以下,尿钠含量升高,多在 $0\sim6\ mmol/L$,尿素与血尿素氮之比、尿肌酐与血肌酐之比降低,常低于 10。

(五)诊断和鉴别诊断

根据发病原因、急剧进行性氮质血症伴少尿,结合临床表现和实验室检查,一般诊断不难,鉴别诊断应从以下四方面进行。

1.肾前性少尿

有血容量不足或心血管衰竭病史,补充血容量后尿量增多,氮质血症程度多不严重,尿常规改变不明显,尿比重在 1.020 以上,尿渗透浓度大于 $550\ mmol/kg$,尿钠浓度在 $15\ mmol/L$ 以下,尿、血肌酐和尿素氮之比分别在 $40:1$ 和 $20:1$ 以上。

2.肾后性尿路梗阻

有泌尿系统结石、盆腔器官肿瘤或手术史,突然完全性无尿或间歇性无尿,有肾绞痛或肾区叩击痛,尿常规无明显改变,泌尿系统 B 超或 X 线检查有助诊断。

3.重症急性肾小球肾炎或急进性肾小球肾炎

重症肾炎早期多有水肿、高血压、大量蛋白尿伴明显镜下或肉眼血尿和各种管型等,肾活组织检查有助诊断。

4.急性间质性病变

有药物过敏或感染史,明显肾区疼痛,可有发热、皮疹、关节疼痛、血嗜酸性粒细胞增多等表现,肾活检有助诊断。

(六)治疗

1.少尿期的治疗

少尿期常因急性肺水肿、高钾血症、上消化道出血和并发感染等导致死亡。故治疗重点为调节水电解质和酸碱平衡,控制氮质潴留,供给足够营养和治疗原发病。其治疗措施包括以下几条。

(1)卧床休息,供给足够的热能,防止机体蛋白的进一步分解。

(2)严格控制水、钠摄入量,应坚持"量出为入"的原则,每天的入液量应为前一日的尿量加上显性失水量和非显性失水量约为 $400\ mL$,但应密切观察有无脱水、水肿征象,每天体质量变化情况,血清钠浓度,中心静脉压及肺 X 线变化,并结合心率、血压、呼吸综合判断液量是否合适。

(3)高钾血症的处理,最有效的办法是血液透析和腹膜透析,在准备透析前应予以下紧急处理:11.2%乳酸钠 $40\sim200\ mL$ 静脉推注,伴代谢性酸中毒者可给 5%碳酸氢钠 $250\ mL$ 静脉滴注;10%葡萄糖酸钙 $10\ mL$ 静脉注射,以拮抗钾离子对心肌的毒性作用;25%葡萄糖注射液 $200\ mL$加胰岛素 $16\sim20\ U$ 静脉滴注。

(4)代谢性酸中毒:轻度的酸中毒无需治疗,当血浆实际碳酸氢根低于 $15\ mmol/L$ 时,应予 5%碳酸氢钠纠正,但纠正酸中毒过程中,应注意补钙。

(5)心力衰竭:常是由于体内水、钠过多,细胞外容量扩大,造成心脏负荷加重引起,治疗与一般心力衰竭基本相同,但用洋地黄类药物时,要按肾功能状况调整剂量,最好的措施是尽早进行透析治疗。

(6)感染的预防和治疗:常见感染部位为呼吸道、尿路、血液、胆道、肠道、皮肤等,可根据细菌培养和药敏试验合理选用对肾无毒性作用的抗生素治疗。

(7)血液透析或腹膜透析:透析是有效的治疗方法,其指征如下。①急性肺水肿;②高钾血症,血钾在 6.5 mmol/L 以上;③高分解代谢状态,血 BUN 每天上升 10.7 mmol/L 以上,血钾每天上升 1 mmol/L 以上;④无高分解代谢状态,但无尿 2 d 或少尿 4 d 以上;⑤酸中毒,二氧化碳结合力在 13 mmol/L 以下,pH<7.25;⑥血 BUN≥21.4 mmol/L 或血 Cr≥442 μmol/L;⑦少尿 2 d 以上,并伴有体液潴留,如眼结膜水肿、胸腔积液、心音呈奔马律或中心静脉压高于正常,持续呕吐、烦躁或嗜睡等尿毒症症状,血钾≥6.0 mmol/L,心电图有高钾改变等任何一种情况者。

腹膜透析是有效的,但置管位置可比常规者高位些,由于小分子溶质可通过胎盘进入胎儿体内,故透析要早,以维持透析后血 BUN 在 10.7 mmol/L 为宜。透析过程应勿过多超滤,以免影响子宫胎盘血误流。合并抗凝方法应严密观察。

2.多尿期的治疗

多尿期开始,治疗重点仍为维持水、电解质和酸碱平衡,控制氮质血症,治疗原发病和防止各种并发症。应当注意,多尿期开始时,即使尿量已超过 2 500 mL/d,血尿素氮仍可继续上升,故应继续透析,当血 BUN<17.9 mmol/L,Cr 降至 354 μmol/L 以下并稳定时,可暂停透析,观察病情稳定后可停止。

3.恢复期治疗

一般无需特殊处理,定期随访肾功能,避免使用对肾脏有害的药物。

(七)预后

预后好坏与原发病性质、患者年龄、原有慢性疾病、肾功能损害的严重程度、诊断与治疗是否及时、有无多器官功能衰竭和其他并发症等因素有关。总的说来,多数产科病因的急性肾衰竭预后较外科和内科病因者为好。一旦肾功能完全恢复,对以后妊娠无明显不良影响。

三、妊娠与慢性肾衰竭

慢性肾衰竭(chronic renal failure,CRF)是指慢性肾脏病引起的 GFR 下降及与此相关的代谢紊乱和临床症状组成的综合征。

无论何种慢性肾脏病,妊娠期的临床变化可分为:①病情稳定,在整个妊娠期原有肾脏病不出现加重,肾功能一直稳定或正常,妊娠结束后肾脏病仍稳定在孕前水平。②肾脏病在妊娠期加重,肾功能有所下降,但患者尚能度过妊娠期。③肾脏病在妊娠期明显恶化,肾功能明显减退,甚至出现急性肾衰竭,孕妇往往不能度过妊娠期而不得不终止妊娠。妊娠结束后,患者的肾功能可能部分恢复,但也可能不恢复而进入尿毒症。妊娠对肾脏病的影响不仅是对基础肾脏病的影响,肾脏病的变化可以反过来影响妊娠,导致早产、流产、死胎,甚至对胎儿出生后也可能产生影响。④中至重度肾脏疾病导致妊娠的并发症及新生儿病死率增加。

目前认为,CRF 患者妊娠弊大于利,多数患者妊娠后会加重肾脏疾病进展。因此,原则上不主张 CRF 患者妊娠。如坚持妊娠,须严密监测肾功能及血压、尿常规等指标,必要时及早终止妊娠。

(王相娟)

第八节　妊娠合并系统性红斑狼疮

系统性红斑狼疮(SLE)是一种特发的慢性系统性自身免疫性疾病,累及皮肤、关节、肾脏、肺、浆膜、神经系统、肝脏等多个器官,其血清具有大量以抗核抗体为主的多种自身抗体。SLE的病程以周期性缓解和复发交替出现为特点,有内脏(肾、中枢神经)损害者预后较差。患者90%~95%为女性,尤其是20~40岁的育龄妇女。SLE通过自身抗体或免疫复合物的沉积累及全身多个器官系统,临床表现多样。美国风湿病学会最早于1971年制订了SLE的诊断标准,后经1982年、1997年两次修订,指出在11项临床和实验室标准中,同时或先后具备4项则可诊断为SLE,该诊断标准在孕期同样适用,但对那些不能完全满足SLE诊断的严格标准的SLE样患者,也应接受治疗,在妊娠期进行特殊处理。

一、实验室检查

(一)与SLE有关的抗体检查

1.抗核抗体(ANA)

在SLE患者中阳性率为98%,如重复试验阴性应排除SLE。

2.抗ds-DNA抗体

阳性率为70%,与疾病的活动性及狼疮肾炎密切相关。

3.抗ENA抗体

(1)抗Sm抗体,是诊断SLE的标记性抗体之一,特异性为99%,但敏感性仅为25%,不代表疾病活动性。

(2)抗R_0/SSA抗体:为SLE特异性抗体,在干燥综合征时也可为阳性。

(3)抗La/SSB抗体:阳性率低于抗R_0/SSA抗体,意义与之相同。

(4)抗核糖核蛋白抗体(抗RNP):阳性率40%,特异性不高,与雷诺现象、肌炎、狼疮性肾炎有关。

4.抗磷脂抗体

抗磷脂抗体包括抗心磷脂抗体、狼疮抗凝物(LA)等,结合临床表现可诊断是否合并抗磷脂抗体综合征。

(二)其他

补体C3、C4、CH50、红细胞沉降率等。当SLE活动时补体减少,尤其是C3下降明显,红细胞沉降率加快。

SLE为活动性或急性发作:孕期的一些生理表现与SLE活动期的表现相似,既往评价普通人群SLE活动性的一些方法,如系统性红斑狼疮疾病活动指数(Systemic Lupus Erythematosus Disease Activity Index,SLEDAI)、狼疮活动性欧洲共识(European Consensus Lupus Activity Measurement,ECLAM)在孕期的价值有限。1999年后相继报道了一些专门针对孕期的狼疮活动性的评价方法,但只有孕期狼疮活动指数(Lupus Activity Index in Pregnancy,LAI-P)和改良的狼疮活动性评价(modified Physician Global Assessment,m-PGA)等有证据证明有效。

二、SLE 在妊娠期的风险

妊娠是否会使 SLE 病情加重（即 lupus flare）尚存争议。20 世纪 70 年代以前合并 SLE 的孕产妇死亡率较高，胎儿丢失率达 40%，当时许多学者认为 SLE 患者不应妊娠，但早期的研究样本量少，为回顾性研究、诊断标准不统一。随着近年来对该病研究和认识的深入，母胎监护水平、救治能力的不断提高，SLE 不再是妊娠的禁忌证。在 20 世纪 80 年代后，总体上报道的孕期和产后 SLE 病情加重率为 13.5%～71.0%，可能是受孕后体内激素水平改变尤其是雌激素水平的升高，免疫反应紊乱，体液免疫反应增强，加重病情。大部分研究认为，妊娠导致 SLE 病情加重的病例孕前大多处于 SLE 活动期，据报道妊娠导致活动期 SLE 发生病情恶化的机会比非活动期者高 2～3 倍。病情加重多数发生在孕早期和产后，且都是轻到中度，可经糖皮质激素的治疗得到缓解。如果不存在狼疮性肾炎，妊娠一般不会改变 SLE 的长期预后。孕期 SLE 复发的风险及程度最强的预测因素是孕前狼疮复发的次数和严重程度。

三、关于妊娠与狼疮性肾炎

SLE 的患者 40% 合并肾炎，其中 15%～20% 在起病时就已经累及肾脏。对于患狼疮性肾炎的孕妇孕期由于肾脏灌注增加，发生肾性高血压、肾病综合征，肾脏功能可能恶化。Oviasu 等回顾性分析了 1973—1991 年的 151 次妊娠，发现确诊狼疮肾炎的孕妇 17% 肾功能暂时受损，8% 肾功能永久性受损。当然，狼疮性肾炎的妇女孕前处于缓解期者较处于活动期者发生肾功能恶化的风险明显要低，也很少出现永久性的肾功能损害。Moroni 等报道，孕前处于狼疮缓解期的妇女孕期仅 5% 发生肾功能恶化，相反，孕前处于狼疮活动期的妇女这一比例达 39%。

一般认为，活动性的狼疮性肾炎、肾病综合征以及严重高血压的妇女禁忌妊娠。SLE 病情缓解6 个月至 1 年，停用细胞毒药物 1 年以上，无重要脏器受损，伴有狼疮肾炎者肾脏病变处于非活动期，抗 dsDNA 阴性，血清补体 C3 基本正常，可以妊娠。普遍认为，孕前血清肌酐在 80 μmol/L 以上可能发生狼疮恶化。相反，妊娠不会导致孕前肌酐水平在 80 μmol/L 以下的肾功能发生恶化。

四、关于狼疮性脑炎

狼疮性脑炎临床表现复杂，与脑炎相关的临床症状包括周围神经疾病、头痛、呕吐、抽搐、卒中、精神紊乱、情绪障碍等。诊断时需排除代谢异常、感染、颅脑损伤等其他病因。长期使用糖皮质激素的 SLE 患者发生感染是很常见的，必要时需要做腰椎穿刺检查脑脊液，此外，影像学检查、脑电图对于鉴别诊断也有帮助。目前治疗无推荐的指南，治疗方案均为经验性的。糖皮质激素是一线用药，对于顽固病例，要使用环磷酰胺和甲氨蝶呤。据报道，羟氯喹也有效，也可联合使用静脉免疫球蛋白 IVIg。患者有血栓形成的征象时，应采用抗凝治疗。

五、SLE 对妊娠的影响

目前的研究认为，SLE 疾病本身不影响妇女的生育能力，但在狼疮活动期治疗药物可能影响卵巢功能。据报道，患 SLE 的妇女使用环磷酰胺卵巢早衰的发病率为 11%～59%，且口服比静脉使用者卵巢衰竭的发病率更高。妊娠合并 SLE 可能导致不良妊娠结局，对比正常妇女，SLE 患者发生复发性流产、胎死宫内、子痫前期、FGR、早产等的风险增加，较正常人群高 2～

3 倍,胎儿丢失率 13%～46%,妊娠丢失的发生率为 8%～22%。妊娠合 SLE 发生自然流产、死产、早产 FGR 等。可能导致妊娠丢失最重要的高危因素是高血压、孕前狼疮恶化的次数及类固醇的用量。其中与妊娠丢失关系最密切的是狼疮抗凝物 LA 和抗心磷脂抗体,20%～30%SLE 患者 LA 阳性,30%～40%抗心磷脂抗体阳性。据报道,SLE 患者如果上述两种抗体阳性,胎儿丢失率达 39%,抗磷脂抗体是预测胎儿死亡的最敏感的独立指标,其阳性预测值超过 50%,对有死胎史的患者,阳性预测值超过 85%。如无 LA 和 ACL,胎儿丢失率 11%。抗磷脂抗体导致胎盘血管病变、血栓形成致胎盘梗死、胎盘循环障碍,影响胎儿氧供和血供,可能是导致妊娠丢失的因素之一。抗 SSA/Ro 及抗 SSB/La 抗体可能沉积在胎儿心脏,使其心内膜纤维化、心肌传导完全性阻滞(CHB),严重者可致胎死宫内。据估计,近年来各种抗体阳性的 SLE 孕妇其胎儿 CHB 的发病率 1%～2%。这类抗体还可能透过胎盘,引起子代学习障碍的发生,尤其是男孩大脑的发育。还有研究认为,SLE 孕妇血清中低水平的抗内皮细胞抗体(AECA)与妊高征发生有关,间接导致妊娠丢失。狼疮性肾炎肾脏损害时继发的高血压引起子宫胎盘血管收缩致胎儿、胎盘循环功能障碍、母体低蛋白血症、蛋白尿症也是胎儿丢失的可能因素。有研究认为,SLE 孕妇低补体血症、SLE 病情处于活动期、相对高维持量的皮质类固醇治疗是妊娠的不利因素,接受 15 mg/d 泼尼松治疗的 SLE 孕妇其早产发生率(60%)明显高于低剂量泼尼松治疗者(13.1%)。据报道,胎儿丢失率在 SLE 活动期为 75%,在缓解期为 14%。SLE 导致早产的原因有相当部分是由于子痫前期、胎儿宫内窘迫、胎膜早破等产科指征或 SLE 疾病所致的内科指征导致的医源性分娩,而非自发性早产。合并 SLE 的患者妊娠时,可能由于子宫胎盘功能不良、高血压、孕期接受糖皮质激素的治疗等因素而导致 FGR。但也有前瞻性的研究未观察到 SLE 患者 FGR 的发生率与正常对照组有差异。

SLE 对胎儿的另一影响是可能导致新生儿患先天性 SLE。新生儿红斑狼疮罕见,发生率为 1/20 000 例活产。皮肤和心脏损害是最突出的临床表现。皮损可发生在出生时,多数在生后 1 周至数周出现,可能因暴露于紫外线所致,可以持续长达 6 个月,色素减退可以长达 2 年。一小部分受累新生儿还可合并其他类型的自身免疫性疾病。心脏损害主要是先天性完全性心脏传导阻滞,以房室结区传导系统破坏导致为主,多在孕 6 个月左右常规产检发现,胎心率为 60～80 次/分钟。继发于 SLE 的胎儿先天性完全房室传导阻滞目前没有有效的治疗方法。大部分新生儿死于生后 90 d,其 3 年存活率仅为 79%。如果明确诊断胎儿患先天性完全房室传导阻滞,专家推荐可予地塞米松阻止胎儿心脏的进一步受损。近年来 NLE 的研究发现,母亲体内的抗 Ro/SSA、抗 Ia/SSB 抗体与 NLE 的关系最为密切。分娩 NLE 的母体内 75%～95%能发现抗 Ro/SSA,一部分能发现抗 Ia/SSB 抗体。血清抗 Ro/SSA 抗体阳性的 SLE 孕妇,15% 可能分娩带有狼疮性皮损的新生儿,而所有患 SLE 的孕妇分娩 NLE 的比例小于 5%。狼疮母亲的后代智力无影响,但有报道男孩的阅读障碍的发病率较女孩高,可能是抗 Ro/SSA、抗 Ia/SSB 这类抗体透过胎盘,影响了男孩大脑的发育。

六、妊娠期狼疮恶化的监测

如上所述,妊娠可能导致活动期的 SLE 病情恶化,活动期的 SLE 患者容易发生不良妊娠结局,因此,孕期应经常全面评估 SLE 患者的病情,及时发现狼疮恶化并积极治疗对于孕期母胎都非常必要。但是,妊娠期的生理变化及常见妊娠并发症如子痫前期的临床表现却与狼疮恶化较难鉴别。

如血管源性的面部红斑、掌部红斑、身体上部的色素沉着，暴露于阳光后的皮疹等皮肤病变既可能是 SLE 的活动期表现，也可能出现在正常的健康孕妇。脱发也可能在狼疮活动期出现，也可能因产后雌激素水平下降导致。关节疼痛可能是因妊娠后韧带松弛所致，也可能是关节无菌性炎症出现积液的表现。如果有炎症改变，并累及 2 个以上关节，可能是 SLE 病情恶化的征象。生理妊娠时孕晚期白细胞计数可增加至 15×10^9/L，这主要是中性粒细胞的增加，而淋巴细胞的绝对值没有改变。因此，淋巴细胞减少是孕期 SLE 活动的一个指标。

此外，蛋白尿、高血压、水肿既可能是子痫前期的临床表现，也可能由于 SLE 患者肾脏功能受损所致。如果一名有狼疮性肾炎病史的孕妇，其高血压、蛋白尿伴随关节疼痛、肌痛、皮疹、皮炎的出现，可能是狼疮恶化。相反，如果高血压、蛋白尿是与高尿酸血症、血小板减少、血液浓缩、转氨酶升高、红细胞尿等伴随出现，而缺乏狼疮恶化的其他典型表现，则可能提示为重度子痫前期。血清补体 C3、C4、CH50 的检测也有一定的意义，低补体血症提示 SLE 病情可能恶化，而如果血清补体升高，可能是妊娠期高血压疾病。此外，抗 ds-DNA 抗体在狼疮恶化时常明显升高，而在子痫前期无明显变化。然而，临床鉴别往往并非如此容易，必要时甚至需要行肾脏活检才能明确诊断。鉴别诊断的意义在于两者的治疗方法不同，出现狼疮恶化而胎肺又尚未成熟时需要增加糖皮质激素的剂量，而子痫前期则考虑终止妊娠，误诊可能给母胎造成严重后果。

七、SLE 治疗

SLE 目前尚不能根治，但可以通过合理治疗获得缓解，缓解期接受维持治疗。治疗主要以应用肾上腺皮质激素为主。免疫抑制剂在孕期和哺乳期的安全性主要来自动物试验，目前没有国际公认的使用规范。孕期使用环孢霉素 A 和硫唑嘌呤可能导致 PROM、FGR、早产、出生低体质量等，但尚不能完全区分是由于药物的不良反应还是疾病本身所致。非甾体抗炎药及水杨酸盐因抑制前列腺素合成可致产程延长、畸胎、胎儿过度成熟及增加产后出血，故应避免使用。多数免疫抑制药物有致畸胎及抑制新生儿免疫反应的作用，如硫唑嘌呤在妊娠中、晚期影响胎儿免疫系统，增加低体质量出生儿的危险性，故对 SLE 妊娠患者应慎用或不用免疫抑制药物。

（一）肾上腺皮质激素

肾上腺皮质激素是治疗妊娠合并 SLE 最重要的药物，适用于妊娠合并 SLE 的维持治疗及妊娠期间 SLE 活动的病例。氟化的肾上腺皮质激素如地塞米松和倍他米松能通过胎盘屏障作用于胎儿，一般只用于促胎肺成熟治疗，泼尼松、泼尼松龙和甲泼尼龙可被胎盘的 11-脱氢酶代谢，胎儿暴露剂量仅为母体的 10%，尚未在人类发现致畸效应，目前推荐使用。对于患 SLE 的妇女，推荐在病情控制 1 年以上，泼尼松维持量 <15 mg/d 才考虑妊娠。在妊娠期，应使用能令病情控制满意的泼尼松的最小剂量，一般为 10～80 mg/d。如果狼疮恶化，根据病情调整泼尼松用量，紧急情况下可经静脉点滴氢化可的松。国内上海仁济医院妊娠合并 SLE 使用泼尼松的方案为孕期 SLE 为缓解期或稳定期泼尼松 10 mg/d，妊娠时 SLE 病情恶化增加泼尼松的剂量使病情控制满意，具体剂量按需要而定，1～2 mg/(kg·d)；SLE 分娩时用甲泼尼龙 60 mg 或用氢化可的松 200 mg 静脉滴注，产后第 2 d 用甲泼尼龙 4 mg 或氢化可的松 160 mg 静脉滴注，产后第 3 d 恢复产前剂量，以至少 10 mg/d 维持 6 周。Moroni 建议，用两种方法来减少妊娠期狼疮性肾炎的恶化：①所有妊娠合并 SLE 患者并发狼疮性肾炎时都给予最小有效剂量的泼尼松（每天 >10 mg）；②在分娩前几天和产后给予高剂量的泼尼松（每天 80 mg），以减少产褥期病情的恶化。但对于病情稳定者，妊娠期及分娩期均不需要加大泼尼松用量。对于孕前长期使用糖皮质激素的患者,应激状况下任何急诊手术、剖宫产或产程延长,为预防可能出现的肾上腺危象需使用冲击剂量的糖皮质激素。一般可用甲泼尼龙 $100\sim300$ mg/d,连用 $2\sim3$ d,常无需逐步减量,停用后再继续口服原用剂量的泼尼松。

但长期使用肾上腺皮质激素应注意其不良反应:孕妇易水肿,注意限盐;容易发生骨质疏松,注意孕期补钙,避免外伤性骨折;孕期应及早筛查糖尿病,建议孕 20、28、32 周行糖筛试验。

(二)硫唑嘌呤

动物试验有致畸报道,人类未见致畸但长期使用可能导致新生儿免疫抑制。

(三)环磷酰胺和甲氨蝶呤

二者主要用于严重病例,由于其致畸效应孕期尽量避免使用。对经大剂量糖皮质激素治疗均无效的顽固性狼疮性肾炎,考虑到狼疮恶化对母体带来的严重后果,应考虑使用。特别是对于肾活检提示为增殖性肾炎,需要使用环磷酰胺,有报道提示小剂量使用与大剂量使用疗效相当,但不良反应更小。

(四)阿司匹林和肝素

阿司匹林对改善 SLE 在孕期出现的关节肌肉疼痛有效,并且有利于改善胎盘循环,对于抗磷脂抗体阳性,或 SLE 合并 APS 的孕妇,考虑到可能有较高的胎儿丢失率推荐使用。一般认为,小剂量阿司匹林($75\sim100$ mg/d)在整个孕期使用安全,而大剂量的阿司匹林可能导致过期妊娠、产程延长、产科出血、胎儿动脉导管早闭、新生儿颅内出血等。肝素推荐使用低分子肝素。

(五)羟氯喹

羟氯喹是一种抗疟药,用于治疗 SLE 所致轻、中度皮疹。能透过胎盘屏障,但至今未在人类有致畸性,认为在孕期安全,常用剂量为 $200\sim400$ mg/d,哺乳期妇女也可使用。长期使用可能影响视力,但孕期停用可能导致狼疮恶化。Parke A 报道在 SLE 患者在孕期使用羟氯喹,其后代未发现先天畸形。

(六)免疫球蛋白

此外,静脉注射免疫球蛋白(IVIg)也可用于治疗妊娠合并 SLE,尤其是 SLE 合并 APS 的患者。但其价格昂贵,可能导致血源性感染,不列为常规使用。

对于狼疮性肾炎,如果经过药物治疗肾功能仍然恶化,在血清肌酐 >20 μmmol/L 时,应及时行肾脏透析治疗。

八、SLE 妇女有关妊娠的处理选择

(一)孕前

患 SLE 的妇女计划妊娠前应常规咨询。对 SLE 是否处于活动期、累及器官的部位和严重程度、是否存在狼疮恶化的高危因素等情况应全面评估,一般认为,活动性的狼疮性肾炎、肾病综合征及严重高血压的妇女禁忌妊娠。SLE 病情缓解 6 个月以上,服用泼尼松 <10 mg/d,停用细胞毒药物 1 年以上,无重要脏器受损,伴有狼疮肾炎者肾脏病变处于非活动期,抗 dsDNA 阴性,血清补体 C3 基本正常,血清肌酐 <140 μmol/L 者可以妊娠。肾移植成功的 SLE 妇女,至少应在术后 1 年以上才能妊娠。

(二)孕期

如前所述,孕期 SLE 病情恶化就会对母胎存在潜在威胁,因此,应该增加产前检查的次数,孕早中期每 2 周 1 次,孕晚期每周 1 次。警惕可能出现狼疮恶化、子痫前期、FGR 等于孕期疾

病,监测血压、体质量、宫高、腹围的变化,定期检查尿常规、肾功能、抗磷脂抗体、抗 ds-DNA 抗体,必要时检测补体水平。对于累及肾脏 SLE 的患者,每月应监测 24 h 肌酐清除率、蛋白定量和肾功能。由于 SLE 可能导致不良妊娠结局,对于胎儿的监测,孕早期超声核实孕周,孕中期监测胎儿生长,排除畸形特别是 SLE 可能导致的胎儿心脏损害。孕 30 周后每周进行 NST 试验、胎儿生物物理评分、胎动计数、B 超监测。

终止妊娠的时机和方式:合并 SLE 的孕妇应避免过期妊娠,一般认为应在预产期前终止妊娠。分娩可能导致 SLE 病情恶化,需要紧急使用糖皮质激素治疗。对于新生儿要警惕可能出现新生儿狼疮相关的先天性完全性房室传导阻滞等相关问题。终止妊娠的时机应根据患者 SLE 病情是否恶化,以及有无产科指征。如出现严重并发症,如心功能衰竭,广泛性肺间质炎合并肺功能衰竭,重度妊高症,伴有 SLE 肾病者尿蛋白＞5 g/24 h,血清肌酐＞150 μmol/L,经积极治疗无好转,病情恶化者;ACL 异常及低补体血症导致胎盘功能下降,而胎儿已成熟;或胎儿出现宫内缺氧表现;或出现 FGR,经治疗未见好转均应该终止妊娠。妊娠合并 SLE 并非剖宫产的指征,除非有产科指征,才予剖宫产。

（三）产后

目前,仍不肯定分娩后是否容易发生狼疮恶化,但仍要密切监测可能出现病情恶化的征象。产后应避免哺乳。哺乳妇女使用泼尼松或泼尼松龙对婴儿是安全的,用药剂量大者可于服药4 h后恢复母乳喂养。

（王相娟）

第九节　妊娠合并糖尿病

妊娠期间的糖尿病包括 2 种情况:一种妊娠前已有糖尿病的患者妊娠,称为糖尿病合并妊娠;另一种为妊娠后首次发现或发病的糖尿病,又称妊娠期糖尿病。妊娠合并糖尿病孕妇中90％以上为妊娠期糖尿病。妊娠期糖尿病的发生率因种族和地区差异较大,近年来有发病率增高趋势。大多数妊娠期糖尿病患者产后糖代谢异常能恢复正常,但将来患糖尿病的机会增加。妊娠合并糖尿病的临床经过复杂,对母儿均有较大危害,应引起重视。

一、妊娠对糖尿病的影响

妊娠后,母体糖代谢的主要变化是葡萄糖需要量增加、胰岛素抵抗和分泌相对不足。妊娠期糖代谢的复杂变化使无糖尿病者发生妊娠糖尿病、隐性糖尿病呈显性或原有糖尿病的患者病情加重。

（一）葡萄糖需要量增加

胎儿能量的主要来源是通过胎盘从母体获取葡萄糖;妊娠时母体适应性改变,如雌、孕激素增加母体对葡萄糖的利用、肾血流量及肾小球滤过率增加,而肾小管对糖的再吸收率不能相应增加,都可使孕妇空腹血糖比非孕时偏低。在妊娠早期,由于妊娠反应、进食减少,严重者甚至导致饥饿性酮症酸中毒、或低血糖昏迷等。

(二)胰岛素抵抗和分泌相对不足

胎盘合成的胎盘催乳素、雌激素、孕激素、胎盘胰岛素酶,以及母体肾上腺皮质激素都具有拮抗胰岛素的功能,使孕妇体内组织对胰岛素的敏感性下降。妊娠期胰腺功能亢进,特别表现为胰腺 β 细胞功能亢进,增加胰岛素分泌,维持体内糖代谢。这种作用随孕期进展而增加。应用胰岛素治疗的孕妇如果未及时调整胰岛素用量,部分患者可能会出现血糖异常。产后随胎盘排出体外,胎盘所分泌的抗胰岛素物质迅速消失,胰岛素用量应立即减少。

二、糖尿病对妊娠的影响

取决于血糖量、血糖控制情况、糖尿病的严重程度及有无并发症。

(一)对孕妇的影响

(1)孕早期自然流产发生率增加,达 15%～30%。多见于血糖未及时控制的患者。高血糖可使胚胎发育异常甚至死亡,所以糖尿病妇女宜在血糖控制正常后再怀孕。

(2)易并发妊娠期高血压疾病,为正常妇女的 3～5 倍。糖尿病患者可导致血管广泛病变,使小血管内皮细胞增厚及管腔变窄,组织供血不足。尤其糖尿病并发肾病变时,妊娠期高血压病的发生率高达 50%以上。糖尿病一旦并发妊娠期高血压,病情极复杂,临床较难控制,对母儿极为不利。

(3)糖尿病患者抵抗力下降,易合并感染,以泌尿系统感染最常见。

(4)羊水过多的发生率较非糖尿病孕妇多 10 倍。其发生与胎儿畸形无关,原因不明,可能与胎儿高血糖,高渗性利尿致胎尿排出增多有关。

(5)因巨大儿发生率明显增高,难产、产道损伤、手术产的概率高。产程长易发生产后出血。

(6)易发生糖尿病酮症酸中毒。由于妊娠期复杂的代谢变化,加之高血糖及胰岛素相对或绝对不足,代谢紊乱进一步发展到脂肪分解加速,血清酮体急剧升高。在孕早期血糖下降,胰岛素未及时减量也可引起饥饿性酮症。酮酸堆积导致代谢性酸中毒。糖尿病酮症酸中毒对母儿危害较大,不仅是糖尿病孕产妇死亡的主要原因,酮症酸中毒发生在孕早期还有致畸作用,发生在妊娠中晚期易导致胎儿窘迫及胎死宫内。

(二)对胎儿的影响

(1)巨大胎儿发生率高达 25%～40%。由于孕妇血糖高,通过胎盘转运,而胰岛素不能通过胎盘,使胎儿长期处于高血糖状态,刺激胎儿胰岛 β 细胞增生,产生大量胰岛素,活化氨基酸转移系统,促进蛋白、脂肪合成和抑制脂解作用,使胎儿巨大。

(2)胎儿宫内生长受限发生率为 21%。见于严重糖尿病伴有血管病变时,如肾脏、视网膜血管病变。

(3)早产发生率为 10%～25%。早产的原因有羊水过多、妊娠期高血压、胎儿窘迫及其他严重并发症,常需提前终止妊娠。

(4)胎儿畸形率为 6%～8%,高于非糖尿病孕妇。主要原因是孕妇代谢紊乱,尤其是高血糖与胎儿畸形有关。其他因素有酮症、低血糖、缺氧及糖尿病治疗药物等。

(三)对新生儿的影响

1.新生儿呼吸窘迫综合征发生率增加

孕妇高血糖持续经胎盘到达胎儿体内,刺激胎儿胰岛素分泌增加,形成高胰岛素血症。后者具有拮抗糖皮质激素促进肺泡Ⅱ型细胞表面活性物质合成及释放的作用,使胎儿肺表面活性物质产生及分泌减少,胎儿肺成熟延迟。

2.新生儿低血糖

新生儿脱离母体高血糖环境后,高胰岛素血症仍存在,若不及时补充糖,易发生低血糖,严重时危及新生儿生命。

3.低钙血症和低镁血症

正常新生儿血钙为 $2.0 \sim 2.5$ mmol/L,出生后 72 h 血钙 <1.75 mmol/L 为低钙血症。出生后 $24 \sim 72$ h 血钙水平最低。糖尿病母亲的新生儿低钙血症的发生率为 $10\% \sim 15\%$ 。一部分新生儿还同时合并低镁血症(正常新生儿血镁为 $0.6 \sim 0.8$ mmol/L,生后 72 h 血镁 <0.48 mmol/L为低镁血症)。

4.其他

高胆红素血症、红细胞增多症等的发生率均较正常妊娠的新生儿高。

三、诊断

孕前糖尿病已经确诊或有典型的糖尿病三多一少症状的孕妇,于孕期较易确诊。但妊娠糖尿病孕妇常无明显症状,有时空腹血糖可能正常,容易漏诊、延误治疗。

(一)妊娠糖尿病的筛查及诊断

1.病史及临床表现

凡有糖尿病家族史(尤其是直系亲属)、孕前体质量 $\geqslant 90$ kg、胎儿出生体质量 $\geqslant 4\,000$ g、孕妇曾有多囊卵巢综合征、不明原因流产、死胎、巨大儿或畸形儿分娩史,本次妊娠胎儿偏大或羊水过多者应警惕患糖尿病。因妊娠糖尿病患者通常无症状,而糖尿病对母儿危害较大,故所有孕 $24 \sim 28$ 周的孕妇均应做糖筛查试验。

2.糖筛查试验

随意口服 50 g 葡萄糖,1 h 后测静脉血糖值。血糖值 $\geqslant 7.8$ mmol/L 为糖筛查异常。应进一步行口服葡萄糖耐量试验(OGTT),明确妊娠糖尿病的诊断。

3.OGTT

目前国外采用 75 mg 或 100 mg 的 OGTT,我国多采用 75 mg。孕期用的诊断标准尚未统一,国内较多医院多借鉴国外的诊断标准:空腹 12 h 后,口服葡萄糖 75 mg,测空腹血糖及服糖后 1 h、2 h、3 h 4 个点血糖。正常值分别为 5.6、10.3、8.6、6.7 mmol/L。其中有 2 项或 2 项以上超过正常值,可诊断为妊娠糖尿病。

(二)糖尿病合并妊娠的诊断

妊娠前糖尿病已确诊者孕期诊断容易。若孕前从未做过血糖检查,但孕前或孕早期有多饮、多食、多尿,孕期体质量不增或下降,甚至出现酮症酸中毒,孕期糖筛查及 OGTT 异常,可考虑糖尿病合并妊娠。

四、处理

维持血糖正常范围,减少母儿并发症,降低围生儿病死率。

(一)妊娠期处理

妊娠期处理包括血糖控制及母儿安危监护。

1.血糖控制

由于妊娠后母体糖代谢的特殊变化,故妊娠期糖尿病患者的血糖控制方法与非孕期不完全相同。

(1)饮食治疗:75%～80%的妊娠糖尿病患者仅需要控制饮食量与种类即能维持血糖在正常范围。根据体质量计算每天需要的热量:体质量为标准体质量80%～120%患者需 30 kcal/(kg·d),120%～150%标准体质量的为 24 kcal/(kg·d),＞150%的为 12～15 kcal/(kg·d)。热量分配:①碳水化合物占40%,蛋白质20%,脂肪40%。②早餐摄入10%的热量,午餐和晚餐各30%,点心为30%。

糖尿病合并妊娠:体质量≤标准体质量10%者需 36～40 kcal/(kg·d),标准体质量者30 kcal/(kg·d),120%～150%标准体质量者 24 kcal/(kg·d),＞150%标准体质量者 12～18 kcal/(kg·d)。热量分配:①糖类40%～50%,蛋白质20%,脂肪30%～40%。②早餐摄入10%的热量,午餐和晚餐各30%,点心(3次)为30%。

(2)胰岛素治疗:妊娠期血糖控制标准为空腹3.3～5.6 mmol/L,餐后2 h 4.4～6.7 mmol,夜间 4.4～6.7 mmol/L,三餐前3.3～5.8 mmol/L。

一般饮食调整经1～2周,在孕妇不感到饥饿的情况下,测定孕妇24 h的血糖及相应的尿酮体。如果夜间血糖≥6.7 mmol/L,餐前血糖≥5.8 mmol/L 或者餐后2 h血糖≥6.7 mmol/L应及时加用胰岛素治疗;以超过正常的血糖值计算,每2 g葡萄糖需1 U胰岛素估计,力求控制血糖达上述水平。

孕早期由于早孕反应,可产生低血糖,胰岛素有时需减量。随孕周增加,体内抗胰岛素物质产生增加,胰岛素用量应不断增加,可比非孕期增加50%～100%甚至更高。胰岛素用量高峰时间在孕32～33周,一部分患者孕晚期胰岛素用量减少。产程中孕妇血糖波动很大,由于体力消耗大,进食少,易发生低血糖;同时由于疼痛及精神紧张可导致血糖过高,从而引起胎儿耗氧增加、宫内窘迫及出生后低血糖等。因此产程中停用所有皮下注射胰岛素,每1～2 h监测一次血糖,依据血糖水平维持小剂量胰岛素静脉滴注。产褥期随着胎盘排出,体内抗胰岛素物质急骤减少,胰岛素所需量明显下降。胰岛素用量应减少至产前的1/3～1/2,并根据产后空腹血糖调整用量。多在产后1～2周胰岛素用量逐渐恢复至孕前水平。

糖尿病合并酮症酸中毒时,主张小剂量胰岛素持续静脉滴注,血糖＞13.9 mmol/L应将胰岛素加入生理盐水,每小时5 U静脉滴注;血糖≤13.9 mmol/L,开始用5%葡萄糖盐水加入胰岛素,酮体转阴后可改为皮下注射。

2.孕妇监护

除注意一般情况外,一些辅助检查有利于孕妇安危的判断,如血、尿糖及酮体测定,眼底检查,肾功能、糖化血红蛋白等测定。

3.胎儿监护

孕早、中期采用B超或血清甲胎蛋白测定了解胎儿是否畸形。孕32周起可采用NST(2次/周)、脐动脉血流测定及胎动计数等判断胎儿宫内安危。

(二)产时处理

产时处理包括分娩时机选择及分娩方式的决定。

1.分娩时机

原则上在加强母儿监护、控制血糖的同时,尽量在38周后分娩。有下列情况应提前终止妊娠:糖尿病血糖控制不满意,伴血管病变,合并重度子痫前期,严重感染,胎儿宫内生长受限,胎儿窘迫等。胎肺尚未成熟者静脉应用地塞米松促胎肺成熟需慎重,因后者可干扰糖代谢。可行羊膜腔穿刺,了解胎肺成熟情况并同时注入地塞米松 10 mg 促进胎儿肺成熟,必要时每 3～5 d 可重复一次。

2.分娩方式

妊娠合并糖尿病本身不是剖宫产指征。有巨大儿、胎盘功能不良、胎位异常或其他产科指征者,应行剖宫产。糖尿病并发血管病变等,多需提前终止妊娠,并常需剖宫产。术前 3 h 停用胰岛素。连续硬膜外麻醉和局部浸润麻醉对糖代谢影响小。乙醚麻醉可加重高血糖,应慎用。

阴道分娩时,产程中应密切监测宫缩、胎心变化,避免产程延长,应在 12 h 内结束分娩,产程＞16 h 易发生酮症酸中毒。产程中血糖不低于 5.6 mmol/L(100 mg/dL)以防发生低血糖,也可按每 4 g 糖加 1 U 胰岛素比例给予补液。

(三)新生儿处理

新生儿出生时应留脐血检查血糖。无论体质量大小均按早产儿处理。注意保温、吸氧,提早喂糖水,早开奶。新生儿娩出后 30 min 开始定时滴服 25％葡萄糖液。注意防止低血糖、低血钙、高胆红素血症及 NRDS 发生。

(王相娟)

第九章

正 常 分 娩

第一节 决定分娩的因素

决定分娩的因素有四,即产力、产道、胎儿及精神因素。产力为分娩的动力,但受产道、胎儿及精神因素制约。产力可因产道及胎儿的异常而异常,或转为异常;产力也可受到产妇精神因素的直接影响,如产程开始后,由于胎位异常,宫缩表现持续微弱,或开始良好继而出现乏力;在产妇对分娩有较大的顾虑时;可能从分娩发动之初宫缩就表现为不规律或持续在微弱状态。骨盆的大小、形状和胎儿大小、胎方位正常时,彼此不产生不良影响;但如果胎儿过大、某些胎儿畸形或胎位异常,或骨盆径线小于正常或骨盆畸形,则即便产力正常,仍可能导致难产。

一、产力

产力是分娩过程中将胎儿及其附属物逼出子宫的力量,包括宫缩(子宫收缩力)、腹压(腹壁肌肉即膈肌收缩力)和肛提肌收缩力。

(一)子宫收缩力

子宫收缩力是临产后的主要产力,贯穿于整个分娩过程中。临产后的宫缩能迫使宫颈管短缩直至消失,宫口扩张,胎先露部下降,胎儿和胎盘、胎膜娩出。

临产后的正常宫缩具有以下特点。

1.节律性

节律性宫缩是临产的重要标志之一。正常宫缩是子宫体部不随意的、有节律的阵发性收缩。每次宫缩总是由弱渐强(进行期),维持一定时间(极期),随后由强渐弱(退行期),直至消失进入间歇期(图 9-1),间歇期子宫肌肉松弛。宫缩如此反复出现,贯穿分娩全过程。

临产开始时,宫缩持续 30 s,间歇期 5～6 min。随着产程进展,宫缩持续时间逐渐加长,间歇期逐渐缩短。当宫口开全之后,宫缩持续时间可长达 60 s,间歇期可缩短至 1～2 min,宫缩强度也随产程进展逐渐增加,子宫腔内压力于临产初期升高至 3.3～4.0 kPa(25～30 mmHg),于第一产程末可增至 5.3～8.0 kPa(40～60 mmHg),于第二产程可高达 13.3～20.0 kPa(100～150 mmHg),而间歇期宫腔压力仅为 0.8～1.6 kPa(6～12 mmHg)。宫缩时子宫肌壁血管及胎盘受压,致使子宫血流量减少,但于子宫间歇期血流量又恢复到原来水平,胎盘绒毛间隙的血流量重新充盈,这对胎儿十分有利。

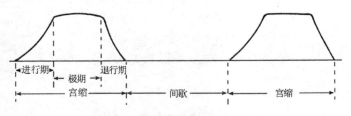

图 9-1　临产后正常节律性宫缩

2.对称性和极性

正常宫缩起自两侧子宫角部,以微波形式迅速向子宫底中线集中,左、右对称,此为宫缩的对称性;然后以每秒约 2 cm 的速度向子宫下段扩散,约 15 s 均匀协调地遍及整个子宫,此为宫缩的极性(图 9-2)。

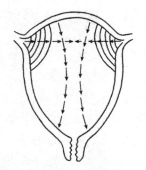

图 9-2　子宫收缩的对称性和极性

宫缩以宫底部最强、最持久,向下则逐渐减弱,子宫底部收缩力的强度几乎是子宫下段的两倍。这一子宫源性控制机制的基础是子宫肌中的起步细胞的去极化。

3.缩复作用

子宫体部的肌肉在宫缩时,肌纤维缩短、变宽,收缩之后,肌纤维虽又重新松弛,但不能完全恢复原状而是有一定的程度缩短,这种现象称为缩复作用或肌肉短滞。缩复作用的结果,使子宫体变短、变厚,使宫腔容积逐渐缩小,迫使胎先露不断下降,而子宫下段逐渐被拉长、扩张,并将子宫向外上方牵拉,颈管逐渐消失、展平。

(二)腹肌及膈肌收缩力(腹压)

腹肌及膈肌收缩力是第二产程时娩出胎儿的重要辅助力量。当宫口开全后,胎先露部已下降至阴道。每当宫缩时前羊水囊或胎先露部压迫盆底组织及直肠,反射性地引起排便感,产妇主动屏气,腹肌和膈肌收缩使腹压升高,促使胎儿娩出。腹压必须在第二产程尤其第二产程末期宫缩时运用最有效,过早用腹压不但无效,反而易使产妇疲劳和宫颈水肿,致使产程延长。在第三产程胎盘剥离后,腹压还可以促使胎盘娩出。

(三)肛提肌收缩力

在分娩过程中,肛提肌收缩力可促使胎先露内旋转。当胎头枕部露于耻骨弓下缘时,由于宫缩向下的产力和肛提肌收缩产生的阻力,两者的合力使胎头仰伸和胎儿娩出。

二、产道

产道是胎儿娩出的通道,分骨产道和软产道两部分。

(一)骨产道

骨产道是指真骨盆,其后壁为骶、尾骨,两侧为坐骨、坐骨棘、坐骨切迹及其韧带,前壁为耻骨联合。骨产道的大小、形状与分娩关系密切。骨盆的大小与形态对分娩有直接影响。因此,对于分娩预测,首先了解骨盆情况是否异常。

(1)骨盆各平面及其径线。

(2)骨盆轴。

(3)产轴。

(4)骨盆倾斜度。

(5)骨盆类型:有时会对分娩过程产生重要影响。按 X 线摄影的骨盆入口形态,将骨盆分为四种基本类型:女型、扁平型、类人猿型和男型(图 9-3)。但临床所见多为混合型。

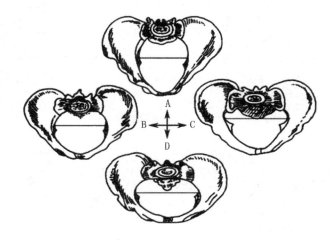

图 9-3 骨盆类型
A.类人猿型骨盆;B.女性型骨盆;C.男性型骨盆;D.扁平型骨盆

(二)软产道

软产道是由子宫下段、宫颈、阴道和盆底软组织构成的管道。在分娩过程中需克服软产道的阻力。

1.子宫下段的形成

子宫下段由非孕时长约为 1 cm 的子宫峡部形成。妊娠 12 周后,子宫峡部逐渐扩展成为子宫腔的一部分,妊娠末期逐渐被拉长形成子宫下段。临产后进一步拉长达 7~10 cm,肌层变薄成为软产道的一部分。由于肌纤维的缩复作用,子宫上段的肌壁越来越厚,下段的肌壁被牵拉越来越薄,由于子宫上下段肌壁的厚、薄不同,在子宫内面两者之交界处有一环形隆起,称为生理性缩复环(图 9-4)。

2.宫颈的变化

(1)宫颈管消失:临产前的宫颈管长约 2 cm,初产妇较经产妇稍长。临产后由于宫缩的牵拉及胎先露部支撑前羊水囊呈楔形下压,致使宫颈管逐渐变短直至消失,成为子宫下段的一部分。初产妇宫颈管消失于宫颈口扩张之前,经产妇因其宫颈管较松软,则两者多同时进行。

(2)宫口扩张:临产前,初产妇的宫颈外口仅容一指尖,经产妇则能容纳一指。临产后宫口扩张主要是宫缩及缩复向上牵拉的结果。此外,前羊水囊的楔形下压也有助于宫颈口的扩张。胎膜多在宫口近开全时自然破裂,破膜后胎先露部直接压迫宫颈,扩张宫口的作用更明显。随着产程的进展,宫口开全(10 cm)时,妊娠足月的胎头方能娩出(图 9-5)。

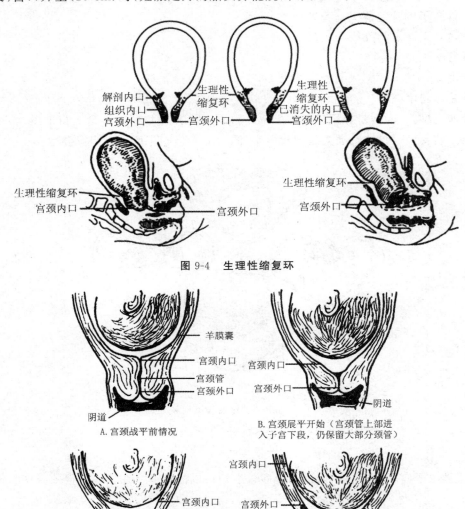

图 9-4　生理性缩复环

图 9-5　宫颈下段形成和宫口扩张

3.骨盆底、阴道及会阴的变化

在分娩过程中,前羊水囊和胎先露部逐渐将阴道撑开,破膜后先露部下降直接压迫骨盆底,软产道下段形成一个向前弯的长筒,前壁短后壁长,阴道外口开向前上方,阴道黏膜皱襞展平使腔道加宽。肛提肌向下及向两侧扩展,肌束分开,肌纤维拉长,使 5 cm 厚的会阴体变成 2～4 mm 薄的组织,以利胎儿通过。阴道及骨盆底的结缔组织和肌纤维,于妊娠晚期增生肥大,血管变粗,血流丰富。于分娩时,会阴体虽然承受一定的压力,若保护不当,也容易造成裂伤。

三、胎儿

足月胎儿在分娩过程必须为适应产道表现出一系列动作,使之能顺利通过产道这一特殊的圆柱形通道。骨盆入口呈横椭圆形,而在中骨盆及骨盆出口则呈前后椭圆形。在分娩过程中,胎头是最重要的因素,只要头能顺利通过产道,一般分娩可以顺利完成,除非胎儿发育过大,则肩或躯干的娩出可能困难。

(一)胎头

胎头为胎儿最难娩出的部分,受压后缩小程度小。胎儿头颅由三个主要部分组成:颜面、颅底及颅顶。颅底由两块颞骨、蝶骨及筛骨所组成。颅顶骨由左右额骨、左右顶骨及枕骨所组成。这些骨缝之间由膜相连接,故骨与骨之间有一定活动余地甚至少许重叠,从而使胎头具有一定适应产道的可塑性,有利于胎头娩出。

胎头颅缝及囟门名称如图9-6所示。①额缝:居于左右额骨之间的骨缝。②矢状缝:左右顶骨之间的骨缝,前后走向,将颅顶分为左右两半,前后端分别连接前、后囟门。通过前囟与额缝连接,通过后囟与人字缝连接。③冠状缝:为顶骨与额骨之间的骨缝,横行,在前囟左右两侧。④人字缝:位于左、右顶骨与枕骨之间,自后囟向左、右延伸。⑤前囟:位于胎儿颅顶前部,为矢状缝、额缝及冠状缝会合之处,呈菱形,面积为 2 cm×3 cm。临产时可用于确定胎儿枕骨在骨盆中的位置。分娩后可持续开放18个月之久才完全骨化,以利脑的发育。⑥后囟:为矢状缝与人字缝连接之处,呈三角形,远较前囟小,产后8~12周骨化。

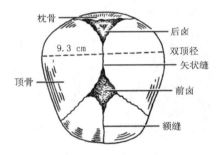

图 9-6　胎头颅缝及囟门

胎儿头颅顶可分为以下各部。①前头:亦称额部,为颅顶前部。②前囟:菱形。③顶部:为前、后囟线以上部分。④后囟:三角形。⑤枕部:在后囟下方,枕骨所在地。⑥下颌:胎儿下颌骨。

胎头主要径线(图9-7):径线命名以解剖部位起止点为度。在分娩过程,胎儿头颅受压,径线长短随之发生变化。

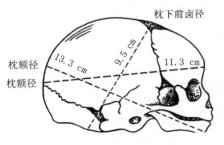

图 9-7　胎头主要径线

(1)胎头双顶径(biparietal diameter,BPD):为双侧顶骨隆起间径,为胎儿头颅最宽径线,妊娠足月平均为 9.3 cm。

(2)枕下前囟径:枕骨粗隆下至前囟中点的长度。当胎头俯屈,颏抵胸前时,胎头以枕下前囟径在产道前进,为头颅前后最小径线,妊娠足月平均为 9.5 cm。

(3)枕额径:枕骨粗隆至鼻根部的距离。在胎头高直位时儿头以此径线在产道中前进,平均为 11.3 cm,较枕下前囟径长。

(4)枕颏径:枕骨粗隆至下颌骨中点间径。颜面后位时,胎头以此径前进,平均为 13.3 cm,远较枕下前囟径长,足月胎儿不可能在此种位置下自然分娩。

(5)颏下前囟径:胎儿下颌骨中点至前囟中点,颜面前位以此径线在产道通过,平均为 10 cm。故颜面前位一般能自阴道分娩。

(二)复胎姿势

复胎姿势指胎儿各部在子宫内所取之姿势。在正常羊水量时,胎儿头略前屈,背略向前弯、下颌抵胸骨。上、下肢屈曲于胸腹前,脐带位于四肢之间。在妊娠期间,如果子宫畸形、产妇腹壁过度松弛或胎儿颈前侧有肿物,胎头可有不同程度仰伸,从而无法以枕下前囟径通过产道而导致头位难产。

(三)胎产式

胎产式指胎儿纵轴与产妇纵轴的关系,可分为纵产式、斜产式与横产式三种。横产式或斜产式为胎儿纵轴与产妇纵轴垂直或交叉,产妇腹部呈横椭圆形,胎头胎臀各在腹部一侧。纵产式为胎儿纵轴与产妇纵轴平行,可以是头先露或臀先露(图 9-8)。

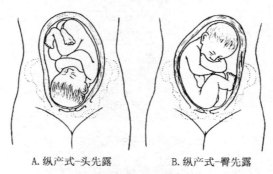

A.纵产式-头先露   B.纵产式-臀先露

图 9-8 头先露或臀先露

(四)胎先露及先露部

胎先露指胎儿最先进入骨盆的部分;最先进入骨盆的部分称为先露部。先露部有三种即头、臀、肩。纵轴位为头先露或臀先露,横轴位或斜轴位为肩先露。如果胎头与胎手同时进入骨盆称为复合先露(图 9-9)。

1.头先露

头先露占足月妊娠分娩的 96%。由于胎头俯屈和仰伸程度不同,可有四种先露部,即枕先露、前囟先露、额先露及面先露。

(1)枕先露:最常见的胎先露部,此时胎头呈俯屈状,胎头以最小径(枕下前囟径)及其周径通过产道(图 9-10)。

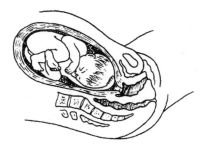

图 9-9　复合先露

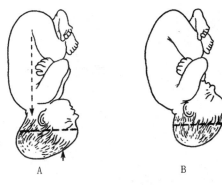

A　　　　　　　　　　　B

图 9-10　枕先露

（2）前囟先露：胎头部分俯屈，胎头矢状缝与骨盆入口前、后径一致，前囟近耻骨或骶骨（高直位，图 9-11）。分娩多受阻。

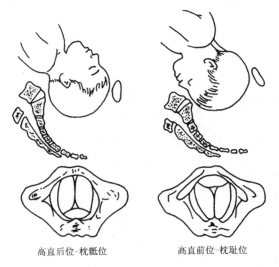

高直后位-枕骶位　　　　　　　　高直前位-枕耻位

图 9-11　胎头高直位

（3）额先露：胎头略仰伸，足月活胎不可能以额先露经阴道分娩。多数人认为，前顶与额先露为分娩过程中一个过渡表现，不能认为是一种肯定的先露，当分娩进展时，胎头俯屈就形成顶先露，仰伸即为面先露。但实际上确有前顶先露与额部先露存在，故还应作为胎先露的一种（图 9-12）。

（4）面先露：胎头极度仰伸，以下为颏及面为先露部（图 9-13）。

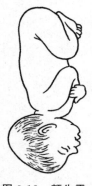

图 9-12　额先露

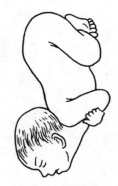

图 9-13　面先露

2.臀先露

臀先露为胎儿臀部先露(图 9-14)。由于先露部不同,可分为单臀先露、完全臀先露及不完全臀先露数种。

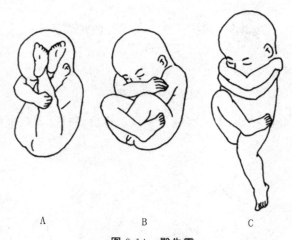

A　　　　　　　B　　　　　　　C

图 9-14　臀先露

A.单臀先露;B.完全臀先露;C.不完全臀先露

(1)单臀先露:为髋关节屈,膝关节伸,先露部只为臀部。

(2)完全臀先露:为髋关节及膝关节皆屈,以至胎儿大腿位于胎儿腹部,小腿肚贴于大腿背侧,阴道检查时可触及臀部及双足。

(3)不完全臀先露:包括足先露和膝先露。足先露为臀先露髋关节伸,一个膝关节或两个膝关节伸,形成单足或双足先露。膝先露为髋关节伸膝关节屈曲。

3.肩先露

胎儿横向,肩为先露部。临产一段时间后往往一只手先脱出,有时也可以是胎儿背、胎儿腹部或躯干侧壁被迫逼出。

(五)胎位或胎方位

胎位为先露部的指示点在产妇骨盆的位置,亦即在骨盆的四相位——左前、右前、左后、右后。枕先露的代表骨为枕骨(occipital,缩写为 O);臀先露的代表骨为骶骨(sacrum,缩写为 S);面先露时为下颏骨(mentum,缩写为 M);肩先露时为肩胛骨(scapula,缩写为 Sc)。

胎位的写法由三方面来表明：①指示点在骨盆的左侧（left，缩写为 L）或右侧（right；缩写为R），简写为左或右。②指示点的名称，枕先露为"枕"，即"O"；臀先露为"骶"，即"S"；面先露为"颏"，即"M"；肩先露为"肩"，即"Sc"；额位即高直位很少见，无特殊代表骨，只写额位及高直位便可。③指示点在骨盆之前、后或横。

如枕先露，枕骨在骨盆左侧，朝前，则胎位为左枕前（LOA），为最常见之胎位。如枕骨位于骨盆左侧边（横），则名为左枕横（LOT），表示胎头枕骨位于骨盆左侧，既不向前也不向后。肩先露时肩胛骨只有左右（亦即胎头所在之侧）或上、下和前、后定位：左肩前、右肩前、左肩后和右肩后。肩先露以肩胛骨朝上或朝后来定胎位。朝前后较易确定，朝上下不如左右易表达，左右又以胎头所在部位易于确定。如左肩前表示胎头在骨盆左侧，（肩胛骨在上），肩（背）朝前。左肩后，胎头在骨盆左侧（肩胛骨在下），肩（背）朝后。

各胎位缩写如下。

（1）枕先露可有 6 种胎位：左枕前（LOA，见图 9-15A）、左枕横（LOT）、左枕后（LOP）、右枕前（ROA）、右枕横（ROT）、右枕后（ROP，见图 9-15B）。

（2）臀先露也有 6 种胎位：左骶前（LSA）、左骶横（LST）、左骶后（LSP，见图 9-15C）、右骶前（RSA）、右骶横（RST）、右骶后（RSP）。

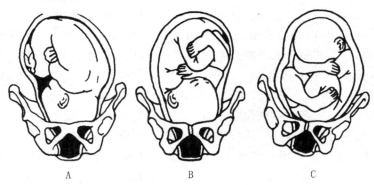

图 9-15　枕先露常见 3 种胎位

A.左枕前位；B.右枕后位；C.左骶后位

（3）面先露也有 6 种胎位：左颏前（LMA）、左颏横（LMT）、左颏后（LMP）、右颏前（RMA）、右颏横（RMT）、右颏后（RMP）。

（4）肩先露也有四种胎位：左肩前（LScA）、左肩后（LScP）、右肩前（RScA）、右肩后（RScP）。

枕、骶、肩胛位置与胎儿背在同一方向，其前位，背亦朝前；颏与胎儿腹在同一方向，其前位，胎背向后。

（六）各种胎先露及胎位发生率

近足月或者已达足月妊娠时，枕先露占 95%，臀先露 3.5%，面先露 0.5%，肩先露 0.5%。有的报道臀先露占 3%～8%，目前我国初产妇比例很大，经产妇，尤其是多产妇很少，所以横产发生率很少。在枕先露中，2/3 枕骨在左侧，1/3 在右侧。臀位在中期妊娠及晚期妊娠的早期比数远较 3%～4%为高，尤其是经产妇。但其中约有 1/3 的初产妇和 2/3 经产妇在近足月时常自然转成头位。

胎头虽然较臀体积大，但臀部及屈曲于躯干前的四肢的总体积显然大于胎头。由于子宫腔似梨形，上部宽大、下部狭小，故为适应子宫的形状，足月胎儿头先露发生比例远高于臀先露。在妊娠 32 周前,羊水量相对较多,胎体受子宫形态的束缚较小,因而臀位率相对较高些,以后羊水量相对减少,胎儿为适应宫腔形状而取头先露。若胎儿脑积水,臀产比例也较高,表明宽大的宫体部较适合容纳较大的胎头。某些子宫畸形,如双子宫、残角子宫中发育好的子宫,宫体部有纵隔形成者,也容易产生臀先露。经产妇反复为臀产者应想到子宫有某种畸形的可能。

(七)胎先露及胎方位的诊断

有四种方法:腹部检查、阴道检查、听诊及超声影像检查。

1.腹部检查

腹部检查为胎先露及胎方位的基本检查方法,简单易行,在大部分产妇可获得正确诊断,但对少见的异常头先露,往往不易确诊。

2.阴道检查

临产前此法不易查清胎先露及胎方位,所以有可能不能确诊;临产后,宫颈扩张,先露部大多已衔接,始能对先露部有较明确了解。阴道检查应在消毒情况下进行,以中、示指查先露部是头、是臀、还是肩部。如为枕先露,宫颈有较大扩张时,可触及骨缝、囟门以明确胎位(颜面位等异常头先露特点及臀位特点在有关难产节中介绍)。宫颈扩张程度越大,胎位检查越清楚。检查胎方位最好先查出矢状缝走向,手指左右横扫,上下触摸可查出一较长骨缝。矢状缝横置则为枕右或枕左横位,如为斜置或前后置,则为枕前位或后位。如前囟在骨盆前部很易摸到,表示枕骨在骨盆后位。前囟在骨盆左前方,为枕右后位;前囟在骨盆右前方为枕左后位。前囟如果在骨盆后面,阴道检查不易触及,尤其胎头下降胎头俯屈必然较重,后囟较小,用手不易查清。胎头受挤压严重时,骨片重叠,骨缝、囟门也不易触清。另一可靠确定胎方位方法为用手触摸胎儿耳郭,耳郭方向指向枕部,这只有在宫颈口完全扩张时方能实行。

阴道检查时还应了解先露部衔接程度。胎头衔接程度在正常情况下随产程进展而加深。胎头下降程度为判断是否能经阴道分娩的重要指标。胎头下降速度在第一产程比较缓慢,而在第二产程胎头继续下降,速度快于第一产程。一般胎头下降程度是以坐骨棘平面来描述。胎儿头颅骨质部平坐骨棘平面时称为"0"位,高于坐骨棘水平时称为"－"位,如高 1 cm,则标为"－1",直到"－3",再高则表示胎头双顶径尚未进入骨盆入口平面,因为骨盆入口平面至坐骨棘平面约为 5 cm,胎头双顶径至胎头顶部约为 3 cm,所以胎头最低骨质部如在坐骨棘平面以上 3 cm,显然胎头双顶径最多是平骨盆入口平面。胎头最低骨质部通过了坐骨棘平面,胎头位置称为"＋"位,低于坐骨棘平面 1 cm 称为"＋1";"＋3"时,胎头最低点已接近骨盆出口,即在阴道下部,因为坐骨棘平面距离骨盆出口亦约为 5 cm(图 9-16)。在正常女性骨盆坐骨棘并不突出于骨盆侧壁,需经反复检查取得经验方能较准确定位。故可考虑另一较简单而大体可了解胎头衔接程度的方法,即用手指经阴道测胎头骨质最低部距阴道处女膜环的距离。若距离为 5 cm,则表示胎头在坐骨棘水平,低于此为正值,高于此为负值。

3.听诊

胎心音位置本身并非诊断胎方位的可靠依据,但可加强触诊的准确性。在枕先露和臀先露,躯干微前屈,胎背较贴近于子宫壁,利于胎心音传导,故在胎儿背部所接触之宫壁处胎心音最强。在颜面位,胎背反屈。胎儿胸部较贴近宫壁,故胎心音在胎儿胸壁侧听诊较清晰。

在枕前位,胎心音一般位于脐与髂前上棘连接中点。枕后位胎心音在侧腹处较明显,有时在小肢体侧听得也清楚。臀位则在脐周围。横位胎心音在枕前位的稍外侧。

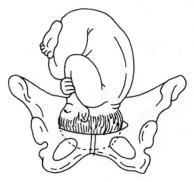

图 9-16　胎头衔接程度

4.超声检查

在腹壁厚、腹壁紧张及羊水过多的情况下,腹部检查等查不清胎先露及胎方位时,超声扫描检查可清楚检查出胎头、躯干、四肢等部位及胎心情况,不但有助于胎先露、胎方位的诊断,也有助于胎儿畸形及大小的诊断。

(八)临产胎儿应激变化

胎头受压情况下,阵缩时给予胎头的压力增高,尤其是破膜之后,在第二产程宫腔内压力可高达 27.0 kPa(200 mmHg)。颅内压为 5.3~7.3 kPa(40~55 mmHg)时,胎心率就可减慢,其原因为中枢神经缺氧,反射性刺激迷走神经。有时胎头受压而无胎心率变慢是因为胎膜未破,胎头逐渐受压而在耐受阈之内,这种阵发性改变对胎儿无损。

四、精神心理因素

随着医学模式的改变,人们已经开始关注社会及心理因素对分娩过程的影响。亲朋好友间关于分娩的负面传闻、电影中的恐惧场面使相当数量的初产妇进入临产后精神处于高度紧张,甚至焦虑恐惧状态。研究表明,产妇在分娩过程中的普遍焦虑和恐惧倾向导致去甲肾上腺素减少,可使宫缩减弱而对疼痛的敏感性增加,强烈的宫缩有加重产妇的焦虑,从而造成恶性循环导致产妇体力消耗过大,产程延长。抑郁情绪与活跃期、第二产程延长及产后出血有一定的相关性。所以在分娩过程中,产妇的精神心理状态可明显的影响产程进展,应予以足够的重视。

（王　欢）

第二节　先兆临产及临产的诊断

当孕妇出现先兆临产时,应及时送至医院,不能因可能为假临产致使时间耽误而错过接产时机;而如果错误地诊断临产,则可能导致不适当的干涉而加强产程,造成孕妇及新生儿损害。

一、先兆临产

分娩发动之前,出现的一些预示孕妇不久将临产的症状称先兆临产。

(一)假临产

孕妇在分娩发动前,由于子宫肌层敏感性增强,常出现不规律宫缩。假临产的特点:①宫缩持续时间短且不恒定,间歇时间长且不规律,宫缩强度不增加;②常在夜间出现而于清晨消失;③宫缩时只能引起下腹部轻微胀痛;④宫颈管不缩短,宫口扩张不明显;⑤给予镇静药物能抑制宫缩。

(二)胎儿下降感

胎儿下降感又称为轻松感、释重感。由于胎先露部下降进入骨盆入口,使宫底位置下降,孕妇感觉上腹部受压感消失,进食量增多,呼吸轻快。

(三)见红

在临产前24~48 h,由于成熟的子宫下段及宫颈不能承受宫腔内压力而被迫扩张,使宫颈内口附着的胎膜与该处的子宫壁分离,毛细血管破裂而少量出血,与宫颈管内的黏液相混合并排出,称为见红,是分娩即将开始的比较可靠征象。若阴道流血超过平时月经量,则不应视为见红,应考虑是否有异常情况出现,如前置胎盘及胎盘早剥等。

(四)阴道分泌物增多

分娩前3周左右,孕妇因体内雌激素水平升高,盆腔充血加剧,子宫颈腺体分泌增加,使阴道排出物增多,一般为水样,易与破水相混淆。

二、临产的诊断

临产开始的重要标志为有规律且逐渐增强的子宫收缩,持续时间30 s或30 s以上,间歇5~6 min,同时伴随进行性宫颈管消失、宫口扩张和胎先露部下降。用镇静药物不能抑制宫缩。

应连续观察宫缩,每次观察时间不能太短,至少要观察3次宫缩。既要严密观察宫缩的频率,持续时间及强度。同时要在无菌条件下行阴道检查,了解宫颈的软度、长度、位置、扩张情况及先露部的位置。国际上常用 Bishop 评分法判断宫颈成熟度(表9-1),估计试产的成功率,满分为13分,>9分均成功,7~9分的成功率为80%,4~6分成功率为50%,≤3分均失败。

表 9-1 Bishop 宫颈成熟度评分法

指标	分数			
	0	1	2	3
宫口开大(cm)	0	1~2	3~4	≥5
宫颈管消退(%)(未消退为2~3 cm)	0~30	40~50	60~70	≥80
先露位置(坐骨棘水平=0)	-3	-2	-1~0	+1~+2
宫颈硬度	硬	中	软	
宫口位置	朝后	居中	朝前	

(王　欢)

第三节 正常产程和分娩的处理

分娩全过程是从开始出现规律宫缩到胎儿、胎盘娩出为止,称分娩总产程,整个产程如下。①第一产程(宫颈扩张期):从间歇5～6 min的规律宫缩开始,到宫颈口开全(10 cm)。初产妇宫颈较紧,宫口扩张较慢,需11～12 h,经产妇宫颈较松,宫口扩张较快,需6～8 h。②第二产程(胎儿娩出期):从宫口开全到胎儿娩出。初产妇需1～2 h,经产妇一般数分钟即可完成,但也有长达1 h者,但不超过1 h。③第三产程(胎盘娩出期):从胎儿娩出后到胎盘娩出,需5～15 min,不超过30 min。

一、第一产程及其处理

(一)临床表现

第一产程的产科变化主要为规律宫缩、宫口扩张、胎头下降及胎膜破裂。

1.规律宫缩

第一产程开始,出现伴有疼痛的子宫收缩,习称"阵痛"。开始时宫缩持续时间较短(20～30 s)且弱,间歇期较长(5～6 min)。随着产程的进展,持续时间渐长(50～60 s)且强度增加,间歇期渐短(2～3 min)。当宫口近开全时,宫缩持续时间可达1 min以上,间歇期仅1 min或稍长。

2.宫口扩张

宫口扩张是临产后规律宫缩的结果。在此期间宫颈管变软、变短、消失,宫颈展平和逐渐扩大。宫口扩张分两期:潜伏期及活跃期。潜伏期是从临产后规律宫缩开始,至宫口扩张到3 cm。此期宫颈扩张速度较慢,平均2～3 h扩张1 cm,需8 h,超过16 h为潜伏期延长。活跃期是指从宫口扩张3 cm至宫口开全。此期宫颈扩张速度显著加快,约需4 h,超过8 h为活跃期延长。活跃期又分为加速期、最大加速期和减速期(图9-17)。加速期是指宫颈扩张3～4 cm,约需1.5 h;最大加速期是指宫口扩张4～9 cm,约需2 h,在产程图上宫口扩张曲线呈直线倾斜上升;减速期是指宫口扩张9～10 cm,约需30 min。宫口开全后,宫口边缘消失,与子宫下段及阴道形成产道。

3.胎头下降

胎头能否顺利下降,是决定能否经阴道分娩的重要观察项目。胎头下降程度以胎头颅骨最低点与坐骨棘平面的关系标明;胎头颅骨最低点平坐骨棘平面时,以"0"表示;在坐骨棘平面上1 cm时,以"-1"表示;在坐骨棘平面下1 cm时,以"+1"表示,余依此类推(图9-18)。一般初产妇在临产前胎头已经入盆,而经产妇临产后胎头才衔接。随着产程的进展,先露部也随之下降。胎头于潜伏期下降不明显,于活跃期下降加快,平均每小时下降0.86 cm。

4.胎膜破裂

胎膜破裂简称破膜,胎儿先露部衔接后,将羊水分隔成前、后两部分,在胎先露部前面的羊水,称前羊水,约100 mL,其形成的囊称前羊水囊。宫缩时前羊水囊楔入宫颈管内,有助于扩张宫口。随着宫缩继续增强,羊膜腔内压力更高,当压力增加到一定程度时胎膜自然破裂。胎膜多在宫口近开全时破裂。

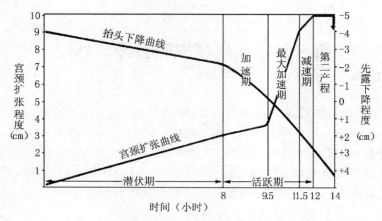

图 9-17　宫颈扩张与胎先露下降曲线分期的关系

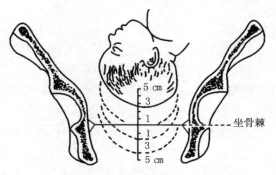

图 9-18　胎头高低的判定

(二)产程观察及处理

入院后首先了解和记录孕妇的病史、全身及产科情况,初步得出是否可以阴道试产或需进行某些处理;外阴部应剃除阴毛,并用肥皂水和温开水清洗;对初产妇及有难产史的经产妇应行骨盆外测量;有妊娠合并症者应给予相应的治疗等。在整个分娩过程中,既要观察产程的变化,也要观察母儿的安危。及时发现异常,尽早处理。

1.子宫收缩

产程中必须连续定时观察并记录宫缩的规律性、持续时间、间歇时间及强度。

(1)触诊法:助产人员将手掌放于产妇腹壁上直接检查,宫缩时宫体部隆起变硬,间歇期松弛变软。并记录下宫缩持续时间、强度、规律性及间歇期时间。每次至少观察 3 次宫缩,每隔 1～2 h 观察一次。

(2)电子胎心监护仪:可客观反映宫缩情况,分为外监护和内监护两种类型。①外监护:临床最常用,适用于第一产程任何阶段。将宫缩压力探头固定在产妇腹壁宫体近宫底部,每隔 1～2 h 连续描记 30 min 或通过显示屏连续观察。外监护容易受运动、体位改变、呼吸和咳嗽的影响,过于肥胖的孕妇不适用。外监护可以准确地记录宫缩曲线,测到宫缩频率和每次宫缩持续的时间,但所记录的宫缩强度不完全代表真正的宫内压力。②内监护:适用于胎膜已破,宫口扩张 1 cm 及以上。将充满生理盐水的塑料导管通过宫颈口越过胎头置入羊膜腔内,外端连接压力探头记录宫缩产生的压力,测定宫腔静止压力及宫缩时压力变化。内监护可以准确测量宫缩频率、持续时间及真正的宫内压力。但宫内操作复杂,有造成感染的可能,故临床上较少应用。

良好的宫缩应是间隔逐渐缩短,持续时间逐渐延长,同时伴有宫颈相应的扩张。国外建议用Montevideo 单位(MU)来评估有效宫缩。其计算方法是计数 10 min 内每次宫缩峰值压力减去基础宫内压力后的压力差之和;或取宫缩产生的平均压力乘以宫缩频率(10 min 内宫缩次数)。该法同时兼顾了宫缩频率及宫缩产生的宫内压力,使宫缩强度的监测有了量化标准。如产程开始时宫缩强度一般为 80~100 MU,相当于 10 min 内有 2~3 次宫缩,每次宫缩平均宫内压力约为 5.3 kPa(40 mmHg);至活跃期正常产程平均宫缩强度可达 200~250 MU,相当于 10 min 内有 4~5 次宫缩,平均宫内压力则在 6.7 kPa(50 mmHg);至第二产程在腹肌收缩的协同下,宫缩强度可进一步升到 300~400 MU,仍以平均宫缩频率 5 次计算,平均宫内压力可达 8.0~10.7 kPa(60~80 mmHg);而从活跃期至第二产程每次宫缩持续时间相应增加不明显,宫缩强度主要以宫内压力及宫缩频率增加为主,用此方法评估宫缩不仅使产妇个体间的比较有了可比性,也使同一个体在产程不同阶段的变化有了更合理的判定标准。活跃期后当宫缩强度<180 MU时,可诊断为宫缩乏力。

2.宫口扩张及胎头下降

描记宫口扩张曲线及胎头下降曲线,是产程图中重要的两项内容,是产程进展的重要标志和指导产程处理的主要依据。可通过肛门检查或阴道检查的方法测得。在国内一般采用肛门检查的方法,当肛门检查有疑问时可消毒外阴做阴道检查。但在国外皆用阴道检查来了解产程进展情况。

(1)肛门检查(简称肛查)。①方法:产妇取仰卧位,两腿屈曲分开,检查前用消毒纸遮盖阴道口避免粪便污染阴道。检查者站于产妇右侧,以戴指套的右手示指蘸取润滑剂后,轻轻置于直肠内,拇指伸直,其余各指屈曲以利示指深入。示指向后触及尾骨尖端,了解尾骨活动度,再触摸两侧坐骨棘是否突出并确定胎头高低,然后用指端掌侧探查宫口,摸清其四周边缘,估计宫颈管消退情况和宫口扩张厘米数。未破膜者在胎头前方可触到有弹性的前羊水囊;已破膜者能直接触到胎头,若无胎头水肿,还能扪清颅缝及囟门位置,确定胎方位。②时间与次数:适时在宫缩时进行,潜伏期每 2~4 h 查一次;活跃期每 1~2 h 查一次。同时也要根据宫缩情况和产妇的临床表现,适当的增减检查的次数。过频的肛门检查可增加产褥感染的机会。研究提示,肛门检查次数≥10 次的产妇,其阴道细菌种数及计数均显著提高,且肛门检查与阴道细菌变化密切相关,即细菌种数及其计数随肛门检查次数的增加而增加。而检查次数过少在产程进展十分迅速时则可能失去准备接生的时间,这在经产妇尤其应注意。③检查内容:宫颈软硬度、位置、厚薄及宫颈扩张程度;是否破膜;骶尾关节活动度,坐骨棘是否突出,坐骨切迹宽度,骶棘韧带的弹性、韧度及盆底组织的厚度;确定胎先露、胎方位及胎头下降程度。

(2)阴道检查。①适应证:于肛查胎先露、宫口扩张及胎头下降程度不清时;疑有脐带先露或脱垂;疑有生殖道畸形;轻度头盆不称经阴道试产 4~6 h 产程进展缓慢者。对产前出血者应慎重,须严格无菌操作,并在检查前做好输液、输血的准备。②方法:产妇排空膀胱后,取截石位,消毒外阴和阴道。检查者戴好口罩,消毒双手,戴无菌手套,铺无菌巾后用左(右)手拇指和示指将阴唇分开,右(左)手示指、中指蘸消毒润滑剂,轻轻插入产妇阴道,注意防止手指触及肛门及大阴唇外侧。因反复阴道检查可增加感染机会,故每次检查应尽量检查清楚,避免反复插入阴道。③内容:测量骨盆对角径、坐骨棘间径、骶骨弧度、耻骨弓和坐骨切迹情况等;胎方位及先露下降程度;宫口扩张程度,软硬度及有无水肿情况;阴道伸展度,有无畸形;会阴厚薄和伸展度等,以决定其分娩方式。

肛查对于了解骨盆腔内的情况比阴道检查更清楚,但肛门检查对宫口、胎先露、胎方位、骨盆入口等情况的了解不及阴道检查直接明了。每次肛查或阴道检查所得的宫颈扩张大小及先露高度的情况均应做详细记录,并绘于产程图上。用红色"○"表示宫颈扩张程度,蓝色"×"表示先露下降水平,每次检查后用红线连接"○",用蓝线连接"×",绘成两条曲线。产程图横坐标标示时间,以小时为单位,纵坐标标示宫颈扩张及先露下降程度,以 cm 为单位。正常情况下宫口开大与胎头下降是并行的,但胎头下降略为滞后。宫口开大的最大加速期是胎头下降的加速期,而胎头下降的最大加速期是在第二产程。对大多数产妇,尤其是初产妇,在宫口开全时胎头应达坐骨棘平面以下。但应指出,有相当一部分产妇胎头下降与宫口开大并不平行。因此,在宫口近开全时,胎头未下降到坐骨棘水平并不意味着不能经阴道分娩。有些产妇在破膜以后胎头才迅速下降,在经产妇尤为常见。1972 年,Philpott 介绍了在产程图上增加警戒线和处理线,其原理是根据活跃期宫颈扩张率不得小于 1 cm 进行产程估算,如果产妇入院时宫颈扩张为 1 cm,按宫颈扩张率每小时 1 cm 计算,预计 9 h 后宫颈将扩张到 10 cm,因此,在产程坐标图上 1 cm 与 10 cm 标志点之处时间相距 9 h 画一斜行连线,作为警戒线,与警戒线相距 4 h 之处再画一条与之平行的斜线作为处理线,两线间为警戒区。临床上实际是以宫颈扩张 3 cm 作为活跃期的起点,因此,可以宫颈扩张 3 cm 标志点处取与之相距 4 cm 的坐标 10 cm 的标志点处画一斜行连线,作为警戒线,与警戒线相距 4 h 之处再画一条与之平行的斜线作为处理线(图 9-19)。两线之间为治疗处理时期,宫颈扩张曲线越过警戒线者应进行处理,一般难产因素可纠正者的产程活跃期不超过正常上限,活跃期经过处理仍超过上限时,常提示难产因素不易纠正,需要再行仔细分析,并及时估计能否从阴道分娩。

3.胎膜破裂及羊水观察

胎膜多在宫口近开全或开全时自然破裂,前羊水流出。一旦胎膜破裂,应立即听胎心,并观察羊水性状、颜色和流出量,记录破膜时间。

羊水粪染与胎儿宫内窘迫的关系目前还有争论。对羊水粪染的发生机制大致可归纳为两种观点,即胎儿成熟理论及胎儿宫内窘迫理论。传统认为羊水粪染是胎儿缺血、缺氧的结果。当胎儿缺血、缺氧时,机体为了保证心、脑等重要脏器的血供,体内循环重新分配,消化系统的血供减少,胃肠道蠕动增加,肛门括约肌松弛,胎粪排出。胎儿成熟理论则认为羊水粪染是一种生理现象。随着妊娠周数增加,胎儿迷走神经张力渐强,胃肠道蠕动渐频,胎粪渐多,羊水粪染率渐增加。

羊水粪染的分度:①Ⅰ度,羊水淡绿色、稀薄;②Ⅱ度,羊水深绿色且较稠或较稀,羊水内含簇状胎粪;③Ⅲ度,羊水黄褐色、黏稠状且量少。Ⅰ度羊水粪染一般不伴有胎儿宫内窘迫,Ⅱ～Ⅲ度羊水粪染考虑有胎儿宫内缺氧的存在。对羊水粪染者应做具体分析,既不要过高估计其严重性,也不要掉以轻心,重要的是应结合其他监测结果,明确诊断,及时处理,以降低围生儿的窒息率。在首次发现羊水粪染时,不论其粪染程度如何,均应做电子胎心监护。若 CST 阳性或者 NST 呈反应型而 OCT 又是阳性,提示胎儿宫内缺氧。如能配合胎儿头皮血 pH 测定而 pH<7.2 时,提示胎儿处于失代偿阶段,需要立即结束分娩。如 CST 为阴性、pH 正常,可暂不过早干预分娩,但必须在电子胎心监护下严密观察产程进展,一旦出现 CST 阳性,则应尽快结束分娩。

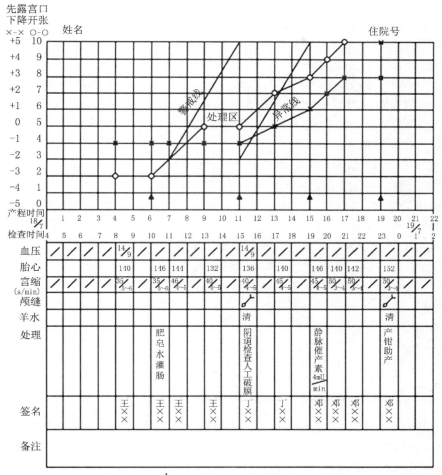

图 9-19 产程

注：↑表示重要处理开始时间；🔧表示大小囟与矢状缝位置以示胎方位；×-×表示阴道助产。

4.胎心

临产后应特别注意胎心变化,可用听诊法、胎心电子监护或胎儿心电图等方法观察。在观察胎心时,应注意胎心的频率、规律性和宫缩之后胎心率的变化及恢复的速度等。胎心的规律性和宫缩对胎心的影响较胎心率的绝对数更重要。

(1)听诊器听取:有普通听诊器、木质听诊器和电子胎心听诊器 3 种,现在通常使用电子胎心听诊器。胎心听取应在宫缩间歇时,宫缩时听诊不能听到胎心。潜伏期应每隔 1 h 听胎心一次,活跃期宫缩较频时,应每 15～30 min 听胎心一次,每次听诊 1 min。如遇有胎心异常,应增加听诊的次数。该法能方便获得每分钟胎心率,但不能分辨胎心率变异、瞬间变化及其与宫缩、胎动的关系。

(2)胎心电子监护:多用外监护描记胎心曲线。将测量胎心的探头置于胎心音最响亮的部分,固定于腹壁上;将测量宫压的探头置于产妇腹壁宫体近宫底部,亦固定于腹壁上。观察胎心率变异及其与宫缩、胎动的关系,每次至少记录 20 min,有条件者可应用胎儿监护仪连续监测胎心率。该法能较客观地判断胎儿在宫内的状态,如脐带受压、胎头受压、胎儿缺氧和(或)酸中毒等。值得注意的是,在胎头入盆、破膜、阴道检查、肛查及做胎儿内监护安放胎儿头皮电极时,可以发生短时间的早期减速,这是由于胎头受骨盆或宫缩压迫所致。

(3)胎儿心电图:分为直接法和间接法,因直接法需宫口开大到一定程度而且破膜后才能进行,并有增加感染的可能性,故较少采用。目前较多采用非侵入性的间接法,一般用三个电极,两个放在产妇的腹壁上,另一个置于产妇的大腿内侧。在分娩过程中如出现 PR 间期明显缩短、ST 段偏高和 T 波振幅加大,是胎儿缺氧的表现。胎儿发生严重的酸中毒时,则 T 波变形。有研究发现,第二产程的胎儿心电图监测与产后胎儿脐动脉血 pH 及血气含量明显相关。

5.胎儿酸血症的监测

胎儿头皮血 pH 与产时异常胎心率的出现,分娩后新生儿脐血 pH 及 Apgar 评分间存在着良好的相关性。因此,胎儿头皮血 pH 被认为是判断胎儿是否存在宫内缺氧的最准确方法。胎儿头皮血 pH 正常值为 7.25～7.35。如 pH 为 7.20～7.24 为胎儿酸血症前期,应警惕有胎儿窘迫可能,此时应给孕妇吸氧。pH<7.20 则表示重度酸中毒,是胎儿危险的征兆,应尽快结束分娩。胎儿头皮血血气分析值在正常各产程中的变化见表 9-2。

表 9-2   胎儿头皮血血气分析值在正常各产程中的变化

类别	第一产程早期	第一产程末期	第二产程
pH	7.33±0.03	7.32±0.02	7.29±0.04
PCO_2(mmHg)	44.00±4.05	42.00±5.10	46.30±4.20
PO_2(mmHg)	21.80±2.60	21.30±2.10	17.00±2.00
HCO_3(mmol/L)	20.10±1.20	19.10±2.10	17.00±2.00
BE(mmol/L)	3.90±1.90	4.10±2.50	6.40±1.80

胎儿的 pH 还受母体 pH 水平的影响。产程中母体饥饿、脱水、体力消耗可致代谢性酸中毒,过度通气可致呼吸性碱中毒,均可影响胎儿。为消除母源性酸中毒对胎儿头皮血血气分析的影响,可根据母儿间血气的差异进行判断。

(1)母子间血气 pH 差值(△pH):<0.15 表示胎儿无酸中毒,0.15～0.20 为可疑,>0.20 为胎儿酸中毒。

(2)母子间碱短缺值:2.0～3.0 mEq/L 表示胎儿正常,>3.0 mEq/L 为胎儿酸中毒。

(3)母子间 Hb 5 g/dL 时的碱短缺值:<0 或由正值变为负值表示胎儿酸中毒。

胎儿头皮血 pH 测定是一种创伤性的检查方法,只能得到瞬时变化而不能连续监测,因而限制了它的应用。当电子胎心监护初筛异常时,可考虑行胎儿头皮血气测定,如临床及胎心监护已确定重度胎儿宫内窘迫,应迅速终止妊娠而抢救胎儿,不必再做头皮血气测定。

6.母体情况观察

(1)生命体征:测量产妇的血压、体温、脉搏和呼吸频率并记录。一般第一产程期间宫缩时血压升高 0.7～1.3 kPa(5～10 mmHg),间歇期恢复原状。应每隔 4～6 h 测量一次。发现血压升高应增加测量次数。

(2)饮食:鼓励产妇少量多次进食,吃高热量、易消化的食物,并注意摄入足够水分,以保证充沛的精力和体力。

(3)活动与休息:宫缩不强且未破膜时,产妇可在室内适当活动,有助于产程进展和减轻产痛。待产时产妇的体位应以产妇感到舒适为准。已破膜者应该卧床,如果胎头已衔接,取平卧位即可,如胎头未衔接或臀位、横位时,应取臀高位,以免发生脐带脱垂。如产妇精神过度紧张,宫缩时喊叫不安,应安慰产妇,在宫缩时指导做深呼吸动作,也可用双手轻揉下腹部或腰骶部。产时镇痛可适当的应用哌替啶 50～100 mg 及异丙嗪 25 mg,可 3～4 h 肌内注射一次。也可选择连续硬膜外麻醉镇痛。

(4)排尿与排便:应鼓励产妇每 2～4 h 排尿一次,以免膀胱充盈影响宫缩及胎头下降。因胎头压迫引起排尿困难者,必要时可导尿。初产妇宫口扩张<4 cm,经产妇宫口扩张<2 cm 时可行温肥皂水灌肠,既能避免分娩时粪便污染,又能反射作用刺激宫缩加速产程进展。但胎膜早破、阴道流血、胎头未衔接、胎位异常、有剖宫产史、宫缩很强估计 1 h 内将分娩者或患严重产科并发症、合并症如心脏病等,均不宜灌肠。

二、第二产程及其处理

(一)临床表现

宫口开全后仍未破膜,常影响胎头的下降,应行人工破膜。破膜后宫缩常暂时停止,产妇略感舒适,随后宫缩重现且较前增强,每次持续时间可达 1 min,间歇期仅为 1～2 min。当胎头降至骨盆出口压迫盆底组织时,产妇有排便感,不由自主向下屏气。随着产程进展,会阴会渐渐膨隆和变薄,肛门松弛。于宫缩时胎头露于阴道口且露出部分不断增大;在宫缩间歇期又缩回阴道内,称为胎头拨露。随产程进展,胎头露出部分逐渐增多,宫缩间歇期胎头不再缩回,称为胎头着冠,此时胎头双顶径超过骨盆出口。会阴极度扩张,应注意保护会阴,娩出胎头。随后胎头复位和外旋转,前肩、后肩和胎体相继娩出,后羊水随之涌出。经产妇第二产程短,有时仅需几次宫缩即可完成胎头娩出。胎儿娩出后产妇顿感轻松。

(二)产程的观察和处理

1.密切监护胎心及产程进展

第二产程宫缩频且强,应密切观察子宫收缩有无异常及胎先露的下降情况。警惕病理性缩复环及强直性子宫收缩的出现,同时密切观察胎心的变化,每 5～10 min 听胎心一次(或间隔2～3 次宫缩听一次胎心)。若有胎心异常,则增加听胎心的次数,有条件者应使用胎心电子监护。尤其应注意观察胎心与宫缩的关系,若第二产程在胎头娩出前,由于脐带受压或受到牵引,可出现变异减速,除非反复多次出现中、重度变异减速,否则不被认为对胎儿有害。如出现胎心变慢且在宫缩后不恢复和恢复慢,应尽快结束分娩。发现第二产程延长,应及时查找原因,采取相应措施尽快结束分娩,避免因胎头长时间受压,引起胎儿窘迫、颅内出血等并发症的发生。

2.指导产妇用力

宫口开全后,医护人员应指导产妇正确用力。方法是让产妇双膝屈曲外展,双脚蹬在产床上,双手握住产床的把手。一旦出现宫缩,产妇深吸气屏住,并向上拉把手,使身体向下用力如排便状,以增加腹压。子宫收缩间期时,产妇呼气,全身肌肉放松,安静休息。当宫缩再次出现时再用同样的屏气用力动作,以加速产程的进展。当胎头着冠后,宫缩时不应再令产妇用力,以免胎头娩出过快而使会阴裂伤。

指导产妇正确用力十分重要,若用力不当使产妇消耗体力或造成不应有的软产道裂伤。尤其应注意的是宫口尚未开全,不可过早屏气用力,因当胎头位置低已深入骨盆到达盆底时,也可使产妇产生排便感并不自觉地用力。但此时用力非但不利于加速产程的进展,反而使宫颈被挤压在骨盆和胎头之间,从而使宫颈循环障碍而造成宫颈水肿,影响宫口开大而造成难产。

3.接产准备

初产妇宫口开全,经产妇宫口扩张 4 cm 且宫缩规律有力时,应将产妇送至产房做好接产准备工作。让产妇仰卧于产床上(或坐于特制的产椅上),两腿屈曲分开,露出外阴部,在臀下放一便盆或塑料布,用消毒纱布球蘸肥皂水擦洗外阴部,顺序是大小阴唇、阴阜、大腿内上 1/3、会阴及肛门周围(图 9-20)。然后用温开水冲掉肥皂水,为防止冲洗液流入阴道,用消毒干纱布盖住阴道口,最后以 0.1%新洁尔灭冲洗或涂以碘伏进行消毒,随后取下阴道的纱布球和臀下的便盆或塑料布,铺以消毒巾于臀下。接产者按无菌操作常规洗手后,穿手术衣及戴手套,打开产包,铺好消毒巾,准备接产。

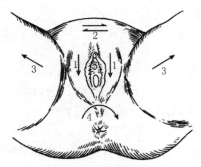

图 9-20　外阴消毒顺序

4.接产的要领

产妇必须与接产者充分合作;保护会阴的同时协助胎头俯屈,让胎头以最小的径线(枕下前囟径)在宫缩间歇时缓慢的通过阴道口,是预防会阴撕裂的关键;控制胎肩娩出速度,胎肩娩出时也要注意保护会阴。

5.产妇的产位

分娩时产妇的体位可分为仰卧位和坐位两种。

(1)仰卧位分娩:目前国内多数产妇分娩取仰卧位。①其优点:有利于经阴道助产手术的操作,如会阴切开术、胎头吸引术、产钳术等;对新生儿处理较为便利。但从分娩的生理来说,并非理想体位。②其缺点:妊娠子宫压迫下腔静脉,使回心血量减少,产妇可出现仰卧位低血压;仰卧位使骨盆的可塑性受限且宫缩的效率较低,从而增加难产的机会;胎儿的重力失去应有的作用,并导致产程延长;增加产妇的不安和产痛等。

基于上述原因,仰卧位分娩时继发性宫缩乏力和胎儿窘迫的发生率较坐位分娩高,异常分娩也较多。所以它不是理想的分娩体位。

(2)坐位分娩。①优点:可提高宫缩效率,缩短产程。由于胎儿的纵轴和产轴一致,故能充分发挥胎儿的重力作用,可使抬头对宫颈的压力增加。由于子宫胎盘的血供改善,也可使宫缩加强,胎儿窘迫和新生儿窒息的发生率降低。可减少骨盆的倾斜度,有利于胎头入盆和分娩机制的顺利完成。X 线检查表明,由于仰卧位改坐位时,可使坐骨棘间距平均增加 0.76 cm。骨盆出口前后径增加 1~2 cm,骨盆出口面积平均增加 28%。产妇分娩时感觉较舒适,由于产妇在分娩过程中可以环视周围的一切,并与医护人员保持密切联系,可减轻其紧张和不安的情绪。②缺点:分娩时间不宜过长,否则易发生阴部水肿;坐位分娩时胎头娩出较快,易造成新生儿颅内出血及阴道、会阴裂伤;接生人员须保护会阴和新生儿处理不便,这也是目前坐位分娩较少采用的主要原因。

　　自 20 世纪 80 年代以来,已对坐式产床做了不少的改进,其基本的构造包括靠背、坐椅、扶手和脚踏板等部分。产床的靠背部分是可调节的,在分娩过程中可根据宫缩的情况和胎头下降的程度适当的调整靠背的角度。在胎头即将娩出时可将靠背放平使产妇改为仰卧位,以便于助产者保护会阴和控制胎头娩出的速度。初产妇宫口开全或近开全,经产妇宫口开大 8 cm 时,在坐式产床上就坐,靠背角度为 60°～80°。在上坐式产床后 1 h 内分娩最好,时间过长容易引起会阴水肿。

　　6.接产步骤

　　接产者站在产妇的右侧,当胎头拨露使阴唇后联合紧张时,开始保护会阴。具体方法:在会阴部盖上一块消毒巾,接产者右肘支在产床上,右手拇指与其余四指分开,每当宫缩时以手掌大鱼际肌向内上方托住会阴部,同时左手应轻轻下压胎头枕部,协助胎头俯屈,且使胎头缓慢下降。宫缩间歇期,保护会阴的右手应当松弛,以免压迫过久引起会阴部水肿。当胎头枕部在耻骨弓下露出时,左手应按分娩机制协助胎头仰伸。此时若宫缩强,应嘱产妇张口哈气以缓解腹压的作用,让产妇在宫缩间歇期使稍向下屏气,以使胎头缓慢娩出。胎头娩出后,右手仍须保护会阴,不要急于娩出胎肩,而应先以左手自其鼻根向下颌挤压,挤出口、鼻内的黏液和羊水,然后协助胎头复位及外旋转,使胎儿双肩径与骨盆出口前后径相一致。接产者的左手将胎儿颈部向下轻压,使前肩自耻骨弓下先娩出,继之再托胎颈向上,使后肩从会阴前缘缓慢娩出。双肩娩出后,保护会阴的右手方可离开会阴部。最后双手协助胎体和下肢相继以侧位娩出,并记录胎儿娩出时间(图 9-21)。

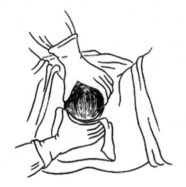
A.保护会阴,协助胎头俯屈

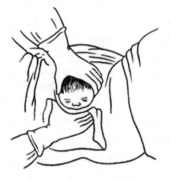
B.协助胎头仰伸

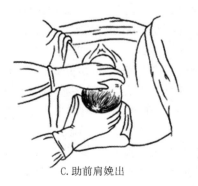
C.助前肩娩出

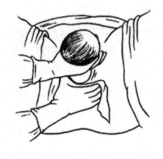
D.助后肩娩出

图 9-21　接产步骤

胎儿娩出后1~2 min断扎脐带。若当胎头娩出时,见脐带绕颈一周且较松时,可用手将脐带顺胎肩推下或从胎头滑下。若脐带绕颈过紧或绕颈两周或两周以上,可先用两把血管钳将脐带一段夹住并从中间剪断,注意勿伤及胎儿颈部,待松弛脐带后协助胎肩娩出(图9-22)。

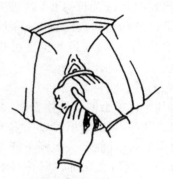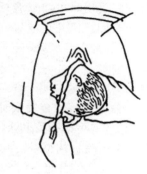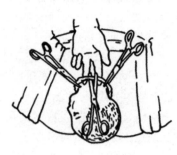

A. 将脐带顺肩部推上　　　　B. 把脐带从头上退下　　　　C. 用两把血管钳夹住,从中间剪断

图9-22　脐带绕颈的处理

7.会阴裂伤的诱因及预防

(1)会阴裂伤的诱因:会阴水肿、会阴过紧缺乏弹力、耻骨弓过低、胎儿过大、胎儿娩出过快等,均易造成会阴撕裂。

(2)会阴裂伤的预防:①指导产妇分娩时正确用力,防止胎儿娩出过快。②及时发现会阴、产道的异常,选择合适的分娩方式。如会阴坚韧、水肿或瘢痕形成,估计会造成严重裂伤时,可做较大的会阴切开术或改行剖宫产术。③提高接生操作技术,正确保护会阴。④初产妇行阴道助产前应做会阴切开,切开大小根据胎儿大小及会阴组织的伸展性。助产时术者与助手要密切配合,要求胎头以最小径线通过会阴且不能分娩过快、过猛。

8.会阴切开

(1)会阴切开的指征:会阴过紧或胎儿过大,产钳或吸引器助产,估计分娩时会阴撕裂不可避免者,或母儿有病理情况急需结束分娩者。

(2)会阴切开的时间:①一般在宫缩时可看到胎头露出外阴口3~4 cm时切开,可以防止产后盆底肌松弛,避免膀胱膨出,直肠膨出及尿失禁;②也有主张胎头着冠时切开,可以减少出血;③决定手术助产时切开。过早的切开不仅无助于胎儿的娩出,反而会导致出血量的增加。

(3)会阴切开术:常用以下两种术式。①会阴左侧后-侧切开术:阴部神经阻滞及局部浸润麻醉生效后,术者于宫缩时以左手食中两指伸入阴道内撑起左侧阴道壁,右手用钝头剪刀自会阴后联合中线向左侧45°,在宫缩开始时剪开会阴4~5 cm。若会阴高度膨隆则需外旁开60°~70°。若会阴体短则以阴唇后联合上0.5 cm处为切口起点。会阴侧切时切开球海绵体肌,会阴深、浅横肌及部分肛提肌,切开后用纱布压迫止血。此法可充分扩大阴道口,适于胎儿较大及辅助难产手术,其缺点为出血多,愈合后瘢痕较大。②会阴正中切开术:局部浸润麻醉后,术者于宫缩时沿会阴后联合正中垂直剪开2 cm。此法切开球海绵体肌及中心腱,出血少,术后组织肿胀疼痛轻微。但切口有自然延长撕裂肛门括约肌危险,胎儿大或接产技术不熟练者不宜采用。

(4)会阴缝合:一般是在胎盘娩出后,检查软产道有无裂伤,然后缝合会阴切口。会阴缝合的关键必须彻底止血,重建解剖结构。缝合完毕后,亦行肛指检查缝线是否穿过直肠黏膜,如确有缝线穿过黏膜,则应拆除重缝。

三、第三产程及其处理

(一)胎盘剥离的机制

胎儿娩出后,子宫底降至脐平,产妇有轻松感,宫缩暂停数分钟后再次出现。由于子宫腔容积突然明显缩小,而胎盘不能相应的缩小而与子宫壁发生错位而剥离,剥离面出血,形成胎盘后血肿。由于子宫继续收缩,剥离面积继续扩大,直至胎盘完全剥离而娩出。

(二)胎盘剥离的征象

(1)子宫体变硬呈球形,胎盘剥离后降至子宫下段,下段被扩张,子宫体呈狭长形被推向上,宫底升高达脐上。

(2)剥离的胎盘降至子宫下段,使阴道口外露的一段脐带自行延长。

(3)若胎盘从边缘剥离时有少量阴道流血,若胎盘从中间剥离时则无阴道流血。

(4)用手掌尺侧在产妇耻骨联合上方轻压子宫下段时,子宫体上升而外露的脐带不再回缩(图 9-23)。

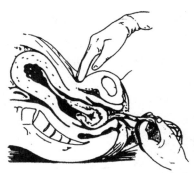

图 9-23　胎盘剥离后在耻骨联合上方压子宫,脐带不再回缩

(三)胎盘娩出方式

胎盘剥离和娩出的方式有两种。

1.胎儿面娩出式

胎儿面娩出式即胎盘以胎儿面娩出。胎盘从中央开始剥离,然后向周围剥离,剥离血液被包于胎膜内。其特点是胎盘先娩出,随后见少量的阴道流血。这种娩出方式多见。

2.母体面娩出式

母体面娩出式即胎盘以母体面娩出。胎盘从边缘开始剥离,血液沿剥离面流出,最后整个胎盘反转娩出。其特点是先有较多的阴道流血随后胎盘娩出,这种方式较少。

(四)第三产程的处理

1.协助胎盘胎膜娩出

正确处理胎盘娩出,可减少产后出血的发生率。为了使胎盘迅速剥离减少出血,可在胎肩娩出后,静脉注射缩宫素 10 U。接产者切忌在胎盘尚未完全剥离之前,用手按揉、下压宫底或牵拉脐带,以免引起胎盘部分剥离出血或拉断脐带,甚至造成子宫内翻。当确认胎盘完全剥离时,于宫缩时以左手握住宫底(拇指置于子宫前壁,其余四指放在子宫后壁)并按压,同时右手轻拉脐带、协助娩出胎盘(图 9-24)。

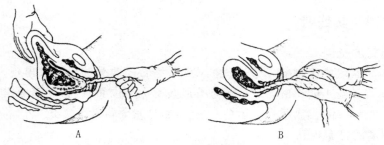

图 9-24　协助胎盘胎膜娩出

当胎盘娩出至阴道口时,接产者用双手捧住胎盘,向一个方向旋转并缓慢向外牵拉,协助胎膜完整剥离娩出。若在胎盘娩出过程中,发现胎膜部分断裂,可用血管钳夹住断裂上端的胎膜,再继续向原方向旋转,直至胎膜完全娩出。胎盘胎膜娩出后,按摩子宫刺激其收缩以减少出血。在按摩子宫的同时注意观察出血量。

2.检查胎盘胎膜

将胎盘铺平,先检查胎盘母体面的胎盘小叶有无缺损,疑有缺损时可用 Küstener 牛乳测试法(从脐静脉注入牛乳,若见牛乳自胎盘母体面溢出,则溢出部位为胎盘小叶缺损部位)。然后将胎盘提起,检查胎膜是否完整。再检查胎盘胎儿面边缘有无血管断裂,以便及时发现副胎盘。副胎盘为另一个小胎盘与正常的胎盘分离,但两者间有血管相连(图 9-25)。若有副胎盘、部分胎盘残留或大块胎膜残留,应无菌操作将手伸入宫腔内取出残留组织。若仅有少量胎膜残留,可给予子宫收缩剂待其自然排出。详细记录胎盘娩出时间、方式及胎盘大小和重量。胎盘娩出后子宫呈强直性收缩,硬如球状,阴道出血很少。

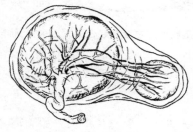

图 9-25　副胎盘

3.检查软产道

胎盘娩出后,应仔细检查软产道(包括会阴、小阴唇内侧、尿道口周围、前庭、阴道和宫颈)有无裂伤。如有裂伤应立即按原来的解剖位置或层次逐层缝合。

4.预防产后出血

正常分娩出血量多不超过 300 mL。对既往有产后出血史或易发生产后出血的产妇(如分娩次数≥5 次的多产妇、多胎妊娠、羊水过多、滞产等),可在胎儿前肩娩出后静脉注射麦角新碱 0.2 mg,或缩宫素 10 U 加于 25%葡萄糖液 20 mL 内静脉注射;也可在胎儿娩出后,立即经胎盘部脐静脉快速注入加入 10 U 缩宫素的生理盐水 20 mL,均能促使胎盘迅速剥离减少出血。若胎盘尚未完全剥离而阴道出血多时,应行手取胎盘术。若胎儿已娩出 30 min,胎盘仍未排出,出血不多时,应排空膀胱,再轻轻按压子宫及静脉注射缩宫素,仍不能使胎盘排出时,再行手取胎盘术。若胎盘娩出后出血多时,可经下腹部直接注入宫体肌壁内或肌内注射麦角新碱 0.2～

0.4 mg,并将缩宫素 20 U 加于 5% 葡萄糖液 500 mL 内静脉滴注。

　　手取胎盘时若发现宫颈内口较紧者,应肌内注射阿托品 0.5 mg 及哌替啶 100 mg。术者须更换手术衣及手套,外阴再次消毒后,将一手手指并拢呈圆锥状直接伸入宫腔。手掌面向着胎盘母体面,手指并拢以手掌尺侧缘缓慢将胎盘从边缘开始逐渐自子宫壁分离,另一手在腹部压宫底(图 9-26)。待确认胎盘已全部剥离方可取出胎盘,取出后立即肌内注射子宫收缩剂。注意操作必须轻柔,避免暴力强行剥离或用手抓挖宫壁,防止子宫破裂。若找不到疏松的剥离面,不能分离者,可能是植入性胎盘,不应强行剥离。取出的胎盘立即检查是否完整,若有缺损应再次以手伸入宫腔清除残留胎盘及胎膜,应尽量减少进出宫腔次数。必要时可用大刮匙刮宫。

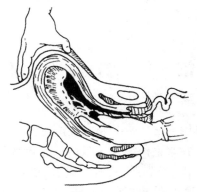

图 9-26　手取胎盘术

5.产后观察

　　分娩结束后,应仔细收集并记录产时的出血量。产妇应继续留产房观察 2 h,注意产妇的一般情况、子宫收缩、子宫底高度、膀胱充盈情况、阴道流血量、会阴及阴道有无血肿等,发现异常情况及时处理。产后 2 h,将产妇和新生儿送回病房。

（王　欢）

第十章

异 常 分 娩

第一节 胎位异常

胎位异常是造成难产的常见因素之一。分娩时枕前位约占90％，而胎位异常约占10％。其中胎头位置异常居多。有因胎头在骨盆内旋转受阻的持续性枕横位、持续性枕后位。有因胎头俯屈不良呈不同程度仰伸的面先露、额先露；还有高直位、前不均倾位等。总计占6％～7％，胎产式异常的臀先露占3％～4％，肩先露极少见。此外，还有复合先露。

一、持续性枕横位

在分娩过程中，胎头以枕后位或枕横位衔接，在下降过程中，强有力的宫缩多能使胎头向前转135°或90°，转成枕前位而自然分娩。如胎头持续不能转向前方，直至分娩后期，仍然位于母体骨盆的后方或侧方，致使发生难产者，称为持续性枕后位(图 10-1)或持续性枕横位(persistent occipito transverse position，POTP)，持续性枕后位(persistent occipito posterior position，POPP)。

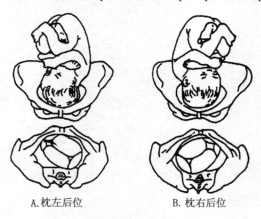

A.枕左后位　　　　　　　　B.枕右后位

图 10-1　持续性枕后位

(一)原因

1.骨盆狭窄

男人型骨盆或类人猿型骨盆，其特点是入口平面前半部较狭窄，后半部较宽大，胎头较容易以枕后位或枕横位衔接,又常伴中骨盆狭窄,影响胎头在中骨盆平面向前旋转,致使成为持续性枕后位或持续性枕横位。

2.胎头俯屈不良

如胎头以枕后位衔接,胎儿脊柱与母体脊柱接近,不利于胎头俯屈,胎头前囟成为胎头下降的最低部位,而最低点又常转向骨盆前方,当前囟转至前方或侧方时,胎头枕部转至后方或侧方,形成持续性枕后位或持续性枕横位。

(二)诊断

1.临床表现

临产后,胎头衔接较晚或俯屈不良,由于枕后位的胎先露部不易紧贴宫颈和子宫下段,常导致宫缩乏力及宫颈扩张较慢;因枕骨持续位于骨盆后方压迫直肠,产妇自觉肛门坠胀及排便感,致使宫口尚未开全时,过早使用腹压,容易导致宫颈前唇水肿和产妇疲劳,影响产程进展,常导致第二产程延长。

2.腹部检查

头位胎背偏向母体的后方或侧方,母体腹部的 2/3 被胎体占有,而肢体占 1/3 者为枕前位,胎体占 1/3 而肢体占 2/3 为枕后位。

3.阴道(肛门)检查

宫颈部分扩张或开全时,感到盆腔后部空虚,胎头矢状缝位于骨盆斜径上,前囟在骨盆右前方,后囟(枕部)在骨盆左后方为枕左后位,反之为枕右后位;当发现产瘤(胎头水肿)、颅骨重叠,囟门触不清时,需借助胎儿耳郭及耳屏位置及方向判定胎位。若耳郭朝向骨盆后方,则可诊断为枕后位;若耳郭朝向骨盆侧方,则为枕横位。

4.B超检查

根据胎头颜面及枕部的位置,可以准确探清胎头位置以明确诊断。

(三)分娩机制

胎头多以枕横位或枕后位衔接。如在分娩过程中,不能转成枕前位时,可有以下两种分娩机制。

1.枕左后(枕右后)

胎头枕部到达中骨盆向后行 45°内旋转,使矢状缝与骨盆前后径一致,胎儿枕部朝向骶骨成枕后位。其分娩方式有两种。

(1)胎头俯屈较好:当胎头继续下降至前囟抵达耻骨弓下时,以前囟为支点,胎头俯屈,使顶部和枕部自会阴前缘娩出,继之胎头仰伸,相继由耻骨联合下娩出额、鼻、口、颏。此种分娩方式为枕后位经阴道分娩最常见的方式(图 10-2A)。

(2)胎头俯屈不良:当鼻根出现在耻骨联合下缘时,以鼻根为支点,胎头先俯屈,从会阴前缘娩出前囟、顶及枕部,然后胎头仰伸,使鼻、口、颏部相继由耻骨联合下娩出(图 10-2B)。因胎头以较大的枕额周径旋转,胎儿娩出困难,多需手术助产。

2.枕横位

部分枕横位于下降过程中无内旋转动作,或枕后位的胎头枕部仅向前旋转 45°成为持续性枕横位,多数须徒手将胎头转成枕前位后自然或助产娩出。

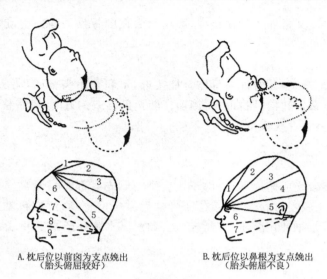

A. 枕后位以前囟为支点娩出
（胎头俯屈较好）

B. 枕后位以鼻根为支点娩出
（胎头俯屈不良）

图 10-2　枕后位分娩机制

（四）对母儿的影响

1. 对产妇的影响

常导致继发宫缩乏力，产程延长，常须手术助产；且容易发生软产道损伤，增加产后出血及感染的机会；如胎头长时间压迫软产道，可发生缺血、坏死、脱落，形成生殖道瘘。

2. 对胎儿的影响

由于第二产程延长和手术助产机会增多，常引起胎儿窘迫和新生儿窒息，使围生儿发病率和死亡率增高。

（五）治疗

1. 第一产程

严密观察产程，让产妇朝向胎背侧方向侧卧，以利胎头枕部转向前方。如宫缩欠佳，可静脉滴注缩宫素。宫口开全之前，嘱产妇不要过早屏气用力，以免引起宫颈水肿而阻碍产程进展。如果产程无明显进展，或出现胎儿窘迫，需行剖宫产术。

2. 第二产程

如初产妇已近 2 h，经产妇已近 1 h，应行阴道检查，再次判断头盆关系，决定分娩方式。当胎头双顶径已达坐骨棘水平面或更低时，可先行徒手转儿头，待枕后位或枕横位转成枕前位，使矢状缝与骨盆出口前后径一致，可自然分娩，或阴道手术助产（低位产钳或胎头吸引器）；如转成枕前位有困难时，也可向后转成正枕后位，再以低产钳助产，但以枕后位娩出时，须行较大侧切，以免造成会阴裂伤。如胎头位置较高，或疑头盆不称，均需行剖宫产术，中位产钳禁止使用。

3. 第三产程

因产程延长，易发生宫缩乏力，故胎盘娩出后立即肌内注射宫缩剂，防止产后出血；有软产道损伤者，应及时修补；应重点监护新生儿；手术助产及有软产道裂伤者，产后给予抗生素预防感染。

二、高直位

胎头以不屈不仰姿势衔接于骨盆入口，其矢状缝与骨盆入口前后径一致，称为高直位。是一种特殊的胎头位置异常：胎头的枕骨在母体耻骨联合的后方，称高直前位，又称枕耻位(图 10-3)；胎头枕骨位于母体骨盆骶岬前，称高直后位，又称枕骶位(图 10-4)。

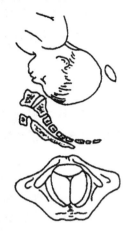

图 10-3　高直前位(枕耻位)

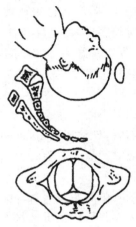

图 10-4　高直后位(枕骶位)

(一)诊断

1.临床表现

临产后胎头不俯屈，胎头进入骨盆入口的径线增大，胎头迟迟不能衔接，胎头下降缓慢或停滞，宫颈扩张也缓慢，致使产程延长。

2.腹部检查

枕耻位时，胎背靠近腹前壁，不易触及胎儿肢体，胎心位置稍高在腹中部听得较清楚；枕骶位时，胎儿小肢体靠近腹前壁，有时在耻骨联合上方，可清楚地触及胎儿下颏。

3.阴道检查

阴道检查发现胎头矢状缝与骨盆前后径一致，前囟在耻骨联合后，后囟在骶骨前，为枕骶位，反之为枕耻位。由于胎头紧嵌于骨盆入口处，妨碍胎头与宫颈的血液循环，阴道检查时常可发现产瘤，其范围与宫颈扩张程度相符合。一般直径为 3～5 cm，产瘤一般在两顶骨之间，因胎头有不同程度的仰伸所致。

(二)分娩机制

1.枕耻位

如胎儿较小，宫缩强，可使胎头俯屈、下降，双顶径达坐骨棘平面以下时，可能经阴道分娩；但胎头俯屈不良而无法入盆时，须行剖宫产。

2.枕骶位

胎背与母体腰骶部贴近，妨碍胎头俯屈及下降，使胎头处于高浮状态，迟迟不能入盆。

(三)治疗

1.枕耻位

可给予试产，加速宫缩，促使胎头俯屈，有望阴道分娩或手术助产，如试产失败，应行剖宫产。

2.枕骶位

一经确诊，应行剖宫产。

三、枕横位中的前不均倾位

头位分娩中,胎头不论采取枕横位、枕后位或枕前位通过产道,均可发生不均倾势(胎头侧屈),枕横位时较多见,枕前位与枕后位时较罕见。而枕横位的胎头(矢状缝与骨盆入口横径一致)如以前顶骨先入盆,则称为前不均倾。

(一)诊断

1.临床表现

因胎头迟迟不能入盆,宫颈扩张缓慢或停滞,使产程延长,前顶骨紧嵌于耻骨联合后方压迫尿道和宫颈前唇,导致尿潴留,宫颈前唇水肿及胎膜早破。胎头受压过久,可出现胎头水肿,又称产瘤。左枕横时产瘤于右顶骨上;右枕横时产瘤于左顶骨上。

2.腹部检查

前不均倾时胎头不易入盆。临产早期,于耻骨联合上方可扪到前顶部,随产程进展,胎头继续侧屈使胎头与胎肩折叠于骨盆入口处,因胎头折叠于胎肩之后,使胎肩高于耻骨联合平面,于耻骨联合上方只能触到一侧胎肩而触不到胎头。

3.阴道检查

胎头矢状缝在骨盆入口横径上,向后移靠近骶岬,同时前后囟一起后移,前顶骨紧紧嵌于耻骨联合后方,致使盆腔后半部空虚,而后顶骨大部分嵌在骶岬之上(图10-5)。

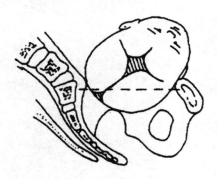

图10-5　前不均倾位

(二)分娩机制

以枕横位入盆的胎头侧屈,多数以后顶骨先入盆,滑入骶岬下骶骨凹陷区,前顶骨再滑下去,至耻骨联合成为均倾姿势;少数以前顶骨先入盆,由于耻骨联合后面平直,前顶骨受阻,嵌顿于耻骨联合后面,而后顶骨架在骶岬之上,无法下降入盆。

(三)治疗

一经确诊为前不均倾位,应尽快行剖宫产术。

四、面先露

面先露多于临产后发现,因胎头极度仰伸,使胎儿枕部与胎背接触。面先露以颏为指示点,有颏左前、颏左横、颏左后、颏右前、颏右横和颏右后六种胎位。以颏左前和颏右后多见,经产妇多于初产妇。

(一)诊断

1.腹部检查

因胎头极度仰伸入盆受阻,胎体伸直,宫底位置较高。颏左前时,在母体腹前壁容易扪及胎儿肢体,胎心由胸部传出,故在胎儿肢体侧的下腹部听得清楚。颏右后时,于耻骨联合上方可触及胎儿枕骨隆突与胎背之间有明显的凹陷,胎心遥远而弱。

2.阴道(肛门)检查

阴道检查可触到高低不平、软硬不均的颜面部,如宫口开大时,可触及胎儿的口、鼻、颧骨及眼眶,并根据颏部所在位置确定其胎位。

(二)分娩机制

1.颏左前

胎头以仰伸姿势入盆、下降,胎儿面部达骨盆底时,胎头极度仰伸,颏部为最低点,故转向前方。胎头继续下降并极度仰伸,当颏部自耻骨弓下娩出后,极度仰伸的胎颈前面处于产道的小弯(耻骨联合),胎头俯屈时,胎头后部能够适应产道的大弯(骶骨凹),使口、鼻、眼、额、前囟及枕部自会阴前缘相继娩出(图 10-6),但产程明显延长。

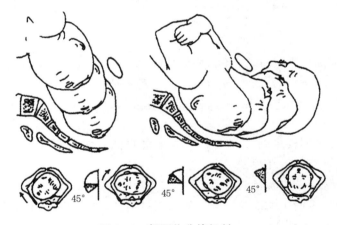

图 10-6 颜面位分娩机制

2.颏右后

胎儿面部达骨盆底后,有可能经内旋转 135°以颏左前娩出(图 10-7A)。如因内旋转受阻,成为持续性颏右后,胎颈极度伸展,不能适应产道的大弯,足月活胎不能经阴道娩出(图 10-7B)。

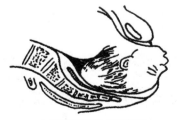
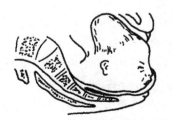

A.颏前位可以自然娩出　　　　B.持续性颏后位不能自然娩出

图 10-7 颏前位及颏后位分娩

（三）对母儿的影响

1.对产妇的影响

颏左前时因胎儿面部不能紧贴子宫下段及宫颈，常引起宫缩乏力，致使产程延长，颜面部骨质不能变形，易发生会阴裂伤。颏右后可发生梗阻性难产，如不及时发现，准确处理，可导致子宫破裂，危及产妇生命。

2.对胎儿和新生儿的影响

胎儿面部受压变形，颜面皮肤发绀、肿胀，尤以口唇为著，影响吸吮，严重时会发生会厌水肿影响呼吸和吞咽。新生儿常于出生后保持仰伸姿势达数天之久。

（四）治疗

1.颏左前

如无头盆不称，产力良好，经产妇有可能自然分娩或行产钳助娩；初产妇有头盆不称或出现胎儿窘迫征象时，应行剖宫产。

2.颏右后

颏右后应行剖宫产术。如胎儿畸形，无论颏左前或颏右后，均应在宫口开全后，全麻下行穿颅术结束分娩，术后常规检查软产道，如有裂伤，应及时缝合。

五、臀先露

臀先露是最常见的异常胎位，占妊娠足月分娩的 3%～4%。因胎头比胎臀大，且分娩时后出胎头无法变形，往往娩出困难；加之脐带脱垂较常见，使围生儿死亡率增高，为枕先露的 3～8 倍。臀先露以骶骨为指示点，有骶左前、骶左横、骶左后、骶右前、骶右横和骶右后 6 种胎位。

（一）原因

妊娠 30 周前，臀先露较多见，妊娠 30 周后，多能自然转成头先露。持续为臀先露原因尚不十分明确，可能的因素有以下几种。

1.胎儿在宫腔内活动范围过大

羊水过多，经产妇腹壁松弛以及早产儿羊水相对偏多，胎儿在宫腔内自由活动形成臀先露。

2.胎儿在宫腔内活动范围受限

子宫畸形（如单角子宫、双角子宫等）、胎儿畸形（如脑积水等）、双胎、羊水过少、脐带缠绕致脐带相对过短等均易发生臀先露。

3.胎头衔接受阻

狭窄骨盆、前置胎盘、肿瘤阻塞盆腔等，也易发生臀先露。

（二）临床分类

根据胎儿两下肢的姿势分为以下几种。

1.单臀先露或腿直臀先露

胎儿双髋关节屈曲，双膝关节直伸。以臀部为先露，最多见。

2.完全臀先露或混合臀先露

胎儿双髋关节及膝关节均屈曲，有如盘膝坐，以臀部和双足为先露，较多见。

3.不完全臀先露

胎儿以一足或双足、一膝或双膝或一足一膝为先露，膝先露是暂时的，随产程进展或破水后发展为足先露，较少见。

（三）诊断

1.临床表现

孕妇常感肋下有圆而硬的胎头，由于胎臀不能紧贴子宫下段及宫颈，常导致宫缩乏力，宫颈扩张缓慢，致使产程延长。

2.腹部检查

子宫呈纵椭圆形，胎体纵轴与母体纵轴一致，在宫底部可触到圆而硬、按压有浮球感的胎头；而在耻骨联合上方可触到不规则、软且宽的胎臀，胎心在脐左（或右）上方听得最清楚。

3.阴道（肛门）检查

在肛查不满意时，阴道检查可扪及软而不规则的胎臀或触到胎足、胎膝，同时了解宫颈扩张程度及有无脐带脱垂发生。如胎膜已破，可直接触到胎臀，外生殖器及肛门，如触到胎足时，应与胎手相鉴别（图 10-8）。

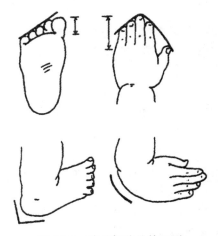

图 10-8　胎手与胎足的区别

4.B超检查

B超能准确探清臀先露类型与胎儿大小、胎头姿势等。

（四）分娩机制

在胎体各部中，胎头最大，胎肩小于胎头，胎臀最小。头先露时，胎头一经娩出，身体其他部分随即娩出，而臀先露时则不同，较小而软的胎臀先娩出，最大的胎头则最后娩出。为适合产道的条件，胎臀、胎肩、胎头需按一定机制适应产道条件方能娩出，故需要掌握胎臀、胎肩及胎头三部分的分娩机制，以骶右前为例加以阐述。

1.胎臀娩出

临产后，胎臀以粗隆间径衔接于骨盆入口右斜径上，骶骨位于右前方，胎臀继续下降，前髋下降稍快，故位置较低，抵达骨盆底遭到阻力后，前髋向母体右侧行 45°内旋转，使前髋位于耻骨联合后方，此时粗隆间径与母体骨盆出口前后径一致。胎臀继续下降，胎体侧屈以适应产道弯曲度，后髋先从会阴前缘娩出，随即胎体稍伸直，使前髋从耻骨弓下娩出，继之，双腿双足娩出，当胎臀及两下肢娩出后，胎体行外旋转，使胎背转向前方或右前方。

2.胎肩娩出

当胎体行外旋转的同时，胎儿双肩径衔接于骨盆入口右斜径或横径上，并沿此径线逐渐下降,当双肩达骨盆底时,前肩向右旋转 45°转至耻骨弓下,使双肩径与骨盆中、出口前后径一致。同时胎体侧屈使后肩及后上肢从会阴前缘娩出。继之,前肩及前上肢从耻骨弓下娩出。

3.胎头娩出

当胎肩通过会阴时,胎头矢状缝衔接于骨盆入口左斜径或横径上,并沿此径线逐渐下降,同时胎头俯屈,当枕骨达骨盆底时,胎头向母体左前方旋转 45°,使枕骨朝向耻骨联合。胎头继续下降。当枕骨下凹到达耻骨弓下缘时,以此处为支点,胎头继续俯屈,使颏、面及额部相继自会阴前缘娩出,随后枕部自耻骨弓下娩出。

(五)对母儿的影响

1.对产妇的影响

胎臀不规则,不能紧贴子宫下段及宫颈,容易发生胎膜早破或继发性宫缩乏力,增加产褥感染与产后出血的风险;如宫口未开全强行牵拉,容易造成宫颈撕裂,甚至延及子宫下段。

2.对胎儿和新生儿的影响

胎臀高低不平,对前羊膜囊压力不均匀,常致胎膜早破,脐带脱垂,造成胎儿窘迫甚至胎死宫内。由于娩出胎头困难,可发生新生儿窒息、臂丛神经损伤及颅内出血等。

(六)治疗

1.妊娠期

妊娠 30 周前,臀先露多能自行转成头位,如妊娠 30 周后仍为臀先露,应注意寻找形成臀位原因。

2.分娩期

分娩期应根据产妇年龄、胎次、骨盆大小、胎儿大小、臀先露类型及有无并发症,于临产初期做出正确判断,决定分娩方式。

(1)择期剖宫产的指征:狭窄骨盆、软产道异常、胎儿体质量大于 3 500 g、儿头仰伸、胎儿窘迫、高龄初产、有难产史、不完全臀先露等。

(2)决定阴道分娩的处理:可根据不同的产程分别处理。①第一产程:产妇应侧卧,不宜过多走动,少做肛查,不灌肠,尽量避免胎膜破裂。一旦破裂,立即听胎心。如胎心变慢或变快,立即肛查,必要时做阴道检查,了解有无脐带脱垂。如脐带脱垂,胎心好,宫口未开全,为抢救胎儿,须立即行剖宫产术。如无脐带脱垂,可严密观察胎心及产程进展。如出现宫缩乏力,应设法加强宫缩,当宫口开大 4～5 cm 时,胎足即可经宫口娩出阴道。为了使宫颈和阴道充分扩张,消毒外阴之后,使用"堵"外阴方法。当宫缩时,用消毒巾以手掌堵住阴道口让胎臀下降,避免胎足先下降。待宫口及阴道充分扩张后才让胎臀娩出。此法有利于后出胎头的顺利娩出。在堵的过程中,应每隔 10～15 min 听胎心 1 次,并注意宫口是否开全。宫口已开全再堵易引起胎儿窘迫或子宫破裂。宫口近开全时,要做好接生和抢救新生儿窒息的准备。②第二产程:接生前,应导尿,排空膀胱。初产妇应做会阴侧切术。可有如下三种分娩方式。自然分娩,胎儿自然娩出,不做任何牵拉,极少见,仅见于经产妇、胎儿小、产力好、产道正常者。臀助产术,当胎臀自然娩出至脐部后,胎肩及后出胎头由接生者协助娩出,脐部娩出后,胎头娩出最长不能超过 8 min;臀牵引术,胎儿全部由接生者牵引娩出,此种手术对胎儿损伤大,不宜采用。③第三产程:产程延长,易并发子宫乏力性出血。胎盘娩出后,应静脉推注或肌内注射缩宫素,防止产后出血。手术助产分娩于产后常规检查软产道,如有损伤,应及时缝合,并给抗生素预防感染。

(徐艳梅)

第二节　产 力 异 常

产力包括子宫收缩力、腹肌和膈肌收缩力及肛提肌收缩力,其中以宫缩力为主。在分娩过程中,子宫收缩(简称宫缩)的节律性、对称性及极性不正常或强度、频率有改变时,称为子宫收缩力异常。临床上多因产道或胎儿因素异常造成梗阻性难产,使胎儿通过产道阻力增加,导致继发性产力异常。产力异常分为子宫收缩乏力和子宫收缩过强两类。每类又分协调性宫缩和不协调性宫缩(图 10-9)。

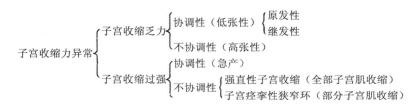

图 10-9　子宫收缩力异常的分类

一、子宫收缩乏力

(一)原因

子宫收缩乏力多由几个因素综合引起。

1.头盆不称或胎位异常

胎先露部下降受阻,不能紧贴子宫下段及宫颈,因此不能引起反射性宫缩,导致继发性子宫收缩乏力。

2.子宫因素

子宫发育不良、子宫畸形(如双角子宫)、子宫壁过度膨胀(如双胎、巨大胎儿、羊水过多等)、经产妇的子宫肌纤维变性或子宫肌瘤等。

3.精神因素

初产妇尤其是高龄初产妇,精神过度紧张、疲劳均可使大脑皮层功能紊乱,导致子宫收缩乏力。

4.内分泌失调

临产后,产妇体内的雌激素、缩宫素、前列腺素的敏感性降低,影响子宫肌兴奋阈,致使子宫收缩乏力。

5.药物影响

产前较长时间应用硫酸镁,临产后不适当地使用吗啡、哌替啶、巴比妥类等镇静剂与镇痛剂;产程中不适当应用麻醉镇痛等均可使宫缩受到抑制。

(二)临床表现

根据发生时期可分为原发性和继发性两种。原发性宫缩乏力是指产程开始即宫缩乏力,宫口不能如期扩张,胎先露部不能如期下降,产程延长;继发性宫缩乏力是指活跃期即宫口开大 3 cm 及以后出现宫缩乏力,产程进展缓慢,甚至停滞。子宫收缩乏力有两种类型,临床表现不同。

1.协调性子宫收缩乏力(低张性子宫收缩乏力)

宫缩具有正常的节律性、对称性和极性,但收缩力弱,宫腔压力低(<2.0 kPa),持续时间短,间歇期长且不规律,当宫缩达极期时,子宫体不隆起和变硬,用手指压宫底部肌壁仍可出现凹陷,产程延长或停滞。由于宫腔内压力低,对胎儿影响不大。

2.不协调性子宫收缩乏力(高张性子宫收缩乏力)

宫缩的极性倒置,宫缩不是起自两侧宫角。宫缩的兴奋点来自子宫的一处或多处,节律不协调,宫缩时宫底部不强,而是体部和下段强。宫缩间歇期子宫壁不能完全松弛,表现为不协调性子宫收缩乏力。这种宫缩不能使宫口扩张和胎先露部下降,属无效宫缩。产妇自觉下腹部持续疼痛,拒按,烦躁不安,产程长,可导致肠胀气,排尿困难,胎儿胎盘循环障碍,常出现胎儿窘迫。检查时,下腹部常有压痛,胎位触不清,胎心不规律,宫口扩张缓慢,胎先露部下降缓慢或停滞。

3.产程曲线异常

子宫收缩乏力可导致产程曲线异常(图 10-10)。常见以下四种。

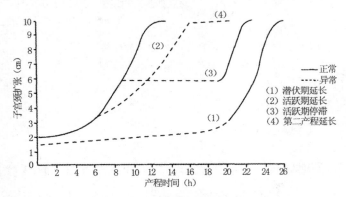

图 10-10　异常的宫颈扩张曲线

(1)潜伏期延长:从临产规律宫缩开始至宫口扩张 3 cm 称为潜伏期,初产妇潜伏期约需 8 h,最大时限为 16 h。超过 16 h 称为潜伏期延长。

(2)活跃期延长:从宫口扩张 3 cm 至宫口开全为活跃期。初产妇活跃期正常约需 4 h,最大时限 8 h,超过 8 h 为活跃期延长。

(3)活跃期停滞:进入活跃期后,宫颈口不再扩张达 2 h 以上,称为活跃期停滞,根据产程中定期阴道/肛门检查诊断。

(4)第二产程延长:第二产程初产妇超过 2 h,经产妇超过 1 h 尚未分娩,称为第二产程延长。

以上 4 种异常产程曲线,可以单独存在,也可以合并存在。当总产程超过 24 h 称为滞产。

(三)对母儿影响

1.对产妇的影响

产程延长,产妇休息不好,精神疲惫与体力消耗,可出现疲乏无力、肠胀气、排尿困难等,还可影响宫缩,严重时还引起脱水、酸中毒。又由于产程延长,膀胱受压在胎头与耻骨联合之间,导致组织缺血、水肿、坏死,形成瘘,如膀胱阴道瘘或尿道阴道瘘。另外,胎膜早破及产程中多次阴道/肛门检查均可增加感染机会;产后宫缩乏力,易引起产后出血。

2.对胎儿的影响

宫缩乏力影响胎头内旋转,增加手术机会。不协调子宫收缩乏力不能使子宫壁完全放松,影响子宫胎盘循环。胎儿在宫内缺氧,胎膜早破,还易造成脐带受压或脱垂,造成胎儿窘迫,甚至胎死宫内。

(四)治疗

1.协调性宫缩乏力

无论是原发性或继发性,一旦出现,首先寻找原因,如判断无头盆不称和胎位异常,估计能经阴道分娩者,考虑采取加强宫缩的措施。

(1)第一产程:消除精神紧张,产妇过度疲劳,可给予地西泮 10 mg 缓慢静脉注射或哌替啶 100 mg 肌内注射或静脉注射,经过一段时间,可使宫缩力转强;对不能进食者,可经静脉输液, 10%葡萄糖液 500～1 000 mL 内加维生素 C 2 g,伴有酸中毒时可补充 5%碳酸氢钠。经过处理,宫缩力仍弱,可选用下列方法加强宫缩。

人工破膜:宫颈口开大 3 cm 以上,无头盆不称,胎头已衔接者,可行人工破膜。破膜后,胎头紧贴子宫下段及宫颈,引起反射性宫缩,加速产程进展。Bishop 提出用宫颈成熟度评分法估计加强宫缩措施的效果。如产妇得分在≤3 分,加强宫缩均失败,应改用其他方法。4～6 分成功率约为 50%,7～9 分的成功率约为 80%,≥9 分均成功。

缩宫素静脉滴注:适用于宫缩乏力、胎心正常、胎位正常、头盆相称者。将缩宫素 1 U 加入 5%葡萄糖液 200 mL 内,以 8 滴/分钟,即 2.5 mU/min 开始,根据宫缩强度调整滴速,维持宫缩强度每间隔 2～3 min,持续 30～40 s。缩宫素静脉滴注过程应有专人看守,观察宫缩,根据情况及时调整滴速。经过上述处理,如产程仍无进展或出现胎儿窘迫征象,应及时行剖宫产术。

(2)第二产程:第二产程如无头盆不称,出现宫缩乏力时也可加强宫缩,给予缩宫素静脉滴注,促进产程进展。如胎头双顶径已通过坐骨棘平面,可等待自然娩出,或行会阴侧切后行胎头吸引器或低位产钳助产;如胎头尚未衔接或伴有胎儿窘迫征象,均应立即行剖宫产术结束分娩。

(3)第三产程:为预防产后出血,当胎儿前肩露出于阴道口时,可给予缩宫素 10 U 静脉注射,使宫缩增强,促使胎盘剥离与娩出及子宫血窦关闭。如产程长,破膜时间长,应给予抗生素预防感染。

2.不协调宫缩乏力

处理原则是镇静,调节宫缩,恢复宫缩极性。给予强镇静剂哌替啶 100 mg 肌内注射,使产妇充分休息,醒后多能恢复为协调宫缩。如未能纠正,或已有胎儿窘迫征象,立即行剖宫产术结束分娩。

(五)预防

(1)应对孕妇进行产前教育,解除孕妇思想顾虑和恐惧心理,使孕妇了解妊娠和分娩均为生理过程,分娩过程中医护人员热情耐心,家属陪产均有助于消除产妇的紧张情绪,增强信心,预防精神紧张所致的子宫收缩乏力。

(2)分娩时鼓励及时进食,必要时静脉补充营养。

(3)避免过多使用镇静药物,产程中使用麻醉镇痛应在宫口开全前停止给药,注意及时排空直肠和膀胱。

二、子宫收缩过强

(一)协调性子宫收缩过强

宫缩的节律性、对称性和极性均正常,仅宫缩过强、过频,如产道无阻力,宫颈可在短时间内迅速开全,分娩在短时间内结束,总产程不足 3 h,称为急产,经产妇多见。

1.对母儿影响

(1)对产妇的影响:宫缩过强过频,产程过快,可致宫颈、阴道及会阴撕裂伤。接生时来不及消毒,可致产褥感染。产后子宫肌纤维缩复不良易发生胎盘滞留或产后出血。

(2)对胎儿和新生儿的影响:宫缩过强影响子宫胎盘的血液循环,易发生胎儿窘迫、新生儿窒息甚或死亡;胎儿娩出过快,胎头在产道内受到的压力突然解除,可致新生儿颅内出血;来不及消毒接生,易致新生儿感染;如坠地可致骨折、外伤。

2.处理

(1)有急产史的产妇:在预产期前 1~2 周不宜外出远走,以免发生意外,有条件应提前住院待产。

(2)临产后不宜灌肠,提前做好接生和抢救新生儿窒息的准备。胎儿娩出时勿使产妇向下屏气。

(3)产后仔细检查软产道,包括宫颈、阴道、外阴,如有撕裂,及时缝合。

(4)新生儿处理:肌内注射维生素 K_1,每天 2 mg,共 3 d,以预防新生儿颅内出血。

(5)如属未消毒接生,母儿均给予抗生素预防感染,酌情接种破伤风免疫球蛋白。

(二)不协调性子宫收缩过强

1.强直性宫缩

强直性宫缩多因外界因素造成,如临产后分娩受阻或不适当应用缩宫素,或胎盘早剥血液浸润子宫肌层,均可引起宫颈内口以上部分子宫肌层出现强直性痉挛性宫缩。

(1)临床表现:产妇烦躁不安,持续性腹痛,拒按,胎位触不清,胎心听不清,有时还可出现病理缩复环、血尿等先兆子宫破裂征象。

(2)处理:一旦确诊为强直性宫缩,应及时给予宫缩抑制剂,如 25% 硫酸镁 20 mL 加入 5% 葡萄糖液 20 mL 缓慢静脉推注。如属梗阻原因,应立即行剖宫产术结束分娩。

2.子宫痉挛性狭窄环(constriction ring)

子宫壁某部肌肉呈由痉挛性不协调性收缩所形成的环状狭窄,持续不放松,称为子宫痉挛性狭窄环。多在子宫上、下段交界处,也可在胎体某一狭窄部,以胎颈、胎腰处常见(图 10-11)。

(1)原因:多因精神紧张、过度疲劳及不适当地应用宫缩剂或粗暴地进行产科处理所致。

(2)临床表现:产妇出现持续性腹痛,烦躁不安,宫颈扩张缓慢,胎先露下降停滞。胎心时快时慢,阴道检查可触及狭窄环。子宫痉挛性狭窄环特点是此环不随宫缩上升。

(3)处理:认真寻找原因,及时纠正。禁止阴道内操作,停用缩宫素。如无胎儿窘迫征象,可给予哌替啶 100 mg 肌内注射,一般可消除异常宫缩。当宫缩恢复正常,可行阴道手术助产或等待自然分娩。如经上述处理,狭窄环不缓解,宫口未开全,胎先露部高,或已伴有胎儿窘迫,应立即行剖宫产术。如胎儿已死亡,宫口开全,则可在全麻下经阴道分娩。

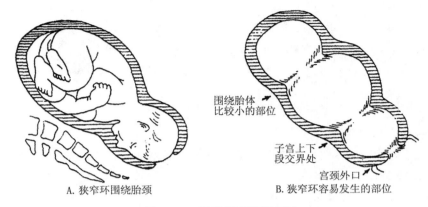

A. 狭窄环围绕胎颈　　　　　B. 狭窄环容易发生的部位

围绕胎体
比较小的部位

子宫上下
段交界处

宫颈外口

图 10-11　子宫痉挛性狭窄环

（徐艳梅）

第三节　产道异常

产道包括骨产道（骨盆腔）与软产道（子宫下段、宫颈、阴道、外阴），是胎儿经阴道娩出的通道。产道异常可使胎儿娩出受阻，临床上以骨产道异常多见。

一、骨产道异常

骨盆径线过短或形态异常，致使骨盆腔小于胎先露部可通过的限度，阻碍胎先露部下降，称骨盆狭窄。狭窄骨盆可以为一个径线过短或多个径线同时过短，也可为一个平面狭窄或多个平面同时狭窄。当一个径线狭窄时要观察同一个平面其他径线的大小，再结合整个骨盆腔大小与形态进行综合分析，做出正确判断。

（一）分类

1. 骨盆入口平面狭窄

骨盆入口平面狭窄以扁平骨盆为代表，主要为入口平面前后径过短。狭窄分 3 级：Ⅰ级（临界性），绝大多数可以自然分娩，骶耻外径 18 cm，真结合径 10 cm；Ⅱ级（相对性），经试产来决定可否经阴道分娩，骶耻外径 16.5～17.5 cm，真结合径 8.5～9.5 cm；Ⅲ级（绝对性），骶耻外径小于16.0 cm，真结合径小于 8.0 cm，足月胎儿不能经过产道，必须行剖宫产终止妊娠。在临床中常遇到的是前两种，我国妇女常见以下两种类型。

（1）单纯扁平骨盆：骨盆入口前后径缩短而横径正常。骨盆入口呈横扁圆形，骶岬向前下突。

（2）佝偻病性扁平骨盆：骨盆入口呈肾形，前后径明显缩短，骨盆出口横径变宽，骶岬前突，骶骨下段变直向后翘，尾骨呈钩状突向骨盆出口平面。髂骨外展，髂棘间径≥髂嵴间径，耻骨弓角度增大（图 10-12）。

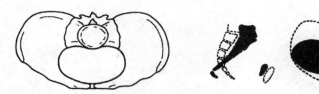

图 10-12　佝偻病性扁平骨盆

2.中骨盆及骨盆出口平面狭窄

狭窄分 3 级。Ⅰ级（临界性）：坐骨棘间径 10 cm，坐骨结节间径 7.5 cm；Ⅱ级（相对性）：坐骨棘间径 8.5～9.5 cm，坐骨结节间径 6.0～7.0 cm；Ⅲ级（绝对性）：坐骨棘间径小于 8.0 cm，坐骨结节间径小于 5.5 cm。我国妇女常见以下两种类型。

(1)漏斗骨盆：骨盆入口各径线值均正常，两侧骨盆壁向内倾斜似漏斗得名。其特点是中骨盆及骨盆出口平面均明显狭窄，使坐骨棘间径、坐骨结节间径均缩短，耻骨弓角度＜90°。坐骨结节间径与出口后矢状径之和大于 15 cm。

(2)横径狭窄骨盆：骨盆各横径径线均缩短，各平面前后径稍长，坐骨切迹宽，测量骶耻外径值正常，但髂棘间径及髂嵴间径均缩短。中骨盆及骨盆出口平面狭窄，产程早期无头盆不称征象，当胎头下降至中骨盆或骨盆出口时，常不能顺利地转成枕前位，形成持续性枕横位或枕后位造成难产。

3.均小骨盆

骨盆外形属女型骨盆，但骨盆各平面均狭窄，每个平面径线较正常值小 2 cm 或更多，称均小骨盆。多见于身材矮小、体形匀称的妇女。

4.畸形骨盆

骨盆失去正常形态称畸形骨盆。

(1)骨软化症骨盆：现已罕见，是因缺钙、磷、维生素 D 及紫外线照射不足使成人期骨质矿化障碍，被类骨质组织所代替，骨质脱钙、疏松、软化。由于受躯干重力及两股骨向内上方挤压，使骶岬向前，耻骨联合前突，坐骨结节间径明显缩短，骨盆入口平面呈凹三角形(图 10-13)。严重者阴道不能容两指，一般不能经阴道分娩。

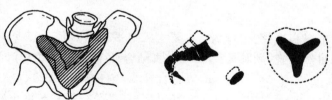

图 10-13　骨软化症骨盆

(2)偏斜型骨盆：是骨盆一侧斜径缩短，一侧髂骨翼与髋骨发育不良所致骶髂关节固定，以及下肢及髋关节疾病(图 10-14)。

(二)临床表现

1.骨盆入口平面狭窄的临床表现

(1)胎头衔接受阻：一般情况下初产妇在妊娠末期，即预产期前 1～2 周或临产前胎头已衔接，即胎头双顶径进入骨盆入口平面，颅骨最低点达坐骨棘水平。若入口狭窄，即使已经临产，胎头仍未入盆,经检查胎头跨耻征阳性。胎位异常,如臀先露、面先露或肩先露的发生率是正常骨盆的 3 倍。

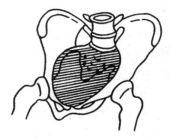

图 10-14 偏斜型骨盆

(2)若已临产,根据骨盆狭窄程度、产力强弱、胎儿大小及胎位情况不同,临床表现也不一样。①骨盆临界性狭窄:若胎位、胎儿大小及产力正常,胎头常以矢状缝在骨盆入口横径衔接,多取后不均倾势,即后顶骨先入盆,后顶骨逐渐进入骶凹处,再使前顶骨入盆,则于骨盆入口横径上成头盆均倾势。临床表现为潜伏期活跃早期延长,活跃后期产程进展顺利。若胎头迟迟不入盆,此时常出现胎膜早破,其发生率为正常骨盆的 4~6 倍。由于胎膜早破母儿可发生感染。胎头不能紧贴宫颈内口诱发宫缩,常出现继发性宫缩乏力。②骨盆绝对性狭窄:若产力、胎儿大小及胎位均正常,但胎头仍不能入盆,常发生梗阻性难产,这种情况可出现病理性缩复环,甚至子宫破裂。如胎先露部嵌入骨盆入口时间长,血液循环障碍,组织坏死,可形成泌尿生殖道瘘。在强大的宫缩压力下,胎头颅骨重叠,可出现颅骨骨折及颅内出血。

2.中骨盆平面狭窄的临床表现

(1)胎头能正常衔接:潜伏期及活跃早期进展顺利,当胎头下降达中骨盆时,由于内旋转受阻,胎头双顶径被阻于中骨盆狭窄部位之上,常出现持续性枕横位或枕后位,同时出现继发性宫缩乏力,活跃后期及第二产程延长,甚至第二产程停滞。

(2)胎头受阻于中骨盆:有一定可塑性的胎头开始变形,颅骨重叠,胎头受压,异常分娩使软组织水肿、产瘤较大,严重时可发生脑组织损伤、颅内出血、胎儿窘迫。若中骨盆狭窄程度严重,宫缩又较强,可发生先兆子宫破裂及子宫破裂。强行阴道助产可导致严重软产道裂伤及新生儿产伤。

(3)骨盆出口平面狭窄的临床表现:骨盆出口平面狭窄与中骨盆平面狭窄常同时存在。若单纯骨盆出口平面狭窄,第一产程进展顺利,胎头达盆底受阻,第二产程停滞,继发性宫缩乏力,胎头双顶径不能通过出口横径,强行阴道助产可导致软产道、骨盆底肌肉及会阴严重损伤,胎儿严重产伤,对母儿危害极大。

(三)诊断

在分娩过程中,骨盆是个不变因素,也是估计分娩难易的一个重要因素。狭窄骨盆影响胎位和胎先露部的下降及内旋转,也影响宫缩。在估计分娩难易时,骨盆是首先考虑的一个重要因素。应根据胎儿的大小及骨盆情况尽早做出有无头盆不称的诊断,以决定适当的分娩方式。

1.病史

询问有无佝偻病、脊髓灰质炎、脊柱和髋关节结核及骨盆外伤等病史。对经产妇应详细询问既往分娩史,如有无难产史或新生儿产伤史等。

2.一般检查

测量身高,孕妇身高<145 cm 时应警惕均小骨盆。观察孕妇体型、步态,有无下肢残疾,有

无脊柱及髋关节畸形,米氏菱形窝是否对称。

3.腹部检查

观察腹型,检查有无尖腹及悬垂腹,有无胎位异常等。骨盆入口异常,因头盆不称、胎头不易入盆常导致胎位异常,如臀先露、肩先露。中骨盆狭窄则影响胎先露内旋转而导致持续性枕横位、枕后位等。部分初产妇在预产期前2周左右,经产妇于临产后胎头均应入盆。若已临产胎头仍未入盆,应警惕是否存在头盆不称。检查头盆是否相称具体方法:孕妇排空膀胱后,取仰卧,两腿伸直。检查者用手放在耻骨联合上方,将浮动的胎头向骨盆腔方向推压。若胎头低于耻骨联合,表示胎头可入盆(头盆相称),称胎头跨耻征阴性;若胎头与耻骨联合在同一平面,表示可疑头盆不称,称胎头跨耻征可疑阳性;若胎头高于耻骨联合,表示头盆明显不称,称胎头跨耻征阳性。对出现此类症状的孕妇,应让其取半卧位两腿屈曲,再次检查胎头跨耻征,若转为阴性,提示为骨盆倾斜度异常,而不是头盆不称。

4.骨盆测量

(1)骨盆外测量:骶耻外径<18 cm为扁平骨盆。坐骨结节间径<8 cm,耻骨弓角度<90°为漏斗骨盆。各径线均小于正常值2 cm或以上为均小骨盆。骨盆两侧斜径(以一侧髂前上棘至对侧髂后上棘间的距离)及同侧直径(从髂前上棘至同侧髂后上棘间的距离)相差>1 cm为偏斜骨盆。

(2)骨盆内测量:对角径<11.5 cm,骶骨岬突出为入口平面狭窄,属扁平骨盆。应检查骶骨前面弧度。坐骨棘间径<10 cm,坐骨切迹宽度<2横指,为中骨盆平面狭窄。如坐骨结节间径<8 cm,则应测量出口后矢状径及检查骶尾关节活动度,如坐骨结节间径与出口后矢状径之和<15 cm,为骨盆出口平面狭窄。

(四)对母儿影响

1.对产妇的影响

骨盆狭窄影响胎头衔接及内旋转,容易发生胎位异常、胎膜早破、宫缩乏力,导致产程延长或停滞。胎先露压迫软组织过久导致组织水肿、坏死形成生殖道瘘。胎膜早破、肛查或阴道检查次数增多及手术助产增加产褥感染机会。剖宫产及产后出血者增多,严重梗阻性难产若不及时处理,可导致子宫破裂。

2.对胎儿及新生儿的影响

头盆不称易发生胎膜早破、脐带脱垂,脐带脱垂可导致胎儿窘迫甚至胎儿死亡。产程延长、胎儿窘迫使新生儿容易发生颅内出血、新生儿窒息等并发症。阴道助产机会增多,易发生新生儿产伤及感染。

(五)分娩时处理

处理原则:根据狭窄骨盆类别和程度、胎儿大小、胎心率、宫缩强弱、宫口扩张程度、胎先露下降情况、破膜与否,结合既往分娩史、年龄、产次有无妊娠合并症及并发症决定分娩方式。

1.一般处理

在分娩过程中,应使产妇树立信心,消除紧张情绪和恐惧心理。保证能量及水分的摄入,必要时补液。注意产妇休息,监测宫缩、胎心,观察产程进展。

2.骨盆入口平面狭窄的处理

(1)明显头盆不称(绝对性骨盆狭窄):胎头跨耻征阳性者,足月胎儿不能经阴道分娩。应在临产后行剖宫产术结束分娩。

（2）轻度头盆不称（相对性骨盆狭窄）：胎头跨耻征可疑阳性，足月活胎估计体质量<3 000 g，胎心正常及产力良好，可在严密监护下试产。胎膜未破者可在宫口扩张 3 cm 时行人工破膜，若破膜后宫缩较强，产程进展顺利，多数能经阴道分娩。试产过程中若出现宫缩乏力，可用缩宫素静脉滴注加强宫缩。试产 2～4 h 胎头仍迟迟不能入盆，宫口扩张缓慢，或伴有胎儿窘迫征象，应及时行剖宫产术结束分娩。若胎膜已破，为了减少感染，应适当缩短试产时间。

（3）骨盆入口平面狭窄的试产：必须以宫口开大 3～4 cm，胎膜已破为试产开始。胎膜未破者在宫口扩张 3 cm 时可行人工破膜。宫缩较强，多数能经阴道分娩。试产过程中如果出现宫缩乏力，可用缩宫素静脉滴注加强宫缩。若试产 2～4 h，胎头不能入盆，产程进展缓慢，或伴有胎儿窘迫征象，应及时行剖宫产术。如胎膜已破，应适当缩短试产时间。骨盆入口平面狭窄，主要为扁平骨盆的妇女，妊娠末期或临产后，胎头矢状缝只能衔接于骨盆入口横径上。胎头侧屈使其两顶骨先后依次入盆，呈不均倾势嵌入骨盆入口，称为头盆均倾不均。前不均倾为前顶骨先嵌入，矢状缝偏后。后不均倾为后顶骨先嵌入，矢状缝偏前（图 10-15）。当胎头双顶骨均通过骨盆入口平面时，即可顺利地经阴道分娩。

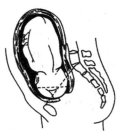

图 10-15　胎头嵌入骨盆姿势——后不均倾

3.中骨盆平面狭窄的处理

在分娩过程中，胎儿在中骨盆平面完成俯屈及内旋转动作。若中骨盆平面狭窄，则胎头俯屈及内旋转受阻，易发生持续性枕横位或持续性枕后位，产妇多表现为活跃期或第二产程延长及停滞、继发性宫缩乏力等。若宫口开全，胎头双顶径达坐骨棘平面或更低，可经阴道徒手旋转胎头为枕前位，待其自然分娩。宫口开全，胎心正常者可经阴道助产分娩。胎头双顶径在坐骨棘水平以上，或出现胎儿窘迫征象，应行剖宫产术。

4.骨盆出口平面狭窄的处理

骨盆出口平面是产道的最低部位，应于临产前对胎儿大小、头盆关系做出充分估计，决定能否经阴道分娩，诊断为骨盆出口平面狭窄者，不能进行试产。若发现出口横径狭窄，耻骨弓角度变锐，耻骨弓下三角空隙不能利用，胎先露部后移，利用出口后三角空隙娩出。临床上常用出口横径与出口后矢状径之和来估计出口大小。出口横径与出口后矢状径之和>15 cm 时，多数可经阴道分娩，有时需阴道助产，应做较大的会阴切开。若两者之和<15 cm 时，不应经阴道试产，应行剖宫产术终止妊娠。

5.均小骨盆的处理

胎儿估计不大，胎位正常，头盆相称，宫缩好，可以试产，通常可通过胎头变形和极度俯屈，以胎头最小径线通过骨盆腔，可能经阴道分娩。若有明显头盆不称，应尽早行剖宫产术。

6.畸形骨盆的处理

根据畸形骨盆种类、狭窄程度、胎儿大小、产力等综合判断。如果畸形严重、明显头盆不称者,应及早行剖宫产术。

二、软产道异常

软产道包括子宫下段、宫颈、阴道及骨盆底软组织构成的弯曲管道。软产道异常所致的难产较少见,临床上容易被忽视。在妊娠前或妊娠早期应常规行双合诊检查,了解软产道情况。

(一)外阴异常

1.外阴白色病变

皮肤黏膜慢性营养不良,组织弹性差,分娩时易发生会阴撕裂伤,宜做会阴后一侧切开术。

2.外阴水肿

某些疾病,如重度子痫前期、重度贫血、心脏病及慢性肾炎孕妇若有全身水肿,可同时伴有重度外阴水肿,分娩时可妨碍胎先露部下降,导致组织损伤、感染和愈合不良等情况。临产前可用50%硫酸镁液湿热敷会阴,临产后仍有严重水肿者,在外阴严格消毒下进行多点针刺皮肤放液;分娩时行会阴后一侧切开;产后加强会阴局部护理,预防感染,可用50%硫酸镁液湿热敷,配合远红外线照射。

3.会阴坚韧

会阴坚韧尤其多见于35岁以上高龄初产妇。在第二产程可阻碍胎先露部下降,宜做会阴后一侧切开,以免胎头娩出时造成会阴严重裂伤。

4.外阴瘢痕

瘢痕挛缩使外阴及阴道口狭小,且组织弹性差,影响胎先露部下降。如瘢痕的范围不大,可经阴道分娩,分娩时应做会阴后一侧切开。如瘢痕过大,应行剖宫产术。

(二)阴道异常

1.阴道横隔

阴道横隔多位于阴道上段或中段,较坚韧,常影响胎先露部下降。因在横隔中央或稍偏一侧常有一小孔,常被误认为宫颈外口。在分娩时应仔细检查。

(1)阴道分娩:横隔被撑薄,可在直视下自小孔处将横隔做"X"形切开。横隔被切开后因胎先露部下降压迫,通常无明显出血,待分娩结束再切除剩余的隔,用可吸收线将残端做间断或连续锁边缝合。

(2)剖宫产:如横隔较高且组织坚厚,阻碍先露部下降,须行剖宫产术结束分娩。

2.阴道纵隔

(1)伴有双子宫、双宫颈时,当一侧子宫内的胎儿下降,纵隔被推向对侧,阴道分娩多无阻碍。

(2)当发生于单宫颈时,有时胎先露部的前方可见纵隔,可自行断裂,阴道分娩无阻碍。纵隔厚时应于纵隔中间剪断,用可吸收线将残端缝合。

3.阴道狭窄

产伤、药物腐蚀、手术感染可导致阴道瘢痕形成。若阴道狭窄部位位置低、狭窄程度轻,可经阴道分娩。狭窄位置高、狭窄程度重时宜行剖宫产术。

4.阴道尖锐湿疣

分娩时,为预防新生儿患喉乳头瘤,应行剖宫产术。病灶巨大时可能造成软产道狭窄,影响胎先露下降时,也宜行剖宫产术。

5.阴道壁囊肿和肿瘤

(1)阴道壁囊肿较大时,会阻碍胎先露部下降,可行囊肿穿刺,抽出其内容物,待分娩后再选择时机进行处理。

(2)阴道内肿瘤大妨碍分娩,且肿瘤不能经阴道切除时,应行剖宫产术,阴道内肿瘤待产后再行处理。

(三)宫颈异常

1.宫颈外口黏合

宫颈外口黏合多在分娩受阻时发现。宫口为很小的孔,当宫颈管已消失而宫口却不扩张,一般用手指稍加压力分离,黏合的小孔可扩张,宫口即可在短时间内开全。但有时须行宫颈切开术,使宫口开大。

2.宫颈瘢痕

因孕前曾行宫颈深部电灼术或微波术、宫颈锥形切除术、宫颈裂伤修补术等所致。虽可于妊娠后软化,但宫缩很强时宫口仍不扩张,应行剖宫产。

3.宫颈坚韧

宫颈组织缺乏弹性,或精神过度紧张使宫颈挛缩,宫颈不易扩张,多见于高龄初产妇,可于宫颈两侧各注射 0.5% 利多卡因 5～10 mL,也可静脉推注地西泮 10 mg。如宫颈仍不扩张,应行剖宫产术。

4.宫颈水肿

宫颈水肿多见于扁平骨盆、持续性枕后位或滞产,宫口没有开全而过早使用腹压,致使宫颈前唇长时间被压于胎头与耻骨联合之间,血液回流受阻引起水肿,影响宫颈扩张。多见于胎位异常或滞产。

(1)轻度宫颈水肿:①可以抬高产妇臀部;②同宫颈坚韧处理;③宫口近开全时,可用手轻轻上托水肿的宫颈前唇,使宫颈越过胎头,能够经阴道分娩。

(2)严重宫颈水肿:经上述处理无明显效果,宫口扩张＜3 cm,伴有胎儿窘迫,应行剖宫产术。

5.宫颈癌

宫颈硬而脆,缺乏伸展性,临产后影响宫口扩张,若经阴道分娩,有发生大出血、裂伤、感染及肿瘤扩散等危险,不应经阴道分娩,应考虑行剖宫产术,术后行手术或放疗。

6.子宫肌瘤

较小的肌瘤若没有阻塞产道可经阴道分娩,肌瘤待分娩后再行处理。子宫下段及宫颈部位的较大肌瘤可占据盆腔或阻塞于骨盆入口,阻碍胎先露部下降,宜行剖宫产术。

(钟 萍)

第十一章

分娩并发症

第一节 子宫破裂

子宫破裂是指妊娠期子宫破裂即子宫体或下段于妊娠时期或分娩期发生的子宫裂伤。子宫破裂发生率不同的地区有很大的差异,城乡妇幼保健网的建立和健全的程度不同,其发挥的作用也有明显差异,子宫破裂在城市医院已很少见到,而农村偏远地区时有发生。子宫破裂按发生时间可分为产前和产时,按程度可分为完全性和不完全性破裂,还可根据破裂的原因分为自发性和创伤性子宫破裂。

一、病因

主要因为子宫曾经手术或有过损伤和高龄多产妇。

(一)子宫自然破裂

1.阻塞性难产

阻塞性难产为常见的和最主要的原因。胎先露下降受阻,如骨盆狭窄,胎位异常,胎儿畸形,软产道畸形,以及盆腔肿瘤阻塞产道等均可造成胎先露下降受阻。临产后子宫上段强烈收缩,向下压迫胎儿,子宫下段被迫过度伸展过度而变薄,造成子宫破裂。

2.损伤性子宫破裂

不适当的实行各种阴道助产手术,如宫口未开全做产钳助娩或臀牵引术手法粗暴,忽略性横位,不按分娩机制,强行做内倒转术;或做破坏性手术如毁胎术,胎盘植入人工剥离胎盘等由于操作用力不当,损伤子宫。暴力压腹压助产即人工加压子宫底部促使胎儿娩出,也可使子宫破裂。

3.催产素应用不当

产程延长,未查明原因即滥用催产素,或宫颈未成熟应用催产素强行引产,有时胎儿从阴道前或后穹隆排出,造成子宫破裂。

4.子宫发育异常

如残角子宫,双角子宫,子宫发育不良在妊娠后期或分娩期发生破裂。

(二)瘢痕子宫破裂

1.剖宫产术或其他原因子宫切开术

如子宫畸形整形术、子宫穿孔或肌瘤剔除进宫腔修补术。妊娠晚期子宫膨大,分娩过程中瘢痕自发破裂。

2.剖宫产瘢痕破裂

子宫破裂以剖宫产瘢痕破裂最为常见，与前次剖宫产的术式有关，子宫切口分为下段横切口或纵切口，一般术式选为下段横切口，妊娠晚期子宫下段拉长、变薄，易切开及缝合，易愈合，若子宫下段未充分伸展而施行手术，术中不能选子宫下段横切口而行子宫纵切口，子宫肌层相对厚，缝合对合不齐，使切口愈合不良，易发生子宫破裂及产后晚期出血。与前次剖宫产缝合技术有关，无论子宫下段横切口或纵切口，如果切口缝线太密、太紧，影响血运，边缘对合不齐或将内膜嵌入肌层、感染等因素使切口愈合不良，再次妊娠分娩易发生子宫破裂。

(三)本次妊娠的影响

1.胎盘的位置

因滋养叶细胞有侵袭子宫肌层的作用，若胎盘位置于瘢痕处，可造成瘢痕的脆弱。

2.妊娠间隔的时间

瘢痕子宫破裂与妊娠间隔有一定的关系，有资料表明，瘢痕子宫破裂最短为 1 年，最长为 10 年，一般 2 年之内子宫破裂为多。

3.妊娠晚期子宫膨大

如双胎、羊水过多、巨大儿等，一般孕周达 38 周胎头入骨盆，子宫下段撑薄，易发生子宫瘢痕破裂。

4.产力的影响

临产后子宫收缩牵拉瘢痕，易发生瘢痕的破裂。

二、临床表现

根据子宫破裂的发展过程，可分为先兆子宫破裂与子宫破裂两种。先兆破裂为时短暂，若无严密观察产程往往被忽略，发展为破裂。尤其为前次剖宫产史，常见于瘢痕破裂，有时在手术时才发现子宫肌层裂开。

(一)先兆破裂

(1)多见与产程延长与先露下降受阻，产妇突然烦躁不安，疼痛难忍，呼吸急促，脉搏细速。

(2)子宫肌层过度收缩与缩复而变厚，子宫下段逐渐变长、变薄。腹部检查时子宫上下段明显出现病理缩复环即此环每次宫缩时逐渐上升，阵缩时子宫呈葫芦形，子宫下段有明显压疼。

(3)胎动活跃，胎心变慢或增快。提示胎儿宫内窘迫。

(4)产妇往往不能自解小便，膀胱因过度压迫而发生组织损伤，导致血尿。

(二)破裂

子宫破裂发生一刹那，产妇感到剧烈的疼痛。宫缩停止，腹痛稍感轻些，此后产妇出现的全身情况与破裂的性质(完全或不完全)、出血的多少有关。完全破裂，内出血多，患者血压下降，很快出现休克，胎动停止，胎心消失。出血和羊水的刺激有腹膜刺激症状，如压疼反跳痛及肌紧张等，不完全破裂症状可不典型，但在破裂处有固定的压痛。典型的子宫破裂诊断不困难，但若破裂发生在子宫后壁或不完全破裂则诊断较困难。

三、诊断

(一)病史、体征

依靠病史、体征可做出初步诊断。

(二)腹部检查

腹部检查全腹压痛和反跳痛，腹肌紧张，可叩及移动性浊音，腹壁下胎体可清楚扪及，子宫缩小，位于胎儿一侧，胎动停止，胎心消失。

(三)阴道检查

子宫破裂后，阴道检查可发现胎先露的上移，宫颈口缩小，可有阴道流血，有时可触到破裂口；但若胎儿未出宫腔，胎先露不会移位，检查动作要轻柔，有时会加重病情。

(四)B超诊断

可见胎儿游离在腹腔内，胎儿的一边可见收缩的子宫，腹腔的积液。

(五)腹腔或后穹隆穿刺

可明确腹腔内有无出血。

四、鉴别诊断

(一)胎盘早剥与子宫破裂

均有发病急、剧烈腹部疼痛、腹腔内出血、休克等症状，但前者患有妊高征，B超提示胎盘后血肿，子宫形状不变，亦不缩小。

(二)难产并发感染

个别难产病例，经多次阴道检查后感染，出现腹痛症状和腹膜炎刺激征，类似子宫破裂征象，阴道检查宫颈口不会回缩，胎儿先露不会上升，子宫亦不会缩小。

五、治疗

(一)先兆子宫破裂

早期诊断，及时恰当处理，包括输液、抑制宫缩的药物及抗生素的应用。一旦诊断子宫先兆破裂，希望能挽救胎儿，同时为了避免发展成子宫破裂，应尽快剖宫产术结束分娩。

(二)子宫破裂

一方面输液、输血、氧气吸入等抢救休克，同时准备剖腹手术，子宫破裂时间在 12 h 以内，破口边缘整齐，无明显感染，需保留生育功能者，可考虑修补缝合破口。破口大或撕裂不整齐，且又感染可能，考虑行次全子宫切除术。破裂口不仅在下段，且沿下段至宫颈口考虑行子宫全切术。如产妇已有活婴，同时行双侧输卵管结扎术。

(三)开腹探查子宫破裂外的部位

仔细检查阔韧带内、膀胱、输尿管、宫颈和阴道，如发现有损伤，及时行修补术。

六、预防与预后

做好孕期检查，正确处理产程，绝大多数子宫破裂可以避免。孕产期发生子宫破裂的预后与早期诊断、抢救是否及时、破裂的性质有关。减少孕产妇及围生儿的死亡率。

(1)建立健全的妇幼保健制度，加强围产期保健检查，凡有剖宫产史，子宫手术史，难产史，产前检查发现骨盆狭窄，胎位异常者，应预产期前 2 周入院待产。充分做好分娩前的准备，必要时择期剖宫产。

（2）密切观察产程，及时发现异常，出现病理缩复环或其他先兆子宫破裂征象时应及时行剖宫产。

（3）严格掌握催产素和其他宫缩剂的使用适应证：胎位不正，头盆不称，骨盆狭窄禁用催产素。双胎，胎儿偏大，剖宫产史，多胎经产妇慎用或不用催产素。无禁忌证的产妇，应用催产素应稀释后静脉滴注，由专人负责观察产程。禁止在胎儿娩出之前肌内注射催产素。

（4）严格掌握各种阴道手术的指征：遵守手术操作规程困难的阴道检查，如产钳，内倒转术后，剖宫产史及子宫手术史，产后应常规探查宫颈和宫腔有无损伤。

（5）严格掌握剖宫产指征：近年来，随着剖宫产率的不断上升，瘢痕子宫破裂的比例随之上升。因此，第一次剖宫产时，必须严格掌握剖宫产的指征。术式尽可能采取子宫下段横切口。

（钟　萍）

第二节　子宫内翻

子宫内翻是指子宫底部向宫腔内陷入，甚至自宫颈翻出的病变，这是一种分娩期少见而严重的并发症。多数发生在第三产程，如处理不及时，往往因休克、出血，产妇可在 3～4 h 死亡。国内报道子宫内翻病死率可达 62%。

一、发生率

子宫内翻是一种罕见的并发症，其发生率各家报道不一，Shan-Hosseini 等报道子宫内翻发生率约为 1∶6 400 次分娩，Platt 等报道发生率约为 1∶2 100 次分娩。

二、病因

引起急性子宫内翻的病因较多，常常是多种因素共同作用的结果，但其先决条件必须有子宫壁松弛和子宫颈扩张，其中第三产程处理不当（占 60%），胎儿娩出后，过早干预，按压子宫底的手法不正确，强行牵拉脐带等，导致子宫底陷入宫腔，黏膜面翻出甚至脱垂于阴道口外。其促成子宫内翻的因素有以下几点。

（1）胎盘严重粘连、植入子宫底部，同时伴有子宫收缩乏力或先天性子宫发育不良，助产者在第三产程处理时，强拉附着于子宫底的胎盘脐带的结果。此时如脐带坚韧不从胎盘上断裂，加上用力挤压松弛的子宫底就可能发生子宫内翻。

（2）脐带过短或缠绕：胎儿娩出过程中由于脐带过短或脐带缠绕长度相对过短，过度牵拉脐带也会造成子宫内翻。

（3）急产宫腔突然排空：由于产程时间短，子宫肌肉尚处于松弛状态，在产程中因咳嗽或第二产程用力屏气，腹压升高，也会导致子宫内翻。

（4）产妇站立分娩：因胎儿体质量对胎盘脐带的牵拉作用而引起子宫内翻。

（5）妊娠高血压疾病时：使用硫酸镁时使子宫松弛，也会促使子宫内翻；有人报道植入性胎盘也会促使子宫内翻。

三、分类

(一)按发病时间分类

1.急性子宫内翻

子宫内翻后宫颈尚未缩紧,占75%。

2.亚急性子宫内翻

子宫内翻后宫颈已缩紧,占15%。

3.慢性子宫内翻

子宫内翻宫颈回缩已经超过4周,子宫在翻出位置已经缩复但仍停留在阴道内,占10%。

(二)按子宫内翻程度分类

1.不完全子宫内翻

子宫底向下内陷,可接近宫颈口或越过但还存在部分子宫腔。

2.完全性子宫内翻

子宫底下降于子宫颈外,但还在阴道内。

3.子宫内翻脱垂

整个子宫内翻暴露于阴道口外。

四、临床表现

子宫内翻可引起迅速的阴道大量流血,处理不及时,可致产妇死亡。子宫内翻产妇突觉下腹剧痛,尤其胎盘未剥离牵拉脐带更加重腹痛,遂即产妇进入严重休克状态,有时休克与出血量不成正比,出现上述现象时,应考虑到有子宫内翻的可能。而慢性子宫内翻多因急性子宫内翻时未能及时发现,而后就诊的,此时的症状多表现如下。

(1)产后下腹坠痛,或阴道坠胀感。

(2)大小便不畅。

(3)产后流血史或月经过多。

(4)因子宫内翻感染,出现白带多而有臭味,甚至流脓液,严重者有全身感染症状,发热、白细胞升高等。

(5)因阴道流血而致继发性贫血。

五、诊断与鉴别诊断

在分娩第三产程有用手在下腹部推压子宫底或用手牵拉脐带的经过,产妇在分娩后突然下腹剧痛,出现休克,尤其与出血量不相称时,因考虑有子宫内翻的可能。当翻出子宫已脱垂于阴道口外时,诊断并不困难,但当胎盘未剥离已发生子宫内翻时有时会误诊为娩出的胎盘,再次牵拉脐带时即引起剧痛,此时应及时做阴道、腹部双合诊。

(一)诊断

1.腹部检查

下腹部摸不到宫底,或在耻骨联合后可触及一个凹陷。

2.阴道检查

在阴道内可触及一球形包块,表面为暗红色、粗糙的子宫内膜,在包块的根部可触及宫颈环。如胎盘尚未剥离而完全黏附于翻出的宫体时,常易误诊为胎儿面娩出的胎盘,牵引脐带时可引起疼痛。

根据病史及检查可做出子宫内翻的诊断。

(二)鉴别诊断

子宫内翻应与子宫黏膜下肌瘤以及产后子宫脱垂相鉴别。

1.子宫黏膜下肌瘤

其为子宫肌瘤向子宫黏膜面发展,突出于子宫腔,如黏膜下肌瘤蒂长,经子宫收缩可将肌瘤排出宫颈而脱出于阴道内。妇科检查时,盆腔内有均匀增大的子宫,如子宫肌瘤达到宫颈口处并且宫口较松,手指进入宫颈管可触及肿瘤;已经排出宫颈外者则可看见到肌瘤,表面为充血暗红色的黏膜所包裹,有时有溃疡及感染。如用子宫探针自瘤体周围可探入宫腔,其长短与检查的子宫大小相符,急性子宫内翻往往发生在分娩期,患者有疼痛、阴道流血及休克等临床表现。认真仔细观察鉴别并无困难。

2.子宫脱垂

患者一般情况良好,妇科检查时可见脱出的包块表面光滑,并可见子宫颈口,加腹压时子宫脱出更加明显,内诊检查时可触摸到子宫体。

六、治疗

明确诊断后应立即开放静脉通路、备血及麻醉医师配合下进行抢救,延迟处理可增加子宫出血、坏死和感染机会,给产妇带来极大的危险和痛苦。处理的原则为积极加强支持治疗,纠正休克,尽早实施手法复位或手术,其具体处理应视患者的全身情况、翻出的时间长短和翻出部分的病变情况、感染程度等而决定。

(一)阴道手法复位

子宫内翻早期,宫颈尚未收缩,子宫尚无淤血、肿胀,如果胎盘尚未剥离,不要急于剥离,因为此时先做胎盘剥离会大大增加出血量,加速患者进入严重休克状态;如果胎盘已经大部分剥离,则先剥离胎盘,然后进行复位,此外翻出子宫及胎盘体积过大,不能通过狭窄的宫颈环,需先剥离胎盘。应首先开放两条静脉通路,输液、备血、镇痛及预防休克。给予乙醚、氟烷、恩氟烷、芬太尼及异丙酚等麻醉下,同时给以子宫松弛剂,β肾上腺素能药物,如利托君、特布他林或硫酸镁。待全身情况得以改善,立即行手法子宫还纳术。方法:产妇取平卧位,双腿外展并屈曲,术者左手向上托起刚刚翻出的子宫体,右手伸入阴道触摸宫颈与翻出宫体间的环状沟,用手指及手掌沿阴道长轴方向徐徐向上向宫底部推送翻出的子宫,操作过程用力要均匀一致,进入子宫腔后,用手拳压迫宫底,使其翻出的子宫完全复位。子宫恢复正常形态后立即停止使用子宫松弛剂,并开始使用宫缩剂收缩子宫,同时使子宫保持在正常位置,注意观察宫缩及阴道流血情况,直至子宫张力恢复正常,子宫收缩良好时术者仍应继续经阴道监控子宫,以免子宫再度翻出。

(二)阴道手术复位

Kuctnne法,即经阴道将宫颈环的后侧切开,将子宫还纳复位,然后缝合宫颈切口。但必须注意不能损伤直肠。

（三）经腹手术复位

Huntington 法：在麻醉下，切开腹壁进入腹腔后，先用卵圆钳或手指扩大宫颈环，再用组织钳夹宫颈环下方 2～3 cm 处的子宫壁，并向上牵引，助手同时在阴道内将子宫体向上托，这样，一边牵引，一边向上托使子宫逐渐全部复位，复位后，在阴道内填塞纱布条，并给予缩宫素，预防子宫再度翻出，若宫颈环紧而且不易扩张情况下，可先切开宫颈环后，将翻出的子宫体逐渐向上牵引，使其慢慢复位，完成复位后缝合宫颈切口（Noltain 复位法）。

（四）经腹或经阴道子宫次（全）切除术

经各种方法复位不成功、复位以后宫缩乏力伴有大出血、胎盘粘连严重或有植入、翻出时间较长合并严重感染者，视其病情程度，选择阴道或腹式手术切除子宫。

（五）其他方法

阴道热盐水高压灌注复位法：用热盐水可使宫颈环放松，盐水压力作用于翻出的子宫壁，促使其翻出的子宫逐渐复位，此方法简单易行，适用于病程短、病情较轻、局部病变小的患者。

七、预防

预防子宫内翻的关键是加强助产人员的培训，正确处理好第三产程，在娩出胎盘的过程中，仔细观察胎盘剥离的临床症状，当确认胎盘已经完全剥离时，于子宫收缩时以左手握住宫底，拇指置于子宫前壁，其余四指放在子宫后壁并按压，同时右手轻拉脐带，协助胎盘娩出。胎盘粘连时正确手法剥离，且不能粗暴按压子宫底或强行牵拉脐带。

（钟　萍）

第三节　羊　水　栓　塞

羊水栓塞（amniotic fluid embolism，AFE）是指羊水进入母体血液循环，引起的急性肺栓塞、休克、弥散性血管内凝血、肾衰竭甚至骤然死亡等一系列病理生理变化过程。羊水栓塞以起病急骤、病情凶险、难以预料、病死率高为临床特点，是极其严重的分娩期并发症。

1926 年，梅金（Megarn）首次描述了 1 例年轻产妇在分娩时突然死亡的典型症状，直到 1941 年，斯坦纳（Steiner）和卢施堡（Luschbaugh）等在患者血液循环中找到羊水有形成分，才命名该病为羊水栓塞。近年的研究认为羊水栓塞与一般的栓塞性疾病不同，而与过敏性疾病更相似，故建议将羊水栓塞更名为妊娠过敏样综合征。

羊水栓塞的发病率国外为 2.0/10 万，我国为 2.18/10 万～5.00/10 万。足月妊娠时发生的羊水栓塞，孕产妇病死率高达 70%～80%，占我国孕产妇死亡总数的 4.6%。羊水栓塞的临床表现主要是迅速出现、发展极快的心肺功能衰竭及肺水肿，继之以因凝血功能障碍而发生大出血及急性肾衰竭。以上表现常是依次出现的，而急性心肺功能衰竭的出现十分迅速而严重，半数以上的患者在发病 1 h 内死亡，以致抢救常不能奏效。症状出现迅速者，甚至距离死亡的时间仅数分钟，所以仅 40% 的患者能活至大出血阶段。但也有少数患者（10%）在阴道分娩或剖宫产后 1 h 内，不经心肺功能衰竭及肺水肿阶段直接进入凝血功能障碍所致的大量阴道出血或伤口渗血阶段，这种情况称为迟发性羊水栓塞（delayed AFE）。至于中期妊娠引产时亦可出现羊水栓塞，因妊娠期早,羊水内容物很少,因此症状轻,治疗的预后好。

一、病因

羊水栓塞的病因与羊水进入母体循环有关是研究者们的共识,但是对致病机制的看法则有不同,晚期妊娠时,羊水中水分占 98%,其他为无机盐、糖类及蛋白质,如清蛋白、免疫球蛋白 A 及免疫球蛋白 G 等,此外尚有脂质如脂肪酸以及胆红素、尿素、肌酐、各种激素和酶。如果已进入产程,羊水中还含有在产程中产生的大量的各种前列腺素,但重要的是还有胎脂块,自胎儿皮肤脱落下的鳞形细胞、毳毛及胎粪,在胎粪中含有大量的组胺、玻璃酸质酶。很多研究者认为这一类有形物质进入血流是在 AFE 中引起肺血管机械性阻塞的主要原因。而产程中产生的前列腺素类物质进入人体血流,由于其缩血管作用,加强了羊水栓塞病理生理变化的进程。值得注意的是羊水中物质进入母体的致敏问题也成为人们关注的焦点,人们早就提出 AFE 的重要原因之一就是羊水所致的过敏性休克。在 20 世纪 60 年代,一些研究者发现在子宫的静脉内出现鳞形细胞,但患者无羊水栓塞的临床症状。另外,又有一些患者有典型的羊水栓塞的急性心肺功能衰竭及肺水肿症状,而尸检时并未找到羊水中所含的胎儿物质。克拉克(Clark)等在 46 例 AFE 病例中发现有 40% 患者有药物过敏史,基于以上理由,Clark 认为过敏可能也是导致发病的主要原因,他甚至建议用妊娠过敏样综合征,以取代羊水栓塞这个名称。

Clark 认为羊水栓塞的表现与过敏及中毒性休克(内毒素性)相似,这些进入循环的物质,通过内源性介质,诸如组胺、缓激肽、细胞活素、前列腺素、白三烯、血栓烷等导致临床症状的产生。不过,败血症患者有高热,AFE 则无此表现。过敏性反应中经常出现的皮肤表现、上呼吸道血管神经性水肿等表现,AFE 患者亦不见此表现。而且过敏性反应应先有致敏的过程,AFE 患者则同样地可以发生在初产妇。所以也有人对此提出质疑。重要的是近几年中,有很多研究者着重研究了内源性介质在 AFE 发病过程中所起的作用。如阿格格米(Agegami)等对兔注射含有白三烯的羊水,兔经常以死亡为结局;若对兔先以白三烯的抑制剂预处理,则兔可免于死亡。基茨米勒(Kitzmiller)等则认为 PGF_2 在 AFE 中起了重要作用,PGF_2 只在临产后的羊水中可以测到,对注射 PGF 和妇女在产程中取得的羊水可以出现 AFE 的表现。马拉德尼(Maradny)等则认为在 AFE 复杂的病理生理过程中,血管内皮素使血流动力学受到一定影响,血管内皮素是人的冠状动脉和肺动脉及人类支气管强有力的收缩剂,对兔及培养中人上皮细胞给予人羊水处理后,血管上皮素水平升高,特别是在注射含有胎粪的羊水后升高更为明显,而注射生理盐水则无此表现。

孔(Khong)等提出血管内皮素-1(endothelin-1)可能在 AFE 的发病上起一定作用,血管内皮素-1是一种强而有力的血管及支气管收缩物质。他们用免疫组织化学染色法证实在两例 AFE 死亡病例的肺小叶上皮、支气管上皮及小叶中巨噬细胞均有表达,其染色较浅,而在羊水中鳞形细胞有广泛表达。因此,血管上皮素可能在 AFE 的早期引起短暂的肺动脉高压的血流动力学变化。所以 AFE 的病因十分复杂,目前尚难以一种学说来解释其所有变化,故研究尚需不断深入。

(一)羊水进入母体的途径
进入母体循环的羊水量至今无人也无法计算,但羊水进入母体的途径有以下几种。
1.宫颈内静脉
在产程中,宫颈扩张使宫颈内静脉有可能撕裂,或在手术扩张宫颈、剥离胎膜时、安置内监护器引起宫颈内静脉损伤,静脉壁的破裂、开放,是羊水进入母体的一个重要途径。

2.胎盘附着处或其附近

胎盘附着处有丰富的静脉窦,如胎盘附着处附近胎膜破裂,羊水则有可能通过此裂隙进入子宫静脉。

3.胎膜周围血管

如胎膜已破裂,胎膜下蜕膜血窦开放,强烈的宫缩亦有可能将羊水挤入血窦而进入母体循环。另外,剖宫产子宫切口也日益成为羊水进入母体的重要途径之一。Clark所报告的46例羊水栓塞中,8例在剖宫产刚结束时发生。吉伯(Gilbert)报告的53例羊水栓塞中,32例(60%)有剖宫产史。

(二)羊水进入母体循环的条件

一般情况下,羊水很难进入母体循环。但若存在以下条件,羊水则有可能直接进入母体循环。

1.羊膜腔压力升高

多胎、巨大儿、羊水过多使宫腔压力过高;临产后,特别是第二产程子宫收缩过强;胎儿娩出过程中强力按压腹部及子宫等,使羊膜腔压力明显超过静脉压,羊水有可能被挤入破损的微血管而进入母体血循环。

2.子宫血窦开放

分娩过程中各种原因引起的宫颈裂伤可使羊水通过损伤的血管进入母体血循环。前置胎盘、胎盘早剥、胎盘边缘血窦破裂时,羊水也可通过破损血管或胎盘后血窦进入母体血循环。剖宫产或中期妊娠钳刮术时,羊水也可从胎盘附着处血窦进入母体血循环,发生羊水栓塞。

3.胎膜破裂后

大部分羊水栓塞发生在胎膜破裂以后,羊水可从子宫蜕膜或宫颈管破损的小血管进入母体血循环中。剖宫产或羊膜腔穿刺时,羊水可从手术切口或穿刺处进入母体血循环。

可见,羊膜腔压力升高、过强宫缩和血窦开放是发生羊水栓塞的主要原因。高龄产妇、经产妇、急产、羊水过多、多胎妊娠、过期妊娠、巨大儿、死胎、胎膜早破、人工破膜或剥膜、前置胎盘、胎盘早剥、子宫破裂、不正规使用缩宫素或前列腺素制剂引产、剖宫产、中期妊娠钳刮术等则是羊水栓塞的诱发因素。

二、病理生理

羊水进入母体循环后,通过多种机制引起机体的变态反应、肺动脉高压和凝血功能异常等一系列病理生理变化。

(一)过敏性休克

羊水中的抗原成分可引起Ⅰ型变态反应。在此反应中肥大细胞脱颗粒、异常的花生四烯酸代谢产物产生,包括白三烯、前列腺素、血栓素等进入母体血循环,导致过敏性休克,同时使支气管黏膜分泌亢进,导致肺的交换功能下降,反射性地引起肺血管痉挛。

(二)肺动脉高压

羊水中有形物质可直接形成栓子阻塞肺内小动脉,还可作为促凝物质促使毛细血管内血液凝固,形成纤维蛋白及血小板微血栓机械性阻塞肺血管,引起急性肺动脉高压。同时有形物质尚可刺激肺组织产生和释放 PGF_{2a}、5-羟色胺、白三烯等血管活性物质,使肺血管反射性痉挛,加重肺动脉高压。羊水物质也可反射性引起迷走神经兴奋,进一步加重肺血管和支气管痉挛,导致肺动脉高压或心脏骤停。肺动脉高压又使肺血管灌注明显减少,通气和换气障碍,肺组织严重缺氧,肺毛细血管通透性增加,液体渗出,导致肺水肿、严重低氧血症和急性呼吸衰竭。肺动脉高压直接使右心负荷加重,导致急性右心衰竭。肺动脉高压又使左心房回心血量减少,则左心排血量明显减少,引起外周循环衰竭,使血压下降产生一系列心源性休克症状,产妇可因重要脏器缺血而突然死亡。

(三)弥散性血管内凝血(DIC)

羊水中含有丰富的促凝物质,进入母血后激活外源性凝血系统,在血管内形成大量微血栓(高凝期),引起休克和脏器功能损害。同时羊水中含有纤溶激活酶,可激活纤溶系统,加上大量凝血因子被消耗,血液由高凝状态迅速转入消耗性低凝状态(低凝期),导致血液不凝及全身出血。

(四)多脏器功能衰竭

由于休克、急性呼吸循环衰竭和 DIC 等病理生理变化,常导致多脏器受累。以急性肾脏功能衰竭、急性肝功能衰竭和急性胃肠功能衰竭等多脏器衰竭常见。

三、临床表现

羊水栓塞发病特点是起病急骤、来势凶险。90%发生在分娩过程中,尤其是胎儿娩出前后的短时间内。少数发生于临产前或产后 24 h 以后。剖宫产术或妊娠中期手术过程中也可发病。在极短时间内可因心肺功能衰竭、休克导致死亡。典型的临床表现可分为三个渐进阶段。

(一)心肺功能衰竭和休克

因肺动脉高压引起心力衰竭和急性呼吸循环衰竭,而变态反应可引起过敏性休克。在分娩过程中,尤其是刚破膜不久,产妇突然发生寒战、烦躁不安、呛咳气急等症状,随后出现发绀、呼吸困难、心率加快、面色苍白、四肢厥冷、血压下降。由于中枢神经系统严重缺氧,可出现抽搐和昏迷。肺部听诊可闻及湿啰音,若有肺水肿,产妇可咯血性泡沫痰。严重者发病急骤,甚至没有先兆症状,仅惊叫一声或打一次哈欠后,血压迅速下降,于数分钟内死亡。

(二)DIC 引起的出血

产妇渡过心肺功能衰竭和休克阶段,则进入凝血功能障碍阶段,表现为大量阴道流血、血液不凝固,切口及针眼大量渗血,全身皮肤黏膜出血,血尿甚至出现消化道大出血。产妇可因出血性休克死亡。

(三)急性肾衰竭

由于全身循环衰竭,肾脏血流量减少,出现肾脏微血管栓塞,肾脏缺血引起肾组织损害,表现为少尿、无尿和尿毒症征象。一旦肾实质受损,可致肾衰竭。

典型临床表现的三个阶段可能按顺序出现,但有时亦可不全部出现或按顺序出现,不典型者可仅有休克和凝血功能障碍。中孕引产或钳刮术中发生的羊水栓塞,可仅表现为一过性呼吸急促、烦躁、胸闷后出现阴道大量流血。有些产妇因病情较轻或处理及时可不出现明显的临床表现。

四、诊断

羊水栓塞的诊断缺乏有效、实用的实验室检查,主要依靠的是临床诊断。而临床上诊断羊水栓塞主要根据发病诱因和临床表现,做出初步诊断并立即进行抢救,同时进行必要的辅助检查,目前通过辅助检查确诊羊水栓塞仍较困难。在围产期出现严重的呼吸、循环、血液系统障碍的病因有很多,如肺动脉血栓性栓塞、感染性休克、子痫等。所以对非典型病例,首先应排除其他原因,即可诊断为羊水栓塞。

需要与羊水栓塞进行鉴别诊断的产科并发症与合并症有空气栓子、过敏性反应、麻醉并发症、吸入性气胸、产后出血、恶性高热、败血症、血栓栓塞、宫缩乏力、子宫破裂及子痫。

(一)病史及临床表现

凡在病史中存在羊水栓塞各种诱发因素及条件,如胎膜早破、人工破膜或剥膜、子宫收缩过强、高龄初产,在胎膜破裂后、胎儿娩出后或手术中产妇突然出现寒战、烦躁不安、气急、尖叫、呛咳、呼吸困难、大出血、凝血障碍、循环衰竭及不明原因休克,休克与出血量不成比例,首先应考虑为羊水栓塞。初步诊断后应立即进行抢救,同时进行必要的辅助检查来确诊。

(二)辅助检查

1.血涂片寻找羊水有形物质

抽取下腔静脉或右心房的血 5 mL,离心沉淀后取上层物做涂片,用瑞氏-吉姆萨(Wright-Giemsa)染色,镜检发现鳞状上皮细胞、毳毛、黏液,或行苏丹Ⅲ染色寻找脂肪颗粒,可协助诊断。过去认为这是确诊羊水栓塞的标准,但近年认为,这一方法既不敏感也非特异,在正常孕妇的血液中也可发现羊水有形物质。

2.宫颈组织学检查

当患者行全子宫切除,或死亡后进行尸体解剖时,可以对宫颈组织进行组织学检查,寻找羊水成分的证据。

3.非侵入性检查方法

(1)Sialyl Tn 抗原检测:胎粪及羊水中含有神经氨酸-N-乙酰氨基半乳糖(Sialyl Tn)抗原,羊水栓塞时母血中 Sialyl Tn 抗原浓度明显升高。应用放射免疫竞争法检测母血 Sialyl Tn 抗原水平,是一种敏感和无创伤性的诊断羊水栓塞的手段。

(2)测定母亲血浆中羊水-胎粪特异性的粪卟啉锌水平、纤维蛋白溶酶及 C3、C4 水平也可以帮助诊断羊水栓塞。

4.胸部 X 线检查

90%患者可出现胸部 X 线片异常。双肺出现弥散性点片状浸润影,并向肺门周围融合,伴有轻度肺不张和右心扩大。

5.心电图检查

心电图可见 ST 段下降,提示心肌缺氧。

6.超声心动图检查

超声心动图可见右心房、右心室扩大、心排血量减少及心肌劳损等表现。

7.肺动脉造影术

肺动脉造影术是诊断肺动脉栓塞最可靠的方法,可以确定栓塞的部位和范围,但临床较少应用。

8.与 DIC 有关的实验室检查

可进行 DIC 筛选试验(包括血小板计数、凝血酶原时间、纤维蛋白原)和纤维蛋白溶解试验(包括纤维蛋白降解产物、优球蛋白溶解时间、鱼精蛋白副凝试验)。

9.尸检

(1)肺水肿、肺泡出血,主要脏器如肺、心、胃、脑等组织及血管中找到羊水有形物质。

(2)心脏内血液不凝固,离心后镜检找到羊水有形物质。

(3)子宫或阔韧带血管内可见羊水有形物质。

(三)美国羊水栓塞的诊断标准

(1)出现急性低血压或心搏骤停。

(2)急性缺氧,表现为呼吸困难、发绀或呼吸停止。

(3)凝血功能障碍或无法解释的严重出血。

(4)上述症状发生在子宫颈扩张、分娩、剖宫产时或产后 30 min 内。

(5)排除了其他原因导致的上述症状。

五、处理

羊水栓塞一旦确诊,应立即抢救产妇。主要原则为纠正呼吸循环衰竭、抗过敏、抗休克、防治 DIC 及肾衰竭、预防感染。病情稳定后立即终止妊娠。

(一)纠正呼吸循环衰竭

1.纠正缺氧

出现呼吸困难、发绀者,立即面罩给氧,流速为 5~10 L/min。必要时行气管插管,机械通气,正压给氧,如症状严重,应行气管切开。保证氧气的有效供给,是改善肺泡毛细血管缺氧、预防肺水肿的关键。同时也可改善心、脑、肾等重要脏器的缺氧。

2.解除肺动脉高压

立即应用解痉药,减轻肺血管和支气管痉挛,缓解肺动脉高压及缺氧。常用药物有以下几种。

(1)盐酸罂粟碱:是解除肺动脉高压的首选药物,可直接作用于血管平滑肌,解除平滑肌痉挛,对冠状动脉、肺动脉、脑血管均有扩张作用。首次剂量 30~90 mg,加入 5% 葡萄糖液 20 mL 中缓慢静脉注射,每天剂量不超过 300 mg。罂粟碱与阿托品合用,扩张肺小动脉效果更好。

(2)阿托品:可阻断迷走神经反射引起的肺血管痉挛及支气管痉挛,促进气体交换,解除迷走神经对心脏的抑制,使心率加快,增加回心血量,改善微循环,兴奋呼吸中枢。每隔 10~20 min 静脉注射 1 mg,直至患者面色潮红,微循环改善。心率在 120 次/分钟以上者慎用。

(3)氨茶碱:可解除肺血管痉挛,松弛支气管平滑肌,降低静脉压与右心负荷,兴奋心肌,增加心排血量。250 mg 加入 5% 葡萄糖液 20 mL 缓慢静脉注射,必要时可重复使用。

(4)酚妥拉明:可解除肺血管痉挛,降低肺动脉阻力,消除肺动脉高压。5~10 mg 加入 5% 葡萄糖液 250~500 mL 中,以 0.3 mg/min 的速度静脉滴注。

3.防治心力衰竭

为保护心肌和预防心力衰竭,尤其是对心率超过 120 次/分钟者,除用冠状动脉扩张剂外,应及早使用强心剂。常用毛花苷 C 0.2~0.4 mg,加入 25% 葡萄糖液 20 mL 中缓慢静脉注射。必要时 4~6 h 后可重复应用。还可用营养心肌细胞药物如辅酶 A、三磷酸腺苷(ATP)和细胞色素 C 等。

(二)抗过敏

应用糖皮质激素可解除痉挛,稳定溶酶体,具有保护细胞及抗过敏作用,应及早大量使用。首选氢化可的松 100～200 mg 加入 5％葡萄糖液 50～100 mL 中快速静脉滴注,再用 300～800 mg加入 5％葡萄糖液 250～500 mL 中静脉滴注;也可用地塞米松 20 mg 缓慢静脉注射后,再用 20 mg 加于 5％葡萄糖液250 mL中静脉滴注,根据病情可重复使用。

(三)抗休克

1.补充血容量

在抢救过程中,应尽快输新鲜全血和血浆以补充血容量。与一般产后出血不同的是,羊水栓塞引起的产后出血往往会伴有大量的凝血因子的消耗,因此在补充血容量时注意不要补充过量的晶体,要以补充血液,特别是凝血因子和纤维蛋白原为主。扩容首选低分子右旋糖苷 500 mL 静脉滴注(每天量不超过1 000 mL)。应做中心静脉压(CVP)测定,了解心脏负荷状况,指导输液量及速度,并可抽取血液寻找羊水有形成分。

2.升压药

多巴胺 10～20 mg 加于 5％葡萄糖液 250 mL 中静脉滴注。间羟胺 20～80 mg 加于 5％葡萄糖液250～500 mL 中静脉滴注,滴速为 20～30 滴/分。根据血压情况调整滴速。

3.纠正酸中毒

在抢救过程中,应及时做动脉血气分析及血清电解质测定。若有酸中毒可用 5％碳酸氢钠 250 mL 静脉滴注,若有电解质紊乱,应及时纠正。

(四)防治 DIC

1.肝素

在已经发生 DIC 的羊水栓塞的患者使用肝素要非常慎重,一般原则是"尽早使用,小剂量使用"或者是"不用"。所以临床上如果使用肝素治疗羊水栓塞,必须符合以下两个条件:①导致羊水栓塞的风险因素依然存在(子宫和宫颈未被切除,子宫压力继续存在),会导致羊水持续不断地进入母亲的血液循环,不使用肝素会使凝血因子的消耗继续加重;②有使用肝素的丰富经验,并且能及时监测凝血功能的状态。

用于羊水栓塞早期高凝状态时的治疗,尤其在发病后 10 min 内使用效果更佳。肝素25～50 mg(1 mg＝125 U)加于 0.9％氯化钠溶液 100 mL 中,静脉滴注 1 h,以后再以 25～50 mg 肝素加于 5％葡萄糖液 200 mL 中静脉缓滴,用药过程中可用试管法测定凝血时间,使凝血时间维持在 20～25 min。24 h 肝素总量应控制在 100 mg(12 500 U)以内为宜。肝素过量(凝血时间超过 30 min),有出血倾向时,可用鱼精蛋白对抗,1 mg 鱼精蛋白对抗肝素 100 U。

2.抗纤溶药物

羊水栓塞由高凝状态向纤溶亢进发展时,可在肝素化的基础上使用抗纤溶药物,如 6-氨基己酸 4～6 g 加于 5％葡萄糖液 100 mL 中,15～30 min 内滴完,维持量每小时 1 g;氨甲环酸每次 0.5～1.0 g,加于 5％葡萄糖液 100 mL 静脉滴注;氨甲苯酸 0.1～0.3 g 加于 5％葡萄糖液 20 mL 稀释后缓慢静脉注射。

3.补充凝血因子

应及时补充凝血因子,如输新鲜全血、血浆、纤维蛋白原(2～4 g)等。

(五)预防肾衰竭

羊水栓塞的第三阶段为肾衰竭期,在抢救过程中应注意尿量。当血容量补足后仍少尿,应及时应用利尿剂:①呋塞米 20～40 mg 静脉注射;②20％甘露醇 250 mL 静脉滴注,30 min 滴完。如用药后尿量仍不增加,表示肾功能不全或衰竭,按肾衰竭处理,尽早给予血液透析。

（六）预防感染

应用大剂量广谱抗生素预防感染。应注意选择对肾脏毒性小的药物,如青霉素、头孢菌素等。

（七）产科处理

(1)分娩前出现羊水栓塞,应先抢救母亲,积极治疗急性心力衰竭、肺功能衰竭、监护胎心率变化,病情稳定以后再考虑分娩情况。

(2)在第一产程出现羊水栓塞,考虑剖宫产终止妊娠,若患者系初产,新生儿为活产,术时出血不多,则可暂时保留子宫,宫腔填塞纱布以防产后出血。如宫缩不良,行子宫切除,因为理论上子宫的血窦及静脉内仍可能有大量羊水及其有形成分。在行子宫切除时不主张保留宫颈,因为保留宫颈有时会导致少量羊水继续从宫颈血管进入母体循环,羊水栓塞的病情无法得到有效的缓解。

(3)在第二产程出现羊水栓塞,可考虑阴道分娩。分娩以后,如有多量的出血,虽经积极处理后效果欠佳,应及时切除子宫。

(4)分娩以后宫缩剂的应用:有争论,有人认为会促进更多的羊水成分进入血液循环,但多数人主张使用宫缩剂。

六、预防

严格来说羊水栓塞不是能完全预防的疾病。首先应针对可能发生羊水栓塞的诱发因素加以防范,提高警惕,早期识别羊水栓塞的前驱症状,早期诊断羊水栓塞,以免延误抢救时机。同时应注意下列问题。

(1)减少产程中的人为干预如人工破膜、静脉滴注缩宫素等。

(2)掌握人工破膜的时机,破膜应避开宫缩最强的时间。人工破膜时不要剥膜,以免羊水被挤入母体血液循环。

(3)严密观察产程,正确使用宫缩剂。应用宫缩剂引产或加强宫缩时,应有专人观察,随时调整宫缩剂的剂量及用药速度,避免宫缩过强。宫缩过强时适当应用宫缩抑制剂。

(4)严格掌握剖宫产指征,正确掌握剖宫产的手术技巧。手术操作应轻柔,防止切口延长。胎儿娩出前尽量先吸净羊水,以免羊水进入子宫切口开放的血窦内。

(5)中期妊娠流产钳刮术时,扩张宫颈时应逐号扩张,避免粗暴操作。行钳刮术时应先破膜,待羊水流尽后再钳夹出胎儿和胎盘组织。

(6)羊膜腔穿刺术时,应选用细针头（22 号腰穿针头）。最好在超声引导下穿刺,以免刺破胎盘,形成开放血窦。

（刘　青）

第四节　产后出血

产后出血是指胎儿娩出后 24 h 内阴道流血量超过 500 mL。产后出血是分娩期严重的并发症,是产妇四大死亡原因之首。产后出血的发病数占分娩总数的 2％～3％,如果先前有产后出血的病史,再发风险增加 2~3 倍。

每年全世界孕产妇死亡 51.5 万,99%在发展中国家;因产科出血致死者 13 万,2/3 没有明确的危险因素。产后出血是全球孕产妇死亡的主要原因,更是导致我国孕产妇死亡的首位原因,占死亡原因的 54%。

我国产后出血防治组的调查显示,阴道分娩和剖宫产后 24 h 内平均出血量分别为 400 mL 和600 mL。当前国外许多研究者建议,剖宫产后的失血量超过 1 000 mL 才定义为产后出血。但在临床上如何测量或估计出血量存在困难,有产科研究者提出临床上估计出血量只是实际出血量的 1/2 或 1/3。因此,康布斯(Combs)等主张以测定分娩前后血细胞比容来评估产后出血量,若产后血细胞比容减少 10%以上,或出血后需输血治疗者,定为产后出血。但在急性出血的1 h 内血液常呈浓缩状态,血常规不能反映真实出血情况。

产后出血可导致失血性休克、产褥感染、肾衰竭及继发垂体前叶功能减退等,直接危及产妇生命。

一、病理机制

胎盘剥离面的止血是子宫肌纤维的结构特点和血液凝固机制共同决定的。子宫平滑肌分三层,内环、外纵、中层多方交织,子宫收缩可关闭血管及血窦。妊娠期血液处于高凝状态。子宫收缩的动因来自内源性缩宫素和前列腺素的释放。细胞内游离钙离子是肌肉兴奋-收缩耦联的活化剂,缩宫素可以释放和促进钙离子向肌细胞内流动,而前列腺素是钙离子载体,与钙离子形成复合体,将钙离子携带入细胞内。进入肌细胞内的钙离子与肌动蛋白、肌浆蛋白的结合引起子宫收缩与缩复,对宫壁上的血管起压迫止血的作用。同时由于肌肉缩复使血管迂回曲折,血流阻滞,有利于血栓形成,血窦关闭。但是子宫肌纤维收缩后还会放松,因而受压迫的血管可以再度暴露开放并继续出血,因而根本的止血机制是血液凝固。在内源性前列腺素作用下血小板大量聚集,聚集的血小板释放血管活性物质,加强血管收缩,同时亦加强引起黏性变形形成血栓,导致凝血因子的大量释放,进一步发生凝血反应,形成的凝血块可以有效地堵塞胎盘剥离面暴露的血管达到自然止血的目的。因此,凡是影响子宫肌纤维强烈收缩,干扰肌纤维之间血管压迫闭塞和导致凝血功能障碍的因素,均可引起产后出血。

二、病因

产后出血的原因依次为子宫收缩乏力、胎盘因素、软产道裂伤及凝血功能障碍。这些因素可互为因果,相互影响。

(一)子宫收缩乏力

子宫收缩乏力是产后出血最常见的原因。胎儿娩出后,子宫肌收缩和缩复对肌束间的血管能起到有效的压迫作用。影响子宫肌收缩和缩复功能的因素,均可引起子宫收缩乏力性产后出血。常见因素如下。

1.全身因素

产妇精神极度紧张,对分娩过度恐惧,尤其对阴道分娩缺乏足够信心;临产后过多使用镇静剂、麻醉剂或子宫收缩抑制剂;合并慢性全身性疾病;体质虚弱等均可引起子宫收缩乏力。

2.产科因素

产程延长、产妇体力消耗过多,或产程过快,可引起子宫收缩乏力。前置胎盘、胎盘早剥、妊娠期高血压疾病、严重贫血、宫腔感染等产科并发症及合并症可使子宫肌层水肿或渗血,引起子宫收缩乏力。

3.子宫因素

子宫肌纤维发育不良,如子宫畸形或子宫肌瘤;子宫纤维过度伸展,如巨大胎儿、多胎妊娠、羊水过多;子宫肌壁受损,如有剖宫产、肌瘤剔除、子宫穿孔等子宫手术史;产次过多、过频可造成子宫肌纤维受损,均可引起子宫收缩乏力。

(二)胎盘因素

根据胎盘剥离情况,胎盘因素所致产后出血类型如下。

1.胎盘滞留

胎儿娩出后,胎盘应在 15 min 内排出体外。若 30 min 仍不排出,影响胎盘剥离面血窦的关闭,导致产后出血。常见的情况:①胎盘剥离后,由于宫缩乏力、膀胱膨胀等因素,使胎盘滞留在宫腔内,影响子宫收缩。②胎盘剥离不全:多因在第三产程胎盘完全剥离前过早牵拉脐带或按压子宫,已剥离的部分血窦开放出血不止。③胎盘嵌顿:胎儿娩出后子宫发生局限性环形缩窄及增厚,将已剥离的胎盘嵌顿于宫腔内,多为隐性出血。

2.胎盘粘连

胎盘粘连指胎盘全部或部分粘连于宫壁不能自行剥离,多次人工流产、子宫内膜炎或蜕膜发育不良等是常见原因。若完全粘连,一般不出血;若部分粘连,则部分胎盘剥离面血窦开放而胎盘滞留影响宫缩造成产后出血。

3.胎盘植入

胎盘植入指胎盘绒毛植入子宫肌层。部分胎盘绒毛植入使血窦开放,出血不易止住。

4.胎盘胎膜残留

胎盘胎膜残留多为部分胎盘小叶或副胎盘残留在宫腔内,有时部分胎膜留在宫腔内也可影响子宫收缩,导致产后出血。

(三)软产道裂伤

分娩过程中软产道裂伤,常与下述因素有关:①外阴组织弹性差;②急产、产力过强、巨大儿;③阴道手术助产操作不规范;④会阴切开缝合时,止血不彻底,宫颈或阴道穹隆的裂伤未能及时发现。

胎儿娩出后,立即出现阴道持续流血,呈鲜红色,检查发现子宫收缩良好,应考虑软产道损伤,需仔细检查软产道。

(四)凝血功能障碍

凝血功能障碍见于:①与产科有关的并发症所致,如羊水栓塞、妊娠期高血压疾病、胎盘早剥及死胎均可并发 DIC;②产妇合并血液系统疾病,如原发性血小板减少、再生障碍性贫血等。由于凝血功能障碍,可造成产后切口及子宫血窦难以控制的流血不止,特征为血液不凝。

三、临床表现

产后出血主要表现为阴道流血或伴有失血过多引起的并发症,如休克、贫血等。

(一)阴道流血

不同原因的产后出血临床表现不同。胎儿娩出后立即出现阴道流血,色鲜红,应先考虑软产道裂伤;胎儿娩出几分钟后开始流血,色较暗,应考虑为胎盘因素;胎盘娩出后出现流血,其主要原因为子宫收缩乏力或胎盘、胎膜残留。若阴道流血呈持续性,且血液不凝,应考虑凝血功能障碍引起的产后出血。如果子宫动脉阴道支断裂可形成阴道血肿,产后阴道流血虽不多,但产妇有严重失血的症状和体征,尤其产妇诉说会阴部疼痛时,应考虑为隐匿性软产道损伤。

(二)休克症状

如果阴道流血量多或量虽少但时间长,产妇可出现休克症状,如头晕、脸色苍白、脉搏细数、血压下降等。

四、诊断

产后出血容易诊断,但临床上目测阴道流血量的估计往往偏少。较客观检测出血量的方法如下。

(一)称重法

事先称重产包、手术包、敷料包和卫生巾等,产后再称重,前后重量相减所得的结果,换算为失血量毫升数(血液比重为 1.05 g/mL)。

(二)容积法

收集产后出血(可用弯盘或专用的产后接血容器),然后用量杯测量出血量。

(三)面积法

将血液浸湿的面积按 10 cm×10 cm 为 10 mL 计算。

(四)休克指数(shock index,SI)

SI 用于未做失血量收集或外院转诊产妇的失血量估计,为粗略计算。休克指数(SI)=脉率/收缩压。

SI 为 0.5,血容量正常;SI 为 1.0,失血量 10%~30%(500~1 500 mL);SI 为 1.5,失血量 30%~50%(1 500~2 500 mL);SI 为 2.0,失血量 50%~70%(2 500~3 500 mL)。

五、治疗

根据阴道流血的时间、数量和胎儿、胎盘娩出的关系,可初步判断造成产后出血的原因,根据病因选择适当的治疗方法。有时产后出血几个原因可互为因果关系。

(一)子宫收缩乏力

胎盘娩出后,子宫缩小至脐平或脐下一横指;子宫呈圆球状,质硬;血窦关闭,出血停止。若子宫收缩乏力,宫底升高,子宫质软呈水袋状。子宫收缩乏力有原发性和继发性,有直接原因和间接原因,对于间接原因造成的子宫收缩乏力,应及时去除原因。按摩子宫或用缩宫剂后,子宫变硬,阴道流血量减少,是子宫收缩乏力与其他原因出血的重要鉴别方法。

(二)胎盘因素

胎盘在胎儿娩出后 10 min 内未娩出,并有大量阴道流血,应考虑胎盘因素,如胎盘部分剥离、胎盘粘连、胎盘嵌顿等。胎盘残留是产后出血的常见原因,故胎盘娩出后应仔细检查胎盘、胎膜是否完整。尤其应注意胎盘胎儿面有无断裂血管,警惕副胎盘残留的可能。

(三)软产道损伤

胎儿娩出后,立即出现阴道持续流血,应考虑软产道损伤,仔细检查软产道。

1.宫颈裂伤

产后应仔细检查宫颈,胎盘娩出后,用两把卵圆钳钳夹宫颈并向下牵拉,从宫颈 12 点处起顺时针检查一周。初产妇宫颈两侧(3、9点处)较易出现裂伤。如裂口不超过 1 cm,通常无明显活动性出血。有时破裂深至穹隆伤及动脉分支,可有活动性出血,隐性或显性。有时宫颈裂口可向上延伸至宫体,向两侧延至阴道穹隆及阴道旁组织。

2.阴道裂伤

检查者用中指、食指压迫会阴切口两侧,仔细查看会阴切口顶端及两侧有无损伤及损伤程度和有无活动性出血。阴道下段前壁裂伤时出血活跃。

3.会阴裂伤

会阴裂伤按损伤程度分为三度:Ⅰ度指会阴部皮肤及阴道入口黏膜撕裂,未达肌层,一般出血不多;Ⅱ度指裂伤已达会阴体肌层、累及阴道后壁黏膜,甚至阴道后壁两侧沟向上撕裂使原解剖结构不易辨认,出血较多;Ⅲ度是指肛门外括约肌已断裂,甚至直肠阴道隔、直肠壁及黏膜的裂伤,裂伤虽较严重,但出血可能不多(图 11-1)。

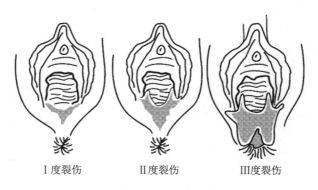

Ⅰ度裂伤　　　Ⅱ度裂伤　　　Ⅲ度裂伤

图 11-1　会阴裂伤

(四)凝血功能障碍

若产妇有血液系统疾病或由于分娩引起 DIC 等情况,产妇表现为持续性阴道流血,血液不凝,止血困难,同时可出现全身部位出血灶。实验室诊断标准应同时有下列三项以上异常。

(1)血小板(PLT)进行性下降小于 $100×10^9/L$,或有 2 项以上血小板活化分子标志物血浆水平升高:①β-甘油三酯(β-TG);②血小板因子 4(PF$_4$);③血栓烷 B$_2$(TXB$_2$);④P$_2$选择素。

(2)血浆纤维蛋白原(Fg)含量小于 115 g/L 或大于 410 g/L,或呈进行性下降。

(3)3P 试验阳性,或血浆 FDP 大于 20 mg/L 或血浆 D-D 水平较正常增高 4 倍以上(阳性)。

(4)PT 延长或缩短 3 s 以上,部分活化凝血时间(APTT)延长或缩短 10 s 以上。

(5)AT-Ⅲ:A 小于 60% 或蛋白 C(PC)活性降低。

(6)血浆纤溶酶原抗原(PLG:Ag)小于 200 mg/L。

(7)因子Ⅷ:C 活性小于 50%。

(8)血浆内皮素-1(ET-1)水平大于 80 ng/L 或凝血酶调节蛋白(TM)较正常增高 2 倍以上。

为了抢救患者生命,DIC 的早期诊断显得尤为重要。如果能在 DIC 前期做出诊断,那么患者的预后会有明显改善。

六、处理

产后出血的处理原则为针对原因,迅速止血,补充血容量纠正休克及防治感染。

(一)子宫收缩乏力

加强宫缩是最迅速有效的止血方法,具体方法如下。

1.去除引起宫缩乏力的原因

若由于全身因素,则改善全身状态;若为膀胱过度充盈应导尿等。

2.按摩子宫

助产者一手在腹部按摩宫底(拇指在前,其余4指在后),同时压迫宫底,将宫内积血压出,按摩必须均匀而有节律(图11-2)。如果无效,可用腹部-阴道双手按摩子宫法,即一手握拳置于阴道前穹隆顶住子宫前壁,另一手在腹部按压子宫后壁使宫体前屈,双手相对紧压子宫并做节律性按摩(图11-3)。按压时间以子宫恢复正常收缩为止,按摩时注意无菌操作。

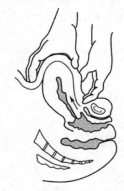

图 11-2　腹部按摩子宫

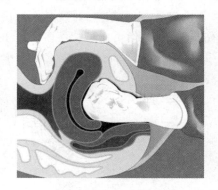

图 11-3　腹部-阴道双手按摩子宫

3.应用宫缩剂

(1)缩宫素:能够选择性的兴奋子宫平滑肌,增加子宫平滑肌的收缩频率及收缩力,有弱的血管加压和抗利尿作用。用药后 3～5 min 起效,缩宫素半衰期为 10～15 min,作用时间0.5 h。肌内注射或缓慢静脉推注 10～20 U,然后 20 U 加入 0.9％生理盐水或 5％葡萄糖液 500 mL 中静脉滴注。24 h 内用量不超过 40 U。宫体、宫颈注射等局部用药法效果则更佳。大剂量使用应注意尿量。卡贝缩宫素为长效缩宫素,是九肽类似物,100 μg 缓慢静脉推注或肌内注射,与持续静脉滴注缩宫素 16 h 的效果相当。

(2)麦角新碱:直接作用于子宫平滑肌,作用强而持久,稍大剂量可引起子宫强直性收缩,对子宫体和宫颈都有兴奋作用,2～5 min 起效。

用法:肌内注射/静脉注射均可,静脉注射有较大的不良反应,紧急情况下可以使用。部分患者用药后可发生恶心、呕吐、出冷汗、面色苍白等反应,有妊娠高血压疾病及心脏病者慎用。

(3)米索前列醇:是前列腺素 E_1 的类似物,口服后能转化成有活性的米索前列醇酸,增加子宫平滑肌的节律收缩作用。5 min 起效,口服 30 min 达血药浓度高峰;半衰期 1.5 h,持续时间长,可有效解决产后 2 h 内出血问题,对子宫的收缩作用强于缩宫素。

给药方法:在胎儿娩出后立即给予米索前列醇 600 μg 口服,直肠给药效果更好。

(4)卡前列甲酯栓:对子宫平滑肌有很强的收缩作用。1 mg 直肠给药用于预防产后出血。

(5)卡前列素氨丁三醇注射液,引发子宫肌群收缩,发挥止血功能,疗效好,止血迅速安全,不良反应轻微。难治性产后出血起始剂量为 250 μg 欣母沛无菌溶液(1 mL),深层肌内注射。某些特殊的病例,间隔 15～90 min 重复注射,总量不超过 2 000 μg(8 支)。对欣母沛无菌溶液过敏的患者、急性盆腔炎的患者、有活动性心肺肾肝疾病的患者忌用。

不良反应：主要由平滑肌收缩引起,血压升高、呕吐、腹泻、哮喘、瞳孔缩小,眼内压升高、发热、脸部潮红。约20%的病例有各种不同程度的不良反应,一般为暂时性,不久自行恢复。

(6)垂体后叶素:使小动脉及毛细血管收缩,同时也有兴奋平滑肌并使其收缩的作用。在剖宫产术中胎盘剥离面顽固出血病例,将垂体后叶素6 U(1 mL)加入生理盐水19 mL,在出血部位黏膜下多点注射,每点1 mL,出血一般很快停止;如再有出血可继续注射至出血停止,用该方法10 min之内出血停止者未发现不良反应。

(7)葡萄糖酸钙:钙离子是子宫平滑肌兴奋的必需离子,而且参与人体的凝血过程。静脉推注10%葡萄糖酸钙10 mL,可使子宫平滑肌对宫缩剂的效应性增强,胎盘附着面出血减少,降低缩宫素用量。

4.宫腔填塞

宫腔填塞主要有两种方法:填塞纱布或填塞球囊。

(1)剖宫产术中遇到子宫收缩乏力,经按摩子宫和应用宫缩剂加强宫缩效果不佳时、前置胎盘或胎盘粘连导致剥离面出血不止时,直视下填塞宫腔纱条可起到止血效果。但是胎盘娩出后子宫容积比较大,可以容纳较多的纱条,也可以容纳较多的出血,而且纱布填塞不易填紧,且因纱布吸血而发生隐匿性出血。可采用特制的长为2 m,宽为7~8 cm的4~6层无菌脱脂纱布条,一般宫腔填塞需要2~4根,每根纱条之间用粗丝线缝合连接。术者左手固定子宫底部,右手或用卵圆钳将纱条沿子宫腔底部自左向右,来回折叠填塞宫腔,留足填塞子宫下段的纱条后(一般需1根),将最尾端沿宫颈放入阴道内少许,其后填满子宫下段,然后缝合子宫切口。若为子宫下段出血,也应先填塞宫腔,然后再用足够的纱条填充子宫下段。纱条需为完整的一根或中间打结以便于完整取出,缝合子宫切口时可在中间打结,注意勿将纱条缝入。24~48 h间取出纱布条,应警惕感染。经阴道宫腔纱条填塞法,因操作困难,常填塞不紧反而影响子宫收缩,一般不采用(图11-4)。

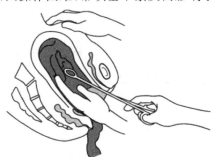

图11-4　宫腔纱条填塞

(2)可供填塞的球囊有专为宫腔设计的,能更好适应宫腔形态,如巴克里(Bakri)紧急填塞球囊导管;原用于其他部位止血的球囊,但并不十分适合宫腔形态,如森-布管、鲁施(Rusch)泌尿外科静压球囊导管;产房自制的球囊,如手套或避孕套。经阴道放置球囊前,先置导尿管以监测尿量。用超声或阴道检查大致估计宫腔的容量,确定宫腔内无胎盘胎膜残留、动脉出血或裂伤。在超声引导下将导管的球囊部分插入宫腔,球囊内应注入无菌生理盐水,而不能用空气或二氧化碳,也不能过度充盈球囊。

所有宫腔填塞止血的患者应严密观察生命体征和液体出入量,观测宫底高度和阴道出血情况,必要时行超声检查排除有无宫腔隐匿性出血。缩宫素维持12~24 h,促进子宫收缩;预防性应用广谱抗生素。8～48 h取出宫腔填塞物,抽出前做好输血准备,先用缩宫素、麦角新碱或前列腺素等宫缩剂。慢慢放出球囊内液体后再取出球囊,或缓慢取出纱布条,避免再次出血的危险。

5.盆腔动脉结扎

经上述处理无效,出血不止,为抢救产妇生命可结扎盆腔动脉。妊娠子宫体的血液90%由子宫动脉上行支供给,故结扎子宫动脉上行支后,可使子宫局部动脉压降低,血流量减少,子宫肌壁暂时缺血,子宫迅速收缩而达到止血目的。子宫体支、宫颈支与阴道动脉、卵巢动脉的各小分支、左右均有吻合,故结扎子宫动脉上行支或子宫动脉总支,子宫卵巢动脉吻合支、侧支循环会很快建立,子宫组织不会发生坏死;并且采用可吸收缝合线结扎,日后缝线吸收、脱落,结扎血管仍可再通,不影响以后的月经功能及妊娠分娩。具体术式如下。

(1)子宫动脉上行支结扎术:主要适用于剖宫产胎盘娩出后子宫收缩乏力性出血,经宫缩药物及按摩子宫无效者,胎盘早剥致子宫卒中发生产后出血者,剖宫产胎儿娩出致切口撕伤,局部止血困难者。方法为一般在子宫下段进行缝扎,结扎为子宫动静脉整体结扎,将2～3 cm子宫肌层结扎在内非常重要;若已行剖宫产,最好选择在子宫切口下方,在切口下2～3 cm进行结扎,如膀胱位置较高时应下推膀胱。第一次子宫动脉缝扎后如效果不佳,可以再缝第二针,多选择在第一针下3～5 cm处。这次结扎包括了大部分供给子宫下段的子宫动脉支,宜采用2-0可吸收线或肠线,避免"8"字缝合,结扎时带入一部分子宫肌层,避免对血管的钳扎与分离,以免形成血肿,增加手术难度。如胎盘附着部位较高,近宫角部,则尚需结扎附着侧的子宫卵巢动脉吻合支。

(2)子宫动脉下行支结扎术:是以卵圆钳钳夹宫颈前和(或)后唇并向下牵引,暴露前阴道壁与宫颈交界处,在宫颈前唇距宫颈阴道前壁交界处下约1 cm处做长约2 cm横行切口,将子宫向下方及结扎的对侧牵拉,充分暴露视野,食指触摸搏动的子宫动脉作为指示进行缝扎,注意勿损伤膀胱,同法缝扎对侧。子宫动脉结扎后子宫立即收缩变硬,出血停止。但在下列情况下不宜行经阴道子宫动脉结扎:由其他病因引起的凝血功能障碍(感染、子痫前期等);阴道部位出血而非宫体出血。

经阴道子宫动脉下行支结扎特别适用于阴道分娩后子宫下段出血患者。对剖宫产术结束后,如再发生子宫下段出血,在清除积血后也可尝试以上方法,避免再次进腹。对前置胎盘、部分胎盘植入等患者可取膀胱截石位行剖宫产手术,必要时采用以上两种方法行子宫动脉结扎,明显减少产后出血。

(3)髂内动脉结扎术(图11-5):髂内动脉结扎后血流动力学改变的机制,不是因结扎后动脉血供完全中止而止血,而是由于结扎后的远侧端血管动脉内压降低,血流明显减缓(平均主支局部脉压下降75%,侧支下降25%),局部加压后易于使血液凝成血栓而止血即将盆腔动脉血循环转变为类似静脉的系统,这种有效时间约1 h。髂内动脉结扎后极少发生盆腔器官坏死现象,主要是因腹主动脉分出的腰动脉、髂总动脉分出的骶中动脉、来自肠系膜下动脉的痔上动脉、卵巢动脉、股动脉的旋髂动脉、髂外动脉的腹壁下动脉均可与髂内动脉的分支吻合,髂内动脉结扎后45～60 min侧支循环即可建立,一般仍可使卵巢、输卵管及子宫保持正常功能。

髂内动脉结扎的适应证包括产后出血、行子宫切除术前后;保守治疗宫缩乏力失败;腹腔妊娠胎盘种植到盆腔,或胎盘粘连造成难以控制的出血;盆腔、阔韧带基底部持续出血;子宫破裂、严重撕伤,可能撕伤到子宫动脉。方法为确认髂总动脉的分叉部位,该部位有两个骨性标志:骶骨岬和两侧髂前下棘连线,输尿管由此穿过。首先与输尿管平行,纵行切开后腹膜3～5 cm,分离髂总及髂内动动脉分叉处,然后在距髂内外分叉下 2.5 cm 处,用直角钳轻轻从髂内动脉后侧穿过,钳夹两根 7 号丝线,间隔 1.5～2.0 cm 分别结扎,不剪断血管。结扎前后为防误扎髂外动脉,术者可提起缝线,用食、拇指收紧,使其暂时阻断血流,常规嘱台下两人触摸患者该侧足背动脉或股动脉,确定有搏动无误,即可结扎两次。必须小心勿损伤髂内静脉,否则会加剧出血程度。多数情况下,双侧结扎术比单侧效果好,止血可靠。

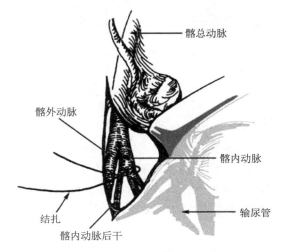

图 11-5　髂内动脉结扎

上述方法可逐步选用,效果良好且可保留生育功能。但应注意,结扎后只是使血流暂时中断,出血减少,应争取时间抢救休克。

6.子宫背带式缝合术(B-Lynch suture)

B-Lynch 缝合术治疗产后出血,对传统产后出血的治疗来说是一个里程碑式的进展,如果正确使用,将大大提高产后出血治疗的成功率。B-Lynch 缝合术操作简单、迅速、有效、安全、能保留子宫和生育功能,易于在基层医院推广。B-Lynch 缝合术原理是纵向机械性压迫使子宫壁弓状血管被有效地挤压,血流明显减少、减缓、局部血栓形成而止血;同时子宫肌层缺血,刺激子宫收缩进一步压迫血窦,使血窦关闭而止血。此方法适用子宫收缩乏力、前置胎盘、胎盘粘连、凝血功能障碍引起的产后出血以及晚期产后出血。B-Lynch 缝合术用于前置胎盘、胎盘粘连引起的产后出血时,需结合其他方法,如胎盘剥离面做"8"字缝合止血后再行子宫 B-Lynch 缝合术,双侧子宫卵巢动脉结扎再用 B-Lynch 缝合术。

剖宫产术中遇到子宫收缩乏力,经按摩子宫和应用宫缩剂加强宫缩效果不佳时,术者可用双手握抱子宫并适当加压以估计施行 B-lynch 缝合术的成功机会。此方法较盆腔动脉缝扎术简单易行,并可避免切除子宫,保留生育能力。具体缝合方法为距子宫切口右侧顶点下缘 3 cm 处进针,缝线穿过宫腔至切口上缘 3 cm 处出针,将缝线拉至宫底,在距右侧宫角约 3 cm 处绕向子宫后壁,在与前壁相同的部位进针至宫腔内;然后横向拉至左侧,在左侧宫体后壁(与右侧进针点相同部位)出针,将缝线垂直绕过宫底至子宫前壁,分别缝合左侧子宫切口的上、下缘(进出针的部位与右侧相同)。子宫表面前后壁均可见 2 条缝线。收紧两根缝线,检查无出血即打结,然后再关闭子宫切口。子宫放回腹腔观察 10 min,注意下段切口有无渗血,阴道有无出血及子宫颜色,若正常即逐层关腹(图 11-6)。

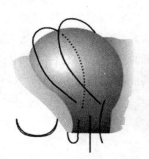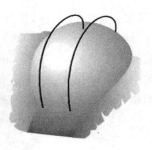

图 11-6　子宫背带式缝合

7.动脉栓塞术

当以上治疗产后出血的方法失败后,动脉栓塞术是一个非常重要的保留子宫的治疗方法。产后出血动脉栓塞的适应证应根据不同的医院、实施动脉栓塞的手术医师的插管及栓塞的熟练程度,而有所不同。总的来讲,须遵循以下原则:①各种原因所致的产后出血,在去除病因和常规保守治疗无效后;②包括已经发生 DIC(早期)的患者;③生命体征稳定或经抢救后生命体征稳定,可以搬动者;④手术医师应具有娴熟的动脉插管和栓塞技巧。

禁忌证:①生命体征不稳定,不宜搬动的患者;②DIC 晚期的患者;③其他不适合介入手术的患者,如造影剂过敏。

在放射科医师协助下,行股动脉穿刺插入导管至髂内动脉或子宫动脉,注入直径为 1～3 mm大小的新胶海绵颗粒栓塞动脉,栓塞剂 2～3 周被吸收,血管复通。动脉栓塞术后还应注意:①在动脉栓塞后立即清除宫腔内的积血,以利于子宫收缩;②术中、术后应使用广谱抗生素预防感染;③术后应继续使用宫缩剂促进子宫收缩;④术后应监测性激素分泌情况,观测卵巢有没有损伤;⑤及时防止宫腔粘连,尤其在胎盘植入患者及合并子宫黏膜下肌瘤的患者。但应强调的是动脉栓塞治疗不应作为患者处于危机情况的一个避免子宫切除的措施,而是应在传统保守治疗无效时,作为一个常规止血手段尽早使用。

8.切除子宫

经积极治疗仍无效,出血可能危及产妇生命时,应行子宫次全切术或子宫全切除术,以挽救产妇生命。但产科子宫切除术对产妇的身心健康有一定的影响,特别是给年轻及未有存活子女者带来伤害。因此,必须严格掌握手术指征,只有在采取各种保守治疗无效,孕产妇生命受到威胁时,才采用子宫切除术。而且子宫切除必须选择最佳时机,过早切除子宫,虽能有效地治疗产后出血,但会给患者带来失去生育能力的严重后果。相反,若经过多种保守措施,出血不能得到有效控制,手术者仍犹豫不决,直至患者生命体征不稳定,或进入 DIC 状态再行子宫切除,已错失最佳手术时机,还可能遇到诸如创面渗血、组织水肿、解剖不清等困难,增加手术难度,延长手术时间,加重患者 DIC、继发感染或多脏器衰竭的发生。

目前,虽然子宫收缩乏力是产后出血的首要原因,但较少成为急症子宫切除的主要手术指征。尽管如此,临床上还有下列几种情况须行子宫切除术:宫缩乏力性产后出血,对于多种保守治疗难以奏效,出血有增多趋势;子宫收缩乏力时间长,子宫肌层水肿,对一般保守治疗无反应;短期内迅速大量失血导致休克、凝血功能异常等产科并发症,已来不及实施其他措施,应果断行子宫切除手术。值得强调的是,对于基层医疗机构,在抢救转运时间不允许、抢救物品和血液不完备、相关手术技巧不成熟的情况下,为抢救产妇生命应适当放宽子宫切除的手术指征。胎盘因素引起的难以控制的产科出血,是近年来产科急症子宫切除术最重要的手术指征。穿透性胎盘植入,合并子宫穿孔并感染;完全胎盘植入面积大于 1/2;做楔形切除术后仍出血不止者;药物治疗无效或出现异常情况者;胎盘早剥并发生严重子宫卒中等情况均应果断地行子宫切除。其次子宫破裂引起的产后出血是急症子宫切除的重要指征,特别是发生破裂时间长,估计已发生继发感染;裂口不整齐,子宫肌层有大块残缺,难以行修补术或即使行修补但缝合后估计伤口愈合不良;裂口深,延伸到宫颈等情况。而当羊水栓塞、重度或未被发现的胎盘早剥导致循环障碍及器官功能衰竭,凝血因子消耗和继发性纤维蛋白溶解而引起的出血、休克,甚至脏器功能衰竭时进行手术,须迅速切除子宫。

(二)胎盘因素

1.胎盘已剥离未排出

膀胱过度膨胀应导尿排空膀胱,用手按摩使子宫收缩,另一手轻轻牵拉脐带协助胎盘娩出。

2.胎盘剥离不全或胎盘粘连伴阴道流血

此类情况应徒手剥离胎盘(图 11-7)。

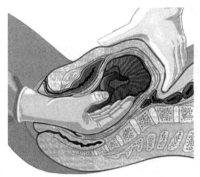

图 11-7　徒手剥离胎盘

3.胎盘植入的处理

若剥离胎盘困难,切忌强行剥离,应考虑行子宫切除术。若出血不多,须保留子宫者,可保守治疗,目前用甲氨蝶呤(MTX)治疗,效果较好。

4.胎盘胎膜残留

胎盘胎膜残留可行钳刮术或刮宫术。

5.胎盘嵌顿

在子宫狭窄环以上发生胎盘嵌顿者,可在静脉全身麻醉下,待子宫狭窄环松解后再用手取出胎盘。

(三)软产道裂伤

一方面彻底止血,另一方面按解剖层次缝合。宫颈裂伤小于 1 cm 时,若无活动性出血,则不需缝合;若有活动性出血或裂伤大于 1 cm,则应缝合。若裂伤累及子宫下段时,缝合应注意避免损伤膀胱及输尿管,必要时经腹修补。修补阴道裂伤和会阴裂伤,应注意解剖层次的对合,第一针要超过裂伤顶端 0.5 cm(图 11-8),缝合时不能留有无效腔,避免缝线穿过直肠黏膜。外阴、阴蒂的损伤,应用细丝线缝合。软产道血肿形成应切开并清除血肿,彻底止血、缝合,必要时可放置引流条。

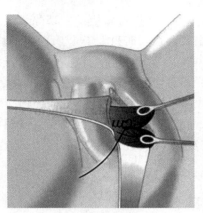

图 11-8　宫颈裂伤的缝合

(四) 凝血功能障碍

首先应排除子宫收缩乏力、胎盘因素、软产道裂伤引起的出血,明确诊断后积极输新鲜全血、血小板、纤维蛋白原或凝血酶原复合物、凝血因子等。若已并发 DIC,则按 DIC 处理。

在治疗过程中应重视以下几方面:早期诊断和动态监测;积极治疗原发病;补充凝血因子,包括输注新鲜冰冻血浆、凝血酶原复合物、纤维蛋白原、冷沉淀(含 Ⅷ 因子和纤维蛋白原)、单采血小板、红细胞等血制品来解决;改善微循环和抗凝治疗;重要脏器功能的维持和保护。

在治疗产后出血,补充血容量,纠正失血性休克,甚至抢救 DIC 患者方面,目前仍推广采用传统早期大量液体复苏疗法。即失血后立即开放静脉,最好有两条开放的静脉通道,快速输入复方乳酸林格液或林格溶液加 5％碳酸氢钠溶液 45 mL 混合液,输液量应为出血量的 2～3 倍。

处理出血性休克的原则:①止血,止痛。②补血,扩张血容量。③纠正酸中毒,改善微循环,有时止血不是立即成功,而扩充血容量较容易,以维护主要脏器的血供,防止休克恶化,争取时间完成各种止血方法。

休克早期先输入 2 000～3 000 mL 平衡液(复方乳酸林格液等),以后尽快输全血和红细胞。如无血,可以使用胶体液作权宜之计。尤其在休克晚期,组织间蛋白贮存减少,继续输晶体液会使胶体渗透压明显下降产生组织水肿。胶体液除全血外还有血浆、清蛋白血浆代用品。血液稀释可降低血液黏度,增加心排血量,减少心脏负荷和增加组织灌注,但过度稀释又可使血液携氧能力降低,使组织缺氧,最佳稀释度一般认为是血细胞比容在 30％以上。

另一方面,产科失血性休克的早期液体复苏还应涉及合理的输液种类问题。有关低血容量性休克液体复苏中使用晶体还是胶体的问题争论已久,但目前尚无足够的证据表明晶体液与胶体液用于低血容量休克液体复苏的疗效与安全性方面有明显差异。近年研究发现,氯化钠高渗盐溶液(7.5％)早期用于抗休克,较常规的林格氏液、平衡盐液有许多优势且价格便宜,使用方便,适合于急诊抢救,值得在临床一线广泛推广。新型的羧甲淀粉注射液-高渗氯化钠羟乙基淀粉 40 溶液引起了国内外研究者的广泛关注,其具有我国自主知识产权并获得国家药品监督管理局新药证书。临床研究表明其可以较少的输液量迅速恢复机体的有效循环血容量,改善心脏功能,减轻组织水肿,降低颅内压。

七、预防

加强围产期保健,严密观察及正确处理产程可降低产后出血的发生率。

（一）重视产前保健

（1）加强孕前及孕期妇女保健工作，对有凝血功能障碍和可能影响凝血功能障碍疾病的患者，应积极治疗后再受孕，必要时应于早孕时终止妊娠。

（2）具有产后出血危险因素的孕妇，如多胎妊娠、巨大胎儿、羊水过多、子宫手术史、子宫畸形、妊娠期高血压疾病、妊娠合并血液系统疾病及肝病等，要加强产前检查，提前入院。

（3）宣传计划生育，减少人工流产次数。

（二）提高分娩质量

严密观察及正确处理产程。第一产程：合理使用子宫收缩药物和镇静剂，注意产妇饮食，防止产妇疲劳和产程延长。第二产程：根据胎儿大小掌握会阴后-斜切开时机，认真保护会阴；阴道检查及阴道手术应规范、轻柔，正确指导产妇屏气及使用腹压，避免胎儿娩出过快。第三产程：是预防产后出血的关键，不要过早牵拉脐带；胎儿娩出后，若流血量不多，可等待 15 min，若阴道流血量多应立即查明原因，及时处理。胎盘娩出后要仔细检查胎盘、胎膜，并认真检查软产道有无撕裂及血肿。

（三）加强产后观察

产后 2 h 是产后出血发生的高峰。产妇应在产房中观察 2 h；注意观察会阴后-斜切开缝合处有无血肿；仔细观察产妇的生命体征、宫缩情况及阴道流血情况，发现异常及时处理。离开产房前要鼓励产妇排空膀胱，鼓励母亲与新生儿早接触、早吸吮，能反射性引起子宫收缩，减少产后出血。

（王相娟）

第十二章

妇科疾病的中医治疗

第一节 痛 经

凡在经期或经行前后出现周期性小腹疼痛，或痛引腰骶，甚至剧痛晕厥者，称为痛经，亦称"经行腹痛"。

痛经，汉代张仲景《金匮要略·妇人杂病脉证并治》曾有本病的相关描述，如"带下，经水不利，少腹满痛，经一月再见"。隋代巢元方《诸病源候论》立有"月水来腹痛候"，已将本病作为一个独立病症进行论述。宋代以后，对本病的论述日臻完善，如宋代陈自明《妇人大全良方》说："妇人经来腹痛，由风冷客于胞络冲任，……用温经汤"，简要阐述了本病的病因和治法。而明代张景岳《景岳全书·妇人规》则认为，"经行腹痛，证有虚实。实者或因寒滞，或因血滞，或因气滞，或因热滞；虚者有因血虚，有因气虚。然实痛者多痛于未行之前，经通而痛自减；虚痛者多痛于既行之后，血去而痛未止，或血去而痛益甚。大都可按可揉者为虚，拒按拒揉者为实。"张氏不仅较为详细地归纳了本病的常见病因，而且提出了据疼痛时间、性质、程度"辨虚实之大法"，对后世临证多有启迪。至清代，很多妇科专著，在此基础上又有所发展，如《医宗金鉴·妇科心法要诀》指出，痛经有寒、热、虚、实之不同，应加鉴别。其后《傅青主女科》认为痛经涉及肝、脾、肾三脏，病因主要有肝郁、寒湿、肾虚。治疗有解郁、化湿、补肾三大方法，并分别立宣郁通经汤、温脐化湿汤、调肝汤等，这些方剂今天仍为妇科临床所常用。

西医学将痛经分为原发性痛经和继发性痛经。原发性痛经又称功能性痛经，是指生殖器官无器质性病变者；继发性痛经则是由于生殖器官器质性疾病，如子宫内膜异位症、子宫腺肌症、盆腔炎、子宫发育异常、子宫过度前曲或后倾、宫颈狭窄、膜样排经等所导致。原发性痛经以青少年多见，继发性痛经则常见于育龄期妇女。本节讨论的痛经，包括西医学的原发性痛经和继发性痛经。

一、病因病机

痛经一证有情志所伤、起居不慎、六淫伤害等不同致病因素。在经期、经期前后特殊的生理状态下，受到上述致病因素的影响，导致冲任瘀阻或寒凝经脉，使气血运行不畅，胞宫气血流通受阻，"不通则痛"；或冲任胞宫失于煦濡，"不荣则痛"。其病位在冲任、胞宫，病变在气血，表现为痛证。其所以随月经周期发作，是与经期及经期前后气血变化有关。经期或经期前后，血海由满盈而外溢,气血盛实而骤虚,冲任胞宫气血变化较平时急剧,致病因素乘时而作,即可发生痛经。其常见病机有气滞血瘀、寒湿凝滞、湿热瘀阻、气血虚弱、肝肾亏损等。

(一)气滞血瘀

平素性情抑郁或恚怒伤肝,肝郁气滞,血行失畅,瘀滞冲任;或因经期产后(包括堕胎小产),余血内留,蓄而成瘀,经行之际气血下注冲任,胞脉气血壅滞更甚,"不通则痛",于是发为痛经。诚如《张氏医通》所云:"经行之际……若郁怒则气逆,气逆则血滞于腰腿心腹背肋之间,遇经行时则痛而重。"

(二)寒湿凝滞

经期产后,感受寒邪,或过食寒凉生冷,或久居寒湿之地,寒湿客于胞中,与血相搏,以致气血凝滞不畅,临经气血下注,胞宫胞脉气血更加壅滞,而为痛经,此亦"不通则痛"。

(三)湿热瘀阻

素体湿热内蕴,或经期产后,摄生不慎感受湿热,与血相搏,流注冲任,蕴结胞中,当经前经期气血下注之时,胞宫胞脉气血壅滞更甚,致使经行腹痛。

(四)气血虚弱

素体虚弱,气血不足;或大病久病,耗伤气血;或脾胃虚弱,化源匮乏,气血不足,经后冲任气血愈虚,不能濡养胞宫、胞脉,故使痛经,此所谓"不荣作痛"。《宋氏女科秘书》所说"经行后作痛者,气血虚也,治当调养气血",即指此类病证。

(五)肝肾亏损

先天肾气不足,或房劳过度,或多次堕胎小产,伤及肝肾,导致精血亏虚,冲任不足,经后血海愈加空虚,胞宫、胞脉失养,"不荣则痛",因而痛经。故《傅青主女科》谓:"妇人有少腹疼于行经之后者,……是肾气之涸。"

综上所述,痛经的发病机理主要是气血失调,经脉不利。病位主要在冲任二脉、胞宫,与肝肾有关。病性有实有虚。虚者,主要因气血虚弱、肝肾亏损而起;实者主要由气滞血瘀、寒湿凝滞、湿热瘀阻所致。各种致病因素可单独成因,也可相兼为病,临证常见相互转化。发作时实证多虚证少,非发作期有实有虚,也有虚实夹杂者。

二、诊断要点

(一)病史

经行腹痛,随月经周期而发作。

(二)症状

经期或经行前后小腹疼痛,痛及腰骶,甚则晕厥。好发于青年未婚女子。

(三)检查

1.腹部触诊

腹软,一般无反跳痛。

2.妇科检查

功能性痛经者,妇科检查多无阳性体征,部分患者可有子宫极度屈曲或宫颈口狭窄。子宫内膜异位症多有痛性结节,子宫粘连、活动受限,或伴有卵巢囊肿;子宫腺肌症的患者子宫多呈均匀性增大,局部有压痛;慢性盆腔炎有盆腔炎症的征象。

3.辅助检查

基础体温测定呈双相曲线;血清前列腺素测定显示有异常增高;超声检查原发性痛经多无盆腔器质性病变;腹腔镜、子宫输卵管碘油造影、宫腔镜检查有助于明确痛经的原因。

三、鉴别诊断

(一)辨明原发性痛经与继发性痛经

原发性痛经多见于初潮后及青年未婚未育的女性,妇科检查无明显生殖器官器质性病变;继发性痛经多发于已婚或经产妇,以子宫内膜异位症引起者为多见。鉴别明确,有助于针对病因治疗。

(二)与异位妊娠相鉴别

若患者有短暂停经史,又见腹痛、阴道流血,应与异位妊娠鉴别。异位妊娠多有停经史和早孕反应,妊娠试验阳性;B超检查可见子宫腔外有孕囊或包块存在;后穹隆穿刺或腹腔穿刺阳性;内出血严重时,患者有休克、血色素下降。痛经可出现剧烈的腹痛,但无上述妊娠征象。

(三)与胎动不安相鉴别

胎动不安也有停经史和早孕反应,妊娠试验阳性。妇科检查,子宫体增大如停经月份,变软,B超检查可见子宫腔内有孕囊和胚芽,或见胎心搏动。痛经无停经史和早孕反应,妊娠试验阴性,妇科检查及B超也无妊娠征象。

痛经还须与发生在经期或于经期加重的内、外、妇诸科引起腹痛症状的疾病如急性阑尾炎、结肠炎、膀胱炎、卵巢囊肿蒂扭转等鉴别。尤其是患者疼痛之性质、程度明显有别于既往经行腹痛征象时,或腹部见肌紧张或反跳痛体征者,更需审慎,注意详问病史,结合妇科检查及相关辅助检查,做出诊断与鉴别。

四、辨证

痛经主要依据临床表现,结合疼痛性质及月经情况进行辨证。①首先辨痛经发生的时间:一般而言,痛在经前或经期,多属实证;痛在月经将净或经后,多属虚证。②继辨疼痛的性质、程度:若为隐痛、喜揉喜按者属虚;掣痛、绞痛、刺痛、拒按者属实;灼痛得热反剧属热,冷痛得热痛减属寒;痛甚于胀,持续作痛为瘀,胀甚于痛,时痛时止属气滞。③再辨痛之部位:痛在少腹多属气滞,病在肝;痛在小腹多与血瘀有关;若痛及腰脊多病在肾。④最后辨经量、经色、经质:经行不畅,色暗有块,块下痛减者为血瘀;经色淡、质稀为气血虚弱;经色深红、质稠多为湿热壅滞。此为辨证之大要,临证需结合兼症、舌脉及体质因素和病史,综合分析、详细审辨。

(一)气滞血瘀

证候:经前或经期小腹胀痛拒按,或伴乳胁胀痛,经血量少不畅,色紫暗有块,块下痛减,舌质紫暗或有瘀点,脉沉弦或涩。

分析:肝郁气滞,冲任胞宫气血瘀滞,经行之际气血下注冲任,胞脉气血壅滞更甚,故经前或经期小腹胀痛拒按,经血量少,行而不畅;经血瘀滞,故色紫暗有块;块下瘀滞稍通,故腹痛暂减;肝气郁滞,经脉不利,故乳胁胀痛。舌紫暗或有瘀点、脉沉弦或涩为气血瘀滞之征。

(二)寒湿凝滞

证候:经行小腹冷痛,得热则舒,经量少,色紫暗有块,或见形寒肢冷,小便清长,苔白,脉细或沉紧。

分析:寒湿伤及下焦,客于胞中,气血凝滞不畅,故经行小腹冷痛;寒得热化,瘀滞暂通,故得热痛减;血被寒凝,行而不畅,因而经血量少,色暗有块;寒邪内盛,阻遏阳气,故形寒肢冷,小便清长。苔白、脉细或沉紧为寒湿凝滞之候。

(三)湿热瘀阻

证候:经前或经期小腹疼痛,或痛连腰骶,或感腹内灼热,月经量多质稠,色鲜红或紫,有小血块,或伴小便短赤,带下黄稠。舌质红,苔黄腻,脉滑数。

分析:湿热蕴结冲任,气血失畅,经期气血下注冲任,胞宫、胞脉气血壅滞更甚,故经前或经期小腹疼痛,痛连腰骶,有灼热感;湿热伤于冲任,迫血妄行,故经量多,色鲜红或紫,质稠有血块;湿热下注,伤及带脉,则带下黄稠;湿热熏蒸下焦,故小便短少黄赤。舌红、苔黄腻、脉滑数均为湿热之象。

(四)气血虚弱

证候:经期或经后小腹隐痛喜按,经行量少质稀,形寒肢疲,头晕眼花,心悸气短。舌质淡,苔薄,脉细无力。

分析:气血本虚,经行后冲任气血更虚,胞宫、胞脉失养,故经期或经后小腹隐痛喜按;气血亏虚,冲任不足,血海不充,故经量少,色淡质清稀;气血亏虚,不能上荣头面、温养四肢,故形寒肢疲,头晕眼花;血虚心神失养,故心悸气短。舌淡、苔薄、脉细弱均为气血虚弱之象。

(五)肝肾亏损

证候:经期或经后小腹绵绵作痛,经行量少,色红无块,腰膝酸软,头晕耳鸣。舌淡红,苔薄,脉细弦。

分析:肝肾亏损,精血不足,行经之后,血海空虚,胞脉失养,故经期或经后小腹绵绵作痛;精亏血少,故经行量少,色红无块;肾虚精亏,清窍失养,故头晕耳鸣;腰为肾之府,膝为筋之府,肝肾亏虚,则腰膝酸软。舌淡红、苔薄、脉细弦为肝肾亏损之象。

五、治疗

(一)中药治疗

1.气滞血瘀

治法:理气行滞,化瘀止痛。

处方:膈下逐瘀汤。

方中香附、乌药、枳壳、延胡索行气止痛;五灵脂、当归、川芎、桃仁、红花、赤芍、丹皮活血化瘀;甘草调和诸药。痛甚,加血竭化瘀止痛;恶心呕吐,加吴茱萸、半夏、陈皮和胃降逆;若肝郁化热,见口苦、经质黏稠者,加夏枯草、山栀清泻肝火。

另外,可选用益母草膏,每次 10 g,每天 3 次。

2.寒湿凝滞

治法:温经散寒,化瘀止痛。

处方:少腹逐瘀汤。

方中官桂、干姜、小茴香温经暖宫;当归、川芎、赤芍活血祛瘀;蒲黄、五灵脂、没药、延胡索化瘀止痛。诸药合用,可温经散寒,活血祛瘀,使寒散血行,冲任、子宫血气调和流畅,自无疼痛之虞。若痛甚而厥、冷汗淋漓者,加附子、细辛回阳散寒;冷痛甚者,加艾叶、吴茱萸、沉香行气止痛;带多湿重者,宜加苍术、茯苓、薏米以散寒除湿;恶心呕吐者,去没药,加藿香、半夏、陈皮和胃降逆。

若伴神疲气短、面色无华、痛欲呕恶、舌淡、脉沉等症,可用温经汤益气养血、温阳散寒。

另外,可选用痛经丸,每次 6～9 g,每天 1～2 次。

3.湿热瘀阻

治法:清热利湿,化瘀止痛。

处方:清热调血汤加车前子、薏米、败酱草。

方中黄连清热燥湿;丹皮、生地、白芍清热凉血;当归、川芎、桃仁、红花、莪术活血化瘀;延胡索、香附行气活血止痛;车前子、薏米、败酱草以清热除湿。诸药合用,清热利湿,化瘀止痛。若经量多或经期长者,去莪术、川芎,酌加地榆、槐花、黄芩凉血止血;带下黄稠者,加黄柏、土茯苓、椿白皮清热除湿止带;若湿浊不化、口腻纳少,加佩兰、藿香、神曲等芳香化湿。

4.气血虚弱

治法:益气养血,调经止痛。

处方:圣愈汤加鸡血藤、桂枝、艾叶、甘草。

方中人参、黄芪补气生血;熟地、白芍、当归养血和血;川芎、鸡血藤、桂枝、艾叶温经止痛;炙甘草和中缓急。全方共奏补气养血、温经止痛之功。若腰酸不适,加菟丝子、杜仲补肾壮腰;纳呆、脘腹痞闷者,加木香、砂仁行气醒脾;疼痛明显者,加延胡索以行气止痛;精血虚甚者,加菟丝子、山茱萸、枸杞子补养精血。

另外,可选用八珍益母丸,每次 9 g,每天 2 次。

5.肝肾亏损

治法:补益肝肾,养血止痛。

处方:调肝汤加黄芪、熟地。

方中巴戟天、山茱萸补肾益精;当归、熟地、阿胶滋肝养血;黄芪、山药补脾生血;白芍、甘草缓急止痛。诸药合用,共奏调肝补肾、益精养血、缓急止痛之效。腰骶酸痛,加菟丝子、桑寄生、杜仲补肾强腰;经血量少、色暗,加鹿角胶、枸杞子滋阴养血填精;头晕耳鸣,健忘失眠,酌加枸杞子、制何首乌、酸枣仁、柏子仁养血安神;夜尿多,小便清长者,加益智仁、桑螵蛸、补骨脂补肾固涩。若属先天不足,发育不良者,可选加减苁蓉菟丝子丸以益气养血、补肾益冲。

另外,可选用六味地黄丸,每次 9 g,每天 2～3 次。

(二)针灸治疗

基本处方:关元、三阴交、地机、次髎。

关元属任脉经穴,为任脉与足三阴经交会穴,可温经散寒、行气活血、补益肝肾、调补冲任;三阴交为肝、脾、肾三经交会之处,可调理全身气血;地机是足太阴脾经郄穴,为血中之气穴,可调血通经止痛;次髎可调气活血,为治疗痛经的经验效穴。

加减运用:气滞血瘀加合谷、太冲,诸穴均用泻法,以调气活血,通经止痛;寒湿凝滞加水道,诸穴均用补法,并加灸法,可达散寒除湿、温经止痛之效;湿热瘀阻加中极、行间,诸穴均用泻法,以清湿热;气血虚弱加足三里、血海、脾俞、气海,诸穴均用补法,可加灸法,以补气血,益冲任;肝肾亏损加肾俞、肝俞、足三里,诸穴均用补法,以补肝肾,益精血,精血充沛,胞脉得濡而痛经可除。

痛经的治疗时间,一般宜在经前 3～5 d 开始,连续 3 个周期以上,平时应针对病因调理。

另外可选用:①耳针,取内分泌、神门、内生殖器、交感、肾,每次选 2～3 穴,留针 15～30 min,留针期间,捻转 1～3 次,也可用耳穴埋针、耳穴贴压法;②穴位注射疗法,取关元、中极、三阴交、足三里、肾俞、次髎,每次选 2～3 穴,用当归、丹参、红花注射液或 0.25％普鲁卡因注射液、维生素 B$_{12}$注射液,每穴注药 1～2 mL,每天 1～2 次;③灸法,取关元、气海、子宫,艾条灸,每穴 10～20 min;④腕踝针,取双下,留针 20～30 min,也可固定后留针 1～2 d。

(宋林娜)

第二节　月 经 过 少

月经周期基本正常,经量明显少于以往,甚或点滴即净;或带经期不足 2 d 者,称为"月经过少",亦称"经水涩少""经量过少"。

本病最早见于晋代王叔和的《脉经》,称"经水少",病机为"亡其津液";明代《万氏妇人科》结合患者体质来辨虚实;《医学入门》认为"内寒血涩可致经水来少,治以四物汤加桃仁、红花、丹皮……"

西医学月经过少多由子宫发育不良、子宫内膜结核、子宫内膜粘连、刮宫过深等引起,严重者可发展为闭经。

一、病因病机

月经过少分虚实两端。虚者多因素体虚弱,或脾虚化源不足,或多产房劳,肾气亏虚等,导致精血不足,冲任血海满溢不多;实者多因血为寒凝,或气滞血瘀,或痰湿等邪气阻滞冲任,经血不得畅行。

二、诊断

(一)病史

素体虚弱,月经初潮较迟,或情志不遂;询问有无感受寒冷,多次流产、刮宫,长期口服避孕药以及是否有失血过多、结核病等病史。

(二)临床表现

月经量明显减少,或带经期不足 2 d,月经周期基本正常。

(三)检查

1.全身检查

了解机体整体情况、营养状态及毛发分布情况。

2.妇科检查

检查第二性征发育情况,如乳房发育、有无溢乳、阴毛多少与分布;了解子宫发育情况等。

3.辅助检查

(1)卵巢功能测定:基础体温、阴道脱落细胞检查、宫颈黏液结晶等,了解有无排卵及雌、孕激素水平。

(2)蝶鞍摄片(或 CT、磁共振)除外垂体肿瘤。

(3)催乳激素(PRL)除外高催乳素血症。

(4)必要时行子宫内膜活检,除外子宫内膜结核。

（5）近期有刮宫史者，可行宫腔探查术，除外宫腔粘连。

（6）B超检查了解子宫、卵巢发育情况。

三、鉴别诊断

（一）激经

激经是妊娠早期仍按月有少量阴道出血而无损于胎儿的一种特殊生理现象，与月经过少有类似之处，但激经可伴有恶心欲吐等早孕反应。通过妊娠试验、B超、妇科检查等可以确诊。

（二）经间期出血

经间期出血亦为有规律的少量阴道出血，但月经过少的出血发生在基础体温低温相的开始阶段，出血量每次都一样。而经间期出血发生在基础体温低、高温相交替时，并与月经形成一次多一次少相间隔的表现。

（三）胎漏

妊娠期间有少量阴道出血，但无周期性，且有早孕反应，妊娠试验阳性，B超提示早孕活胎。

四、辨证要点

主要根据月经色、质的变化以及发病的情况进行辨证。如经色淡，质稀，多属虚证；经色紫暗有块，多属血瘀；经色淡红，质稀或黏稠，夹杂黏液，多属痰湿；如经量逐渐减少，多属虚证，若突然减少，多属实证。并结合兼证及舌脉进行辨证。

五、治疗

本病虚多实少，或虚实夹杂，治法重在濡养精血，慎不可妄投攻破，以免重伤气血，使经血难以恢复正常。

（一）辨证论治

1. 肾虚证

主要证候：月经量少，经血色淡、质稀，腰酸腿软，头晕耳鸣，夜尿多。舌淡，苔薄白，脉沉细。

证候分析：肾虚精亏，冲任血海满溢不足，故月经过少，经血色淡、质稀；肾虚腰膝、清窍失养，则腰酸腿软，头晕耳鸣；肾虚膀胱之气不固，则夜尿多；舌淡，脉沉细，亦为肾虚之象。

治法：补肾养血调经。

方药：归肾丸。

加减：肾阳不足，形寒肢冷者，加肉桂、淫羊藿以温肾助阳；夜尿频数者加益智仁、桑螵蛸以补肾缩尿；若经色红，手足心热，舌红少苔，脉细数，属肾阴不足者，去杜仲，加女贞子以滋补肾阴。

2. 血虚证

主要证候：月经量少，色淡红、质稀，头晕眼花，心悸失眠，面色萎黄，或经行小腹空坠。舌淡，苔薄白，脉细无力。

证候分析：营血衰少，冲任血海满溢不足，故月经量少，经血色淡红、质稀；血虚失养，则头晕眼花，心悸失眠，面色萎黄，小腹空坠；舌淡，脉细无力亦为血虚之象。

治法：补血益气调经。

方药：滋血汤。

成分：人参、山药、黄芪、白茯苓、川芎、当归、白芍、熟地。

方解:方中四物汤补血养营;人参、山药、黄芪、茯苓补气健脾,以资生化之源。全方共奏补血益气调经之效。

加减:若子宫发育不良,或经行点滴即净,为精血亏少,加紫河车、枸杞子、制首乌以补益精血;若脾虚纳呆,加陈皮、砂仁理气醒脾;心悸失眠者,加炒枣仁、首乌藤以养心安神。

3.血瘀证

主要证候:月经过少,经色紫暗,有小血块,小腹疼痛拒按。舌暗红,或有瘀点,脉弦或涩。

证候分析:瘀血阻滞冲任,经血不得畅行,故月经过少,经色紫暗,有小血块;瘀血阻滞,不通则痛,则小腹疼痛拒按;舌暗红,或有瘀点,脉弦或涩,亦为瘀血内阻之象。

治法:活血化瘀调经。

方药:桃红四物汤。

加减:若腹冷痛喜暖,为寒凝血瘀,加肉桂、小茴香以温经散寒;若腹胀痛,胸胁胀满,为气滞血瘀,加延胡索、川楝子以行气止痛。

4.痰湿证

主要证候:月经过少,经色淡红,质稀或黏稠,夹杂黏液;形体肥胖,胸闷呕恶,或带下量多黏稠。舌淡胖,苔白腻,脉滑。

证候分析:痰湿阻滞冲任,经血不得畅行,故月经过少,经色淡红,黏腻;痰湿壅阻中焦,则胸闷呕恶;痰湿流注下焦,损伤任、带二脉,则带下量多;苔白腻,脉滑,亦为痰湿内停之象。

治法:燥湿化痰调经。

方药:苍附导痰丸合佛手散。

成分:茯苓、法半夏、陈皮、甘草、苍术、香附、胆南星、枳壳、生姜、神曲、当归、川芎。

方解:方用二陈汤燥湿化痰,理气和中;苍术燥湿健脾;枳壳、香附理气行滞助痰行;胆南星清热豁痰;生姜、神曲和胃止呕;佛手散养血活血调经。痰湿消除而经血得通。

加减:若脾虚疲乏倦怠,加白术、山药健脾利湿。

(二)中成药

1.八珍益母丸

每次9g,每天2次,口服。功能补气血,调月经。用于血虚证。

2.妇科得生丹

每次9g,每天2次,口服。功能行气活血。用于血瘀证。

3.复方益母草膏(口服液)

膏剂每次20 mL,口服液每次2支,每天2次,口服。功能活血行气,化瘀止痛。用于血瘀证。

4.二陈丸

每次9~15g,每天2次,口服。功能燥湿化痰,理气和胃。用于痰湿证。

5.五子衍宗口服液

每次10 mL,每天3次,口服。功能补肾益精。用于肾虚证。

(三)其他疗法

1.针灸疗法

(1)体针:虚证取脾俞、肾俞、足三里,用补法,并灸;实证取合谷、血海、三阴交、归来,用泻法,一般不灸。

（2）耳针：取穴内分泌、卵巢、肝、肾、子宫，每次选 2～3 穴，中、强刺激，留针 20 min，也可耳穴埋豆。

2.单方

紫河车粉每次 3 g，每天 2 次，口服；或新鲜胎盘（牛、羊胎盘亦可），加工制作后随意饮食。用于虚证。

3.食疗

猪瘦肉 120 g，洗净切片，与鸡血藤、黑豆各 30 g 共放入锅中，加清水适量，武火煮沸后，文火煲约 2 h，调味后服用。功能养血活血，调经止痛。用于血瘀证。

（宋林娜）

第三节 带 下 病

带下量明显增多或减少，色、质、气味异常，或伴有全身或局部症状者，称带下病，古代又称为"白沃""赤沃""白沥""赤沥""下白物"等。本病首见于《素问·骨空论》"任脉为病，女子带下瘕聚"。带下有广义和狭义之分。广义带下泛指经、带、胎、产等多种妇科疾病，因其多发生在带脉以下而名，故古人称妇产科医师为带下医。狭义带下指妇女阴道中分泌的一种阴液。又有生理和病理之别，生理性带下是指女性发育成熟后，阴道内分泌的少量无色无臭的黏液，有润泽阴道的作用。妇女在月经期前后、经间期、妊娠期带下稍有增多者，或绝经前后带下减少而无明显不适者，均为生理现象，不作疾病论。带下病是妇科的常见病、多发病，常缠绵反复、不易速愈，且易并发月经不调、阴痒、闭经、不孕、症瘕等病证。临床上带下过多以白带、黄带、赤白带、五色带为常见，但也有带下过少者，亦属带下病的范畴。本节所讨论的是带下病中的带下过多。

西医学的"阴道炎""宫颈炎""盆腔炎"等所致的白带增多，属于本病范畴。

一、病因病机

本病主要病因是湿邪为患，伤及任、带二脉，使任脉不固，带脉失约而致。湿邪又有内湿、外湿之分。内湿主要涉及脾、肾、肝三脏，脾虚失运，水湿内生；肾阳虚衰，气化失常，水湿内停；肝郁侮脾，湿热下注等均可产生内湿。外湿多因久居湿地，或冒雨涉水或不洁性交等感受湿邪引起。

（一）脾虚湿困

素体脾虚，或劳倦过度，或饮食所伤，或思虑太过，皆可损伤脾气，致其运化失职，水液不运，聚而生湿。湿性趋下，流注下焦，伤及任带，使任脉不固，带脉失约，故致带下过多。

（二）肾虚

先天禀赋不足，或年老体虚，或房劳过度，或早婚多产，或久病伤肾，致肾阳亏虚，命门火衰，寒湿内生，使带脉失约，任脉不固，而为带下病；或因肾气亏损，封藏失职，阴精滑脱，而致带下过多；亦有素体肾阴偏虚，或年老真阴渐亏，或久病伤阴，相火偏旺，虚热扰动，或复感湿邪，湿郁化热，伤及任带，任带约固失司，而为带下病。

（三）湿热下注

经行产后，胞脉空虚，摄生不洁，或淋雨涉水，居处潮湿等，皆可感受湿邪，蕴久化热；或因脾虚生湿,湿蕴化热;或肝气郁结,久而化热,肝郁乘脾,肝热脾湿,湿热互结,流注下焦,损伤任带二脉,而为带下过多。

(四)热毒蕴结

经期产后,胞脉空虚,摄生不慎,或房室不禁,或阴部手术消毒不严,或手术损伤,感染热毒,或湿热蕴久成毒,热毒损伤任带二脉,而为带下过多。

二、诊断要点

(一)临床表现

带下量明显增多,并伴带下色、质、气味的异常,或伴有阴部瘙痒、灼热、疼痛、坠胀,或兼有尿频、尿痛、小腹痛、腰骶痛等局部和全身症状。

(二)妇科检查

可见各类阴道炎、宫颈炎症、盆腔炎性疾病等炎症体征,也可发现肿瘤。

(三)辅助检查

外阴及阴道炎患者因病原体不同,阴道分泌物特点、性质也不一样,可通过阴道分泌物涂片检查以区分滴虫性阴道炎、外阴阴道假丝酵母菌病、细菌性阴道病等。怀疑盆腔肿瘤或盆腔炎症者,可做宫颈刮片、B超等项检查以明确诊断。急性或亚急性盆腔炎时,血白细胞计数增高。

三、鉴别诊断

(1)带下呈赤色时,应与经间期出血、漏下鉴别。①经间期出血:经间期出血是在两次月经之间出现周期性的阴道少量出血,一般持续 2～3 d 能自行停止;赤带者,绵绵不断而无周期性,且为似血非血之黏液。②漏下:漏下是对经血非时而下,量少淋漓不断,无正常月经周期而言;赤带者,是似血非血的赤色黏液,且月经周期正常。

(2)带下呈赤白带或黄带淋漓时,应与阴疮、子宫黏膜下肌瘤鉴别。①阴疮:阴疮为阴户生疮,伴有阴户红肿热痛,或积结成块,溃破时可有赤白样分泌物,甚至疮面坚硬肿痛、臭水淋漓等;带下浓浊似脓者,仍是由阴中分泌而由阴道而出的一种黏液,分泌物的分泌部位不相同,且无阴疮的局部症状。②子宫黏膜下肌瘤:子宫黏膜下肌瘤突入阴道时,可见脓性白带或赤白带,或伴臭味,与黄带、赤带相似。可通过妇科检查、B超检查加以鉴别。

(3)带下呈白色时,应与白淫、白浊鉴别。①白淫:是指欲念过度,心愿不遂时;或纵欲过度,过贪房事时,突然从阴道内流出的白色液体,有的偶然发作,有的反复发作,与男子遗精相类似。②白浊:是指由尿窍流出的混浊如米泔样物的液体,多随小便排出,可伴有小便淋漓涩痛;而带下过多出自阴道。此外,带下五色间杂,如脓似血,臭秽难闻者,应警惕宫颈癌、宫体癌、或输卵管癌。可借助妇科检查,阴道细胞学检查,或宫颈、子宫内膜病理检查,B超、宫腔镜、腹腔镜等检查做出鉴别。

四、辨证论治

本病主要以带下的量、色、质、气味的异常情况为依据,并结合全身症状、舌脉来辨清虚、实、寒、热。一般而论,量多、色淡、质稀者,多属虚、属寒;量多、色黄、质稠、有臭秽者,多属实、属热;带下量多、色黄或赤白带下,或五色带、质稠如脓、有臭味或腐臭难闻者,多为热毒。

治疗以除湿为主。一般治脾宜运、宜升、宜燥;治肾宜补、宜涩;治肝宜疏、宜达;湿热和热毒宜清、宜利。还可配合其他疗法以提高疗效。

(一)脾虚湿困

1.主要证候

带下量多,色白或淡黄,质稀薄,或如涕如唾,绵绵不断,无气味。面白无华,四肢不温,腹胀纳少,便溏,肢倦,或肢体浮肿。舌淡胖、苔白或腻,脉缓弱。

2.证候分析

脾虚运化失职,水湿下注,伤及任带,使任脉不固,带脉失约,故致带下量多,色白或淡黄,质稀薄,或如涕如唾,绵绵不断;脾虚中阳不振,则见面白无华,四肢不温;脾虚失运,化源不足,机体失养,则肢倦,腹胀纳少,便溏,或肢体浮肿;舌淡胖、苔白或腻,脉缓弱,皆为脾虚湿困之征。

3.治法

健脾益气,升阳除湿。

4.方药

完带汤(《傅青主女科》):白术、山药、人参、白芍、苍术、甘草、陈皮、黑芥穗、柴胡、车前子。

方中重用白术、山药以健脾益气止带;人参、甘草补气扶中;苍术健脾燥湿;白芍、柴胡、陈皮舒肝解郁,理气升阳;车前子利水除湿;黑芥穗入血分,祛风胜湿。全方脾、胃、肝三经同治,寓补于散之内,寄消于升之中,补虚而不滞邪,以达健脾升阳,除湿止带之效。

若肾虚腰痛者,加杜仲、菟丝子、鹿角霜、覆盆子等温补肾阳;若兼见四肢不温,畏寒腹痛者,加黄芪、香附、艾叶、小茴香以温阳益气,散寒止痛;若带下日久,正虚不固者,加金樱子、芡实、乌贼骨、白果、莲肉、龙骨之类以固涩止带;纳呆者,加砂仁、厚朴以理气醒脾;便溏、肢肿者,加泽泻、桂枝以助阳化气利水。若脾虚湿郁化热,症见带下量多,色黄,质稠,有臭味者,宜健脾祛湿,清热止带,方用易黄汤(《傅青主女科》)。

(二)肾虚

1.肾阳虚

(1)主要证候:带下量多,清冷如水,绵绵不断。腰膝酸软冷痛,形寒肢冷,小腹冷感,面色晦暗,小便清长,或夜尿增多,大便溏薄。舌淡、苔白润,脉沉弱,两尺尤甚。

(2)证候分析:肾阳亏虚,命门火衰,气化失职,寒湿内生,任带不固,故见带下量多,质稀;腰为肾之府,肾虚腰膝失于温养,则腰膝酸软冷痛;阳虚寒盛,则形寒肢冷;小腹为胞宫所居之处,胞络系于肾,肾阳虚,胞宫失于温煦,故小腹有冷感;肾阳虚不能上温脾阳,下暖膀胱,则见大便溏薄,小便清长,或夜尿增多;面色晦暗,舌淡、苔白润,脉沉弱,两尺尤甚,为肾阳不足之象。

(3)治法:温肾助阳,固任止带。

(4)方药:内补丸(《女科切要》)。鹿茸、菟丝子、沙苑子、黄芪、肉桂、桑螵蛸、肉苁蓉、制附子、白蒺藜、紫菀茸。

方中鹿茸、菟丝子、肉苁蓉温肾阳、益精髓,固任止带;黄芪益气固摄;沙苑子、桑螵蛸涩精止带;肉桂、制附子温肾壮阳;白蒺藜疏肝祛风;紫菀茸温肺益肾。全方共奏温补肾阳,涩精止带之效。

若便溏者,去肉苁蓉,加补骨脂、肉豆蔻、炒白术以补肾健脾,涩肠止泻;若小便清长或夜尿增多者,加益智仁、乌药、覆盆子以温肾缩尿;若畏寒腹冷甚者,加艾叶、小茴香以温中止痛;若带下如崩者,加人参、鹿角霜、煅牡蛎、巴戟天、金樱子以补肾益气,涩精止带。

2.肾阴虚

(1)主要证候:带下量或多或少,色黄或赤白相兼,质稠,或有臭气。阴部干涩,有灼热感或瘙痒,腰膝酸软,头晕耳鸣,五心烦热,咽干口燥,失眠多梦,或面部烘热。舌质红、苔少或黄腻,脉细数。

(2)证候分析:肾阴不足,虚火内生,复感湿邪,损伤任带二脉,故致带下量较多,带下色黄或赤白相兼,质黏稠,有臭气;阴精亏虚,阴部失荣,则阴部干涩、有灼热感或瘙痒;腰为肾之府,脑为髓海,肾阴虚腰膝、清窍失养,则腰膝酸软,头晕耳鸣;肾阴不足,虚热内生,故见五心烦热,咽干口燥;虚热扰乱心神,则失眠多梦;阴虚不能制阳,虚阳上扰,则见面部烘热;舌红、苔少或黄腻,脉细数,为阴虚夹湿之征。

(3)治法:滋阴益肾,清热止带。

(4)方药:知柏地黄丸(《医宗金鉴》)加芡实、金樱子。

成分:熟地黄、山茱萸、山药、牡丹皮、茯苓、泽泻、知母、黄柏。

知柏地黄丸原方可滋阴降火,再加芡实益肾固精,健脾祛湿;金樱子固涩止带。诸药合用,共奏滋肾清热,除湿止带之功。

若兼失眠多梦者,加柏子仁、酸枣仁、远志、麦冬以养心安神;若咽干口燥甚者,加麦冬、沙参、玄参以养阴生津;若五心烦热甚者,加地骨皮、银柴胡以清退虚热;兼头晕目眩者,加旱莲草、女贞子、白菊花、龙骨以滋阴清热,平肝潜阳;带下较多者,加乌贼骨、桑螵蛸固涩止带。

(三)湿热下注

1.主要证候

带下量多,色黄或呈脓性,质黏稠,有臭气,或带下色白质黏,如豆腐渣状。外阴瘙痒,小腹作痛,脘闷纳呆,口苦口腻,小便短赤。舌质红、苔黄腻,脉滑数。

2.证候分析

湿热蕴积于下,或湿毒之邪直犯阴器胞宫,损伤任带二脉,故见带下量多,色黄或呈脓性,质黏稠,有臭气,或带下色白,质黏,如豆腐渣状,阴痒;湿热阻遏气机,则小腹作痛;湿热阻于中焦,则见脘闷纳呆,口苦口腻;湿热郁于膀胱,则小便短赤;舌红、苔黄腻,脉滑数,均为湿热内盛之征。

3.治法

清热利湿止带。

4.方药

止带方(《世补斋·不谢方》):猪苓、茯苓、车前子、泽泻、茵陈、赤芍、丹皮、黄柏、栀子、牛膝。

方中茯苓、猪苓、泽泻利水渗湿止带;赤芍、丹皮凉血活血;车前子、茵陈清热利水,使湿热之邪从小便而泄;黄柏、栀子泻热解毒,燥湿止带;牛膝引诸药下行,直达病所,以除下焦湿热。

若带下有臭气者,加土茯苓、苦参以清热燥湿;腹痛者,川楝子、延胡索以理气活血止痛;兼阴部瘙痒者,加苦参、蛇床子以清热杀虫止痒。若肝经湿热下注,带下量多,色黄或黄绿,质黏稠,呈泡沫状,有臭气,阴部瘙痒,烦躁易怒,头晕目眩,口苦咽干,便结尿赤,舌边红、苔黄腻,脉弦滑数。治宜清肝除湿止带,方用龙胆泻肝汤(《医宗金鉴》)。

(四)热毒蕴结

1.主要证候

带下量多,黄绿如脓,或赤白相兼,或五色杂下,质黏稠,气臭秽。小腹疼痛拒按,腰骶酸痛,口苦咽干,大便干结,小便短赤。舌质红、苔黄或黄腻,脉滑数。

2.证候分析

热毒损伤任带二脉,故带下量多,赤白相兼,或五色杂下;热毒蕴蒸,则带下质黏如脓,且有臭气;热毒蕴结,瘀阻胞脉,则小腹、腰骶疼痛;热毒伤津,则见口苦咽干,大便干结,小便短赤;舌质红、苔黄或黄腻,脉滑数,均为热毒内蕴之象。

3.治法

清热解毒。

4.方药

五味消毒饮(《医宗金鉴》)加半枝莲、白花蛇舌草、土茯苓、薏苡仁、败酱草。

成分:蒲公英、金银花、野菊花、紫花地丁、紫背天葵子。

方中蒲公英、金银花、野菊花、紫花地丁、紫背天葵子清热解毒;加半枝莲、白花蛇舌草、土茯苓、薏苡仁、败酱草既能清热解毒,又可利水除湿。全方合用,共奏清热解毒,除湿止带之功。

若热毒炽盛,可酌加丹皮、赤芍以凉血化瘀;若腰骶酸痛,带下恶臭难闻者,加穿心莲、半枝莲、鱼腥草、椿根白皮以清热解毒除秽;若小便淋痛,兼有白浊者,加土牛膝、虎杖、车前子、甘草梢以清热解毒,利尿通淋。必要时应中西医结合治疗。

五、其他疗法

(一)外治法

(1)洁尔阴、妇炎洁等洗剂外洗,适用于黄色带下。

(2)止带栓塞散成分:苦参 20 g,黄柏 30 g,威灵仙 30 g,百部 15 g,冰片 5 g,蛇床子 30 g,雄黄 5 g。共为细末调匀,分 30 等份。每份用纱布包裹如球状,用长线扎口备用。用前消毒,每晚睡前,将药球纳入阴道内,线头留置于外,第 2 d 拉出药球。经期禁用。适用于黄色带下。

(3)川椒 10 g,土槿皮 15 g。煎水坐浴。适用于白色带下。

(4)蛇床子 30 g,地肤子 30 g,黄柏 15 g。煎水坐浴。适用于黄色带下。

(二)热熨法

电灼、激光等作用于宫颈病变局部,使病变组织凝固、坏死、脱落、修复、愈合而达到治疗的目的。适用于因宫颈炎而致带下过多者。

(三)针灸疗法

(1)体针:主穴取关元、气海、归来。配穴根据肝郁、肾虚、脾虚之不同,分别取肝俞、肾俞、脾俞等穴。快速进针,用补法,得气之后不留针,每天 1 次,10 次为 1 个疗程。

(2)艾条灸:取穴隐白、大都。将艾条点燃,靠近穴位施灸,灸至局部红晕温热为度。每穴施灸 10 min 左右,隔天 1 次,10 次为 1 个疗程。适用于治疗脾肾阳虚的带下病。

(四)中成药

(1)乌鸡白凤丸:每次 1 丸,每天 2 次,口服。10 d 为 1 个疗程。适用于脾肾虚弱者。

(2)愈带丸:每次 3～4 片,每天 3 次,口服。10 d 为 1 个疗程。适用于湿热下注者。

(3)知柏地黄丸:每次 5 g,每天 2 次,口服。10 d 为 1 个疗程。适用于阴虚夹湿者。

六、预防与调摄

（1）注意个人卫生,保持外阴清洁干燥,勤换内裤。经期产后勿冒雨涉水或久居阴湿之地,以免感受湿邪。

（2）饮食有节,不宜过食肥甘厚味或辛辣之品,以免滋生湿热。

（3）调节情志,积极消除不良情志因素的刺激。

（4）避免房劳多产及多次人工流产等。

（5）定期进行妇科普查,发现病变及时治疗。

（6）反复发作者,应检查性伴侣有无感染,如有交叉感染,应同时接受治疗。

（7）医务人员应严格执行消毒隔离常规,以避免医源性交叉感染。

（宋林娜）

第十三章

产科疾病的护理

第一节 妊娠剧吐

妊娠剧吐是指妊娠早期恶心,频繁呕吐,不能进食,导致脱水,酸、碱平衡失调及水、电解质紊乱,甚至肝肾功能损害,严重可危及孕妇生命。其发生率为 0.3%～1%。

一、病因

尚未明确,可能与下列因素有关。

(一)人绒毛膜促性腺激素(HCG)水平增高

因早孕反应的出现和消失的时间与孕妇血清 HCG 值上升、下降的时间一致。另外,多胎妊娠、葡萄胎患者 HCG 值,显著增高,发生妊娠剧吐的比率也增高;而终止妊娠后,呕吐消失。但症状的轻重与血 HCG 水平并不一定呈正相关。

(二)精神及社会因素

恐惧妊娠、精神紧张、情绪不稳、经济条件差的孕妇易患妊娠剧吐。

(三)幽门螺杆菌感染

近年研究发现,妊娠剧吐的患者与同孕周无症状孕妇相比,血清抗幽门螺杆菌的 IgG 浓度升高。

(四)其他因素

维生素缺乏,尤其是维生素 B_6 缺乏可导致妊娠剧吐、变态反应;研究发现,几种组织胺受体亚型与呕吐有关,临床上抗组胺治疗呕吐有效。

二、病理生理

(1)频繁呕吐导致失水、血容量不足、血液浓缩、细胞外液减少,钾、钠等离子丢失使电解质平衡失调。

(2)不能进食,热量摄入不足,发生负氮平衡,使血浆尿素氮及尿酸升高;由于机体动用脂肪组织供给热量,脂肪氧化不全,导致丙酮、乙酰乙酸及 β-羟丁酸聚集,产生代谢性酸中毒。

(3)由于脱水、缺氧导致血液中转氨酶值升高,严重时血胆红素升高。机体血液浓缩及血管通透性增加,另外,钠盐丢失,不仅尿量减少,尿中可出现蛋白及管型。肾脏继发性损害,肾小管有退行性变,部分细胞坏死,肾小管的正常排泌功能减退,终致血浆中非蛋白氮、肌酐、尿酸的浓度迅速增加。肾功能受损和酸中毒使细胞内钾离子较多地移到细胞外,出现高钾血症,严重时心脏停搏。

(4)病程长达数周者,可致严重营养缺乏,由于维生素 C 缺乏,血管脆性增加,可致视网膜出血。

三、临床表现

(一)恶心、呕吐

多见于年轻初孕妇,一般停经 6 周左右出现恶心、呕吐,逐渐加重直至频繁呕吐不能进食。

(二)水电解质紊乱

严重呕吐、不能进食导致失水、电解质紊乱,使氢、钠、钾离子大量丢失,出现低钾血症。营养摄入不足可致负氮平衡,使血浆尿素氮及尿素增高。

(三)酸、碱平衡失调

机体动用脂肪组织供给能量,使脂肪代谢中间产物酮体增多,引起代谢性酸中毒。病情发展,可出现意识模糊。

(四)维生素缺乏

频繁呕吐、不能进食可引起维生素 B_1 缺乏,导致韦尼克-科尔萨科夫(Wernicke-Korsakoff 综合征)。维生素 K 缺乏可致凝血功能障碍,常伴血浆蛋白及纤维蛋白原减少,增加孕妇出血倾向。

四、辅助检查

(一)尿液检查

患者尿比重增加,尿酮体阳性,肾功能受损时,尿中可出现蛋白和管型。

(二)血液检查

血液浓缩,红细胞计数增多,血细胞比容上升,血红蛋白值增高;血酮体可为阳性,二氧化碳结合力降低;肝、肾功能受损害时胆红素、转氨酶、肌酐和尿素氮升高。

(三)眼底检查

严重者出现眼底出血。

五、诊断及鉴别诊断

根据病史、临床表现及妇科检查,诊断并不困难。可用 B 超检查排除滋养叶细胞疾病,此外尚需与可引起呕吐的疾病,如急性病毒性肝炎、胃肠炎、胰腺炎、胆管疾病、脑膜炎、脑血管意外及脑肿瘤等鉴别。

六、并发症

(一)韦尼克-科尔萨科夫综合征

发病率为妊娠剧吐患者的 10%,是由于妊娠剧吐长期不能进食,导致维生素 B_1 缺乏引起的中枢系统疾病,韦尼克脑病和科尔萨科夫综合征是一个病程中的先后阶段。

维生素 B_1 是糖代谢的重要辅酶,参与糖代谢的氧化脱羧代谢。维生素 B_1 缺乏时,体内丙酮酸及乳酸堆积,发生糖代谢的三羧酸循环障碍,使得主要靠糖代谢供给能量的神经组织、骨骼肌和心肌代谢出现严重障碍。病理变化主要发生在丘脑、下丘脑的脑室旁区域、中脑导水管的周围区灰质、乳头体、第四脑室底部,迷走神经运动背核可出现不同程度的神经细胞和神经纤维轴索或髓鞘的丧失,伴有星形细胞和小胶质细胞的增生。毛细血管扩张,血管的外膜和内皮细胞明显增生,有散在小出血灶。

韦尼克脑病表现为眼球震颤、眼肌麻痹等眼部症状,躯干性共济失调及精神障碍,可同时出现,但大多数患者精神症状迟发。科尔萨科夫综合征表现为严重的近事记忆障碍、表情呆滞、缺乏主动性、产生虚构与错构。部分伴有周围神经病变。严重时发展为永久性的精神、神经功能障碍,出现神经错乱、昏迷甚至死亡。

(二)食管贲门黏膜撕裂综合征

胃-食管连接处的纵向黏膜撕裂出血,引起呕血和黑粪。严重时,可使食管穿孔,表现为胸痛、剧吐、呕血,须急症手术治疗。

七、治疗与护理

治疗原则:休息,适当禁食,计液体出入量,纠正脱水、酸中毒及电解质紊乱,补充营养,并需要良好的心理支持。

(一)补液治疗

每天应补充葡萄糖液、生理盐水、平衡液,总量 3 000 mL 左右,加维生素 B_6 100 mg。维生素 C 2~3 g,维持每天尿量大于等于 1 000 mL,肌内注射维生素 B_1,每天 100 mg。为了更好地利用输入的葡萄糖,可适当加用胰岛素。根据血钾、血钠情况决定补充剂量。根据二氧化碳结合力值或血气分析结果,予以静脉滴注碳酸氢钠溶液。

一般经上述治疗 2~3 d,病情大多迅速好转,症状缓解。待呕吐停止后,可试进少量流食,以后逐渐增加进食量,调整静脉输液量。

(二)终止妊娠

经上述治疗后,若病情不见好转,反而出现下列情况,应迅速终止妊娠:①持续黄疸;②持续尿蛋白;③体温升高,持续在 38 ℃ 以上;④心率大于 120 次/分钟;⑤多发性神经炎及神经性体征;⑥出现韦尼克-科尔萨科夫综合征综合征。

(三)妊娠剧吐并发韦尼克-科尔萨科夫综合征综合征的治疗

如不紧急治疗,该综合征的死亡率高达 50%,即使积极处理,死亡率约 17%。在未补给足量维生素 B_1 前,静脉滴注葡萄糖会进一步加重三羧酸循环障碍,使病情加重,导致患者昏迷甚至死亡。对长期不能进食的患者应给维生素 B_1,400~600 mg 分次肌内注射,以后每天 100 mg 肌内注射至能正常进食为止,然后改口服,并给予多种维生素。同时,应对其内分泌及神经状态进行评价,对病情严重者及时终止妊娠。早期大量维生素 B_1 治疗,上述症状可在数天至数周内有不同程度的恢复,但仍有 60% 的患者不能得到完全恢复,特别是记忆恢复往往需要 1 年左右的时间。

八、预后

绝大多数妊娠剧吐患者预后良好,仅少数病例因病情严重而需终止妊娠。然而对胎儿方面,曾有报道妊娠剧吐发生酮症者,所生后代的智商较低。

（吴娟丽）

第二节　自　然　流　产

流产是指妊娠不足 28 周、胎儿体质量不足 1 000 g 而终止者。流产发生于妊娠 12 周前者称早期流产，发生在妊娠 12 周至不足 28 周者称晚期流产。流产又分为自然流产和人工流产，本节内容仅限于自然流产。自然流产的发生率占全部妊娠的 15％ 左右，多数为早期流产，是育龄妇女的常见病，严重影响了妇女生殖健康。

一、病因和发病机制

导致自然流产的原因很多，可分为胚胎因素和母体因素。早期流产常见的原因是胚胎染色体异常、孕妇内分泌异常、生殖器官畸形、生殖道感染、血栓前状态、免疫因素异常等；晚期流产多由宫颈功能不全等因素引起。

（一）胚胎因素

胚胎染色体异常是自然流产最常见的原因。据文献报道，46％～54％ 的自然流产与胚胎染色体异常有关。流产发生越早，胚胎染色体异常的频率越高，早期流产中染色体异常的发生率为 53％，晚期流产为 36％。

胚胎染色体异常包括数量异常和结构异常。在数量异常中第一位的是染色三体，占 52％，除 1 号染色三体未见报道外，各种染色三体均有发现，其中以 13、16、18、21 及 22 号染色体最常见，18-三体约占1/3；第二位的是 45，X 单体，约占 19％；其他依次为三倍体占 16％，四倍体占 5.6％。染色体结构异常主要是染色体易位，占 3.8％，嵌合体占 1.5％，染色体倒置、缺失和重叠也见有报道。

多数三体胚胎是以流产或死胎告终，但也有少数能成活，如 21-三体、13-三体、18-三体等。单体是减数分裂不分离所致，以 X 单体最为多见，少数胚胎如能存活，足月分娩后即形成特纳综合征。三倍体常与胎盘的水泡样变性共存，不完全水泡状胎块的胎儿可发育成三倍体或第 16 号染色体的三体，流产较早，少数存活，继续发育后伴有多发畸形，未见活婴。四倍体活婴极少，绝大多数极早期流产。在染色体结构异常方面，不平衡易位可导致部分三体或单体易发生流产或死胎。总之，染色体异常的胚胎多数结局为流产，极少数可能继续发育成胎儿，但出生后也会发生某些功能异常或合并畸形。若已流产，妊娠产物有时仅为一空孕囊或已退化的胚胎。

（二）母体因素

1.夫妇染色体异常

复发性流产与夫妇染色体异常有关，复发性流产者夫妇染色体异常发生频率为 3.2％，其中多见的是染色体相互易位，占 2％，罗伯逊易位占 0.6％。着床前配子在女性生殖道时间过长，配子发生老化，流产的机会也会增加。在促排卵及体外受精等辅助生殖技术中，是否存在配子老化问题目前尚不清楚。

2.内分泌因素

（1）黄体功能不良（luteal phase defect，LPD）：黄体中期孕酮峰值低于正常标准值，或子宫内膜活检与月经时间同步差 2 d 以上即可诊断为 LPD。高浓度孕酮可阻止子宫收缩，使妊娠子宫保持相对静止状态;孕酮分泌不足可引起妊娠蜕膜反应不良,影响孕卵着床和发育,导致流产。孕期孕酮的来源有两条途径:一是由卵巢孕产生,二是胎盘滋养细胞分泌。孕 6~8 周后卵巢孕产生孕酮逐渐减少,之后由胎盘产生孕酮替代,如果两者衔接失调则易发生流产。在复发性流产中有 23%~60% 的患者存在黄体功能不全。

(2)多囊卵巢综合征(polycystic ovarian syndrome,PCOS):有人发现在复发性流产中多囊卵巢的发生率可高达 58%,而且其中有 56% 的患者 LH 呈高分泌状态。现认为 PCOS 患者高浓度的 LH 可能导致卵细胞第二次减数分裂过早完成,从而影响受精和着床过程。

(3)高催乳素血症:高水平的催乳素可直接抑制黄体颗粒细胞增生及其分泌功能。高催乳素血症的临床主要表现为闭经和泌乳,当催乳素水平高于正常值时,则可表现为黄体功能不全。

(4)糖尿病:血糖控制不良者流产发生率可高达 15%~30%,妊娠早期高血糖还可能造成胚胎畸形的危险因素。

(5)甲状腺功能:目前认为甲状腺功能减退或亢进与流产有着密切的关系,妊娠前期和早孕期进行合理的药物治疗,可明显降低流产的发生率。有学者报道,甲状腺自身抗体阳性者流产发生率显著升高。

3.生殖器官解剖因素

(1)子宫畸形:先天性米勒管发育异常导致子宫畸形,如单角子宫、双角子宫、双子宫、子宫纵隔等。子宫畸形可影响子宫血供和宫腔内环境造成流产。母体在孕早期使用或接触己烯雌酚可影响女胎子宫发育。

(2)Asherman 综合征:由宫腔创伤(如刮宫过深)、感染或胎盘残留等引起宫腔粘连和纤维化。宫腔镜下行子宫内膜切除或黏膜下肌瘤切除手术也可造成宫腔粘连。子宫内膜受损伤可影响胚胎种植,导致流产发生。

(3)宫颈功能不全:是导致中晚期流产的主要原因。宫颈功能不全在解剖上表现为宫颈管过短或宫颈内口松弛。由于存在解剖上的缺陷,随着妊娠的进程子宫增大,宫腔压力升高,多数患者在中、晚期妊娠出现无痛性的宫颈管消退、宫口扩张、羊膜囊突出、胎膜破裂,最终发生流产。宫颈功能不全主要由于宫颈局部创伤(分娩、手术助产、刮宫、宫颈锥形切除、曼氏手术等)引起,先天性宫颈发育异常较少见;另外,胚胎时期接触己烯雌酚也可引起宫颈发育异常。

(4)其他:子宫肿瘤可影响子宫内环境,导致流产。

4.生殖道感染

有一些生殖道慢性感染被认为是早期流产的原因之一。能引起反复流产的病原体往往是持续存在于生殖道而母体很少产生症状,而且该病原体能直接或间接导致胚胎死亡。生殖道逆行感染一般发生在妊娠 12 周以前,过此时期,胎盘与蜕膜融合,构成机械屏障,而且随着妊娠进程,羊水抗感染力也逐步增强,感染的机会减少。

(1)细菌感染:布鲁菌属和弧菌属感染可导致动物(牛、猪、羊等)流产,但在人类还不肯定。

(2)沙眼衣原体:文献报道,妊娠期沙眼衣原体感染率为 3%~30%,但是否直接导致流产尚无定论。

(3)支原体:流产患者宫颈及流产物中支原体的阳性率均较高,血清学上也支持人支原体和解脲支原体与流产有关。

(4)弓形虫:弓形虫感染引起的流产是散发的,与复发性流产的关系尚未完全证明。

(5)病毒感染:巨细胞病毒经胎盘可累及胎儿,引起心血管系统和神经系统畸形、致死或流产。妊娠前半期单纯疱疹感染流产发生率可高达 70%,即使不发生流产,也易累及胎儿、新生儿。妊娠初期风疹病毒感染者流产的发生率较高。人免疫缺陷病毒感染与流产密切相关,Temmerman 等报道,HIV-1 抗体阳性是流产的独立相关因素。

5.血栓前状态

血栓前状态是凝血因子浓度升高或凝血抑制物浓度降低而产生的血液易凝状态,尚未达到生成血栓的程度或者形成的少量血栓正处于溶解状态。

血栓前状态与复发性流产的发生有一定的关系,临床上包括先天性和获得性血栓前状态,前者是由于凝血和纤溶有关的基因突变造成,如凝血因子 V 突变、凝血酶原基因突变、蛋白 C 缺陷症、蛋白 S 缺陷症等;后者主要是抗磷脂抗体综合征、获得性高半胱氨酸血症及机体存在各种引起血液高凝状态的疾病等。

各种先天性血栓形成倾向引起自然流产的具体机制尚未阐明,目前研究比较多的是抗磷脂抗体综合征,并已肯定它与早、中期胎儿丢失有关。普遍的观点认为高凝状态使子宫胎盘部位血流状态改变,易形成局部微血栓,甚至胎盘梗死,使胎盘血供下降,胚胎或胎儿缺血缺氧,引起胚胎或胎儿发育不良而流产。

6.免疫因素

免疫因素引起的复发性流产,可分自身免疫型和同种免疫型。

(1)自身免疫型:主要与患者体内抗磷脂抗体有关,部分患者同时可伴有血小板减少症和血栓栓塞现象,这类患者可称为早期抗磷脂抗体综合征。在复发性流产中,抗磷脂抗体阳性率约为21.8%。另外,自身免疫型复发性流产还与其他自身抗体有关。

在正常情况下,各种带负电荷的磷脂位于细胞膜脂质双层的内层,不被免疫系统识别;一旦暴露于机体免疫系统,即可产生各种抗磷脂抗体。抗磷脂抗体不仅是一种强烈的凝血活性物质,激活血小板和促进凝血,导致血小板聚集,血栓形成;同时可直接造成血管内皮细胞损伤,加剧血栓形成,使胎盘循环发生局部血栓栓塞,胎盘梗死,胎死宫内,导致流产。近来的研究还发现,抗磷脂抗体可能直接与滋养细胞结合,从而抑制滋养细胞功能,影响胎盘着床过程。

(2)同种免疫型:现代生殖免疫学认为,妊娠是成功的半同种异体移植现象,孕妇由于自身免疫系统产生一系列的适应性变化,从而对宫内胚胎移植物表现出免疫耐受,不发生排斥反应,妊娠得以继续。

在正常妊娠的母体血清中,存在一种或几种能够抑制免疫识别和免疫反应的封闭因子(也称封闭抗体)以及免疫抑制因子,而复发性流产患者体内则缺乏这些因子。因此,使得胚胎遭受母体的免疫打击而排斥。封闭因子既可直接作用于母体淋巴细胞,又可与滋养细胞表面特异性抗原结合,从而阻断母儿之间的免疫识别和免疫反应,封闭母体淋巴细胞对滋养细胞的细胞毒作用。还有认为封闭因子可能是一种抗独特型抗体,直接针对 T 淋巴细胞或 B 淋巴细胞表面特异性抗原受体(BCR/TCR),从而防止母体淋巴细胞与胚胎靶细胞起反应。

几十年来,同种免疫型复发性流产与 HLA 抗原相容性的关系一直存有争议。有学者提出复发性流产可能与夫妇 HLA 抗原的相容性有关,在正常妊娠过程中夫妇或母胎间 HLA 抗原是不相容的,胚胎所带的父源性 HLA 抗原可以刺激母体免疫系统,产生封闭因子。同时,滋养细胞表达的 HLA-G 抗原能够引起抑制性免疫反应,这种反应对胎儿具有保护性作用,能够抑制母体免疫系统对胎儿胎盘的攻击。

7.其他因素

(1)慢性消耗性疾病:结核和恶性肿瘤常导致早期流产,并威胁孕妇的生命;高热可导致子宫收缩;贫血和心脏病可引起胎儿胎盘单位缺氧;慢性肾炎、高血压可使胎盘发生梗死。

(2)营养不良:严重营养不良直接可导致流产。现在更强调各种营养素的平衡,如维生素 E 缺乏也可造成流产。

(3)精神、心理因素:焦虑、紧张、恐吓等严重精神刺激均可导致流产。近来还发现,嗓音和振动对人类生殖也有一定的影响。

(4)吸烟、饮酒等:近年来育龄妇女吸烟、饮酒,甚至吸毒的人数有所增加,这些因素都是流产的高危因素。孕期过多饮用咖啡也增加流产的危险性。

(5)环境毒性物质:影响生殖功能的外界不良环境因素很多,可以直接或间接对胚胎造成损害。过多接触某些有害的化学物质(如砷、铅、苯、甲醛、氯丁二烯、氧化乙烯等)和物理因素(如放射线、噪音及高温等),均可引起流产。

尚无确切的依据证明使用避孕药物与流产有关,然而,有报道宫内节育器避孕失败者,流产合并感染发生率有所升高。

二、病理

早期流产时胚胎多数先死亡,随后发生底蜕膜出血,造成胚胎的绒毛与蜕膜层分离,已分离的胚胎组织如同异物,引起子宫收缩而被排出。有时也可能蜕膜海绵层先出血坏死或有血栓形成,使胎儿死亡,然后排出。8 周以内妊娠时,胎盘绒毛发育尚不成熟,与子宫蜕膜联系还不牢固,此时流产妊娠产物多数可以完整地从子宫壁分离而排出,出血不多。妊娠 8~12 周时,胎盘绒毛发育茂盛,与蜕膜联系较牢固。此时若发生流产,妊娠产物往往不易完整分离排出,常有部分组织残留宫腔内影响子宫收缩,致使出血较多。妊娠 12 周后,胎盘已完全形成,流产时往往先有腹痛,然后排出胎儿、胎盘。有时由于底蜕膜反复出血,凝固的血块包绕血块,形成血样胎块稽留于宫腔内。血红蛋白因时间长久被吸收形成肉样胎块,或纤维化与子宫壁粘连。偶有胎儿被挤压,形成纸样胎儿,或钙化后形成石胎。

三、临床表现

主要为停经后阴道流血和腹痛。

(一)停经
多数流产患者有明显的停经史。

(二)阴道流血
发生在妊娠 12 周以内流产者,开始时绒毛与蜕膜分离,血窦开放,即开始出血。当胚胎完全分离排出后,由于子宫收缩,出血停止。早期流产的全过程均伴有阴道流血,而且出血量往往较多。晚期流产者,胎盘已形成,流产过程与早产相似,胎盘继胎儿分娩后排出,一般出血量不多。

(三)腹痛
早期流产开始阴道流血后宫腔内存有血液,特别是血块,刺激子宫收缩,呈阵发性下腹痛,特点是阴道流血往往出现在腹痛之前。晚期流产则先有阵发性的子宫收缩,然后胎儿胎盘排出,特点是往往先有腹痛,然后出现阴道流血。

四、临床类型

根据临床发展过程和特点的不同,流产可以分为7种类型。

(一)先兆流产

先兆流产(threatened abortion)指妊娠28周前,先出现少量阴道流血,继之常出现阵发性下腹痛或腰背痛。

妇科检查:宫颈口未开,胎膜未破,妊娠产物未排出,子宫大小与停经周数相符。妊娠有希望继续者,经休息及治疗后,若流血停止及下腹痛消失,妊娠可以继续;若阴道流血量增多或下腹痛加剧,则可能发展为难免流产。

(二)难免流产

难免流产(inevitable abortion)是先兆流产的继续,妊娠难以持续,有流产的临床过程,阴道出血时间较长,出血量较多,而且有血块排出,阵发性下腹痛,或有羊水流出。

妇科检查:宫颈口已扩张,羊膜囊突出或已破裂,有时可见胚胎组织或胎囊堵塞于宫颈管中,甚至露见于宫颈外口,子宫大小与停经周数相符或略小。

(三)不全流产

不全流产(incomplete abortion)指妊娠产物已部分排出体外,尚有部分残留于宫腔内,由难免流产发展而来。妊娠8周前发生流产,胎儿胎盘成分多能同时排出;妊娠8~12周时,胎盘结构已形成并密切连接于子宫蜕膜,流产物不易从子宫壁完全剥离,往往发生不全流产。由于宫腔内有胚胎组织残留,影响子宫收缩,以致阴道出血较多,时间较长,易引起宫内感染,甚至因流血过多而发生失血性休克。

妇科检查:宫颈口已扩张,不断有血液自宫颈口内流出,有时尚可见胎盘组织堵塞于宫颈口或部分妊娠产物已排出于阴道内,而部分仍留在宫腔内。一般子宫小于停经周数。

(四)完全流产

完全流产(complete abortion)指妊娠产物已全部排出,阴道流血逐渐停止,腹痛逐渐消失。

妇科检查:宫颈口已关闭,子宫接近正常大小。常常发生于妊娠8周以前。

(五)稽留流产

稽留流产(missed abortion)又称过期流产,指胚胎或胎儿已死亡滞留在宫腔内尚未自然排出者。患者有停经史和(或)早孕反应,按妊娠时间计算已达到中期妊娠但未感到腹部增大,病程中可有少量间断的阴道流血,早孕反应消失。尿妊娠试验由阳性转为阴性,血清β-HCG值下降,甚至降至非孕水平。B超检查子宫小于相应孕周,无胎动及心管搏动,子宫内回声紊乱,难以分辨胎盘和胎儿组织。

妇科检查:阴道内可少量血性分泌物,宫颈口未开,子宫较停经周数小,由于胚胎组织机化,子宫失去正常组织的柔韧性,质地不软,或已孕4个月尚未听见胎心,触不到胎动。

(六)复发性流产

复发性流产指自然流产连续发生3次或3次以上者。每次流产多发生于同一妊娠月份,其临床经过与一般流产相同。早期流产的原因常为黄体功能不足、多囊卵巢综合征、高催乳素血症、甲状腺功能低下、染色体异常、生殖道感染及免疫因素等。晚期流产最常见的原因为宫颈内口松弛、子宫畸形、子宫肌瘤等。宫颈内口松弛者于妊娠后,常于妊娠中期,胎儿长大,羊水增多,宫腔内压力增加,胎囊向宫颈内口突出,宫颈管逐渐短缩、扩张。患者多无自觉症状,一旦胎膜破裂,胎儿迅即排出。

(七)流产合并感染

流产合并感染是指流产合并生殖系统感染。各种类型的流产均可并发感染,包括选择性或治疗性的人工流产,但以不全流产、过期流产和非法堕胎为常见。流产合并感染的病原菌常为厌氧菌和需氧菌,两者混合感染。厌氧菌感染占60%以上,需氧菌中以大肠埃希菌和假芽孢杆菌为多见,也见有β溶血链球菌及肠球菌感染。患者除了有各种类型流产的临床表现和非法堕胎史外,还出现一系列感染相关的症状和体征。

妇科检查:宫口可见脓性分泌物流出,宫颈举痛明显,子宫体压痛,附件区增厚或有痛性包块。严重时感染可扩展到盆腔、腹腔乃至全身,并发盆腔炎、腹膜炎、败血症及感染性休克等。

五、病因筛查及诊断

诊断流产一般并不困难。根据病史及临床表现多能确诊,仅少数需进行辅助检查。确诊流产后,还应确定流产的临床类型,同时还要对流产的病因进行筛查,这对决定流产的处理方法很重要。

(一)病史

应询问患者有无停经史和反复流产史,有无早孕反应、阴道流血,应询问阴道流血量及其持续时间;有无腹痛,腹痛的部位、性质及程度;还应了解阴道有无水样排液,阴道排液的色、量及有无臭味;有无妊娠产物排出等。

(二)体格检查

观察患者全身状况,有无贫血,并测量体温、血压、呼吸及脉搏等生命体征。在充分消毒(注意宫颈口及阴道的消毒)条件下进行妇科检查,注意宫颈口是否扩张,羊膜囊是否膨出,有无妊娠产物堵塞于宫颈口内;宫颈阴道部是否较短,甚至消退,内外口松弛,可容一指通过,有时可触及羊膜囊或见有羊膜囊突出于宫颈外口。子宫大小与停经周数是否相符,有无压痛等。并应检查双侧附件有无肿块、增厚及压痛。检查时操作应轻柔,尤其对疑为先兆流产者。

(三)辅助检查

对诊断有困难者,可采用必要的辅助检查。

1.B超显像

目前应用较广,对鉴别诊断与确定流产类型有实际价值。对疑为先兆流产者,可根据妊娠囊的形态、有无胎心反射及胎动来确定胚胎或胎儿是否存活,以指导正确的治疗方法。一般妊娠5周后宫腔内即可见到孕囊光环,为圆形或椭圆形的无回声区,有时由于着床过程中的少量出血,孕囊周围可见环形暗区,此为早孕双环征。孕6周后可见胚芽声像,并出现心管搏动。孕8周可见胎体活动,孕囊约占宫腔一半。孕9周可见胎儿轮廓。孕10周孕囊几乎占满整个宫腔。孕12周胎儿出现完整形态。不同类型的流产及其超声图像特征有所差别,可帮助鉴别诊断。

(1)先兆流产声像图特征:子宫大小与妊娠月份相符,少量出血者孕囊一侧见无回声区包绕,出血多者宫腔有较大量的积血,有时可见胎膜与宫腔分离,胎膜后有回声区,孕6周后可见到正常的心管搏动。

(2)难免流产声像图特征:孕囊变形或塌陷,宫颈内口开大,并见有胚胎组织阻塞于宫颈管内,羊膜囊未破者可见到羊膜囊突入宫颈管内或突出宫颈外口,心管搏动多已消失。

（3）不全流产声像图特征：子宫较正常妊娠月份小，宫腔内无完整的孕囊结构，代之以不规则的光团或小暗区，心管搏动消失。

（4）完全流产声像图特征：子宫大小正常或接近正常，宫腔内空虚，见有规则的宫腔线，无不规则光团。

B超检查在确诊宫颈机能不全引起的晚期流产中也很有价值。通过B超可以观察宫颈长度、内口宽度、羊膜囊突出等情况，能够客观地评价妊娠期宫颈结构，且具有无创伤、可重复等优点，近年来临床应用较多。可作为宫颈功能评价的超声指标较多，如宫颈长度、宫颈内口宽度、宫颈漏斗宽度、羊膜囊楔度等。一般认为，宫颈结构随着妊娠进程有所变化，故动态观察妊娠期宫颈结构变化的意义更大。目前国内规定：孕 12 周时如三条径线中有一异常即提示宫颈功能不全，这包括宫颈长度＜25 mm、宽度＞32 mm 和内径＞5 mm。

另外，以超声多普勒血流频谱显示孕妇子宫动脉和胎儿脐动脉，可判断宫内胎儿健康状况及母体并发症。目前常用动脉血流频谱的收缩期速度峰值与舒张期速度最低值的比值，估计动脉血管的阻力。早孕期动脉阻力高者，胎儿血供和营养不足，可诱发胚胎发育停止。

2.妊娠试验

妊娠试验采用免疫学方法，近年临床多用试纸法，对诊断妊娠有意义。为进一步了解流产的预后，多选用血清 β-HCG 的定量测定。一般妊娠后 8～9 d 在母血中即可测出 β-HCG，随着妊娠的进程，β-HCG 逐渐升高，早孕期 β-HCG 倍增时间为 48 h 左右，孕 8～10 周达高峰。血清 β-HCG 值低或呈下降趋势，提示可能发生流产。

3.其他激素测定

其他激素主要有血孕酮的测定，可以协助判断先兆流产的预后。甲状腺功能低下和亢进均易发生流产，测定游离 T_3 和 T_4 有助于孕期甲状腺功能的判断。人胎盘催乳素（HPL）的分泌与胎盘功能密切相关，妊娠 6～7 周时血清 HPL 正常值为 0.02 mg/L，8～9 周为 0.04 mg/L。HPL 低水平常常是流产的先兆。正常空腹血糖值为 5.9 mmol/L，异常时应进一步做糖耐量试验，排除糖尿病。

4.血栓前状态测定

血栓前状态的妇女可能没有明显的临床表现，但母体的高凝状态使子宫胎盘部位血流状态改变，形成局部微血栓，甚至胎盘梗死，使胎盘血供下降，胚胎或胎儿缺血缺氧，引起胚胎或胎儿发育不良而流产。如下诊断可供参考：D-二聚体、FDP 数值增加表示已经产生轻度凝血-纤溶反应的病理变化；而对虽有危险因子参与，但尚未发生凝血-纤溶反应的患者，却只能用血浆凝血机能亢进动态评价，如血液流变学和红细胞形态检测；另外，凝血和纤溶有关的基因突变造成凝血因子Ⅴ突变、凝血酶原基因突变、蛋白 C 缺陷症、蛋白 S 缺陷症，抗磷脂抗体综合征、获得性高半胱氨酸血症及机体存在各种引起血液高凝状态的疾病等均需引起重视。

（四）病因筛查

引发流产发生的病因众多，特别是针对复发性流产者，进行系统的病因筛查，明确诊断，及时干预治疗，为避免流产的再次发生是必要的。筛查内容包括胚胎染色体及夫妇外周血染色体核型分析、生殖道微生物检测、内分泌激素测定、生殖器官解剖结构检查、凝血功能测定、自身抗体检测等。

六、处理

流产为妇产科常见病,一旦发生流产症状,应根据流产的不同类型,及时进行恰当的处理。

(一)先兆流产处理原则

(1)休息镇静:患者应卧床休息,禁止性生活,阴道检查操作应轻柔,精神过分紧张者可使用对胎儿无害的镇静剂,如苯巴比妥(鲁米那)0.03~0.06 g,每天 3 次。加强营养,保持大便通畅。

(2)应用黄体酮或 HCG:黄体功能不足者,可用黄体酮 20 mg,每天或隔天肌内注射 1 次,也可使用 HCG 以促进孕酮合成,维持黄体功能,用法为 1 000 U,每天肌内注射 1 次,或 2 000 U,隔天肌内注射 1 次。

(3)其他药物:维生素 E 为抗氧化剂,有利孕卵发育,每天 100 mg 口服。基础代谢率低者可以服用甲状腺素片,每天 1 次,每次 40 mg。

(4)出血时间较长者,可选用无胎毒作用的抗生素,预防感染,如青霉素等。

(5)心理治疗:要使先兆流产患者的情绪安定,增强其信心。

(6)经治疗两周症状不见缓解或反而加重者,提示可能胚胎发育异常,进行 B 超检查及 β-HCG测定,确定胚胎状况,给以相应处理,包括终止妊娠。

(二)难免流产处理原则

(1)孕 12 周内可行刮宫术或吸宫术,术前肌内注射催产素 10 U。

(2)孕 12 周以上可先将催产素 5~10 U 加于 5%葡萄糖液 500 mL 内静脉滴注,促使胚胎组织排出,出血多者可行刮宫术。

(3)出血多伴休克者,应在纠正休克的同时清宫。

(4)清宫术后应详细检查刮出物,注意胚胎组织是否完整,必要时做病理检查或胚胎染色体分析。

(5)术后应用抗生素预防感染。出血多者可使用肌内注射催产素以减少出血。

(三)不全流产处理原则

(1)一旦确诊,无合并感染者应立即清宫,以清除宫腔内残留组织。

(2)出血时间短,量少或已停止,并发感染者,应在控制感染后再做清宫术。

(3)出血多并伴休克者,应在抗休克的同时行清宫术。

(4)出血时间较长者,术后应给予抗生素预防感染。

(5)刮宫标本应送病理检查,必要时可送检胎儿的染色体核型。

(四)完全流产处理原则

如无感染征象,一般不需特殊处理。

(五)稽留流产处理原则

1.早期过期流产

宜及早清宫,因胚胎组织机化与宫壁粘连,刮宫时有可能遇到困难,而且此时子宫肌纤维可发生变性,失去弹性,刮宫时出血可能较多并有子宫穿孔的危险。故过期流产的刮宫术必须慎重,术时注射宫缩剂以减少出血,如一次不能刮净可于 5~7 d 后再次刮宫。

2.晚期过期流产

均为妊娠中期胚胎死亡,此时胎盘已形成,诱发宫缩后宫腔内容物可自然排出。若凝血功能正常,可先用大剂量的雌激素,如己烯雌酚 5 mg,每天 3 次,连用 3~5 d,以提高子宫肌层对催产素的敏感性,再静脉滴注缩宫素(5~10 U 加于 5％葡萄糖液内),也可用前列腺素或依沙吖啶等进行引产,促使胎儿、胎盘排出。若不成功,再做清宫术。

3.预防 DIC

胚胎坏死组织在宫腔稽留时间过长,尤其是孕 16 周以上的过期流产,容易并发 DIC。所以,处理前应检查血常规、出凝血时间、血小板计数、血纤维蛋白原、凝血酶原时间、凝血块收缩试验、D-二聚体、纤维蛋白降解产物及血浆鱼精蛋白副凝试验(3P 试验)等,并做好输血准备。若存在凝血功能异常,应及早使用纤维蛋白原、输新鲜血或输血小板等,高凝状态可用低分子肝素,防止或避免 DIC 发生,待凝血功能好转后再行引产或刮宫。

4.预防感染

过期流产病程往往较长,且多合并有不规则阴道流血,易继发感染,故在处理过程中应使用抗生素。

(六)复发性流产处理原则

有复发性流产史的妇女,应在怀孕前进行必要的检查,包括夫妇双方染色体检查与血型鉴定及其丈夫的精液检查,女方尚需进行内分泌、生殖道感染、血栓前状态、生殖道局部或全身免疫等检查及生殖道解剖结构的详细检查,查出原因者,应于怀孕前及时纠治。

1.染色体异常

若每次流产均由于胚胎染色体异常所致,这提示流产的病因与配子的质量有关。如精子畸形率过高者建议到男科治疗,久治不愈者可行供者人工授精(AID)。如女方为高龄,胚胎染色体异常,多为三体且多次治疗失败可考虑做赠卵体外受精——胚胎移植术(IVF)。夫妇双方染色体异常可做 AID,或赠卵 IVF 及种植前诊断(PGD)。

2.生殖道解剖异常

完全或不完全子宫纵隔可行纵隔切除术。子宫黏膜下肌瘤可在宫腔镜下行肌瘤切除术,壁间肌瘤可经腹肌瘤挖出术。宫腔粘连可在宫腔镜下做粘连分离术,术后放置宫内节育器 3 个月。宫颈内口松弛者,于妊娠前做宫颈内口修补术。若已妊娠,最好于妊娠 14~16 周行宫颈内口环扎术,术后定期随诊,提前住院,待分娩发动前拆除缝线,若环扎术后有流产征象,治疗失败,应及时拆除缝线,以免造成宫颈撕裂。国际上有对于有先兆流产症状的患者进行紧急宫颈缝扎术获得较好疗效的报道。

3.内分泌异常

黄体功能不全者主要采用孕激素补充疗法。孕时可使用黄体酮 20 mg 隔天或每天肌内注射至孕10 周左右,或 HCG 1 000~3 000 U,隔天肌内注射 1 次。如患者存在多囊卵巢综合征、高催乳素血症、甲状腺功能异常或糖尿病等,均宜在孕前进行相应的内分泌治疗,并于孕早期加用孕激素。

4.感染因素

孕前应根据不同的感染原进行相应的抗感染治疗。

5.免疫因素

自身免疫型复发性流产的治疗多采用抗凝剂和免疫抑制剂治疗。常用的抗凝剂有阿司匹林和肝素,免疫抑制剂以泼尼松为主,也有使用人体丙种球蛋白治疗成功的报道。同种免疫型复发性流产采用主动免疫治疗,自 20 世纪 80 年代以来,国外有学者开始采用主动免疫治疗同种免疫型复发性流产。即采用丈夫或无关个体的淋巴细胞对妻子进行主动免疫致敏,其目的是诱发女方体内产生封闭抗体,避免母体对胚胎的免疫排斥。

6.血栓前状态

目前多采用低分子肝素(LMWH)单独用药或联合阿司匹林的治疗方法。一般 LMWH 5 000 U皮下注射,每天 1～2 次。用药时间从早孕期开始,治疗过程中必须严密监测胎儿生长发育情况和凝血-纤溶指标,检测项目恢复正常,即可停药。但停药后必须每月复查凝血-纤溶指标,有异常时重新用药。有时治疗可维持整个孕期,一般在终止妊娠前 24 h 停止使用。

7.原因不明复发性流产

当有怀孕征兆时,可按黄体功能不足给以黄体酮治疗,每天 10～20 mg 肌内注射,或 HCG 2 000 U,隔天肌内注射一次。确诊妊娠后继续给药直至妊娠 10 周或超过以往发生流产的月份,并嘱其卧床休息,禁忌性生活,补充维生素 E 并给予心理治疗,以解除其精神紧张,并安定其情绪。同时,在孕前和孕期尽量避免接触环境毒性物质。

(七)感染性流产处理原则

流产感染多为不全流产合并感染。治疗原则应积极控制感染,若阴道流血不多,应用广谱抗生素 2～3 d,待控制感染后再行刮宫,清除宫腔残留组织以止血。若阴道流血量多,静脉滴注广谱抗生素和输血的同时,用卵圆钳将宫腔内残留组织夹出,使出血减少,切不可用刮匙全面搔刮宫腔,以免造成感染扩散。术后继续应用抗生素,待感染控制后再行彻底刮宫。若已合并感染性休克者,应积极纠正休克。若感染严重或腹、盆腔有脓肿形成时,应行手术引流,必要时切除子宫。

七、护理

(一)护理评估

1.病史

停经、阴道流血和腹痛是流产孕妇的主要症状。应详细询问患者停经史、早孕反应情绪;阴道流血的持续时间与阴道流血量;有无腹痛,腹痛的部位、性质及程度。此外,还应了解阴道有无水样排液,排液的色、量和有无臭味,以及有无妊娠产物排出等。对于既往病史,应全面了解孕妇在妊娠期间有无全身性疾病、生殖器官疾病、内分泌功能失调及有无接触有害物质等,以识别发生流产的诱因。

2.身心诊断

流产孕妇可因出血过多而出现休克,或因出血时间过长、宫腔内有残留组织而发生感染。因此,护士应全面评估孕妇的各项生命体征。判断流产类型,尤其须注意与贫血及感染相关的征象(表 13-1)。

表 13-1　各型流产的临床表现

类型	病史			妇科检查	
	出血量	下腹痛	组织排出	宫颈口	子宫大小
先兆流产	少	无或轻	无	闭	与妊娠周数相符
难免流产	中～多	加剧	无	扩张	相符或略小
不全流产	少～多	减轻	部分排出	扩张或有物堵塞或闭	小于妊娠周数
完全流产	少～无	无	全部排出	闭	正常或略大

流产孕妇的心理状况以焦虑和恐惧为特征。孕妇面对阴道流血往往会不知所措,甚至有过度严重化情绪,同时对胎儿健康的担忧也会直接影响孕妇的情绪反应,孕妇可能会表现伤心、郁闷、烦躁不安等。

3.诊断检查

(1)产科检查:在消毒条件下进行妇科检查,进一步了解宫颈口是否扩张、羊膜是否破裂、有无妊娠产物堵塞于宫颈口内;子宫大小与停经周数是否相符、有无压痛等,并应检查双侧附件有无肿块、增厚及压痛等。

(2)实验室检查:多采用放射免疫方法对人绒毛膜促性腺激素(HCG)、人胎盘催乳素(HPL)、雌激素和孕激素等进行定量测定,如测定的结果低于正常值,提示有流产可能。

(3)B超显像:超声显像可显示有无胎囊、胎动、胎心等,从而可诊断并鉴别流产及其类型,指导正确处理。

(二)可能的护理诊断

1.有感染的危险

与阴道出血时间过长、宫腔内有残留组织等因素有关。

2.焦虑

与担心胎儿健康等因素有关。

(三)预期目标

(1)出院时护理对象无感染征象。

(2)先兆流产孕妇能积极配合保胎措施,继续妊娠。

(四)护理措施

对于不同类型的流产孕妇,处理原则不同,其护理措施亦有差异。护理在全面评估孕妇身心状况的基础上,综合病史及诊断检查,明确基本处理原则,认真执行医嘱,积极配合医师为流产孕妇进行诊断,并为之提供相应的护理措施。

1.先兆流产孕妇的护理

先兆流产孕妇需卧床休息,禁止性生活,禁用肥皂水灌肠,以减少各种刺激。护士除了为其提供生活护理外,通常遵医嘱给孕妇适量镇静剂、孕激素等。随时评估孕妇的病情变化,如是否腹痛加重、阴道流血量增多等。此外,由于孕妇的情绪状态也会影响其保胎效果,因此护士还应注意观察孕妇的情绪反应,加强心理护理,从而稳定孕妇情绪,增强保胎信心。护士须向孕妇及家属讲明以上保胎措施的必要性,以取得孕妇及家属的理解和配合。

2.妊娠不能再继续者的护理

护士应积极采取措施,及时采取终止妊娠的措施,协助医师完成手术过程,使妊娠产物完全排出,同时开放静脉,做好输液、输血准备。并严密检测孕妇的体温、血压及脉搏。观察其面色、腹痛、阴道流血与休克有关的征象。有凝血功能障碍者应予以纠正,然后再行引产或手术。

3.预防感染

护士应检测患者的体温、血常规及阴道流血,以及分泌物的性质、颜色、气味等,并严格执行无菌操作规程,加强会阴部的护理。指导孕妇使用消毒会阴垫,保持会阴部清洁,维持良好的卫生习惯。当护士发现感染征象后应及时报告医师,并按医嘱进行抗感染处理。此外,护士还应嘱患者流产后1个月返院复查,确定无禁忌证后,方可开始性生活。

4.协助患者顺利渡过悲伤期

患者由于失去婴儿，往往会出现伤心、悲哀等情绪反应。护士应给予同情和理解，帮助患者及家属接受现实，顺利度过悲伤期。此外，护士还应与孕妇及家属共同讨论此次流产的原因，并向他们讲解有关流产的相关知识，帮助他们为再次妊娠做好准备。有复发性流产史的孕妇在下一次妊娠确诊后卧床休息，加强营养，禁止性生活。补充 B 族维生素、维生素 E、维生素 C 等，治疗期必须超过以往发生流产的妊娠月份。病因明确者，应积极接受对因治疗。黄体功能不足者，按医嘱正确使用黄体酮治疗，以预防流产；子宫畸形者须在妊娠前先进行矫正手术。宫颈内口松弛者应在未妊娠前做宫颈内口松弛修补术。如已妊娠，则可在妊娠 14～16 周时行子宫内口缝扎术。

(五)护理评价

(1)护理对象体温正常，血红蛋白及白细胞数正常，无出血、感染征象。

(2)先兆流产孕妇配合保胎治疗，继续妊娠。

（吴娟丽）

第三节　早　产

早产是指妊娠满 28 周至不足 37 周(196～258 d)间分娩者，此时娩出的新生儿称为早产儿。各器官发育尚不够健全，出生孕周越小，体质量越轻，预后越差。国内早产占分娩总数的 5%～15%。约有 15% 的早产儿于新生儿期死亡。近年由于早产儿治疗学及监护手段的进步，其生存率明显提高，伤残率下降，国外学者建议将早产定义时间上限提前到妊娠 20 周。

早产可分为自发性早产和治疗性早产。前者又分为胎膜完整早产和未足月胎膜早破(PPROM)。

一、病因

(一)胎膜完整早产

胎膜完整早产是早产最常见的类型，约占 45%。发生的机制主要为：①宫腔过度扩张，如双胎或多胎妊娠、羊水过多等；②母胎应激反应，由于孕妇精神、心理压力过大，导致胎盘-胎儿肾上腺-内分泌轴紊乱，过早、过多分泌促肾上腺皮质素释放激素(CRH)和雌激素，使宫颈过早成熟并诱发宫缩；③宫内感染，感染途径最常见为下生殖道的病原体经宫颈管逆行而上，另外，母体全身感染病原体也可通过胎盘侵及胎儿或盆腔感染病原体经输卵管进入宫腔。最常见的病原体有阴道加德纳菌、梭形杆菌、人型支原体、解脲支原体等。

(二)胎膜早破早产

胎膜早破早产的病因及高危因素包括 PPROM 史、体质量指数<19.0、营养不良、吸烟、宫颈机能不全、子宫畸形(如纵隔子宫、单角子宫、双角子宫等)、宫内感染、细菌性阴道病、子宫过度膨胀、辅助生殖技术受孕等。

(三)治疗性早产

治疗性早产指由于母体或胎儿的健康原因不允许继续妊娠，在未达到 37 周时采取引产或剖宫产终止妊娠。

二、临床表现

早产的主要临床表现是子宫收缩,最初为不规则宫缩,常伴有少许阴道流血或血性分泌物,以后可发展为规则宫缩,其过程与足月临产相似。临床上,早产可分为先兆早产和早产临产两个阶段。先兆早产指有规则或不规则宫缩,伴有宫颈管进行性缩短。早产临产须符合下列条件:①出现规则宫缩(20 min≥4 次,或 60 min≥8 次),伴有宫颈的进行性改变;②宫颈扩张 1 cm 以上;③宫颈容受≥80%。诊断早产一般并不困难,但应与妊娠晚期出现的生理性子宫收缩相鉴别。生理性子宫收缩一般不规则、无痛感,且不伴有宫颈管缩短和宫口扩张等改变,也称为假早产。

三、处理原则

若胎膜未破,胎儿存活、无胎儿窘迫,无严重妊娠合并症及并发症时,应设法抑制宫缩,尽可能延长孕周;若胎膜已破,早产不可避免时,应设法提高早产儿存活率。

四、护理

(一)护理评估

1.病史

详细评估可致早产的高危因素,如孕妇以往有流产、早产史或本次妊娠期有阴道流血史,则发生早产的可能性大,应详细询问并记录患者既往出现的症状及接受治疗的情况。

2.身心诊断

早产已不可避免时,孕妇常会不自觉地把一些相关的事情与早产联系起来而产生自责感;由于孕妇对结果的不可预知,恐惧、焦虑、猜测也是早产孕妇常见的情绪反应。

3.辅助检查

通过全身检查及产科检查,结合阴道分泌物的生化指标检测,核实孕周,评估胎儿成熟度、胎方位等;观察产程进展,确定早产的进程。

(二)可能的护理诊断

1.有新生儿受伤的危险

与早产儿发育不成熟有关。

2.焦虑

与担心早产儿预后有关。

(三)预期目标

(1)新生儿不存在因护理不当而产生的并发症。

(2)患者能平静地面对事实,接受治疗及护理。

(四)护理措施

1.预防早产

(1)孕妇良好的身心状况可减少早产的发生,突发的精神创伤亦可诱发早产。因此,应做好孕期保健工作,指导孕妇加强营养,保持平静心情。避免诱发宫缩的活动,如抬举重物、性生活等。高危孕妇必须多卧床休息,以左侧卧位为宜,以增加子宫血循环,改善胎儿供氧,慎做肛查和引导检查等,积极治疗并发症。

(2)宫颈环扎术:①以病史为指征的宫颈环扎术,又称预防性宫颈环扎术。典型的病史为有3次及以上的妊娠中期自然流产史或早产史,一般建议于妊娠12～14周手术。②以体格检查为指征的宫颈环扎术,是指在妊娠中期排除临产及胎盘早剥的前提下,体格检查发现宫口已开张,甚至羊膜囊已脱出宫颈外口,除外感染、宫缩及其他禁忌症后进行的环扎术,又称紧急宫颈环扎术。③以超声为指征的宫颈环扎术。既往有晚期流产或早产史患者,本次妊娠为单胎,妊娠24周前超声检查宫颈长度<25 mm,可行以超声为指征的宫颈环扎术,又称应急性宫颈环扎术。宫颈环扎术后,妊娠达到37周或以后应拆除环扎的缝线。

2.药物治疗的护理

先兆早产的主要治疗为抑制宫缩,与此同时,还要积极控制感染、治疗合并症和并发症。护理人员应能明确具体药物的作用和用法,并能识别药物的不良反应,以避免毒性作用的发生,同时,应对患者做相应的健康教育。常用抑制宫缩的药物有以下几类。

(1)β肾上腺素受体激动剂:其作用为激动子宫平滑肌β受体,从而抑制宫缩。此类药物的不良反应为心跳加快、血压下降、血糖增高、血钾降低、恶心、出汗、头痛等。常用药物有利托君(ritodrine)、沙丁胺醇(salbutamol)等。

(2)硫酸镁:建议在妊娠31+6周前使用硫酸镁保护胎儿神经保护;对于小于第5百分位数的小于胎龄儿,可考虑在妊娠33+6周前使用。镁离子直接作用于肌细胞,使平滑肌松弛,抑制子宫收缩。一般采用25%硫酸镁20 mL加于5%葡萄糖液100～250 mL中,在30～60 min缓慢静脉滴注,然后用25%硫酸镁10～20 mL加于5%葡萄糖液100～250 mL中,以每小时1～2 g的速度缓慢静脉滴注12 h,一般用药不超过48 h。

(3)钙通道阻滞剂:阻滞钙离子进入细胞而抑制宫缩。常用硝苯地平5～10 mg,舌下含服,每天3次。用药时必须密切注意孕妇及血压的变化,若合并使用硫酸镁时更应慎重。

(4)前列腺素合成酶抑制剂:前列腺素有刺激子宫收缩和软化宫颈的作用,其抑制剂则有减少前列腺素合成的作用,从而抑制宫缩。常用药物有吲哚美辛及阿司匹林等,但此类药物可抑制胎儿前列腺素的合成和释放,使胎儿体内前列腺素减少,而前列腺素有维持胎儿动脉导管开放的作用,缺乏时导管可能过早关闭而致胎儿血循环障碍。因此,临床已较少应用,必要时仅能短期(不超过1周)服用。

3.预防新生儿并发症的发生

在保胎过程中,应每天行胎心监护,教会患者自数胎动,有异常时及时采取应对措施。在分娩前按医嘱给孕妇糖皮质激素如地塞米松、倍他米松等,可促胎肺成熟,是避免发生新生儿呼吸窘迫综合征的有效步骤。妊娠<35周,一周内有可能分娩的孕妇,应使用糖皮质激素促胎儿肺成熟。方法:地塞米松注射液6 mg肌内注射,每12 h一次,共4次;或倍他米松注射液12 mg肌内注射,24 h后再重复一次。如果用药后超过2周,仍存在<34周早产可能者,可重复一个疗程。

4.为分娩做准备

如早产已不可避免,应尽早决定合理分娩的方式,如臀位、横位,估计胎儿成熟度低而产程又需较长时间者,可选用剖宫产术结束分娩;经阴道分娩者,应考虑使用产钳和会阴切开术以缩短产程,从而减少分娩过程中对胎头的压迫。同时,充分做好早产儿保暖和复苏的准备,临产后慎用镇静剂,避免发生新生儿呼吸抑制的情况;产程中应给孕妇吸氧;新生儿出生后,与足月新生儿一样,建议将早产儿的脐带夹紧时间推迟 30～60 s,在此期间,将新生儿放在聚乙烯袋中可显著降低体温过低的风险。

5.为孕妇提供心理支持

安排时间与孕妇进行开放式的讨论,让患者了解早产的发生并非她的过错,有时甚至是无缘由的。也要避免为减轻孕妇的负疚感而给予过于乐观的保证。由于早产是出乎意料的,孕妇多没有精神和物质准备,对产程的孤独无助感尤为敏感,因此,丈夫、家人和护士在身旁提供支持较足月分娩更显重要,并能帮助孕妇重建自尊,以良好的心态承担早产儿母亲的角色。

(五)护理评价

(1)患者能积极配合医护措施。

(2)母婴顺利经历全过程。

(吴娟丽)

第四节 异 位 妊 娠

受精卵在于子宫体腔以外着床称为异位妊娠,习称宫外孕。异位妊娠依受精卵在子宫体腔外种植部位不同分为输卵管妊娠、卵巢妊娠、腹腔妊娠、阔韧带妊娠和宫颈妊娠(图 13-1)。

异位妊娠是妇产科常见的急腹症,发病率约 1%,是孕产妇的主要死亡原因之一。以输卵管妊娠最常见。输卵管妊娠占异位妊娠 95% 左右,其中壶腹部妊娠最多见,约占 78%,峡部、伞部、间质部妊娠较少见。

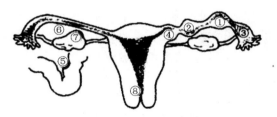

①输卵管壶腹部妊娠;②输卵管峡部妊娠;③输卵管伞部妊娠;④输卵管间质部妊娠;⑤腹腔妊娠;⑥阔韧带妊娠;⑦卵巢妊娠;⑧宫颈妊娠

图 13-1 异位妊娠的发生部位

一、病因

(一)输卵管炎症

此是异位妊娠的主要病因。可分为输卵管黏膜炎和输卵管周围炎。输卵管黏膜炎轻者可发生黏膜皱褶粘连、管腔变窄,或使纤毛功能受损,从而导致受精卵在输卵管内运行受阻并于该处着床;输卵管周围炎病变主要在输卵管浆膜层或浆肌层,常造成输卵管周围粘连、输卵管扭曲、管腔狭窄、蠕动减弱而影响受精卵运行。

(二)输卵管手术史、输卵管绝育史及手术史者

输卵管妊娠的发生率为 10%～20%。尤其是腹腔镜下电凝输卵管及硅胶环套术绝育,可因

输卵管瘘或再通而导致输卵管妊娠。曾经接受输卵管粘连分离术、输卵管成形术（输卵管吻合术或输卵管造口术）者，在再次妊娠时，输卵管妊娠的可能性亦增加。

（三）输卵管发育不良或功能异常

输卵管过长、肌层发育差、黏膜纤毛缺乏、双输卵管、输卵管憩室或有输卵管副伞等均可造成输卵管妊娠。输卵管功能（包括蠕动、纤毛活动以及上皮细胞分泌）受雌、孕激素调节。若调节失败，可影响受精卵正常运行。

（四）辅助生殖技术

近年，由于辅助生育技术的应用，使输卵管妊娠发生率增加，既往少见的异位妊娠，如卵巢妊娠、宫颈妊娠、腹腔妊娠的发生率增加。

（五）避孕失败

宫内节育器避孕失败，发生异位妊娠的机会较大。

（六）其他

子宫肌瘤或卵巢肿瘤压迫输卵管，影响输卵管管腔通畅，使受精卵运行受阻。输卵管子宫内膜异位可增加受精卵着床于输卵管的可能性。

二、病理

（一）输卵管妊娠的特点

输卵管管腔狭小，管壁薄且缺乏黏膜下组织，其肌层远不如子宫肌壁厚与坚韧，妊娠时不能形成完好的蜕膜，不利于胚胎的生长发育，常发生以下结局。

1.输卵管妊娠流产（tubal abortion）

多见于妊娠8～12周输卵管壶腹部妊娠。受精卵种植在输卵管黏膜皱襞内，由于蜕膜形成不完整，发育中的胚泡常向管腔突出，最终突破包膜而出血，胚泡与管壁分离，若整个胚泡剥离落入管腔，刺激输卵管逆蠕动经伞端排出到腹腔，形成输卵管妊娠完全流产，出血一般不多。若胚泡剥离不完整，妊娠产物部分排出到腹腔，部分尚附着于输卵管壁，形成输卵管妊娠不全流产，滋养细胞继续侵蚀输卵管壁，导致反复出血，形成输卵管血肿或输卵管周围血肿，血液不断流出并积聚在直肠子宫陷窝形成盆腔血肿，量多时甚至流入腹腔。

2.输卵管妊娠破裂（rupture of tubal pregnancy）

多见于妊娠6周左右输卵管峡部妊娠。受精卵着床于输卵管黏膜皱襞间，胚泡生长发育时绒毛向管壁方向侵蚀肌层及浆膜，最终穿破浆膜，形成输卵管妊娠破裂。输卵管肌层血管丰富。短期内可发生大量腹腔内出血，使患者出现休克。其出血量远较输卵管妊娠流产多，腹痛剧烈；也可反复出血，在盆腔与腹腔内形成血肿。孕囊可自破裂口排出，种植于任何部位。若胚泡较小则可被吸收；若过大则可在直肠子宫陷凹内形成包块或钙化为石胎。

输卵管间质部妊娠虽少见，但后果严重，其结局几乎均为输卵管妊娠破裂。由于输卵管间质部管腔周围肌层较厚、血运丰富，因此破裂常发生于孕12～16周。其破裂犹如子宫破裂，症状较严重，往往在短时间内出现低血容量休克症状。

3.陈旧性宫外孕

输卵管妊娠流产或破裂，若长期反复内出血形成的盆腔血肿不消散，血肿机化变硬并与周围组织粘连，临床上称为陈旧性宫外孕。

4.继发性腹腔妊娠

无论输卵管妊娠流产或破裂,还是胚胎从输卵管排入腹腔内或阔韧带内,多数胚胎会死亡,偶尔也有存活者。若存活胚胎的绒毛组织附着于原位或排至腹腔后重新种植而获得营养,可继续生长发育,形成继发性腹腔妊娠。

(二)子宫的变化

输卵管妊娠和正常妊娠一样,合体滋养细胞产生 HCG 维持黄体生长,使类固醇激素分泌增加,致使月经停止来潮、子宫增大变软、子宫内膜出现蜕膜反应。若胚胎受损或死亡,滋养细胞活力消失,蜕膜自宫壁剥离而发生阴道流血。有时蜕膜可完整剥离,随阴道流血排出三角形蜕膜管型(decidual cast);有时呈碎片排出。排出的组织见不到绒毛,组织学检查无滋养细胞,此时血 β-HCG下降。子宫内膜形态学改变呈多样性,若胚胎死亡已久,内膜可呈增生期改变,有时可见 Arias-Stella(A-S)反应,镜检见内膜腺体上皮细胞增生、增大,细胞边界不清,腺细胞排列成团突入腺腔,细胞极性消失,细胞核肥大、深染,细胞质有空泡。这种子宫内膜过度增生和分泌反应,可能为类固醇激素过度刺激所引起;若胚胎死亡后部分深入肌层的绒毛仍存活,黄体退化迟缓,内膜仍可呈分泌反应。

三、临床表现

输卵管妊娠的临床表现与受精卵着床部位、有无流产或破裂,以及出血量多少与时间长短等有关。

(一)症状

典型症状为停经后腹痛与阴道流血。

1.停经

除输卵管间质部妊娠停经时间较长外,多有 6～8 周停经史。有 20%～30% 的患者无停经史,将异位妊娠时出现的不规则阴道流血误认为月经,或由于月经过期仅数天而不认为是停经。

2.腹痛

腹痛是输卵管妊娠患者的主要症状。在输卵管妊娠发生流产或破裂之前,由于胚胎在输卵管内逐渐增大,常表现为一侧下腹部隐痛或酸胀感。当发生输卵管妊娠流产或破裂时,突感一侧下腹部撕裂样疼痛,常伴有恶心、呕吐。若血液局限于病变区,主要表现为下腹部疼痛,当血液积聚于直肠子宫陷凹时,可出现肛门坠胀感。随着血液由下腹部流向全腹,疼痛可由下腹部向全腹部扩散,血液刺激膈肌,可引起肩胛部放射性疼痛及胸部疼痛。

3.阴道流血

胚胎死亡后常有不规则阴道流血,色暗红或深褐,量少呈点滴状,一般不超过月经量,少数患者阴道流血量较多,类似月经。阴道流血可伴有蜕膜管型或蜕膜碎片排出,由子宫蜕膜剥离所致。阴道流血一般常在病灶去除后方能停止。

4.晕厥与休克

由于腹腔内出血及剧烈腹痛,轻者出现晕厥,严重者出现失血性休克。出血量越多越快,症状出现越迅速越严重,但与阴道流血量不成正比。

5.腹部包块

输卵管妊娠流产或破裂时所形成的血肿时间较久者,由于血液凝固并与周围组织或器官(如子宫、输卵管、卵巢、肠管或大网膜等)发生粘连形成包块,包块较大或位置较高者,腹部可扪及。

(二)体征

根据患者内出血的情况,患者可呈贫血貌。腹部检查:下腹压痛、反跳痛明显,出血多时,叩诊有移动性浊音。

四、处理原则

处理原则以手术治疗为主,目前大部分的输卵管妊娠患者接受手术治疗,其次是药物治疗。

(一)手术治疗

手术治疗分为保守手术和根治手术。保守手术为保留患侧输卵管,根治手术为切除患侧输卵管。手术治疗适用于:①生命体征不稳定或有腹腔内出血征象者;②诊断不明确者;③异位妊娠有进展者(如血β-HCG处于高水平,附件区大包块等);④随诊不可靠者;⑤药物治疗禁忌证者或无效者。

1.保守手术

此适用于有生育要求的年轻妇女,特别是对侧输卵管已切除或有明显病变者。

2.根治手术

此适用于无生育要求的输卵管妊娠内出血并发休克的急症患者。

3.腹腔镜手术

这是近年治疗异位妊娠的主要方法。

(二)药物治疗

1.化学药物治疗

主要适用于早期输卵管妊娠、要求保存生育能力的年轻患者。符合下列条件可采用此法:①无药物治疗的禁忌证;②输卵管妊娠未发生破裂或流产;③输卵管妊娠包块直径≤4 cm;④血β-HCG＜2 000 U/L;⑤无明显内出血,常用甲氨蝶呤(MTX),治疗机制是抑制滋养细胞增生,破坏绒毛,使胚胎组织坏死、脱落、吸收。但在治疗中若病情无改善,甚至发生急性腹痛或输卵管破裂症状,则应立即进行手术治疗。

2.中医治疗

中医学认为本病属血瘀少腹,不通则痛的实证。以活血化瘀、消症为治则,但应严格掌握指征。

五、护理

(一)护理评估

1.病史

应仔细询问月经史,以准确推断停经时间。注意不要将不规则阴道流血误认为末次月经,或由于月经仅过期几天,不认为是停经。此外,对不孕、放置宫内节育器、绝育术、输卵管复通术、盆腔炎等与发病相关的高危因素应予高度重视。

2.身心状况

输卵管妊娠发生流产或破裂前,症状及体征不明显。当患者腹腔内出血较多时呈贫血貌,严重者可出现面色苍白,四肢湿冷,脉快、弱、细,血压下降等休克症状。体温一般正常,出现休克时体温略低,腹腔内血液吸收时体温略升高,但不超过38 ℃。下腹有明显压痛、反跳痛,尤以患侧为重,肌紧张不明显,叩诊有移动性浊音。血凝后下腹可触及包块。

由于输卵管妊娠流产或破裂后,腹腔内急性大量出血及剧烈腹痛,以及妊娠终止的现实都将使孕妇出现较为激烈的情绪反应,可表现为哭泣、自责、无助、抑郁和恐惧等行为。

3.诊断检查

(1)腹部检查:输卵管妊娠流产或破裂者,下腹部有明显压痛或反跳痛,尤以患侧为甚,轻度腹肌紧张;出血多时,叩诊有移动性浊音;如出血时间较长,形成血凝块,在下腹可触及软性肿块。

(2)盆腔检查:输卵管妊娠未发生流产或破裂者,除子宫略大较软外,仔细检查可能触及胀大的输卵管并有轻度压痛。输卵管妊娠流产或破裂者,阴道后穹隆饱满,有触痛。将宫颈轻轻上抬或左右摇动时引起剧烈疼痛,称为宫颈抬举痛或摇摆痛,是输卵管妊娠的主要体征之一。子宫稍大而软,腹腔内出血多时子宫检查呈漂浮感。

(3)阴道后穹隆穿刺:是一种简单、可靠的诊断方法,适用于疑有腹腔内出血的患者。由于腹腔内血液易积聚于子宫直肠陷凹,抽出暗红色不凝血为阳性,说明存在血腹症。无内出血、内出血量少、血肿位置较高或子宫直肠陷凹有粘连者,可能抽不出血液,因而穿刺阴性不能排除输卵管妊娠存在。如有移动性浊音,可做腹腔穿刺。

(4)妊娠试验:放射免疫法测血中 HCG,尤其是 β-HCG 阳性有助诊断。虽然此方法灵敏度高,异位妊娠的阳性率一般可达 80%~90%,但 β-HCG 阴性者仍不能完全排除异位妊娠。

(5)血清孕酮测定:对判断正常妊娠胚胎的发育情况有帮助,血清孕酮值<15.6 nmol/L(5 ng/mL)应考虑宫内妊娠流产或异位妊娠。

(6)超声检查:B 超显像有助于诊断异位妊娠。阴道 B 超检查较腹部 B 超检查准确性高。诊断早期异位妊娠单凭 B 超显像有时可能会误诊。若能结合临床表现及 β-HCG 测定等,对诊断的帮助很大。

(7)腹腔镜检查:适用于输卵管妊娠尚未流产或破裂的早期患者和诊断有困难的患者,腹腔内有大量出血或伴有休克者,禁做腹腔镜检查。在早期异位妊娠患者,腹腔镜可见一侧输卵管肿大,表面紫蓝色,腹腔内无出血或有少量出血。

(8)子宫内膜病理检查:诊刮仅适用于阴道流血量较多的患者,目的在于排除宫内妊娠流产。将宫腔排出物或刮出物做病理检查,切片中见到绒毛,可诊断为宫内妊娠,仅见蜕膜未见绒毛者诊断为异位妊娠。现已经很少依靠诊断性刮宫协助诊断。

(二)护理诊断

1.潜在并发症

出血性休克。

2.恐惧

与担心手术失败有关。

(三)预期目标

(1)患者休克症状得以及时发现并缓解。

(2)患者能以正常心态接受此次妊娠失败的事实。

(四)护理措施

1.接受手术治疗患者的护理

(1)护士在严密监测患者生命体征的同时,配合医师积极纠正患者休克症状,做好术前准备。手术治疗是输卵管异位妊娠的主要处理原则。对于严重内出血并发休克的患者,护士应立即开放静脉,交叉配血,做好输血输液的准备。以便配合医师积极纠正休克,补充血容量,并按急症手术要求迅速做好手术准备。

（2）加强心理护理：护士于术前简洁明了地向患者及家属讲明手术的必要性，并以亲切的态度和切实的行动赢得患者及家属的信任，保持周围环境的安静、有序，减少和消除患者的紧张、恐惧心理，协助患者接受手术治疗方案。术后，护士应帮助患者以正常的心态接受此次妊娠失败的现实，向她们讲述异位妊娠的有关知识，一方面可以减少因害怕再次发生异位妊娠而抵触妊娠的不良情绪，另一方面也可以增加和提高患者的自我保健意识。

2.接受非手术治疗患者的护理

对于接受非手术治疗方案的患者，护士应从以下几方面加强护理。

（1）护士须密切观察患者的一般情况、生命体征，并重视患者的主诉，尤应注意阴道流血量与腹腔内出血量不成比例，当阴道流血量不多时，不要误认为腹腔内出血量亦很少。

（2）护士应告诉患者病情发展的一些指征，如出血增多、腹痛加剧、肛门坠胀感明显等，以便当患者病情发展时，医患均能及时发现，给予相应处理。

（3）患者应卧床休息，避免腹部压力增大，从而减少异位妊娠破裂的机会。在患者卧床期间，护士需提供相应的生活护理。

（4）护士应协助正确留取血标本，以检测治疗效果。

（5）护士应指导患者摄取足够的营养物质，尤其是富含铁蛋白的食物，如动物肝脏、肉类、豆类、绿叶蔬菜及黑木耳等，以促进血红蛋白的增加，增强患者的抵抗力。

3.出院指导

输卵管妊娠的预后在于防治输卵管的损伤和感染，因此护士应做好妇女的健康保健工作，防止发生盆腔感染。教育患者保持良好的卫生习惯，勤洗浴、勤换衣，性伴侣稳定。发生盆腔炎后须立即彻底治疗，以免延误病情。另外，由于输卵管妊娠者中约有 10% 的再发生率和 50%～60% 的不孕率。因此，护士须告诫患者，下次妊娠时要及时就医，并且不宜轻易终止妊娠。

（五）护理评价

（1）患者的休克症状得以及时发现并纠正。

（2）患者消除了恐惧心理.愿意接受手术治疗。

（吴娟丽）

第五节　过　期　妊　娠

平时月经周期规则，妊娠达到或超过 42 周（＞294 d）尚未分娩者，称为过期妊娠。其发生率占妊娠总数的 3%～15%。过期妊娠使胎儿窘迫、胎粪吸入综合征、过熟综合征、新生儿窒息、围生儿死亡、巨大儿，以及难产等不良结局发生率增高，并随妊娠期延长而增加。

一、病因

过期妊娠可能与下列因素有关：

（一）雌、孕激素比例失调

内源性前列腺素和雌二醇分泌不足而使得孕酮水平增高，导致孕激素优势，抑制前列腺素和缩宫素作用,延迟分娩发动,导致过期妊娠。

(二)头盆不称

部分过期妊娠胎儿较大,导致头盆不称和胎位异常,使胎先露部不能紧贴子宫下段及宫颈内口,反射性子宫收缩减少,容易发生过期妊娠。

(三)胎儿畸形

如无脑儿,由于无下丘脑,垂体肾上腺轴发育不良或缺失,促肾上腺皮质激素产生不足,胎儿肾上腺皮质萎缩,使雌激素的前身物质16α-羟基硫酸脱氢表雄酮不足,从而使得雌激素分泌减少,小而不规则的胎儿不能紧贴子宫下段及宫颈内口诱发宫缩,导致过期妊娠。

(四)遗传因素

某家族、某个体常反复发生过期妊娠,提示过期妊娠可能与遗传因素有关。胎盘硫酸酯酶缺乏症是一种罕见的伴性隐性遗传病,可导致过期妊娠。其发生机制是因胎盘缺乏硫酸酯酶,胎儿肾上腺与肝脏产生的16α-羟基硫酸脱氢表雄酮不能脱去硫酸根转变为雌二醇及雌三醇,从而使血雌二醇及雌三醇明显减少,降低子宫对缩宫素的敏感性,使分娩难以启动。

二、临床表现

(一)胎盘

过期妊娠的胎盘病理有两种类型:一种是胎盘功能正常,除重量略有增加外,胎盘外观和镜检均与妊娠足月胎盘相似;另一种是胎盘功能减退,肉眼观察胎盘母体面呈片状或多灶性梗死及钙化,胎儿面及胎膜常被胎粪污染,呈黄绿色。

(二)羊水

正常妊娠38周后,羊水量随妊娠推延逐渐减少,妊娠42周后羊水减少迅速,约30%减至300 mL以下;羊水粪染率明显增高,是足月妊娠的2～3倍,若同时伴有羊水过少,羊水粪染率达71%。

(三)胎儿

过期妊娠胎儿生长模式与胎盘功能有关,可分以下3种。

1.正常生长及巨大儿

胎盘功能正常者,能维持胎儿继续生长,约25%成为巨大儿,其中1.4%胎儿出生体质量>4 500 g。

2.胎儿成熟障碍

10%～20%的过期妊娠并发胎儿成熟障碍。胎盘功能减退与胎盘血流灌注不足、胎儿缺氧及营养缺乏等有关。由于胎盘合成、代谢、运输及交换等功能障碍,胎儿不易再继续生长发育。临床分为3期:第Ⅰ期为过度成熟期,表现为胎脂消失、皮下脂肪减少、皮肤干燥松弛多皱褶,头发浓密,指(趾)甲长,身体瘦长,容貌似"小老人"。第Ⅱ期为胎儿缺氧期,肛门括约肌松弛,有胎粪排出,羊水及胎儿皮肤黄染,羊膜和脐带绿染,胎儿患病率及围生儿死亡率最高。第Ⅲ期为胎儿全身因粪染历时较长广泛黄染,指(趾)甲和皮肤呈黄色,脐带和胎膜呈黄绿色,此期胎儿已经历和渡过第Ⅱ期危险阶段,其预后反较第Ⅱ期好。

3.胎儿生长受限

小样儿可与过期妊娠共存,后者更增加胎儿的危险性,约1/3的过期妊娠死产儿为生长受限小样儿。

三、处理原则

妊娠 40 周以后胎盘功能逐渐下降，42 周以后明显下降，因此，在妊娠 41 周以后，即应考虑终止妊娠，尽量避免过期妊娠。若妊娠 41 周后无任何并发症（妊娠期高血压疾病、妊娠期糖尿病、胎儿生长受限、羊水过少等），也可密切观察，继续等待。一旦妊娠过期，则应终止妊娠。终止妊娠的方式应根据胎儿安危状况、胎儿大小、宫颈成熟度综合分析，恰当选择。

四、护理

(一)护理评估

1.病史

准确核实孕周，确定胎盘功能是否正常是关键。诊断过期妊娠之前必须准确核实孕周。

2.身心诊断

平时月经周期规则，妊娠达到或超过 42 周（>294 d）未分娩者，可诊断为过期妊娠。由于孕妇结果的不可预知，恐惧、焦虑、猜测是过期妊娠孕妇常见的情绪反应。

3.诊断检查

实验室检查：①根据 B 超检查确定孕周，妊娠 20 周内，B 超检查对确定孕周有重要意义。妊娠 5～12 周内以胎儿顶臀径推算孕周较准确，妊娠 12～20 周以胎儿双顶径、股骨长度推算预产期较好。②根据妊娠初期血、尿 HCG 增高的时间推算孕周。

(二)可能的护理诊断

1.有新生儿受伤的危险

与过期胎儿生长受限有关。

2.焦虑

与担心分娩方式、过期胎儿预后有关。

(三)预期目标

(1)新生儿不存在因护理不当而产生的并发症。

(2)患者能平静地面对事实，接受治疗和护理。

(四)护理措施

1.预防过期妊娠

(1)加强孕期宣教，使孕妇及家属认识过期妊娠的危害性。

(2)定期进行产前检查，适时结束妊娠。

2.加强监测，判断胎儿宫内情况

(1)教会孕妇进行胎动计数：妊娠超过 40 周的孕妇，通过计数胎动进行自我监测尤为重要。每天测胎动 3 次（早、中、晚），每次 1 h，3 次胎动相加之和为 10～30 次为正常，胎动频繁或胎动每 12 h$<$10 次或逐日下降超过 50％应视为胎盘功能减退，提示胎儿宫内缺氧。

(2)胎儿电子监护仪检测：无应激试验（NST）每周 2 次，胎动减少时应增加检测次数；住院后需每天 1 次监测胎心变化。NST 无反应型需进一步做缩宫素激惹试验（OCT），若多次反复连续出现胎心晚期减速，提示胎盘功能减退、胎儿明显缺氧。因 NST 存在较高假阳性率，须结合 B 超检查，估计胎儿安危。

3.终止妊娠应选择恰当的分娩方式

(1)已确诊过期妊娠,严格掌握终止妊娠的指征:①宫颈条件成熟;②胎儿体质量＞4 000 g或胎儿生长受限;③12 h内胎动＜10 次或 NST 为无反应型,OCT 可疑;④尿 E/C 比值持续低值;⑤羊水过少(羊水暗区＜3 cm)和(或)羊水粪染;⑥并发重度子痫前期或子痫。终止妊娠的方法应酌情而定。

(2)引产:宫颈条件成熟、Bishop 评分≥7 分者,应予引产;Bishop 评分＜7 分者,引产前先促宫颈成熟;胎头已衔接者,通常采用人工破膜,破膜时羊水多而清者,可静脉滴注缩宫素。在严密监视下经阴道分娩。对羊水Ⅱ度污染者,若阴道分娩,要求在胎肩娩出前吸净胎儿鼻咽部黏液。

(3)剖宫产:出现胎盘功能减退或胎儿窘迫征象,不论宫颈条件成熟与否,均应行剖宫产尽快结束分娩。过期妊娠时,胎儿虽有足够储备力,但临产后宫缩应激力的显著增加超过其储备力,出现隐性胎儿窘迫,对此应有足够认识。最好应用胎儿监护仪,及时发现问题,采取应急措施,适时选择剖宫产挽救胎儿。进入产程后,应鼓励产妇左侧卧位、吸氧。产程中最好连续监测胎心,注意羊水性状,必要时取胎儿头皮血测 pH,及早发现胎儿窘迫,并及时处理。过期妊娠时,常伴有胎儿窘迫、羊水粪染,分娩时应做相应准备。胎儿娩出后立即在直接喉镜指引下行气管插管吸出气管内容物,以减少胎粪吸入综合征的发生。过期儿患病率和死亡率均增高,应及时发现和处理新生儿窒息、脱水、低血容量及代谢性酸中毒等并发症。

(五)护理评价

(1)患者能积极配合医护措施。

(2)新生儿未发生窒息。

(吴娟丽)

第六节　胎 儿 窘 迫

胎儿窘迫是指孕妇、胎儿、胎盘等各种原因引起的胎儿宫内缺氧,影响胎儿健康甚至危及生命。胎儿窘迫是一种综合征,主要发生在临产过程,也可发生在妊娠后期。发生在临产过程者,可以是妊娠后期的延续和加重。

一、病因

胎儿窘迫的病因涉及多方面,可归纳为三大类。

(一)母体因素

妊娠妇女患有高血压疾病、慢性肾炎、妊娠高血压综合征、重度贫血、心脏病、肺源性心脏病、高热、吸烟、产前出血性疾病和创伤、急产或子宫不协调性收缩、缩宫素使用不当、产程延长、子宫过度膨胀、胎膜早破等,或者产妇长期仰卧位,镇静药、麻醉药使用不当等。

(二)胎儿因素

胎儿心血管系统功能障碍、胎儿畸形,如严重的先天性心血管疾病、母婴血型不合引起的胎儿溶血、胎儿贫血、胎儿宫内感染等。

（三）脐带、胎盘因素

脐带因素有长度异常、缠绕、打结、扭转、狭窄、血肿、帆状附着；胎盘因素有植入异常、形状异常、发育障碍、循环障碍等。

二、病理生理

胎儿窘迫的基本病理、生理变化是缺血、缺氧引起的一系列变化。缺氧早期或者一过性缺氧时，机体主要通过减少胎盘和自身耗氧量代偿，胎儿则通过减少对肾与下肢血供等方式来保证心脑血流量，不产生严重的代偿障碍及器官损害。缺氧严重则可引起严重的并发症。缺氧初期通过自主神经反射兴奋交感神经，使肾上腺儿茶酚胺及皮质醇分泌增多，引起血压上升及心率加快。此时，胎儿的大脑、肾上腺、心脏及胎盘血流增加，而肾、肺、消化系统等血流减少，出现羊水减少、胎儿发育迟缓等。若缺氧继续加重，则转为兴奋迷走神经，血管扩张，有效循环血量减少，主要器官的功能由于血流不能保证而受损，于是胎心率减慢。缺氧继续发展下去可引起严重的器官功能损害，尤其可以引起缺血缺氧性脑病甚至胎死宫内。此过程基本是低氧血症至缺氧，然后至代谢性酸中毒，主要表现为胎动减少、羊水少、胎心监护基线变异差、出现晚期减速甚至呼吸抑制。由于缺氧时肠蠕动加快，肛门括约肌松弛引起胎粪排出。此过程可以形成恶性循环，更加重母体及胎儿的危险。不同原因引起的胎儿窘迫表现过程可以不完全一致，所以应加强监护、积极评价、及时发现高危征象并积极处理。

三、临床表现

（一）急性胎儿窘迫

急性胎儿窘迫主要发生在分娩期。多因脐带异常、胎盘早剥、宫缩过强、产程延长及休克等引起。

（1）产时胎心率异常：产时胎心率变化是急性胎儿窘迫的重要征象。应在产时定期胎心听诊或进行连续电子胎心监护，胎心听诊应在一次宫缩之后，持续 60 s。当出现胎心率基线无变异并且反复出现晚期减速或变异减速或胎心过缓（胎心率基线＜110 次/分钟），即Ⅲ类电子胎心监护图形时，提示胎儿缺氧严重。

（2）羊水胎粪污染：胎儿可在宫内排出胎粪，尽管胎儿宫内缺氧可能促发胎儿排出胎粪，但影响胎粪排出最主要的因素是孕周，孕周越大羊水胎粪污染的概率越高，某些高危因素也会增加胎粪排出的概率，如妊娠期肝内胆汁淤积症。10％～20％的分娩中会出现羊水胎粪污染，羊水中胎粪污染不是胎儿窘迫的征象。依据胎粪污染的程度不同，羊水污染分 3 度：Ⅰ度浅绿色；Ⅱ度黄绿色、浑浊；Ⅲ度稠厚、呈棕黄色。出现羊水胎粪污染时，可考虑连续电子胎心监护，如果胎心监护正常，不需要进行特殊处理；如果胎心监护异常，存在宫内缺氧情况，会引起胎粪吸入综合征，造成不良胎儿结局。

（3）胎动异常：缺氧初期为胎动频繁，继而减弱及次数减少，进而消失。单纯的胎动频繁不属于胎动异常。

（二）慢性胎儿窘迫

慢性胎儿窘迫主要发生在妊娠晚期，常延续至临产并加重。多因妊娠期高血压疾病、慢性肾炎、糖尿病等所致。

（1）胎动减少或消失：胎动减少为胎儿缺氧的重要表现，应予警惕，临床常见胎心消失 24 h 后胎心消失。每日测胎动 3 次（早、中、晚），每次 1 小时，3 次胎动相加 10－30 次为正常，胎动频繁或胎动每 12 h＜10 次或逐日下降超过 50％应视为胎盘功能减退，提示胎儿宫内缺氧。

（2）产前电子胎心监护异常：无应激试验（NST）异常提示有胎儿缺氧可能。

（3）胎儿生物物理评分低：≤4 分提示胎儿缺氧，5～6 分为可疑胎儿缺氧。

（4）胎儿多普勒超声血流异常：胎儿生长受限的胎儿脐动脉多普勒血流可表现为 S/D 比值升高，提示有胎盘灌注不足；若出现脐动脉舒张末期血流缺失或倒置和静脉导管反向"a"波，提示随时有胎死宫内的。

四、处理原则

（一）急性胎儿窘迫

急性胎儿窘迫应采取果断措施，改善胎儿缺氧状态。

1.一般处理

应该立即采取相应措施纠正胎儿缺氧，包括改变孕妇体位、吸氧、停止缩宫素使用、抑制宫缩、纠正孕妇低血压等措施，并迅速查找病因，排除脐带脱垂、重度胎盘早剥、子宫破裂等，如果这些措施均不奏效，应该紧急终止妊娠。对于可疑胎儿窘迫者应该综合考虑临床情况、持续胎心监护、采取其他评估方法来判定胎儿有无缺氧，可能需要宫内复苏来改善胎儿状况。

2.病因治疗

若为不协调性子宫收缩过强，或因缩宫素使用不当引起宫缩过频过强，应给予特布他林或其他 β 受体兴奋剂抑制宫缩。若为羊水过少，有脐带受压征象，可经腹羊膜腔输液。

3.尽快终止妊娠

根据产程进展，决定分娩方式。

（1）Ⅲ类电子胎心监护图形，但宫口未开全或预计短期内无法阴道分娩，应立即行剖宫产。

（2）宫口开全：骨盆各径线正常者，胎头双顶径已达坐骨棘平面以下，一旦诊断为胎儿窘迫，应尽快行阴道助产术结束分娩。

无论阴道分娩或剖宫产均需做好新生儿窒息抢救准备，稠厚胎粪污染者需在胎头娩出后立即清理上呼吸道，如胎儿活力差则要立即气管插管洗净气道后再行正压通气。胎儿娩出后，留取胎儿脐动静脉血样进行血气分析，以评估胎儿氧合及酸碱平衡状况。

（二）慢性胎儿窘迫

慢性胎儿窘迫应针对妊娠合并症或并发症特点及其严重程度，根据孕周、胎儿成熟度及胎儿缺氧程度综合判断，拟定处理方案。

1.一般处理

主诉胎动减少者，应进行全面检查以评估母儿状况，包括 NST 和（或）胎儿生物物理评分；侧卧位；低流量吸氧；积极治疗妊娠合并症及并发症；加强胎儿监护，注意胎动变化。

2.期待疗法

孕周小，估计胎儿娩出后存活可能性小，尽量保守治疗延长胎龄，同时促胎肺成熟，争取胎儿成熟后终止妊娠。应向患者说明，期待过程中胎儿可能随时胎死宫内；胎盘功能低下可影响胎儿发育，预后不良。

3.终止妊娠

妊娠近足月或胎儿已成熟，胎动减少，胎盘功能进行性减退，电子胎心监护出现胎心基线率异常伴基线变异异常、OCT 出现频繁晚期减速或重度变异减速、胎儿生物物理评分≤4 分者，均应行剖宫产术终止妊娠。

五、护理评估

(一)健康史

了解妊娠妇女的年龄、生育史、内科疾病史，如高血压疾病、慢性肾炎、心脏病等；本次妊娠经过，如妊娠高血压综合征、胎膜早破、子宫过度膨胀(如羊水过多和多胎妊娠)；分娩经过，如产程延长(特别是第二产程延长)、缩宫素使用不当；了解有无胎儿畸形、胎盘功能的情况。

(二)身心状况

胎儿窘迫时，妊娠妇女自感胎动增加或停止。在窘迫的早期可表现为胎动过频；若缺氧未纠正或加重，则胎动转弱且次数减少，进而消失。胎儿轻微或慢性缺氧时，胎心率加快(>160 次/分钟)；若长时间或严重缺氧则会使胎心率减慢。若胎心率<100 次/分钟，则提示胎儿危险。胎儿窘迫时主要评估羊水量和性状。

孕产妇夫妇因为胎儿的生命遭遇危险而产生焦虑，对需要手术结束分娩产生犹豫、无助感。对于胎儿不幸死亡的孕产妇夫妇，其感情上受到强烈的创伤，通常会经历否认、愤怒、抑郁、接受的过程。

(三)辅助检查

1.胎盘功能检查

出现胎儿窘迫的妊娠妇女一般 24 h 尿 E_3 值急骤减少 30%~40%，或于妊娠末期连续多次测定在每 24 h 10 mg 以下。

2.胎心监测

当出现胎心率基线无变异并且反复出现晚期减速或变异减速或胎心过缓(胎心率基线<110 次/分钟)，即 III 类电子胎心监护图形时，提示胎儿缺氧严重。

3.胎儿头皮血血气分析

酸中毒：采集胎儿头皮血进行血气分析，若 pH<7.20(正常值 7.25~7.35)，PO_2<1.3 kPa(10 mmHg，正常值为 15~30 mmHg)，PCO_2<8.0 kPa(60 mmHg，正常值为 35~55 mmHg)，可诊断为胎儿酸中毒。但该方法对新生儿缺血缺氧性脑病的阳性预测值仅为 3%，应用较少，胎儿娩出后立即采集脐动脉血气结合 Apgar 评分来判断新生儿有无窒息及预后。

六、护理诊断/诊断问题

(一)气体交换受损(胎儿)

与胎盘子宫的血流改变、血流中断(脐带受压)或血流速度减慢(子宫-胎盘功能不良)有关。

(二)焦虑

与胎儿宫内窘迫有关。

(三)预期性悲哀

与胎儿可能死亡有关。

七、预期目标

(1)能够早期发现急性胎儿窘迫和慢性胎儿窘迫的表现,积极处理。

(2)新生儿未发生不良结局或不良结局得到控制。

(3)发生胎儿窘迫时,孕妇及家属常会表现出烦躁、紧张、恐惧等状况,应耐心开导孕妇,避免过于担忧。

八、护理措施

(1)妊娠妇女左侧卧位,间断吸氧。严密监测胎心变化,一般每 15 min 听 1 次胎心或进行胎心监护,注意胎心变化。

(2)为手术者做好术前准备,如宫口开全、胎先露部已达坐骨棘平面以下 3 cm 者,应尽快阴道助产娩出胎儿。

(3)做好新生儿抢救和复苏的准备。

(4)心理护理:①向孕产妇提供相关信息,包括医疗措施的目的、操作过程、预期结果及孕产妇须做的配合;将真实情况告知孕产妇,有助于其减轻焦虑,也可帮助产妇面对现实。必要时陪伴产妇,对产妇的疑虑给予适当的解释。②对于胎儿不幸死亡的父母亲,护理人员可安排一个远离其他婴儿和产妇的单人房间,陪伴他们或安排家人陪伴他们,勿让其独处;鼓励其诉说悲伤,接纳其哭泣及抑郁的情绪,陪伴在旁提供支持及关怀;若他们愿意,护理人员可让他们看看死婴并同意他们为死产婴儿做一些事情,包括沐浴、更衣、命名、拍照或举行丧礼,但事先应向他们描述死婴的情况,使之有心理准备。消除否认的态度而进入下一个阶段,提供足印卡、床头卡等作为纪念,帮助他们使用适合自己的压力应对技巧和方法。

九、结果评价

(1)胎儿情况改善,胎心率在 110～160 次/分钟。

(2)妊娠妇女能运用有效的应对机制来控制焦虑,叙述心理和生理上的感受。

(吴娟丽)

第七节 前 置 胎 盘

妊娠 28 周后,胎盘附着于子宫下段,甚至胎盘下缘达到或覆盖宫颈内口,其位置低于胎先露部,称为前置胎盘(placenta previa)。前置胎盘是妊娠晚期严重并发症,也是妊娠晚期阴道流血最常见的原因。其发病率国外报道占 0.5%,国内报道占 0.24%～1.57%。

一、病因

目前尚不清楚,高龄初产妇(年龄＞35 岁)、经产妇及多产妇、吸烟或吸毒妇女为高危人群。其病因可能与下述因素有关。

(一)子宫内膜病变或损伤

多次刮宫、分娩、子宫手术史等是前置胎盘的高危因素。上述情况可损伤子宫内膜,引起子宫内膜炎或萎缩性病变,再次受孕时子宫蜕膜血管形成不良、胎盘血供不足,刺激胎盘面积增大延伸到子宫下段。前次剖宫产手术瘢痕可妨碍胎盘在妊娠晚期向上迁移。增加前置胎盘的可能性。据统计,发生前置胎盘的孕妇,85%~95%为经产妇。

(二)胎盘异常

双胎妊娠时胎盘面积过大,前置胎盘发生率较单胎妊娠高1倍;胎盘位置正常而副胎盘位于子宫下段接近宫颈内口;膜状胎盘大而薄,扩展到子宫下段,均可发生前置胎盘。

(三)受精卵滋养层发育迟缓

受精卵到达子宫腔后,滋养层尚未发育到可以着床的阶段,继续向下游走到达子宫下段,并在该处着床而发育成前置胎盘。

二、分类

根据胎盘下缘与宫颈内口的关系,将前置胎盘分为3类(图13-2)。

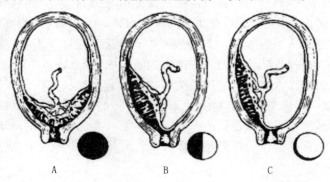

图13-2 前置胎盘的类型
A.完全性前置胎盘;B.部分性前置胎盘;C.边缘性前置胎盘

(1)完全性前置胎盘(complete placenta previa)又称中央性前置胎盘(central placenta previa),胎盘组织完全覆盖宫颈内口。

(2)部分性前置胎盘(partial placental previa)宫颈内口部分为胎盘组织所覆盖。

(3)边缘性前置胎盘(marginal placental previa)胎盘附着于子宫下段,胎盘边缘到达宫颈内口,未覆盖宫颈内口。

胎盘位于子宫下段,与胎盘边缘极为接近,但未达到宫颈内口,称为低置胎盘。胎盘下缘与宫颈内口的关系可因宫颈管消失、宫口扩张而改变。前置胎盘类型可因诊断时期不同而改变,如临产前为完全性前置胎盘,临产后因宫口扩张而成为部分性前置胎盘。目前,临床上均依据处理前最后一次检查结果来决定其分类。

三、临床表现

(一)症状

前置胎盘的典型症状是妊娠晚期或临产时,发生无诱因、无痛性反复阴道流血。妊娠晚期子宫下段逐渐伸展,牵拉宫颈内口,宫颈管缩短,临产后规律宫缩使宫颈管消失成为软产道的一部分。宫颈外口扩张,附着于子宫下段及宫颈内口的胎盘前置部分不能相应伸展而与其附着处分离,血窦破裂出血。前置胎盘出血前无明显诱因,初次出血量一般不多,剥离处血液凝固后,出血自然停止;也有初次即发生致命性大出血而导致休克的。由于子宫下段不断伸展,前置胎盘出血常反复发生,出血量也越来越多。阴道流血发生的迟早、反复发生次数、出血量多少与前置胎盘类型有关。完全性前置胎盘初次出血时间早,多在妊娠28周左右,称为警戒性出血。边缘性前置胎盘出血多发生于妊娠晚期或临产后,出血量较少。部分性前置胎盘的初次出血时间、出血量及反复出血次数,介于两者之间。

(二)体征

患者一般情况与出血量有关,大量出血呈现面色苍白、脉搏增快微弱、血压下降等休克表现。腹部检查:子宫软,无压痛,大小与妊娠周数相符。由于子宫下段有胎盘占据,影响胎先露部入盆,故胎先露高浮,易并发胎位异常。反复出血或一次出血量过多,使胎儿宫内缺氧,严重者胎死宫内。当前置胎盘附着于子宫前壁时,可在耻骨联合上方听到胎盘杂音。临产时检查见宫缩为阵发性,间歇期子宫完全松弛。

四、处理原则

处理原则是抑制宫缩、止血、纠正贫血和预防感染。根据阴道流血量、有无休克、妊娠周数、胎位、胎儿是否存活、是否临产及前置胎盘类型等综合做出决定。

(一)期待疗法

应在保证孕妇安全的前提下尽可能延长孕周,以提高围生儿存活率。适用于妊娠<34周、胎儿体质量<2 000 g、胎儿存活、阴道流血量不多、一般情况良好的孕妇。

尽管国外有资料证明,前置胎盘孕妇的妊娠结局住院与门诊治疗并无明显差异,但我国仍应强调住院治疗。住院期间密切观察病情变化,为孕妇提供全面优质护理是期待疗法的关键措施。

(二)终止妊娠

1.终止妊娠指征

孕妇反复发生多量出血甚至休克者,无论胎儿成熟与否,为了母亲安全应终止妊娠;期待疗法中发生大出血或出血量虽少,但胎龄达孕36周以上,胎儿成熟度检查提示胎儿肺成熟者;胎龄未达孕36周,出现胎儿窘迫征象,或胎儿电子监护发现胎心异常者;出血量多;危及胎儿;胎儿已死亡或出现难以存活的畸形,如无脑儿。

2.剖宫产

剖宫产可在短时间内娩出胎儿,迅速结束分娩,对母儿相对安全,是处理前置胎盘的主要手段。剖宫产指征应包括完全性前置胎盘,持续大量阴道流血;部分性和边缘性前置胎盘出血量较多,先露高浮,短时间内不能结束分娩;胎心异常。术前应积极纠正贫血、预防感染等,备血,做好处理产后出血和抢救新生的准备。

3.阴道分娩

边缘性前置胎盘、枕先露、阴道流血不多、无头盆不称和胎位异常,估计在短时间内能结束分娩者,可予试产。

五、护理

(一)护理评估

1.病史

除个人健康史外,在孕产史中尤其注意识别有无剖宫产术、人工流产术及子宫内膜炎等前置胎盘的易发因素。此外,妊娠中特别是孕 28 周后,是否出现无痛性、无诱因、反复阴道流血症状,并详细记录具体经过及医疗处理情况。

2.身心状况

患者的一般情况与出血量的多少密切相关。大量出血时可见面色苍白、脉搏细速、血压下降等休克症状。孕妇及其家属可因突然阴道流血而感到恐惧或焦虑,既担心孕妇的健康,更担心胎儿的安危,可能显得恐慌、紧张、手足无措。

3.诊断检查

(1)产科检查:子宫大小与停经月份一致,胎儿方位清楚,先露高浮,胎心可以正常,也可因孕妇失血过多致胎心异常或消失。前置胎盘位于子宫下段前壁时,可于耻骨联合上方听见胎盘血管杂音。临产后检查,宫缩为阵发性,间歇期子宫肌肉可以完全放松。

(2)超声波检查:B超断层相可清楚看到子宫壁、胎头、宫颈和胎盘的位置,胎盘定位准确率达 95% 以上,可反复检查,是目前最安全、有效的首选检查方法。

(3)阴道检查:目前一般不主张应用。只有在近临产期出血不多时,终止妊娠前为除外其他出血原因或明确诊断决定分娩方式前考虑采用。要求阴道检查操作必须在输血、输液和做好手术准备的情况下方可进行。怀疑前置胎盘的个案,切忌肛查。

(4)术后检查胎盘及胎膜:胎盘的前置部分可见陈旧血块附着呈黑紫色或暗红色,如这些改变位于胎盘的边缘,而且胎膜破口处距胎盘边缘<7 cm,则为部分性前置胎盘。如行剖宫产术,术中可直接了解胎盘附着的部分并确立诊断。

(二)护理诊断

1.潜在并发症

出血性休克。

2.有感染的危险

与前置胎盘剥离面靠近子宫颈口、细菌易经阴道上行感染有关。

(三)预期目标

(1)接受期待疗法的孕妇血红蛋白不再继续下降,胎龄可达或更接近足月。

(2)产妇产后未发生产后出血或产后感染。

(四)护理措施

根据病情须立即接受终止妊娠的孕妇,立即安排孕妇去枕侧卧位,开放静脉,配血,做好输血准备。在抢救休克的同时,按腹部手术患者的护理进行术前准备,并做好母儿生命体征监护及抢救准备工作。接受期待疗法的孕妇的护理措施如下。

1.保证休息

减少刺激孕妇,需住院观察,绝对卧床休息,尤以左侧卧位为佳,并定时间断吸氧,每天 3 次,每次 1 h,以提高胎儿血氧供应。此外,还需避免各种刺激,以减少出血可能。医护人员进行腹部检查时动作要轻柔,禁做阴道检查和肛查。

2.纠正贫血

除采取口服硫酸亚铁、输血等措施外，还应加强饮食营养指导，建议孕妇多食高蛋白及含铁丰富的食物，如动物肝脏、绿叶蔬菜和豆类等。一方面有助于纠正贫血，另一方面还可以增强机体抵抗力，同时也促进胎儿发育。

3.监测生命体征

及时发现病情变化，严密观察并记录孕妇生命体征，阴道流血的量、色，流血事件及一般状况，检测胎儿宫内状态。按医嘱及时完成实验室检查项目，并交叉配血备用。发现异常及时报告医师并配合处理。

4.预防产后出血和感染

（1）产妇回病房休息时严密观察产妇的生命体征及阴道流血情况，发现异常及时报告医师处理，以防止或减少产后出血。

（2）及时更换会阴垫，以保持会阴部清洁、干燥。

（3）胎儿分娩后，及早使用宫缩剂，以预防产后大出血；对新生儿严格按照高危儿处理。

5.健康教育

护士应加强对孕妇的管理和宣教。指导围孕期妇女避免吸烟、酗酒等不良行为，避免多次刮宫、引产或宫内感染，防止多产，减少子宫内膜损伤或子宫内膜炎。对妊娠期出血，无论量多少均应就医，做到及时诊断、正确处理。

（五）护理评价

（1）接受期待疗法的孕妇胎龄接近（或达到）足月时终止妊娠。

（2）产妇产后未出现产后出血和感染。

（钱　美）

第八节　胎盘早剥

妊娠20周以后或分娩期正常位置的胎盘在胎儿娩出前部分或全部从子宫壁剥离，称为胎盘早剥（placental abruption）。胎盘早剥是妊娠晚期严重并发症，具有起病急、发展快特点，若处理不及时可危及母儿生命。胎盘早剥的发病率：国外为1%～2%，国内为0.46%～2.10%。

一、病因

胎盘早剥确切的原因及发病机制尚不清楚，可能与下述因素有关。

（一）孕妇血管病变

孕妇患严重妊娠期高血压疾病、慢性高血压、慢性肾脏疾病或全身血管病变时，胎盘早剥的发生率增高。妊娠合并上述疾病时，底蜕膜螺旋小动脉痉挛或硬化，引起远端毛细血管变性坏死甚至破裂出血，血液流至底蜕膜层与胎盘之间形成胎盘后血肿，致使胎盘与子宫壁分离。

（二）机械性因素

外伤尤其是腹部直接受到撞击或挤压；脐带过短（＜30 cm）或脐带围绕颈、绕体相对过短时，分娩过程中胎儿下降牵拉脐带造成胎盘剥离；羊膜穿刺时刺破前壁胎盘附着处，血管破裂出血引起胎盘剥离。

(三)宫腔内压力骤减

双胎妊娠分娩时,第一胎儿娩出过速,或羊水过多时,人工破膜后羊水流出过快,均可使宫腔内压力骤减,子宫骤然收缩,胎盘与子宫壁发生错位剥离。

(四)子宫静脉压突然升高

妊娠晚期或临产后,孕妇长时间仰卧位,巨大妊娠子宫压迫下腔静脉,回心血量减少,血压下降。此时子宫静脉淤血、静脉压增高、蜕膜静脉床淤血或破裂,形成胎盘后血肿,导致部分或全部胎盘剥离。

(五)其他高危因素

如高龄孕妇、吸烟、可卡因滥用、孕妇代谢异常、孕妇有血栓形成倾向、子宫肌瘤(尤其是胎盘附着部位肌瘤)等与胎盘早剥发生有关。有胎盘早剥史的孕妇再次发生胎盘早剥的危险性比无胎盘早剥史者高10倍。

二、分类及病理变化

胎盘早剥主要病理改变是底蜕膜出血并形成血肿,使胎盘从附着处分离。按病理类型,胎盘早剥可分为显性、隐性及混合性3种(图13-3)。若底蜕膜出血量少,出血很快停止,多无明显的临床表现,仅在产后检查胎盘时发现胎盘母体面有凝血块及压迹。若底蜕膜继续出血,形成胎盘后血肿,胎盘剥离面随之扩大,血液冲开胎盘边缘并沿胎膜与子宫壁之间经过颈管向外流出,称为显性剥离(revealed abruption)或外出血。若胎盘边缘仍附着于子宫壁或由于胎先露部固定于骨盆入口,使血液积聚于胎盘与子宫壁之间,称为隐性剥离(concealed abruption)或内出血。由于子宫内有妊娠产物存在,子宫肌不能有效收缩,以压迫破裂的血窦而止血,血液不能外流,胎盘后血肿越积越大,子宫底随之升高。当出血达到一定程度时,血液终会冲开胎盘边缘及胎膜外流,称为混合型出血(mixed bleeding)。偶有出血穿破胎膜溢入羊水中成为血性羊水。

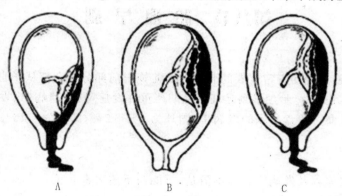

图 13-3　胎盘早剥类型
A.显性剥离;B.隐性剥离;C.混合性剥离

胎盘早剥发生内出血时,血液积聚于胎盘与子宫壁之间,随着胎盘后血肿压力的增加,血液浸入子宫肌层,引起肌纤维分离、断裂甚至变性,当血液渗透至子宫浆膜层时,子宫表面现紫蓝色瘀斑,称为子宫胎盘卒中(uteroplacental apoplexy),又称为库弗莱尔子宫(Couvelaire uterus)。有时血液还可渗入输卵管系膜、卵巢表面上皮下、阔韧带内。子宫肌层由于血液浸润、收缩力减弱,造成产后出血。

严重的胎盘早剥可以引发一系列病理、生理改变。从剥离处的胎盘绒毛和蜕膜中释放大量组织凝血活酶,进入母体血循环,激活凝血系统,导致弥散性血管内凝血(DIC),肺、肾等脏器的毛细血管内微血栓形成,造成脏器缺血和功能障碍。胎盘早剥持续时间越长,促凝物质不断进入母血,激活纤维蛋白溶解系统,产生大量的纤维蛋白原降解产物(FDP),引起继发性纤溶亢进。发生胎盘早剥后,消耗大量凝血因子,并产生高浓度 FDP,最终导致凝血功能障碍。

三、临床表现

根据病情严重程度,Sher 将胎盘早剥分为 3 度。

(一)Ⅰ度

多见于分娩期,胎盘剥离面积小,患者常无腹痛或腹痛轻微,贫血体征不明显。腹部检查见子宫软,大小与妊娠周数相符,胎位清楚,胎心率正常。产后检查见胎盘母体面有凝血块及压迹即可诊断。

(二)Ⅱ度

胎盘剥离面为胎盘面积 1/3 左右。主要症状为突然发生持续性腹痛、腰酸或腰背痛,疼痛程度与胎盘后积血量成正比。无阴道流血或流血量不多,贫血程度与阴道流血量不相符。腹部检查见子宫大于妊娠周数,子宫底随胎盘后血肿增大而升高。胎盘附着处压痛明显(胎盘位于后壁则不明显),宫缩有间歇,胎位可扪及,胎儿存活。

(三)Ⅲ度

胎盘剥离面超过胎盘面积 1/2。临床表现较Ⅱ度重。患者可出现恶心、呕吐、面色苍白、四肢湿冷、脉搏细数、血压下降等休克症状,且休克程度大多与阴道流血量不成正比。腹部检查见子宫硬如板状,宫缩间歇时不能松弛,胎位扪不清,胎心消失。

四、处理原则

纠正休克、及时终止妊娠是处理胎盘早剥的原则。患者入院时,情况危重、处于休克状态,应积极补充血容量,及时输入新鲜血液,尽快改善患者状况。胎盘早剥一旦确诊,必须及时终止妊娠。终止妊娠的方法根据胎次、早剥的严重程度、胎儿宫内状况及宫口开大等情况而定。此外,对并发症如凝血功能障碍、产后出血和急性肾衰竭等进行紧急处理。

五、护理

(一)护理评估

1.病史

孕妇在妊娠晚期或临产时突然发生腹部剧痛,有急性贫血或休克现象,应引起高度重视。护士需结合有无妊娠期高血压疾病或高血压病史、胎盘早剥史、慢性肾炎史、仰卧位低血压综合征史及外伤史,进行全面评估。

2.身心状况

胎盘早剥孕妇发生内出血时,严重者常表现为急性贫血和休克症状,而无阴道流血或有少量阴道流血。因此,对胎盘早剥孕妇除进行阴道流血的量、色评估外,应重点评估腹痛的程度、性质,孕妇的生命体征和一般情况,以及时、准确地了解孕妇的身体状况。胎盘早剥孕妇入院时情况危急,孕妇及其家属常常感到高度紧张和恐惧。

3.诊断检查

(1)产科检查:通过四步触诊判断胎方位、胎心情况、宫高变化、腹部压痛范围和程度等。

(2)B超检查:正常胎盘B超图像应紧贴子宫体部后壁、前壁或侧壁,若胎盘与子宫体之间有血肿时,在胎盘后方出现液性低回声区,暗区常不止一个,并见胎盘增厚。若胎盘后血肿较大时,能见到胎盘胎儿面凸向羊膜腔,甚至能使子宫内的胎儿偏向对侧。若血液渗入羊水中,见羊水回声增强、增多,由羊水混浊所致。当胎盘边缘已与子宫壁分离,未形成胎盘后血肿,则见不到上述图像,故B超检查诊断胎盘早剥有一定的局限性。重型胎盘早剥时常伴胎心、胎动消失。

(3)实验室检查:主要了解患者贫血程度及凝血功能。重型胎盘早剥患者应检查肾功能与二氧化碳结合力。若并发DIC时进行筛选试验血小板计数、凝血酶原时间、纤维蛋白原测定,结果可疑者可做纤溶确诊试验(凝血酶时间、优球蛋白溶解时间、血浆鱼精蛋白副凝时间)。

(二)可能的护理诊断

1.潜在并发症

弥散性血管内凝血。

2.恐惧

此与胎盘早剥引起的起病急、进展快、危及母儿生命有关。

3.预感性悲哀

此与死产、切除子宫有关。

(三)预期目标

(1)孕妇出血性休克症状得到控制。

(2)患者未出现凝血功能障碍、产后出血和急性肾衰竭等并发症。

(四)护理措施

胎盘早剥是一种妊娠晚期严重危及母儿生命的并发症,积极预防非常重要。护士应使孕妇接受产前检查,预防和及时治疗妊娠期高血压疾病、慢性高血压、慢性肾病等;妊娠晚期避免仰卧位及腹部外伤;施行外倒转术时动作要轻柔;处理羊水过多和双胎者时,避免子宫腔压力下降过快等。对于已诊断为胎盘早剥的患者,护理措施如下。

1.纠正休克

改善患者的一般情况:护士应迅速开放静脉,积极补充其血容量,及时输入新鲜输血。既能补充血容量,又可补充凝血因子。同时密切监测胎儿状态。

2.严密观察病情变化

及时发现并发症:凝血功能障碍表现为皮下、黏膜或注射部位出血,子宫出血不凝,有时有尿血、咯血及呕血等现象;急性肾衰竭可表现为尿少或无尿。护士应高度重视上述症状,一旦发现,及时报告医师并配合处理。

3.为终止妊娠做好准备

一旦确诊,应及时终止妊娠,以孕妇病情轻重、胎儿宫内状况、产程进展、胎产式等具体状态决定分娩方式,护士需为此做好相应准备。

4.预防产后出血

胎盘早剥的产妇胎儿娩出后易发生产后出血,因此分娩后应及时给予宫缩剂,并配合按摩子宫,必要时按医嘱做切除子宫的术前准备。未发生出血者,产后仍应加强生命体征观察,预防晚期产后出血的发生。

5.产褥期的处理

患者在产褥期应注意加强营养,纠正贫血。更换消毒会阴垫,保持会阴清洁,预防感染。根据孕妇身体情况给予母乳指导。死产者及时给予退乳措施,可在分娩后 24 h 内尽早服用大剂量雌激素,同时紧束双乳,少进汤类;水煎生麦芽当茶饮;针刺足临泣、悬钟等穴位。

(五)护理评价

(1)母亲分娩顺利,婴儿平安出生。

(2)患者未出现并发症。

(钱　美)

第九节　胎膜早破

胎膜早破(premature rupture of membranes,PROM)是指在临产前胎膜自然破裂。它是常见的分娩期并发症,妊娠满 37 周的发生率为 10%,妊娠不满 37 周的发生率为 2.0%～3.5%。胎膜早破可引起早产及围生儿死亡率增加,亦可导致孕产妇宫内感染率和产褥期感染率增加。

一、病因

一般认为胎膜早破与以下因素有关,常为多因素所致。

(一)上行感染

可由生殖道病原微生物上行感染,引起胎膜炎,使胎膜局部张力下降而破裂。

(二)羊膜腔压力增高

常见于多胎妊娠、羊水过多等。

(三)胎膜受力不均

胎先露高浮、头盆不称、胎位异常可使胎膜受压不均导致破裂。

(四)营养因素

缺乏维生素 C、锌及铜,可使胎膜张力下降而破裂。

(五)宫颈内口松弛

常因手术创伤或先天性宫颈组织薄弱,宫颈内口松弛,胎膜进入扩张的宫颈或阴道内,导致感染或受力不均,而使胎膜破裂。

(六)细胞因子

IL-1、IL-6、IL-8、TNF-α 升高,可激活溶酶体酶,破坏羊膜组织,导致胎膜早破。

(七)机械性刺激

创伤或妊娠后期性交也可导致胎膜早破。

二、临床表现

(一)症状

孕妇突感有较多液体自阴道流出,有时可混有胎脂及胎粪,无腹痛等其他产兆,当咳嗽、打喷嚏等腹压增加时,羊水可少量间断性排出。

(二)体征

肛诊或阴检时,触不到羊膜囊,上推胎儿先露部可见到羊水流出。如伴羊膜腔感染时,可有臭味,并伴有发热、母儿心率增快、子宫压痛,以及白细胞计数增多、C反应蛋白升高。

三、对母儿的影响

(一)对母亲的影响

胎膜早破后,生殖道病原微生物易上行感染,通常感染程度与破膜时间有关。羊膜腔感染易发生产后出血。

(二)对胎儿的影响

胎膜早破经常诱发早产,早产儿易发生呼吸窘迫综合征。羊膜腔感染时,可引起新生儿吸入性肺炎,严重者发生败血症、颅内感染等。脐带受压、脐带脱垂时可致胎儿窘迫。胎膜早破发生的孕周越小,胎肺发育不良发生率越高,围生儿死亡率越高。

四、处理原则

预防感染和脐带脱垂,如有感染、胎窘征象,及时行剖宫产终止妊娠。

五、护理

(一)护理评估

1.病史

询问病史,了解是否有发生胎膜早破的病因,确定具体的胎膜早破的时间、妊娠周数,是否有宫缩、见红等产兆,是否出现感染征象,是否出现胎窘现象。

2.身心状况

观察孕妇阴道流液的色、质、量,是否有气味。孕妇常可能因为不了解胎膜早破的原因,而对不可自控的阴道流液形成恐慌,可能担心自身与胎儿的安危。

3.辅助检查

(1)阴道流液的 pH 测定:正常阴道液 pH 为 4.5～5.5,羊水 pH 为 7.0～7.5。若 pH＞6.5,提示胎膜早破,准确率 90％。

(2)肛查或阴道窥阴器检查:肛查时未触到羊膜囊,上推胎儿先露部,有羊水流出。阴道窥阴器检查时见液体自宫口流出或可见阴道后穹隆有较多混有胎脂和胎粪的液体。

(3)阴道液涂片检查:阴道液置于载玻片上,干燥后镜检可见羊齿植物叶状结晶为羊水,准确率 95％。

(4)羊膜镜检查:可直视胎先露部,看不到前羊膜囊,即可诊断。

(5)胎儿纤维结合蛋白(fetal fibronectin,fFN)测定:fFN 是胎膜分泌的细胞外基质蛋白。当宫颈及阴道分泌物内 fFN 含量＞0.05 mg/L 时,胎膜抗张能力下降,易发生胎膜早破。

(6)超声检查:羊水量减少可协助诊断,但不可确诊。

(二)护理诊断

1.有感染的危险

与胎膜破裂后,生殖道病原微生物上行感染有关。

2.知识缺乏

缺乏预防和处理胎膜早破的知识。

3.有胎儿受伤的危险

与脐带脱垂、早产儿肺部发育不成熟有关。

(三)护理目标

(1)孕妇无感染征象发生。

(2)孕妇了解胎膜早破的知识,如果突然发生胎膜早破,能够及时进行初步应对。

(3)胎儿无并发症发生。

(四)护理措施

1.预防脐带脱垂的护理

胎膜早破并胎先露未衔接的孕妇绝对卧床休息,多采用左侧卧位,注意抬高臀部防止脐带脱垂造成胎儿宫内窘迫。注意监测胎心变化,进行肛查或阴检时,确定有无隐性脐带脱垂,一旦发生,立即通知医师,并于数分钟内结束分娩。

2.预防感染

保持床单位清洁。使用无菌的会阴垫于外阴处,勤于更换,保持清洁干燥,防止上行感染。更换会阴垫时观察羊水的色、质、量、气味等。嘱孕妇保持外阴清洁,每天对其会阴擦洗2次。同时观察产妇的生命体征,血生化指标,了解是否存在感染征象。按医嘱一般破膜大于12 h给予抗生素防止感染。

3.监测胎儿宫内情况

密切观察胎心率的变化,嘱孕妇自测胎动。如有混有胎粪的羊水流出,即为胎儿宫内缺氧的表现,应及时予以吸氧,左侧卧位,并根据医嘱做好相应的护理。

若胎膜早破孕周小于35周者,根据医嘱予地塞米松促进胎肺成熟。若孕周小于37周并已临产,或孕周大于37周胎膜早破大于12 h后仍未临产者,可根据医嘱尽快结束分娩。

4.健康教育

孕期时为孕妇讲解胎膜早破的定义与原因,并强调孕期卫生保健的重要性。指导孕妇,如出现胎膜早破现象,无须恐慌,应立即平卧,及时就诊。孕晚期禁止性交,避免腹部碰撞或增加腹压。指导孕期补充足量的维生素和锌、铜等微量元素。如宫颈内口松弛者,应多卧床休息,并遵医嘱根据需要于孕14~16周时行宫颈环扎术。

（钱　美）

第十节　脐　带　异　常

脐带异常是胎儿窘迫的首位因素,脐带是子宫-胎盘-胎儿联系的纽带,正常脐带长度为30~70 cm(平均为55 cm),是血、氧供应及代谢交换的转运站。

一、病因

如果脐带的结构或位置异常,可因母儿血液循环障碍,造成胎儿宫内缺氧而窘迫,严重者可导致胎儿死亡。

二、临床表现

脐带异常可分为形态异常、生长异常、位置异常及脐带附着异常。形态异常如脐带扭转、打结、缠绕(绕颈、绕躯干、绕四肢),生长异常如脐带过长、过短、单脐动脉,位置异常如脐带先露、脐带脱垂。

(一)脐带缠绕

脐带围绕胎儿颈部、四肢或躯干者称为脐带缠绕,是最为常见的脐带异常,其中以脐带绕颈最为多见。脐带缠绕对胎儿的危害主要是缠绕过紧时引起血氧交换循环障碍,而致胎儿缺氧,甚至窒迫或死亡。尤其在分娩过程中,胎头下降后脐带出现相对长度不足,拉紧脐带就会阻断血液循环,或引起胎先露入盆下降受阻、产程延长、胎盘早剥及子宫内翻等并发症。

(二)脐带扭转

脐带过度扭转发生于近胎儿脐轮部时,可使胎儿血运受阻。

(三)脐带打结

有脐带假结和真结两种。假结是由于脐静脉迂曲形似打结或脐血管较脐带长、血管在脐带中扭曲而引起,对胎儿没有危害。另一种是脐带真结,与胎儿活动有关,一般发生在怀孕中期,先是出现脐带绕体,后因胎儿穿过脐带套环而形成真结。如果真结处未拉紧则无症状,拉紧后就会阻断胎儿血液循环而引起宫内窒息或胎死宫内。

(四)脐带长度异常

脐带正常长度为 $30\sim70$ cm,平均为 55 cm。脐带超过 80 cm 称为脐带过长,不足 30 cm 称为脐带过短。脐带过长易导致脐带缠绕、打结、脱垂、脐血管受压等并发症。脐带过短在妊娠期常无临床征象,临产后因脐带过短,引起胎儿下降受阻,产程延长或者是过度牵拉使脐带及血管过紧、破裂,胎儿血液循环受阻,胎心律失常致胎儿窒迫、胎盘早剥。

(五)单脐动脉

脐带血管中仅一条脐动脉、一条脐静脉称为单脐动脉,临床罕见,大多合并胎儿畸形或胎儿分娩过程中因脐带受压而突然死亡。

(六)脐带先露与脱垂

胎膜未破,脐带位于胎先露之前或一侧称脐带先露。胎膜已破,脐带位于胎先露与子宫下段之间称隐性脐带脱垂;脐带脱出子宫口外,降至阴道内,甚至露于外阴称脐带脱垂。胎先露与骨盆入口不衔接存在间隙(如胎先露异常、胎先露下降受阻、胎儿小、羊水过多、低置胎盘等)时可发生脐带脱垂。

(七)脐带附着异常

正常情况下脐带附着于胎盘的中央或侧方,如果脐带附着于胎盘之外的胎膜上,则脐血管裸露于宫腔内,称为脐带帆状附着,这种情况在双胞胎中较多见,单胎的发生率只有百分之一。如果帆状血管的位置在宫体较高处,对胎儿的影响很小,只有在分娩时牵拉脐带或者娩出胎盘时脐带附着处容易发生断裂,使产时出血的机会增高。如果帆状血管位于子宫下段或脐血管绕过子宫口,血管则容易受到压迫而发生血液循环阻断、血管破裂,对胎儿危害极大。

三、护理评估

(一)健康史

详细了解产前检查结果,有无羊水过多、胎儿过小、胎位异常、低置胎盘等。

（二）生理状况

1.症状

若脐带未受压可无明显症状,若脐带受压,产妇自觉胎动异常甚至消失。

2.体征

出现频繁的变异减速,上推胎先露部及抬高臀部后恢复,若胎儿缺氧严重可伴有胎心消失。胎膜已破者,阴道检查可在胎先露旁或其前方触及脐带,甚至脐带脱出于外阴。

3.辅助检查

（1）产科检查:在胎先露旁或其前方触及脐带,甚至脐带脱出于外阴。

（2）胎儿电子监护:伴有频繁的变异减速,甚至胎心音消失。

（3）B超检查:有助于明确诊断。

（三）心理-社会因素

评估孕产妇及家属有无焦虑、恐慌等心理问题,对脐带脱垂的认识程度及家庭支持度。

四、护理诊断

（一）有胎儿窒息的危险

其与脐带缠绕、受压、牵拉等导致胎儿缺氧等有关。

（二）焦虑

其与预感胎儿可能受到危害有关。

（三）知识缺乏

缺乏对脐带异常的认识。

五、护理措施

（1）脐带异常的判定:应告知孕妇密切注意宫缩、胎动等情况,特别是有胎位不正、骨盆异常、低置胎盘、胎儿过小等情况的孕妇,如果发现 12 h 内胎动数小于 10 次,或逐日下降 50％而不能复原,说明胎儿宫内窘迫,应立即就诊。B超检查结合电子监护观察胎心变化可以确诊大部分脐带异常的情况。如果经阴道检查在前羊膜囊内摸到搏动的、手指粗的索状物,其搏动频率与胎心率一致而与孕妇的脉率不一致,则可以诊断为脐带先露。此时胎心大多已有明显异常,出现胎动突然频繁增强、胎心率明显减速等。

（2）存在脐带异常的孕妇在分娩前一般不会出现特殊不适,但孕妇在得知有关胎儿的异常情况时,都会出现紧张、担心等心理负担。应该及时、准确地将脐带异常相关知识告知孕妇,并注意安慰孕妇,避免因孕妇紧张焦虑等心理因素进一步影响胎儿。发现早期的脐带异常,如单纯的脐带过长、过短、缠绕、扭转等,如未引起宫内窘迫,应向孕妇讲明可以通过改变体位进行纠正。

（3）嘱孕妇注意卧床休息,一般以左侧卧位为主,床头抬高15°,以缓解膨大子宫对下腔静脉压迫,以增加胎盘血供,改善胎盘循环,有时改变体位还能减少脐带受压。同时可根据情况给予低流量吸氧,通过胎儿电子监护仪观察胎儿宫内变化,并结合胎动计数,必要时行胎儿生物物理评分,能较早发现隐性胎儿宫内窘迫。

（4）如妊娠晚期,因脐带异常而不能继续妊娠时,应协助医师做好待产准备。对于临产的产妇,密切观察产程进展,根据医师要求做好阴道助产或剖宫产准备,对于脐带脱垂或宫内窘迫严重的胎儿应做好新生儿窒息抢救准备。

（钱 美）

第十一节　产力异常

一、疾病概要

产力是以子宫收缩力为主,子宫收缩力贯穿于分娩全过程。在分娩过程中,子宫收缩的节律性、对称性及极性不正常或强度、频率发生改变时,称子宫收缩力异常,简称产力异常。子宫收缩力异常临床上分为子宫收缩乏力和子宫收缩过强两类,每类又分为协调性子宫收缩和不协调收缩性子宫收缩,具体分类见(图 13-4)。

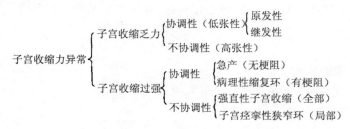

图 13-4　子宫收缩力异常的分类

二、子宫收缩乏力

(一)护理评估

1.病史

有头盆不称或胎位异常;胎儿先露部下降受阻;子宫壁过度伸展;多产妇子宫肌纤维变性;子宫发育不良或畸形;产妇精神紧张及过度疲劳;内分泌失调产妇体内雌激素、缩宫素、前列腺素、乙酰胆碱等分泌不足;过多应用镇静剂或麻醉剂等因素。

2.身心状况

(1)宫缩乏力:有原发性和继发性两种。原发性宫缩乏力是指产程开始就出现宫缩乏力,宫口不能如期扩张,胎先露部不能如期下降,导致产程延长;继发性宫缩乏力是指产程开始子宫收缩正常,只是在产程较晚阶段(多在活跃期后期或第二产程),子宫收缩转弱,产程进展缓慢甚至停滞。

协调性宫缩乏力(低张性宫缩乏力):子宫收缩具有正常的节律性、对称性和极性,但收缩力弱,宫腔内压力低,表现为持续时间短,间歇期长且不规律,宫缩小于每 10 min 2 次。此种宫缩乏力,多属继发性宫缩乏力。协调性宫缩乏力时由于宫腔内压力低,对胎儿影响不大。

不协调性宫缩乏力(高张性宫缩乏力):子宫收缩的极性倒置,宫缩的兴奋点不是起自两侧宫角部,而是来自子宫下段的一处或多处冲动,子宫收缩波由下向上扩散,收缩波小而不规律,频率高,节律不协调;宫腔内压力虽高,但宫缩时宫底部不强,而是子宫下段强,宫缩间歇期子宫壁也不完全松弛,表现为子宫收缩不协调,宫缩不能使宫口扩张,不能使胎先露部下降,属无效宫缩。

（2）产程延长：通过肛查或阴道检查，发现宫缩乏力导致异常（图 13-5）。产程延长有以下 7 种。

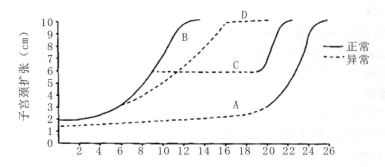

A.潜伏期延长；B.活跃期延长；C.活跃期停滞；D.第二产程延长

图 13-5 产程异常

1）潜伏期延长：从临产规律宫缩开始至宫口扩张 3 cm，称潜伏期。初产妇潜伏期正常约需 8 h，最大时限 16 h，超过 16 h 称潜伏期延长。

2）活跃期延长：从宫口扩张 3 cm 开始至宫口开全，称活跃期。初产妇活跃期正常约需 4 h，最大时限 8 h，超过 8 h 称活跃期延长。

3）活跃期停滞：进入活跃期后，宫口扩张无进展达 2 h 以上，称活跃期停滞。

4）第二产程延长：第二产程初产妇超过 2 h，经产妇超过 1 h 尚未分娩，称第二产程延长。

5）第二产程停滞：第二产程达 1 h，胎头下降无进展，称第二产程停滞。

6）胎头下降延缓：活跃期晚期至宫口扩张 9～10 cm，胎头下降速度每小时少于 1 cm，称胎头下降延缓。

7）胎头下降停滞：活跃期晚期胎头停留在原处不下降达 1 h 以上，称胎头下降停滞。

以上 7 种产程进展异常，可以单独存在，也可以合并存在。当总产程超过 24 h 称滞产。

（3）对产妇的影响：由于产程延长可出现疲乏无力、肠胀气、排尿困难等，影响子宫收缩，严重时可引起脱水、酸中毒、低钾血症；由于第二产程延长，可导致组织缺血、水肿、坏死，形成膀胱阴道瘘或尿道阴道瘘；胎膜早破及多次肛查或阴道检查增加感染机会；产后宫缩乏力影响胎盘剥离、娩出和子宫壁的血窦关闭，容易引起产后出血。

（4）对胎儿的影响：协调性宫缩乏力容易造成胎头在盆腔内旋转异常，使产程延长，增加手术产机会，对胎儿不利。不协调性宫缩乏力不能使子宫壁完全放松，对子宫胎盘循环影响大，胎儿在子宫内缺氧，容易发生胎儿窘迫。胎膜早破易造成脐带受压或脱垂，造成胎儿窘迫甚至胎死宫内。

（二）护理诊断

1.疼痛

腹痛与不协调性子宫收缩有关。

2.有感染的危险

与产程延长、胎膜破裂时间延长有关。

3.焦虑

与担心自身和胎儿健康有关。

4.潜在并发症

胎儿窘迫,产后出血。

(三)护理目标

(1)疼痛减轻,焦虑减轻,情绪稳定。

(2)未发生软产道损伤、产后出血和胎儿缺氧。

(3)新生儿健康。

(四)护理措施

首先配合医师寻找原因,估计不能经阴道分娩者遵医嘱做好剖宫产术准备。或阴道分娩过程中应做好助产的准备。估计能经阴道分娩者应实施下列护理措施。

1.加强产时监护,改善产妇全身状况

加强产程观察,持续胎儿电子监护。第一产程应鼓励产妇多进食,必要时静脉补充营养;避免过多使用镇静药物,注意及时排空直肠和膀胱。

2.协助医师加强宫缩

(1)协调性宫缩乏力应实施下列措施。①人工破膜:宫口扩张 3 cm 或 3 cm 以上,无头盆不称,胎头已衔接者,可行人工破膜。②缩宫素静脉滴注:适用于协调性宫缩乏力,宫口扩张3 cm,胎心良好,胎位正常,头盆相称者。使用方法和注意事项如下:取缩宫素 2.5 U 加入 5% 葡萄糖液 500 mL 内,使每滴糖液含缩宫素 0.33 mU,从 4～5 滴/分即 12～15 mU/分,根据宫缩强弱进行调整,通常不超过 30～40 滴,维持宫缩为间歇时间 2～3 min,持续时间 40～60 s。对于宫缩仍弱者,应考虑到酌情增加缩宫素剂量。在使用缩宫素时,必须有专人守护,严密观察,应注意观察产程进展,监测宫缩、听胎心率及测量血压。

(2)不协调性宫缩乏力应调节子宫收缩,恢复其极性。要点:①给予强镇静剂哌替啶 100 mg,或地西泮 10 mg 静脉推注,不协调性宫缩多能恢复为协调性宫缩。②在宫缩恢复为协调性之前,严禁应用缩宫素。③若经处理,不协调性宫缩未能得到纠正,或伴有胎儿窘迫征象,或伴有头盆不称,均应行剖宫产术。④若不协调性宫缩已被控制,但宫缩仍弱时,可用协调性宫缩乏力时加强宫缩的各种方法处理。

3.预防产后出血及感染

破膜 12 h 以上应给予抗生素预防感染。当胎儿前肩娩出时,给予缩宫素 10～20 U 静脉滴注,使宫缩增强,促使胎盘剥离与娩出及子宫血窦关闭。

(五)护理教育

应对孕妇进行产前教育,使孕妇了解分娩是生理过程,增强其对分娩的信心。分娩前鼓励多进食,必要时静脉补充营养;避免过多使用镇静药物,注意检查有无头盆不称等,均是预防宫缩乏力的有效措施;注意及时排空直肠和膀胱,必要时可行温肥皂水灌肠及导尿。

三、子宫收缩过强

(一)护理评估

1.协调性子宫收缩过强(急产)

子宫收缩的节律性、对称性和极性均正常,仅子宫收缩力过强、过频。若产道无阻力,宫口迅速开全,分娩在短时间内结束,总产程不足 3 h,称急产。经产妇多见。

对产妇及胎儿、新生儿的影响:宫缩过强过频,产程过快,可致初产妇宫颈、阴道及会阴撕裂伤;接产时来不及消毒可致产褥感染;胎儿娩出后子宫肌纤维缩复不良,易发生胎盘滞留或产后出血;宫缩过强、过频影响子宫胎盘血液循环,胎儿在宫内缺氧,易发生胎儿窘迫,新生儿窒息甚至死亡;胎儿娩出过快,胎头在产道内受到的压力突然解除,可致新生儿颅内出血;接产时来不及消毒,新生儿易发生感染;若坠地可致骨折、外伤。

2.不协调性子宫收缩过强

由于分娩发生梗阻或不适当地应用缩宫素,粗暴地进行阴道内操作或胎盘早剥血液浸润子宫肌层等因素造成。引起宫颈内口以上部分的子宫肌层出现强直性痉挛性收缩,宫缩间歇期短或无间歇。产妇烦躁不安,持续性腹痛,拒按。胎位触不清,胎心听不清。有时可出现病理缩复环、血尿等先兆子宫破裂征象。子宫壁局部肌肉呈痉挛性不协调性收缩形成的环状狭窄,持续不放松,称子宫痉挛性狭窄环。狭窄环可发生在宫颈、宫体的任何部分,多在子宫上下段交界处,也可在胎体某一狭窄部,以胎颈、胎腰处常见。

(二)护理措施

(1)有急产史的孕妇,在预产期前1～2周不应外出远走,以免发生意外,有条件应提前住院待产。临产后不应灌肠,提前做好接产及抢救新生儿窒息的准备。胎儿娩出时,勿使产妇向下屏气。若急产来不及消毒及新生儿坠地者,新生儿应肌内注射维生素 K_1 10 mg 预防颅内出血,并尽早肌内注射精制破伤风抗毒素 1 500 U。产后仔细检查软产道,若有撕裂应及时缝合。若属未消毒的接产,应给予抗生素预防感染。

(2)确诊为强直性宫缩,应及时给予宫缩抑制剂,如 25% 硫酸镁 20 mL 加入 5% 葡萄糖液 20 mL 内缓慢静脉推注(不少于 5 min)。若属梗阻性原因,应立即行剖宫产术。若仍不能缓解强直性宫缩,应行剖宫产术。

(3)子宫痉挛性狭窄环,应认真寻找导致子宫痉挛性狭窄环的原因,及时纠正,停止一切刺激,如禁止阴道内操作,停用缩宫素等。若无胎儿窘迫征象,给予镇静剂,也可给予宫缩抑制剂,一般可消除异常宫缩。

(4)经上述处理,子宫痉挛性狭窄环不能缓解,宫口未开全,胎先露部高,或伴有胎儿窘迫征象,均应立即行剖宫产术。若胎死宫内,宫口已开全,可行乙醚麻醉,经阴道分娩。

(钱　美)

第十二节　产 道 异 常

产道是胎儿经阴道娩出时必经的通道,包括骨产道及软产道。产道异常可使胎儿娩出受阻,临床上以骨产道异常多见。

一、骨产道异常

(一)疾病概要

骨盆是产道的主要构成部分,其大小和形状与分娩的难易有直接关系。骨盆结构形态异常,或径线较正常为短,称为骨盆狭窄。

1.骨盆入口平面狭窄

我国妇女状况常见有单纯性扁平骨盆和佝偻病性扁平骨盆两种类型。狭窄分级见表 13-2。

表 13-2　骨盆入口狭窄分级

分级	狭窄程度	分娩方式选择
1级临界性狭窄(临床常见)	骶耻外径 18.0 cm 入口前后径 10.0 cm	绝大多数可经阴道分娩
2级相对狭窄(临床常见)	骶耻外径 16.5~17.5 cm 入口前后径 8.5~9.5 cm	需经试产后才能决定可否阴道分娩
3级绝对狭窄	骶耻外径≤16.0 cm 入口前后径≤8.0 cm	必须剖宫产结束分娩

2.中骨盆及出口平面狭窄

我国妇女状况常见有漏斗骨盆和横径狭窄骨盆两种类型。狭窄分级见表 13-3。

表 13-3　骨盆中骨盆及出口狭窄分级

分级	狭窄程度	分娩方式选择
1级临界性狭窄	坐骨棘间径 10.0 cm 坐骨结节间径 7.5 cm	根据头盆适应情况考虑可否经阴道分娩。不宜试产,考虑助产或剖宫产结束分娩。
2级相对狭窄	坐骨棘间径 8.5~9.5 cm 坐骨结节间径 6.0~7.0 cm	
3级绝对狭窄	坐骨棘间径≤8.0 cm 坐骨结节间径≤5.5 cm	

3.骨盆三个平面狭窄

称为均小骨盆。骨盆形状正常,但骨盆入口、中骨盆及出口平面均狭窄,各径线均小于正常值 2 cm 或以上,多见于身材矮小、体型匀称妇女。

4.畸形骨盆

见于小儿麻痹后遗症、先天性畸形、长期缺钙、外伤以及脊柱与骨盆关节结核病等。骨盆变形,左右不对称,骨盆失去正常形态称畸形骨盆。

(二)护理评估

1.病史

询问孕妇幼年有无佝偻病、脊髓灰质炎、脊柱和髋关节结核及外伤史。对经产妇,应了解既往有无难产史及其发生原因,新生儿有无产伤等。

2.身心状态

(1)骨盆入口平面狭窄的临床表现。①胎头衔接受阻:若入口狭窄时,即使已经临产而胎头仍未入盆,经检查胎头跨耻征阳性。胎位异常如臀先露,颜面位或肩先露的发生率是正常骨盆的 3 倍。②临床表现为潜伏期及活跃期早期延长:若已临产,根据骨盆狭窄程度,产力强弱,胎儿大小及胎位情况不同,临床表现也不尽相同。

(2)中骨盆平面狭窄的临床表现。①胎头能正常衔接:潜伏期及活跃期早期进展顺利。当胎头下降达中骨盆时,由于内旋转受阻,胎头双顶径被阻于中骨盆狭窄部位之上,常出现持续性枕横位或枕后位。同时出现继发性宫缩乏力,活跃期后期及第二产程延长甚至第二产程停滞。②中骨盆狭窄的临床表现:当胎头受阻于中骨盆时,有一定可塑性的胎头开始变形,颅骨重叠,胎头受压,使软组织水肿,产瘤较大,严重时可发生脑组织损伤,颅内出血及胎儿宫内窘迫。若中骨盆狭窄程度严重,宫缩又较强,可发生先兆子宫破裂及子宫破裂,强行阴道助产,可导致严重软产道裂伤及新生儿产伤。

(3)骨盆出口平面狭窄的临床表现:骨盆出口平面狭窄与中骨盆平面狭窄常同时存在。若单纯骨盆出口平面狭窄者,第一产程进展顺利,胎头达盆底受阻,胎头双顶径不能通过出口横径。强行阴道助产,可导致软产道、骨盆底肌肉及会阴严重损伤。

3.检查

(1)一般检查:测量身高,孕妇身高 145 cm 应警惕均小骨盆。观察孕妇体型、步态有无跛足、有无脊柱及髋关节畸形、米氏菱形窝是否对称、有无尖腹及悬垂腹等。

(2)腹部检查。①腹部形态:观察腹型,尺测子宫长度及腹围,预测胎儿体质量,判断能否通过骨产道。②胎位异常:骨盆入口狭窄往往因头盆不称,胎头不易入盆导致胎位异常,如臀先露、肩先露。③估计头盆关系:正常情况下,部分初孕妇在预产期前 2 周,经产妇于临产后,胎头应入盆。如已临产,胎头仍未入盆,则应充分估计头盆关系。检查头盆是否相称的具体方法为孕妇排空膀胱,仰卧,两腿伸直。检查者将手放在耻骨联合上方,将浮动的胎头向骨盆腔方向推压。若胎头低于耻骨联合前表面,表示胎头可以入盆,头盆相称,称胎头跨耻征阴性;若胎头与耻骨联合前表面在同一平面,表示可疑头盆不称,称胎头跨耻征可疑阳性;若胎头高于耻骨联合前表面,表示头盆明显不称,称胎头跨耻征阳性。图 13-6 为头盆关系检查。

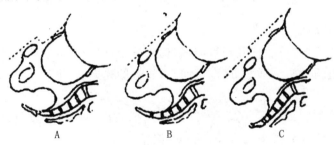

图 13-6　头盆关系检查
A.头盆相称;B.头盆可能不称;C.头盆不称

(3)骨盆测量。①骨盆外测量:骨盆外测量各径线＜正常值 2 cm 或以上为均小骨盆。骶耻外径＜18 cm 为扁平骨盆。坐骨结节间径＜8 cm,耻骨弓角度＜90°,为漏斗骨盆。骨盆两侧径(以一侧髂前上棘至对侧髂后上棘间的距离)及同侧(从髂前上棘至同侧髂后上棘间的距离)直径相差大于 1 cm 为偏斜骨盆。②骨盆内测量:骨盆外测量发现异常,应进行骨盆内测量。对角径＜11.5 cm,骶岬突出为骨盆入口平面狭窄,属扁平骨盆。中骨盆平面狭窄及骨盆出口平面狭窄往往同时存在,应测量骶骨前面弯度,坐骨棘间径,坐骨切迹宽度。若坐骨棘间径＜10 cm,坐骨切迹宽度＜2 横指,为中骨盆平面狭窄。若坐骨结节间径＜8 cm,应测量出口后矢状径及检查骶尾关节活动度,估计骨盆出口平面的狭窄程度。若坐骨结节间径与出口后矢状径之和＜15 cm,为骨盆出口狭窄。图 13-7 为"对角径"测量法。

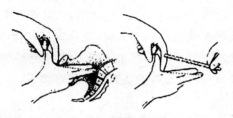

图 13-7 "对角径"测量法

(三)护理诊断

1.恐惧

与分娩结果未知及手术有关。

2.有新生儿受伤的危险

与手术产有关。

3.有感染的危险

与胎膜早破有关。

4.潜在并发症

失血性休克。

(四)护理目标

(1)产妇恐惧感减轻。

(2)孕产妇及新生儿未出现因护理不当引起并发症。

(五)护理措施

1.心理支持及一般护理

在分娩过程中,应安慰产妇,使其精神舒畅,信心倍增,保证营养及水分的摄入,必要时补液。还需注意产妇休息,要监测宫缩强弱,应勤听胎心,检查胎先露部下降及宫口扩张程度。

2.执行医嘱

(1)明确狭窄骨盆类别和程度,了解胎位、胎儿大小、胎心率、宫缩强弱、宫口扩张程度、破膜与否,结合年龄、产次、既往分娩史进行综合判断,决定分娩方式。

(2)骨盆入口平面狭窄在临产前或在分娩发动时有下列情况时实施剖宫产术。①明显头盆不称(绝对性骨盆狭窄):骶耻外径≤16.0 cm,骨盆入口前后径≤8.0 cm,胎头跨耻征阳性者。若胎儿死亡,如骨盆入口前后径<6.5 cm 时,虽碎胎也不能娩出,必须剖宫。②轻度狭窄,同时具有下列情况者:胎儿大、胎位异常、高龄初产妇、重度妊高征及胎儿珍贵患者。③屡有难产史且无一胎儿存活者。

(3)试产:骨盆入口平面狭窄属轻度头盆不称(相对性骨盆狭窄),骶耻外径为 16.5～17.5 cm,骨盆入口前后径为 8.5～9.5 cm,胎头跨耻征可疑阳性。足月活胎体质量<3 000 g,胎心率和产力正常,可在严密监护下进行试产。试产时应密切观察宫缩、胎心音及胎头下降情况,并注意产妇的营养和休息。如宫口渐开大,儿头渐下降入盆,即为试产成功,多能自产,必要时可用负压吸引或产钳助产。若宫缩良好,经 2～4 h(视头盆不称的程度而定)胎头仍不下降、宫口扩张迟缓或停止扩张者,表明试产失败,应及时行剖宫产术结束分娩。若试产时出现子宫破裂先兆或胎心音有改变,应从速剖宫,并发宫缩乏力、胎膜早破及持续性枕后位者,也以剖宫为宜。如

胎儿已死,则以穿颅为宜。

(4)中骨盆及骨盆出口平面狭窄的处理:中骨盆狭窄者,若宫口已开全,胎头双顶径下降至坐骨棘水平以下时,可采用手法或胎头吸引器将胎头位置转正,再行胎头吸引术或产钳术助产;若胎头双顶径阻滞在坐骨棘水平以上时,应行剖宫产术。

出口狭窄多伴有中骨盆狭窄。出口是骨产道最低部位,应慎重选择分娩方式。出口横径<7 cm时,应测后矢状径,即自出口横径的中心点至尾骨尖的距离。如横径与后矢状径之和>15 cm,儿头可通过,大都须做较大的会阴切开,以免发生深度会阴撕裂。如二者之和<15 cm,则胎头不能通过,须剖宫或穿颅。

(5)骨盆三个平面狭窄的处理:若估计胎儿不大、胎位正常、头盆相称、宫缩好,可以试产,通常可通过胎头变形和极度俯屈,以胎头最小径线通过骨盆腔,可能经阴道分娩。若胎儿较大,有明显头盆不称,胎儿不能通过产道,应尽早行剖宫产术。

(6)畸形骨盆的处理:根据畸形骨盆种类、狭窄程度、胎儿大小、产力等情况具体分析。若畸形严重、明显头盆不称者,应及时行剖宫产术。

3.其他

预防并发症及加强新生儿护理。

二、软产道异常

软产道异常亦可引起难产,软产道包括子宫下段、宫颈、阴道及外阴。软产道异常所致的难产少见,容易被忽视。应于妊娠早期常规行双合诊检查,以了解外阴、阴道及宫颈情况,以及有无盆腔其他异常等,具有一定临床意义。

(一)外阴异常

有会阴坚韧、外阴水肿、外阴瘢痕等。

(二)阴道异常

有阴道横隔、阴道纵隔、阴道狭窄、阴道尖锐湿疣、阴道囊肿和肿瘤等。

(三)宫颈异常

有宫颈外口黏合、宫颈水肿、宫颈坚韧(常见于高龄初产妇)、宫颈瘢痕、宫颈癌、宫颈肌瘤、子宫畸形等。

(四)盆腔肿瘤

有子宫肌瘤或卵巢肿瘤等。

(钱 美)

第十三节 胎 位 异 常

一、概要

胎位异常是造成难产的常见因素之一。最常见的异常胎位为臀位,占 3%~4%。本节仅介绍持续性枕后位、枕横位、臀先露、肩先露。

（一）持续性枕后位、枕横位

在分娩过程中，胎头以枕后位或枕横位衔接。在下降过程中，胎头枕部因强有力宫缩绝大多数能向前转，转成枕前位自然分娩。仅有 5% 的胎头枕骨持续不能转向前方，直至分娩后期仍位于母体骨盆后方或侧方，致使分娩发生困难者，称持续性枕后位或持续性枕横位。

（二）臀先露

臀先露是最常见的异常胎位，占妊娠足月分娩总数的 3%～4%，多见于经产妇。臀先露以骶骨为指示点，有骶左前、骶左横、骶左后、骶右前、骶右横、骶右后 6 种胎位。根据胎儿两下肢所取姿势，分为 3 类：单臀先露或腿直臀先露，最多见；完全臀先露或混合臀先露，较多见；不完全臀先露或足位，较少见。

（三）肩先露

胎体纵轴与母体纵轴相垂直为横产式。胎体横卧于骨盆入口之上，先露部为肩，称肩先露，又称横位，占妊娠足月分娩总数的 0.25%，是一种对母儿最不利的胎位。胎儿极小或死胎浸软极度折叠后才能自然娩出外，正常大小的足月胎儿不可能从阴道自产。根据胎头在母体左或右侧和胎儿肩胛朝向母体前或后方，有肩左前、肩左后、肩右前、肩右后 4 种胎位。

二、护理评估

（一）病史

骨盆形态、大小异常是发生持续性枕后位、枕横位的重要原因。胎头俯屈不良、子宫收缩乏力、头盆不称、前置胎盘、膀胱充盈、子宫下段宫颈肌瘤等均可影响胎头内旋转，形成持续性枕横位或枕后位。

肩先露与臀先露发生原因相似：①胎儿在宫腔内活动范围过大，如羊水过多、经产妇腹壁松弛及早产儿羊水相对过多，胎儿容易在宫腔内自由活动形成臀先露。②胎儿在宫腔内活动范围受限，如子宫畸形、胎儿畸形等。③胎头衔接受阻，如狭窄骨盆，前置胎盘易发生。

（二）身心状况与检查

1.持续性枕后位、枕横位

（1）表现：临产后胎头衔接较晚及俯屈不良，常导致协调性宫缩乏力及宫口扩张缓慢，产妇自觉肛门坠胀及排便感，致使宫口尚未开全时过早使用腹压。持续性枕后位常致活跃期晚期及第二产程延长。

（2）腹部检查：在宫底部触及胎臀，胎背偏向母体后方或侧方，在对侧明显触及胎儿肢体。若胎头已衔接，有时可在胎儿肢体侧耻骨联合上方扪到胎儿颏部。胎心在脐下一侧偏外方听得最响亮，枕后位时因胎背伸直，前胸贴近母体腹壁，胎心在胎儿肢体侧的胎胸部位也能听到。

（3）肛门检查或阴道检查：当肛查宫口部分扩张或开全时，若为枕后位，感到盆腔后部空虚，查明胎头矢状缝位于骨盆斜径上。前囟在骨盆右前方，后囟（枕部）在骨盆左后方则为枕左后位，反之为枕右后位。查明胎头矢状缝位于骨盆横径上，后囟在骨盆左侧方，则为枕左横位，反之为枕右横位。当出现胎头水肿，颅骨重叠，囟门触不清时，需行阴道检查借助胎儿耳郭及耳屏位置及方向判定胎位，若耳郭朝向骨盆后方，诊断为枕后位；若耳郭朝向骨盆侧方，诊断为枕横位。

（4）B超检查：根据胎头颜面及枕部位置，能准确探清胎头位置以明确诊断。

（5）危害。①对产妇的影响：胎位异常导致继发性宫缩乏力，使产程延长，常需手术助产，容易发生软产道损伤,增加产后出血及感染机会。若胎头长时间压迫软产道,可发生缺血坏死脱落,形成生殖道瘘。②对胎儿的影响:第二产程延长和手术助产机会增多,常出现胎儿窘迫和新生儿窒息,使围生儿死亡率增高。

2.臀先露

(1)表现:孕妇常感肋下有圆而硬的胎头。常致宫缩乏力,宫口扩张缓慢,产程延长。

(2)腹部检查:子宫呈纵椭圆形,胎体纵轴与母体纵轴一致。在宫底部可触到圆而硬,按压时有浮球感的胎头。若未衔接,在耻骨联合上方触到不规则、软而宽的胎臀,胎心在脐左(或右)上方听得最清楚。衔接后,胎臀位于耻骨联合之下,胎心听诊以脐下最明显。

(3)肛门检查及阴道检查肛门检查时,触及软而不规则的胎臀或触到胎足、胎膝(图 13-8、图 13-9)。

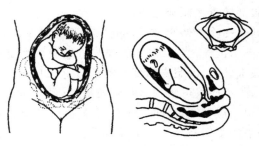

图 13-8　臀先露检查

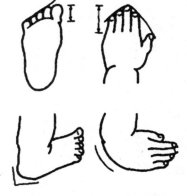

图 13-9　胎手与胎足的鉴别

(4)B超检查:可明确诊断,能准确探清臀先露类型及胎儿大小,胎头姿势等。

(5)危害:①对产妇的影响:容易发生胎膜早破或继发性宫缩乏力,使产后出血与产褥感染的机会增多,容易造成宫颈撕裂甚至延及子宫下段。②对胎儿及新生儿的影响:胎臀高低不平,对前羊膜囊压力不均匀,常致胎膜早破,发生脐带脱垂是头先露的10倍,脐带受压可致胎儿窘迫甚至死亡;胎膜早破,使早产儿及低体质量儿增多。后出胎头牵出困难,常发生新生儿窒息,臂丛神经损伤及颅内出血。

3.肩先露

(1)表现:分娩初期,因先露部高,不能紧贴子宫下段及宫颈内口,缺乏直接刺激,容易发生宫缩乏力;由于先露部不能紧贴骨盆入口,致前后羊水沟通,当宫缩时,宫颈口处胎膜所承受的压力很大,胎肩对宫颈压力不均,容易发生胎膜破裂及脐带脱垂。破膜后羊水迅速外流,胎儿上肢或脐带容易脱出,导致胎儿窘迫甚至死亡。羊水流出后,胎体紧贴宫壁,宫缩转强,胎肩被挤入盆腔,胎臂可脱出于阴道口外,而胎头和胎体则被阻于骨盆入口之上,称为忽略性横位。此时由于羊水流失殆尽,子宫不断收缩,上段越来越厚,下段异常伸展变薄,出现病理性缩复环,可导致子宫破裂。由于失血、感染及水电解质发生紊乱等,可严重威胁产妇生命,多数胎儿因缺氧而死亡。有时破膜后,分娩受阻,子宫呈麻痹状态,产程延长,常并发严重宫腔感染。

(2)腹部检查:外形呈横椭圆形,子宫底部较低,耻骨联合上方空虚,在腹部一侧可触到大而硬的胎头,对侧为臀,胎心在脐周两旁最清晰。子宫呈横椭圆形,子宫长度低于妊娠周数,子宫横径宽。宫底部及耻骨联合上方较空虚,在母体腹部一侧触到胎头,另侧触到胎臀。肩前位时,胎背朝向母体腹壁,触之宽大平坦;肩后位时,胎儿肢体朝向母体腹壁,触及不规则的小肢体。胎心在脐周两侧最清楚。根据腹部检查多能确定胎位。

(3)肛门检查或阴道检查:在临产初期,先露部较高,不易触及,当宫口已扩开。由于先露部不能紧贴骨盆入口,致前后羊水沟通,当宫缩时,宫颈口处胎膜所承受的压力很大,易发生胎膜破裂及脐带或胎臂脱垂。胎膜未破者,因胎先露部浮动于骨盆入口上方,肛查不易触及胎先露部。若胎膜已破,宫口已扩张者,阴道检查可触到肩胛骨或肩峰,肋骨及腋窝。肩胛骨朝向母体前或后方,可决定肩前位或肩后位。例如,胎头在母体右侧,肩胛骨朝向后方,则为肩右后位。胎手若已脱出于阴道口外,可用握手法鉴别是胎儿左手或右手。

(4)B超检查:能准确探清肩先露,并能确定具体胎位。

三、护理诊断

(一)恐惧
与分娩结果未知及手术有关。

(二)有新生儿受伤的危险
与胎儿缺氧及手术产有关。

(三)有感染的危险
与胎膜早破有关。

(四)潜在并发症
产后出血、子宫破裂、胎儿窘迫。

四、护理目标

(1)产妇恐惧感减轻,积极配合医护工作。

(2)孕产妇及新生儿未出现因护理不当引起并发症。

(3)产妇与家属对胎儿夭折能正确面对。

五、护理措施

(一)及早发现异常并纠正
妊娠期加强围生期保健,宣传产前检查,妊娠发现胎位异常者,配合医师进行纠正。30周以前臀位多能自行转成头位,可不予处理。30周以后仍为臀位者,应设法纠正。常用的矫正方法有以下几种。

1.胸膝卧位

让孕妇排空膀胱,松解裤带,做胸膝卧位姿势,每天 2 次,每次 15 min,使胎臀离开骨盆腔,有助于自然转正。为了方便进行早晚各做一次为宜,连做 1 周后复查。

2.激光照射或艾灸至阴穴

激光照射至阴穴,左右两侧各照射 10 min,每天 1 次,7 次为 1 个疗程,有良好效果。也可用艾条,每天 1 次,每次 15～20 min,5 次为 1 个疗程。1 周后复查 B 超。

3.外转胎位术

现已少用。腹壁较松、子宫壁不太敏感者,可试外倒转术,将臀位转为头位。倒转时切勿用力过猛,亦不宜勉强进行,以免造成胎盘早剥。倒转前后均应仔细听胎心音。

(二)执行医嘱,协助做好不同方式分娩的一切准备

1.持续性枕后位、枕横位

在骨盆无异常,胎儿不大时,可以试产。试产时应严密观察产程,注意胎头下降,宫口扩张程度,宫缩强弱及胎心有无改变。

(1)第一产程:①潜伏期需保证产妇充分营养与休息。若有情绪紧张,睡眠不好可给予哌替啶或地西泮。②活跃期宫口开大 3～4 cm,产程停滞除外头盆不称可行人工破膜;若产力欠佳,静脉滴注缩宫素。指导孕妇自由体位,如侧卧位、侧俯卧位、手膝位等体位促进胎方位旋转,在试产过程中,出现胎儿窘迫征象,应行剖宫产术结束分娩。

(2)第二产程:若第二产程进展缓慢,初产妇已近 2 h,经产妇已近 1 h,应行阴道检查。当胎头双顶径已达坐骨棘平面或更低时,可先行徒手将胎头枕部转向前方;若转成枕前位有困难时,也可向后转成正枕后位,再以产钳助产。若以枕后位娩出时,须做较大的会阴后-侧切开术。若胎头位置较高,疑有头盆不称,需行剖宫产术,中位产钳禁止使用。

(3)第三产程:因产程延长,容易发生产后宫缩乏力,胎盘娩出后应立即静脉注射或肌内注射子宫收缩剂,以防发生产后出血。有软产道裂伤者,应及时修补。新生儿应重点监护。产后应给予抗生素预防感染。

2.臀先露

臀位分娩的关键在于胎头能否顺利娩出,儿头娩出的难易,与胎儿与骨盆的大小及与宫颈是否完全扩张有直接关系。对疑有头盆不称、高龄初产妇及经产妇屡有难产史者,均应仔细检查骨盆及胎儿的大小,常规做 B 超以进一步判断胎儿大小,排除胎儿畸形。未发现异常者,可从阴道分娩,如有骨盆狭窄或相对头盆不称(估计胎儿体质量≥3 500 g),或足先露、胎膜早破、胎儿宫内窘迫、脐带脱垂者,以剖宫产为宜。因此,应根据产妇年龄、胎产次、骨盆类型、胎儿大小、胎儿是否存活、臀先露类型及有无并发症,于临产初期做出正确判断,决定分娩方式。

(1)择期剖宫产的指征:狭窄骨盆,软产道异常,胎儿体质量≥3 500 g,胎儿窘迫,高龄初产,有难产史,不完全臀先露等,均应行剖宫产术结束分娩。

(2)决定经阴道分娩的处理,分别包括第一、第二、第三产程的处理。

1)第一产程:待产时应耐心等待,做好产妇的思想工作,以解除顾虑,产妇应侧卧,不宜站立走动,少做肛查,不灌肠,尽量避免胎膜破裂。勤听胎心音,一旦破膜,应立即听胎心。若胎心变慢或变快,应行肛查,必要时行阴道检查,了解有无脐带脱垂。若有脐带脱垂,胎心尚好,宫口未开全,为抢救胎儿,须立即行剖宫产术。若无脐带脱垂,可严密观察胎心及产程进展。若出现协调性宫缩乏力,应设法加强宫缩。

臀位接产的关键在于儿头的顺利娩出,而儿头的顺利娩出有赖于产道,特别是宫颈是否充分扩张。胎膜破裂后,当宫口开大 4～5 cm 时,儿臀或儿足出现于阴道口时,消毒外阴之后,用一消毒巾盖住,每次阵缩用手掌紧紧按住使之不能立即娩出,使用堵外阴方法。此法有利于后出胎头的顺利娩出。在堵的过程中,应每隔 10～15 min 听胎心一次,并注意宫口是否开全。宫口已开全再堵易引起胎儿窒迫或子宫破裂。宫口近开全时,要做好接产和抢救新生儿窒息的准备。堵时用力要适当,忌用暴力,直到胎臀显露于阴道口,检查宫口确已开全为止。堵的时间一般需0.5～1.0 h,初产妇有时需 2～3 h。

2)第二产程:臀位阴道分娩,有自然娩出、臀位助产及臀位牵引等 3 种方式。①自然分娩:胎儿自然娩出,不作任何牵拉。极少见,仅见于经产妇,胎儿小,宫缩强,骨盆腔宽大者。②臀助产术:当胎臀自然娩出至脐部后,胎肩及后出胎头由接产者协助娩出。脐部娩出后,一般应在 2～3 min 娩出胎头,最长不能超过 8 min。后出胎头娩出有主张用单叶产钳,效果佳。③臀牵引术:胎儿全部由接产者牵拉娩出,此种手术对胎儿损伤大,一般情况下应禁止使用。

3)第三产程:产程延长易并发子宫收缩乏力性出血。胎盘娩出后,应肌内注射缩宫素或麦角新碱,防止产后出血。行手术操作及有软产道损伤者,应及时检查并缝合,给予抗生素预防感染。

3.肩先露

妊娠期发现肩先露应及时矫正。可采用胸膝卧位,激光照射(或艾灸)至阴穴。上述矫正方法无效,应试行外转胎位术转成头先露,并包扎腹部以固定胎头。若行外转胎位术失败,应提前住院决定分娩方式。

分娩期应根据产妇年龄、胎产次、胎儿大小、骨盆有无狭窄、胎膜是否破裂、羊水留存量、宫缩强弱、宫颈口扩张程度、胎儿是否存活、有无并发感染及子宫先兆破裂等决定分娩方式。

(1)足月活胎,对于有骨盆狭窄、经产妇有难产史、初产妇横位估计经阴道分娩有困难者,应于临产前行择期剖宫产术结束分娩。

(2)初产妇,足月活胎,临产后应行剖宫产术。如为经产妇,宫缩不紧,胎膜未破,仍可试外倒转术,若外倒转失败,也可考虑剖宫产。

(3)破膜后,立即做阴道检查,了解宫颈口扩张情况、胎方位及有无脐带脱垂等。如胎心好,宫颈口扩张不大,特别是初产妇有脐带脱垂,估计短时期内不可能分娩者,应即剖宫取胎。如为经产妇,宫颈已扩张至 5 cm 以上,胎膜破裂不久,可在全麻麻醉下试做内倒转术,使横位变为臀位,待宫口开全后再行臀位牵引术。如宫口已近开全或开全,倒转后即可做臀牵引。

(4)破膜时间过久,羊水流尽,子宫壁紧贴胎儿,胎儿存活,已形成忽略性横位时,应立即行剖宫产。如胎儿已死,可在宫颈口开全后做断头术,出现先兆子宫破裂或子宫破裂征象,无论胎儿死活,均应立即行剖宫产术。如宫腔感染严重,应同时切除子宫。

(5)胎盘娩出后应常规检查阴道、宫颈及子宫下段有无裂伤,并及时做必要的处理。如有血尿,应放置导尿管,以防尿瘘形成。产后用抗生素预防感染。

(6)临时发现横位产及无条件就地处理者,可给哌替啶 100 mg 或氯丙嗪 50 mg,设法立即转院,途中尽量减少颠簸,以防子宫破裂。

(吴娟丽)

第十四节 妊娠合并心脏病

一、概述

(一)定义

妊娠合并心脏病是一种严重的妊娠合并症,包括妊娠前已患有心脏病以及妊娠后发现或发生的心脏病。其中,先天性心脏病占 35%～50%,位居第一位。妊娠合并心脏病在我国孕产妇死因顺位中高居第二位,为非直接产科死亡原因的首位。我国妊娠合并心脏病的发病率约为 1%。

(二)妊娠、分娩对心脏病的影响

1.妊娠期

循环血容量于妊娠 6 周开始逐渐增加,32～34 周达高峰,产后 2～6 周逐渐恢复正常,总循环血量的增加可导致心排血量增加和心率增快。另外,妊娠末期,增大的子宫使膈肌升高,心脏向上、向左前发生移位,导致心脏大血管轻度扭曲,使心脏负荷进一步加重,心脏病孕妇容易发生心力衰竭。

2.分娩期

强力的宫缩及耗氧量的增加使分娩期成为心脏负担最重的时期。第一产程,每次宫缩会导致 250～500 mL 血液被挤入体循环,增加回心血量和心排血量,加重心脏负担;第二产程,除子宫收缩外,腹肌和骨骼肌的收缩使外周阻力增加,加之分娩时屏气使肺循环压力增加,腹腔压力增高,内脏血液回流入心脏增加,此时心脏前后负荷显著加重;第三产程,胎儿娩出后,腹压骤减,大量血液流向内脏,回心血量减少;而胎盘娩出后由于胎盘循环终止,子宫收缩使子宫内血液迅速进入体循环,使回心血量骤增。血流动力学的急剧变化容易导致心力衰竭。

3.产褥期

产后 3 d 内,子宫收缩使大量血液进入体循环,且产妇组织中潴留的大量水分也回流到体循环,使心脏负担再次加重,因此仍需谨防心力衰竭的发生。

综上,妊娠 32～34 周、分娩期以及产后 3 d 内,是心脏病患者最危险的时期,护理人员应严密观察,确保母婴安全。

(三)治疗原则

积极防治心力衰竭和感染。

二、护理评估

(一)健康史

详细了解产科病史和既往病史,包括有无不良孕产史、心脏病史、心脏病相关疾病史、心力衰竭史,以及心功能状态等。

(二)临床表现

1.症状

活动受限、发绀等,应特别注意有无早期心力衰竭的症状和体征,包括:①轻微活动后即出现胸闷、心悸、气短；②休息时心率超过110次/分钟，呼吸超过20次/分钟；③夜间常因胸闷而需坐起呼吸或到窗口呼吸新鲜空气；④肺底部出现少量持续性湿啰音，咳嗽后不消失。

2.体征

呼吸、心率增快，心脏增大、肝大、水肿、颈静脉怒张、杵状指等。

(三)辅助检查

1.产科检查

产科检查可评估胎儿宫内状况。

2.影像学检查

B型超声心动图检查有无心肌肥厚、瓣膜运动异常、心内结构畸形等。

3.心电图检查

心电图检查有无严重心律失常，如心房颤动、心房扑动、三度房室传导阻滞等。

(四)心理-社会因素

孕产妇有无焦虑、恐惧等心理问题，孕产妇及家属对疾病知识的掌握情况、重视程度以及家庭支持度。

三、护理措施

(一)常规护理

执行产科常规护理，但妊娠合并心脏病的孕妇还应注意以下问题。

(1)休息指导：孕妇应保证每天10 h以上的睡眠，且中午宜休息2 h；避免过度劳累及情绪激动。分娩后，在心功能允许的情况下，鼓励其早期下床活动，以防血栓形成。

(2)营养指导：指导孕妇高热量、高维生素、低盐低脂饮食，少量多餐，多食蔬菜、水果，以防便秘加重心脏负担；每天食盐量不超过4～5 g。

(3)定期产前检查：妊娠20周前每2周检查1次，妊娠20周后，尤其是32周后，每周检查1次。若心功能在Ⅲ级或以上，有心力衰竭征象，应立即入院治疗；若心功能为Ⅰ～Ⅱ级，应在妊娠36～38周入院待产。

(4)妊娠合并心脏病的孕妇应适当放宽剖宫产指征，经阴道分娩者应采取半卧位，臀部抬高，下肢放低，产程中加强观察。

(二)症状与体征护理

1.生命体征及自觉症状

根据病情，定期观察孕产妇的生命体征及自觉症状，或使用生理监护仪连续监护；正确识别早期心力衰竭的症状与体征，预防心力衰竭的发生。

2.分娩期的产程观察

有条件的医院应使用生理监护仪进行持续监护，无生理监护仪的医院应严密观察患者生命体征和自觉症状。第一产程，每15 min监测1次血压、脉搏、呼吸、心率及自觉症状，每30 min测胎心率1次；减轻或消除紧张情绪，必要时遵医嘱使用镇静剂。第二产程，指导产妇使用呼吸等放松技巧以减轻疼痛；每10 min监测血压、脉搏、呼吸、心率等1次；行胎儿电子监护，持续监测胎儿情况；宫口开全后行产钳助产术或胎头吸引术以缩短产程。

3.预防产后出血和感染

胎儿娩出后立即压沙袋于腹部，持续24 h，以防腹压骤降诱发心力衰竭。输液时，严格控制输液速度,有条件者使用输液泵,并随时评估心脏功能。严格遵循无菌操作规程,产后遵医嘱给予抗生素预防感染。

(三)用药护理

为预防产后出血,遵医嘱应用缩宫素,但禁用麦角新碱,以防静脉压升高,增加心脏负担;产后遵医嘱预防性使用抗生素;使用强心药者,应严密观察不良反应。

(四)心理护理

妊娠合并心脏病的孕产妇最担心的问题是自身和胎儿的安全,医务人员应指导孕产妇及家属掌握心力衰竭的诱发因素,预防心力衰竭及识别早期心力衰竭等相关知识。

(五)急性心力衰竭的急救

(1)体位:坐位,双腿下垂,以减少回心血量。

(2)吸氧:高流量给氧 6~8 L/min,必要时面罩加压给氧。

(3)用药:遵医嘱给予镇静剂、利尿剂、血管扩张剂、洋地黄制剂、氨茶碱等。

(4)紧急情况下无抢救条件时,可采取四肢轮流三肢结扎法,以减少静脉回心血量。

四、健康指导

(一)预防心力衰竭的诱因

多休息,避免过度劳累;注意保暖,预防感冒;保持心情愉快,避免过度激动;进食清淡食物,避免过饱;适度运动,多进食高纤维食物,防止便秘。

(二)母乳喂养指导

心功能Ⅰ~Ⅱ级者,可以母乳喂养,但要避免过劳;心功能Ⅲ级或以上者,不宜母乳喂养,应指导其及时回乳,并教会家属人工喂养的方法。

(三)出院指导

全面评估产妇的身心状况,与家属共同制订康复计划;在心功能允许的情况下,鼓励其适度参与新生儿照护,促进亲子关系建立;新生儿有缺陷或死亡者,鼓励其表达情感,并给予理解与安慰。

(四)避孕指导

不宜再妊娠者,应在剖宫产的同时行输卵管结扎术,或在产后 1 周行绝育术;未行绝育术者,应指导其采取适宜的避孕措施,严格避孕。

五、注意事项

(一)预防心力衰竭

孕产期应避免过度劳累、感冒、过度激动、便秘等,防止发生心力衰竭。

(二)识别心力衰竭的早期临床表现

容易发生心力衰竭的 3 个时期为妊娠 32~34 周、分娩期、产后 72 h,识别心力衰竭的早期临床表现对于及早处理、改善预后具有十分重要的意义。

(三)心力衰竭急救时用药

发生心力衰竭时,应快速、准确按医嘱给药。因此,应熟练掌握常用急救药物的剂量、用药方法、药理作用及不良反应。

（钱　美）

第十五节 妊娠期高血压疾病

妊娠期高血压疾病是妊娠期特有的疾病。发病率我国9.4％～10.4％,国外 7％～12％。本病命名强调生育年龄妇女发生高血压、蛋白尿症状与妊娠之间的因果关系。多数病例在妊娠期出现一过性高血压、蛋白尿症状,分娩后即随之消失。该病严重影响母婴健康,是孕产妇和围生儿患病率及死亡率的主要原因。

一、高危因素与病因

(一)高危因素

流行病学调查发现与妊娠期高血压疾病发病风险增加密切相关有如下高危因素:初产妇、孕妇年龄过小或超过 35 岁、多胎妊娠、妊娠期高血压病史及家族史、慢性高血压、慢性肾炎、抗磷脂抗体综合征、糖尿病、肥胖、营养不良、低社会经济状况。

(二)病因

妊娠期高血压疾病至今病因不明,多数学者认为当前可较合理解释的原因有以下几种。

1.异常滋养层细胞侵入子宫肌层

研究认为,子痫前期患者胎盘有不完整的滋养层细胞侵入子宫动脉,蜕膜血管与血管内滋养母细胞并存,子宫螺旋动脉发生广泛改变,包括血管内皮损伤、组成血管壁的原生质不足、肌内膜细胞增殖及脂类,首先在肌内膜细胞,其次在吞噬细胞中积聚,最终发展为动脉粥样硬化而引发妊娠期高血压疾病的一系列症状。

2.免疫机制

妊娠被认为是成功的自然同种异体移植。胎儿在妊娠期内不受排斥是因胎盘的免疫屏障作用、母体内免疫抑制细胞及免疫抑制物的作用。研究发现子痫前期呈间接免疫,子痫前期孕妇组织相容性抗原 HLA-DR4 明显高于正常孕妇。HLA-DR4 在妊娠期高血压疾病发病中的作用可能为:①直接作为免疫基因,通过免疫基因产物,如抗原影响 R 噬细胞呈递抗原;②与疾病致病基因连锁不平衡;③使母胎间抗原呈递及识别功能降低,导致封闭抗体产生不足,最终导致妊娠期高血压疾病的发生。

3.血管内皮细胞受损

炎性介质如肿瘤坏死因子、白细胞介素-6、极低密度脂蛋白等可能促成氧化应激,导致类脂过氧化物持续生成,产生大量毒性因子,引起血管内皮损伤,干扰前列腺素平衡而使血压升高,导致一系列病理变化。研究认为这些炎性介质、毒性因子可能来源于胎盘及蜕膜。因此,胎盘血管内皮损伤可能先于全身其他脏器。

4.遗传因素

妊娠期高血压疾病的家族多发性提示遗传因素与该病发生有关。研究发现血管紧张素原基因变异 T235 的妇女妊娠期高血压疾病的发生率较高。也有人发现妇女纯合子基因突变有异常滋养细胞浸润。遗传性血栓形成可能发生于子痫前期。单基因假设能够解释子痫前期的发生,但多基因遗传也不能排除。

5.营养缺乏

已发现多种营养如低清蛋白血症、钙、镁、锌、硒等缺乏与子痫前期发生发展有关。研究发现妊娠期高血压疾病患者细胞内钙离子升高、血清钙下降,导致血管平滑肌细胞收缩,血压上升。

6.胰岛素抵抗

近年研究发现妊娠期高血压疾病患者存在胰岛素抵抗,高胰岛素血症可导致一氧化氮(NO)合成下降及脂质代谢紊乱,影响前列腺素 E_2 的合成,增加外周血管的阻力,升高血压。因此认为胰岛素抵抗与妊娠期高血压疾病的发生密切相关,但尚需进一步研究。

二、病理生理变化

本病基本病理生理变化是全身小血管痉挛,内皮损伤及局部缺血,全身各系统各脏器灌流减少。由于小动脉痉挛,造成管腔狭窄、血管外周阻力增大、内皮细胞损伤、通透性增加、体液和蛋白质渗漏,表现为血压上升、蛋白尿、水肿和血液浓缩等。全身各组织器官因缺血、缺氧而受到不同程度损害。严重者脑、心、肝、肾及胎盘等的病理变化可导致抽搐、昏迷、脑水肿、脑出血,以及心、肾衰竭、肺水肿、肝细胞坏死及被膜下出血。胎盘绒毛退行性变、出血和梗死,胎盘早期剥离以及凝血功能障碍而导致弥散性血管内凝血(DIC)等。主要病理生理变化简示如下(图 13-10)。

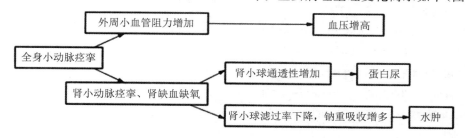

图 13-10 妊娠期高血压疾病病理生理变化

三、临床表现与分类

妊娠期高血压疾病分类与临床表现见表 13-4。。

表 13-4 妊娠期高血压疾病分类及临床表现

分类	临床表现
妊娠期高血压	妊娠期首次出现血压≥18.7/12.0 kPa(140/90 mmHg),并于产后 12 周恢复正常;尿蛋白(一);少数患者可伴有,上腹部不适或血小板减少,产后方可确诊
子痫前期	
轻度	妊娠 20 周以后出现血压≥18.7/12.0 kPa(140/90 mmHg);尿蛋白>0.3 g/24 h 或随机尿蛋白(+);可伴有上腹不适、头痛等症状
重度	血压≥21.3/14.7 kPa(160/110 mmHg);尿蛋白>2.0 g/24 h 或随机尿蛋白>(++);血清肌酐>106 mmol/L,血小板低于 $100×10^9$/L;血 LDH 升高;血清 ALT 或 AST 升高;持续性头痛或其他脑神经或视觉障碍;持续性上腹不适
子痫	子痫前期孕妇抽搐不能用其他原因解释
慢性高血压并发子痫前期	血压高血压孕妇妊娠 20 周以前无尿蛋白,若出现尿蛋白>0.3 g/24 h;高血压孕妇妊娠 20 周后突然尿蛋白增加或血压进一步升高或血小板<$100×10^9$/L

分类	临床表现
妊娠合并慢性高血压	妊娠前或妊娠 20 周前舒张压＞12.0 kPa(90 mmHg)(除外滋养细胞疾病),妊娠期无明显加重;或妊娠 20 周后首次诊断高血压并持续到产后 12 周后

需要注意以下几方面。

(1)通常正常妊娠、贫血及低蛋白血症均可发生水肿,妊娠期高血压疾病之水肿无特异性,因此不能作为其诊断标准及分类依据。

(2)血压较基础血压升高 4.0/2.0 kPa(30/15 mmHg),但低于 18.7/12.0 kPa(140/90 mmHg)时,不作为诊断依据,但必须严密观察。

(3)重度子痫前期是妊娠 20 周后出现高血压、蛋白尿,且伴随以下至少一种临床症状或体征者,见表 13-5。

表 13-5　重度子痫前期的临床症状和体征

收缩压 21.3～24.0 kPa(160～180 mmHg),或舒张压＞14.7 kPa(110 mmHg)

24 h 尿蛋白＞3.0 g,或随机尿蛋白(＋＋＋)以上

中枢神经系统功能障碍

精神状态改变和严重头痛(频发,常规镇痛药不缓解)

脑血管意外

视物模糊,眼底点状出血,极少数患者发生皮质性盲

肝细胞功能障碍,肝细胞损伤,血清转氨酶至少升高 2 倍

上腹部或右上象限痛等肝包膜肿胀症状,肝被膜下出血或肝破裂

少尿,24 h 尿量＜500 mL

肺水肿,心力衰竭

血小板＜100×10⁹/L

凝血功能障碍

微血管病性溶血(血 LDH 升高)

胎儿生长受限、羊水过少、胎盘早剥

子痫前可有不断加重的重度子痫前期,但子痫也可发生于血压升高不显著、无蛋白尿或水肿者。通常产前子痫较多,约 25％子痫发生于产后 48 h。

子痫抽搐进展迅速,前驱症状短暂,表现为抽搐、面部充血、口吐白沫、深昏迷;随之深部肌肉僵硬。很快发展成典型的全身阵挛性惊厥、有节律的肌肉收缩和紧张,持续 1.0～1.5 min,期间患者无呼吸动作,此后抽搐停止,呼吸恢复,但患者仍昏迷,最后意识恢复,但有困顿、易激惹、烦躁等症状。

四、处理原则

妊娠期高血压疾病的治疗目的和原则是争取母体可以完全恢复健康,胎儿生后能够存活,以对母儿影响最小的方式终止妊娠。对于妊娠期高血压可住院也可在家治疗,应保证休息,加强孕期检查,密切观察病情变化,以防发展为重症。子痫前期应住院治疗、积极处理,防止发生子痫及

并发症。治疗原则为解痉、降压、镇静,合理扩容及利尿,适时终止妊娠。常用的治疗药物如下。

（一）解痉药物

以硫酸镁为首选药物。硫酸镁有预防和控制子痫发作的作用,适用于子痫前期和子痫的治疗。

（二）镇静药物

适用于对硫酸镁有禁忌或疗效不明显时,但分娩时应慎用,以免药物通过而对胎儿产生影响,主要用药有地西泮和冬眠合剂。

（三）降压药物

仅适用于血压过高,特别是舒张压高的患者,舒张压≥14.7 kPa（110 mmHg）或平均动脉压≥14.7 kPa（110 mmHg）者,可应用降压药物。选用的药物以不影响心排血量、肾血流量及子宫胎盘灌注量为宜。常用药物有肼屈嗪、硝苯地平、尼莫地平等。

（四）扩容药物

扩容应在解痉的基础上进行。扩容治疗时,应严密观察脉搏、呼吸、血压及尿量,防止肺水肿和心力衰竭的发生。常用的扩容剂有清蛋白、全血、平衡液和右旋糖酐-40。

（五）利尿药物

仅用于全身性水肿、急性心力衰竭、肺水肿、脑水肿、血容量过高且伴有潜在肺水肿者。用药过程中应严密监测患者的水和电解质平衡情况,以及药物的毒副反应。常用药物有呋塞米、甘露醇。

五、护理

（一）护理评估

1.病史

详细询问患者与孕前及妊娠 20 周前有无高血压、蛋白尿和（或）水肿及抽搐等征象;既往病史中有无原发性高血压、慢性肾炎及糖尿病;有无家族史。此次妊娠经过,出现异常现象的时间及治疗经过。

2.身心状况

除评估患者一般健康状况外,护士需重点评估患者的血压、蛋白尿、水肿、自觉症状,以及抽搐、昏迷等情况。在评估过程中应注意以下几方面。

（1）初测高血压有升高者,需休息 1 h 后再测,方能正确反映血压情况。同时不要忽略测得血压与其基础血压的比较。而且也可经过翻身试验（roll over test,ROT）进行判断,即存孕妇左侧卧位时测血压直至血压稳定后,嘱其翻身卧位 5 min 再测血压,若仰卧位舒张压较左侧卧位≥2.7 kPa（20 mmHg）,提示有发生先兆子痫的倾向。

（2）留取 24 h 尿进行尿蛋白检查。凡 24 h 蛋白尿定量≥0.3 g 者为异常。由于蛋白尿的出现及量的多少反映了肾小管痉挛的程度和肾小管细胞缺氧及其功能受损的程度,护士应给予高度重视。

（3）妊娠后期水肿发生的原因除妊娠期高血压疾病外,还可由于下腔静脉受增大子宫压迫使血液回流受阻、营养不良性低蛋白血症以及贫血等引起,因此水肿的轻重并不一定反应病情的严重程度。但是水肿不明显者,也有可能迅速发展为子痫,应引起重视。此外,还应注意水肿不明显,但体质量于 1 周内增加超过 0.5 kg 的隐性水肿。

（4）孕妇出现头痛、眼花、胸闷、恶心、呕吐等自觉症状时提示病情的进一步发展，即进入子痫前期阶段，护士应高度重视。

（5）抽搐与昏迷是最严重的表现，护士应特别注意发作状态、频率、持续时间、间隔时间、神智情况，以及有无唇舌咬伤、摔伤，甚至发生骨折、窒息或吸入性肺炎等。

妊娠期高血压疾病孕妇的心理状态与病情程度密切相关。妊娠期高血压孕妇由于身体尚未感明显不适，心理上往往易忽略，不予重视。随着病情的发展，当血压明显升高，出现自觉症状时，孕妇紧张、焦虑、恐惧的心理也会随之加重。此外，孕妇的心理状态还与孕妇对疾病的认识，以及其支持系统的认识与帮助有关。

3.诊断检查

（1）尿常规检查：根据蛋白尿量确定病情严重程度；根据镜检出现管型判断肾功能受损情况。

（2）血液检查：①测定血红蛋白、血细胞比容、血浆黏度、全血黏度，以了解血液浓缩程度；重症患者应测定血小板数、凝血时间，必要时测定凝血酶时间、纤维蛋白原和鱼精蛋白副凝试验（3P试验）等，以了解有无凝血功能异常。②测定血电解质及二氧化碳结合力，以及时了解有无电解质紊乱及酸中毒。③肝、肾功能测定：如进行丙氨酸氨基转移酶（ACT）、血尿素氮、肌酐及尿酸等测定。④眼底检查：重度子痫前期时，眼底小动脉痉挛、动静脉比例可由正常的2∶3变为1∶2甚至1∶4，或出现视网膜水肿、渗出、出血，甚至视网膜剥离、一时性失明等。⑤其他检查：如心电图、超声心动图、胎盘功能、胎儿成熟度检查等，可视病情而定。

（二）护理诊断

1.体液过多

与下腔静脉受增大子宫压迫或血液回流受阻或营养不良性低蛋白血症有关。

2.有受伤的危险

与发生抽搐有关。

3.潜在并发症

胎盘早期剥离。

（三）预期目标

（1）妊娠期高血压孕妇病情缓解，发展为中、重度。

（2）子痫前期病情控制良好，未发生子痫及并发症。

（3）妊娠高血压疾病孕妇明确孕期保健的重要性。积极配合产前检查及治疗。

（四）护理措施

1.妊娠期高血压疾病的预防

护士应加强孕早期健康教育，使孕妇及家属了解妊娠期高血压疾病的知识及其对母儿的危害，从而促使孕妇自觉于妊娠早期开始做产前检查，并坚持定期检查，以便及时发现异常，及时得到治疗和指导。同时，还应指导孕妇合理饮食，增加蛋白质、维生素以及富含铁、钙、锌的食物，减少过量脂肪和盐的摄入，对预防妊娠期高血压疾病有一定作用。尤其是钙的补充，可从妊娠20周开始。每天补充钙剂2g，可降低妊娠期高血压疾病的发生。此外，孕妇应采取左侧卧位休息以增加胎盘绒毛血供，同时保持心情愉快也有助于妊娠期高血压疾病的预防。

2.妊娠期高血压的护理

（1）保证休息：妊娠期高血压孕妇可在家休息，但需注意适当减轻工作，创造安静、清洁环境，以保证充分的睡眠（8～10 h/d）。在休息和睡眠时以左侧卧位为宜，在必要时也可换成右侧卧位,但要避免平卧位,其目的是解除妊娠子宫下腔静脉的压迫,改善子宫胎盘循环。此外,孕妇精神放松、心情愉快也有助于抑制妊娠期高血压疾病的发展。因此,护士应帮助孕妇合理安排工作和生活,既不紧张劳累,又不单调郁闷。

(2)调整饮食:妊娠期高血压孕妇除摄入足量的蛋白质(100 g/d 以上)、蔬菜,补充维生素、铁和钙剂。食盐不必严格限制,因为长期低盐饮食可引起低钠血症,易发生产后血液循环衰竭,而且低盐饮食也会影响食欲,减少蛋白质的摄入,加强母儿不利。但全身水肿的孕妇应限制食盐的摄入量。

(3)加强产前保健:根据病情需要适当增加检查次数,加强母儿监测措施,密切注意病情变化,防止发展为重症。同时向孕妇及家属讲解妊娠期高血压疾病相关知识,便于病情发展时孕妇能及时汇报,并督促孕妇每天数胎动。检测体质量,及时发现异样,从而提高孕妇的自我保健意识,并取得家属的支持和理解。

3.子痫前期的护理

(1)一般护理:①轻度子痫前期的孕妇需住院治疗,卧床休息。左侧卧位。保持病室安静,避免各种刺激。若孕妇为重度子痫前期患者,护士还应准备以下物品:呼叫器、床挡、急救车、吸引器、氧气、开口器、产包以及急救药品,如硫酸镁、葡萄糖酸钙等。②每 4 h 测 1 次血压,如舒张压渐上升,提示病情加重。并随时观察和询问孕妇有无头晕、头痛、恶心等自觉症状。③注意胎心变化,以及胎动、子宫敏感度(肌张力)有无变化。④重度子痫前期孕妇应根据病情需要,适当限制食盐摄入量(每天少于 3 g),每天或隔天测体质量,每天记录液体出入量、测尿蛋白。必要时测 24 h 蛋白定量,测肝功能、肾功能、二氧化碳结合力等项目。

(2)用药护理:硫酸镁是目前治疗子痫前期的首选解痉药物。镁离子能抑制运动神经末梢对乙酰胆碱的释放,阻断神经和肌肉间的传导,使骨骼肌松弛;镁离子可以刺激血管内皮细胞合成前列环素,降低机体对血管紧张素Ⅱ的反应,缓解血管痉挛状态,从而预防和控制子痫的发作。同时,镁离子可以提高孕妇和胎儿血红蛋白的亲和力,改善氧代谢。护士应明确硫酸镁的用药方法、毒性反应以及注意事项。

(3)用药方法:硫酸镁可采用肌内注射或静脉用药。①肌内注射:通常于用药 2 h 后血液浓度达高峰,且体内浓度下降缓慢,作用时间长,但局部刺激性强,患者常因疼痛而难以接受。注射时应注意使用长针头行深部肌内注射,也可加利多卡因于硫酸镁溶液中,以缓解疼痛刺激,注射后用无菌棉球或创可贴覆盖针孔,防止注射部位感染,必要时可行局部按揉或热敷,促进肌肉组织对药物的吸收。②静脉用药:可行静脉滴注或推注,静脉用药后可使血中浓度迅速达到有效水平,用药后约 1 h 血浓度可达高峰,停药后血浓度下降较快,但可避免肌内注射引起的不适。基于不同用药途径的特点,临床多采用两种方式互补长短。

(4)毒性反应:硫酸镁的治疗浓度和中毒浓度相近,因此在进行硫酸镁治疗时应严密观察其毒性作用,并认真控制硫酸镁的入量。通常主张硫酸镁的滴注速度以 1 g/h 为宜,不超过 2 g/h,每天维持用量15~20 g。硫酸镁过量会使呼吸和心肌收缩功能受到抑制,危及生命。中毒现象首先表现为膝反射减弱或消失,随着血镁浓度的增加可出现全身肌张力减退及呼吸抑制,严重者心跳可突然停止。

(5)注意事项:护士在用药前及用药过程中均应检测孕妇血压,同时还应检测以下指标。①膝腱反射必须存在;②呼吸不少于 16 次/分钟;③尿量每 24 h 不少于 600 mL,或每小时不少于25 mL,尿少提示排泄功能受抑制。镁离子易蓄积发生中毒。由于钙离子可与镁离子争夺神经细胞上的同一受体,阻止镁离子的继续结合,因此应随时准备好10%的葡萄糖酸钙注射液,以便出现毒性作用时及时予以解毒。10%葡萄糖酸钙10 mL在静脉推注时宜在3 min内推完,必要时可每小时重复1次,直至呼吸、排尿和神经抑制恢复正常,但2.1 h内不超过8次。

4.子痫患者的护理

子痫为妊娠期高血压疾病最严重的阶段,直接关系到母儿安危,因此子痫患者的护理极为重要。

(1)协助医师控制抽搐:患者一旦发生抽搐,应尽快控制。硫酸镁为首选药物,必要时可加用强有力的镇静药物。

(2)专人护理,防止受伤:在子痫发生后,首先应保持患者的呼吸道通畅。并立即给氧,用开口器或于上、下磨牙间放置一缠好纱布的压舌板,用舌钳固定舌头,以防咬伤唇舌或发生舌后坠。使患者取头低侧卧位,以防黏液吸入呼吸道或舌头阻塞呼吸道,也可避免发生低血压综合征。必要时,用吸引器吸出喉部黏液或呕吐物,以免窒息。在患者昏迷或未完全清醒时,禁止给予一切饮食和口服药,防止误入呼吸道而致吸入性肺炎。

(3)减少刺激,以免诱发抽搐:患者应安置于单人暗室,保持绝对安静,以避免声、光刺激;一切治疗活动和护理操作尽量轻柔且相对集中,避免干扰患者。

(4)严密监护:密切注意血压、脉搏、呼吸、体温及尿量(留置尿管)、记出入量,及时进行必要的血、尿化验和特殊检查,及早发现脑出血、肺水肿、急性肾衰竭等并发症。

(5)为终止妊娠做好准备:子痫发作者往往在发作后自然临产,应严密观察并及时发现产兆,且做好母子抢救准备。如经治疗病情得以控制仍未临产者,应在孕妇清醒后24～48 h内引产,或子痫患者经药物控制后6～12 h,需考虑终止妊娠。护士应做好终止妊娠的准备。

5.妊娠期高血压疾病

孕妇的产时及产后护理妊娠期高血压疾病孕妇的分娩方式应根据母儿的情形而定。若决定经阴道分娩,在第一产程中,应密切检测患者的血压、脉搏、尿量、胎心和子宫收缩情况,以及有无自觉症状;血压升高时应及时与医师联系。在第二产程中应尽量缩短产程,避免产妇用力,初产妇可行会阴侧切并用产钳助产。在第三产程中,需预防产后出血,在胎儿娩出前肩后立即静脉推注缩宫素(禁用麦角新碱),及时娩出胎盘并按摩宫底,观察血压变化,重视患者的主诉。病情较重者于分娩开始即需开放静脉。胎盘娩出后测血压,病情稳定者,方可送回病房。重症患者产后应继续硫酸镁治疗1～2 d,产后21 h至5 d内仍有发生子痫的可能,故不可放松治疗及其护理措施。

妊娠期高血压疾病孕妇在产褥期仍需继续监测血压,产后48 h内应至少每4 h观察1次血压,即使产前未发生抽搐,产后48 h亦有发生的可能,故产后48 h内仍应继续硫酸镁的治疗和护理。使用大量硫酸镁的孕妇,产后易发生子宫收缩乏力,恶露较常人多,因此应严密观察子宫复旧情况,严防产后出血。

(五)护理评价

(1)妊娠期高血压孕妇休息充分、睡眠良好、饮食合理,病情缓解,未发展为重症。

(2)子痫前期预防病情得以控制,未发生子痫及并发症。

(3)妊娠期高血压孕妇分娩经过顺利。

(4)治疗中,患者未出现硫酸镁的中毒反应。

(钱　美)

第十六节　妊娠合并糖尿病

一、概述

（一）定义及发病率

妊娠合并糖尿病有两种情况：一种为原有糖尿病（diabetes mellitus，DM）的基础上合并妊娠，又称糖尿病合并妊娠（pregestational diabetes mellitus，PGDM）；另一种为妊娠前糖代谢正常，妊娠期才出现的糖尿病，称为妊娠期糖尿病（gestational diabetes mellitus，GDM）。糖尿病孕妇中 90％以上是 GDM，糖尿病合并妊娠者不足 10％。GDM 发生率世界各国报道为 1％～14％，我国 GDM 发生率为 1％～5％，近年有明显增高趋势。多数 GDM 患者于产后可以恢复正常糖代谢，但将来患 2 型糖尿病机会增加。糖尿病孕妇的临床经过复杂，对母儿结局均有较大危害，必须引起重视。

（二）主要发病机制

妊娠中后期孕妇对胰岛素的敏感性逐渐下降，为维持正常糖代谢水平，胰岛素需求量必须相应增加，对于胰岛素分泌受限的孕妇，妊娠期不能代偿这一生理变化而使血糖升高，使原有糖尿病加重或出现妊娠期糖尿病。

（三）治疗原则

妊娠期管理，包括血糖控制、医学营养治疗、胰岛素等药物治疗、妊娠期糖尿病酮症酸中毒的处理以及母儿监护等。

妊娠期血糖控制目标：GDM 患者妊娠期血糖应控制在餐前及餐后 2 h 血糖值分别小于等于5.3 mmol/L、小于等于 6.7 mmol/L（95 mg/dL、120 mg/dL），特殊情况下可测餐后 1 h 血糖值小于等于 7.8 mmol/L（140 mg/dL）；夜间血糖不低于 3.3 mmol/L（60 mg/dL）；妊娠期糖化血红蛋白 HbA1c 宜小于 5.5％。

二、护理评估

（一）健康史

由于胰岛素分泌缺陷和（或）胰岛素作用缺陷而引起糖、蛋白质、脂肪代谢异常，久病可引起眼、肾、神经、血管、心脏等组织的慢性进行性病变，导致功能缺陷及衰竭。

（二）症状体征

GDM 孕妇妊娠期有三多症状（多饮、多食、多尿），或外阴阴道假丝酵母菌感染反复发作，孕妇体质量超过 90 kg，本次妊娠并发羊水过多或巨大胎儿者，应警惕合并糖尿病的可能。但大多数妊娠期糖尿病患者无明显的临床症状。

（三）辅助检查

（1）有条件的医疗机构应该做 OGTT（75 g 糖耐量试验）：妊娠 24～28 周者，OGTT 前禁食至少 8 h，最迟不超过上午 9 点，试验前连续 3 d 正常饮食，即每天进食碳水化合物不少于150 g，检查期间静坐、禁烟。检查时，5 min 内口服含 75 g 葡萄糖的液体 300 mL，分别抽取孕妇服糖前空腹及服糖后 1 h、2 h 的静脉血（从开始饮用葡萄糖水时计算时间），放入含有氟化钠的试管中，采用葡萄糖氧化酶法测定血糖水平。75 g 糖 OGTT 的诊断标准：服糖前空腹及服糖后 1 h、2 h，3 项血糖值应分别低于 5.1 mmol/L、10.0 mmol/L、8.5 mmol/L（92 mg/dL、180 mg/dL、153 mg/dL）。孕妇任何一项血糖值达到或超过上述标准，即可诊断为 GDM。

（2）孕妇具有 GDM 高危因素或者医疗资源缺乏地区，建议妊娠 24～28 周首先检查空腹血糖（FPG）。FPG＞5.1 mmol/L，可以直接诊断 GDM，不必行 OGTT；FPG＜4.4mmol/L（80 mg/dL），发生 GDM 可能性极小，可以暂时不行 OGTT。FPG＞4.4 mmol/L 且 FPG＜5.1 mmol/L时，应尽早行 OGTT。

（3）糖化血红蛋白 HbA1c 水平的测定：HbA1c 反映取血前 2～3 个月的平均血糖水平，可作为评估糖尿病长期控制情况的良好指标，多用于 GDM 初次评估。应用胰岛素治疗的糖尿病孕妇，推荐每 2 个月检测 1 次。

（4）尿酮体的监测：尿酮体有助于及时发现孕妇碳水化合物或能量摄取的不足，也是早期糖尿病酮症酸中毒（diabetes mellitus ketoacidosis，DKA）的一项敏感指标，孕妇出现不明原因恶心、呕吐、乏力等不适或者血糖控制不理想时应及时监测尿酮体。

（5）尿糖的监测：由于妊娠期间尿糖阳性并不能真正反映孕妇的血糖水平，不建议将尿糖作为妊娠期常规监测手段。

（6）肝、肾功能检查，24 h 尿蛋白定量，眼底等相关检查。

（四）高危因素

1.孕妇因素

年龄大于等于 35 岁、妊娠前超重或肥胖、糖耐量异常史、多囊卵巢综合征。

2.家族史

糖尿病家族史。

3.妊娠分娩史

不明原因的死胎、死产、流产史、巨大儿分娩史、胎儿畸形和羊水过多史、妊娠期糖尿病史。

4.本次妊娠因素

妊娠期发现胎儿大于孕周、羊水过多、反复外阴阴道假丝酵母菌病者。

（五）心理-社会因素

由于糖尿病疾病的特殊性，孕妇及家人对疾病知识的了解程度、认知态度存在问题，会出现焦虑、恐惧心理，应该关注社会及家庭支持系统是否完善等。

三、护理措施

（一）常规护理

（1）评估妊娠期糖尿病既往史、家族史、不良孕产史、本次妊娠经过、存在的高危因素、合并症、病情控制及用药情况等。

（2）营养摄入量推荐包括每天摄入总能、碳水化合物、蛋白质、脂肪、膳食纤维、维生素、矿物质及非营养性甜味剂的使用。

（3）餐次的合理安排，少量多餐、定时定量进餐，控制血糖升高。

（二）症状护理

（1）评估孕妇有无糖代谢紊乱综合征，即三多一少症状（多饮，多食，多尿，体质量下降），重症者症状明显。孕妇有无皮肤瘙痒,尤其外阴瘙痒。因高血糖可导致眼房水,晶体渗透压改变而引起眼屈光改变,患病孕妇可出现视力模糊。

(2)评估糖尿病孕妇有无产科并发症,如低血糖、高血糖、妊娠期高血压疾病、酮症酸中毒、感染等。

(3)确定胎儿宫内发育情况,注意有无巨大儿或胎儿生长受限。

(4)分娩期重点评估孕妇有无低血糖及酮症酸中毒症状,如心悸、出汗、面色苍白、饥饿感、恶心、呕吐、视力模糊、呼吸快且有烂苹果味等。

(5)产褥期主要评估有无低血糖或高血糖症状,有无产后出血及感染征兆,评估新生儿状况。

(6)妊娠期糖尿病酮症酸中毒的处理:在检测血气、血糖、电解质并给予相应治疗的同时,主张应用小剂量胰岛素 0.1 U/(kg·h)静脉滴注,每 1～2 h 监测血糖一次。血糖≥13.9 mmol/L 时,应将胰岛素加入 0.9%氯化钠注射液静脉滴注,血糖≤13.9 mmol/L 时,开始将胰岛素加入5%葡萄糖氯化钠注射液中静脉滴注,酮体转阴后可改为皮下注射。

(三)用药护理

1.常用的胰岛素制剂及其特点

(1)超短效人胰岛素类似物:门冬胰岛素已被国家药品监督管理局批准用于妊娠期,其特点是起效迅速,药效维持时间短,具有最强或最佳的降低餐后血糖的作用,不易发生低血糖,可用于控制餐后血糖水平。

(2)短效胰岛素:其特点是起效快,剂量易于调整,可皮下、肌内和静脉注射使用。

(3)中效胰岛素:是含有鱼精蛋白、短效胰岛素和锌离子的混悬液,只能皮下注射而不能静脉使用,注射后必须在组织中蛋白酶的分解作用下,将胰岛素与鱼精蛋白分离,释放出胰岛素再发挥生物学效应,其特点是起效慢,药效持续时间长,其降低血糖的强度弱于短效胰岛素。

(4)长效胰岛素类似物:地特胰岛素也已经被 SFDA 批准应用于妊娠期,可用于控制夜间血糖和餐前血糖。静脉注射胰岛素后能使血糖迅速下降,半衰期为 5～6 min,故可用于抢救糖尿病酮症酸中毒 DKA。

(5)妊娠期胰岛素应用的注意事项。①胰岛素初始使用应从小剂量开始,0.3～0.8 U/(kg·d)。每天计划应用的胰岛素总量应分配到三餐前使用,分配原则是早餐前最多,中餐前最少,晚餐前用量居中。每次调整后观察 2～3 d 判断疗效,每次以增减 2～4 U 或不超过胰岛素每天用量的20%为宜,直至达到血糖控制目标。②胰岛素治疗期间清晨或空腹高血糖的处理:夜间胰岛素作用不足、黎明现象和索马吉(Somogyi)效应均可导致高血糖的发生。前两种情况必须在睡前增加中效胰岛素用量,而出现 Somogyi 效应时应减少睡前中效胰岛素的用量。③妊娠过程中机体对胰岛素需求的变化:妊娠中、晚期对胰岛素需求量有不同程度的增加;妊娠 32～36 周胰岛素需要量达高峰,妊娠 36 周后稍有下降,应根据个体血糖监测结果,不断调整胰岛素用量。

2.口服降糖药在 GDM 孕妇中的应用

(1)格列本脲:临床应用最广泛的、治疗 GDM 的口服降糖药,靶器官为胰腺,99%以蛋白结合形式存在,极少通过胎盘屏障。目前临床研究显示,妊娠中、晚期 GDM 孕妇应用格列本脲与胰岛素治疗相比,疗效一致,但前者使用方便,且价格便宜。但用药后发生子痫前期和新生儿黄疸需光疗的风险升高,少部分孕妇有恶心、头痛及低血糖反应。

(2)二甲双胍:可增加胰岛素的敏感性,目前的资料显示,妊娠早期应用对胎儿无致畸性,在多囊卵巢综合征的治疗过程中对早期妊娠的维持有重要作用。由于该药可以透过胎盘屏障,妊娠中晚期应用对胎儿的远期安全性尚有待证实。

因磺脲类及双胍类降糖药均能通过胎盘对胎儿产生毒性反应,因此孕妇不宜口服降糖药物治疗。对通过饮食治疗不能控制的妊娠期的糖尿病患者,为避免低血糖或酮症酸中毒的发生,胰岛素是其主要的治疗药物。显性糖尿病患者应在孕前改为胰岛素治疗,在使用胰岛素治疗的过程中,应特别注意用药的时间、剂量、使用方法等。

(四)分娩期护理

(1)妊娠合并糖尿病本身不是剖宫产指征,如有胎位异常、巨大儿、病情严重需终止妊娠时,常选择剖宫产,做好术前准备。若胎儿发育正常,宫颈条件较好,则适宜经阴道分娩。

(2)分娩时机及方式:分娩时,应严密监测血糖、密切监护胎儿状况,妊娠期糖尿病孕妇在分娩过程中,仍需维持身心舒适,给予支持以减缓分娩压力。

分娩时机:①无须胰岛素治疗而血糖控制达标的 GDM 孕妇,如无母儿并发症,在严密监测下可等待预产期到来,到预产期仍未临产者,可引产终止妊娠。②PGDM 及胰岛素治疗的 GDM 孕妇,如血糖控制良好且无母儿并发症,在严密监测下,妊娠 39 周后可终止妊娠;若血糖控制不满意或出现母儿并发症,应及时收入院观察,根据病情决定终止妊娠时机。③糖尿病伴发微血管病变或既往有不良产史者,需严密监护,终止妊娠时机应个体化。

分娩方式:糖尿病本身不是剖宫产指征。决定阴道分娩者,应制订分娩计划,产程中密切监测孕妇的血糖、宫缩、胎心率变化,避免产程过长。择期剖宫产的手术指征为糖尿病伴严重微血管病变,或其他产科指征。妊娠期血糖控制不好、胎儿偏大(尤其估计胎儿体质量≤4 250 g 者)或有死胎、死产史者,应适当放宽剖宫产指征。

(五)心理护理

妊娠期糖尿病孕妇了解糖尿病对母儿的危害后,可能会因无法完成"确保自己及胎儿安全顺利地度过妊娠期和分娩期"这一母性心理发展任务而产生焦虑、恐惧及低自尊的反应,严重者造成身体意象紊乱。如妊娠分娩不顺利,胎婴儿产生不良后果,则孕妇心理压力更大,护理人员应提供各种交流的机会,鼓励其讨论面临的问题及心理感受。以积极的心态面对压力,并协助其澄清错误的观念和行为,促进身心健康。

四、健康指导

(1)宣教妊娠、分娩经过,提高母婴健康共识。

(2)指导实施有效的血糖控制方法,保持良好的自我照顾能力。

(3)预防产褥感染,鼓励母乳喂养。

(4)指导产妇定期接受产科和内科复查,重新确诊。

五、注意事项

(1)注意妊娠期糖尿病孕妇的管理,特别是饮食管理和药物治疗。

(2)重视酮症酸中毒的预防及早期识别。

(3)胰岛素使用的各项注意事项。

(4)注意对胎儿发育、胎儿成熟度、胎儿状况和胎盘功能等进行检测,必要时及早住院。

(钱 美)

第十四章

妇女保健

第一节 婚前卫生咨询

婚检医师应针对医学检查结果发现的异常情况以及服务对象提出的具体问题进行解答,交换意见,提供信息,帮助受检对象在知情基础上做出适宜的决定。医师在提出"暂缓结婚""不宜生育"和"不宜结婚"等医学意见时,应充分尊重服务对象的意愿,耐心、细致地讲明科学道理,对可能产生的后果给予重点解释,并由受检双方在体检表上签署知情意见。

一、咨询的基本原则

成功和有效的咨询应遵守以下基本原则。

(一)与服务对象建立良好的人际关系

与服务对象建立良好的关系是成功咨询的第一步。需要咨询医师热情、真诚、关心的态度及设身处地为服务对象考虑问题。使服务对象对咨询者产生起码的信任,并愿意向其倾诉自己的问题。

(二)确定服务对象的需要

认真倾听服务对象的诉求,仔细观察服务对象的表情,善于捕获"弦外之音",通过反复提问,尽快总结归纳服务对象的需求。

(三)尊重对方价值观

当自己的价值观与服务对象不同时,切忌将自己的价值观准则强加于对象。

(四)鼓励参与

咨询不是劝告,更不是强迫。避免说服对方或对方依赖于接受服务者的意见。

(五)帮助做出决定

提供足够信息,使对方认识后做出决定。

(六)保密

尊重服务对象的隐私权。

二、咨询技巧

(一)语言交流技巧

人类语言由两个部分组成。一为语言,是语言行为的核心;二为说话,是运用语言的行为。

语言交流技能在咨询服务中极为重要。信息、科学知识、提出问题、回答问题以及感情交流等都需要通过语言表达。如何把话说得恰到好处,是咨询医师应当努力达到的技能。

语言要求:使用对方能听懂的词汇,用词文明;使用短语断句;经常停下来问"是否懂?""有何问题?"经常讲"嗯""是";要求重复;多用表扬鼓励勇气。

(二)非语言交流技巧

在咨询服务中,语言交流着重于能让服务对象敞开思想,谈出问题,医师借助语言传递信息,帮助服务对象接受知识,转变态度和行为。而非语言交流技能则侧重于如何从服务对象的声音、面部表情以及身体姿势等洞察其内心世界和感受,从而使谈话有的放矢。同时,医师能通过自己的表情和姿势等强化语言交流的作用。

非语言交流技能包括说话声音、面部表情、身体姿势以及手势等。声音特点包括音调、音量、频率及音色。声音特点可以表达谈话者的情绪与感情。在面部表情中眼神最能表现出人瞬间变化的内心世界。身体姿势与手势亦称为身体语言,它不仅反映人的心理状态,也反映出文化背景、风俗习惯和情感。

从事咨询服务的医师应当掌握的非语言交流技能有以下几方面。

(1)与服务对象面对面相坐,保持合适距离,身体微向前倾。

(2)面带微笑,目光注视服务对象。

(3)常常用点头的方式表示对服务对象的赞同。

(4)行为端庄大方,礼貌待人,态度认真,和蔼可亲,平易近人。

(三)听和问的技巧

1.听的技巧

(1)全神贯注:医师和服务对象交谈时应当聚精会神地倾听,不让任何事情打断自己的注意力。在倾听的过程中,目光应当集中在服务对象的面部,并且用目光和点头动作表示"我在认真地听"。应避免做无关动作、打哈欠、不耐烦的表情、心不在焉以及不专心听讲。遇此情况,服务对象会感到医师很不礼貌,不尊重他人而中止谈话。

(2)不任意打断对方讲话,要处理好以下情况:表示自己已明确了对方的来意;对对方讲的内容感兴趣,但希望尽快将话题深入;对对方讲的内容不感兴趣,希望尽快结束;认为自己要讲的比对方讲的更重要;因外界干扰而需中断谈话时。

(3)及时反馈:医师在倾听的同时应当用非语言交流技能给予服务对象及时的反馈。例如,不断点头,服务对象会因之感到已受到医师的理解,精神上受到鼓舞。

2.提问技能

(1)问题的类型。①限制性问题:此种问题是将答案予以限定。医师希望得到肯定或否定的答案且简单明确。例如,询问年龄、职业及婚育史等。②非限制性问题:此种问题的回答非常灵活。例如,"你为什么要来做婚前检查?"询问这类问题可以了解服务对象的知识、信仰及态度等,而且依次深入谈话的内容。③追问性问题:这类问题是接着服务对象的陈述进行追问,以了解问题的根源,扩大线索,有时还能由此发掘出潜在的问题或危害趋势。例如,"你怎么会知道这种药对胎儿会有影响?"④诱导性问题:此类问题就像提问者设好了一个范围,让服务对象自觉或不自觉得按提问者的思路钻入这个范围。例如,"难道你不知道梅毒会通过性生活传播吗?"从事咨询服务时,在任何情况下医师都不能应用诱导性问题向服务对象提问。因为,其作用是问话者充当了"关门者",使服务对象将真实想法掩盖起来。

（2）有效提问技能：医师与服务对象刚开始交谈时，可以先问限制性问题，以免服务对象因紧张而出现的僵局。在此基础上再问非限制性问题和追问性问题，但不宜过多提问，而且一次只问一个问题。如果服务对象未听懂问题时，应变换口气再提问。避免用"为什么""怎么不"开头提问，也不要诱导性问题，因为这类问题均会使服务对象处于困境，丧失信心。

三、婚前卫生咨询的对象

婚前卫生咨询的对象包括对生殖健康有问题的准备结婚的男女和新婚夫妇。咨询内容涉及面较为广泛，包括性功能障碍、节育方法、生育保健、遗传病、重要脏器疾病、生殖器官疾病、精神病以及传染病等。有两类咨询对象所涉及的重要问题，需要通过医师主动、耐心、细致的咨询服务方能达到保护母婴健康和减少严重遗传病患儿出生的目的。一是"暂缓结婚"问题；二是"不宜生育"问题。

（一）暂缓结婚

《母婴保健法》第九条规定："经婚前医学检查，对患指定传染病在传染期内或者有关精神病在发病期内的，医师应当提出医学意见；准备结婚的男女双方应当暂缓结婚"。

指定传染病是指中华人民共和国传染病防治法规定的艾滋病、淋病、梅毒、麻风病以及医学上认为影响结婚和生育的其他传染病。由于传染病患者在传染期内结婚不仅危害本人，还殃及对方。如果婚后妊娠，还可以传染胎儿，导致胎儿不良结局，所用药物可能导致胎儿畸形。因此，在婚前医学检查时，如果发现服务对象患传染病在传染期内，医师应当阐明科学道理。耐心与服务对象交谈。明确提出"暂缓结婚"的医学意见。对于婚检发现的可能会终身传染的不在发病期的传染病患者或病原体携带者，应向受检者说明情况，提出预防、治疗及采取其他医学措施的意见。若受检者坚持结婚，应充分尊重受检双方的意愿。

有关精神病是指精神分裂症、躁狂抑郁症以及其他重型精神病，如偏执性精神病、器质性精神障碍及精神活性物质所致的精神障碍等。这几类精神病患者在发病期间丧失自控能力，又大量服用抗精神病药，这些药物有些可能导致胎儿畸形，结婚由于紧张频繁的社交活动又可能加重病情。因此，对这类患者医师应当提出"暂缓结婚"的医学意见，充分说明对健康和家庭幸福的危害性，建议在精神病专科医师的指导下接受治疗。一般主张，经过积极治疗病情稳定2年以上结婚较为妥善。

对于患有生殖器官发育障碍或畸形的患者，可能影响婚后性生活的，医师亦应提出在进行矫治后再结婚的医学意见；并征得患者同意向对方说明情况；积极帮助患者进行治疗。

（二）不宜生育

《母婴保健法》第十条规定："经婚前医学检查，对诊断患医学上认为不宜生育的严重遗传性疾病的，医师应当向男女双方说明情况，提出医学意见；经男女双方同意，采取长效避孕措施或者施行结扎手术后不生育的，可以结婚……"

严重遗传性疾病是指患病由遗传因素先天形成，患者全部或部分丧失自主生活能力，无有效治疗方法，子代再发风险高，无法进行产前诊断，很难避免生出严重遗传病患儿。因此，医师应当提出"不宜生育"的医学意见；帮助服务对象做出有利于家庭和对社会负责的正确决定。按照《母婴保健法》第十九条的规定，经当事人同意并签署意见，本人无行为能力的应当经其监护人同意，并签署意见后，医师帮助服务对象采用长效避孕措施，如宫内放置节育器或皮下埋植避孕等，或者施行结扎手术。医师应进行宣教指导、耐心解释、使之充分理解而服从劝告，按照"知情同意"

和"知情选择"的原则,为服务对象提供优质咨询服务。

除法律规定的条款外,对于严重疾病,妊娠后可能危及孕产妇生命安全的,医师亦应提出"不宜生育"的医学意见;如果婚后已经妊娠,则应建议其在孕早期行人工流产术。

四、婚前卫生咨询的步骤

(一)问候

咨询服务时的问候并非一般的寒暄,而是与服务对象建立良好关系的开端,特别是初次见面时的问候更为重要。问候时要注意语气、语调和其他非语言交流技巧,要让服务对象感到亲切;问候不仅是打招呼,而且是医师与服务对象的第一次情感交流。

(二)询问问题

婚前卫生咨询常涉及"性"和"生殖"问题,在谈话之初,服务对象可能吞吐含混,医师必须运用听和问的技能,明确服务对象的需求。

(三)阐明科学道理

针对服务对象的需求,医师讲述和阐明科学知识时,一定要通俗易懂。如果发现错误概念或误传时,医师应当及时澄清,但语调要温和,对事不对人。介绍方法时,要用直观教具,以免服务对象误解。如果是需要实际操作内容,应当让服务对象当场练习。

(四)反馈

在交谈的全过程中,医师要不断获得服务对象的反馈,然后进行再次阐明。如此反复,以完成有效的双向交流。

(五)帮助选择

医师将解决问题的方案或方法全部告诉服务对象后,得到服务对象的理解,就应帮助其做出选择。但是绝不要包办代替。如果服务对象难以在诊断室里做出决定,应建议其回家后思考商议,再次与医师交谈。

(六)回访

在一次交谈结束前,医师应向服务对象约定下次咨询日期;或者医师随访咨询后服务对象所做决定的效果,以便帮助服务对象强化坚持健康行为的信心。

五、进行两项重点问题咨询时对医师的要求

(1)"暂缓结婚"和"不宜生育"均涉及人的生殖权利。因此,在进行咨询服务前,疾病诊断必须准确,应请专科医师确诊。

(2)对医学上认为需要"暂缓结婚"或"不宜生育"的服务对象应明确提出医学意见,反复阐明科学道理。虽然不强制,但一定要帮助服务对象做出符合法律要求的决定。

(3)提供合理治疗。婚前保健的单位不具备条件时,应主动介绍服务对象到专科医院或有条件的综合医院就诊。

(4)建立个案病历,随访治疗效果,再次进行婚前医学检查和咨询服务。

(5)对遗传性疾病的咨询应遵循遗传咨询的原则和步骤进行。

(张华爱)

第二节　孕 前 保 健

孕前保健是向准备怀孕的夫妇提供健康教育、遗传咨询、医学检查以及生育指导等系统的保健服务来减轻或消除生殖健康的不良影响因素,引导夫妇接受知识、转变态度及改变行为,共同做好妊娠准备。

一、孕前保健的对象与时机

(一)对象

准备生育的夫妇。

(二)时机

无慢性病者孕前 3～6 个月;有慢性病者孕前 6～12 个月。

二、孕前保健的内容

(一)孕前医学检查

通过咨询和孕前医学检查,对准备怀孕夫妇的健康状况做出初步评估。针对存在的可能影响生育的健康问题,提出建议。

孕前医学检查(包括体格检查、实验室和影像学等辅助检查)应在知情选择的基础上进行,同时应保护服务对象的隐私。

1.了解一般情况

了解准备怀孕夫妇和双方家庭成员的健康状况,重点询问与生育有关的孕育史、疾病史、家族史、生活方式、饮食营养、职业状况及工作环境、运动(劳动)情况、社会心理以及人际关系等。

2.孕前医学检查

在健康教育、咨询及了解一般情况的基础上,征得夫妻双方同意,通过医学检查,掌握准备怀孕夫妇的基本健康状况。同时,对可能影响生育的疾病进行专项检查。

(1)体格检查:按常规操作进行,包括对男女双方生殖系统的专业妇科及男科检查。

(2)辅助检查:包括血常规、血型、尿常规、血糖或尿糖、肝功能、生殖道分泌物、心电图及妇科B超等。必要时进行激素检查和精液检查。

(3)专项检查:包括严重遗传性疾病,如广东、广西及海南等地的地中海贫血;可能引起胎儿感染的传染病及性传播疾病,如乙型肝炎及结核病;弓形体、风疹病毒、巨细胞病毒、单纯疱疹病毒、梅毒螺旋体及艾滋病病毒等感染;精神疾病;其他影响妊娠的疾病,如高血压病和心脏病、糖尿病及甲状腺疾病等。

(二)孕前评估及分类

1.对保健对象的客观评价

根据以上询问、病史、体征及辅助检查进行全面评估。

(1)生育史评估:目前年龄、有无不孕、复发性流产以及多次人工流产等评估对妊娠的可能影响。

（2）家族史评估：有无必要进行遗传学咨询，评估对子代的风险。

（3）医疗评估：相应的医学专家对疾病进行评估。评估疾病对妊娠以及妊娠对疾病的影响；治疗药物及治疗方法对妊娠及胎儿的影响；评估目前疾病的适宜生育时机。

（4）心理评估：有无心理疾病、心理状态对妊娠准备、妊娠及分娩的影响以及分娩期心理承受能力。

2.评估分类及处理

（1）对未发现问题，适宜怀孕的夫妇进行怀孕前指导：①有准备、有计划地怀孕，避免大龄生育；②合理营养，控制饮食，增补叶酸、碘、铁、钙等营养素及微量元素；③接种风疹、乙肝及流感等疫苗，及时对已感染病毒及传染性疾病情况采取措施；④积极预防、筛查和治疗慢性疾病和传染病；⑤合理用药，避免使用可能影响胎儿正常发育的药物；⑥避免接触生活及职业环境中的有毒有害物质（如放射线、高温、铅、汞、苯及农药等），避免密切接触宠物；⑦改变不良生活习惯（如吸烟、饮酒及吸毒等）及生活方式；⑧保持心理健康，解除精神压力，预防孕期及产后心理问题的发生；⑨合理选择运动方式；⑩对于有高遗传风险的夫妇，指导其做好相关准备，提示孕期检查及产前检查中可能发生的情况。

（2）发现有问题的妇女：①有不良因素暴露史（接触有毒有害物质），应当暂缓生育，督促离开不良的生活和工作环境。②年龄大于35岁、本人有不孕史、不良生育史、双方有遗传病或家族史，则应到不孕不育专科检查和治疗或进行遗传咨询和产前诊断。咨询对象：曾生育过一个有遗传病或畸形儿的夫妇；夫妇一方或家系成员患有某种遗传病或先天畸形者；有原因不明的流产、死胎、死产及新生儿死亡的妇女；夫妇为近亲结婚者；性腺发育不全或两性畸形者；原发闭经或不明原因的闭经者；年龄超过35岁；常规检查或常见遗传病筛查发现异常者。③有重要脏器疾病（心、肝、肺及肾）等内科疾病及精神病应到有关专科门诊明确诊断、进行治疗和指导，提出能否妊娠的意见。对患有慢性病准备妊娠的妇女应改变治疗药物，避免胚胎受影响或先天缺陷发生，如慢性高血压及糖尿病等。④有急性传染病、生殖系统感染性疾病和性传播疾病应在相关专科治疗。并告知在控制或治疗疾病后再生育。

三、生育保健指导

（一）受孕原理

1.生命的由来

生命来自精卵的结合。精子由睾丸产生，首先贮存在附睾，使精子获能并激活。当有射精活动时，精子与精囊液及前列腺液组成的精液排出体外。一次射精后排出的精子上千万条，仅1%～5%的精子可能进入宫腔，能到达输卵管的精子少之又少，受精的精子只有一个。当精子进入女性阴道后，有活力的精子经宫颈管进入子宫腔及输卵管腔，其上行能力除依靠自身的活动外，还受宫颈黏液性状、子宫肌肉收缩、宫腔液体流动、输卵管上皮（内膜）纤毛活动以及神经反射等因素影响。

妇女一生中一般只有400～500个卵泡发育成熟并排卵。女性进入性成熟期后，卵巢每月发育一批卵泡，其中一般只有一个优势卵泡可以完全成熟并排出卵子，其余的卵泡在发育的不同阶段通过细胞凋亡机制而自行退化，称为卵泡闭锁。卵巢排卵后，通过输卵管伞部的捡拾而进入管腔，停留在输卵管壶腹部与峡部连接处，等待受精。男女成熟生殖细胞（精子和卵子）结合的过程称为受精。受精卵由于输卵管壁纤毛活动和肌肉收缩，逐渐向子宫方向移动，同时开始进行有丝分裂,从一个细胞分裂为 2 个、8 个、16 个细胞,称为桑葚胚,随后早期胚泡形成。受精后 3～5 d 早期胚泡到达宫腔,7～8 d 着床。此后,孕卵便逐渐发育,从胚胎成长为胎儿。受精后 8 周的人胚称为胚胎,9 周起称为胎儿。妊娠的全过程约为 40 周(280 d)。

2.受孕的必备条件

(1)男方能产生足够数量、健全和活跃的精子,并有运送精子正常的输精管道。

(2)女方可以排出成熟而健康的卵子,并能被输卵管摄入而有机会和精子相遇。

(3)适时的性交是精卵相遇的先决条件。卵子排出后,在体内存活 24 h,最长不会超过48 h。精子在女性生殖道内通常只能生存 24～72 h。通常精卵相遇的机会只有在射精后 3 d 内和排卵后 24 h 内,何况女性一个月排卵一次,错过了适当的时机就不容易怀孕。

(4)宫颈黏液的性状适合于精子的生存和穿透。宫颈黏液受性激素的影响而有周期性变化。在排卵临近时,黏液的理化性状有利于精子的穿透和输送,并能起保护精子及补充能量的作用。在月经周期的其他阶段,宫颈黏液的变化反而对精子的活力起到抑制作用。

(5)通畅而蠕动正常的输卵管是受孕的必备条件。精卵结合一般发生在输卵管壶腹部,受精后的卵子又必须适时地被运送到宫腔。

(6)宫腔内环境具备适合受精卵种植和发育的条件。

(7)正常的神经内分泌调节功能是两性生殖活动的主宰。在受孕过程的各个环节中,神经系统及内分泌系统的共同作用贯穿于其始终。

(二)计划受孕前的准备

1.选择适宜的受孕年龄和季节

男性生育的最佳年龄是 25～35 岁,有证据表明男性在最佳年龄产生的精子质量最高,生命力最强。如果男性生育年龄过大,所生育的孩子先天畸形和遗传病的发病率也会较高。

女性生育的最佳年龄是为 25～29 岁。因为过早生育,女性全身各器官尤其是生殖器官和骨盆尚未完全发育成熟,妊娠及分娩的额外负担对母婴健康均为不利,也会增加难产的机会,甚至造成一些并发症或后遗症;而且过早承担教养子女的责任,会影响工作、学习和家庭生活的安排。但也应避免过晚生育,女性一般不要超过 30 岁,因为年龄过大,妊娠及分娩中发生并发症(如宫缩乏力,产程延长,产后出血等)的机会增多,难产率也会提高。尤其在 35 岁以后,卵巢功能逐渐趋向衰退,卵子中染色体畸变的机会增多,容易造成流产、死胎或畸胎。如能选择最佳年龄生育,这个时期是生殖力最为旺盛的阶段,计划受孕容易成功,精子和卵子的质量较好,难产的机会减少,有利于下一代健康素质的提高。

一般来说,怀孕前 3 个月往往是整个妊娠最关键的时期。一年中的四季各有特点,不同季节受孕会对胎儿的发育产生不同的影响。也有报道,受孕季节以 7～9 月为最佳,经过十月怀胎到第 2 年的 4、5、6 月份分娩最为合适。我国幅员辽阔,气候差别较大,生育季节因地制宜,不可生搬硬套。

2.调整避孕方法

计划怀孕前,需要对当前的避孕方法进行调整。如果采用口服避孕药避孕者,应停药;如放置宫内节育器避孕者,应取出节育器。一般在停药和取出节育器数月后再怀孕,以彻底消除药物的影响和调整子宫内环境。在此期间可以采用屏障法避孕。

3.身体状况及心理状况的准备

父母的健康是优化下一代身体素质的基础。计划受孕最好在男女双方具备良好的身心条件下进行。身体有传染病如肝炎、肺结核及性病等应先治疗,无传染性后再怀孕。慢性病如贫血、心脏病、肾病、高血压及糖尿病等先查体及咨询专科医师,由专科医师评估身体状况能够承担妊娠全过程再怀孕。有需手术的疾病可先手术治疗。

心理状况如近期有较大精神打击,会影响神经内分泌系统,使胎儿发育异常,应等精神状态良好再孕。精神病患者应该治愈后 2 年无复发再怀孕。

此外,在受孕前的准备阶段,就应注意加强营养,做好劳逸安排,以促进身心健康,有利于妊娠的发展。

4.避免不利因素的干扰

外界环境中的某些不良刺激往往会影响妊娠的进展和胎儿的发育,甚至会降低精子及卵子的质量。所以,在计划受孕前,应尽力排除以下几种不利因素的干扰,创造一种良好的受孕氛围。

(1)烟酒危害:烟酒对生殖细胞和胚胎发育的不良影响已被广泛公认。烟草中含有尼古丁、氢氰酸、一氧化碳及烟焦油等各种有毒物质。不论主动或被动吸烟都对胎儿有害,母亲吸烟可导致胎儿宫内发育迟缓、低出生体质量、先天性心脏病和小头畸形。母亲吸烟还影响胎儿出生后的体格发育和智力发育。男性吸烟会影响精子运动能力,降低精子质量,增加精子形态异常。酒精对生殖细胞的发育有害,酒后受孕可导致胎儿发育迟缓及智力低下。孕妇饮酒过量会导致流产、死胎或死产、低体质量儿或过熟儿及弱智儿的发生率增加。所以,在计划受孕前,夫妻双方都应该避免接触烟酒。

(2)理化刺激:在工作或生活的周围环境中,某些理化因素会影响受孕的质量。如高温环境可使男性精子减少,活力降低,畸形增多;放射线的照射会引起染色体畸变或基因突变,导致胎儿畸形;甚至噪声及振动等物理因素都可影响胎儿发育。有些化学物质如铅、汞、镉及砷等金属,苯、甲苯及二甲苯等有机溶剂,氯化烯及苯乙烯等高分子化合物,某些农药等都有害于妊娠的发展和胎儿的发育。应当在受孕前就尽可能避免接触。

(3)生物因素:妊娠期尤其是孕早期感染弓形虫、风疹病毒、巨细胞病毒及单纯疱疹病毒等病原体可能导致死胎、早产、胎儿发育迟缓、智力障碍和畸形。孕前注射风疹疫苗可以预防风疹病毒感染。预防弓形虫感染可以在孕前停止养猫,养成不吃生的鱼片、肉片以及接触生肉后要洗净双手和用具的习惯。

(4)药物致畸:许多药物都可以通过胎盘,从母血进入胎儿体内,对胎儿造成不良影响。如果由于治疗疾病需要应用某些可能有害于受孕的药物,或虽已停用但其作用尚未消失之前均应避免受孕。

总之,理想的计划受孕,必须具备良好的身心健康状态,融洽的夫妻感情,和谐的两性关系,安全舒适的周边环境以及宽松稳定的经济条件。

(三)计划受孕方法

夫妻双方了解了受孕原理,选择好了受孕时机,又为计划受孕准备好了各方面的条件,为使受孕计划能成功实现,必须先掌握一些科学的受孕方法和技巧。

1.日程推算法

大部分妇女排卵发生于下次月经来潮前 12～16 d(平均 14 d)。单独使用日程推算法并不十分可靠,因为排卵日期可受环境、情绪、患病或某些药物等影响而发生变化。所以最好和其他方法结合使用。

2.基础体温测量法

正常妇女基础体温在月经周期中呈周期性变化,排卵后基础体温的升高提示排卵已经发生,一般排卵发生在基础体温上升前或由低向高上升的过程中。在基础体温处于升高水平的 3 d 内为"易孕期",从第 4 d 起直至下次月经来潮前即为"安全期"。

3.宫颈黏液观察法

宫颈黏液的性状会随着月经周期中不同阶段性激素的水平有所变化。当雌激素水平较低的月经期前后,黏液常稠厚而量少,甚至毫无黏液,提示不易受孕。在月经周期的中期,当雌激素水平逐步升高时,黏液会随之越来越薄,量亦越来越多,越接近排卵期,越变得清澈透亮,状似蛋清,且富有弹性,拉丝度越高,润滑感亦最甚。在出现这种黏液的最后一天称为"高峰日",其前后48 h之间会发生排卵("高峰日"大多相当于排卵日或排卵前一天)。这种排卵期的宫颈黏液对受孕颇为有利,能对精子起到保护、营养、增强活力以及引导穿透等作用。因此在出现阴部湿润感的阶段即为"易孕期"。

4.排卵检测试纸

用于体外定性检测妇女尿液中促黄体生成激素的含量的变化,从而确定排卵时间及妇女月经周期中的"安全期",达到选择受孕最佳时机或使用"安全期"避孕的目的。

5.B超测排卵

月经规律,周期28～30 d者,月经周期第10 d起,做B超检测,观察有无优势卵泡发育。卵泡平均直径≥16 mm,表示卵泡已成熟,随时有排卵的可能。排卵标志:卵泡消失或缩小;子宫直肠窝有液性暗区3～10 mm;卵泡边缘模糊,内有稀疏光点,有时可见血肿。如光点密集,形成光团,即为黄体。简而言之,B超监测排卵是借助超声的方法以监测卵巢卵泡的生长及排出情况的检查方法。

第1～4种方法具有简便、易行、经济的优点,但准确性稍差。B超较为准确,但需要特殊的仪器。

四、孕前营养指导

(一)营养评估

根据体质量指数(BMI)评估营养状况。有无肥胖、超重或消瘦等问题;根据饮食习惯及膳食分析了解饮食习惯是否科学等。按照《中国成人超重和肥胖症预防控制指南》标准,BMI＜18.5(低于标准体质量);BMI 18.5～23.9(标准体质量);BMI 24.0～27.9(超重);BMI≥28(肥胖)。

(二)孕前妇女膳食指南

(1)多摄入富含叶酸的食物和补充叶酸。妊娠的头 4 周是胎儿神经管分化和形成的关键时期,此时叶酸缺乏可增加胎儿发生神经管畸形及早产的危险。妇女应从计划妊娠开始尽可能早地多摄取富含叶酸的动物肝脏、深绿色蔬菜及豆类。叶酸补充剂比食物中的叶酸能更好地被机体吸收利用,建议最迟从孕前 3 个月开始补充叶酸 0.4 mg/d,至孕早期 3 个月。可以预防胎儿神经管畸形。曾经生育过神经管缺陷儿的母亲,再次怀孕则需每天补充叶酸 4 mg。

(2)常吃含铁丰富的食物。孕前缺铁易导致早产、孕期母体体质量增长不足以及新生儿低出生体质量,孕前女性应储备足够的铁为孕期利用。建议选择富含铁的食物,如动物血、肝脏及瘦肉等动物性食物,以及黑木耳、红枣和黄花菜等植物性食物。必要时在医师指导下补充小剂量的铁剂(10～20 mg/d)。维生素 C 可以促进铁吸收利用。

(3)保证摄入加碘食盐,适当增加海产品的摄入。围孕期和孕早期碘缺乏均可致新生儿发生以智力低下、聋哑、性发育落后、运动技能障碍、语言能力下降以及生长发育障碍为特征的克汀病。建议至少每周摄入一次富含碘的海产食品,如海带、紫菜以及海产鱼虾贝类等。

(4)戒烟、禁酒:夫妻一方或双方经常吸烟或饮酒,不仅影响精子或卵子的发育,造成精子或卵子的畸形,而且影响受精卵在子宫的顺利着床和胚胎发育,导致流产。酒精可以通过胎盘进入胎儿血液,造成胎儿宫内发育不良、中枢神经系统发育异常以及智力低下等。建议夫妻双方务必在计划怀孕前的 3～6 个月就都应停止吸烟及饮酒,计划怀孕的妇女要远离吸烟的环境,减少被动吸烟的伤害。

(三)营养指导

要平衡膳食,粗、细、荤、素搭配;养成良好的饮食习惯;肥胖、高血脂、高胆固醇及高血糖等特殊人群应到营养门诊接受营养指导。

1.孕前咨询中对肥胖者(BMI≥28)的建议

合理安排饮食,注意低能量、低脂肪、适宜优质蛋白和复杂碳水化合物;适当的运动和锻炼,即中等或低强度运动为好;培养健康的饮食行为,如每餐不过饱,细嚼慢咽,不暴饮暴食,挑选低脂肪食品等。

2.孕前咨询中对体质量过低者(BMI<18.5)建议

应注意纠正厌食、挑食及偏食习惯,减少零食;停止药物减肥;注意检查潜在疾病,如贫血等造成的营养不良;合理膳食,增加糖类、优质蛋白及新鲜蔬菜水果;禁烟、酒及成瘾药物;最好让BMI达到理想标准,即 BMI 为 18.5～23.9 再怀孕。

3.孕前咨询中对正常体质量者(BMI 18.5～23.9)的建议

按膳食标准适当调整目前饮食的成分,创造更好条件来适应妊娠,如增加优质蛋白(如奶、蛋、瘦肉、鱼、虾及豆制品等);一天三餐要保证,早餐一定要及时、营养;孕前 3 个月增加多种维生素及补充叶酸;调整运动量,以中等强度运动为宜;夫妇禁酒、戒烟、戒成瘾药物。

(张华爱)

第三节　妊娠早期保健

妊娠早期是指孕 12^{+6} 周之前的妊娠。妊娠早期保健至少 1 次。孕早期保健的主要目的是确定宫内妊娠,全面评价孕妇健康状况,筛查不宜妊娠者,提供孕早期保健指导。

一、保健内容

(一)询问及检查

按照初诊要求进行询问、体格检查、盆腔检查及辅助检查。

1.询问

详细询问孕妇基本情况、现病史、既往史、个人史、月经史、婚育史、避孕史、夫妇双方家族史和遗传病史等。

2.体格检查

测量身高、体质量及血压,进行全身体格检查及盆腔检查。

3.辅助检查

基本检查项目包括血常规、血型、尿常规、阴道分泌物、肝功能、肾功能、乙肝表面抗原、梅毒血清学检测、艾滋病病毒抗体检测;建议检查项目包括乙肝五项、血糖测定、宫颈细胞学检查、沙眼衣原体及淋球菌检测、心电图、胎儿颈项后透明带宽度(NT)测量,有条件可逐步开展妊娠早期的血清学筛查(筛查13,18,21-三体综合征)等。

(1)阴道分泌物、宫颈分泌物制片要求。①阴道分泌物检查:检测阴道分泌物清洁度、滴虫及假丝酵母菌。用灭菌拭子从阴道侧壁上1/3处采集分泌物。在载玻片上加1滴或2滴生理盐水,将阴道分泌物与生理盐水混合成悬液后观察清洁度及滴虫;再将阴道分泌物与10%氢氧化钾溶液合成悬液后观察识别假丝酵母菌,因为氢氧化钾能将其他细胞溶解,更易查出假丝酵母菌。②沙眼衣原体检测:将棉拭子插入宫颈管内1～2 cm,稍用力转动,保留30 s后取出沾有宫颈管分泌物的拭子,应用沙眼衣原体检测试剂进行检测(如宫颈外口表面分泌物过多,先使用无菌棉球清除后再取材)。③淋球菌检测:将沾有宫颈管分泌物的棉拭子均匀涂布于载玻片上,经固定、革兰染色后,在显微镜下观察淋球菌(取材方法同上)。

(2)宫颈细胞学检查。宫颈细胞取材及制片要求。①取材方法:采集宫颈外口鳞-柱状交接部(移行带)和宫颈管内细胞,进行宫颈细胞学检查。充分暴露宫颈,用宫颈细胞取样器,以宫颈外口为圆心旋转1～2周,不要过分用力,以免损伤宫颈上皮引起出血,而影响检查结果。如宫颈口分泌物过多,可先用无菌干棉球轻轻擦去,再进行取材。②制片方法:玻片制片,取材后立即将刮取的标本顺序涂抹在载玻片上,面积应占据载玻片2/3以上,应顺同一方向轻轻均匀推平,不宜太厚,切忌反复涂抹。将涂片用95%的乙醇固定15～30 min,固定时间不宜过短或过长,切忌晾干后固定。固定好的涂片取出、装盒后统一送检,进行染色和阅片检查。膜式薄层(TCT)制片:取材后将收集的标本或取材器,全部放入装有液基细胞保存液的容器中,送细胞学实验室行制片、染色和阅片检查。③阅片方法:宫颈细胞学检查阅片方法采用巴塞斯特系统(TBS)。TBS强调细胞学报告为医学会诊单。评估并报告细胞学标本的满意度,将标本质量信息反馈给临床以获得对病变的正确评价和有效的标本质量改进;诊断术语标准化;提出适当建议供临床参考。

(二)筛查危险因素

1.基本情况

年龄<18岁或>35岁、身高≤1.45 m、BMI≤18.5或>24、胸廓脊柱畸形、骨盆狭窄或畸形;吸烟、未婚先孕、家族遗传病史或畸形儿史、糖尿病家族史等。

2.异常孕产史

自然流产≥2次、人工流产≥2次、早产史、围产儿死亡史、出生缺陷儿史、母儿血型不合史、难产史、巨大儿分娩史、产后出血史等。

3.既往或现患有内外科疾病或妇科疾病

贫血、活动性肺结核、心脏病、糖尿病、血液病、肝炎、甲状腺功能异常、高血压、慢性肾炎、子宫肌瘤、卵巢肿瘤等。

4.本次妊娠的异常情况

妊娠剧吐、发热、头晕、头痛、出血、腹痛、服药等。

二、综合评估与处理原则

根据病史、体格检查、辅助检查,筛查影响妊娠的危险因素,对孕妇情况进行综合评估。评估结果分为无危险因素和有危险因素两类。对有危险因素者根据对孕妇健康的影响分为三个方面,一是有危险因素但可以继续妊娠;二是不适宜继续妊娠;三是紧急情况需要紧急处理。各类情况处理原则如下。

(一)无危险因素

进入常规各妊娠期保健,提供孕期保健指导,包括讲解孕期检查的内容和意义,给予营养、心理、卫生(包括口腔卫生等)和避免致畸因素的指导,提供疾病预防知识,告知出生缺陷产前筛查及产前诊断的意义和最佳时间等。并预约下次检查时间。

(二)有危险因素

(1)有危险因素可以继续妊娠,应纳入高危管理,包括加强产前检查、密切监护母儿情况、随诊及诊治。对有合并症、并发症的孕妇及时诊治或转诊,必要时请专科医师会诊或共同管理。

(2)患有不适宜继续妊娠疾病,须告知在这种情况下妊娠对孕妇健康的影响,及胎婴儿的影响,在知情同意下建议终止妊娠。不宜继续妊娠的主要疾病包括以下情况。①所有传染病的急性期:如乙型肝炎感染孕妇,在早孕期 HBsAg 滴度高和 HBeAg 阳性伴肝功能异常者建议传染科会诊评估病情,提出对妊娠的医学建议。②慢性高血压:收缩压≥24.0 kPa(180 mmHg)和(或)舒张压≥14.7 kPa(110 mmHg),慢性高血压合并心、脑、肾功能损害者。③糖尿病:合并视网膜病变,肾脏、心脏功能损害者或合并末梢血管、神经病变者。④肾脏疾病:不论何种肾病,凡肾脏功能已受损者则妊娠后母婴结局预后差。如患系统性红斑狼疮性肾病,在原发病未缓解时不宜妊娠;结节性动脉周围炎、硬化性红斑肾病不宜妊娠。⑤心脏病:心功能Ⅲ～Ⅳ级、既往有心力衰竭史、有肺动脉高压、右向左分流型先天性心脏病、严重心律失常、风湿热活动期、心脏病并发细菌性心内膜炎、心肌炎遗留有严重的心律不齐、围生期心肌病遗留心脏扩大。⑥甲状腺疾病:凡用^{131}I 治疗或诊断 1 年之内者;甲状腺功能亢进需用大量抗甲状腺药物治疗且病情不稳定者。⑦服用对胚胎胎儿有致畸或损害的药物(D 类药物或 X 类药物)者。⑧异位妊娠、葡萄胎、妊娠呕吐合并脑病。

(3)有紧急情况发生,如阴道流血、腹痛、昏迷等情况,需立即启动急救应急系统,将危重孕妇纳入急救程序,进行救治或转诊。

(4)筛查需要做产前诊断的孕妇,应及时转入具有产前诊断资质的医疗保健机构进行产前诊断。产前诊断对象详见孕中期产前诊断。

三、妊娠并发症处理

(一)妊娠剧吐

约半数妇女在妊娠 6 周前后出现恶心、呕吐、厌食等妊娠反应,多数在 12 周消失。如早孕反应严重,频繁恶心、呕吐,滴水不进,呕吐物中有黄绿色胆汁,尿量明显减少,消瘦,出现尿酮体阳性等情况,考虑妊娠剧吐,应住院治疗。对精神不稳定的孕妇,应给予心理保健,解除思想顾虑。妊娠剧吐治疗后病情好转可以继续妊娠,如果出现持续黄疸、体温升高持续在 38 ℃以上、心动过速、伴发韦尼克脑病(Wernicke-korsakoff 综合征)等危及生命时要考虑终止妊娠。

(二)流产

1.先兆流产

如阴道少量出血,可能伴有腹痛或轻微腰酸,也可不伴腹痛,阴道无肉样组织排出,应考虑先兆流产。进行 B 超检查,如果胚胎正常(胎囊完整、可见胎芽、有胎心搏动等),可继续妊娠。告知卧床休息,禁止性生活,必要时给予对胎儿危害小的镇静剂。如果 B 超检查发现胚胎发育不良,β-HCG 持续不升或下降,表明流产不可避免,应终止妊娠。

2.难免流产

如阴道出血增多,多于正常月经量,同时伴有阵发性腹痛难忍,妇科检查宫颈口已经开大,有时看见胚胎组织堵塞宫颈内口,考虑为难免流产。一旦确诊应尽早使胚胎及胎盘组织完全排出。早期流产应及时行刮宫术,对刮出的胚胎组织要仔细检查,并送病理检查。晚期流产可使用缩宫素促进子宫收缩,当胎儿及胎盘娩出后检查是否完全,必要时给予刮宫。

3.不全流产

如果阴道排出肉样组织,早孕反应消失,医师要查看排出的肉样组织是否完整,是否流产完全,如果不完整考虑为不全流产,医师注意孕妇是否无力、面色是否苍白,测血压、脉搏、体温,警惕休克发生。一经确诊应尽快行刮宫术或钳刮术,清除宫腔内残留组织,如发生休克应紧急救治,没有抢救能力应给予输液、吸氧等处理的同时,及时转诊到有能力诊治的医院。

(三)异位妊娠

如出现不规则出血,有停经 6~8 周或无停经史,HCG 阳性,一侧下腹部疼痛或剧烈腹痛,并可出现肛门坠胀感、晕厥、休克与阴道出血不相符时,应考虑异位妊娠。对发生异位妊娠者要紧急收入院诊治,可行超声检查诊断,并判定异位妊娠是否破裂,根据病情及时治疗或手术。对于没有处理条件时,给予输液吸氧,及时转送到有能力诊治的医院。

(四)葡萄胎

如有不规则阴道出血,量多少不等,反复发生,逐渐增多,有停经 8~12 周,早孕反应重,子宫异常增大、变软,腹痛,或有葡萄珠样的水泡样组织排出应考虑葡萄胎。进行 B 超检查可以明确诊断,要及时收住院治疗,或转诊到有诊治能力医院。

(五)生殖道感染

1.滴虫性阴道炎

临床表现为阴道分泌物增多,呈泡沫样;若合并其他细菌感染,则阴道分泌物可呈脓性;外阴瘙痒;外阴、阴道口充血、灼热感,可见阴道黏膜有散在红色斑点。实验室检查阴道分泌物 pH ≥4.5,显微镜下悬液中可找到阴道毛滴虫,阴道清洁度Ⅲ度,可诊断为滴虫性阴道炎。指导孕妇注意卫生,避免交叉感染。性伴需同时治疗。治疗:甲硝唑 2 g,口服,共 1 次;或甲硝唑 400 mg,1 d2 次,口服,共 7 d。甲硝唑属孕期 B 类药,妊娠早期可以使用,需在知情同意下用药治疗。

2.假丝酵母菌性阴道炎

临床表现为孕妇有阴部瘙痒,阴道分泌物增多,呈凝乳块或豆渣样。检查见外阴充血水肿或表浅糜烂、溃疡,小阴唇内侧及阴道黏膜附着白色膜状物,擦净后见黏膜红肿。实验室检查阴道分泌物涂片镜检,见典型白色念珠菌孢子及假菌丝,可以确诊假丝酵母菌阴道炎。无症状者一般不需治疗,无须夫妻或性伴同时治疗。应同时去除易感因素,如积极治疗糖尿病等。治疗:局部用药为主,不提倡口服用药,推荐选用克霉唑、制霉菌素治疗,克霉唑片 100 mg,阴道用药,每晚 1 次,共 7 d;或 500 mg,阴道上药 1 次;制霉菌素泡腾片 10 万单位,阴道放药,每晚 1 次,共 14 d。

治疗后进行疗效评价,通常在治疗完成后1~2周及4~6周(或月经后)进行疗效评价。按临床表现及涂片或培养结果分为微生物学治愈或未愈。

3.细菌性阴道病

临床表现为轻度外阴瘙痒和灼痛,阴道分泌物增多,有鱼腥臭味,阴道检查见有灰白色均匀一致的阴道分泌物贴附于阴道壁,阴道黏膜无炎症表现。实验室检查清洁度Ⅰ度,阴道 pH >4.5,胺臭味试验阳性,线索细胞检查阳性(线索细胞占全部上皮细胞20%以上者),诊断为细菌性阴道病。妊娠期无症状者不必治疗,但如有早产史、胎膜早破史或早产高危者,虽无症状亦应治疗;并应在妊娠中期做细菌性阴道病筛查。妊娠期治疗推荐口服用药,甲硝唑 200 mg,口服,每天 3 次,共 7 d,或甲硝唑 2 g,口服,共 1 次。

4.淋病

对于有不洁性接触史、配偶感染史,或与淋病患者共用物品史,自觉阴道分泌物增多、阴道有脓性分泌物排出,外阴瘙痒,阴道烧灼感等,检查可见阴道口及舟状窝充血、水肿,以手指从阴道壁向上压迫尿道时,还可见尿道旁腺开口处有脓性分泌物外溢等情况;子宫颈口充血、糜烂,宫颈口脓性分泌物。实验室检查:淋球菌涂片检查和细菌培养,如观察到典型的细胞内革兰阴性双球菌,细菌培养见到革兰阴性双球菌,可诊断为淋病。治疗原则为及时、足量、规范用药;性伴应同时治疗;若不能除外沙眼衣原体感染者,应加服抗沙眼衣原体药物。妊娠期淋病可选用头孢曲松 250 mg,1 次肌内注射;或大观霉素 4 g,1 次肌内注射。

5.泌尿和(或)生殖道沙眼衣原体感染

对于有不洁性接触史或配偶感染史,有轻度尿急、尿痛等尿道炎症状,妇科检查有宫颈炎表现,宫颈充血、水肿、触之易出血、宫颈口见黄色黏液脓性分泌物以及下腹部不适等症状。应及时检查宫颈黏液脓性分泌物,在油镜(1 000 倍)下平均每视野多形核白细胞计数>10 个,有诊断意义;进行衣原体检测,如测定衣原体抗原呈阳性,可诊断泌尿/生殖道沙眼衣原体感染。诊断明确给予治疗,可用阿奇霉素 1 g,1 次顿服;或红霉素 500 mg,口服,4 次/天,共 7 d 等方案治疗,孕妇禁用多西环素和氧氟沙星。

四、保健指导

在妊娠早期应提供保健指导,讲解孕期检查的内容和意义;给予健康生活方式、心理、卫生、孕期营养、避免致畸因素的指导;提供影响母婴健康疾病预防的健康教育;告知出生缺陷产前筛查及产前诊断的意义和最佳时间等。

(一)介绍孕期检查重点内容及意义

1.孕期检查基本内容

对于每位初检的孕妇应告知整个孕期检查次数、每次检查时间、内容及意义。让孕妇了解在整个孕期需要产前检查至少 5 次,妊娠早期检查 1 次,重点是确定宫内妊娠,对孕妇基本情况进行检查和评估,筛查出不适宜妊娠疾病,提供健康生活方式和避免接触有毒有害物质的指导;妊娠中期 2 次,重点是监护胎儿生长发育情况,进行出生缺陷的筛查及诊断,提供营养等保健指导;妊娠晚期 2 次,重点是监护胎儿生长发育和宫内健康情况,筛查妊娠合并症及并发症,及时给予治疗。

2.产前筛查的意义和最佳时间

产前筛查是采用简便、可行、无创的检查方法,对发病率高、病情严重的遗传疾病(如唐氏综合征)或先天畸形(神经管畸形等)进行产前筛查,通过进行母体血清学检查及超声检查,检出子代具有出生缺陷高风险的人群。筛出可疑者再进一步检查和确诊,产前筛查是防治出生缺陷的重要步骤。产前筛查不是确诊试验,筛查阳性结果意味着患病风险升高,并非诊断疾病;阴性结果仅表示风险无增加,并非不发生疾病。因此筛查结果阳性患者需进一步确诊试验,染色体病高风险患者需要进行胎儿染色体核型分析。目前产前筛查的主要疾病为唐氏综合征和神经管畸形。可在孕早期和孕中期进行唐氏综合征的联合筛查,神经管畸形的筛查应在孕中期进行 B 超检查。

3.产前诊断的意义和最佳时间

产前诊断又称宫内诊断或出生前诊断,胎儿出生前应用各种检测方法,如影像学、生物化学、细胞遗传学及分子生物学等技术,了解胎儿在宫内的发育状况,例如观察胎儿有无畸形,分析胎儿染色体核型,监测胎儿的生化项目和基因等,对先天和遗传性疾病做出诊断。根据情况,对在宫内发现的疾病可进行宫内治疗(如手术、药物、基因治疗等)或知情选择流产手术。产前诊断时间根据取样标本不同而定,如是采用绒毛穿刺取样一般在妊娠 10～13 周进行,如果是羊膜腔穿刺性染色体检查,一般在妊娠 14～20 周进行。

(二)给予健康生活方式指导

(1)孕妇应建立良好的生活习惯,生活起居要有规律,适当增加休息和睡眠时间,要保障充足的睡眠,一般睡眠不要少于 8 h。有条件的应增加午睡,避免过于劳累。

(2)进行适宜的运动,如散步是妊娠期妇女安全、有效的健身方法。早期妊娠,孕妇每天散步应在 3 km 以上,选择安静、空气环境较好的地方。散步的时间尽量选择在餐后较为合适。对于孕前一贯坚持体育锻炼的孕妇,可继续坚持体育锻炼,但应注意锻炼的强度须逐渐减小,时间应逐渐缩短,以不出现疲劳感为宜。避免剧烈的体育运动及跌倒,以防流产等意外情况的发生。

(3)控制不良嗜好,要戒烟戒酒,尽量避免接触有烟环境,减少被动吸烟;对于吸烟孕妇如果难以戒烟,则尽量减少吸烟量。孕期应尽量减少食用含有咖啡因、过多糖分的饮料和食物,如咖啡、茶、巧克力及可乐饮料等。

(三)营养指导

孕早期胎儿生长发育速度相对缓慢,但是怀孕早期妊娠反应使其消化功能发生改变,多数妇女怀孕早期可出现恶心、呕吐、食欲下降等症状。因此怀孕早期的膳食应营养均衡、少油腻、易消化及适口。妊娠最初 6 周是胎儿神经管发育和形成的重要时期,重视预防胎儿神经管畸形也极为重要。

(1)膳食应清淡、适口。选择能增进食欲、易于消化的食物,要保证能够满足营养需要。可食用新鲜蔬菜和水果、大豆制品、鱼、禽、蛋以及各种谷类制品。

(2)少食多餐。早孕反应较重者,不必像常人那样强调饮食的规律性,更不可强制进食,进食的餐次、数量、种类及时间应根据孕妇的食欲和反应的轻重及时调整,采取少量多餐的办法,保证进食量。随着孕吐的减轻,应逐步过渡到平衡膳食。

(3)保证摄入足量富含碳水化合物的食物。怀孕早期应尽量摄入富含碳水化合物的谷类或水果,保证每天至少摄入 150 g 碳水化合物(约合谷类 200 g)。因妊娠反应严重而完全不能进食的孕妇,应及时就医,以免因能量缺乏使脂肪分解产生酮体,造成体内酸中毒,并对胎儿早期脑发育造成不良影响。富含碳水化合物的食物有谷类、薯类和水果。

(4)多摄入富含叶酸的食物并补充叶酸。怀孕早期叶酸缺乏可增加胎儿发生神经管畸形及早产的风险。富含叶酸食物有动物肝肾、鸡蛋、豆类、绿叶蔬菜、水果及坚果等。由于叶酸补充剂比食物中的叶酸能更好地被机体吸收利用,建议受孕后每天继续补充叶酸 0.4 mg。叶酸除有助于预防神经管畸形外,也有利于防治贫血和降低妊娠高脂血症发生的风险。

(5)早孕反应的膳食对策。起床前进食,早起前可进食饼干、馒头、牛奶等自己喜欢吃的食物,然后再静卧半小时;少食多餐,可将一天的饮食分多次进食,可在正餐之间加几顿点心或随时准备一些喜欢吃的食物,保持每天一定的进食量。为降低妊娠反应,可口服少量 B 族维生素,以缓解症状。

(四)避免接触不良因素

(1)有良好的生活或工作环境。避免接触放射线及有毒有害物质,远离噪声、振动、高温、极低温的工作环境。

(2)戒烟、禁酒。孕妇吸烟或被动吸烟,烟草中的尼古丁和烟雾中的氰化物、一氧化碳可导致胎儿缺氧和营养不良、发育迟缓;孕妇饮酒,酒精可以通过胎盘进入胎儿血液,造成胎儿宫内发育不良、中枢神经系统发育异常、智力低下等,称为酒精中毒综合征。

(3)不要洗桑拿和长时间洗热水浴和用电褥子。

(4)不要密切接触宠物包括猫和狗等;不吃未经煮熟的鱼、肉、虾等。

(5)应在医师指导下用药,原则上应少服药或没有服药指征可不服药。

(五)心理保健指导

妇女在怀孕后都有一个不适应的过程,在妊娠不同的时期,会表现不同程度的焦虑、抑郁、恐惧等心理变化。孕期心理变化会影响孕妇及胎婴儿的健康,增加母体妊娠剧吐、妊娠期高血压疾病、产后抑郁的风险,对胎婴儿也会增加发生流产、早产儿、低体质量儿、小于胎龄儿的风险,对婴儿身心发育也会产生影响。了解心理健康影响因素,关注孕妇的心理变化,识别焦虑与抑郁,提供保健指导与咨询是孕期保健重要内容。

1.妊娠早期的心理特点

妇女怀孕后首先感受的是即将做母亲的喜悦,同时更期盼妊娠顺利和孩子健康,但是还会夹杂着对自身和孩子的健康担忧以及能否承担做母亲责任的心理焦虑。

2.筛查妊娠早期心理影响因素

(1)初产妇,没有怀孕和分娩经验。

(2)有异常的生育史,如有过复发性流产、胚胎停育、胎儿畸形、难产史的孕妇。

(3)本次妊娠有异常情况,如阴道出血、妊娠剧吐、辅助生殖受孕、化验或 B 超有异常、服药、阴道炎等。

(4)存在妊娠合并症,患心脏病、高血压、糖尿病、甲状腺疾病、子宫肌瘤等疾病合并妊娠者。

(5)家族史,既往有抑郁倾向家族史、有精神病史。

(6)心理因素,在性格上存在不稳定、情绪控制差、敏感、多疑、易激惹、压抑、悲观、神经质、精神质的孕妇在孕期较易出现心身障碍。

(7)本次为意外妊娠,没有心理准备的妇女。

(8)社会因素,收入低、经济状况差、单身、再婚、婚姻状况不稳定,与丈夫关系紧张、工作压力大、青少年妊娠及高龄孕妇,有吸烟、饮酒、吸毒不良行为,孕期接触电脑、装修、放射线、微波等情况。

3.及时识别孕期焦虑和抑郁

孕期出现的焦虑通常程度较轻,持续时间亦短,多数可不伴有焦虑的躯体性症状。一般表现为在缺乏客观因素或充分依据的前提下,对其本身健康、胎儿状况、可能流产或分娩痛等问题,流露忧虑不安、紧张疑惧;表情愁眉不展,焦躁不宁,多思少眠,渴望寻求能使自己确实认为绝对安全与放心的保证或许诺,但往往又会再度提出新的令自己思虑不安的问题。可出现消极低沉悲观、失望、绝望和失助等抑郁情绪。抑郁的基本心情是心情低落,主要症状有日常兴趣和积极性显著减退甚至丧失,丧失自尊和自信,自我评价显著下降,感到生活没有意义。另外可伴随睡眠和醒觉的节律紊乱、性欲减退或丧失、体质量下降、内脏功能下降等生理反应和焦虑、强迫、疑病等精神症状等。

4.对妊娠早期妇女提供心理保健

尤其是有心理影响因素的妇女,进行妊娠及胎儿宫内发育知识、分娩过程等知识的宣教,多与孕妇进行交流和沟通,鼓励孕妇通过看书、听讲座等各种途径学习,有助于减轻孕妇的焦虑等不良心理反应。同时也要对孕妇丈夫、公婆及父母等家庭成员进行有关心理卫生宣教,让他们认识到家庭和社会支持对孕妇心理健康的重要。医护人员多利用支持、鼓励、解释等方式改变孕妇的认知,良好的医患关系,以及孕妇对医务人员的信任,可以预防或减轻孕妇的不良情绪。

5.对于焦虑、抑郁的孕妇提供心理治疗

孕妇的紧张、焦虑、抑郁等情绪通过产前保健指导、家人、朋友等的帮助不能得到缓解,应求助于心理医师的帮助,进行心理咨询,必要时进行心理治疗。

(六)口腔保健指导

(1)妊娠期如患口腔疾病,可使细菌进入血流,形成血管内膜炎,影响胎盘功能,导致早产和低出生体质量儿发生,因此需要做好口腔保健。

(2)妊娠早期可发生"妊娠期牙龈炎",主要表现为容易出现牙龈出血、肿胀、口臭等情况。孕期由于孕妇体内的雌、孕激素增多,内分泌系统发生很大变化,使牙龈的毛细血管扩张,弯曲,弹性减弱,导致血液淤滞,血管壁的通透性增加,加之,进食次数增多以及早期频繁呕吐,为口腔中病菌滋生创造了条件。

(3)预防妊娠期口腔疾病:①做好口腔保健,坚持每天两次有效刷牙,饭后漱口,预防牙龈炎的发生。②对于呕吐频繁的孕妇,可以适当用一些有预防作用的长效含漱液,如玉洁新、茶多酚的复方含漱液等,呕吐后立即含漱,使口腔持续保持清洁湿润,祛除口臭、清新口腔,有效预防口腔疾病。③对于容易感染蛀牙的孕妇,可以适当用一些局部使用的氟化物,如氟化物漱口液、氟化物涂膜等。④适当地增加使用不含蔗糖的口香糖清洁牙齿,如木糖醇口香糖,具有促进唾液分泌、减轻口腔酸化、抑制细菌和清洁牙齿的作用,如果怀孕期间能在餐后和睡觉前咀嚼一片,每次咀嚼至少5 min,对于牙齿和牙龈健康是很有帮助的。⑤做好定期口腔检查和适时的口腔治疗,早发现、早治疗口腔疾病,使病灶限于小范围。对于较严重的口腔疾病,应选择合适的时间治疗。妊娠早期(1~3个月)治疗有可能引起流产。妊娠晚期(7~9个月)胎儿发育进入关键时期,许多药物以及麻醉不能使用。所以合适的治疗时间是妊娠中期(4~6个月)。

(七)卫生指导

1.外阴卫生指导

孕期应经常洗澡,不宜盆浴,可淋浴或擦浴,防不洁水进入阴道,发生感染。妊娠期间分泌物增多,可使用卫生护垫,保持外阴干燥;应每天清洗外阴,以清水冲洗为好,每天1~2次,便后应用清洁柔软的卫生纸,从前向后擦干净。

2.衣着指导

衣着应宽大,注意保暖或防暑,内衣裤可选用纯棉和真丝制品,不要束胸过紧,影响乳房发育,不要使用窄紧裤带和袜带。

（张华爱）

第四节　妊娠中期保健

中期是指孕 13～27^{+6} 周。妊娠中期保健至少 2 次,可分别在孕 16～20 周、孕 21～24 周各检查 1 次。妊娠中期保健的目的主要是监测胎儿生长发育、进行产前筛查及产前诊断,筛查孕妇妊娠并发症和（或）合并症,并进行保健指导。

一、保健内容

(一)询问及检查

妊娠中期保健及产前检查应按照复诊要求进行询问、体格检查、专科检查及辅助检查。

1.查阅记录,询问病史

每次产前检查应查阅孕产期保健手册或医院病历的相关记录,包括辅助检查报告等,再次确认孕周;妊娠中期了解胎动开始时间,了解胎动情况,询问有无头晕、头痛或视物不清、水肿、心悸、气短、有无腹痛、阴道流血、流液及阴道分泌物等异常症状。

2.体格检查

测量体质量,注意体质量每周增长情况,孕妇体质量应保持在每周增长 0.3～0.5 kg 范围。测血压,计算平均动脉压,预测妊娠期高血压疾病。注意双下肢有无水肿。

3.产科检查

测量宫高、腹围,检查胎位,听胎心;孕 20 周开始绘制妊娠图,动态观察胎儿生长发育情况。

4.辅助检查

每次检查均应进行血常规、尿常规检查,对于有生殖道感染症状及分泌物异常者,进行生殖道感染相关检测。

5.特殊辅助检查

在妊娠 16～24 周,应进行超声检查,了解胎儿发育、胎盘及羊水情况,筛查胎儿有否严重的形态和结构的畸形,主要包括无脑儿、脑积水、开放性脊柱裂、胸腹壁缺损内脏外翻、单腔心、致命性软骨发育不全等。

在妊娠 16～20 周,知情选择进行唐氏综合征筛查,主要是血清学筛查方法,通常采用三联法,即甲胎蛋白(AFP)、人绒毛膜促性腺激素(HCG)和游离雌三醇(E_3)。

在妊娠 24～28 周,对有糖尿病危险因素的孕妇需进行妊娠期糖尿病筛查,主要是采取 75 g 葡萄糖耐量试验进行筛查。

（二）妊娠图应用

1.妊娠图应用的目的

妊娠图一般在孕中期开始使用,应用妊娠图可获得孕期宫高、腹围、体质量、血压、胎心、尿蛋白值等及连续测量变化趋势,了解和评价胎儿宫内发育及孕妇体质量、血压、胎心、尿蛋白状况等。

2.妊娠图主要监测指标

宫高、腹围、体质量、血压、胎位、胎心、头盆关系、水肿、尿蛋白共9项。

（1）宫高增长曲线:监测胎儿宫内发育情况,胎儿生长发育有无异常和畸形,估计胎儿体质量,早期发现胎儿宫内窘迫、双胎妊娠及羊水过多等妊娠并发症及时给予治疗。妊娠16～36周宫高平均增长0.8～1.0 cm/w,36周以后增长缓慢,36～40周为0.4 cm/w。每次产前检查时,将宫高标记在妊娠图上,并逐渐连成一条曲线。每次测量记录后观察宫高曲线是否在正常范围内,正常发育时曲线应在第10和第90百分位之间;曲线小于第10百分位,连续2次或间断3次,提示胎儿发育不良;超过第90百分位,提示胎儿发育过度或多胎或羊水过多。对于筛查提示胎儿宫内发育异常者,要增加检查次数,进行相关疾病纠正及营养指导,可疑胎儿畸形者,应进行产前诊断。

（2）腹围增长曲线:孕16～42周平均腹围增长21 cm,增长率0.8 cm/w,孕20～24周增长最快,速率为1.6 cm/w,孕24～36周为0.84 cm/w,孕34周后增长明显减缓,0.25 cm/w,单纯腹围测量不能作为胎儿发育的指标,需要和宫高进行综合分析。

（3）体质量增长曲线:妊娠期体质量增加主要来自母体储存和体液、胎儿及其附属物的增加。孕前正常体质量的单胎孕妇,妊娠早期体质量增长无明显变化,妊娠中晚期体质量增长正常范围在每周0.35～0.5 kg,整个孕期体质量平均增长12.5 kg。母体体质量增加过快提示胎儿发育过度、羊水过多、母体体液过度潴留等,体质量不增加应警惕营养不良或胎儿发育不良等。

在进行宫高、腹围、体质量测量的同时,也应将其他6项指标进行检查,并详细记录在妊娠图中,动态观察9项内容变化,进行综合分析,及早发现高危妊娠,给予及时处理。

3.筛查胎儿生长受限

通过测量宫高、腹围、体质量、推测胎儿大小预测胎儿是否有胎儿生长受限的倾向。如子宫高度、腹围值连续3周测量均在第10百分位数以下,预测胎儿生长受限,准确率可达到85%以上。计算胎儿发育指数,胎儿发育指数＝子宫高度（cm）－3×（月份＋1）,胎儿发育指数在－3和＋3之间为正常,＜－3提示可能为胎儿生长受限。于妊娠中晚期,孕妇每周若体质量增长停滞或增长缓慢时,可能为胎儿生长受限。

（三）妊娠合并症、并发症筛查

1.妊娠期高血压疾病筛查

妊娠中期通过进行妊娠期高血压疾病高危人群筛查、平均动脉压测定、翻身试验、体质量指数测定,以及尿酸、血液流变学和尿钙测定,预测妊娠期高血压疾病发生倾向。妊娠中期以后每次产前检查均应进行平均动脉压（MAP）测定、翻身试验、体质量指数测定等,根据检查结果进行妊娠期高血压疾病预测。根据检测条件可增加尿酸、血液流变学和尿钙的测定,进一步判断,如一经诊断妊娠期高血压疾病,应按其分类进行治疗。

（1）妊娠期高血压疾病的高危人群筛查:年龄≥40岁、工作紧张、初产妇或妊娠间隔≥10年的经产妇、合并慢性高血压、慢性肾炎、糖尿病、营养不良、子宫张力过高（多胎、巨大胎儿、羊水过多、葡萄胎)、家族高血压史、肥胖者(初次产检 BMI≥28)、子痫前期病史、抗磷脂抗体阳性、妊娠早期收缩压≥17.3 kPa(130 mmHg),或舒张压≥10.7 kPa(80 mmHg)等。

(2)平均动脉压测定:平均动脉压(MAP)=(收缩压+2×舒张压)÷3,当 MAP≥11.3 kPa(85 mmHg),表示有发生子痫前期的倾向。当 MAP>18.7 kPa(140 mmHg),易发生脑血管意外,导致昏迷或死亡。

(3)翻身试验(ROT):孕妇左侧卧位测血压直至血压稳定后,翻身仰卧 5 min 再测血压,若仰卧位舒张压较左侧卧位≥2.7 kPa(20 mmHg),提示易有发生子痫前期倾向,其阳性预测值为 33%。

(4)体质量指数(BMI):BMI>24,妊娠期高血压疾病发生率达到 20.8%。

(5)尿酸测定:孕 24 周血清尿酸值>5.9 mg/L,其阳性预测值为 33%。

(6)血液流变学试验:低血容量及血液黏度是发生妊娠期高血压疾病的基础。当血细胞比容≥0.35、全血黏度>3.6、血浆黏度>1.6 时,提示有发生子痫前期的倾向。

2.妊娠期糖尿病筛查

(1)妊娠糖尿病高危因素:孕妇年龄≥35 岁、孕前超重(BMI≥24)或肥胖(BMI≥28)、糖耐量异常史、多囊卵巢综合征;糖尿病家族史;妊娠分娩史(不明原因的死胎、死产、流产、巨大儿分娩、胎儿畸形、羊水过多史);妊娠糖尿病史;本次妊娠因素(妊娠期发现胎儿大于孕周、羊水过多);外阴阴道假丝酵母菌病反复发作者等。

(2)筛查方法及结果判断:具有糖尿病高危因素的孕妇首次产前检查时应进行空腹血糖检查,如空腹血糖在 4.4～5.1 mmol/L,应在孕 24～28 周进行葡萄糖耐量试验(OGTT),若葡萄糖耐量试验(OGTT)结果正常,孕 32 周重复做葡萄糖耐量试验。①75 g 葡萄糖耐量试验(OGTT):空腹血糖<5.1 mmol/L,1 h血糖<10.0 mmol/L,2 h 血糖<8.5 mmol/L,任何一项血糖达到或超过上述界值诊断为妊娠期糖尿病。②OGTT 试验方法及注意事项:进行 OGTT之前每天正常饮食及活动至少 3 d,试验前过夜空腹至少 10 h,可饮水;抽血测空腹血糖;饮用含有 75 g 葡萄糖水 250～300 mL,5 min 内喝完;分别于服糖后 1 h、2 h 抽血测服糖后血糖值。

3.贫血筛查

每次产前检查均应进行贫血筛查。了解是否有导致贫血的疾病史,如既往月经过多慢性失血性疾病史等,有否长期偏食、孕早期呕吐、胃肠功能紊乱导致的营养不良疾病史,询问是否容易疲倦,做一般家务时是否感到心悸、气喘。观察皮肤、口唇、结膜和手掌是否有苍白及苍白程度。进行血常规检测,如血红蛋白低于正常,应进行血清铁浓度检测,正常血清铁为 7～27 μmol/L,如血清铁为低于 6.5 μmol/L,可诊断为缺铁性贫血,根据血红蛋白测量结果进行诊断及贫血分级(表 14-1)。

表 14-1　妊娠期贫血诊断标准(WHO)

分类	血红蛋白(Hb)
正常	≥110 g/L
轻度贫血	90～109 g/L
中度贫血	70～89 g/L
重度贫血	<70 g/L

4.胎儿宫内发育异常筛查

目前,主要采用妊娠图中的宫高增长曲线进行胎儿发育监测(见妊娠图应用),必要时进行B超检查了解胎儿发育状况,及早发现异常情况。

(四)产前筛查与产前诊断

1.产前筛查

产前筛查主要内容进行唐氏综合征(21-三体综合征)、神经管畸形和胎儿严重畸形的筛查。

(1)知情同意:筛查前遵照知情选择的原则,医务人员应事先详细告知孕妇或其家属21-三体综合征和神经管缺陷产前筛查技术本身的局限性和结果的不确定性。产前筛查不是确诊试验,筛查阳性结果意味着患病风险升高,并非诊断疾病,阴性结果提示风险无增加,并非正常。筛查结果阳性患者需进一步确诊试验,染色体病高风险患者需要进行胎儿染色体核型分析。是否筛查以及对于筛查后的阳性结果的处理由孕妇或其家属决定,并签署知情同意书。

(2)唐氏综合征筛查:以唐氏综合征为代表的染色体疾病是产前筛查的重点。唐氏综合征的筛查方法很多,根据检查方法分为孕妇血清学检查和超声检查。根据筛查时间分为孕早期筛查和孕中期筛查。

妊娠早期筛查与评估:对有染色体病高危因素的孕妇,在妊娠早期可进行唐氏综合征筛查,如筛查结果为阳性,可为孕妇争取更长时间,在孕中期进一步确诊和处理。①染色体病高危因素:主要包括孕妇年龄>35岁的单胎妊娠、孕妇年龄>31岁的双卵双胎妊娠、前一胎为常染色体三体或X染色体三体史、夫妇一方有染色体倒置或易位等。②妊娠早期唐氏综合征筛查方法:包括孕妇血清学检查、超声检查,或两者结合。常用血清学检查指标有 β-HCG 和妊娠相关蛋白A(PAPP-A),超声检查的指标主要为胎儿颈项后透明带宽度(NT)。③唐氏综合征孕妇血清学检查:HCG 升高、妊娠相关蛋白 A(PAPP-A)降低;胎儿颈项后透明带宽度(NT)值异常超过所在孕周的宽度,则异常可能性大。

妊娠中期筛查与评价。①妊娠中期血清学筛查方法:通常采用三联法,即甲胎蛋白(AFP)、人绒毛膜促性腺激素(HCG)和游离雌三醇(E_3)。②唐氏综合征患儿 AFP 降低、HCG 升高、E_3 降低,根据三者的变化,结合孕妇年龄、孕龄等情况,计算出唐氏综合征风险度。应用年龄+AFP+HCG+E_3 四联筛查方案,评价风险为71%。

(3)神经管畸形筛查。①血清学筛查:约95%神经管畸形患者没有该疾病家族史,但绝大多数患者的血清和羊水中 AFP 水平升高,血清 AFP 可作为神经管畸形的筛查指标。影响孕妇血清 AFP 水平的因素包括孕龄、孕妇体质量、种族、糖尿病、死胎、多胎、胎儿畸形、胎盘异常等。②超声筛查:99%神经管畸形可通过妊娠中期超声检查获得诊断。

(4)胎儿严重畸形的筛查:在妊娠16~24周,应用超声筛查胎儿严重的形态和结构的畸形,主要包括无脑儿、脑积水、开放性脊柱裂、胸腹壁缺损内脏外翻、单腔心、致命性软骨发育不全等。

2.产前诊断

筛查需要做产前诊断的人群,对需要做产前诊断的孕妇应及时转入具有产前诊断资质的医疗保健机构进行检查。

(1)产前诊断对象:①35岁以上(包括 35 岁)的高龄孕妇。②生育过染色体异常儿的孕妇。③夫妇一方为染色体异常携带者。④生育过无脑儿、脑积水、脊柱裂、唇腭裂、先天性心脏病患儿。⑤性连锁隐性遗传病基因携带者,男性胎儿有 1/2 发病,女性胎儿有 1/2 携带者,应做胎儿性别预测。⑥夫妇一方有先天性代谢疾病,或已生育过患儿的孕妇。⑦在妊娠早期接触过化学毒物、放射性物质,严重病毒感染的孕妇。⑧有遗传病家族史或近亲婚配史的孕妇。⑨有不明原因的流产、死产、畸胎或新生儿死亡史的孕妇。⑩本次妊娠有羊水过多、羊水过少、发育受限等,疑有畸胎妇女。

(2)产前诊断的疾病。①染色体病:包括染色体数目异常和结构异常两类。染色体数目异常包括整倍体(如一倍体、二倍体或三倍体等)和非整倍体(如21-三体、18-三体、13-三体、47,XXX综合征、45,XO综合征等);结构异常包括染色体部分缺失、易位、倒位、环形染色体等。绝大多数染色体病在妊娠早期即因死胎、流产而被淘汰,总自然淘汰率为94%,仅6%染色体异常胎儿可维持宫内生存到胎儿成熟。②性连锁遗传病:以X连锁隐性遗传病居多,如红绿色盲、血友病等。致病基因在X染色体上,携带致病基因的男性必定发病,携带致病基因的女性为携带者,生育男孩可能一半患病,一半健康;生育女孩表型均正常,但可能一半为携带者,故判断为男胎后,应建议人工流产终止妊娠。患性连锁遗传病男性与正常女性婚配,生育的男孩均不患病,生育的女孩均为杂合体,故判断为女孩后,应建议人工流产终止妊娠。③遗传性代谢缺陷病:多为常染色体隐性遗传病。因基因突变导致某种酶缺失,引起代谢抑制、代谢中间产物累积而出现临床表现。除极少数疾病在早期饮食控制法(苯丙酮尿症)、药物治疗(如肝豆状核变性)外,至今尚无有效的治疗方法,故开展遗传性代谢缺陷病的产前诊断极为重要。④先天畸形:特点是有明显结构改变,如无脑儿、脊柱裂、唇腭裂、先天性心脏病、髋关节脱臼等。

(3)产前诊断方法。①染色体病的产前诊断:主要依靠细胞遗传学方法,因此必须获得胎儿细胞和胎儿染色体。绒毛穿刺取样,绒毛穿刺取样在妊娠10~13周进行。根据胎盘位置选择最佳穿刺点,经宫颈或经腹穿刺取样。羊水穿刺,羊水穿刺一般在妊娠14~20周进行。在超声引导下羊水穿刺的并发症很少见,1%~2%孕妇发生阴道少量流血或羊水泄漏,绒毛膜羊膜发生率<0.1%,导致流产风险为0.5%左右。经皮脐血穿刺技术,又称脐带穿刺。该法特点如下。快速核型分析,胎儿血细胞培养48 h后,即可进行染色体核型分析,可避免绒毛或羊水细胞中假嵌合体现象或培养失败。②胎儿血液系统疾病的产前诊断:如溶血性贫血、自身免疫型血小板减少性紫癜、血友病、地中海贫血等。可对胎儿各种贫血进行宫内输血治疗。③先天性畸形的产前诊断:妊娠期胎儿超声检查可发现许多严重结构畸形以及各种细微变化,为产前诊断重要的手段之一。若超声检查发现与染色体疾病有关的结构畸形,应建议行胎儿染色体核型分析。

二、综合评估与处理原则

根据病史、体格检查、辅助检查,筛查影响妊娠的危险因素,对孕妇情况进行综合评估。评估结果分为无危险因素和有危险因素两类。对有危险因素者,要根据对孕妇健康的影响分为三个方面:一是有危险因素但可以继续妊娠,二是不适宜继续妊娠,三是紧急情况需要立即处理。各类情况处理原则如下。

(一)无危险因素

进入常规各妊娠期保健,提供孕期保健指导,包括提供营养、心理及卫生指导,告知产前筛查及产前诊断的重要性等。提倡适量运动,预防及纠正贫血。有口腔疾病的孕妇,建议到口腔科治疗并预约下次检查时间。

(二)有危险因素

(1)有危险因素可以继续妊娠,应纳入高危管理,包括加强产前检查、密切监护、随诊及诊治,对有合并症和(或)并发症的孕妇及时诊治或转诊,必要时请专科医师会诊或共同管理。

（2）有不适宜继续妊娠情况，胎儿发育有严重畸形如无脑儿、脑积水、开放性脊柱裂、胸腹壁缺损内脏外翻、单腔心、致命性软骨发育不全等情况，须告知并在知情同意下建议终止妊娠。

（3）需要立即处理的紧急情况。对于阴道流血、腹痛、昏迷等紧急情况，需立即启动急救应急系统，将危重孕妇纳入急救程序，进行救治或转诊。

三、妊娠合并症、并发症处理原则

（一）妊娠期高血压疾病

1.妊娠期高血压疾病筛查异常处理

对于患有妊娠期高血压疾病的危险人群及预测试验为阳性者［如平均动脉压计算≥11.3 kPa(85 mmHg)，翻身试验（ROT）阳性，体质量指数（BMI）＞24，孕 24 周血清尿酸值＞5.9 mg/L，血细胞比容≥0.35，全血黏度＞3.6，血浆黏度＞1.6 时，提示有发生子痫前期的倾向］，应加强产前检查，在每次产前检查都应询问有无异常主诉，有无头晕、头痛、眼花等症状，以及异常症状改善等情况，并再次进行预测妊娠期高血压疾病发生倾向。指导孕妇保证充足的睡眠，左侧卧位，如神经紧张、焦虑或睡眠欠佳可服用安定；摄入足够的蛋白质、蔬菜、水果，应避免进食过多食盐。补充钙剂每天 1～2 g，预防妊娠期高血压疾病的发生。

2.妊娠期高血压疾病处理

对于妊娠期高血压者需要增加产前检查次数，指导孕妇保证充分睡眠，取左侧卧位，每天休息不能少于 10 h。对于睡眠不好，精神紧张、焦虑者可给予镇静剂，间断吸氧，改善主要脏器和胎盘的供氧。在饮食上要摄入充足的蛋白质、热量、不限盐和液体，但是对于水肿严重者应当适当限制盐。告知孕妇要密切监护有无头痛、视物模糊及上腹不适等症状，出现症状立即到医院就医。对于妊娠期高血压疾病子痫前期，尤其是平均动脉压＞18.7 kPa(140 mmHg)，有可能发生脑血管意外者应住院治疗。

（二）妊娠合并糖尿病

妊娠合并糖尿病患者首先进行饮食控制和运动治疗，必要时用药，将血糖控制在满意范围。饮食疗法须在保障母亲和胎儿必需营养基础上进行，并注意预防酮症，保持正常体质量增长，将妊娠期血糖控制在满意标准。对饮食疗法不能控制的糖尿病，应及时应用胰岛素治疗。口服降糖药包括格列苯脲、二甲双胍、拜糖平（阿卡波糖）目前为 B 类药物。

妊娠期血糖控制满意标准：孕妇无明显饥饿感，空腹血糖控制在 3.3～5.6 mmol/L，餐前血糖3.3～5.3 mmol/L，餐后 1 h 血糖控制在 7.8 mmol/L 以下，餐后 2 h 在 4.4～6.7 mmol/L，夜间不低于 3.3 mmol/L。

（三）缺铁性贫血

应加强孕期保健，进行孕期饮食营养的宣传教育和指导，改变不良的饮食习惯，避免偏食、挑食；加强营养、鼓励进食高蛋白、含铁和叶酸丰富的食物，如新鲜蔬菜、水果、黑木耳、海带、紫菜、肉类、动物肝脏、血、豆制品、蛋类食品等；如有寄生虫病等特殊疾病，应同时针对病因适当治疗；对有高危因素、贫血高发地区的孕妇，应常规补充铁剂；定期产前检查检测血常规，尤其是妊娠晚期，发现贫血应及时纠正。

治疗原则是补充铁剂和去除导致缺铁性贫血的原因。补充铁剂以口服给药为主；提供补充铁剂依从性咨询。应向妇女和家人解释患贫血的危险及补充铁剂是孕期和分娩后健康的基本保障；服用铁剂应于饭中或饭后或晚上服用以免造成胃肠道反应；服铁剂会使人有些疲倦；大便变黑属于正常现象；如果出现这样的情况，不要停止治疗；如果服用铁剂有任何问题或反应严重应来复诊。

轻中度贫血需要补充铁剂连续 3 个月，同时口服维生素 C；增加铁剂的依从性咨询；了解饮食习惯，有挑食习惯者适当补充叶酸和维生素 B_{12}，下一次产前检查时重新进行评价（4～6 周）后。如果有贫血，转诊到有能力救治的医疗机构。

重度贫血或接近预产期或短期内需要终止妊娠者应进行输血，或紧急转诊到有输血条件的医院，适当输入小剂量红细胞，以提高血红蛋白达 80 g/L 以上为宜。

（四）胎儿宫内生长受限

明确诊断后查找影响胎儿生长受限的原因，根据原因进行治疗。采取卧床休息，左侧卧位，增加子宫血流量；吸氧、增加营养，补充优质高蛋白、维生素及各种微量元素。给予舒张血管和松弛子宫的药物，根据治疗效果判定是否继续妊娠。

四、保健指导

在孕中期应提供营养、心理及卫生指导，告知产前筛查及产前诊断的重要性等。提倡适量运动，预防及纠正贫血。有口腔疾病的孕妇，建议到口腔科治疗。

（一）营养指导

妊娠中期早孕反应逐渐减轻并消失，孕妇的食欲增加，胎儿开始进入快速生长发育期，母体的子宫、乳腺也在逐渐发育，母体还需为产后泌乳开始储备能量及营养素。此时期在妊娠早期基础上增加食物摄入量，保障能量及营养素所需量的增加。妊娠中期每天总能量要增加到 8 790～9 627 kJ（2 100～2 300 kcal），饮食结构水 1 200 mL，谷薯杂豆类食物 300～400 g，蔬菜 400～500 g，水果 200～400 g，禽、鱼、蛋、肉类 200～250 g，奶及奶制品 300～500 g，大豆类及坚果40～60 g，油脂类 25～30 g，盐 6 g。在这个时期营养摄入的增加应注意以下几个方面。

（1）适当增加鱼、禽、蛋、瘦肉、海产品摄入量。因为鱼、禽、蛋、瘦肉是优质蛋白的很好来源，其中鱼类还能提供多不饱和脂肪酸，对 20 周后的胎儿脑和视网膜发育极为重要。从孕中期开始每天应增加总量为 50～100 g 的鱼、禽、蛋、瘦肉，以满足孕妇及胎儿生长发育对优质蛋白的需要。鱼类是动物性食物的首选，以满足孕中期以后对多不饱和脂肪酸的需要。

（2）适当增加奶类摄入。奶制品富含蛋白质，也是钙的良好来源，有利于 20 周后的胎儿骨骼生长加快和骨骼开始钙化的需要。从妊娠中期开始，每天至少摄入 250 mL 的牛奶或相当量的奶制品及补充300 mg的钙，或摄入 450～500 mL 的低脂牛奶，以满足钙的需要。

（3）常吃含铁丰富的食物。妊娠中期孕妇的血容量和血红蛋白开始增加，以及胎儿对铁储备的需要，故孕中期对铁的需要量增加。从饮食上多吃含铁丰富的食物，包括动物血、肝脏、瘦肉等食物，必要时在医师的指导下补充小剂量的铁剂，同时多摄入含维生素 C 的蔬菜与水果，或补充维生素 C，以促进对铁的吸收和利用。

（4）增加主粮摄入。米面等主粮是热能的主要来源。孕中期胎儿迅速生长以及母体组织的生长需要大量的热能。这均由摄入的主粮予以满足。为保证孕妇摄入足够的热能和避免维生素 B_1 摄入不足。

（5）增加植物油的摄入。脂类尤其是必需脂肪酸是细胞膜及中枢神经系统髓鞘化构成的物质基础。孕中期胎儿机体和大脑发育速度快速，对脂类及必需脂肪酸的需要量增加，必须及时补充。孕中期妇女还可选择摄入花生仁、核桃仁、葵花子仁、芝麻等油脂含量较高的食物。

(6)少量多餐。孕中期孕妇食欲大增,每餐摄食量可有所增加。但随着妊娠进展,子宫进入腹腔可能挤压胃部,孕妇每餐后易出现胃部饱胀感。对此孕妇适当减少每餐的进食量,做到以舒适为度,同时增加餐次,如每天4~5餐。

(7)避免食入对妊娠不利的食品,包括不新鲜或多次加工过的食品、罐头食品、含有防腐剂的食品、淀粉产品(淀粉产品含热量高)、高盐食品(如炸薯片、酱汁、速食品、咸鱼等)、生鸡蛋、咖啡、茶、可乐饮料、"增能"饮料、碳酸类饮料、可可粉等食品。

(8)烟草酒精对胚胎发育的各个阶段都有明显的毒性作用,如容易引起早产、胎儿畸形。浓茶、咖啡应尽量避免,刺激性食物亦应尽量少吃。

(9)有高血压家族史或有妊娠期高血压病史的孕妇应低盐饮食,摄入含钙丰富的食物或者补充钙剂。

(二)心理指导

(1)妊娠中期的心理特点:进入孕中期后,孕妇早孕反应减轻或消失,食欲增加,睡眠良好。随着腹部明显增大及胎动的出现,感受到胎儿的生长发育,使孕妇感到兴奋和激动。但同时还对胎儿是否健康表示担忧。孕妇依赖性增强,需要被别人照顾。可出现移情现象,将自己的情感关怀全部倾注到胎儿上,忽略对丈夫的情感关怀。

(2)筛查妊娠中期心理影响因素:包括妊娠早期不良心理影响因素是否仍存在;孕中期是否接受常规的唐氏筛查、糖尿病筛查和B超胎儿重要畸形筛查及结果;是否有妊娠期高血压疾病、妊娠糖尿病、贫血等疾病;辅助检查有无异常等情况,如有以上情况容易影响心理与情绪,易出现焦虑和抑郁。

(3)及时识别孕期心理问题:孕妇常表现出一种以自我为中心的倾向,依赖性强,处处要求家人和丈夫的照顾。出现焦虑情绪,担心的焦点往往集中在胎儿上,表现为烦躁、紧张、恐惧、疑虑,严重时不仅影响正常的生活秩序,甚至导致食欲下降、失眠等。

(4)提供心理保健,进行妊娠及胎儿宫内发育知识宣教,多与孕妇进行交流与沟通,鼓励孕妇通过看书、听讲座等各种途径学习孕期相关知识,让孕妇了解产前检查内容,为孕妇提供产前筛查和产前诊断的咨询,有助于减轻孕妇的焦虑等不良心理反应。同时也要对孕妇丈夫、公婆及父母等家庭成员进行有关心理卫生宣教,让他们认识到家庭及社会支持对孕妇心理健康的重要。医护人员多利用支持、鼓励、解释等方式改变孕妇的认知,良好的医患关系,以及孕妇对医务人员的信任,可以预防或减轻孕妇的不良情绪。

(5)对于焦虑、抑郁的孕妇提供心理治疗,孕妇的紧张、焦虑、抑郁等情绪通过产前检查、家人、朋友等的帮助不能得到缓解可求助于心理医师的帮助,进行心理咨询,必要时进行心理治疗。

(三)口腔保健

1.孕期较常见的牙周问题

(1)妊娠牙龈炎:孕期常见的牙周问题是牙龈发炎,牙龈炎是发生在龈缘和龈乳头的软组织炎症。使得牙龈充血肿胀,颜色变红,刷牙容易出血,偶尔有疼痛不适的感觉。这些症状并非每个孕妇都会发生。患妊娠期牙龈炎的一个重要因素就是有牙菌斑的存在。减少牙菌斑的产生,最好方法是刷牙。孕期基本不做治疗。

(2)龋齿:龋齿就是人们常说的蛀牙,它与饮食息息相关。正常情况下,口腔中的酸性物质会使牙齿上的矿物质逐渐脱离,而唾液中的钙、磷及氟化物又会反过来将牙齿矿化,二者达到一个饮食与修复的动态平衡。但孕期进食种类、次数的改变会为龋齿的发生创造一个"良好"的环境,难以保持这种平衡。在孕中期必要时可以运用局部麻醉,药量很少,对胎儿几乎没有影响。通常不拍摄 X 线片,如果必须拍摄,可以穿上防护铅服。要特别重视维护良好的口腔卫生。

(3)牙周炎:是一种比较严重的牙龈软组织疾病,非常轻微的接触比如刷牙甚至吃苹果或馒头时牙龈都会出血。牙周炎是一种多因素的疾病,与自身肌体状况、免疫系统和自身反应有关,是一个全身因素与口腔局部因素结合作用的结果。孕期应该尽量避免用药,治疗应仅限于清除牙垢,可以使用漱口液、牙刷、牙间刷、牙线等来防止病情的恶化,等到分娩后再彻底进行治疗。

(4)妊娠瘤:这种病症较少见。一般多发生在怀孕中期,这是由于显著的牙龈发炎与血管增生而形成鲜红色肉瘤,大小不一,生长快速,常出现在前排牙齿的牙间乳头区(两相邻牙齿间的牙龈尖端)。妊娠瘤通常无须治疗,或只给予牙周病的基本治疗(洗牙、口腔卫生指导、牙根整平),这是为减少牙菌斑的滞留及刺激。肉瘤会于生产后随激素恢复正常而自然消失,若出现以下症状,如孕妇感觉不适、妨碍咀嚼、容易咬伤或过度出血时,可以考虑切除,但孕期做切除手术容易再发。

2.口腔保健

(1)清洁口腔:采取巴氏刷牙法,上排牙齿由上往下刷,下排牙齿由下往上刷,刷牙时每两个牙齿为一个单位,全口牙齿至少要刷 3 min。牙刷毛和牙冠呈 45°倾斜,切勿只是横向刷牙,因为此种刷牙方式,容易伤害牙龈和牙齿。

(2)常见清洁口腔的用品:①牙刷为基本的牙齿清洁工具,最好选择软毛的牙刷,注意彻底清洁每一颗牙齿。②牙线为辅助牙刷的牙齿清洁工具,可以特别清洁到牙齿缝。牙缝大的人可使用牙间刷,用以确实清洁牙缝。③其他的洁牙用具,如漱口药水、冲牙机、去敏感牙膏、无糖口香糖、电动牙刷等,都可在某些条件需要下辅助清洁口腔。

(四)卫生指导

1.个人卫生

孕期汗腺、皮脂腺分泌旺盛,应经常洗澡,勤换衣被。不宜盆浴,可淋浴或擦浴,防不洁水进入阴道,发生感染。妊娠期间白带增多,应每天清洗外阴,以清水冲洗为好,每天 1～2 次,便后应用清洁柔软的卫生纸,从前向后擦干净。

2.乳房护理

孕妊娠期间,由于乳房的增大下垂,而乳房本身又没有肌肉支持,所以就需要一个很好的胸罩来支托,促进乳房的血液循环。罩杯的大小要能覆盖整个乳房。

3.孕妇衣着

要以宽大、松软、易透气的棉质为宜,不宜束紧胸部,不要勒紧袜带和裤带,以免影响下肢血液循环和胎儿发育。鞋要适足,鞋底要有防滑纹、不穿底硬跟高的鞋子,以防跌倒。

(五)孕妇运动

1.适量的运动重要性

适量运动是健康妊娠的重要组成部分,是有效控制体质量、解除孕妇的疲劳、改善睡眠、缓解紧张的情绪、减轻下肢水肿、静脉曲张、便秘等症状。有妊娠期糖尿病的妇女适量运动还可帮助自身胰岛素更好地工作,是帮助控制血糖的有效途径。运动也提高肌肉、关节的强度与柔韧性,为顺利分娩做好准备。

2.孕妇运动的主要形式

主要有孕妇操、散步、游泳、瑜伽等。不要做剧烈的运动比如跳动、踢球、打球等,孕前不爱运动的妇女,到孕中期可以循序渐进地运动。

3.孕妇操

(1)体操的基本动作。①提肛运动:保持均匀呼吸,收缩会阴、肛门肌肉,经5~10 s再放松。早、中、晚各做15~20次,可增加肌肉弹性。②脚部运动:脚掌着地,脚趾上翘;脚尖抵地,脚面绷直,脚跟抬起,早、中、晚各做15~20次。③盘腿坐运动:盘腿两手下按膝部。早、中、晚各做3 min,可松弛腰关节,伸展骨盆的肌肉。④扭动骨盆:腿向外翻倒,两腿轮换。膝盖并拢,左右翻倒。早、晚各做5~10次,加强骨盆关节和腰部肌肉的柔软度。

(2)注意事项:①做孕妇操最好安排在早晨和晚上;②做操前不适宜进食,最好是空腹进行,不要在饭后马上进行,如果感到饥饿可以在锻炼前1 h左右进一些清淡的食物;③做操前先排尿便;④锻炼前后40 min各饮一杯水;⑤在锻炼的头5 min,先做热身的准备运动,以使血液循环逐渐增加;⑥伸展运动不要过于猛烈,以免拉伤韧带;⑦在空气流通良好的房间做操,放一些轻松的音乐,穿上宽松舒适的衣服,地上铺毯子;⑧孕妇最好在医师指导下进行相关运动,有先兆流产、早产史、多胎、羊水过多、前置胎盘、严重内科合并症等孕妇不宜做体操;⑨孕妇体操可从怀孕3个月左右开始,每天坚持做,运动量以不感到疲劳为宜。

(六)孕妇自我监护指导

对于孕中期产前检查的妇女要指导孕妇掌握自我监护方法。

1.自我监测胎动

怀孕的第16周以后,大多数孕妇可以感觉到胎动,开始较轻微,次数也较少。怀孕的28~32周,胎动最强烈,怀孕36周以后,胎动幅度、次数也有所减少。孕晚期以后,孕妇应在每天早晨、中午、晚上固定一个时间,分别数3次胎动,每次数1 h,3次的胎动数相加再乘4,即为12 h胎动数。正常胎动次数每小时3~5次,12 h应在30~40次。12 h胎动<20次,或每小时<3次,提示胎儿有异常。<10次则提示胎儿宫内明显缺氧,应及时去医院进一步检查。

2.体质量自我管理

孕妇体质量水平不但反映母亲的营养与健康状况,也可以间接衡量胎儿的发育情况,孕期过多的体质量增长将增加难产的危险,也增加了孕妇妊娠期高血压疾病、糖尿病的风险;孕期过少的体质量增长,除影响母体健康外,还可导致胎儿营养不良并影响其成年的健康状况。对孕妇进行体质量管理的目的是保持孕妇在孕期合理的体质量增长。孕期的合理体质量增长要求就是孕期总的增重和每周的增重都在正常范围。孕期总体质量的增重依据孕前的体质量和身高计算体质量指数。因此在孕期应关注和监测体质量变化,并根据体质量增长速率适当调节食物入量。为维持体质量的正常增长,适宜强度的运动也是重要的。

指导每位孕妇掌握自己孕前的体质量指数(BMI),同时让孕妇了解自己应该增重的范围,目前体质量处于的状态,是否低于或超出增重的要求。可参考世界卫生组织的孕前不同BMI孕妇体质量增长推荐表(表14-2)。指导孕妇自行测量体质量,并记录下来,掌握每周体质量增长的情况,如果连续两周增长过多或过少,应去医院检查。

表 14-2　不同 BMI 孕妇体质量增长推荐（WHO）

孕前 BMI（kg/m²）		单胎			双胎孕妇孕期体质量增长推荐（kg）
		孕期体质量增长推荐（kg）	孕早期体质量增长推荐（kg）	中、晚期每周体质量增长推荐（kg）	
低体质量	<18.5	12.5～18	0.5～2	0.51（0.44～0.58）	暂无推荐范围
理想体质量	18.5～24.9	11.5～16	0.5～2	0.42（0.35～0.50）	17～25
超重	25.0～29.9	7～11.5	0.5～2	0.28（0.23～0.33）	14～23
肥胖	≥30.0	5～9	0.5～2	0.22（0.17～0.27）	11～19

3.指导孕妇识别异常症状

在孕期出现有阴道出血、腹痛、流水、胎动异常如胎动减少、消失或增加，有双下肢水肿、自感头晕、头痛或视物不清，有心悸、气短或夜间不能平卧，恶心、呕吐、上腹不适等消化系统症状，有出血倾向，如鼻、牙龈、皮肤出血瘀斑等异常情况要及时到医院检查及诊治。

（张华爱）

第五节　妊娠晚期保健

妊娠晚期是指孕 28 周以后至临产前。妊娠晚期至少进行 2 次产前检查，其中至少 1 次在 36 周后进行。孕晚期保健的目的为监测与评估胎儿生长发育及宫内健康状况，筛查与治疗孕妇妊娠合并症及并发症，进行分娩前鉴定，分娩前头盆评估，预测分娩方式，确定分娩地点。提倡住院分娩和自然分娩。

一、保健内容

（一）询问及检查

应按照复诊要求进行询问、体格检查、专科检查及辅助检查。

1.查阅记录，询问病史

每次产前检查应查阅孕产期保健手册的相关记录，包括辅助检查报告等，再次确认孕周；注意询问有无头晕、头痛、眼花或视物不清、水肿，有无恶心、厌油腻、心慌、气短、胸闷、尿频、尿少等症状，有无胎动减少或频繁，有无腹痛、阴道流血、流液等情况。

2.体格检查

称体质量，注意体质量每周增长情况，孕妇体质量应保持在每周增长 0.35～0.5 kg 范围。测血压，计算平均动脉压，预测妊娠期高血压疾病。注意双下肢有无水肿。

3.产科检查

测量宫高、腹围，听胎心，应用四步触诊法检查胎位、胎先露及先露入盆情况，继续绘制妊娠图。妊娠 36 周时测量骨盆、估计胎儿体质量，并根据胎儿大小和骨盆情况预测分娩方式，建议分娩地点。

（1）估计胎儿体质量：根据宫高腹围对胎儿体质量进行简单估算。常用公式如下。

胎儿体质量(g)＝宫高×100。

胎儿体质量(g)＝[宫高－(11~13①)]×(155~170②)。①头浮－13,浅入－12,深入－11;②腹围＜94 cm×155,＞94 cm×170。

宫高＞35 cm 和宫高＋腹围＞140 提示巨大儿的可能性大。

(2)骨盆测量:在妊娠晚期由于体内松弛素的作用,骨盆较妊娠早期要宽大些,所以在孕晚期测量骨盆更能准确预测分娩方式,以便决定分娩地点。骨盆测量分为骨盆外测量和内测量两种(表14-3)。

表 14-3　骨盆外测量及内测量各骨盆径线正常值

	测量目的	骨盆径线	正常值(cm)
骨盆外测量	间接反映骨盆入口横径长度径线	髂棘间径(IS)	23~26
	间接反映骨盆入口前后径的长度径线	髂嵴间径(IC)	25~28
		骶耻外径(EC)	18~20
		坐骨结节间径	8.5~9.5
	直接反映骨盆出口横径长度径线	出口后矢状径	8~9
		出口后矢状径与坐骨结节间径之和＞15 cm,表示骨盆出口不狭窄	
	间接反映骨盆出口横径的宽度径线	耻骨弓角度	90°
骨盆内测量	反映入口前后径长度	对角径	12.5~13
	反映中骨盆的宽度,是中骨盆最短径线测	坐骨棘间径	＞10
	中骨盆后矢状径,反映中骨盆的宽度	坐骨切迹宽度	5.5~6(能容纳3横指)

骨盆外测量前应备好检查床、骨盆外测量仪,嘱孕妇排空膀胱,取伸腿仰卧位,测量者站立于孕妇右侧。首先了解和观察骨盆有无畸形或外伤骨折史(包括孕妇有无佝偻病、脊髓灰质炎、脊柱和髋关节结核以及外伤史,既往有无难产史及其发生原因,新生儿有无产伤等),然后使用骨盆测量器测量各径线。

骨盆内测量应嘱孕妇排空膀胱,取仰卧截石位,严格进行外阴消毒。检查者戴无菌手套,并涂以润滑油,动作轻柔,依次进行检查。

4.辅助检查

基本检查项目:每次检查均应进行血常规、尿常规检查。妊娠晚期两次产前检查中复查1次肝功能和肾功能。建议检查项目:必要时在妊娠36周后进行胎心电子监护,如需要了解胎儿、胎盘及羊水等情况可行B超检查,对于有生殖道感染症状及分泌物异常者,进行生殖道感染相关检测。

(1)胎心电子监护:进行无应力试验,也称无激惹试验,是在无宫缩及外界刺激时,对胎儿进行胎心率宫缩图的观察和记录,以了解胎儿的储备情况。本试验是以胎动时伴有一过性胎心率加快为基础,故又称胎儿加速试验。孕妇取半卧位,一个测量胎心的探头放在胎心音区,另一个宫缩压力探头置于宫底下三横指处,连续监护20 min胎心率。若胎儿睡眠,可延长为40 min或催醒胎儿。一般认为在20 min内有3次以上胎动伴胎心率加速＞15 次/分钟,持续≥15 s,表示无应力试验为有反应型,胎儿宫内情况良好。无特殊合并症可1~2周复查1次。如胎动数和胎心率加速数少于前述情况或胎动时无胎心加速,称为无反应型,应寻找原因。

(2)胎儿生物物理评分:胎儿电子监护仪和 B 超联合检测胎儿宫内缺氧和胎儿酸中毒情况。满分10 分,8～10 分无急慢性缺氧,6～8 分可能有急或慢性缺氧,4～6 分有急或慢性缺氧,2～4 分有急性缺氧伴慢性缺氧,0 分有急慢性缺氧。评分具体内容见表 14-4。

表 14-4　胎儿生物物理评分

项目	2 分(正常)	0 分(异常)
无应激试验(20 min)	≥2 次胎动伴胎心加速≥15 bpm,持续 15 s	<2 次胎动,胎心加速<15 bpm,持续<15 s
胎儿呼吸运动(30 min)	≥1 次,持续≥30 s	无,或持续<30 s(30 min)
胎动	≥3 次躯干和肢体活动(连续出现计 1 次)	≤2 次躯干和肢体活动;无活动肢体完全伸展
肌张力	≥1 躯干和肢体伸展复屈,手指摊开合拢	无活动肢体完伸展;伸展缓慢,部分复屈
羊水量	羊水暗区垂直直径≥2 cm	无,或最大暗区垂直直径<2 cm

(二)筛查妊娠合并症和(或)并发症

应通过询问病史、体格检查及进行各项检查,重点筛查和监测妊娠期合并症和(或)并发症,主要包括妊娠期高血压疾病重度子痫前期、子痫、贫血、心脏病、肝脏病、肾脏病、胎盘早剥、前置胎盘、胎儿窘迫、胎膜早破、早产、胎儿宫内生长受限、过期妊娠等。一旦出现疾病相应临床表现,应进行进一步检查,以尽快诊断和处理。

二、综合评估与处理原则

根据病史、体格检查、辅助检查,筛查影响妊娠的危险因素,对孕妇情况进行综合评估。评估结果分为无危险因素和有危险因素两类。对有危险因素者,根据对孕妇健康影响,处理分为两个方面,一是有危险因素需要高危管理,二是紧急情况需要立即处理。各类情况的处理原则如下。

(一)无危险因素

进入常规妊娠晚期保健,提供孕期保健指导,包括孕妇自我监测胎动,纠正贫血,提供营养、分娩前心理准备、临产先兆症状、提倡住院分娩和自然分娩、婴儿喂养及新生儿护理等方面的指导。

(二)有危险因素

(1)有危险因素可以继续妊娠,应纳入高危管理,包括加强产前检查、密切监护、随诊及诊治,对有合并症、并发症的孕妇及时诊治或转诊,必要时请专科医师会诊或共同管理。

(2)紧急情况。出现以下症状者:头痛、头晕、视物不清,心慌憋气、呼吸困难、夜间不能平卧,恶心、呕吐、上腹部不适,伴或不伴腹痛的阴道出血,或出现鼻出血、皮肤出血瘀斑等出血倾向,阴道排液,或胎动减弱消失等,提示合并有危及母婴的并发症和(或)合并症,需要立即救治、住院或转诊。

三、妊娠合并症、并发症处理

(一)妊娠期高血压疾病

妊娠高血压疾病、轻度子痫前期可在门诊治疗,应加强孕晚期保健,酌情增加复诊次数,重点监测神经系统、消化系统症状,关注血压、尿蛋白、肝肾功能、血小板的变化,及时诊断重度子痫前期。重度子痫前期应住院治疗,妊娠 34 周前的早发型重度子痫前期,综合评估重要脏器受累程度,在积极促胎儿肺成熟后,应及时终止妊娠。尚有期待治疗指征时,应在有抢救条件的医疗保健机构住院治疗,严密监测严重并发症(子痫、心力衰竭、胎盘早剥或 HELLP 综合征等)的早期症状和实验室指标,适时终止妊娠。

(二)妊娠合并心脏病

对于妊娠合并心脏病者需加强产前检查,根据心脏病的类型和心功能情况及合并症(如有贫血、肺结核、妊娠高血压疾病等)酌情增加检查次数,32 周后每周产前检查 1 次。密切监测心功能的变化,及早发现心力衰竭的早期征象,以及其他妊娠合并症及并发症,如贫血和妊娠期高血压疾病等,应及时住院治疗。对于心功能良好者建议预产期前 2 周住院待产。

加强保健指导,内容包括:孕妇应避免体力劳动和情绪波动,生活要规律,要有足够睡眠、充分休息。饮食要做到高蛋白、高维生素、低盐低脂肪,严格管理体质量,避免体质量增加过多。要预防上呼吸道感染,纠正贫血,积极防治妊娠高血压疾病等。

既往无心脏病史,临床出现早期心功能不全的症状(稍活动即感心慌、憋气、夜间憋醒、安静时心率>110 次/分钟,呼吸>20 次/分钟,肺底持续啰音)或不明原因的急性左心衰竭,若伴有妊娠高血压疾病,同时合并严重水肿者,妊娠高血压心脏病或围生期心肌病可能性大,应住院给予进一步检查和鉴别,及时治疗或转诊治疗。

(三)胎盘早剥

凡疑有胎盘早期剥离者,紧急入院,一旦确诊,应积极终止妊娠。根据孕妇病情轻重、胎儿宫内状况、产程进展、胎产式等情况决定终止妊娠方式。

Ⅱ度胎盘早剥(胎儿活胎),患者一般情况良好,宫口已扩张,估计短时间内能结束分娩,可考虑经阴道分娩,尽早破膜,并做好并发症的监测(凝血功能、血常规、尿量)和防治;不主张基层医院宫内转运孕妇,而应尽快结束分娩,之后转运新生儿,以降低并发症的发生风险。如胎儿为活胎、胎盘早剥发生、不能在短时间内结束分娩者,或已经出现胎儿窘迫,或Ⅲ度胎盘早剥(胎儿已死亡)、产妇病情恶化不能立即分娩者,均应行剖宫产结束分娩。

(四)前置胎盘

凡疑有前置胎盘、并有活动性阴道出血者,应禁止做肛查,提前住院观察、治疗,绝对卧床休息,积极促胎儿肺成熟,严密监测宫缩和阴道出血量,期待治疗,尽量延长胎儿在宫内的时间,提高胎儿生存率。对瘢痕子宫并发前置胎盘者,应关注胎盘与子宫瘢痕的关系;期待治疗的医疗机构应具备血源,有紧急手术的条件,并制定好详细的手术预案,做好交接班工作。

孕妇反复发生多量出血甚至休克者,或提示胎肺已成熟者,或出现胎儿窘迫者均应终止妊娠。根据孕妇生命体征、胎儿宫内状况、前置胎盘的分类决定分娩方式,如枕先露、阴道流血不多,生命体征平稳,无明显头盆不称、无胎儿窘迫,估计短时间内能结束分娩,可行人工破水,行阴道分娩;如为完全性前置胎盘,或持续大量出血,生命体征不平稳,短时间不能分娩或伴有胎儿窘迫者,应在积极补充血容量,纠正休克的前提下立即行剖宫产结束分娩。

(五)胎膜早破

妊娠晚期可见阴道排液,用 pH 试纸检测,阴道液体使之变色呈碱性,或经阴道检查后穹隆液有羊齿样结晶,或超声检查羊水量减少,提示胎膜早破,应立即入院治疗。对于<孕 35 周不伴感染,羊水量适中的孕妇,在保胎同时积极促胎肺成熟治疗;孕 35 周以上分娩发动者,不再保胎和促胎肺成熟,待其自然分娩;期待疗法中发现宫内感染者,应立即终止妊娠。36 周后的胎膜早破,12 h 不发动宫缩可积极引产,并用抗生素预防感染。

（六）早产

妊娠满 28 周到 36 周末，出现规律的腹痛，伴有腰酸下坠就诊者，经触诊或胎心电子监护了解宫缩的频率和强度，辅助超声检查颈管长度＜3 cm，宫颈内口扩张程度（漏斗长度＞颈管总长度的 25%），有条件进行阴道穹隆棉拭子监测胎儿纤维连接蛋白阳性，将提示早产可能性大。出现 10 min 1 次宫缩，伴有颈管短缩，诊断先兆早产；经触诊或胎心监护 20 min 出现≥4 次宫缩，每次宫缩时间持续≥30 s，指诊宫颈管容受度≥75%，伴有宫颈口开 2 cm 以上，诊为早产临产。出现先兆早产及早产临产均应住院治疗，发生孕周≤34 周者，应抑制宫缩，积极促胎肺成熟，延长胎龄，提高胎儿成活能力；发生孕周在 35 周及以上者，可顺其自然临产，酌情缩短第二产程，新生儿按早产婴儿处理。

（七）胎儿发育异常（巨大儿、胎儿生长受限）

妊娠晚期是胎儿生长发育最快的阶段，应用妊娠图监测胎儿生长发育，连续宫高在第 90 百分位线上，提示胎儿过大、羊水过多、多胎妊娠，需予以鉴别，并进一步检查排除妊娠糖尿病；连续两次或间断 3 次宫高在第 10 百分位线下，提示胎儿生长受限，需寻找原因（遗传、宫内感染、胎儿畸形、孕母并发症、营养等），进行诊断和治疗，以降低巨大儿和胎儿生长受限、小于胎龄儿的出生。

（八）妊娠糖尿病

对妊娠中期糖尿病筛查正常，但为糖尿病高危因素者，本次妊娠又伴有胎儿较大、羊水较多者，建议在妊娠 32 周后再次复查 1 次糖耐量试验。

对于诊断妊娠糖尿病或妊娠合并糖尿病孕妇应在内分泌专家或营养专家的指导下进行医学与营养治疗，密切观察血糖变化和治疗效果。在妊娠 32 周以后每周检查 1 次，注意血压、水肿、尿蛋白等情况，注意胎儿发育、胎儿成熟度、胎儿-胎盘功能等监测；孕 34 周开始做无应力试验，每周 1 次，必要时及早住院。对血糖控制不满意者，建议孕 36 周左右住院，了解血糖控制情况，评估胎肺成熟度。

妊娠合并糖尿病分娩的时间建议：原则应尽量推迟终止妊娠的时间（应等待至妊娠 38～39 周），对于分娩方式，妊娠糖尿病本身不是剖宫产指征，应根据胎儿大小、头盆关系、合并症和（或）并发症、血糖控制情况综合评估，选择适宜的分娩方式。

（九）妊娠合并肝脏疾病

妊娠晚期出现肝功能异常，无任何消化系统症状，排除病毒性肝炎，不伴有子痫前期时，则妊娠肝功能损害的可能性大。出现此种情况可积极保肝治疗，监测胎儿发育，争取在分娩时肝功能恢复正常，以减少分娩时的产后出血。

临床出现皮肤瘙痒，不伴有皮肤阳性体征者，检测胆汁酸增高，可伴肝功能异常或胆红素轻度升高者，妊娠肝内胆汁淤积症可能性大。此种情况应保肝利胆，加强胎儿宫内安危监测，适时终止妊娠。

妊娠晚期出现恶心、呕吐，上腹部不适，可伴有轻度黄疸或有出血倾向时，应鉴别妊娠急性脂肪肝、重症肝炎和 HELLP 综合征，及时入院，进一步检查，明确诊断，及时终止妊娠。

四、保健指导

提供孕期保健指导，包括孕妇自我监测胎动，纠正贫血，提供营养、分娩前心理准备、临产先兆症状、提倡住院分娩和自然分娩、婴儿喂养及新生儿护理等方面的指导。

（一）指导孕妇自我监测

同孕中期一样，指导孕妇自我监测胎动、体质量的管理及自我症状的监测，并将监测结果记录在孕产期保健手册中。

（二）营养指导

同孕中期一样，胎儿进入快速生长发育期，直至分娩。与胎儿的生长发育相适应，母体的子宫和乳腺等器官也进一步发育，同时也在为产后泌乳做营养和能量的储备，因此孕晚期和孕中期一样需要增加相应的食物量，以满足孕妇及胎儿的需要。孕晚期膳食要食物多样化，以谷类为主，保证足够的富含糖类的食物，多吃蔬菜、水果和薯类，适当增加奶类、豆类或其制品的摄入量，适当增加鱼、禽、蛋、肉和海产品的摄入量，常吃含铁丰富的食物，吃清淡少盐的膳食，吃清洁卫生、不变质的食物，戒烟禁酒，避免刺激性食物。

（三）分娩前心理准备

1.孕晚期心理特点

胎儿迅速生长发育，子宫体积增大，对营养的大量需求，使孕妇的各器官功能负荷接近最高值，从而造成孕妇躯体的过度负荷，有可能出现妊娠并发症以致影响其心理活动。同时对分娩准备、分娩地点、分娩方式、分娩能否顺利、孩子出生后的哺乳等问题担忧，加重孕妇心理负担，情绪不稳定，精神上感到压抑，并对即将面临的分娩感到恐惧、紧张、焦虑。孕妇的情绪不稳定往往容易对分娩造成不良影响。

2.筛查妊娠晚期心理影响因素

要关注以下情况的出现：如初产妇没有分娩经历，经产妇有难产史或剖宫产、阴道助产、死胎、死产、生育过畸形儿的经历，通过辅助生殖怀孕的妇女，孕期有合并症或并发症等。出现上述情况的孕妇容易对分娩产生过度担忧而影响心理健康，易出现焦虑和抑郁。

3.及时识别孕期心理问题

孕妇常表现以自我为中心的倾向，依赖性强，处处要求家人和丈夫的照顾。对自然分娩和哺乳孩子没有信心，担心分娩安全和孩子健康，出现焦虑情绪，表现为烦躁、紧张和恐惧、疑虑，严重时不仅影响正常的生活秩序，甚至导致食欲下降、失眠等。

4.提供心理保健

多与孕妇沟通交流，鼓励孕妇通过看书、听讲座等各种途径学习分娩相关知识，让孕妇了解分娩的自然的生理过程及哺育婴儿知识，做好分娩前的充分准备，有助于减轻孕妇的焦虑等不良心理反应。同时也要对孕妇丈夫、公婆及父母等家庭成员进行有关心理卫生宣教，让他们认识到家庭和社会支持对孕妇心理健康的重要性。医护人员多利用支持、鼓励、解释等方式改变孕妇的认知，良好的医患关系，以及孕妇对医务人员的信任，可以预防或减轻孕妇的不良情绪。

5.对于焦虑、抑郁的孕妇提供心理治疗

如孕妇的紧张、焦虑、抑郁等情绪通过产前检查及家人、朋友等的帮助不能得到缓解，可求助于心理医师的帮助，进行心理咨询，必要时进行心理治疗。

（四）提倡住院分娩和自然分娩

1.住院分娩和自然分娩意义

住院分娩可以提供科学接生，能及时处理分娩过程中出现的各种问题，全程协助产妇分娩，并及时提供对分娩期并发症的诊断、治疗和抢救，为母婴安全提供了重要的保障。

分娩是一个正常、自然地生理过程。应促进每一名孕产妇自然分娩。自然分娩使胎儿头部不断受挤压,刺激胎儿呼吸中枢,有利于出生后建立正常呼吸。自然分娩的产妇,产后身体恢复大大快于剖宫产,能有较多精力照料婴儿。自然分娩的产妇还能避免剖宫产的许多并发症和后遗症。因此,当产妇具备自然分娩的条件时,应给予积极的鼓励和指导,引导产妇选用自然、安全、对母婴都有利的自然分娩的方式。

2.住院分娩的物质准备

在临近预产期 4～5 周时要将住院所需物品(孕妇、婴儿用品)集中备好。事先确定分娩的医院以及去医院的路线和方式,准备好交通工具,最好在家人的陪伴下去医院。如遇紧急情况可拨打当地急救中心的电话,请医师协助送往医院。

3.分娩地点及分娩方式的选择指导

在妊娠 36 周后的产前检查,应当根据病史、本次妊娠情况、胎儿大小、胎位和骨盆条件、各项辅助检查结果等综合判断,确定分娩地点及分娩方式,有危险因素者应当到有处理能力的医疗保健机构分娩。

对有难产因素的孕妇,如有剖宫产史、难产分娩史、产后出血史,存在骨盆狭窄、软产道纵隔,本次妊娠胎位异常、双胎、可疑巨大儿等,应建议到能解决难产的医院进行分娩。

对有妊娠合并症(如心脏病、肝脏病、糖尿病等)和并发症(如子痫前期、前置胎盘、胎儿生长受限、羊水过少等)的高危孕妇,建议到专科医院或有抢救能力、有输血条件医院分娩,并应酌情安排提前入院。

指导居住交通不便的边远地区或山区孕妇,应提前到具备相应服务能力的医疗保健机构住院待产。

4.识别临产征兆

对于妊娠晚期孕妇要注意以下临产征兆:如宫底高度下降,胃部压迫感消失、下腹疼痛、酸胀感、腰酸、大腿根部发胀、尿频,但无尿急、尿痛,阴道分泌物增多,阴道少量出血等情况。一旦出现临产征兆,做好充分的住院准备。

5.婴儿喂养及新生儿护理指导

应指导妊娠晚期的孕妇掌握和了解婴儿喂养和新生儿护理的知识,使其在分娩后能从容或主动地提供正确的婴儿喂养和新生儿护理。

(1)母乳喂养知识:母乳是婴儿最好的食物,孩子出生后要坚持纯母乳喂养 6 个月。要喂孩子初乳,初乳是产后 1 周内产生的母乳,黏稠,颜色发黄或清亮,含有丰富的抗体、白细胞、生长因子和维生素 A 等,具有防止感染和过敏、促进胎粪排泄、预防黄疸、帮助肠道成熟的重要作用。6 个月以前每天要喂 8 次,按需哺乳,只要孩子想吃就喂奶。如果孩子睡觉连续 4 h 应叫醒喂奶。指导孕妇了解母乳喂养的姿势,同时建立母乳喂养的信心,让孕妇相信她会有足够的母乳来喂养孩子,在母乳喂养的同时不要给孩子喂其他食物和饮料。

(2)新生儿护理知识:新生儿出生后的护理要注意保温、皮肤清洁、脐带护理等。①新生儿的居室应保持适宜的温度,室内温度一般保持在 25 ℃左右,新生儿应比成人多穿一件衣服,戴帽子和穿衣服有利于保温;不要将新生儿放在任何冷或湿的物体表面;新生儿出生后要和母亲在一起,便于母乳喂养和保暖,也要尽可能与孩子进行肌肤接触,增进感情。②要给孩子洗澡清洁皮肤,每天用温水清洗头面部、颈部、腋下及其他皮折处,洗后用软毛巾吸干身上水分,不宜用力擦。有条件的可每周给孩子洗 1～2 次澡,在温暖的房间用温水洗澡,洗澡后要马上完全擦干婴儿皮肤,穿上衣服并盖好被子;大便后要清洗臀部,并完全擦干,每2周给新生儿剪指(趾)甲。③要注意脐带护理,不要自行包扎脐带残端或腹部,不要自行在脐带残端敷任何物质或药物,避免对脐带残端产生不必要的刺激;脐窝如有非脓性分泌物,可用75%乙醇消毒,并将尿布在脐带残端下折叠,避免尿液浸湿脐带,以防脐带感染。如脐带发红、流脓、流血,应及时带新生儿到医院就诊。④也要告知孕妇,在新生儿出生后不能给新生儿挤乳头,不擦"马牙",以防新生儿乳腺感染和口腔感染。

（张华爱）

参 考 文 献

[1] 张国英,卢秀娟,庄春英,等.精编临床妇产科学[M].西安:世界图书出版西安有限公司,2021.

[2] 吴婷,梁先慧,钟富莲,等.妇产科疾病诊治与案例体会[M].南昌:江西科学技术出版社,2022.

[3] 张秋香.临床妇产科学诊疗[M].北京:科学技术文献出版社,2020.

[4] 陈翠平,曹丽娟,夏小燕,等.妇产与儿科疾病诊断与治疗[M].青岛:中国海洋大学出版社,2021.

[5] 刘萍.妇产科精准诊断与病例解析[M].南昌:江西科学技术出版社,2022.

[6] 高单萍,张玉红,黄晓华.临床妇产与新生儿[M].天津:天津科学技术出版社,2020.

[7] 张峰.妇产疾病治疗与生殖技术[M].哈尔滨:黑龙江科学技术出版社,2021.

[8] 李荣光,李存利,王海荣.临床妇产科学[M].厦门:厦门大学出版社,2020.

[9] 李卫燕,武香阁,董爱英,等.现代妇产科进展[M].哈尔滨:黑龙江科学技术出版社,2022.

[10] 刘巍,王爱芬,吕海霞.临床妇产疾病诊治与护理[M].汕头:汕头大学出版社,2021.

[11] 王冬.实用临床妇产科学[M].郑州:郑州大学出版社,2020.

[12] 王艳.临床妇产疾病诊疗与护理[M].南昌:江西科学技术出版社,2020.

[13] 赵金凤,胡鹏,刘金英,等.实用妇产疾病基础与实践[M].哈尔滨:黑龙江科学技术出版社,2021.

[14] 刘辉,张楠,王素平,等.现代妇产科基础与临床[M].哈尔滨:黑龙江科学技术出版社,2022.

[15] 艾淑芬.临床妇产诊疗与生殖技术[M].哈尔滨:黑龙江科学技术出版社,2020.

[16] 潘兰玲,董静,李杉.现代妇产与儿科疾病诊疗[M].南京:江苏凤凰科学技术出版社,2021.

[17] 宋继荣.妇产科基础与临床实践[M].北京:中国纺织出版社,2022.

[18] 张爱君.临床妇产科学新进展[M].天津:天津科学技术出版社,2020.

[19] 倪东华.当代妇产科学疾病诊疗与临床护理[M].沈阳:辽宁科学技术出版社,2021.

[20] 崔福鸾.妇产科学实践技能指导[M].西安:西安交通大学出版社,2023.

[21] 詹银珠.妇产科学基础与临床[M].天津:天津科学技术出版社,2020.

[22] 田荣书,王新华,单秀梅,等.临床妇产科学诊疗思维与实践[M].北京/西安:世界图书出版有限公司,2022.

[23] 郭小芬,陈燕锋,金素芳.实用妇产科学诊疗策略与案例精选[M].沈阳:辽宁科学技术出版

社,2023.

[24] 朱瑞珍.妇产科学理论与临床实践[M].北京:科学技术文献出版社,2020.

[25] 徐晓英.现代妇产科特色治疗[M].南昌:江西科学技术出版社,2022.

[26] 孙玉香,刘筠,胥文萍.临床妇产与生殖医学[M].长春:吉林科学技术出版社,2019.

[27] 张同梅,张保霞,汪浩,等.临床妇产科疾病诊断与治疗[M].长春:吉林科学技术出版社,2022.

[28] 陈荣芳,张美娟,郭靖.实用临床妇产科学[M].南昌:江西科学技术出版社,2019.

[29] 王玎.临床妇产科疾病诊治[M].汕头:汕头大学出版社,2022.

[30] 华春梅.实用妇产科学临床进展[M].上海:上海交通大学出版社,2020.

[31] 井晓莉.现代临床妇产科学[M].哈尔滨:黑龙江科学技术出版社,2019.

[32] 张建忠.新编临床妇产科学[M].长春:吉林科学技术出版社,2019.

[33] 李光凤.临床妇产实践技术[M].长春:吉林科学技术出版社,2020.

[34] 张珊珊.现代临床妇产科学[M].上海:上海交通大学出版社,2019.

[35] 贾娜莎,李小丹,籍霞.实用临床妇产科诊疗学[M].汕头:汕头大学出版社,2022.

[36] 冯旸子,范琳媛,刘朝晖.青少年盆腔炎性疾病的易感因素及治疗[J].中国实用妇科与产科杂志,2023,39(3):380-382.

[37] 王莎,王志启,王建六.子宫颈癌患者广泛子宫切除术后盆底功能及生活质量初步调查[J].中国妇产科临床杂志,2020,21(2):154-157.

[38] 邹燕萍,夏琼,李虹.妊娠期高血压疾病患者血清 LRRFIP、PAF 的表达及相关性分析[J].中国妇产科临床杂志,2020,21(3):283-284.

[39] 魏玉梅,杨慧霞.妊娠期高血糖的诊断及管理[J].中国实用妇科与产科杂志,2020,36(2):117-120.

[40] 刘兴会,何镭.产后出血的预防和处理[J].中国实用妇科与产科杂志,2020,36(2):123-126.